HANDBUCH

DER

PRAKTISCHEN

ARZNEIMITTELLEHRE

FÜR

THIERÄRZTE.

VON

DR. CARL HEINRICH HERTWIG,

KÖNIGL. MEDICINALRATH UND PROFESSOR AN DER THIERARZNEISCHULE ZU BERLIN.

FÜNFTE,

VERMEHRTE UND VERBESSERTE AUFLAGE.

LEIPZIG,

VERLAG VON VEIT & COMP.

1872.

VORWORT ZUR FÜNFTEN AUFLAGE.

Da die im Jahre 1863 erschienene vierte Auflage meines Handbuchs der praktischen Arzneimittellehre für Thierärzte wiederum vollständig vergriffen ist, so wurde eine neue Ausgabe des Buchs nöthig. Hierbei habe ich dasselbe mit Berücksichtigung der in der neuern Zeit gemachten Fortschritte in der Wissenschaft und in der praktischen Thierheilkunde, so wie auch namentlich dadurch zu verbessern und zu vervollständigen gesucht, dass ich erstens zu der pharmakodynamischen Darstellung der einzelnen Arzneimittel eine kurze pharmakologische Notiz (bei den Pflanzenmitteln wenigstens eine Hinweisung auf ihren Stand im botanischen System) hinzugefügt habe; — zweitens, dass die Wirkungen der subcutanen Injectionen, so weit dieselben von einzelnen Mitteln bekannt und von thierärztlich praktischer Bedeutung erscheinen, mehr als bisher berücksichtigt sind; — drittens, dass die in der neuern Zeit als sehr wirksam und auch in der Thierarzneikunde als brauchbar anerkannten Arzneisubstanzen: der Perubalsam, die Carbolsäure, das Chloral, das hypermangansaure Kali und das *Ferrum sesquichloratum* aufgenommen, und — viertens, dass die Arzneigaben aus dem früheren Medicinalgewicht in das jetzt gesetzlich geltende Grammengewicht umgeschrieben worden sind. Bei den Mitteln, welche eine heftige Wirkung äussern können, sind, um Irrungen zu vermeiden, mehrentheils die alten und die neuen Gewichtsbezeichnungen angegeben. Hierzu muss ich jedoch bemerken, dass das Kilo = 2 Pfund, also das

Pfund zu 500 Grammen, 1 Gramm = 16 Gran, und 30 Gramme = 1 Unze, aber 4 Gramme = 1 Drachme in runder Zahl gerechnet worden sind, um Bruchtheile zu vermeiden. Jeder Praktiker weiss es ja, dass die in der *Materia medica* bezeichneten Arzneigaben approximative Mittelgrössen andeuten, bei denen es meistens auf einzelne Grane nicht genau ankommt, da sie doch *in praxi* dem jedesmaligen Falle angemessen werden müssen. — Die Mittel, welche in der Pharmacopoea Borussica den Apothekern nicht vorgeschrieben, also nicht officinell sind, habe ich wieder hinter ihrem Namen mit (o) bemerkbar gemacht; selbstverständlich gehören hierzu auch die vorhin genannten neu aufgenommenen Mittel, die jedoch diese Bezeichnung nicht erhalten haben, weil sie überhaupt neu sind und doch nächstens in die Pharmacopöe aufgenommen werden sollen.

Berlin, im December 1871.

Hertwig.

INHALTSVERZEICHNISS.

EINLEITUNG.

§. 1.

Der lebende thierische Körper besitzt das Vermögen, durch eigene Organe und deren Thätigkeit sich gegen die Einwirkungen der äusseren Einflüsse bis zu einem gewissen Grade zu erhalten und auch dieselben zu seiner Erhaltung sich anzueignen.

§. 2.

Als äussere Einflüsse ist Alles zu betrachten, was ausserhalb des Thierkörpers besteht, und mit demselben auf irgend eine Weise in Berührung kommt, wie z. B. Nahrungsmittel, Getränke, Licht, Luft, Wärme, Electricität, Arzneimittel u. s. w.

§. 3.

Die äusseren Einflüsse können auf den Thier-Organismus in dreifacher Weise einwirken: a) mechanisch, durch ihre äussere Form, Schwere, Bewegung u. s. w.; b) chemisch, durch ihre Bestandtheile und deren gegenseitige Beziehungen und Wechselwirkungen auf die Bestandtheile des Körpers; und c) physikalisch, durch die sogenannten unwägbaren Stoffe (Imponderabilien), wie Licht, Wärme, Magnetismus, Electricität.

§. 4.

In Folge dieser Einwirkungen (Actionen) entstehen im Thierkörper Veränderungen und Gegenwirkungen (Reactionen), welche sich in veränderter Beschaffenheit und in veränderten Thätigkeiten der betroffenen Theile und der mit denselben in Verbindung stehenden Organe zeigen. Die wahrnehmbaren Erscheinungen der Einwirkung und die der Gegenwirkung zusammengenommen stellen die Wirkung dar. Die Wirkungen sind mithin nicht blos örtliche Erscheinungen, und hängen nicht allein von den Eigenschaften der äusseren Einflüsse ab, sondern sie werden zum Theil von der organischen Thätigkeit des Thierkörpers erzeugt, und erscheinens omit als das gemeinschaftliche Product einer äussern Kraft und einer innern Thätigkeit.

§. 5.

Nach Verschiedenheit dieser beiden Factoren sind auch die Wirkungen verschieden, und zwar a) besteht unter gewissen Einflüssen der Lebensprocess in einem der Erhaltung des Organismus entsprechenden Grade und in entsprechender Art gleichmässig fort; b) es wird bei abgeänderten Einflüssen die Lebensthätigkeit entweder *zu sehr erhöht* oder *zu sehr vermindert*, oder c) sie nimmt in einzelnen Organen oder Systemen eine veränderte *qualitative* Richtung an.

Diese Verschiedenheiten des Lebensprocesses werden im Allgemeinen unter zwei verschiedenen Zuständen betrachtet, die man als *Gesundheit* und *Krankheit* bezeichnet.

§. 6.

Gesundheit ist derjenige Zustand eines lebenden Thieres, wo alle Verrichtungen des Organismus mit einander übereinstimmend, der Periode und dem Zwecke des Lebens entsprechend und mit Wohlbefinden, leicht und kräftig von Statten gehen. *Krankheit* ist jede Abweichung von diesem Zustande, die sich durch Störung der naturgemässen Verrichtungen und des Wohlbefindens zu erkennen giebt.

§. 7.

Die Rückkehr von Krankheit zum normalen Zustand ist die *Heilung*. Dieselbe wird 1) in unzählbaren Fällen durch die eigene Thätigkeit (Kräfte) des Organismus, durch das in ihm liegende und vom Leben selbst ausgehende Bestreben desselben, sich zu erhalten und die entstandenen Störungen des Lebensprocesses wieder aufzuheben, d. i. durch die sogenannte *Naturheilkraft*, herbeigeführt; — 2) sehr oft aber auch durch die zweckmässige Einwirkung und Leitung äusserer Einflüsse, d. i. durch *Heilmittel*.

§. 8.

Heilmittel kann also Alles werden, was durch seine Einwirkung auf den krankhaften Thierkörper im Stande ist, den Uebergang von Krankheit in Gesundheit zu vermitteln. Dies geschieht jedoch bei allen Dingen nur dann, wenn ihre *Einwirkung unter Verhältnissen und Bedingungen Statt findet, welche dem kranken Zustande des Organismus genau entsprechen*; denn unter anderen Verhältnissen können dieselben Einflüsse bald als Nahrungsmittel, bald als krankmachende Schädlichkeiten und auch als tödtende Gifte auf den Organismus wirken. Absolute Heilmittel, d. h. für sich allein und unter allen Umständen heilend wirkende Mittel giebt es daher nicht.

§. 9.

Der Inbegriff alles Wissenswürdigen über die sämmtlichen Heilmittel bildet die *gesammte Heilmittellehre* (*Iamatologia*). Da aber dieselbe in ihrem Umfange ebenso unermesslich sein, würde, wie die Menge der Heilmittel unendlich gross ist (§. 8), so ist ihre ganz vollständige Darstellung als eine begrenzte Doctrin nicht möglich; und man hat daher die sämmtlichen Heilmittel nach ihren vorherrschenden Kräften und nach der Art ihrer Einwirkung auf den Organismus unter mehrere Hauptabtheilungen gebracht, und betrachtet jede derselben als eine besondere Doctrin. — Nach den hier angedeuteten Verschiedenheiten unterscheidet man nämlich mechanische, physikalische und diätetische Heilmittel und sogenannte Arzneimittel.

A. *Mechanische* Heilmittel sind diejenigen, die durch Druck, Stoss,

Reibung u. s. w. auf den Körper wirken und Heilung durch Trennung, Vereinigung oder Verdichtung der organischen Substanzen u. s. w. vermitteln. Hierher gehört der gesammte chirurgische Apparat von Instrumenten, Bandagen u. s. w., deren Kenntniss in der Acologie und der chirurgischen Maschinen- und Bandagenlehre abgehandelt wird.

B. Physikalische oder physische Heilmittel sind solche, die aus der beständigen Wechselwirkung der meisten Substanzen auf einander als besondere Naturkräfte hervorgehen und grösstentheils als sogenannte unwägbare Stoffe, *Imponderabilia,* bestehen, wie z. B. Licht, Wärme, Electricität, Magnetismus u. s. w.

C. Diätetische Heilmittel sind diejenigen Substanzen, welche durch ihre Bestandtheile in einer solchen Beziehung zum gesunden Körper stehen, dass sie, im passenden Verhältniss angewandt, dessen Thätigkeiten gelind erregen und durch den Verdauungsprocess der organischen Mischung des Körpers einverleibt werden, und so nicht nur die durch den Lebensprocess verbrauchten und ausgeschiedenen Bestandtheile ersetzen, sondern auch zur Erzeugung und Ausbildung neuer Theile den Stoff geben. Sie sind zum Fortbestande des Körpers im gesunden und kranken Zustande nöthig und werden deshalb gewöhnlich Nahrungsmittel oder Lebensmittel genannt. Die Lehre von ihrer richtigen Anwendung und Wirkung ist die Zoodiätetik; es gehören hierher aber auch noch andere Einflüsse, wie namentlich Luft, Wärme, Licht u. s. w.

D. Die Arzneimittel *(Pharmaca, Medicamenta)* wirken zwar auch zunächst durch ihre eigenthümlichen Bestandtheile auf den Organismus ein, jedoch so, dass sie die Thätigkeit auf eine ungewöhnliche Weise umstimmen und dabei dem Körper keinen oder nur ganz unverhältnissmässig geringen Ersatz für seinen Stoffverbrauch abgeben, da ihre Bestandtheile meistens nicht assimilirt werden. Die Arzneimittel wirken daher im gesunden Körper störend auf das normale Verhältniss der organischen Verrichtungen, und bringen somit den Lebensprocess selbst aus dem Gleichgewicht.[1] Alles Wissenswürdige von ihnen zusammengefasst, bildet die Arzneimittellehre *(Pharmacologia, Materia medica).*

§. 10.

Die thierärztliche Arzneimittellehre *(Pharmacologia veterinaria, Zoopharmacologia)* beschäftigt sich mit der Erkennung, Zubereitung, Wirkung und

[1] Mit dieser Erklärung über das Verhältniss der Arzneimittel zum Organismus ist die Erklärung von den Giften sehr verwandt. Beide wirken vorzüglich durch das Verhältniss ihrer chemischen Bestandtheile und der hierdurch bedingten Stimmung der Kräfte, beide können unter entsprechenden Umständen heilsam oder auch schädlich und tödtlich sein. Als Arzneimittel existiren diese Substanzen nur in Bezug auf den kranken Organismus und in der Idee, denselben zur Genesung umzustimmen; sie entsprechen dieser Idee aber nur in gewissem Grade und bei einer gewissen Gabe und Art der Anwendung. Gifte beziehen sich auf den gesunden und kranken Organismus, und es können dies dieselben Substanzen sein, die auch als Arzneimittel dienen, wenn sie in zu grossen Gaben und ungeschickt angewendet werden. Eine strenge Grenzlinie zwischen beiden ist daher nicht möglich festzusetzen, so wie es auch sehr schwer ist, eine genügende Definition von dem, was Gift ist, zu geben. Die beste scheint noch folgende zu sein:: „Gift ist jede, dem thierischen Organismus fremde Substanz, welche in grösserer oder geringerer Gabe demselben beigebracht, schnell oder langsam auf eine chemisch-dynamische Weise die Gesundheit stört oder

Benutzung der zur Heilung kranker Hausthiere gebräuchlichen Arzneimittel, und sie umfasst demnach:

a) die naturhistorische Beschreibung der Arzneimittel hinsichtlich ihres Ursprunges, ihrer Kennzeichen und physischen Eigenschaften, oder die medicinische Waarenkunde, oder Droguenlehre *(Pharmacologia, Pharmacographia, Pharmacognosis)*;

b) die Vorschriften zur zweckmässigen Gewinnung, Zubereitung und Aufbewahrung der Arzneimittel, oder die Apothekerkunst *(Pharmacia)*; — und

c) die Darstellung der Kräfte und Wirkungen, welche die Arzneimittel bei ihrer Anwendung auf den Thierkörper unter verschiedenen Verhältnissen entwickeln, — die Arzneiwirkungslehre *(Pharmacodynamica)*.

Die letztere ist hier unsere eigentliche Aufgabe. Dieselbe enthält zwei Theile, nämlich die allgemeine und die specielle Arzneiwirkungslehre. Jene beschäftigt sich mit den Kräften und Wirkungen der Arzneimittel im Allgemeinen und mit der Eintheilung oder Classification derselben; wogegen in der speciellen Arzneiwirkungslehre die Eigenschaften, die Wirkungen, die Anwendung bei bestimmten Krankheiten, die Form und Dosis der einzelnen Mittel betrachtet werden.

---

selbst das Leben vernichtet, — und sich in demselben nicht wieder erzeugt. (Der letztere Punkt dient zur Unterscheidung des Giftes von dem Contagium.) — In thierärztlicher Hinsicht ist es noch viel schwieriger zu bestimmen, was Alles zu den Giften gerechnet werden soll, als in menschenärztlicher, weil mancher Stoff bei den Thieren einer Gattung als heftiges Gift wirkt, bei Thieren anderer Gattungen aber entweder nur eine geringe Schädlichkeit zeigt, oder sogar unschädlich und nicht giftig ist.

ALLGEMEINE ARZNEIWIRKUNGSLEHRE.

ERSTES CAPITEL.

Kräfte der Arzneimittel und Entstehung der Arzneiwirkungen.

§. 11.

Die Arzneiwirkungen entstehen im lebenden Thierkörper ganz auf dieselbe Weise wie andere Wirkungen im Allgemeinen (§. 3, 4), nämlich durch die Einwirkung der Arzneimittel und durch die organische Reaction. Sie geben sich am lebenden Thierkörper durch Erscheinungen zu erkennen, welche an demselben nach der Anwendung der Mittel in einer gewissen Zeit eintreten und durch keine anderen Einflüsse hervorgerufen worden sind.

Die Kräfte eines Arzneimittels können für sich allein nicht gedacht werden, sondern sie sind an die Bestandtheile und deren Eigenschaften gebunden, und sie wirken denn auch nach der Art derselben auf den Körper ein und erzeugen auch hiernach ihre Wirkungen.

§. 12.

Die mechanischen Einwirkungen.

Auf mechanische Weise wird zwar der Thierkörper bei der Anwendung eines jeden Arzneimittels nothwendig berührt, doch kann durch diese Art von Einwirkung gewiss am allerwenigsten die eigenthümliche Wirkung eines Arzneimittels bestimmt werden, weil 1) die Arzneimittel nicht in so grossen Gaben gegeben werden, dass sie durch ihre Masse, Schwere, Form u. s. w. bedeutende mechanische Kräfte äussern könnten; 2) weil Mittel von verschiedener Art, wenngleich sie in derselben Form und Masse gegeben werden, doch nach ihren inneren Bestandtheilen verschiedenartig wirken; — hauptsächlich aber 3) weil der Organismus auf die angewendeten Arzneimittel nicht nach den Gesetzen der Mechanik, sondern nach denen seiner eigenen Lebensthätigkeit und nach den verschiedenen Beziehungen der Mittel zu den einzelnen Organen in verschiedener Weise reagirt. — Mechanische Ein- oder Mitwirkungen kommen daher bei den Arzneiwirkungen nur insofern in Betracht, als sie örtliche Erscheinungen veranlassen und dadurch die Erscheinungen der eigentlichen Wirkung etwas modificiren können, wie z. B. bei ausserordentlich grossen oder zu schnell wiederholten Gaben, welche den Magen anfüllen, oder bei sehr schweren, harten und unauflöslichen Substanzen, welche auf die betroffenen Stellen drücken, z. B. metallisches Quecksilber, gefeiltes Eisen u. dergl., — oder auch bei einzelnen Formen der Mittel und der Art ihrer Anwendung, z. B. grobe Pulver, feste Bissen und Pillen, recht heftig gemachte Einspritzungen u. s. w.

§. 13.

Chemische Einwirkungen.

Eine chemische Einwirkung findet bei der Anwendung eines jeden Arzneimittels Statt, da seine Bestandtheile nach den Gesetzen der chemischen Verwandtschaft mit den Stoffen der verschiedenen Bestandtheile der einzelnen Gebilde des Thierkörpers in Wechselwirkung treten, so dass gegenseitig Zersetzungen und neue Verbindungen entstehen. Dies wird dadurch erwiesen, dass im lebenden Thierkörper, — wenn dieser nicht selbst krankhafte Verschiedenheiten darbietet, — Mittel von gleichen Bestandtheilen und Mischungsverhältnissen stets dieselben Wirkungen, — Mittel von ähnlichen chemischen Bestandtheilen und Mischungsverhältnissen ähnliche, — und Mittel von verschiedenartigen chemischen Zusammensetzungen immer verschiedenartige Wirkungen erzeugen. — Ferner, es ist bewiesen, dass manche Stoffe mit den Bestandtheilen des Blutes, der Nerven u. s. w. Verbindungen eingehen und dass hierdurch diese Stoffe und auch das Blut selbst Veränderungen erleiden, welche man theils sinnlich wahrnehmen, theils durch chemische Reagentien erkennen kann. Man findet auch, dass Säuren im Körper durch Alkalien gesättigt, Gase in den Baucheingeweiden und im Blute durch Anwendung solcher Mittel, die sie chemisch binden, beseitigt, Aetzmittel und mehrere Gifte, so lange sie sich im Magen oder Darmkanal befinden, durch Mittel, die ihre chemische Verbindung und Beschaffenheit ändern, unschädlich gemacht, Metalle oxydirt, Oxyde in regulinisches Metall umgewandelt werden können u. s. w.

Für manche Heilzwecke sind diese chemischen Einwirkungen vollständig genügend, z. B. bei dem Gebrauche der ätzenden Mittel zum Zerstören krankhafter Gebilde, oder bei den Mitteln gegen Säuren, Gase und Gifte im Darmkanal; doch sind auch hier nicht die Erscheinungen der Einwirkung mit denen der vollständigen Wirkung zu verwechseln; denn sie stehen, in so weit sie von der chemischen Verwandtschaft abhängen, nicht unter dem Einfluss der organischen Thätigkeit, und die letztere wird sogar vernichtet, wenn die chemische Action über Stoffe im Körper zu sehr vorwaltet, wie eben bei den Aetzmitteln. Wenn daher die eigenthümliche Wirkung eines Mittels vollständig erfolgen soll, so muss nach der chemischen Einwirkung die organische Gegenwirkung der betroffenen Theile und oft des ganzen Körpers eintreten.

§. 14.

Dynamische Wirkungen.

Viele Arzneimittel bringen bei ihrer Anwendung auf den lebenden Körper keine deutlich hervortretende örtliche, mechanische oder chemische Einwirkung hervor, erzeugen aber doch eine kräftige Reaction durch Umstimmung der Functionen in dem einen oder dem andern Organ und hierdurch auch im ganzen Körper. Da nun bei diesen Mitteln die Wirkung bis jetzt auf keine Weise genügend erklärt werden konnte, so nahm man noch unbekannte Kräfte der Arzneimittel an, die man als dynamische bezeichnete, und mit demselben Namen auch ihre Wirkungen im Organismus belegte. Aber diese Benennungen sind unpassend, da es, abgesehen von dem Pleonasmus, den sie enthalten, keine Kräfte ohne nachweisbaren Grund giebt. Die Wirkungen jener Mittel beruhen demnach höchst wahrscheinlich auch auf ganz analogen chemischen Verhältnissen gewisser Bestandtheile der Mittel zu den Bestandtheilen der organischen Substanz in den einzelnen Gebilden, besonders des Nervensystems, wie dieses auch bei anderen Mitteln der Fall ist.

§. 15.

Die vollständigen Wirkungen eines Arzneimittels sprechen sich nicht an dem Orte der Anwendung, auch nicht immer gleichmässig im ganzen Organismus aus, sondern sie zeigen sich, wenngleich bald mehr bald weniger örtliche Erscheinungen eintreten, immer vorherrschend auf ein bestimmtes System, oder auf ein besonderes Organ gerichtet, welches auf das Mittel gleichsam eine specifische Anziehung ausübt, wodurch dasselbe in seinem materiellen Zustande afficirt und in seiner Function modificirt wird. Hierdurch entstehen die sogenannten specifischen Wirkungen.

So wirkt z. B. das Opium auf das grosse Gehirn vorherrschend, der Kampher auf das kleine Gehirn und das verlängerte Mark, desgleichen auf die Nieren, die Brechnuss auf das Rückenmark u. s. w.

§. 16.

Der Gang der Wirkung ist im Allgemeinen folgender: Nach der Anwendung eines Mittels auf einen Körpertheil geschieht örtlich eine Einwirkung auf die hier vorhandenen Nervenzweige, auf andere anatomische Gebilde und auf die Zellen derselben, und es können diese örtlichen Einwirkungen, je nach der Art der Bestandtheile der Mittel, sehr verschieden erscheinen, wie z. B. reizend, adstringirend, reiz- und schmerzlindernd, erschlaffend u. s. w. Diese Wirkungen können sich dadurch weiter verbreiten, dass sie entweder durch Nervenleitung auf andere Organe, namentlich auf die Centraltheile des Nervensystems und durch diese weiter reflectirt werden, oder dass sie von den feinsten Venen und Lymphgefässen aufgesogen (resorbirt) werden. Zur Resorption und auch zur Erzeugung der örtlichen Wirkung müssen die Stoffe flüssig sein. Diese Eigenschaft erhalten sie oft an der Einwirkungsstelle, namentlich im Magen und Darmkanal durch die hier vorhandenen oder hier abgesonderten Flüssigkeiten. Durch dieselben entsteht eine Lösung oder eine andere chemische Veränderung des Mittels, wodurch es zur Resorption tauglich oder auch zuweilen untauglich gemacht wird. Die Resorption erfolgt immer um so stärker, je reicher ein Theil an feinen Blut- und Saugadern ist, je mehr oberflächlich dieselben liegen und je grösser die Berührungsfläche für die angewendeten Arzneimittel ist. Sie findet überall im Körper Statt, wo Venen und Lymphgefässe bestehen, scheint aber am lebhaftesten an den häutigen Flächen, und zwar vorzüglich an den serösen Häuten, etwas schwächer an den Schleimhäuten und im subcutanen Bindegewebe, und noch etwas schwächer an der äussern Haut zu erfolgen. Es tragen aber auch die leichtere oder schwerere Auflöslichkeit der Arzneimittel, die grössere oder geringere Anwesenheit von Säften, von Nahrungsmitteln und von anderen Substanzen an der Applicationsstelle zur Beförderung oder

Hinderung der Resorption bei, — wodurch sich die Verschiedenheit der Wirksamkeit der Arzneimittel in manchen Fällen nebenbei mit erklärt; denn mit der Schnelligkeit und der Stärke der Absorption steht mehrentheils auch die Schnelligkeit und der Grad der Arzneiwirkung in einem entsprechenden Verhältniss, — wo nicht die Nervenaction entscheidet.

§. 17.

Durch die materielle Aufnahme der Arzneistoffe in die Gefässe wird zunächst eine Veränderung in der Mischung und in der Beschaffenheit des Blutes und der Lymphe bewirkt; diese Veränderungen der Säfte sind jedoch von den meisten Arzneimitteln so wenig am lebenden Thiere bemerkbar, dass sie in praktischer Hinsicht als Arzneiwirkungen kaum in Betracht kommen. Die Säfte werden aber durch die Aufnahme der Arzneistoffe die Träger derselben zu allen Organen, und es kommen durch sie die Endwirkungen der Mittel, je nach der specifischen Beziehung ihrer Stoffe zu dem einen oder dem andern Organ, zu Stande. Worin diese Endwirkungen in den organischen Gebilden bestehen, wissen wir eigentlich nicht; denn wir finden in den letzteren meistens nur mehr Blutanhäufung, zuweilen das Gewebe mehr feucht, oder die Zellen angeschwollen, oder zusammengeschrumpft u. dergl. Veränderungen, aus denen man jedoch die besonderen Eigenthümlichkeiten der einzelnen Mittel nur unvollständig erklären kann. Ebenso sind von vielen Mitteln die örtlichen Veränderungen an der Anwendungsstelle nicht hinreichend zur Erklärung der sehr deutlich hervortretenden Wirkungen, insbesondere bei denen, welche sich auf die Functionen des Nervensystems beziehen, wie z. B. Chloroform, Aether u. s. w., und von denen sich die specifischen Erscheinungen auch bei der localen Application, namentlich bei den subcutanen Injectionen ganz deutlich zeigen, ohne dass man bis jetzt constante anatomische Veränderungen in den betroffenen Nervenendungen nachweisen konnte. Die Mittel dieser Art wirken höchst wahrscheinlich auch direct auf das Nervensystem ein.

Von den meisten Arzneimitteln werden die wirksamen Stoffe wieder auf dem einen oder dem andern Excretionswege aus dem Körper ausgeschieden (durch Lungenausdünstung, Darmexcremente, Nieren, Hautausdünstung), und zwar theils unverändert, meistens aber etwas verändert; manche dieser Stoffe werden jedoch erkennbar in die Substanz des betreffenden Theils abgesetzt und sie verbleiben daselbst eine bald mehr bald weniger lange Zeit, z. B. Färberröthe, Eisen, Lapis infernalis u. s. w.; und die assimilirbaren Stoffe (Amylum, fettes Oel u. dergl.) werden in homogene Bestandtheile des Körpers umgewandelt.

§. 18.

Der ganze Process der Arzneiwirkung geht bei manchen Mitteln äusserst schnell von Statten, z. B. bei Blausäure, Aether u. dgl. binnen wenigen Secunden, bei anderen dagegen sehr langsam und auf die Weise, dass sie erst den ganzen Kreislauf ein- und mehrmal durchmachen müssen, ehe sie auf ein Organ ihre volle Wirkung ausüben und ehe sie wieder entleert werden; so wird z. B. Terpenthinöl, innerlich angewendet oder äusserlich in die Haut eingerieben, nach einer halben Stunde wieder mit der ausgeathmeten Luft ausgeschieden, während die Aloë bei Pferden erst nach 20—24 Stunden die purgirende Wirkung zeigt. -- Von manchen Stoffen wird höchst wahrscheinlich die schnelle Wirkung sowohl durch unmittelbaren Eindruck auf die Nerven wie auch durch Aufsaugung zugleich vermittelt und dadurch sehr befördert.

§. 19.

Ausser der Resorption der Arzneimittel hat man noch das Ein- und Durchdringen derselben durch die Poren der organischen Gebilde (die sogenannte Endosmosis oder Penetration) angenommen, wie dieses bei fetten und ätherischen Oelen, Wasser, Weingeist, den meisten Gasen u. s. w. nachgewiesen ist. Dieser Process ist aber ein rein physikalischer, wie er auch im todten Thierkörper erfolgt (Durchschwitzen der Galle, Todtenflecke u. s. w.). Hierbei müssen die durchgedrungenen Stoffe doch erst wieder mit den Enden der Nerven oder mit den aufsaugenden Gefässen in Behrürung gelangen, um ihre Wirkung zu erzeugen.

§. 20.

Da also die Arzneimittel in der materiellen Beschaffenheit und in der Lebensthätigkeit des Thierkörpers Veränderungen hervorbringen, die Krankheiten aber wesentlich auch in solchen Veränderungen bestehen, so ergiebt sich: dass jede Arzneiwirkung eine Störung der gesunden Verhältnisse, also eine Art künstlich erzeugter Krankheit ist, die sich nach der Verschiedenheit der bei der Wirkung afficirten Organe u. s. w., äusserlich durch entsprechende Symptome, welche die Erscheinungen der Arzneiwirkung sind, zu erkennen giebt. Deshalb kommt es bei der Kur der Krankheiten durch Arzneimittel besonders darauf an, aus den Krankheitssymptomen das ursprünglich oder vorherrschend leidende Organ zu bestimmen, und hiernach, — abgesehen von gewissen anderen therapeutischen Indicationen, — dasjenige Mittel in passender Form, Gabe u. s. w. anzuwenden, welches nach seinen, aus der Erfahrung bekannten Wirkungen am meisten geeignet ist, gerade diese abnorme Lebensthätigkeit und diesen abnormen Zustand der kranken Organe gründlich, schnell und leicht umzuändern.

§. 21.

Diese Umänderung kann aber durch die Wirkung der Arznei auf zweierlei, fast entgegengesetzte Art erreicht werden; nämlich entweder a) indem die angewendeten Mittel eine der krankhaften Thätigkeit entgegengesetzte Thätigkeit erregen (z. B. adstringirend wirken bei zu grosser Erschlaffung der Gebilde, -- betäubend bei zu sehr aufgeregter Sensibilität u. dergl.) — das ist die allöopathische oder antipathische Heilungsweise; — oder indem b) die Heilmittel eine solche Thätigkeit hervorrufen, welche dem vorhandenen Krankheitszustande, und somit auch den Krankheitssymptomen ähnlich ist, — auf homöopathische Heilungsweise, und durch welche daher die Symptome bis zu einem gewissen Grade gesteigert werden können. Wie die Heilung auf die erstere Art vermittelt wird, leuchtet von selbst ein, die andere Art der Heilwirkung lässt sich nur dadurch erklären, dass es

1) viele Krankheiten mit einem bestimmten Verlauf giebt, deren Heilung auch nur bei diesem vollen Verlaufe zu Stande kommt. Treten nun Ab-

weichungen von diesem Typus ein, so kann eine künstliche Beförderung desselben, namentlich bei zu geringer Thätigkeit des Organismus, durch entsprechende Arzneimittel erfolgen und nützlich sein;

2) dass viele Krankheiten, deren günstige Entscheidung zwar nicht gerade von einem solchen günstigen Verlaufe abhängig ist, durch die Krankheitssymptome doch häufig eine Tendenz zu gewissen anderen krankhaften Thätigkeiten zeigen, welche, der Erfahrung zufolge, die Heilung herbeiführen, aber für sich allein nicht vollständig genug entwickelt werden können und daher durch ähnlich wirkende Mittel befördert werden müssen; und

3) dass nach einem allgemein bestätigt gefundenen Verhalten „eine schwächere Affection im lebenden Organismus von einer stärkeren aufgehoben wird, besonders aber dann, wenn die letztere der ersteren sehr ähnlich in ihrer Aeusserung ist".

ZWEITES CAPITEL.

Von den verschiedenen Wirkungen der Arzneimittel.

§. 22.

Die Wirkung einer Arznei beginnt mit dem Moment, wenn und wo sie mit einem Theile des Organismus in Berührung und in Wechselwirkung tritt, sie verbreitet sich dann aber auf andere Organe, so dass zuletzt der ganze Körper an diesen Wirkungen Theil nimmt. Die Totalwirkung besteht daher aus einer bald grösseren, bald kleineren Reihe von Veränderungen in der Beschaffenheit und Mischung der Materie und in der Thätigkeit der Organe. Diese, durch die Arzneimittel erzeugten Veränderungen bezeichnet man theils nach dem Ort, an welchem sie, und nach dem Verhältniss der Reihenfolge, wie sie hervortreten, als primäre und secundäre, örtliche und allgemeine, consensuelle und antagonistische, directe und indirecte Wirkungen, theils nach den äusseren Erscheinungen als abführende, urintreibende, schweisserregende u. s. w.

§. 23.

A. Unter primärer Wirkung versteht man die durch die Einwirkung des Mittels selbst hervorgerufene Veränderung im Organismus, unter secundärer die Folgezustände jener ersten Veränderungen und Umstimmungen. Diese secundären Wirkungen treten stets erst nach den primären Wirkungen auf und sind durch diese bedingt, stehen aber in der Art und in der Stärke und Ausbreitung mehrentheils nicht in einem gleichen Verhältniss; nur bei den auf das Nervensystem wirkenden Mitteln darf man behaupten, dass je grösser die primäre, desto stärker auch die secundäre Wirkung sei; beide sind aber hier gerade ihrem Character nach sehr verschieden; denn bei der primären Wirkung ist in der Regel die Lebensthätigkeit erhöht, bei der secundären herabgestimmt.

Eine blos örtliche Wirkung lässt sich nur bei solchen Mitteln annehmen, welche nicht resorbirt werden und auch keine Reizung erzeugen, wie z. B. dieses bei den schleimigen Mitteln der Fall ist. Bei Mitteln, die resorbirt werden, kann man nicht wohl die örtliche von der allgemeinen Wirkung trennen; denn die erstere ist nur als ein Theil der Gesammtwirkung zu betrachten.

§. 24.

Bei der Ausbreitung der Arzneiwirkung im Organismus wird die Function mancher Organe auch auf consensuelle und antagonistische Weise ergriffen, und es entstehen hierdurch die consensuellen und antagonistischen Wirkungen. Die ersteren stimmen in der Art der Erscheinungen mit den primären Wirkungen überein und werden deshalb auch oft zu diesen gerechnet; die letzteren sind aber immer von entgegengesetzter Art. Sowohl die consensuellen wie die antagonistischen Wirkungen setzen eine veränderte Thätigkeit in anderen Organen voraus, beide können in jedem Organ entstehen, jedoch nicht beide gleichzeitig in dem nämlichen Theil; denn ihr Entstehen ist nur von der Stimmung und von dem Verhältniss des Organs der Aufnahme zu den übrigen Organen und von der Art der örtlichen Erzeugung durch die Kraft der Arznei abhängig.

§. 25.

Mit den im Vorstehenden erläuterten Wirkungen, namentlich mit den primären und secundären, ist der Begriff von directer (unmittelbarer) und indirecter (mittelbarer) Wirkung verwandt. Bei der directen Einwirkung wird die Function und der Zustand eines Organs durch das angewandte Arzneimittel geradezu verändert; bei der indirecten Wirkung aber wird immer zuerst eine andere Art von Thätigkeit hervorgerufen oder es wird die Verrichtung anderer Organe ungeändert, ehe die beabsichtigte Heilwirkung auf das kranke Organ erfolgt. (So kann z. B. zu starke Absonderung im Darmkanal aus Erschlaffung der Schleimhaut direct durch bittere und zusammenziehende Mittel, welche ihr mehr Tonus geben, ihre Gefässe verengern und hierdurch die Absonderung vermindern, — oder indirect durch innere oder äussere Anwendung der urintreibenden Mittel beseitigt werden, indem die urintreibenden Stoffe in das Blut übergehen, in den Nieren eine vermehrte Absonderung, und hierdurch antagonistisch und secundär eine verminderte Absonderung im Darmkanal verursachen.)

§. 26.

B. Die grösste Verschiedenheit in den Wirkungen wird durch die äusseren Erscheinungen derselben und durch ihre nächsten Beziehungen zum kranken Organismus bedingt. Man hat hiernach erregende, erhitzende, kühlende, betäubende, krampfstillende, beruhigende und schmerzstillende, Niesen erregende, Speichelfluss erregende, Auswurf befördernde, abführende, Erbrechen erregende, wurm-, blähung-, urin- und schweisstreibende, zusammenziehende, stärkende, schwächende, erschlaffende, zertheilende, entzündungswidrige, fäulnisswidrige, säurewidrige, steintreibende, scharfe und blasenziehende, ätzende u. s. w. Wirkungen unterschieden, Benennungen, die zum Theil vage sind.

Ueber die hauptsächlichsten dieser Wirkungen, welche zum Theil mit gleichnamigen Heilmethoden übereinstimmen, ist in Kürze Folgendes zu bemerken.

§. 27.

Die erregende, reizende und erhitzende Wirkung besteht darin, dass die Lebensthätigkeit in einem Theile oder im ganzen Körper schnell zu einem höhern Grade aufgeregt, und die Functionen namentlich des Gehirns, des Nervensystems und des Herzens lebhafter gemacht, selbst zu heftigen Aeusserungen veranlasst werden: zugleich wird die Körperwärme vermehrt. Dieses geschieht von einigen Mitteln sehr schnell und dann gewöhnlich bald vorübergehend (flüchtige Reizmittel), von anderen langsamer und andauernd (fixe Reizmittel). Zu den ersteren gehören die verschiedenen Aetherarten, der Weingeist. Kampher, das Ammoniak, die ätherischen Oele u. Pflanzen, in denen ein kampherartiges ätherisches Oel als Hauptbestandtheil enthalten ist; zu den fixen Reizmitteln rechnet man dagegen alle Mittel aus dem Pflanzenreiche, welche ätherisches Oel oder einen andern flüchtigen Stoff in Verbindung mit Bitterstoff, mit adstringirendem Princip u. dgl. enthalten, wie z. B. Kalmuswurzel, Kamillenblumen u. s. w. Aeusserlich auf die Haut angewendet, reizen die stärkeren dieser Mittel in dem Grade, dass Röthung, Entzündung, Ausschwitzung und Blasen entstehen.

§. 28.

Unter kühlender Wirkung versteht man eine solche, die eine Temperaturverminderung hervorbringt. Diese Wirkung wird nicht immer auf gleiche Weise erreicht. Ist die erhöhte Temperatur Folge von erhöhter organischer Thätigkeit, namentlich im Blutgefässsystem, so muss diese letztere (z. B. bei Congestionen, bei Entzündungen) herabgestimmt werden; ist jedoch die erhöhte Temperatur die Folge einer beginnenden Zersetzung der organischen Materie, besonders der Säfte (wie z. B. bei Typhus, Faulfiebern), so muss die kühlende Wirkung durch qualitative Umstimmung des Lebensprocesses, besonders durch Beseitigung des Missverhältnisses zwischen Nerven- und Gefässthätigkeit, durch Verbesserung der Mischung des Blutes u. s. w. erreicht werden; im ersteren Falle also durch die meisten Neutral- und Mittelsalze, durch die Pflanzensäuren, ferner durch Blutentziehungen, Ruhe, magere Diät, durch Anwendung der äussern Kälte u. s. w.; dagegen sind bei Faulfiebern sehr häufig nur die flüchtigen und fixen Reizmittel, die Mineralsäuren und adstringirenden Mittel im Stande, die brennende Hitze zu mildern. Die Mittel der letztern Art wirken zuerst immer erregend, zusammenziehend, und die Beschaffenheit der Säfte verbessernd, — jedoch kennt man den hierbei vorgehenden Heilprocess nicht genügend; die übermässige Wärmeentwickelung wird erst dadurch beschränkt, dass die in einzelnen Organen gesunkene und unregelmässige Lebensthätigkeit im Körper auf einen gleichmässigen Grad erhöht und dadurch die weitere Zersetzung der Säfte gehindert wird.

§. 29.

Erweichend, erschlaffend wirken die Mittel *(Emollientia)*, welche die Gewebe und Fasern erschlaffen, die Gefässe erweitern, zähe, feste, geronnene Krankheitsproducte, z. B. Schorfe, erweichen. Dieses thun lauwarmes Wasser und andere milde Feuchtigkeiten, fettige und schleimige Substanzen. Dieselben wirken auch einhüllend, reiz- und schmerzmildernd, daher auch entzündungswidrig.

§. 30.

Die betäubende (narkotische) Wirkung (*Narcosis*) besteht in einer Herabstimmung der Nervenfunctionen, besonders der Sensibilität, und sie äussert sich von den einzelnen narkotischen Mitteln und von verschiedenen Gaben derselben in verschiedener Weise, in verschiedenem Grade und in verschiedener Ausbreitung. Hinsichtlich des Grades bemerkt man sie von der leichtesten Verminderung des Gefühls bis zur gänzlichen Betäubung der Empfindlichkeit und des Rückwirkungsvermögens (Lähmung), und ebenso des thierischen Bewusstseins (Stupor u. narkotischer Schlaf, Sopor). Die geringeren Grade dieser Wirkung sind an gesunden Thieren oft kaum wahrnehmbar, an kranken aber doch mehrentheils sehr deutlich zu bemerken und oft heilsam, indem sie die krankhaft aufgeregte Empfindlichkeit mindern, Krämpfe und Schmerzen stillen u. s. w. Die höheren und höchsten Grade werden nur selten zu Heilzwecken benutzt, weil sie in einer wirklichen Vergiftung bestehen und sehr gefährlich sind. — Hinsichtlich der Ausbreitung zeigt sich die betäubende Wirkung bei manchen narkotischen Mitteln ziemlich gleichmässig über das ganze Nervensystem ausgebreitet, bei anderen aber vorherrschend auf das Gehirn, auf einzelne Theile desselben, auf einzelne Sinnesnerven, das Rückenmark, auf die Gangliennerven u. s. w. beschränkt; und hinsichtlich der Art erscheint sie fast bei jedem narkotischen Mittel eigenthümlich, namentlich bei einigen Mitteln mit gleichzeitiger Aufregung, bei manchen mit Herabstimmung der Gefässthätigkeit, bei einigen die Se- und Excretion bethätigend, bei anderen sie hemmend, u. s. w. — (Siehe Weiteres die specielle Arzneiwirkungslehre, die VII. Klasse.)

§. 31.

Eine krampfstillende (antispasmodische oder antispastische) Wirkung zeigen die Arzneimittel, welche den Krampf, die unwillkührliche, oft zu starke und schmerzhafte Zusammenziehung in den Weichgebilden aufheben. Die Ursachen der Krämpfe sind in den einzelnen Fällen sehr verschieden, und die krampfstillende Wirkung der Heilmittel kann daher entweder in der blossen Ausleerung scharfer, reizender Stoffe (z. B. der Eingeweidewürmer, des unverdaulichen, gährenden Futters) durch Brech- und Abführmittel, — oder in der Einhüllung eben solcher Stoffe durch Schleim, fettes Oel u. dgl., — oder in Verminderung der zu starken, entzündlichen Reizbarkeit und Congestionen durch Aderlassen, kühlende Salze, strenge Diät, — oder in Herabstimmung der zu grossen Empfindlichkeit durch betäubende, schleimige, fette Mittel, — oder in Aufregung der Nervenkraft durch reizende und erhitzende Mittel bestehen.

Der Begriff der krampfstillenden Mittel ist mithin ein sehr weiter und vieldeutiger, im engern Sinne werden jedoch gewöhnlich nur die flüchtig erregenden und die betäubenden Mittel als krampfstillend betrachtet.

§. 32.

Eine schmerzstillende, beruhigende Wirkung wird durch Anwendung von Mitteln erzeugt, die entweder blos eine örtliche Verminderung der Sensibilität, der Trockenheit und Spannung einzelner Theile, oder eine allgemeine Betäubung, oder die Heilung eines Krampfes, einer Entzündung, oder Beseitigung mechanischer Reizursachen (z. B. Knochensplitter u. s. w.)

hervorbringen; es sind also betäubende und schleimige Pflanzenstoffe als Breiumschläge und Bähungen angewandt, Narcotica, auch die im vorigen §. besprochenen Mittel, oder die chirurgische Hilfsleistung.

§. 33.

Wenn die Aufsaugung (Absorptio, Resorptio) von irgend welchen Stoffen im Körper durch angewendete Heilmittel stärker angeregt und befördert wird, so ist diese Wirkung die sogenannte resorbirende. Sie entsteht durch eine mässig vermehrte Erregung der feinsten Venen und Lymphgefässe, wahrscheinlich auch der Zellen, und sie wird häufig an den kranken Theilen noch vorbereitet und befördert durch Feuchtigkeit, Wärme, chemische Auflösungsstoffe, Druck und Reibung, aber hauptsächlich wird sie angeregt durch reichliche Ausscheidungen, durch Hunger und durch viele Muskelthätigkeit. Die Mittel zur Beförderung der Resorption sind hiernach von sehr verschiedener Art und die Wirkung selbst beruht immer auf lebendiger Thätigkeit.

Die blos absorbirende Wirkung beruht meist oder sogar allein auf der gegenseitigen chemischen oder mechanischen Einwirkung von angewendeten Heilmitteln auf vorhandene Feuchtigkeiten oder Gase, um dieselben zu binden und ihre Wirkung auf den Körper zu vermindern, wie z. B. das Einstreuen von Kohlenpulver in zu reichlich eiternde Wunden, die innerliche Anwendung des Salmiakgeistes bei Blähsucht u. dgl.

§. 34.

Sehr häufig spricht man auch von einer entzündungswidrigen, zertheilenden und antiphlogistischen Wirkung, und zwar oft ohne strenge Scheidung der Begriffe. Zertheilung (Resolutio) wird zur Beseitigung fast aller, mit Anschwellung, Hypertrophie, Austretung von Blut, Faserstoff, Serum, mit Verdichtung oder Verhärtung verbundenen krankhaften Zustände verlangt, also auch bei Entzündungen, Quetschungen, Metastasen u. dgl.; da aber diese Zustände, je nach der Art ihres Entstehens, nach ihrer Dauer, nach dem Grade der in den leidenden Theilen bestehenden Reizbarkeit und nach den etwa entstandenen Veränderungen der Gewebe sehr verschieden erscheinen, so muss hiernach auch die Zertheilung in manchen Fällen durch erweichende oder narkotische, in anderen Fällen durch auflösende alkalische, Quecksilber- oder Jodmittel, und in anderen durch reizende Mittel bewirkt werden. Demnach ist die zertheilende Wirkung nicht eine in allen Fällen gleichartige directe Arzneiwirkung. Mit ihr fast ganz übereinstimmend ist die entzündungswidrige Wirkung, namentlich bei den Entzündungen mit erethischem und mit asthenischem Character, indem bei den ersteren die schleimigen und die narkotischen, bei den letzteren aber die übrigen genannten Mittel ihre örtliche Anwendung finden. — Dagegen besteht die bei den acuten Entzündungen erforderte sogenannte antiphlogistische Wirkung in der schnellen Herabstimmung des Vegetationsprocesses in dem entzündeten Theile, auch selbst im ganzen Körper, durch Verminderung der Blutmasse, Verminderung der plastischen Bestandtheile des Blutes und Entziehung der organischen Wärme. Hierzu dienen besonders die kühlenden Neutral- und Mittelsalze, die Blausäure, Calomel, ausserdem Aderlassen, Hungerdiät, kaltes Wasser (Eis, Schnee).

§. 35.

Eine stärkende (roborirende, tonisirende) Wirkung wird häufig solchen Mitteln zugeschrieben, welche bittere, zusammenziehende Stoffe, Eisen, ätherisches Oel oder Weingeist enthalten. Dieselben sollen die im Thierkörper oder in einzelnen Organen bestehende Schwäche beseitigen; da diese aber häufig nur in einer Störung der Function einzelner Organe durch irgend eine von aussen kommende Ursache bei übrigens gesunder Beschaffenheit der Organe beruht (sog. falsche Schwäche), in anderen Fällen jedoch Schlaffheit der organischen Gewebe (Laxität), oder mangelhafte Verdauung und eben solche Blutbereitung, oder zu geringe Nervenenergie, und in noch anderen Fällen materielle Veränderungen der organischen Gewebe, also wirklich krankhafte Zustände die vorhandene Schwäche erzeugen, so ergiebt sich, dass die Stärkung, je nach diesen Umständen, mit sehr verschiedenartig wirkenden Mitteln geschehen muss.

§. 36.

Die Speichel erregende Wirkung entsteht durch Reizung der Speicheldrüsen, entweder specifisch durch das Quecksilber oder blos consensuell durch Reizung der Schleimhaut des Maules, der Rachenhöhle und des Schlundes.

Auf letztere Weise können alle reizenden und scharfen Stoffe, welche die Schleimhaut des Maules u. s. w. etwas anhaltend berühren, die Absonderung des Speichels vermehren, wie namentlich die meisten Salze, die ätherische Oele, Pfeffer, Ingwer, Senf, Taback u. dgl.

§. 37.

Die Auswurf befördernde Wirkung bezieht sich auf die durch Medicamente veranlasste, erleichterte und verstärkte Entleerung von Schleim, Eiter und ausgeschwitztem Faserstoff (zuweilen auch von Würmern) aus den Respirationsorganen. Die hier zu beseitigenden Hindernisse der Auswerfung können sein: 1) ein zu hoher Grad von entzündlicher Reizbarkeit; 2) zu grosse Empfindlichkeit und krampfhafte Zusammenziehung; 3) zu geringe Empfindlichkeit, zu grosse Schwäche in der Schleimhaut einzelner oder aller Theile der Respirationsorgane; 4) zu dicke Consistenz und zu grosse Zähigkeit der Auswurfsmaterie. Diesen Verhältnissen entsprechend wird bei dem erstern Zustande der Auswurf durch Salze, namentlich durch Salpeter, Weinstein, Calomel, Brechweinstein, Salmiak, durch schleimige Getränke, durch Dünste von lauwarmem Wasser, im hohen Grad des Uebels selbst durch einen Aderlass befördert. — Für den zweiten Zustand passen ebenfalls schleimige Getränke und Einathmungen von lauwarmen Dämpfen, äusserlich angewendete Reizmittel, vorzüglich aber narkotische Mittel (Bilsenkraut, Opium), und ebenso die süssen Stoffe (Zucker, Honig, Süssholzwurzel, Mohrrüben). — Dem dritten Zustand entsprechen Reizmittel, besonders solche, welche ätherisches Oel, mit Schleim und süssem Stoff verbunden, enthalten (z. B. Fenchel- und Anissamen, Wachholderbeeren u. s. w.), desgleichen die Schleimharze, die Harze, Balsame und der Theer (namentlich in warmen Wasserdämpfen eingeathmet), einige scharfe und narkotische Stoffe (Meerzwiebelwurzel, Fingerhutkraut), der Schwefel, Salmiak, der Spiessglanz und seine Präparate, Brechmittel, Dämpfe u. s. w. — Die zu zähe Consistenz der

Auswurfsmaterie ist von einem krankhaften Zustande der Respirationsorgane, besonders von exsudativer Entzündung ihrer Schleimhaut oder auch von Erschlaffung und Auflockerung derselben abhängig, und die Materie ist deshalb durch die genannten Mittel theils zu verändern, theils zu entleeren.

Die Wirkung dieser Arzneien ist entweder durch eine directe Berührung mit der Respirationsschleimhaut hervorgerufen, oder sie ist eine indirecte, indem die in die Blutmasse aufgenommenen Mittel erst die Thätigkeit anderer Organe umstimmen, und dann consensuell oder antagonistisch ihre Wirkung auf die Respirationsorgane äussern. Da jedoch manche flüchtige Stoffe durch die Lungenausdünstung wieder aus dem Körper ausgeschieden werden, so kann durch solche Arzneien eine materielle Berührung und Reizung der Respirationsorgane erfolgen, auch wenn sie zuerst in den Magen gebracht worden sind.

§. 38.

Die Erbrechen erregende Wirkung äussert sich durch ruckweise erfolgende Ausleerungen (Erbrechen) von genossenen Nahrungsmitteln, von Schleim, Magensaft, Galle und anderen Stoffen, durch den Schlund und das Maul, in Folge eines Brechmittels, oft aber auch durch andere Ursachen.[1] Die Wirkung entsteht durch eine specifische Reizung, welche irgend einen Punkt des Speisekanals, vorzüglich am vordern Ende desselben, betroffen hat, und worauf eine Erschlaffung und Oeffnung der Cardia, eine krampfhafte Zusammenziehung der Bauchmuskeln, des Zwerchfells und des Magens, zugleich mit einer rückgängigen (antiperistaltischen) Bewegung des vordern Endes des Dünndarmes erzeugt und so der Inhalt des Magens in den Schlund getrieben wird. Dem Erbrechen geht gewöhnlich eine besondere Verstimmung des Gemeingefühls voraus, welche sich durch Widerwillen gegen Futter und Getränk (Ekel), stärkere Absonderung des Speichels, durch Schaudern der Haut und durch Mattigkeit zu erkennen giebt. — Bei und nach dem Erbrechen erfolgen als secundäre Wirkungen mehrentheils noch folgende Veränderungen: 1) es wird die Absonderung des Magensaftes, des Darmsaftes, der Galle und des Saftes der Bauchspeicheldrüse vermehrt, indem auch die dem gereizten Theile des Verdauungskanales entsprechenden Hilfsorgane consensuell in erhöhte Thätigkeit gesetzt werden; 2) wird die Absonderung und der Auswurf des Schleims aus den Respirationsorganen befördert; 3) wird die Hautausdünstung zuweilen bis zum Schweiss vermehrt; 4) tritt durch erhöhte Thätigkeit der Lymphgefässe stärkere Resorption, Zertheilung von Exsudaten und Infiltrationen ein, und 5) wird theils durch die Umstimmung der N. N. *vagus* und *sympathicus*, theils durch die Erschütterung beim Brechacte eine Aufregung und Umstimmung des ganzen Nervensystems hervorgebracht. — Das Erbrechen ist also eine sehr zusammengesetzte und in ihren Folgen tief eingreifende Wirkung.

Alle Erscheinungen deuten darauf hin, dass dieselbe durch die grossen sympathischen und durch die Lungen-Magennerven vermittelt wird.

In therapeutischer Hinsicht können hiernach die Brechmittel verschiedenen Indicationen entsprechen, wie hauptsächlich die Ausleerung unverdaulicher, giftiger oder anders schädlicher Stoffe aus dem Magen oder aus

[1] Z. B. durch Ueberfüllung des Magens mit Futter, durch Bewegungen der Eingeweidewürmer im Magen, Einklemmung eines Darmtheils, selbst durch Beschädigungen des Gehirns u. s. w.

dem Schlunde und der Luftröhre, — Erschütterung oder Umstimmung bei Rheumatismus u. s. w.

Das Erbrechen ist nicht bei allen Thieren gleichmässig leicht zu erzeugen; bei Hunden, Schweinen, Hühnern, Tauben und Papageien erfolgt es sehr leicht, bei Katzen, Enten, Gänsen, Affen etwas schwerer, bei dem Rindvieh ist es schwer und nur unter günstigen Bedingungen (z. B. durch Einspritzen grosser Gaben Brechweinstein in die Blutadern und bei bestehender Grünfütterung) hervorzurufen; bei Schafen und Ziegen ist die Schwierigkeit noch grösser; und bei Pferden, Eseln und deren Bastarden kann man ein vollständiges Erbrechen durch Brechmittel in der Regel gar nicht erzeugen[1]. Die Spiralklappe an der Cardia und die Lage eines Theils des Grimmdarms und Blinddarms zwischen den Bauchwänden und dem Magen, die den Druck auf den letzteren schwächen, sind wahrscheinlich bei den letztgenannten Thieren das Hinderniss.

Bei den Thieren, welche sich erbrechen können, ist diese Wirkung durch alle scharfen, entgegengesetzt aber auch durch viele fettige und fade Mittel, durch welche der vordere Theil des Verdauungskanals heftig gereizt oder auch nur bedeutend angefüllt wird, zu erzeugen, jedoch benutzt man für Heilzwecke fast nur den Brechweinstein, den Zinkvitriol, die Brechwurzel, die weisse Nieswurzel, zuweilen die Spiessglanzleber, das Kochsalz und das Gottesgnadenkraut, da dieselben die wenigst schädlichen Einwirkungen auf Magen und Darmkanal veranlassen.

§. 39.

Bei der abführenden Wirkung erfolgen, den äusseren Erscheinungen nach, Entleerungen von Darmkoth und anderen Stoffen durch den Mastdarm in kürzeren als den gewöhnlichen Zwischenzeiten, in grösserer Menge und von lockerer, weicherer und selbst flüssiger Consistenz.

Diese Wirkungen sind, hinsichtlich der Art und dem Grade nach, sehr verschieden. Darnach scheidet man auch seit den ältesten Zeiten die abführenden Mittel in zwei Abtheilungen. 1) Die Mittel der ersten Abtheilung wirken gelind, erschlaffend und einige auch kühlend; sie werden daher kühlende oder erschlaffende Abführmittel, Laxirmittel *(Laxantia)* genannt. Hierzu gehören die kühlenden Salze, einigermassen auch das Calomel, die Tamarinden, Manna, fette Oele, Honig u. s. w., wenn sie in grossen Gaben gegeben werden. — 2) Die abführenden Mittel der zweiten Abtheilung bewirken eine starke Reizung in den Gedärmen, Unruhe, Kolik, schnellen, fieberhaften Puls, Hitze und Trockenheit im Maul, und man nennt sie daher auch erhitzende Abführmittel, Purgirmittel *(Purgantia)*. Hierzu gehören die Crotonkörner, Scammoniumharz, die schwarze Nieswurz, Aloë, die Coloquinten, das Gummigutt, der Lerchenschwamm, Jalape, Rhabarber, Sennesblätter, Zaunrübe u. s. w. Einige von diesen Mitteln, so die Crotonkörner, das Scammonium, Euphorbium, die schwarze Nieswurz, das Gummigutt, der Lerchenschwamm wirken heftiger als die übrigen, verursachen besonders sehr leicht Schmerzen im Verdauungskanal, heftiges Drängen, Abgang von Blut, Darmentzündung, grosse Erschöpfung. Man nennt sie *Drastica.*

[1] Erbrechen tritt bei diesen Thieren zuweilen als eine gefahrdrohende Erscheinung ein, wenn der Magen geborsten, seine Schlundmündung gelähmt oder sehr erschlafft ist.

Die abführende Wirkung dieser Mittel ist nicht bei allen Thieren gleich; sie tritt am leichtesten beim Hunde und dem Schweine, schwerer bei Pferden und bei den Wiederkäuern ein, und ist bei den grossen Thieren nur durch unverhältnissmässig grosse Gaben zu erzeugen.

Die Wirkung beginnt zuerst wohl bei allen Abführmitteln durch eine örtliche Einwirkung der Mittel auf die Schleimhaut des Darmes, die jedoch bei den Laxirmitteln in der Regel keine Blutgefässreizung erkennen lässt, — was aber bei den Purgirmitteln der Fall ist. Immer entsteht bei den ersteren mehr wässerige Anschwellung der Darmzotten und der Zellen, bei den Purgirmitteln mehr blutreiches Ansehen dieser Theile; und immer wird die wurmförmige Bewegung des Darmkanals und die Absonderung von Säften in ihm vermehrt. Dieser Theil der Wirkung zeigt sich jedoch von den verschiedenen Abführmitteln verschieden, indem einige die Absonderung wässeriger Flüssigkeiten aus den serösen Gefässen, andere die Absonderung von Schleim, und noch andere wieder die Absonderung und Entleerung der Galle und des Bauchspeichels vermehren. Es ist höchst wahrscheinlich, dass die wirksamen Stoffe in das Blut übergehen und dann auf den Darm, auf die Leber oder das Pancreas abgesetzt werden und dass so die Verschiedenheit der Absonderung erzeugt wird; denn aus der einfachen Darmreizung ist dieselbe nicht zu erklären. — Aus diesem Gange der Wirkung ergiebt sich: 1) warum dieselbe bei den meisten Abführmitteln viel später als andere Arzneiwirkungen eintritt; 2) warum die Farbe, der Geruch und die übrige Beschaffenheit der Excremente bei jedem Mittel verschieden ist, und 3) wie durch die vom Nervensystem ausgehende Rückwirkung auf den Darmkanal zuweilen ein sehr erschöpfendes Purgiren, selbst der Tod erfolgen kann, ohne dass eine Darmentzündung entstanden ist.

Durch das Laxiren und Purgiren können mehrerlei Heilwirkungen erreicht werden; direct wird der Magen, besonders aber der Darm von übermässig angehäuften, von unverdaulichen, schädlichen, giftigen Stoffen, von Eingeweidewürmern und dergl. entleert; durch die Reizung des Darms entsteht zu demselben vermehrter Andrang des Blutes und hierdurch Ableitung des letztern von anderen Organen; je nach der Menge der Ausleerungen, namentlich der mit den Darmexcreten entleerten Flüssigkeiten, wird der Körper an Säften ärmer; hierdurch wird die Bildungsthätigkeit vermindert, dagegen die Resorption und die Rückbildung befördert; das Blut wird auch qualitativ verändert, ärmer an Faserstoff, an Salzen u. s. w.; und durch zu reichliches Purgiren wird Schwächung, selbst Erschöpfung der Kräfte und der Tod herbeigeführt.

§. 40.

Eine blähungtreibende Wirkung haben die ätherisches Oel enthaltenden, aromatischen und die spirituösen Mittel, indem sie die peristaltische Bewegung im Magen und Darm anregen. Zuweilen werden unrichtigerweise auch die die Gase absorbirenden Mittel hierher gerechnet. — Die Parasiten vertilgende, insbesondere die wurmvertreibende (anthelminthische) Wirkung soll die auf dem und in dem Thierkörper lebenden Schmarotzerthiere tödten und vertreiben. Einzelne Mittel besitzen diese Wirkung in specifischer Weise, andere nur in allgemein giftigen Bestandtheilen, oder in ihrer Eigenschaft als

Purgirmittel. Gegen manche Schmarotzer, namentlich Leberegel, Echinococcen, Coenurus, Finnen und Trichinen fehlen die Mittel noch.

§. 41.

Bei der urintreibenden Wirkung *(Diuresis)* erscheint die Absonderung und Ausleerung des Urins verändert und hauptsächlich so vermehrt, dass die Menge des Urins die des genossenen Getränkes übertrifft. Diese Wirkung kann nur dadurch hervorgebracht werden, dass eine mässige Reizung der Nieren und ein reichlicher Zufluss des Blutes zu denselben Statt findet. Die hierzu dienenden Arzneimittel, die sogenannten urintreibenden Mittel (*Diuretica*) theilt man in kühlende und erhitzende. Die letzteren bringen ausser der vermehrten Urinsecretion auch die Erscheinungen der erhitzenden Wirkung und oft auch örtliche Zufälle der Reizung in den Nieren und in der Blase, und consensuell auch in den Geschlechtstheilen hervor. Diese Mittel enthalten reizende oder scharfe Stoffe von verschiedener Art, wie dieses in den spanischen Fliegen, im Terpenthin und allen anderen Harzen, in vielen ätherischen Oelen, im Kraut des rothen Fingerhuts u. s. w. der Fall ist. Die kühlenden Diuretica bewirken neben der reichlichen Urinabsonderung eine Verminderung der Reizbarkeit im Blutgefässsystem, so wie eine Verminderung des Faserstoffs im Blute, und somit eine leichtere Trennung der Bestandtheile des letzteren, wie dies die kühlenden Mittelsalze, die verdünnten Pflanzensäuren, die Kohlensäure und die kohlensauren Alkalien und Erden thun.

Die wirksamen Bestandtheile gehen in das Blut und wirken grösstentheils durch directe Berührung auf die Nieren; die Wirkung tritt aber nicht immer sicher ein, weil 1) die Hinleitung der wirksamen Arzneistoffe zu den Nieren oft von Krankheitszuständen oder von den hierbei bestehenden consensuellen oder antagonistischen Beziehungen zwischen den Nieren und anderen Organen und von anderen Einflüssen abhängig ist. ..ie wirken deshalb unter anderen Umständen (z. B. bei veränderter Witterung) schweisstreibend oder den Auswurf befördernd. 2) Weil die Urinabsonderung von einem gewissen Grade der Reizung abhängig zu sein scheint, den wir bei einzelnen Krankheiten und in der Stärke der Arzneiwirkung schwer abmessen können. Der Beweis dafür findet sich darin, dass bei Entzündungskrankheiten die erhitzenden harntreibenden Mittel die Urinabsonderung in der Regel nicht vermehren, die kühlenden aber ihre Wirkung thun.

Durch die reichliche Diuresis werden besonders die überflüssigen so wie die zersetzten Proteïnstoffe (Harnstoff, Harnsäure, Hippursäure), Extractivstoffe, verschiedene Salze u. s. w. aus dem Körper entfernt und die Resorption wird befördert. Uebermässige Wirkung schwächt.

§. 42.

Eine schweisstreibende (diaphoretische) Wirkung zeigen die Mittel, welche die Ausdünstung durch die Haut so vermehren, dass diese letztere ganz feucht wird oder dass auf ihr die ausgedünstete Materie in Tropfen stehen bleibt. Die hierbei ausgeschiedenen Stoffe, namentlich: Wasserdünste, Ammonium, Wasserstoff, Stickstoff, Kohlensäure u. s. w., selbst einzelne nähere Bestandtheile von Nahrungs- und Arzneimitteln, sind bei verschiedenen Thiergattungen und verschiedenen Körperzuständen in Beschaffenheit und Menge verschieden. Nicht bei allen Thieren kann durch Arzneimittel die Ausdünstung bis zum fliessenden Schweiss verstärkt werden; Pferde, Schafe und Schweine schwitzen leichter, Rinder und Ziegen viel schwerer, und bei Hunden und Katzen ist flüssiger Schweiss fast niemals zu sehen. —

Die Schweissabsonderung geschieht aus den Schweissdrüsen der Haut und wird zunächst durch eine Aufregung der aushauchenden Gefässe derselben und durch vermehrten Blutzudrang herbeigeführt; sie wird daher vermehrt 1) durch einige Arzneimittel auf specifische Weise, z. B. durch Einspritzung der Tinctur oder des Infusums der weissen Nieswurz in die Blutadern, durch innerliche Anwendung des Schwefels, des Spiessglanzes und seiner Präparate, der Fliederblumen und dgl.; 2) durch die meisten flüchtigen und erhitzenden Reizmittel; 3) durch narkotische Mittel (Opium); 4) durch äusserliche Mittheilung von Wärme; 5) durch schnelle und anstrengende Muskelbewegung der Thiere, starkes Reiben der Haut, durch dichtes Bedecken derselben, und 6) bei Entzündungskrankheiten durch Aufhebung der entzündlichen Reizung.

Als Folgen der schweisstreibenden Wirkung entstehen: 1) Verminderung des Blutes und Veränderung seiner Beschaffenheit, besonders durch die stärkere Ausscheidung seiner wässerigen Bestandtheile; 2) stärkere Anregung des Durstes; 3) antagonistische Verminderung anderer Absonderungen; 4) vermehrte Thätigkeit der einsaugenden Gefässe, und 5) bei starken, wiederholten oder anhaltenden Schweissen auch Verzehrung der Kräfte.

§. 43.

Die fäulnisswidrige (antiseptische) Wirkung ist auf die Verhütung und Beschränkung der Selbstzersetzung (Fäulniss) der thierischen Materie, namentlich der Säfte, gerichtet. — Man hat zwar eine solche Zersetzung im lebenden Organismus geläugnet, und dies, in Beziehung auf die wirkliche Fäulniss, die nur an abgestorbenen Theilen Statt finden kann, mit Recht; doch findet sich im Blut und anderen Säften nicht selten eine Neigung zur Zersetzung, z. B. bei dem sogenannten Faulfieber, Typhus, Milzbrande u. s. w., wie auch da, wo Tuberkel oder andere krankhaft entstandene Massen zerfallen, oder wo örtlich eine wirkliche Absterbung, Brand und Fäulniss eintritt. — Die Zersetzung entsteht mehrentheils aus zu tiefem Sinken der Lebensthätigkeit, zum Theil aber auch aus fehlerhafter Mischung der Säfte, verursacht durch zu grosse Entziehung oder zu starke Verdünnung derselben, oder durch aufgedrungene fremdartige Stoffe, besonders durch Contagien, Miasmen, verdorbene Luft und eben solche Nahrungsmittel, örtlich gehemmte Circulation der Säfte, und die Einsaugung der Zersetzungsproducte (Septicämie). In neuerer Zeit hat man als eine Hauptursache der fauligen Zersetzung (und vieler Krankheiten) die Infection des Körpers durch mikroskopische Pilze und deren Samen (Sporen) angenommen.

Die fäulnisswidrigen Mittel sollen also jene Störungen beseitigen und die weitere Entmischung verhindern. Die Mittel hierzu sind, je nach den Umständen, flüchtige und fixe Reizmittel, gute Nahrung, reine Luft, die adstringirenden Mittel, namentlich China-, Eichen- und Weidenrinde, die Mineralsäuren, Carbolsäure, Citronen- und andere Pflanzensäuren, Kochsalz u. s. w. (§. 28).

§. 44.

Die ätzende (kaustische) Wirkung besteht darin, dass durch die chemischen Kräfte gewisser Substanzen organische Gewebe, die mit ihnen in Berührung kommen, zerstört werden, indem sie sich mit ihnen nach den Gesetzen der Wahlverwandtschaft verbinden. Gewöhnlich wird hierbei das organische Gewebe zuerst erweicht, selbst bald mehr, bald weniger flüssig, dann aber in einen trockenen, harten Schorf verwandelt. — Diese Wirkungen entstehen als chemische bei todten und lebenden Körpern, bei letzteren wird aber im Beginne der Wirkung und ehe die Zerstörung völlig geschieht, die Lebensthätigkeit zu Reactionen angeregt, Schmerz, stärkerer Zufluss der Säfte, Entzündung, und zuletzt Eiterung in der Umgebung der geätzten Stelle hervorgerufen; auch werden von den meisten Aetzmitteln die wirksamen Bestandtheile durch Absorption aufgenommen und weiter geführt, und hierdurch an entfernteren Orten specifische Wirkungen erzeugt. (S. specielle Arzneimittellehre: Arsenik.) Die ätzende Wirkung ist daher nicht rein örtlich, auch nicht rein chemisch; ihr Heilzweck ist Zerstörung und Entfernung krankhafter, besonders wuchernder Gebilde, Zerstörung ansteckender Stoffe in Wunden und Geschwüren, — Erregung eines lebhaften Heiltriebes und antagonistische Herabstimmung in der Thätigkeit anderer Organe. — Zu den Aetzmitteln gehören: die reinen Alkalien, die reine Kalkerde, die concentrirten Mineralsäuren, salpetersaures Silber- und Quecksilberoxyd, Chlorzink, ätzendes Chlorquecksilber, Chlorspiessglanz, rothes Quecksilberoxyd, gebrannter Alaun, schwefelsaures Kupferoxyd, Arsenik. — Ihnen ähnlich wirkt glühendes Eisen.

DRITTES CAPITEL.

Von den Bedingungen, durch welche die Wirkungen der Arzneimittel verändert werden können.

§. 45.

Die Wirkungen eines Arzneimittels im kranken Thierkörper sind nicht in jedem Falle und unter allen Umständen dieselben, sondern weichen häufig sowohl im Grade, wie auch in der Art ihrer Erscheinungen von den gewöhnlichen Wirkungen ab, bleiben oft auch ganz aus. Diese Modificationen haben ihren Grund theils *A)* in den Arzneimitteln, theils *B)* im thierischen Organismus, und theils *C)* in der gleichzeitigen Einwirkung anderer Einflüsse, als: in dem diätetischen Verhalten der Thiere, besonders dem Futter und Getränk, dem Klima, der Jahreszeit und der Witterung.

§. 46.

A. Modificationen, die ihren Grund in den Arzneimitteln selbst haben.

a) Modificationen, bedingt durch die Beschaffenheit und Güte der Mittel. — Die Kräfte eines Arzneimittels sind von seinen Bestandtheilen abhängig; diese sind jedoch dem grössten Wechsel unterworfen. So sind die dem Thierreiche entnommenen Mittel je nach dem Alter, der Art der Ernährung, dem Gesundheitszustand der Thiere, von denen sie genommen sind, verschieden, z. B. das

Fleisch; bei den vegetabilischen Arzneimitteln sind Veränderungen der Bestandtheile, abgesehen von absichtlicher, betrüglicher Mischung, bedingt durch den Standort der Arzneipflanze und das Klima desselben, durch die Zeit und Art der Einsammlung der Pflanzen, durch die Gewinnung und Bereitung ihrer Präparate und durch ihre Aufbewahrung.

So sind wildwachsende und in Gärten gezogene, auf trockenen, sonnigen oder auf feuchten, schattigen Orten gewachsene Pflanzen, junge und alte Pflanzen, vor und nach der Blüthe bedeutend verschieden in ihren Bestandtheilen, mithin auch in ihrer Wirksamkeit; dasselbe gilt von den auf verschiedene Art bereiteten Extracten derselben Pflanze, die in ihren Bestandtheilen wenigstens quantitativ verschieden sind; zuletzt ändern noch Luft, Licht, Feuchtigkeit und Wärme durch Entziehung oder Zersetzung von Bestandtheilen des aufbewahrten Mittels die Wirksamkeit desselben, so dass die Wirkung eines frisch eingesammelten oder frisch bereiteten fast immer viel kräftiger ist, als die eines älteren.

§. 47.

b) Modificationen, bedingt durch die Form und den Aggregatzustand des Mittels. — Die Arzneimittel werden in trockener oder fester, in weicher oder breiartiger, in tropfbar-flüssiger und in elastisch-flüssiger oder Dampfform angewendet. Die erstere Consistenz besitzen die Pulver, die zweite die Pillen, Latwergen, Bissen, Salben, Pflaster, die dritte Form die Solutionen und Mixturen, Infuse u. s. w., die vierte die Dämpfe und Gasarten. Die meisten Arzneimittel sind in verschiedenen Formen gebbar, aber nicht mit der gleichen Wirksamkeit; in manchen Formen bleiben die wirksamen Bestandtheile unverändert, in manchen wird ihre Wirksamkeit durch Einhüllung gebunden, in anderen Formen dagegen freier entwickelt. Da feste Körper erst gelöst werden müssen, ehe sie aufgenommen werden können, geht ihre Resorption langsam von Statten, ebenso auch ihre allgemeine Wirkung; dies gilt namentlich von Pulvern und Pillen; Arzneimittel in flüssiger Form werden leicht aufgenommen und wirken daher schnell und kräftiger als dieselben Mittel in fester Form; für Abkochungen ist dabei aber zu merken, dass bei manchen Kräutern die wirksamen flüchtigen (ätherischen) Stoffe gerade durch Kochen verloren gehen. — Die Resorption elastisch-flüssiger Stoffe geht schnell und leicht vor sich, und tritt daher die Wirkung bald ein. Die Dampf- und Gasform ist bei manchen Mitteln im gewöhnlichen Zustande derselben schon vorhanden (z. B. bei Sauerstoff, Chlor); — manche Heilmittel nehmen diese Form schon bei der gewöhnlichen Temperatur an (z. B. Chloroform, Aether, Alkohol, Blausäure); — bei anderen ist sie vollständig nur durch Einwirkung eines höheren Wärmegrades, bald mit, bald ohne Mitwirkung von Flüssigkeiten zu erhalten (z. B. bei Essig, Terpenthinöl, Theer, aromatischen Pflanzen); — und bei mehreren Mitteln erzeugt man sie durch wirkliches Verbrennen (z. B. bei Wachholderbeeren, Wachholderholz, Bernstein, Zucker, Schwefel). Bei den Mitteln der ersten und zweiten Art erfolgt die Wirkung durch ihre eigenthümlichen Bestandtheile allein und deshalb ohne bemerkbare Veränderung. Bei denen der dritten Art sind die zur Dampferzeugung benutzte Wärme und Feuchtigkeit mitwirkende Einflüsse, indem sie z. B. die Absonderungen, die Resorption und den ganzen Stoffwechsel befördern, bei zu hoher Temperatur aber auch die Hautdecke verbrühen oder zerstören. — Bei Dampf- (eigentlich Rauch-) Erzeugung durch Verbrennung der Arzneimittel werden nicht blos die flüchtigen Stoffe verdunstet, sondern die Mittel grösstentheils zerstört, und die verdunstenden Stoffe chemisch verändert, namentlich empyreumatisch, weshalb sie mehr reizend wirken; so enthält der Dampf von verbranntem Schwefel nicht mehr letzteren, sondern schwefelige Säure, — der Rauch von verbrannten Wachholderbeeren nicht blos ätherisches, sondern auch brenzliches Oel.

§. 48.

c) Modificationen, bedingt durch die Concentration, die Gabe des Mittels und die Verbindung mit anderen. — Unter Concentration versteht man das Verhältniss der wirksamen Bestandtheile zu dem Volumen des ganzen Mittels. Je concentrirter ein Mittel ist, desto heftiger und gleichmässiger werden seine Wirkungen, dagegen weichen die Erscheinungen der Wirkung um so mehr ab, je mehr vertheilt und verdünnt das Mittel durch andere Substanzen ist. — So z. B. verursacht Brechweinstein in Substanz oder in recht concentrirter Verbindung mit Wasser oder mit Fett in der Haut oder Schleimhaut Entzündung oder Anätzung, — in einer mässigen Menge Wassers gelöst, erregt er bei Hunden, Schweinen u. s. w. Erbrechen, — mit viel Wasser bewirkt er das letztere sehr selten, dagegen gewöhnlich Laxiren oder reichliches Uriniren.

§. 49.

d) Die Verbindung oder Zusammensetzung mehrerer Arzneimittel mit einander ist eine der wichtigsten und gewöhnlichsten Ursachen der Veränderungen ihrer Wirkungen, denn es kann 1) hierdurch eine chemische Veränderung der ganzen Arznei oder des Hauptmittels entstehen, so dass ein neuer wirksamer Körper entsteht; oder 2) die verbundenen Mittel sind in ihrer Wirkung gleichartig und sind so durch Concentration der beabsichtigten Wirkung förderlicher, oder sie sind entgegengesetzt, und dadurch der Wirkung hinderlich; oder 3) vermindern die zugesetzten Mittel die Concentration.

Manche Stoffe werden durch materielle Veränderungen erst recht wirksam, z. B. das rohe Spiessglanz in Verbindung mit Säuren, der weisse Arsenik durch Verbindung mit Kali; — in anderen Fällen wird die bekannte Wirkung eines Arzneistoffes sehr geschwächt oder verändert oder ganz aufgehoben (z. B. bei Blausäure durch Verbindung mit Eisenpräparaten, Eisenvitriol mit kohlensaurer Magnesia, ätzendem Sublimat mit Spiessglanzleber, oder mit Seifen u. dgl.).

Es ist daher unumgänglich nothwendig, die Wirkungen der einzelnen Mittel sowohl, wie ihrer Verbindungen mit anderen Stoffen genau zu kennen; wo die Erfahrung über die Wirkung der zusammengesetzten Arznei mangelt, oder wo nicht bestimmte Zwecke (z. B. nothwendige Erfüllung mehrerer Heilindicationen bei complicirten Krankheitsfällen) eine Zusammensetzung fordern, gebietet es stets die Pflicht, nur einfache Arzneimittel anzuwenden.

§. 50.

e) Die Gabe (*Dosis*) eines Arzneimittels ist die bestimmte Quantität desselben, welche auf einmal und in bestimmten Zeiträumen dem kranken Körper einverleibt wird. Nach der Grösse der Gabe werden in demselben thierischen

Körper die Wirkungen quantitativ und scheinbar auch qualitativ verändert, so dass die bei kleinen Gaben erfolgenden Erscheinungen von den nach mittleren und grossen Gaben beobachteten oft so verschieden sind, dass kaum noch eine Aehnlichkeit zwischen ihnen zu bestehen scheint. Jeder einzelne Gran hat aber dieselben qualitativen Eigenschaften, muss also auch dieselben dynamischen Kräfte äussern, wie die 100 übrigen Grane, von denen der eine genommen ist; die Wirkung ist daher auch nur quantitativ verschieden. Wenn z. B. ein Gran Brechweinsteins einem Hunde nur Ekel, drei Grane dieses Mittels aber auch wirkliches Erbrechen machen, — oder wenn ein Quentchen Aloë bei einem Pferde den Durchfall heilt, eine Unze aber einen Durchfall künstlich erzeugt, so werden doch diese Wirkungen bei dem ersten Mittel auf dieselbe Weise durch die veränderte Stimmung der *N. N. vagus* und *sympathicus*, bei dem zweiten nur durch die specifische Reizung und dadurch veränderte Absonderung in der Leber und Darmschleimhaut vermittelt. Diese, durch die verschiedene Quantität des Arzneistoffes bedingten Modificationen der Wirkung beruhen zumeist darauf, dass der sichtbare Grad der Wirkung überhaupt an eine gewisse Menge der Materie gebunden ist und daher nur mit einer bestimmten Gabe erfolgen kann, denn in zu geringer Menge angewandt, erhält ein Mittel nur eine zu kleine Berührungsfläche, so dass die Einwirkung und die darauf folgende Reaction nur örtlich bleibt; oder gelangt das Mittel zur Resorption, so geht es in der Säftemasse unter, ohne eine sichtbare Aenderung in der Thätigkeit irgend eines Organs hervorgerufen zu haben; bei zu grossen Gaben wird dagegen die organische Thätigkeit gleichsam überwältigt, es erfolgt entweder dynamisch eine Ueberreizung der Kräfte in den betreffenden Organen, so dass sie sich zuerst heftig, dann aber abgestumpft und träge äussern, oder es werden die chemischen Eigenschaften der Mittel vorwaltend, und bringen örtlich zu heftige Einwirkungen, selbst Zerstörung hervor, und veranlassen dadurch auch consensuell ganz ungewöhnliche Erscheinungen. So verursachen arsenige Säure und Kupfervitriol in grossen Gaben heftige örtliche Eingriffe, während bei kleinen Gaben dies nicht geschieht. Kleine Dosen werden nämlich von dem Secret der Schleimhaut gesättigt, bei grossen jedoch muss die Schleimhaut selbst zu den neuen Verbindungen mit der Schleimhaut beitragen, da das Secret nicht ausreicht.

§. 51.

f) Die Dauer der Anwendung, der Berührung und Einwirkung einer Arznei muss sich vorzüglich nach den Eigenschaften des Mittels, der Empfindlichkeit und Beschaffenheit der Applicationsstelle, nach den Heilzwecken und den schon eingetretenen Wirkungen richten, denn sie kann viel zur Verschiedenheit des Grades der Wirkung beitragen. Stoffe, die einen scharfen, giftigen Stoff enthalten, verursachen bei kurzer Zeit der Berührung nur Reizung, bei längerer Entzündung, Anätzung und Zerstörung. — Wenn schwerlösliche Stoffe schnell, wie z. B. bei Durchfall, durch den Nahrungskanal gehen, oder, wie bei Erbrechen, schnell wieder entleert werden, so können sie ihre Wirkung nur unvollständig oder gar nicht entwickeln.

§. 52.

g) Die öftere oder seltnere Wiederholung von Arzneigaben wird gewöhnlich nach der bekannten Dauer und Stärke ihrer Wirkungen, den Heilzwecken gemäss, bestimmt. Je flüchtiger, rascher vorübergehend eine Arznei wirkt, in desto kürzeren Zeiträumen müssen die Gaben wiederholt werden, je langsamer aber und je andauernder die Wirkungen sich entwickeln, desto weiter aus einander entfernt können die Gaben gereicht werden. Bei nicht gehöriger Beachtung dieser Umstände kann es geschehen, dass die zweite Gabe einer Arznei angewendet wird, während die Wirkung der ersten noch nicht ganz vorüber ist; die gemeinschaftliche Wirkung wird nun zu heftig, oder die Wirkung der einen Gabe modificirt die der andern bedeutend. Bei öfterer Anwendung derselben Arznei wird die Empfänglichkeit des Organismus und somit die Wirkung geschwächt und man muss deshalb allmälig die Gabe verstärken, um fortgesetzt stets eine gleiche Wirkung des Mittels zu erzielen.

§. 53.

B. Modificationen durch Ursachen, die im Organismus selbst liegen.

a) Modificationen, bedingt durch die Verschiedenheit der Organisation, des Lebensprocesses und der Grösse der Thiere von verschiedener Gattung. — Ebenso abweichend, wie das Pferd, die Wiederkäuer, das Schwein, der Hund, die Katze und das Federvieh in ihrem äussern Habitus, im Baue und der Beschaffenheit ihrer wichtigsten Organe und in ihrer Lebensweise, sind, ebenso verschieden zeigen sich auch die Lebensprocesse, und daher ebenso verschieden die Empfänglichkeit für gewisse äussere Einflüsse und das Rückwirkungs-Vermögen auf deren Einwirkungen.

Die hierdurch bewirkten Abweichungen in der Wirkung der Arzneimittel bei den verschiedenen Hausthieren treten sowohl in der Qualität der Wirkungserscheinungen, wie auch in dem Stärkegrade hervor. Hinsichtlich der erstern ist schon angegeben, wie die brechen-, schweiss- u. s. w. erregende Wirkung bei manchen Thieren sehr leicht und stark, bei manchen gar nicht erfolgt, und es ist in Bezug auf die Stärke der Wirkung zu bemerken, dass die pflanzenfressenden Thiere im Allgemeinen eine geringere Empfindlichkeit für die einzelnen Arzneimittel haben, wie die fleischfressenden, und dass namentlich auf die letzteren viele Mittel aus dem Pflanzenreich sehr heftig, selbst tödtlich einwirken, welche bei den Pflanzenfressern selbst in verhältnissmässig grossen Dosen eine kaum bemerkbare ähnliche Wirkung hervorbringen.

So z. B. macht das Opium bei Pferden in der Gabe von einer Unze eine ganz geringe Betäubung, während sich die letztere, falls das Mittel nicht weggebrochen wird, bei Hunden nach 2,0—4,0 Gramm im höchsten Grade zeigt. Krähenaugen ertrug ein Huhn in zwanzig Tagen etwa 1114 Gran, d. i. so viel als nöthig wäre, um 92 Hunde zu tödten u. s. w.

Es ist daher wohl anzunehmen, dass zum Theil die Art und Beschaffenheit der Nahrungsmittel und die daher zum Theil andere Beschaffenheit der Säfte im Magen die Arzneistoffe chemisch modificire, die Wirkung der Arzneimittel hauptsächlich aber von dem Grade der Ausbildung der wichtigeren Organe und Systeme, und von dem Vorherrschen ihrer Thätigkeit bei den einzelnen Thieren abhängig ist; es zeigt sich nämlich fast überall, an kranken wie an gesunden Thieren, dass Mittel, welche die vorherrschende Richtung

(Tendenz) der organischen Thätigkeit begünstigen, in gewissen Gaben stets heftiger wirken als andere, welche eine jener Richtung entgegengesetzte Thätigkeit hervorrufen.

Die Thiergattung bedingt daher bei der Auswahl die Art wie die Gabe des Mittels. Hinsichtlich der letzteren hat man sich bemüht, ein allgemeines Verhältniss zwischen den Gaben für Thiere der einzelnen Gattungen zu bestimmen, indem man annahm, dass, wenn bei gleichen Umständen die Gabe für ein ausgewachsenes Pferd gleich 1 ist, sie für Schafe, Ziegen und Schweine nur $^1/_4$, für Hunde, Katzen und Affen nur $^1/_{12}$, und für das gewöhnliche Hausgeflügel $^1/_{27}$ betragen soll. Dies Verhältniss ist zwar bei vielen Arzneistoffen als ziemlich richtig zu betrachten, bei anderen aber nicht, wie dies ja zum Theil die schon oben angeführten Beispiele (Opium, Krähenaugen) bestätigen. Die Wirkung eines jeden einzelnen Arzneistoffes in verschiedenen Gaben bei den sämmtlichen Hausthieren kann nur durch die Erfahrung bestimmt werden.

§. 54.

b) Modificationen, bedingt durch das Alter. — Das verschiedene Alter der Thiere verursacht ebenfalls qualitative und quantitative Abweichungen in der Wirkung der Arzneimittel dadurch, dass der Organismus in jeder besondern Lebensperiode sich verändert, und in der Beschaffenheit und Entwickelung der Organe wie in der Beschaffenheit und Menge der Säfte und in der Stärke und Richtung der Lebensthätigkeit verschieden ist in Vergleich zu anderen Perioden. Während in der Periode der vollkommenen Ausbildung der Lebensprocess am gleichmässigsten von Staaten geht, die Arzneiwirkungen auch am gleichmässigsten vor sich gehen, ist in der frühen Jugend die Bildungsthätigkeit vorwiegend, die Empfänglichkeit für äussere Eindrücke grösser, das Rückwirkungsvermögen schwächer, es tritt daher leicht Ueberreizung ein; in vorschreitender Entwickelung überwiegt die Thätigkeit des Blutgefäss- und Nervensystems; was auf diese erregend einwirkt, kann selbst in kleinen Gaben, z. B. Opium, heftige Zufälle hervorrufen, während Mittel, die beschränkend auf die Bildungsthätigkeit wirken, leicht ertragen werden. Im Stadium der Abnahme wird die Reizempfänglichkeit und das Reactionsvermögen immer geringer, die Reizmittel werden daher in stärkeren Dosen vertragen, während alle schwächenden und den Lebensprocess beschränkenden Mittel leicht nachtheilig wirken können, also nur in kleineren Gaben als in der Periode vollkommener Entwickelung gegeben werden dürfen.

Da nun die Periode der vollkommenen Ausbildung bei den Pferden in dem sechsten Jahre, beim Rind und Schaf im vierten, beim Schwein im dritten, beim Hunde und der Katze gegen Ende des ersten Jahres fällt, so nimmt man die dieser Periode entsprechende mittlere Gabe als Maassstab an, und beachtet, dass die Gabe um so kleiner sein muss, je jünger ein Thier ist, so lässt sich dieselbe für jüngere Thiere in folgenden Verhältnissen andeuten.

Man giebt z. B. von einem Arzneimittel

I. Für Pferde in Grammen.

von 3 — 6 Jahr alt	1 Theil,	als: 30
„ $1\frac{1}{2}$—3 „	„ $\frac{1}{2}$ „	„ 15
„ 9—18 Monat	„ $\frac{1}{4}$ „	„ $7\frac{1}{2}$
„ $4\frac{1}{2}$—9 „	„ $\frac{1}{8}$ „	„ 4
„ 1—$4\frac{1}{2}$ „	„ $\frac{1}{16}$ „	„ 2

II. Für Rinder

von 2 — 4 Jahr alt	1 Theil,	als: 30
„ 1 — 2 „	„ $\frac{1}{2}$ „	„ 15
„ $\frac{1}{2}$— 1 „	„ $\frac{1}{4}$ „	„ $7\frac{1}{2}$
„ 3 — 6 Monat	„ $\frac{1}{8}$ „	„ 4
„ 1 — 3 „	„ $\frac{1}{16}$ „	„ 2

III Für Schafe und Ziegen

von 2 — 4 Jahr alt	1 Theil,	als: 4
„ 1 — 2 „	„ $\frac{1}{2}$ „	„ 2
„ $\frac{1}{2}$— 1 „	„ $\frac{1}{4}$ „	„ 1
„ 3 — 6 Monat	„ $\frac{1}{8}$ „	„ $\frac{1}{2}$
„ 1 — 3 „	„ $\frac{1}{16}$ „	„ $\frac{1}{4}$ oder 24 Centigramme

VI. Für Schweine

von $1\frac{1}{2}$—3 Jahr alt	1 Theil,	als: 4
„ 9 — 18 Monat	„ $\frac{1}{2}$ „	„ 2
„ $4\frac{1}{2}$—9 „	„ $\frac{1}{4}$ „	„ 1
„ $2\frac{1}{4}$—$4\frac{1}{2}$ „	„ $\frac{1}{9}$ „	„ $\frac{1}{2}$
„ 1 — 2 „	„ $\frac{1}{18}$ „	„ $\frac{1}{4}$ oder 24 Centigramme

V. Für Hunde

von $\frac{1}{2}$— 1 Jahr alt	1 Theil,	als: $1\frac{1}{4}$
„ 3 — 6 Monat	„ $\frac{1}{2}$ „	„ 60 Centigramme
„ $1\frac{1}{4}$ — 3 „	„ $\frac{1}{4}$ „	„ 30 „
„ 20—45 Tage	„ $\frac{1}{8}$ „	„ 15 „
„ 10—20 „	„ $\frac{1}{16}$ „	„ $7\frac{1}{2}$ „

Dieses Verhältniss ist natürlich nicht für alle Mittel und alle Fälle als feste Regel zu betrachten, sondern stets, worauf wir ja eben hinweisen, Alter, Raçe, Klima u. s. w. in jedem speciellen Fall zu berücksichtigen. Das vorstehende Schema kann nur als Anhaltepunkt und zur Verhütung von groben Fehlern dienen.

§. 55.

c) Das Geschlecht bedingt ebenfalls Modificationen; bei dem männlichen ist die Widerstandsfähigkeit gegen äussere Einflüsse eine grosse und gleichmässige, es treten daher die vollen, kräftigen Wirkungen erst bei voller Gabe ein; bei dem weiblichen ist der Bildungsprocess früher beendet und die Reizbarkeit grösser; die den Bildungsprocess herabsetzenden Mittel werden daher oft besser als von den Männchen ertragen, während die Reizmittel heftiger, aber auch flüchtiger wirken. Ausserdem werden bei den weiblichen Thieren die Arzneiwirkungen durch die Brunst und Trächtigkeit bedeutend modificirt, namentlich dem Grade nach verstärkt; die auf das Geschlechtsleben sich beziehenden, die Bildungsthätigkeit herabsetzenden, die Absonderungen stark vermehrenden Mittel (z. B. die drastischen Purgirmittel, die scharfen *Uropoëtica)* dürfen daher nur vorsichtig in diesen Perioden gereicht werden. Auch die Zeit des Gebärens und Säugens kann Modificationen in der Arzneiwirkung hervorrufen.

§. 56.

d) Modificationen, bedingt durch die Constitution oder Leibesbeschaffenheit und durch das Temperament. — Selten sind in einem Thiere die sämmtlichen Organe und Functionen ganz gleichmässig entwickelt, sondern es sind einzelne Organe, selbst einzelne Systeme bald mehr ausgebildet und in ihrer Thätigkeit vorwaltend, bald wieder ungleich zurückgeblieben; dies hat die natürliche Folge, dass bei verschiedenen Individuen der Organismus bald an der einen, bald an der andern Stelle den Einwirkungen mehr zugänglich ist, und in den Reactionen auch dieselben Verschiedenheiten zeigt. So z. B. kann der Brechweinstein bei einem Pferde mit sehr reizbaren Nieren urintreibend, bei einem andern mit schlaffer Haut schweisstreibend wirken.

Im Allgemeinen mag man die Abweichungen in der Leibesbeschaffenheit darnach berücksichtigen, 1) ob die Thätigkeit des arteriellen Systems, des Herzens und der Lunge vorherrschend, dabei die Faser straff und die Irritation vorwaltend ist, bei welcher Beschaffenheit reizende und erhitzende Mittel leicht zu heftig wirken, während die Lebensthätigkeit herabstimmende selbst in grossen Gaben gut ertragen werden; oder 2) ob die Entwickelung der Venen vorherrschend ist, die Verrichtungen langsam von Statten gehen, die Einflüsse schwach empfunden werden und nur schwache, aber andauernde Reactionen hervorrufen, bei welcher Constitution narkotische, überhaupt herabstimmende Mittel schlecht, dagegen flüchtig erregende meist gut vertragen werden. 3) Wenn der Körper schlaff und schwammig, das Blut wässerig, arm an Cruor ist, die Empfindlichkeit und das Reactionsvermögen gering sind, so werden Reizmittel gut ertragen, schwächende und kühlende Mittel dagegen sind in grossen Gaben und bei fortgesetzter Anwendung leicht von üblen Folgen. Ist nur 4) das Nervensystem überwiegend in Thätigkeit, die Empfindlichkeit gross, mit schneller, aber nur kurze Zeit andauernder, oft unregelmässiger Reaction, entstehen dabei sehr leicht consensuelle und antagonistische Erscheinungen, so müssen die Arzneien, namentlich die reizenden, nur in kleinen, oft wiederholten Gaben gereicht werden, da sie leicht ziemlich heftige und oft ungewöhnliche Wirkungen hervorrufen; sie erfordern überhaupt eine genaue Auswahl nach ihren specifischen Beziehungen zum Gehirn, Rückenmark u. s. w. Diese 4 Arten der Leibesbeschaffenheit bezeichnet man auch mit dem Namen der arteriellen, der venösen, der lymphatischen und der nervösen Constitution.

Die Temperamente zeigen sich besonders durch die Aeusserungen der Gehirnfunctionen, namentlich durch den Willen, durch Empfindung und Bewegung. Ihr Einfluss auf die Arzneiwirkung ist nicht genügend bekannt, scheint jedoch dem der verschiedenen Constitutionen ähnlich zu sein.

§. 57.

e) Modificationen, bedingt durch Krankheit. — Der Krankheitszustand ist eine höchst wichtige Ursache zu Abweichungen in den Arzneiwirkungen von dem allgemeinen Typus, denn, da bei Krankheiten, je nach dem Character, der Art und dem Sitz derselben, die Lebensthätigkeit theils im Allgemeinen, theils in besonderen Organen oder Systemen angegriffen ist, die materielle Beschaffenheit der Absonderung, die ja zunächst auf die Umänderung der Medicamente von Einfluss ist, hiernach verändert, ferner auch das Reactionsvermögen ein anderes ist, so muss zuletzt die Arzneiwirkung jedenfalls auch modificirt werden. So erzeugen z. B. bei Ansammlungen von Wasser in den Hirnhöhlen die abführenden Mittel oft in doppelten Gaben keine oder nur schwache Wirkungen. Es lässt sich also von keinem gegen eine Krankheit empfohlenen Mittel eine für alle Fälle ganz entsprechende Gabe im Allgemeinen bestimmen.

§. 58.

f) Modificationen, bewirkt durch den Ort der Application von Arzneistoffen. — Die Heilmittel können mit dem Organismus an seiner ganzen innern und äussern Oberfläche in Berührung gebracht werden; vorzüglich benutzt man 1) den Magen und Darmkanal, 2) den Mastdarm, 3) die Luftröhre und Lungen, 4) die äussere unverletzte Haut, 5) Wunden und Geschwüre, das subcutane Bindegewebe, und 6) die geöffnete Blutader.

Der Ort der Anwendung der Arzneimittel bedingt jedoch nach der verschiedenen Beschaffenheit der betreffenden Einverleibungsorgane mancherlei Abweichungen von den gewöhnlichen Arzneiwirkungen, die zwar nicht in den wesentlichen Veränderungen der Wirkung selbst, sondern hauptsächlich nur in dem Grade derselben, wie im Grade und der Art der örtlichen Reaction begründet sind. Von grosser Wichtigkeit ist dabei an den von der Arznei unmittelbar berührten Gebilden, ausser dem besondern Lebenszustande (Gesundheit oder Krankheit derselben) noch *a)* ihre physiologische Function, *b)* ihr Reichthum an Nervenausbreitungen und an absorbirenden Gefässen, *c)* die Beschaffenheit und Menge der vorhandenen Säfte und anderer Substanzen, *d)* ihr Verhältniss zu dem übrigen Körper, vorzüglich zu den kranken Organen.

§. 59.

1) Der Magen und vordere Theil des Darmkanals, obgleich in Structur, Form und Ausdehnung bei den Thieren verschiedener Gattung verschieden, besitzt doch bei allen dieselbe vielseitige Nervenverbindung der *N. N. vagus, sympathicus* und des Sonnengeflechtes mit den Nervencentren, den Sinnesorganen, den Hautdecken, den Brust- und vorzüglich den Baucheingeweiden. Hierin ist der grosse Consensus und Antagonismus zwischen dem Verdauungskanal und allen anderen Organen begründet. Ausserdem besitzen der Magen und Darmkanal auch in ihrer Schleimhaut eine ausserordentliche Menge von absorbirenden Gefässen und hierdurch eine sehr lebhafte Aufsaugung. Der Magen (bei den Wiederkäuern besonders der vierte) und der Darmkanal sind daher zur Erzeugung sehr schneller, kräftiger und ausgebreiteter Arzneiwirkungen ganz vorzüglich geeignet. Deshalb wird dieser

Weg der Application, um allgemeine Wirkungen hervorzubringen, auch am häufigsten beschritten; nur wo es sich von selbst verbietet (bei Krankheiten der Schlingwerkzeuge, bei mechanischen Hindernissen im Oesophagus, bei manchen Krankheiten des Magens und Darmkanals, wo eine Berührung der Mittel mit den kranken Organen nur schädlich wirken oder sofort ein Erbrechen der Medicin erfolgen würde), wählt man andere Applicationsstellen.

§. 60.

2) Im Mastdarm ist die Schleimhaut viel weniger reich an Nerven und absorbirenden Gefässen, als im übrigen Darmkanal, die Fortleitung des Blutes geschieht in den schlaffen Gefässen bedeutend langsamer, der Consensus und Antagonismus zwischen dem Mastdarm und den übrigen Organen ist gering, nur mit den naheliegenden Darmtheilen, den Nieren, der Harnblase und den Geschlechstheilen ist er etwas lebhaft, — die allgemeine Wirkung der meisten Arzneien erfolgt daher viel schwerer und langsamer, so dass man z. B. von ernährenden, flüchtig oder anhaltend reizenden und anderen Stoffen durch eine 3—8fach stärkere Gabe kaum soviel erreicht, wie im Magen durch eine einfache Gabe. Nur die meisten Narcotica scheinen zwar langsamer, aber nicht weniger intensiv zu wirken. — Mit der örtlichen Wirkung verhält es sich aber anders, da der Mastdarm nicht an Berührung, ausser mit den Excrementen, gewöhnt ist; stark reizende Substanzen müssen, wenn man nicht Entleerung, sondern eine längere Einwirkung bezweckt, eingehüllt und in kleinen Gaben eingeflösst werden, da sie sonst sofort durch heftige Contraction ausgeschieden werden. Da die im Mastdarm vorhandenen Stoffe nicht sauer, sondern alkalisch reagiren, so werden Mittel, die Säuren zur Lösung verlangen, nur schwer und in geringem Maasse aufgenommen. — Die hier gebräuchlichsten und zweckmässigsten Formen der Medicamente sind die flüssige und dunstartige, als gewöhnliche Clystire und als Rauchclystire; Salben und sogenannte Afterzapfen sind, auch wegen ihrer unvollständigen und zu langsamen Entwickelung der Wirkungen, bei Thieren wenig gebräuchlich.

§. 61.

3) Die innere Fläche der Respirationsorgane ist ihrer physiologischen Beziehung nach in beständiger Berührung mit der Luft, und nur zur Aufnahme und Abgabe luftartiger Stoffe und Dünste geeignet. Die unmittelbare Einwirkung fremder Substanzen von anderer Consistenz, so wie reizender Gasarten, wird, der grossen Empfindlichkeit der Schleimhaut wegen, nicht ertragen, sie ruft heftige Hustenanfälle, durch Verschliessung der Stimmritze plötzliche Erstickungszufälle, oder auch lebensgefährliche Entzündungen hervor. Durch diese Nebenzufälle können die Wirkungen der bei der Anwendung in Dunst- oder Gasform umgewandelten und so schon chemisch veränderten Medicamente sehr modificirt werden. Dieser Applicationsmodus ist daher sehr wenig gebräuchlich; er gewährt jedoch bei örtlichen Krankheitszuständen der Respirationsorgane, und wenn man die Mischung des Blutes schnell umändern will, grosse Vortheile, die durch andere Einverleibungswege nicht erreicht werden können.

§. 62.

4) Die äussere Haut gestattet für die Anwendung der Arzneimittel eine sehr ausgedehnte Berührungsfläche. Reich an Nerven ist sie das allgemeine

Organ des Gefühls. Reicher noch ist sie an feinen Blut- und Lymphgefässen, durch deren beiderseitige Thätigkeit ein beständiger lebhafter Stoffwechsel, theils durch Aufsaugung fremder Stoffe von aussen her, vorzüglich aber durch eine sehr starke Absonderung dunstartiger und seröser Feuchtigkeiten aus ihr bewirkt wird. Physiologisch steht die Haut fast mit allen inneren Organen, vorzüglich mit Magen und Darmkanal, den Nieren und Lungen in innigen Beziehungen, die sich, nach Verhältniss der Umstände, oft als Consensus, am häufigsten und stärksten aber als Antagonismus aussprechen.

Trotzdem zeigen die meisten Mittel bei ihrer Anwendung auf die Haut hauptsächlich nur ihre örtliche Wirkung deutlich, wogegen ihre allgemeine Wirkung langsamer, weit weniger ausgebreitet, überhaupt weniger regelmässig als bei der Anwendung auf den Magen eintritt, was seinen Grund wahrscheinlich darin hat, dass die Haut mehr Secretionsorgan ist, als zur Aufnahme dient, dass ihre Gefässe und Nerven nur fein sind, dass wegen Mangels an thierischen Säften, welche zur passenden Umbildung der Arzneimittel für die Resorption nöthig sind, diese letztere oft nur unvollständig oder gar nicht erfolgt, und dass die Epidermis und die Haare die Aufnahme hindern.

Deshalb wird die Haut zur Erreichung allgemeiner Wirkungen bei inneren Krankheiten, wie z. B. da, wo der Zugang durch das Maul zum Magen z. B. bei Trismus, verschlossen ist, für sich allein nur selten als Applicationsstelle benutzt; dagegen gewährt die Anwendung der Heilmittel auf sie sehr oft eine ganz vortreffliche Unterstützung der innerlich angewendeten Arzneien, oder sie ersetzt dieselben gänzlich, was besonders solche Mittel thun, welche die Haut heftig reizen, oder selbst neue, künstlich erzeugte Absonderungen in ihr erregen (wie z. B. die scharfen, blasenziehenden und ätzenden Mittel), um antagonistisch die krankhaft aufgeregte Thätigkeit der inneren Organe zu mindern.

Bei Localleiden, auch bei solchen, die ihren Sitz in Geweben unter der Haut haben, ist die Wirkung der auf die letztere angewendeten Mittel meistens eine ganz sichere.

Zur Einverleibung der Arzneien in die Haut eignen sich die flüssigen, dunstartigen und halbflüssigen Formen derselben (als Waschungen, Bähungen, Dunst- und Wasserbäder, Linimente, Salben, Breiumschläge) am besten.

§. 63.

5) Bei der Anwendung der Arzneimittel auf Wunden oder Geschwüre und in das subcutane Bindegewebe tritt die allgemeine Wirkung fast immer sehr schnell und kräftig ein, weil die wirksamen Stoffe mit den blosgelegten Gefässen und Nerven in directe Berührung kommen oder theilweise in die geöffneten Gefässe unmittelbar eindringen, also ihr Uebergang in die Säfte schnell Statt findet, namentlich bei frischen Wunden. Da es aber nicht immer zulässig ist, Wunden und Geschwüre zum Behufe der Application von Arzneistoffen zu machen, da auch das Blut in grossen frischen Wunden, so wie auch der Eiter und die Jauche in Wunden und Geschwüren die Resorption der Mittel hindern oder durch chemische Verbindung mit ihnen ihre Wirksamkeit modificiren, und da die stärkeren Reizmittel in Wunden und Geschwüren heftige örtliche Wirkungen (Schmerz, Entzündung, selbst Brand) hervorrufen, so ist diese Methode der Anwendung von Arzneistoffen, um allgemeine Wirkungen zu erzielen, bisher in der Thierheilkunde wenig gebräuchlich

gewesen, sie ist jedoch in neuerer Zeit durch die subcutanen Injectionen vermittelst kleiner (Pravaz'scher) Spritzen, deren feine Canüle in eine stechende Spitze endet, sehr erleichtert und in Folge hiervon häufiger angewendet worden.

Bei örtlichen Leiden, bei heftigen Schmerzen, Lähmungen, Krämpfen, Rheumatismen, Wunden und Geschwüren ist diese Methode der Arzneianwendung oft unvermeidlich nothwendig.

§. 64.

6) Die Methode, Arzneistoffe in die geöffnete Blutader zu bringen, hat bei einigen besonderen Vortheilen auch wesentliche Nachtheile. In letzterer Hinsicht ist zu bemerken, dass wir zu wenig das Verhältniss kennen, in welchem die Wirkung zu der Menge der applicirten Stoffe steht; ferner bringt die directe Wirkung vieler Arzneimittel auf das Blut plötzliche chemische Veränderungen hervor, die die nachtheiligsten Nebenwirkungen hervorrufen; drittens ist bei der mitunter schwierigen Ausführung der Operation das so gefährliche Eindringen von Luft in die Venen kaum zu vermeiden, oder es entstehen durch nachfolgende Entzündung und Eiterung der Venen (Aderfisteln) üble Zufälle. Hierdurch wird selbstverständlich diese Art und Weise, dem Körper Arzneimittel beizubringen, auf wenige Fälle beschränkt; dieser Einverleibungsweg ist höchstens da zu benutzen, wo 1) der Zugang durch das Maul und den Schlund verschlossen ist, aber doch schnelle und allgemeine Wirkungen nöthig sind, wie z. B. beim Trismus; 2) wo bei einem hohen Grade von Abstumpfung eine eingreifende Umstimmung und Erschütterung bezweckt wird, wie z. B. beim Dummkoller der Pferde; 3) wenn bei Thieren, die sich erbrechen können, fremde Körper im Schlunde stecken und durch künstlich erregtes Erbrechen entfernt werden sollen, das Brechmittel aber auf gewöhnlichem Wege nicht beizubringen ist.

§. 65.

C. Modificationen, bedingt durch das diätetische Verhalten, die atmosphärische Luft, Klima u. s. w.

So wie das diätetische Verhalten der Thiere die Entwickelung und Erhaltung des Körpers oder das Entstehen von Krankheiten ganz unverkennbar begünstigt, ebenso verhält sich auch der Einfluss desselben auf die Wirkung der Arzneimittel, sie bald begünstigend, bald beschränkend, bald qualitativ ändernd. So z. B. erfolgen die Wirkungen bei innerlich angewandten Arzneien im Allgemeinen schwächer, je mehr Magen und Darmkanal mit Futterstoff angefüllt sind; bei den Brechmitteln erfolgt das Erbrechen leichter, wenn etwas Nahrungsmittel im Magen sind, als wenn der Magen leer ist. Wenn Kühe grünes Futter erhalten, bewirkt die unter die Haut gebrachte weisse Nieswurz oder die in die Adern gespritzte Nieswurztinctur Erbrechen, was aber sehr selten bei trockenem Futter der Fall ist.

Die atmosphärische Luft übt einen mächtigen Einfluss auf die Stimmung der Lebensthätigkeit im Organismus, und somit auch auf die Wirkungen der Arzneimittel aus. Besonders wichtig scheint ihre Reinheit und Trockenheit, ihre Temperatur, Electricität und die normale Mischung ihrer Bestandtheile zu sein, denn diese Umstände bedingen es, je nach ihrer Art, dass die Haut- und Lungenausdünstung, die Gallenabsonderung und antagonistisch auch die Urinabsonderung u. s. w. bald mehr leicht und vollständig, oder entgegengesetzt unvollständig von Statten gehen, dass also der Andrang des Blutes zu den betreffenden Organen in verschiedener Stärke Statt findet, und dass hierdurch die Wirkung mancher Arzneimittel gleichsam vorbereitet, begünstigt und verstärkt, oder entgegengesetzt vermindert oder gehemmt wird. So z. B. zeigen die schweisstreibenden Mittel bei feuchtwarmer Luft einen sehr starken, die urintreibenden aber einen sehr geringen Wirkungsgrad. Ein eigenthümlicher, bis jetzt nicht erforschter Zustand ist häufig die sogenannte epizootische Krankheitsconstitution, durch welche ebenfalls die Wirksamkeit mancher Arzneimittel modificirt wird; z. B. zur Zeit, wo typhöse Fieber herrschen, bringt die Anwendung der rein antiphlogistischen Mittel in den sonst gebräuchlichen Gaben leicht zu reichliche Ausleerung der Säfte oder zu grosse Schwächung hervor.

Wie gross der Einfluss des Klimas, der Jahreszeiten und der damit verbundenen Witterungsverhältnisse auf den thierischen Organismus ist, das zeigt die oft ganz verschiedene Entwickelung der Thiere einer Gattung in verschiedenen Klimaten, das regelmässige Wechseln der Haare und Federn, ebenso das regelmässige Erwachen des Geschlechtstriebes in gewissen Jahreszeiten u. s. w. Es werden also durch den Einfluss dieser Aussenverhältnisse Veränderungen in der thierischen Lebensthätigkeit hervorgerufen, die wiederum die Reactionen des Organismus gegen die Arzneimittel verändern werden. Doch fehlt es hierüber noch sehr an solchen Beobachtungen, an welchen man den besonderen Antheil der äusseren Einflüsse, des kranken Thierkörpers und der angewandten Arzneimittel an den Abweichungen der Arzneiwirkungen mit Sicherheit nachweisen könnte.

VIERTES CAPITEL.

Eintheilung (Classification) der Arzneimittel.

§. 66.

Die grosse Anzahl und die ebenso grosse Verschiedenheit der einzelnen Arzneimittel macht es nothwendig, dass dieselben in der Arzneimittellehre in eine gewisse Ordnung gebracht (classificirt) werden, in welcher das Aehnliche mit dem Aehnlichen zusammengestellt und das Ganze in einen wissenschaftlichen oder praktischen Zusammenhang gebracht ist, um hierdurch eine richtige Uebersicht zu gewinnen, das Studium zu erleichtern und Wiederholungen zu vermeiden.

§. 67.

Man hat eine gute Eintheilung der Arzneimittel auf vielfache Weise aufzustellen versucht, aber alle diese Versuche sind bisher in einzelnen Punkten mangelhaft geblieben, weil es an einem wesentlichen Eintheilungsprincip fehlt. Denn dieses Princip könnte nur allein aus der wirklichen Kenntniss der inneren Gründe hervorgehen, auf welchen die, bei den Arzneiwirkungen entstehenden Erscheinungen beruhen und welche sich theils auf den Arzneistoff, theils auf den lebendigen Organismus beziehen. Da jedoch unsere Kenntniss von dem inneren Grunde der Lebenserscheinungen noch mangelhaft, und ebenso von dem Wesen der specifischen Kräfte der Arzneimittel fast nur allein auf die sinnlich wahrnehmbaren Eigenschaften der letzteren und auf die, durch sie erzeugten sichtbaren Veränderungen des Organismus beschränkt ist, so kann auch jede Eintheilung der Arzneimittel nur auf blosse Sinneswahrnehmungen über ihre Eigenschaften und Wirkungen gegründet und daher in vieler Hinsicht nur unvollständig sein.

§. 68.

Bei den verschiedenen Eintheilungen der Arzneimittel in bestimmte Abtheilungen, oder Klassen und Ordnungen, hat man diese Mittel 1) bald für sich allein, d. h. ohne Beziehung auf den thierischen Organismus, als blosse materielle Stoffe, nach ihren naturhistorischen Verhältnissen, oder nach ihren chemischen u. anderen Eigenschaften, 2) bald wieder nur ihre Anwendung auf den kranken Thierkörper, und ihre Wirkungen in demselben, und 3) zuweilen auch ein zusammengesetztes System als Eintheilungsgrund benutzt.

§. 69.

Die Eintheilung der Arzneimittel nach ihren Beziehungen zum kranken Thierkörper scheint den Zwecken der praktischen Thierheilkunst am meisten zu entsprechen, und ist deshalb in früheren Zeiten fast ganz allein benutzt, aber mit grossen Verschiedenheiten ausgeführt worden. Die vorzüglichsten der hierher gehörenden Eintheilungsarten sind folgende:

1) In der frühesten Zeit unterschied und bezeichnete man die Arzneimittel nach den einzelnen Krankheiten, gegen welche sie besonders heilsam sein sollten, z. B. Mittel gegen Fieber, gegen Entzündung, gegen Krämpfe, gegen Würmer und dergl., und man hatte daher ebenso viele Klassen von Mitteln wie von Krankheiten. Die sämmtlichen Arzneimittel waren gleichsam specifische Mittel. Da aber bei vorurtheilsfreien Beobachtungen sich nur sehr wenige Substanzen als solche specifische Heilmittel bewährt haben, da auch die meisten Krankheiten mehr nach den Symptomen als nach ihrem wesentlichen Zustande bekannt sind, und da auch fast jedes Mittel nach Art und Zeit der Anwendung, nach der Grösse der Gabe u. s. w. gegen mehrere, zum Theil ganz verschiedene Krankheiten mit Nutzen angewendet werden kann, so ist diese Eintheilungsart verwerflich, und zwar um so mehr, weil sie zugleich keine gute Uebersicht gewährt.

2) Eine zweite Eintheilungsweise der Arzneimittel ist auf die Wirkungserscheinungen gegründet, welche nach der Anwendung eintreten. Man theilt sie hiernach z. B. in Brechmittel, Purgirmittel, flüchtige und anhaltende Erregungsmittel, Aetzmittel u. s. w. Obgleich diese Eintheilung äusserst wenig Rücksicht auf vorhandene Krankheiten nimmt, so ist doch das Entstehen mancher Wirkungen und ihrer Erscheinungen nur von dem Dasein eines gewissen Krankheitszustandes allein abhängig (z. B. die krampfstillende Wirkung nur bei Krämpfen, die wurmtreibende nur bei Würmern), und derselbe wird daher zur Eintheilung mit benutzt. Der Grund zu dieser Eintheilung ist also mit dem der vorigen theilweise übereinstimmend, und sie hat daher auch zum Theil dieselben Mängel wie diese; ihr grösster Fehler liegt aber darin, dass Wiederholungen unvermeidlich sind, weil ein und dasselbe Mittel, unter verschiedenen Umständen, namentlich in verschiedener Gabe, Concentration, Form, bei verschiedenen Krankheiten u. s. w. eine verschieden-

artige Wirkung leisten kann, wie z. B. der Weinstein eine auflösende, laxirende, urintreibende, kühlende und entzündungswidrige Wirkung besitzt und daher auch in verschiedenen Klassen stehen muss.

3) Als Grund zu einer dritten Eintheilungsweise betrachtet man die inneren Veränderungen, welche in den Kräften, in der Thätigkeit und Beschaffenheit bald des ganzen Körpers, bald der einzelnen Systeme und Organe, durch die Medicamente erzeugt werden können. Diese Eintheilung ist aus dem Bestreben nach einer Grundansicht des Lebens entstanden; da aber, trotz dieser Bestrebungen, unsere Kenntnisse über den innern Grund des gesunden und krankhaften Lebensprocesses noch sehr beschränkt sind, und in vieler Hinsicht nur auf Theorien und Hypothesen beruhen, so hat sich auch eine gründliche Einsicht in den Process der Arzneiwirkung nicht überall erlangen lassen. Daher ist auch die Eintheilungsweise selbst nach den sogenannten medicinischen Systemen sehr verschieden gemacht worden, z. B. in stärkende und schwächende Mittel — in expandirende und contrahirende; — in positive und negative — in Mittel, welche auf die Empfindlichkeit, und in solche, welche auf die Bewegung wirken; — und in Mittel, welche in ihren Wirkungen auf die Sensibilität, Irritabilität und den Vegetationsprocess gerichtet sind, und diese Functionen erhöhen oder vermindern. — Die Eintheilung auf die letztere Weise scheint vor den übrigen noch den meisten Werth zu haben, weil allerdings sehr viele Mittel zu einer der drei Grundthätigkeiten und zu den organischen Systemen, in welchen dieselbe vorwaltend ist, eine specifische Beziehung äussern. Allein auch sie ist mangelhaft; denn diese Beziehung hängt nicht immer von den Mitteln allein, sondern oft auch von dem Krankheitszustande ab; die meisten Mittel wirken nicht blos auf ein System oder Organ, sondern sie ergreifen auch, und zwar zuweilen schon in der primären, noch mehr aber in der secundären Wirkung die übrigen Systeme und Organe und verbreiten sich zuletzt über den ganzen Körper; auch besteht die Wirkung nicht blos in der Vermehrung oder Verminderung einer Grundthätigkeit, sondern ebenso viel in der qualitativen Veränderung derselben.

4) Eine vierte Eintheilungsweise gründete man auf die innerliche und äusserliche Anwendung der Arzneimittel, und unterschied die letzteren in innerliche oder therapeutische, und in äussere oder chirurgische Mittel. Diese Eintheilung kann jedoch weder den wissenschaftlichen noch praktischen Zwecken der Thierheilkunde entsprechen, da der Eintheilungsgrund ein sehr unwesentlicher ist, sehr viele Mittel innerlich und äusserlich angewendet werden, und ausserdem auch die Thierarzneikunde in der Praxis nicht in Medicin und Chirurgie geschieden werden kann.

§. 70.

Auf die naturhistorischen und materiellen Eigenschaften der Arzneimittel sind folgende Eintheilungsweisen gegründet worden.

1) Nach den drei bekannten Naturreichen hat man die Arzneimittel in drei Hauptklassen gebracht und sie nach ihren äusseren Aehnlichkeiten geordnet, z. B. die Mittel aus dem Pflanzenreich bald nach dem Linné'schen, bald nach dem natürlichen System. Wenn nun hierbei auch einzelne Mittel von gleichen oder ähnlichen Kräften neben einander zu stehen kommen, so findet doch oft auch das Entgegengesetzte Statt. Daher geht bei dieser

Eintheilung die praktische Uebersicht und Brauchbarkeit ganz verloren; ausserdem leidet sie aber noch an Unsicherheit, indem manche Mittel sogar in verschiedene Naturreiche versetzt werden können, wie z. B. der kohlensaure Kalk und die Blausäure, von denen der erstere im Thierreich und im Mineralreich, die letztere im Thier- und Pflanzenreich stehen kann.

2) Nach ihren materiellen Bestandtheilen hat man die Arzneimittel auf zweierlei Weise eingetheilt, indem man *a)* die einfachen Elementarstoffe, namentlich die gasartigen Grundstoffe (Sauerstoff, Stickstoff, Kohlenstoff und Wasserstoff, Schwefel u. s. w.) als die nächste Ursache der specifischen Kräfte der Arzneimittel betrachtete, und nach der Quantität und der gegenseitigen Verbindung dieser Stoffe in den einzelnen Mitteln die Klassen und Ordnungen derselben bildete; — oder indem man *b)* nur die näheren Bestandtheile beachtete, und nach dem Vorwalten derselben die gleichartigen Mittel in Klassen zusammenstellte. Die erstere Eintheilungsweise beruht zwar auf einer ächt wissenschaftlichen Grundlage, auf chemischer Analyse der Arzneimittel in Verbindung mit der Erfahrung über die Arzneiwirkungen; die Analyse ist aber noch nicht von allen Mitteln vollständig gemacht und bei mehreren hat sich mit den Fortschritten der Chemie auch die Kenntniss der Elementarstoffe mehrmals geändert. Diese Eintheilung ist somit für die gesammte Arzneimittellehre noch nicht ausreichend, und in praktischer Hinsicht auch von keinem besonderen Werth. — Dagegen erscheint die zweite Eintheilungsweise fester begründet und sehr brauchbar; denn jedes Arzneimittel hat, wenngleich es gemeiniglich aus mehreren Stoffen zusammengesetzt ist, doch einen vorwaltenden Bestandtheil, von dem vorzugsweise seine Heilkraft abhängt, und den man daher als Heilstoff bezeichnen könnte, z. B. Bitterstoff, ätherisches Oel, Kampher und dergl. Diese Stoffe werden wohl immer als dieselben betrachtet werden, wenn auch die chemische Analysis subtile Unterschiede in ihrer Elementarzusammensetzung findet. Dabei zeigen die Mittel von gleichen oder sehr ähnlichen näheren Bestandtheilen auch eine grosse Uebereinstimmung in ihren Wirkungen, und die hierauf gegründete Eintheilung hat daher nicht blos einen pharmakologischen, sondern auch einen therapeutischen Werth. Diese Eintheilung soll daher auch hier für die specielle Arzneimittellehre benutzt werden, und zwar um so mehr, da ihre Klassen sehr einfach und natürlich sind, eine leichte Uebersicht gewähren, und Wiederholungen unnöthig machen.

Sie umfasst folgende zwölf Klassen:

I. Klasse: sie enthält Mittel, deren Bestandtheile sich materiell und in den Wirkungen zu dem Thierkörper am wenigsten verschieden (different) verhalten, und die man daher (wenngleich nicht durchaus richtig) als indifferente Mittel bezeichnet.

II. Klasse: Mittel mit vorwaltendem Bitterstoff; — bittere Mittel.

III. Klasse: Mittel mit vorwaltenden adstringirenden Pflanzenstoffen; — adstringirende Mittel.

IV. Klasse: Mittel mit vorherrschendem Gehalt an ätherischem Oel, Kampher und Harz; — ätherisch-ölige, gewürzhafte, kampherhaltige und harzige Mittel.

V. Klasse: spirituöse, ätherartige, flüchtige Mittel.

VI. Klasse: Mittel, die scharfe Stoffe enthalten; — scharfreizende Mittel.

VII. Klasse: Mittel, die betäubende Stoffe enthalten; — betäubende, narkotische Mittel.

VIII. Klasse: Mittel, die als chemisch einfache Stoffe bekannt sind.

IX. Klasse: Saure Mittel, Säuren.

X. Klasse: Alkalien und Erden; — kalische Mittel.

XI. Klasse: Salze der Alkalien und Erden; — und

XII. Klasse: Metallische Mittel, Metalle, deren Oxyde, Salze und dergl. [1].

FÜNFTES CAPITEL.

Quellen und Literatur der Arzneimittellehre.

§. 71

Die Arzneimittellehre ist ihrem Ursprunge nach eine Erfahrungswissenschaft, indem sie in der Hauptsache aus den Erfahrungen über die Wirkungen der Arzneimittel auf den Thierkörper, insbesondere über ihre nützlichen und schädlichen Wirkungen gegen die Krankheiten desselben, entstanden ist. Sie besteht demnach aus einer Sammlung von Kenntnissen, welche letztere aus einzelnen Beobachtungen entstanden, durch Wiederholungen derselben bestätigt, berichtigt und zu einem gewissen Grade von empirischer Sicherheit gebracht werden können, aber erst durch absichtlich angestellte Versuche an gesunden und kranken Thieren, mit Berücksichtigung der dabei obwaltenden physikalischen, chemischen, diätetischen, physiologischen und pathologischen Verhältnisse zu wirklichen Erfahrungen ausgebildet werden. Letztere zeigen immer einen bestimmten Zusammenhang zwischen Ursache und Wirkung und gewähren stets mehr Sicherheit, als die blossen Beobachtungen.

§. 72.

Wer echte Erfahrungen über die Wirkungen der Arzneimittel und namentlich über die Heilwirkungen derselben in bestimmten Krankheiten machen will, muss also die Mittel nach ihren naturhistorischen und chemischen Eigenschaften, den Thierkörper im gesunden und kranken Zustande, die Wirkungen der verschiedenen Nahrungsmittel, des Getränks, des Aufenthaltsortes und überhaupt des diätetischen Verhaltens der Thiere, ferner, den Einfluss der Jahreszeit, der Witterung, der Temperatur, der Electricitätsverhältnisse, des Luftdrucks (vielleicht auch der Mondsphasen?) — sowie die eben herrschenden Krankheiten und deren Character kennen und berücksichtigen.

[1] Manche Schriftsteller haben die systematische Eintheilung der Arzneimittel ganz aufgegeben und dieselben nur in alphabetischer Reihenfolge beschrieben. Dies ist jedoch allenfalls nur in einem Wörterbuche passend.

Es gehört ferner dazu: eine von gesunden Sinnen unterstützte Beobachtungsgabe, eine von Vorurtheilen und von einseitigen Ansichten freie Auffassung der Erscheinungen und eine verständige Vergleichung derselben, sowohl unter einander, wie auch mit den Erscheinungen und Wirkungen anderer ähnlicher Arzneimittel.

Und die Versuche, welche man zur Erforschung der Arzneiwirkungen an Thieren anstellt, müssen stets soviel wie möglich in grösserem Umfange und oft wiederholt unternommen werden, denn einzelne Versuche gewähren kein sicheres Resultat, weil durch die specielle Empfindlichkeit u. s. w. der einzelnen Individuen und deren Organe, sowie durch zufällige andere Einflüsse sehr leicht ungewöhnliche Wirkungen, somit Täuschungen und Irrthümer entstehen können.

Ausserdem sind bei den Versuchen folgende Regeln zu beachten:

Man beginne mit ihnen bei den, auf niederen Stufen stehenden Thieren, und setze sie durch andere Klassen bis zu den Säugethieren, und speciell an den Hausthieren fort; man berücksichtige bei den letzteren das Alter, Geschlecht, Temperament, die Constitution und Grösse, und wähle zu den Versuchen solche, die sich einander möglichst ähnlich sind; man beobachte und untersuche dieselben vor der Anwendung der Mittel genau, und beobachte die sämmtlichen äusseren Verhältnisse, denen die Thiere vor, während und nach dem Versuch unterworfen sind; man bringe die Mittel auf den verschiedensten Wegen mit dem Körper in Berührung, und zwar zuerst möglichst einfach, später in den verschiedensten Formen, und selbst in bekannten oder als wirksam empfohlenen Zusammensetzungen; ebenso suche man stufenweise von kleinen bis zu den stärksten Gaben die Wirksamkeit des Arzneistoffes, vom niedern bis zum höchsten Grade durchzuführen, und so die Modificationen der Wirkung zu erforschen; dabei achte man auf die sich zeigenden Veränderungen, und forsche besonders nach, auf welche Organe und Systeme der angewandte Stoff eine besondere oder vorherrschende Richtung äussert; man untersuche daher die Beschaffenheit des Herzschlages, der Arterien, des Athemholens, der Schleimhaut in der Nase, im Maul, der Bindehaut der Augen, der äussern Haut, die Wärme vermittelst der Hand und des Thermometers an verschiedenen Theilen des Körpers, die Grösse und Veränderlichkeit der Pupille bei verschiedenem Licht, die Stellung oder Lage, die Aufmerksamkeit und das Benehmen der Thiere u. s. w.; man untersuche die Menge und Beschaffenheit der Secretionen und Excretionen, und zwar sowohl sinnlich als chemisch; sterben Thiere, so stelle man am Cadaver zuerst Versuche mit dem Galvanismus an, dann genaue Sectionen und hierauf an den wichtigsten einzelnen Theilen auch chemische Untersuchungen. Einzelne Thiere tödte man zur Zeit der grössten Wirkung, andere später, um durch die Section ihrer Cadaver Belehrungen zu gewinnen, und noch andere lasse man ungestört, um an ihnen die Nachwirkungen und Folgen zu beobachten. — Bei Versuchen an kranken Thieren muss man zuerst den vorhandenen Krankheitszustand, besonders den Zusammenhang zwischen den Symptomen, die Form der Krankheit, ihre inneren Verhältnisse und den Gang ihrer Entwickelung erforschen, und dann auf die oben angegebene Weise verfahren. Auch hier ist es zweckmässig, bei vielfach vorkommenden, oder seuchenartig herrschenden Krankheiten einzelne kranke Thiere, die mit den therapeutisch behandelten unter gleichen Einflüssen leben, ganz ohne Medicamente zu lassen, um desto sicherer kennen zu lernen, welchen Einfluss die letzteren auf den Gang und auf die Entscheidung der Krankheit ausüben[1].

§. 73.

Die thierärztliche Arzneimittellehre bedarf noch an recht vielen Stelen der wahren Erfahrungen. Da es jedoch dem einzelnen Thierarzt nicht möglich ist, alle Arzneistoffe selbst zu prüfen, indem hierzu theils für ihre Anzahl ein Menschenalter zu kurz ist, theils auch nicht Jeder die hierzu erforderliche Zeit und Gelegenheit besitzt, andererseits aber die eigene Prüfung auch nicht allein ausreichend ist, um sichere Resultate zu geben, indem der einzelne Mensch sich nicht von allen Fehlern in der Beobachtung frei erhalten kann, und Jeder nur auf seine ihm eigenthümliche Weise sieht und beobachtet, so sollten alle Thierärzte ihre Beobachtungen als ein Gemeingut der Wissenschaft betrachten und deshalb sie öffentlich mittheilen. Dies muss jedoch mit Klarheit und mit der grössten Wahrheitsliebe geschehen; denn falsche Angaben schaden auf mehrfache Weise, und besonders hemmen sie für lange Zeit das Fortschreiten der Wissenschaft. Leider ist in der Thierarzneikunde die Zahl der unvollständigen, oberflächlichen und unrichtigen Beobachtungen sehr gross und ihre Literatur gestattet deshalb nur eine beschränkte und vorsichtige Benutzung für die Arzneimittellehre.

§. 74.

In den Schriften aus der Zeit vor der Errichtung der Thierarzneischulen findet sich nur äusserst wenig Brauchbares. Aristoteles (384 bis 322 v. Chr.) giebt die ersten Notizen über einige Thierkrankheiten, aber ohne Werth für die Arzneimittellehre; er nennt als Arzneimittel den Wein. — Cato (180 J. v. Chr.) theilt in seinem Werke über Landwirthschaft einige Belehrungen über Thierheilkunde mit, welche nur von Unkenntniss und Aberglauben zeugen. Er liess z. B. das Rindvieh bei allen Krankheiten ohne Unterschied ein rohes Ei verschlucken, wobei der Knecht, der es dem Thiere eingab, nüchtern sein musste u. s. w.[2]. Besser sind die Mittheilungen, welche J. Moderatus Columella (20 J. n. Chr.) in seinen Büchern über Landwirthschaft macht; er nennt schon mehrere wichtige Arzneimittel, namentlich den Salmiak, die Nieswurz u. a.; die meisten scheinen jedoch Hausmittel gewesen zu sein, wie z. B. Weinhefen, Lorbeeren, Oel u. s. w.[3]. — Gargilius Martialis in seinem Bruchstück über Rindviehkrankheiten (230 J. n. Chr.) nennt dieselben Mittel[4]. — Aus dem ganzen vierten Jahrhundert findet sich bei den Römern als der einzige Schriftsteller Pelagonius[5], der aber hinsichtlich der Arzneimittel und deren Composition viel Unsinn enthält. — Die Griechen hatten zwar mehrere

[1] Bei allen diesen Versuchen achte man aber stets das Leben der Thiere und diese selbst als fremdes Eigenthum; man unternehme sie daher nur sehr vorsichtig, bei der Anwendung heftig wirkender Mittel aber nur mit Genehmigung des Thierbesitzers, und, wo sichere therapeutische Regeln gegeben sind, weiche man von diesen nicht ohne Noth ab.

[2] Scriptores rei rusticae veteres latini. Curante Joh. Math. Gesner. 2 Vol. 4to. Lipsiae 1735, 1774. Mannheim 1781. Vol. I. Cap. 71. p. 75.

[3] Ebendaselbst. Columella, Libri XII.

[4] Ebendaselbst. Vol. II. p. 305.

[5] Pelagonii veterinaria. Florentiae 1826.

berühmte Rossärzte, von denen als Schriftsteller Eumelus von Theben (300 J. n. Chr.), Apsyrtus (330 J. n. Chr.), Hippocrates (nicht der berühmte Menschenarzt), Hemerius, Theomnestus, Vindanius Anatolius, Hierocles (340—400 J. n. Chr.) u. Andere auftraten (zusammen siebenzehn) u. später von dem griechischen Kaiser Constantin Porphyrogenetus (im zehnten Jahrhundert) in einer Sammlung zusammengebracht worden sind[1], in welcher sich nur von Apsyrtus einige richtige Ansichten finden. Gegen Ende des vierten Jahrhunderts schrieb Vegetius Renatus ein Werk über Thierheilkunde[2], welches zum Theil auf Apsyrtus u. die übrigen früheren Schriftsteller, theils auf eigene Erfahrungen gegründet ist, an Vollständigkeit übertrifft es alle früheren, besitzt aber dieselben Mängel wie diese, besonders in der unschicklichen und zu grossen Zusammenmengung der Arzneien. In dem nun eingetretenen finstern Mittelalter scheint auch die Thierarzneikunde völlig gesunken zu sein; denn ausser jener Sammlung des Kaisers Constantin findet sich durch fast volle 800 Jahre keine Spur ihres Fortbestehens. Nur aus der Mitte des dreizehnten Jahrhunderts bestehen die kleinen Werke von Jord. Rufus über Pferdearzneikunde[3], und von Demetrius über die Krankheiten der Jagdfalken[4], durch Einfachheit und ziemlich gute Auswahl der empfohlenen Arzneimittel ausgezeichnet. In den nächsten vier Jahrhunderten machte aber die Arzneimittellehre fast gar keine Fortschritte; denn auch in dem berühmtesten thierärztlichen Werke aus jener Zeit, dem von C. Ruini[5], sind bei den beschriebenen Krankheiten nur eine Anzahl Mittel und Recepte angegeben, welche zum Theil ganz unpassend sind, z. B. Rosenöl, Rosenhonig und dergl. Die Pferdearzneikunde war in den Händen der Stallmeister und Schmiede, und die Behandlung der übrigen Thierkrankheiten blieb den Hirten und anderen Quacksalbern überlassen. Daher finden sich aus jener Zeit nur einige, mit den Vorurtheilen derselben ausgestattete Bruchstücke der Thierheilkunde fast allein in den Schriften über die Reitkunst von Beaugrand, Rouvray, Jourdain, Bussinière und v. Solleysel, welche aber sämmtlich, bis auf den Letzteren, keiner Erwähnung verdienen. Und auch von diesem ist hinsichtlich der Arzneimittellehre nur zu bemerken, dass er aus eigener Erfahrung die Wirkung mehrerer Spiessglanzmittel (des Schwefelspiessglanzes, des Metallsafrans, des Goldschwefels, des Brechweins und des Rulandischen Wassers) besser kannte, als alle Thierärzte vor ihm, und selbst besser, als viele nach ihm[6], dass er dagegen aber auch sehr grosse Irrthümer verbreitete und namentlich in Beziehung auf die Arzneimittel behauptete, dass die Anwendung der kühlenden Mittel beim Pferde, selbst wenn es an Entzündungskrankheiten leidet, unzweckmässig sei, dass aber die erhitzenden Mittel dem Temperament dieses Thieres verwandt und deshalb

---

[1] Τῶν ἱππιατρικῶν βιβλία δύω, Veterinariae medicinae Libri duo; herausgegeben von Jos. Ruellius. Basil. 1538. Deutsch zu Nürnberg 1669.

[2] Vegetii Renati artis veterinariae sive Mulomedicinae Libri quatuor. Basileae 1528. 4. 1537. Mannheimii 1781. 8.

[3] Jord. Ruffi, Calabriensis, Hippiatria. Patavii 1818.

[4] Script. rei accipitrariae. Ed. Rigault. Lutet. 1612. 4. p. 1.

[5] Dell' anatomia e dell' infirmita del cavallo, del signor Carlo Ruini, senator Bolognese. Bologna 1598 (auch: Venice 1618).

[6] Solleysel, le véritable parfait Maréchal. Paris 1664. 4to. 6. Aufl. mit deutscher Uebersetzung zu Gemf, 1677. Fol. p. 558 u. f. (andere Aufl. 1693, 1705. 1712).

demselben vorzüglich heilsam sind. Er wendete daher auch fast nur Mittel der letztern Art an, und hat hierdurch und vermöge seines Ansehens, in welchem er durch lange Zeit stand, nicht nur unzähligen kranken Thieren, sondern auch dem Fortschreiten der Wissenschaft geschadet. Die späteren Schriftsteller über Reitkunst u. s. w. (z. B. de Saulnier, de la Guerinière, de Garsault, Loehneisen u. A.) schöpften fast nur aus ihm; doch ist zu bemerken, dass Guerinière einfachere Mittel empfahl und Garsault der erste war, der eine pferdeärztliche Pharmacopöe entworfen hat. Im Wesentlichen blieb aber die Arzneimittellehre, wie die ganze Thierarzneikunde, noch durch ein volles Jahrhundert in ihrer vorherigen grossen Unvollkommenheit. Bemerkenswerth für die erstere sind jedoch die, um die Mitte des siebenzehnten Jahrhunderts von dem berühmten Arzt Wepfer gemachten Versuche und gesammelten Beobachtungen über die Wirkungen des Wasserschierlings, des gefleckten Schierlings, des Eisenhutes, der Brechnuss, der weissen Nieswurz und anderer heftig wirkender Substanzen, — obgleich diese Versuche zum Theil sehr mangelhaft sind[1]; — und ebenso verdienen die später von dem Arzte Sproegel an lebenden Thieren mit mehreren Giften gemachten Versuche erwähnt zu werden[2].

§. 75.

Ein besserer Zustand der Thierarzneikunde begann um die Mitte des vorigen Jahrhunderts, mit der Errichtung besonderer Thierarzneischulen in Frankreich (1761). Bourgelat, der Gründer dieser Schulen, gab bald darauf das erste, der thierärztlichen Arzneimittellehre allein gewidmete Werk[3] heraus, welches er jedoch bei dem Mangel an eigener Erfahrung ganz nach den damals gebräuchlichen Arzneimittellehren der Menschenärzte (besonders nach Boerhaave) bearbeitet hatte. Es ist daher „wenig classisch, enthält verjährte Theorien, viele Lücken, noch mehr Unbrauchbares, und eine grosse Menge Irrthümer"[4]. Der geniale Bourgelat wusste wohl, was zur Begründung einer bessern Arzneimittellehre gehört[5], und sah auch seine gemachten Fehler ein. Um sie zu berichtigen, unternahm er zahlreiche Versuche, welche in der Thierarzneischule zu Alfort, späterhin durch Huzard (d. Vater) fortgesetzt und in der Thierarzneischule zu Lyon durch Flandrin, unter der Leitung Chabert's und nach der Anweisung Bourgelat's zum grössten Theil wiederholt wurden[6]. Letzterer gelangte aber hierdurch

---

[1] J. J. Wepfer, Cicutae aquaticae historia et noxae. Basil. 1679. 4. Neue Auflage Lugd. Batav. 1716. 1733.

[2] J. A. T. Sproegel, Experimenta circa varia venena in vivis animalibus instituta. Goetting. 1753. 4.

[3] Bourgelat, Élémens de l'art vétérinaire. Matière Médicale raisonnée, ou précis des Médicamens considérés dans leurs effets etc.; à l'usage des Elèves des Ecoles Vétérinaires, avec les Formules médicinales et officinales des mêmes Ecoles. Lyon 1765. 8. 2. Auflage 1771. 3. 1796 und 4. Auflage 1805—8. — Deutsch: Bourgelat's Lehrbegriffe der medicinischen Materie. Aus d. Franz. Leipzig 1766. 8.

[4] Siehe Grognier, Notice historique et raisonnée sur Bourgelat. Lyon 1805. 8. p. 81 — 101.

[5] Siehe: das Vorwort (Discours préliminaire) zur 2. Auflage der Matière Médicale.

[6] Siehe: Grognier a. a. O. p. 83. — Diese späteren Versuche finden sich in den Annales d'Agriculture française (I. Série vom J. VI. der franz. Republik 1792—93), bis 1817, 70 Bde.; II. Série von 1818—28, 47 Bde., und in den procès verbales der beiden franz. Thierarzneischulen; ausserdem in den seit 1824 bestehenden thierärztlichen Journalen.

nicht zu einer Verbesserung seines Werks, und erst lange nach ihm gab Huzart die vierte Auflage desselben vermehrt und mit Anmerkungen versehen, jedoch nicht mit Kritik verbessert (Paris 1805—8. An. XIII), heraus. Zu gleicher Zeit mit der ersten Ausgabe von Bourgelat's *Matière Médicale* erschien von Bartlet in England eine Arzneimittellehre, unter dem Namen: „Pharmacopöe oder Apotheke eines Rossarztes“ [1]. Die Schrift ist zuviel mit Pathologie und Therapie überladen, und verbreitet sich selbst über einen Gegenstand, der nicht im entferntesten hierher gehört, nämlich: ertrunkene Personen wieder ins Leben zu bringen; sie enthält aber dennoch, für ihre Zeit betrachtet, viele gute und besonders viele einfache Arzneiformeln, obgleich auch einige empfohlene Mittel zu theuer, oder ganz unbrauchbar sind, und bei vielen die richtige Gabe nicht angegeben ist. Sehr wichtig war dagegen das Werk von Vitet [2], welches im dritten Bande einen reichhaltigen Abschnitt für die Arzneimittellehre enthält. Vitet, Arzt zu Lyon, beschäftigte sich fast ausschliesslich mit der Thierarzneikunde, und verwendete auf Versuche über die Wirkung der Arzneimittel an Thieren neun Jahre Zeit und 20000 Francs [3]. Er verminderte die zu grosse Anzahl der Arzneimittel und empfahl dringend die Anwendung der einfachen Stoffe, um deren Wirkung erst kennen zu lernen. Doch ist er selbst von diesem Princip zuweilen abgewichen und hat dann unrichtige Schlüsse über die Wirkungen gemacht; so z. B. hat er statt des reinen Opiums die Tinctur desselben angewendet, die Jalape nicht für sich allein, sondern mit Milch und Salz, die Aloë mit dem Gelben vom Ei abgerieben und in reinem Wasser aufgelöst, gegeben. Daher konnte er das letztere Mittel in so grossen Gaben, für Pferde und Rinder bis zu drei Unzen, reichen. — Nach ihm machte Lafosse (der Sohn) über die meisten in der Pferdeheilkunst brauchbaren Arzneimittel gute, praktische Mittheilungen [4]. Auch verdienen die, zwar nicht sehr ausgedehnten, aber guten Versuche von D'Aubenton über die Purgirmittel bei den Schafen [5], und später die Versuche von Viborg, Scheele und Flormann über viele Arzneimittel und Gifte [6] vor allen anderen Leistungen genannt zu werden, da sie sehr nützliche Beiträge für die Arzneimittellehre enthalten. — Gegen Ende des vorigen Jahrhunderts schrieb Tennecker ein „Handbuch der Heilmittellehre für Pferdeärzte u. s. w.“ [7], das manches Gute, aber auch viel Unrichtiges und zu wenig eigene Erfahrung enthält. Im Anfange des jetzigen Jahr-

---

[1] Pharmacopoeia hippiatria, or the Gentleman Farrier's Repository of elegant and improved Remedies for the Diseases of Horses. Lond. 1765. 8. II. part. — Nach der 3. Aufl. (1773) deutsch herausgegeben von Buchholz, unter dem Titel: Bartlets Pharmacopoe oder Apotheke eines Rossarztes, welche auserlesene Mittel für die Krankheiten der Pferde enthält u. s. w. Weimar 1778. 8. mit 2 Kupfern.

[2] Vitet, Médecine vétérinaire. Tome III. Lyon 1771 (2 édit. 1783). Deutsch von Erxleben und Hennemann unter dem Titel: Vitet, Unterricht in der Vieharzneikunst in 5 Bdn., Lemgo 1773—86.

[3] Siehe: Rozier, Observations sur la Physique etc. Vol. 3. 4. 5. 1771.

[4] Im Dictionnaire d'hippiatrique. 4 Vol. Paris 1775.

[5] Mémoires de la Société Royale de Médecine. Années 1780 und 81. Paris 1785. 4. p. 256. — Deutsch in den: Auserlesenen Beiträgen zur Thierarzneikunde. Leipzig 1786. 1. Stück S. 184.

[6] E. Viborg, Sammlung von Abhandlungen für Thierärzte und Oekonomen. 5 Bde. 8. Copenhagen 1795—1807.

[7] 2 Bde. Leipzig 1799 und 1800. 2. vermehrte Auflage 1824.

hunderts folgten schnell hintereinander mehrere Schriften über die Arzneimittellehre. Fr. Pilger beschrieb „Versuche, durch den Galvanismus die Wirkung verschiedener Gifte und Arzneimittel auf die erhöhete oder verminderte Reizbarkeit der Nerven zu prüfen“[1], und gleich darauf in seinem „Systematischen Handbuch der theoretischen und praktischen Veterinärwissenschaft“[2] eine Uebersicht der Arzneimittellehre, die jedoch zu kurz und unvollständig ist. — Zu gleicher Zeit erschien das „Handbuch der Zoopharmacologie für Thierärzte von Chr. Ratzeburg“[3], welches zwar hinsichtlich der Menge der aufgezählten Arzneimittel an Vollständigkeit alle übrigen Schriften der Art übertrifft, und manches Gute, aber auch wesentliche Fehler besitzt; denn Ratzeburg war Pharmaceut, nicht Thierarzt, und hat daher viele unrichtige Angaben ohne praktische Kenntniss und Prüfung aus anderen Schriften aufgenommen; die zusammengesetzten Arzneimittel stehen vor den einfachen, und die Eintheilung der speciellen Arzneimittellehre ist nach dem Linné'schen System, weder praktisch noch übersichtlich gemacht. — Aus derselben Zeit verdient noch das classische Werk von P. Scheel über „die Transfusion des Blutes und Einspritzung der Arzneien in die Adern“[4], genannt zu werden, da es ausser der vollständigen Geschichte der Transfusion, fast alle vor ihm bekannt gewordenen und mehrere eigene Versuche über die Wirkung von sehr vielen, bei Thieren in die Adern gespritzten Arzneimitteln beschreibt. — Bald darauf erschien die „Praktische Heilmittellehre zum Gebrauch für Thierärzte und Landwirthe von Dr. J. A. Schlaberg (damals Arzt in Hildesheim), Berlin 1805“, ein Buch, welches, trotz des Titels, ganz ohne praktischen Werth ist; es liegt ihm die preussische Landes-Pharmacopöe zum Grunde, enthält alle in derselben angegebene Arzneistoffe, ohne Unterschied des Preises, der Wirkung u. s. w., und ist in thierärztlicher Hinsicht höchst mangelhaft. — Zwei Jahre später theilte Gohier einige nicht uninteressante Versuche über mehrere mineralische und vegetabilische Gifte mit[5], denen aber etwas mehr Vollständigkeit zu wünschen ist. — Gleich darauf folgte H. Waldinger's Schrift „Ueber die Nahrungs- und Heilmittel der Pferde“[6], welche in Kürze viele eigene Erfahrungen über die bei kranken Pferden am meisten gebräuchlichen Arzneimittel enthält. Sie ist ausserdem auch originell, da Waldinger (wie in seinen übrigen Schriften) unter den Thierärzten der erste ist, der einer chemischen Ansicht bei der Erklärung über die Wirkungen der Arzneistoffe huldigt. — Gleichzeitig gab auch Viborg den ersten Band von den Schriften der thierärztlichen Gesellschaft zu Kopenhagen[7] heraus, in

1 Giessen 1801.

2 2. Bd. m. Kpfrn. Giessen 1802. 8.

3 1. Theil, Berlin 1801 (2. Auflage von E. L. Schubarth 1821). 2. Theil ebendaselbst 1803.

4 Copenhagen 1802. 2 Thle. 8. — Dr. Dieffenbach hat das Werk mit einem dritten Theil (unter obigem Titel, Berlin 1828) bereichert.

5 Observations et Expériences, faites à l'École Impérial Vétérin. de Lyon sur le pain moisi, et sur quelques poisons minéraux et végétaux. Paris und Lyon 1807. 8. p. 33 — 61.

6 Wien 1808. 3. Auflage 1816.

7 Veterinair - Selskabets Skrifter. Kiöbenhavn 1808. (2. Theil 1813, 3. Theil 1818.)

welchem er recht gute und ausführliche Versuche über die Wirkung des Eisenvitriols, des Fichtenharzes, der Spiessglanzmittel u. a. bekannt machte[1]. Eine Lücke in pharmaceutischer Hinsicht wurde durch die *Pharmacie vétérinaire* von Lebas ausgefüllt[2]. — Im Jahre 1812 erschien von Dr. A. Rysz ein „Handbuch der praktischen Arzneimittellehre für Thierärzte“[3] in alphabetischer Ordnung grösstentheils nach Waldinger's Arzneimittellehre gut bearbeitet. — Ihm folgte ein Jahr später von Bouillon Lagrange ein „*Dispensaire Pharmacochimique à l'usage des Elèves des Ecoles vétérinaires*, Paris 1813“, welches jedoch nur in pharmacologischer Hinsicht zu beachten ist. — Dagegen haben die in den „*Mémoires et Observations vétérinaires*“ von Gohier enthaltenen Bemerkungen über einzelne Arzneimittel, und namentlich Versuche über die weisse Nieswurz, einen praktischen Werth. — Im folgenden Jahre erschien der zweite Theil des „Handbuchs der Pferdearzneikunde von James White“[4], welcher im ersten Abschnitt die Arzneimittellehre, im zweiten aber pharmaceutische Vorschriften enthält. In der ersteren findet man zwar mehrere, auf Versuche und richtige Beobachtungen gegründete, gute Angaben, sie ist aber viel zu sehr mit theuren, entbehrlichen und ganz unbrauchbaren Mitteln überladen, grösstentheils sehr oberflächlich gearbeitet und ausserdem in alphabetischer Form dargestellt. — Später erhielt die Arzneimittellehre einen guten Beitrag von B. A. Greve in den „Wahrnehmungen am Rindvieh, um über dessen Befinden urtheilen zu können“ (1. Bdchen. Oldenburg 1819). In einem angehängten Verzeichniss der für das Rindvieh brauchbaren Heilmittel sind recht gute und auf Erfahrung beruhende Bemerkungen über die Anwendung und Wirkung derselben, aber auch Irrthümer, wie z. B. über die geringe Wirkung der Belladonna, enthalten. — Auch die im folgenden Jahre von Waldinger herausgegebene „Abhandlung über den Schwefel und seine Verbindungen mit Metallen, Kalien und Erden, wie sie am und im thierischen Körper wirken u. s. w.“ (Wien und Triest 1820) ist ein schätzbarer Beitrag. — In demselben Jahre gab E. L. Schubarth eine „Neue Pharmacopöe für Thierärzte“ heraus, welche aber, ihrem Zwecke gemäss, nur eine für die grösseren Hausthiere, besonders für das Pferd brauchbare, Auswahl von einfachen, präparirten und zusammengesetzten Arzneimitteln enthält. — Im Jahre 1823 erschien die zweite Auflage von Bracy Clark's „*Pharmacopoeia Equina, or new Pharmacopoeia for Horses*“ (London 4.), welche aber nur oberflächlich bearbeitet ist und in keiner Hinsicht einen besondern Werth hat. Dennoch ist sie später in das Französische übersetzt worden[5]. — Ein kurzes, aber in den Hauptsachen brauchbares Handbuch der Arzneimittellehre gab

---

[1] Sie sind von Viborg ins Deutsche übersetzt in dem „Magazin für theoretische und praktische Thierheilkunde von Dr. S. J. Teuffel (Karlsruhe 1811 bis 1815 im 2. und 3. Heft enthalten.

[2] Pharmacie vétérinaire, théorique et pratique. Paris 1809 (letzte Ausgabe von Lelong, 1846).

[3] Vierte Auflage Würzburg 1825.

[4] Aus d. Engl. (A Treatise on veterinary Medicine, in 2 Vol. London) nach der 9. Auflage übersetzt durch Victor v. Müller. Mit Kpfrn. Hannover 1813 und 14.

[5] Pharmacopoe vétérinaire, ou nouvelle pharmacie hippiatrique, contenant une classification des médicaments, les moyens de les préparer etc. etc. par Bracy-Clark. 1 Vol. 12. avec planches. Paris 1835.

Dieterichs[1], und vier Jahre später ebenso Buchmüller[2] heraus. Durch beide Schriften ist die Arzneimittellehre weder wissenschaftlich noch praktisch gefördert worden, wie dies fast überall der Fall ist, wo ein wissenschaftlicher Gegenstand zugleich für gebildete Aerzte oder Thierärzte und für Laien vorgetragen wird. — Auch die kurze alphabetische Darstellung der gebräuchlichsten Arzneimittel in den *Éléments de pathologie vétérinaire* von Vatel[3], war nicht geeignet, die Arzneimittellehre zu fördern, aber durch L. Moiroud, in dessen „*Traité élémentaire de matière médicale, ou de Pharmacologie vétérinaire, suivi d'un Formulaire pharmaceutique raisonné etc.*“, Paris 1831[4] ist dieses einigermassen geschehen. — Ein sehr fleissig gearbeitetes Werk ist die „Theoretisch-praktische Darstellung der in der Thierheilkunde bewährten diätetischen, pharmaceutischen und chirurgischen Heilmittel nach ihrer Natur, ihren Wirkungen und ihrem Gebrauche“, von Anton Hayne, 2 Bde. 8., Wien 1833. Dies Buch handelt nicht blos die eigentlichen Arzneimittel, sondern sämmtliche thierärztliche Heilmittel wissenschaftlich und nach den zum Theil eigenthümlichen Ansichten des Verfassers gründlich ab. — Das „*Manual of Pharmacy for the Student of Veterinary Medicine*“, von W. J. T. Morton, London 1837 (3. Aufl. 1855), enthält eine kurze, aber recht gute praktische Darstellung der vorzüglichsten, von den englischen Thierärzten angewendeten Arzneimittel. — Gleich hierauf folgte das „Handbuch der gesammten Arzneimittellehre“ von Dr. G. C. Haubner, Anklam 1838, 5. Aufl. 1870 (als 3. Theil von dessen Handbuch der populären Thierheilkunde für Landwirthe), in welchem das Wesentliche über die wichtigsten Arzneimittel kurz und fasslich mitgetheilt ist. — In dem „Grundriss der Veterinär-Pharmacologie“ von einem Preuss. Kreis-Thierarzt, Weimar 1836 (2. Aufl. von Weiss 1861), sind 169 Mittel in Tabellen dargestellt. — In dem von Delafond und Laissaigne herausgegebenen „*Traité de l'histoire naturelle des substances employées dans la médecine des animaux domestiques, suivi d'un traité élémentaire de pharmacie vétérinaire*“, Paris 1841 (2 édit. 1853), sind sämmtliche Arzneimittel sehr gut, doch besonders in chemischer Hinsicht beschrieben. — Ed. Im-Thurn gab 1847 eine „Besondere Arzneimittellehre für Thierärzte, naturhistorisch bearbeitet“, Solothurn 1847, heraus, die in thierärztlich-praktischer Hinsicht viel zu wünschen übrig lässt. — Gleichzeitig erschien von E. Hering unter dem Titel: „Die thierärztlichen Arzneimittel, ihre Abstammung, Kennzeichen der Aechtheit und Verfälschung, passende Verbindung und Anwendung, nebst einem Anhang über die Errichtung einer thierärztlichen Hausapotheke“, Stuttgart 1847, ein kurzes, aber recht brauchbares Werk, dessen Inhalt dem Titel entspricht (3. Aufl. bearbeitet von Weiss 1870). — Bald nachher

---

[1] J. F. C. Dieterichs' Handbuch der allgemeinen und besonderen, sowohl theoretischen als praktischen Arzneimittellehre für Thierärzte und Landwirthe. Oder: Allgemein verständlicher Unterricht u. s. w. Berlin 1825 (2. Auflage 1830, 3. 1839).

[2] A. L. Buchmüller, Systemat. Handb. d. Arzneimittellehre für Thierärzte und Oekonomen. Wien 1829.

[3] Paris 1828, Tome II. 2me partie. Deutsch: Handbuch d. Thierarzneikunde von A. W. Pestel. Leipzig 1839. 3 Bde.

[4] Ins Deutsche übersetzt von A. P. Wilhelmi, unter dem Titel: Handb. d. Thierarzneimittellehre von Moiroud. Leipzig 1832 (in Brüssel nachgedruckt 1836).

sprach Percival in einem Memoire über die Wirkungen der Medicamente bei Pferden [1]. — Eine sehr vollständige Arzneimittellehre in pharmaceutischer und therapeutischer Hinsicht gab Tabourin 1853 (2. édit. in 2 Vol. 1866) mit in den Text gedruckten Abbildungen der officinellen Pflanzen, sowie mit einer Receptsammlung, mit Anleitung zur forensischem Analyse und mit einem Verzeichniss der Arzneipreise [2]. — In demselben Jahre erschien auch ein „Lehrbuch der Arzneimittellehre für Thierärzte", von Dr. M. F. Röll, Wien 1853 (2. verbesserte Aufl. 1866), in welchem nach einer kurzen allgemeinen Erklärung der Arzneiwirkungen und einer kurzen Receptirkunde die gebräuchlichsten Mittel übersichtlich, kurz und fasslich beschrieben sind. — Ganz ähnlich, aber mehr ausführlich ist das „Lehrbuch der Veterinär-Pharmacodynamik", von Dr. J. E. L. Falke, Leipzig 1854; — und ebenso das „Taschenbuch der thierärztlichen Arzneimittellehre nach dem neuesten Standpunkt der Wissenschaft", Stuttgart 1871.

Aus der Homöopathie sind die „Homöopathische Arzneimittellehre für Thierärzte nebst Anweisung zur Bereitung der homöopathischen Arzneien", u. s. w. von J. C. L. v. Genzke, Leipzig 1837, — „Der homöopathische Thierarzt," von Fr. A. Günther, Sondershausen 1848, — und die „Studien und Erfahrungen im Bereich der Pferdekunde" u. s. w. von Th. Träger, Sondershausen 1851, als brauchbar besonders zu nennen.

Receptirkunden und Pharmacopöen sind ausser den bereits genannten noch vorhanden von Wilhelmi [3], Schmidt [4], Lüpke [5], Kreutzer [6], Ekel [7], Weiss [8], Bouchardat [9], Gille [10], Erdmann und Hertwig [11], Geffken [12], Begemann [13], Tuson [14] und Forster [15].

[1] Das Mémoire ist von Gourdon ins Französische übersetzt, aber mir nicht näher bekannt geworden.

[2] Nouveau Traité de Matière médicale, de Therapeutique et de Pharmacie vétérinaires etc. etc. par M. F. Tabourin. Paris 1853.

[3] Vollständiges Receptbuch für Thierärzte, Landwirthe u. s. w. Leipzig 1832. 2 Bände (ohne Werth).

[4] Recepte für die Krankheiten der Hausthiere, sammt einer Dosenlehre. Leipzig 1832.

[5] Veterinär-Receptirkunst etc. Aschersleben 1834, und Veterinär-Recept-Taschenbuch für Thierärzte und Oekonomen. Quedlinburg 1835.

[6] Handbuch der allg. thierärztl. Arzneiverordnungslehre mit Inbegriff der veterinärpharmaceutischen Receptirkunst. Augsburg 1838.

[7] Veterinär-Receptir- und Dispensirbuch. Wien 1846.

[8] Anleitung zum Verordnen der thierärztlichen Arzneimittel. Bearbeitet und durch 232 Beispiele erläutert. Stuttgart 1847.

[9] Formulaire vétérinaire etc. Paris 1849.

[10] Falsifications des médicaments qui doivent se trouver dans l'officine du Médecin vétérinaire Belge. Bruxelles 1852.

[11] Thierärztliche Receptirkunde und Pharmacopöe. Berlin 1856. 2. verbesserte Auflage 1868.

[12] Versuch einer Pharmacopoea veterinaria germanica. 1867.

[13] Allgemeine Veterinär-Pharmacopöe, thierärztliche Waarenkunde und Receptirkunde. Hannover 1864.

[14] A Pharmacopoea, including the Outlines of Materia medica and Therapeutics for the use of Practitioners and Students of Veterinary Medicine. London 1869.

[15] Recept-Taschenbuch für Thierärzte, von Professor Dr. L. Forster, Wien 1866, — und von Demselben: Compendium der Pharmacognosie für Thierärzte. Wien 1869.

SPECIELLE ARZNEIWIRKUNGSLEHRE.

ERSTE KLASSE.

Indifferente Arzneimittel. *(Medicamenta indifferentia.)*

Begriff, Wirkung und Anwendung dieser Mittel im Allgemeinen.

§. 76.

Es giebt Arzneimittel, welche in ihren Bestandtheilen und Eigenschaften mit gewissen Bestandtheilen des Thierkörpers eine grosse Aehnlichkeit, selbst Uebereinstimmung zeigen, sogar Producte des Thierkörpers sind, und die bei innerlicher Anwendung auch grossentheils demselben wieder materiell angeeignet werden können. Diese Mittel verhalten sich also materiell und ebenso auch in ihren Wirkungen sehr wenig different zum Thierkörper und werden deshalb im Allgemeinen als indifferente Arzneimittel bezeichnet.

Zu diesen, dem Thier- und Pflanzenreich entstammenden Mitteln gehören alle diejenigen, welche 1) Eiweiss, Käsestoff, Gallerte, oder 2) Gummi und Schleim, oder 3) Kleber, Stärkemehl, Mehl, oder 4) Zucker und zuckerartige süsse Stoffe, oder 5) Fette und fette Oele, oder 6) Wachs als vorwaltende und vorherrschend wirkende Stoffe enthalten.

Diese Substanzen sind nicht nur für die Thiere verschiedener Gattungen sondern auch für den Körper desselben Thieres durch ihre allgemeine Wirkung von verschiedenem Werth. Nach ihrer chemischen Zusammensetzung unterscheidet man sie in stickstoffhaltige und stickstofflose Mittel; die ersteren (Albumin, Caseïn, Fibrin, Legumin, Kleber, Gallerte) dienen vorzugsweise zur Ernährung, zum Ersatze von Substanzverlust der Muskeln und Nerven, und werden deshalb plastische Stoffe, Dynamogene, auch wohl Proteïnstoffe benannt; die stickstofflosen Mittel (Stärkemehl, Fett, Gummi, Zucker) dagegen werden vorzüglich dazu verwendet, dem durch das Einathmen aufgenommenen Sauerstoff die zur Bildung von Kohlensäure und Wasser nöthige Menge Kohlenstoff und Wasserstoff zu liefern; sie dienen also dazu, den Respirationsprocess zu unterhalten und die dem Körper nothwendige Wärme zu erzeugen, während sie jedoch bei nicht genügender Zufuhr stickstoffhaltiger Alimente auch zur Ernährung beitragen. Sie sind deshalb nach ihrer hauptsächlichen Verwendung im Körper, nach der zuerst von Liebig ausgesprochenen Ansicht: respiratorische Mittel, oder nach Bischoff: Thermogene, Wärmeerzeuger, auch Fettbilder genannt worden.

Die örtliche Einwirkung der indifferenten Mittel auf gesunde Theile des Thierkörpers ist kaum bemerkbar, aber an entzündeten oder abnorm verdichteten, angespannten Theilen bemerkt man nach der Anwendung dieser Mittel Erschlaffung, Erweichung, Reiz- und Schmerzmilderung, reichlichere Absonderung, an eiternden Stellen die Beförderung der Eiterung.

§. 77.

Die Anwendung der indifferenten Mittel bezieht sich nun 1) auf ihre Eigenschaft als Nahrungsmittel, namentlich bei Schwächezuständen, nach grossen oder anhaltenden Säfteverlusten; 2) auf ihre örtlichen einhüllenden, reizmildernden, beruhigenden Wirkungen bei zu grosser Reizbarkeit und nervöser Empfindlichkeit der Verdauungs- und der Harnorgane, bei daraus entstehenden krampfhaften Zusammenziehungen einzelner Körpertheile, insbesondere bei zu grosser Empfindlichkeit des Magens und hieraus entstehendem Erbrechen der Hunde, bei Krampfkolik, bei krampfhaften Harnverhaltungen u. s. w.; 3) auf die erschlaffende, erweichende und hierdurch beruhigende Wirkung bei Entzündungen der Haut, der Schleimhäute, bei Wunden, Anätzungen, u. dgl.

Man wendet sie also bei Anätzungen äusserer und innerer Organe, bei schmerzhaften Entzündungen und Verletzungen, bei Verbrennungen u. dgl., bei verschluckten scharfen, ätzenden Giften und anderen, chemisch oder mechanisch in die Organisation eingreifenden Substanzen (z. B. bei scharfen Knochensplittern) an, um dieselben einzuhüllen, der innern Oberfläche einen deckenden Ueberzug zu geben und die schädliche Einwirkung zu mindern; daher oft auch präservativ bei der Anwendung scharfer, ätzender, stark reizender Substanzen, z. B. der Canthariden, des Sublimats u. s. w., um das Weiterfliessen der Aetzmittel zu hindern.

Mehrere dieser Mittel finden auch eine Anwendung als Bindemittel für andere Arzneistoffe, um denselben eine schickliche Form zu geben, z. B. Schleim und Gummi zur Bindung von Kampher in wässerigen Flüssigkeiten, ebenso bei Bereitung der Pillen und Latwergen.

Die allgemeine Gegenanzeige gegen die Anwendung dieser Mittel ist Erschlaffung und Reizlosigkeit der thierischen Gebilde, und besonders innerlich grosse Schwäche mit Reizlosigkeit und Unthätigkeit des Verdauungskanals, da diese Mittel bei lange fortgesetztem Gebrauch an und für sich schon Verdauungsstörungen hervorrufen können.

Erste Abtheilung.

Eiweissstoff- und gallertartige Mittel. *(Medic. albuminosa et gelatinosa.)*

§. 78.

Der Eiweissstoff, *Albumin*, findet sich sowohl im Thier- als im Pflanzenreiche. Der thierische Eiweissstoff ist im Blute, im Blutserum als Fibrin, im

Chylus, in der Milch in geringer Modification als Caseïn, in den Muskeln, Sehnen und Knorpeln, im Gehirn und in den serösen Flüssigkeiten des Thierkörpers zum Theil sehr reichlich enthalten. Am einfachsten und reinsten kommt er in den Eiern der Vögel als Eiweiss vor.

Das Pflanzeneiweiss (in seinen Verschiedenheiten als Pflanzencaseïn, *Legumin*, namentlich in Hülsenfrüchten, und als Pflanzenleim, Kleber, erscheinend) ist dem thierischen Eiweiss in seinem Verhalten fast ganz analog.

1) Eier, *Ova* (am gewöhnlichsten Hühnereier, *Ova gallinacea*).

§. 79.

Die Eier enthalten in ihrer, grösstentheils aus kohlensaurem Kalk und dergl. bestehenden Schale das Eiweiss und das Eigelb.

a. Das Eiweiss, *Albumen ovi*, elementar aus Kohlenstoff, Wasserstoff, Sauerstoff, Stickstoff, etwas Schwefel und Phosphor gebildet, enthält ca. 12 Theile reinen Eiweissstoff, ca. 85 Theile Wasser, 2,7 schleimige Materie und 0,3 Soda, Schwefel, Phosphor. Es gerinnt bei einer Wärme über 70° R., auch bei der Einwirkung starker mineralischer Säuren, der Gerbsäure, des Alkohols, Aethers, Terpenthinöls, während Alkalien, Essigsäure und Salzsäure (z. B. im Magen) es auflösen, Essigsäure sogar sein Coaguliren verhütet. Es wird von einigen Salzen, z. B. Bleizucker, Bleiessig, Alaun, den Vitriolen, Höllenstein und Aetzsublimat aus Flüssigkeiten gefällt, wobei jedoch die genannten Stoffe zum Theil selbst zersetzt werden. Mit Kalk verhärtet es zu einer festen Masse (Kitt).

b. Das Eigelb, Eidotter (*Vitellum ovi*) enthält 50 bis 53,78 Proc. Wasser, 15 bis 17,47 Eiweiss, genannt Vitelline, gegen 20 Procent eines fetten Oels, klebrige und färbende Stoffe, Schwefel und Phosphor in kleiner Menge. Das Eigelb löst sich leichter als Eiweiss in Wasser auf, emulsirt Kampher, Harze, Schleimharze und ätherische Oele sehr gut mit wässerigen Flüssigkeiten, Fetten u. dergl. — Es wirkt etwas nährender als das Eiweiss, weil letzteres leichter coagulirt, also schwerer verdaulich ist. Aeusserlich wirken beide reizmildernd, erschlaffend, so lange sie mit Feuchtigkeit verbunden sind. Beide Substanzen finden ihre therapeutische Anwendung bei Vergiftungen mit Säuren, mit den genannten Metallsalzen, mit ätzenden Alkalien und Erden, mit Canthariden und anderen scharfen Stoffen; vorzüglich ist dabei das Eiweiss in Gebrauch, bei Metallsalzen aber nur mit Erfolg, wenn es kurz nach dem Verschlucken der Gifte gegeben wird. Die Anwendung geschieht in den unten folgenden Dosen mit 10 Theilen Wasser u. dgl. zusammengeschüttelt, etwa alle 3—5 Minuten so lange wiederholt, bis die heftigen Zufälle vorüber sind. — Ferner werden Eiweiss und Eigelb bei grosser Erschöpfung der Kräfte, grossem Säfteverlust, bei gehinderter Ernährung auf gewöhnlichem Wege, z. B. bei Starrkrampf und Kinnbackenzwang bei schwächlichen jungen Thieren, die zu früh ihre Mütter verloren, bei schmerzhafter Diarrhöe, bei Blutharnen nach dem Genuss scharfer Pflanzen und bei dem Maulweh angewendet.

Man giebt ausgewachsenen Pferden und Rindern auf einmal 3—6 Eier, in einem halben Quart Wasser, Milch, Mehlsuppe oder Bier gut abgerührt, 3—4 Mal des Tages; Schafen, Ziegen und Schweinen die Hälfte, Hunden und Katzen nach Verhältniss ihrer Grösse den vierten bis sechsten Theil davon auf einmal. Bei rein asthenischen Zuständen kann man gewürzhafte Mittel, z. B. Kalmus, Kümmel u. dgl. damit verbinden; man hüte sich aber vor Zusatz von Eiweiss coagulirenden Substanzen. — Man nimmt auch Eier als reizmildernden Zusatz zu Clystiren.

Oertlich wird Eiweiss als einhüllendes, deckendes, reizmilderndes Mittel benutzt, trocknet aber leicht zu einer Kruste zusammen; es ist daher für sich allein bei noch bestehenden Entzündungen nicht zu empfehlen; bei Wunden und Geschwüren, die der Heilung nahe sind und nur einer schützenden Decke bedürfen, kann man diese Krustenbildung bezwecken, und bewirkt dieselbe am besten, indem man zu 30,0 Grammes Eiweiss 4,0 Grammes fein pulverisirten Alaun zusetzt. — Bei frischen, oberflächlichen Verbrennungen ist ein Liniment aus 1 Theil Eiweiss und 2 Theilen Baumöl (oder Leinöl) oder aus gleichen Theilen Eiweiss, Oel und Milchrahm, als kühlendes, erweichendes Mittel recht wirksam und als Hausmittel leicht anzuwenden.

Das Eigelb benutzt man äusserlich fast nur als Zusatz oder Vehikel zu Salben, die sich aber nicht lange halten. Bei Verwundungen und Entzündungen ist Eigelb und Baumöl zu gleichen Theilen zusammengerieben der beste Ersatz für Umschläge und Fomentationen, auch vorzüglich, um Brandschorfe bei Schusswunden zur Abstossung zu bringen.

Bei zu geringer Eiterung ist Eigelb mit Terpenthin oder mit Terpenthinöl, im Verhältniss zu dem Grade der bestehenden Reizbarkeit gemacht, die einfachste und beste Digestivsalbe. Das aus Eigelb gewonnene Eieröl ist zu entbehren.

2) Die Milch, *Lac.*

§. 80.

c. Die Milch ist die allgemein bekannte, in den Eutern der weiblichen Säugethiere abgesonderte Flüssigkeit, welche hauptsächlich viel Wasser — 85,70, — Albuminate (Eiweiss, Käsestoff) 6,3, feste Bestandtheile 14,0, Fette (Butter) 4,0, Milchzucker 5,0, verschiedene Salze 0,57, darunter fast die Hälfte Phosphate enthält. Sie stellt eine Art von Emulsion dar, die sich aber ausserhalb des Thierkörpers nach einiger Zeit durch die Einwirkung der Luft und Wärme von selbst zersetzt (künstlich geschieht dies durch Zusatz von Weingeist, Säure, eines Stückchens Thiermagen u. s. w.) 1) in einen wässerigen Theil, die Molken, die aus Wasser und Milchzucker, etwas Eiweiss und Salzen bestehen, 2) in einen käsigen Theil, der fast nur aus Caseïn besteht, und 3) in einen fetten Theil, den Rahm oder die Sahne, welcher Fett und Eiweiss enthält und woraus durch schnelles, oft wiederholtes Durcheinanderbewegen die Butter ausgeschieden wird.

Das Verhältniss dieser Bestandtheile und somit die Beschaffenheit der Milch ist verschieden nach der Verschiedenheit der Thiergattung, der Constitution, dem Gesundheitszustande, dem Alter der Thiere, der Periode ihrer Absonderung, der Beschaffenheit der Nahrungsmittel u. s. w. Namentlich in letzter Hinsicht ist zu bemerken, dass nach animalischer Kost die Milch mehr stickstoffhaltig ist, bei Pflanzennahrung eine mehr milde, vegetabilische Beschaffenheit hat; auch gehen häufig fremdartige Stoffe, z. B. ätherische Oele, scharfe, bittere, auch Farbestoffe und selbst giftige Substanzen in sie über.

§. 81.

Die Milch enthält fast alle zur Ernährung der Thiere erforderliche Stoffe, sie ist dabei ein sehr leicht assimilirbares, mildes Nahrungsmittel und hierzu von der Natur für alle Säugethiere unmittelbar nach der Geburt bestimmt, bis die entwickelten Kau- und Verdauungswerkzeuge im Stande sind, concentrirtere und mehr differente Nahrungsstoffe zu verarbeiten. Für fleischfressende Thiere und für Schweine bleibt sie auch für die ganze Lebensdauer ein, wenn auch allein nicht ausreichendes, doch sehr brauchbares Nahrungsmittel. — Neben der ernährenden Wirkung besitzt die Milch in den ersten Tagen nach der Geburt vermöge ihrer Salze eine abführende; auch kann sie, wenn die Mutterthiere eine mit bitteren, harzigen oder scharfen u. a. Stoffen versehene Nahrung geniessen, durch diese Stoffe bei ihrem Genuss bald mehr, bald weniger bedeutende Nebenwirkungen erzeugen.

Oertlich wirkt die Milch auf die von ihr berührten Theile einhüllend, erschlaffend, und bei Entzündungen, Verbrennungen und Aetzungen schmerzstillend (besser als Eiweiss); auch zersetzt sie, wie dieses, mehrere Metallsalze, und wandelt Quecksilbersublimat in Calomel um. Sie wird daher bei den genannten Zuständen, besonders bei Reizungen und Entzündungen der Verdauungs- und der Harnwerkzeuge in Folge des Genusses scharfer Stoffe, bei dem acuten Blutharnen (rothen Wasser) häufig als ein wohlfeiles Hausmittel innerlich gegeben, bei Entzündungen des Dickdarms, der Harnblase und der Vagina auch zu Einspritzungen benutzt; äusserlich in Umschlägen kalt oder lauwarm, allein oder mit Brotkrume, Hafergrütze, Leinsamen u. s. w. Bei asthenischen Krankheiten der Schweine und Carnivoren dient sie als nährendes Mittel, man vermeidet sie aber bei Durchfällen da sie diese oft noch vermehrt. Man giebt sie lauwarm als Getränk oder Einguss bei Pferden und Rindern zu 1 bis $1^1/_2$ Liter (3 Pfd.) auf einmal, und nach Bedürfniss öfter wiederholt; bei Schafen und Ziegen $^1/_4$ bis $^3/_4$ Liter ($^1/_2$ bis $1^1/_2$ Pfd.), bei Hunden und Katzen $^1/_4$ bis $^1/_2$ Liter (125 bis 250 Gramme). Sie kann allein gegeben oder mit Mehl oder Eiern mehr nährend, oder mit fetten Substanzen mehr einhüllend gemacht werden. Als Nahrungsmittel nimmt man sie für junge Thiere am besten von Thieren derselben Gattung.

§. 82.

Die **Molken**, **Wadeke** (*Serum lactis*), sind, je nach ihrer Entstehung, **süsse** oder **saure**. Erstere bleiben nach der Käsebereitung aus süsser Milch zurück, letztere werden bei dem Gerinnen der sauer gewordenen Milch oder durch Zusatz von Säuren zur Milch erhalten. Beide wirken weniger nährend, aber mehr kühlend als die Milch, die Eingeweide erschlaffend, die wässerigen Absonderungen in ihnen vermehrend; bei Schafen und Ziegen entsteht durch diese Wirkung von ihrem reichlichen Genuss nach 6 bis 10 Stunden Laxiren; bei Pferden und Rindern beobachtet man dies sehr selten. Schweine vertragen sie sehr gut und gedeihen sogar bei dem reichlichen Genuss. Die übrigen Thiere, besonders Pferde, müssen sich aber erst nach und nach an den Genuss grösserer Quantitäten gewöhnen, da sonst zuweilen widrige Zufälle entstehen, vorzüglich, wenn die Molken sauer sind[1].

[1]) Man hat nach dem Eingeben grösserer Quantitäten (2 bis 6 Quart) Molken bei Pferden nach 20 bis 30 Minuten Traurigkeit, Zittern im ganzen Körper, Sträuben der

Als Heilmittel kann man die Molken innerlich bei Entzündungskrankheiten der Schweine, Katzen und Hunde, mit Wasser verdünnt, sehr zweckmässig geben, um so mehr, da sie von diesen Thieren gern genossen werden und auf dem Lande leicht zu haben sind. Man kann sie auch als Vehikel für andere Mittel, z. B. Nieswurz, Salpeter, Weinstein benutzen; Metallsalze jedoch eignen sich nicht für diese Verbindung, da sie zum Theil zersetzt werden. Bei Schafen und Ziegen kann man sie auch als wohlfeiles, mildes Laxirmittel geben.

Für Schweine rechnet man als Gabe je nach der Grösse täglich 3—10 Liter (6—20 Pfd.), Schafen und Ziegen giebt man auf einmal $1^1/_2$—$2^1/_2$ Liter (3—5 Pfd.)

§. 83.

Der Käsestoff (das Caseïn) der Milch ist schwer verdaulich; örtlich wirkt er kühlend, entzündungswidrig; wenn er alt und durch Zersetzung und Fäulniss scharf und ranzig geworden ist und nun reizend auf die Verdauungseingeweide und schwach abführend wirkt, kann er bei Hunden, die ihn gern nehmen, gegen Verstopfung und Appetitlosigkeit gegeben werden, etwa 15,0—30,0, am besten geschabt und mit etwas Oel gemengt.

Die Sahne, der Rahm, wirkt fast wie ein fettes Oel, sehr einhüllend, erschlaffend, reizmildernd; sie wird innerlich bei Entzündungen gegeben, äusserlich bei Anätzungen, Verbrennungen, überhaupt bei schmerzhaften Entzündungen, bei denen heftige Spannung, Excoriationen, Blasen und Schorfe zugegen sind, ebenso bei dem Teigmal der Kälber, bei dem Maulweh, den Schafpocken u. s. w. auf die leidenden Theile gestrichen. — Man kann die Sahne für sich allein, oder mit gleichen Theilen eines milden Oels verbunden, oder auch in einem Gemenge mit Eiweiss und fein pulverisirtem Stärkemehl (von letzteren beiden à 1 Theil auf 4 Theile Sahne) anwenden [1].

d. Die Butter (siehe bei den Fetten).

§. 84.

e. Die Buttermilch (*Lac ebutyratum*) besteht in frischem Zustande aus Molken, in denen Käsestoff, Milchzucker und etwas Butter, durch Salze gebunden, enthalten sind. Sie wird leicht sauer und enthält dann Essigsäure. Sie ist gelind nährend und kühlend, mehr einhüllend als die Molken (vergl. die Anmerk. zu §. 82). Man giebt die Buttermilch bei Entzündungs-

---

Haare, Unruhe, Kolikanfälle, Krämpfe, sehr beschleunigtes Athmen, erst später auch schnellen, kleinen, harten Puls, zuweilen auch Aufblähung, öfteres Misten u. s. w. eintreten gesehen. Diese Erscheinungen dauern 2—6 Stunden, und gehen dann nach ihrer Stärke ohne weitere Folgen vorüber oder in Lungenentzündung über, die, nach Viborg, nach 24—36 Stunden den Tod herbeiführt. Viborg (Sammlung Bd. 3. S. 223—230) schrieb diese Zufälle den Molken zu; oft wiederholte Versuche haben aber dargethan, dass mit Ausnahme des öftern Mistens und der Kolikzufälle diese sämmtlichen Erscheinungen nur dann eintreten, wenn beim Eingeben der Molken, Buttermilch und anderer Flüssigkeiten etwas davon in die Luftröhre und in die Lungen eingedrungen ist, also nicht die Buttermilch oder Molken, sondern die Methode der Anwendung schädlich ist. (J. H. Fr. Günther, über den Gebrauch der Tränke in der pferdeärztl. Praxis. Im Hannov. Magaz. 1829, No. 84, 85, 86.)

[1] So mit bestem Erfolge bei dem epizootischen Maulweh zu der Zeit, wo sich das Epithelium der Maulschleimhaut ablöste und das Maul wund und sehr schmerzend geworden ist.

krankheiten und besonders bei der Bräune der Schweine zum Getränk, und mengt ihr die etwa nöthigen Arzneimittel, kühlende Salze, die Nieswurz u. s. w. bei. — Gegen das entzündliche Blutharnen des Rindviehes hat sie sich abwechselnd mit schwacher Salpeterauflösung (von den Landleuten wird Pökelfleischflüssigkeit genommen), alle Stunden ein Quart eingegeben, oft sehr nützlich gezeigt. Dabei darf aber nur weniges und ganz gutes Grünfutter, Heu oder Kleie gegeben werden.

f. Milchzucker (siehe beim Zucker).

3) Gallerte, *Gelatina, Colla.*

§. 85.

Die die Hauptmasse der Intercellularsubstanz des Knochen- und Bindegewebes bildende, dem Eiweiss verwandte Substanz wandelt sich beim Kochen dieser Gewebe in Knochenleim (Colla oder Glutin) um und ist deshalb als Collagen oder leimgebende Substanz bezeichnet worden. Ihm höchst ähnlich ist das im Knorpelgewebe befindliche Chondrin, das in den elastischen Fasern und Membranen bestehende Elastin.

Der rohe Leim aus Fabriken enthält oft diese verschiedenen Leimsorten vereinigt, und in dem aus den genannten Geweben und aus Fleisch durch Kochen gewonnenen Auszuge der Bestandtheile, in der Bouillon und in den Fleischsuppentafeln, finden sich noch die eigenthümlichen Stoffe des Fleischsaftes, das Kreatin und das Kreatinin, sowie Eiweiss und Fett. Der Knochenleim enthält Kohlenstoff 49,6 — Wasserstoff 6,9 — Stickstoff 18,8 — Schwefel 0,7 — Sauerstoff 24,0.

Diese Zusammensetzung zeigt, dass die Gallerte, da sie Stickstoff enthält, nicht ganz ohne nährende Eigenschaften ist (wie man aus den Versuchen Magendics angenommen hat), aber durch die Extractivstoffe aus dem Fleisch wird sie viel kräftiger.

Oertlich wirkt die Gallerte in Verbindung mit Wasser wie das Eiweiss, und übt auch auf vorhandene Metallsalze, namentlich auf das Quecksilbersublimat, ähnliche zersetzende Wirkungen wie dieses. Der Leim, mit Wasser abgekocht, wirkt ausserdem noch stark klebend.

Die innerliche Anwendung der Gallerte in Form der Fleischbrühe als nährendes, oder die blosse Gallerte als einhüllendes Mittel ist ganz bei denselben Krankheiten angezeigt, wo das Eiweiss empfohlen ist; sie verdient aber bei Hunden und Katzen den Vorzug.

Dagegen darf die Fleischbrühe nicht angewendet werden bei Vollblütigkeit, Entzündungsfiebern, bei vorhandenen örtlichen, heftigen Entzündungen, bei Hautkrankheiten (Flechten und Räude), besonders wenn dieselben aus zu reichlicher thierischer Nahrung entstanden sind, wie dies bei Hunden sehr oft der Fall ist.

§. 86.

Man wendet die Gallerte als Nahrungsmittel gewöhnlich in einer starken Fleischbrühe, — als einhüllendes Mittel aber in einer Auflösung des Leims (1 Th. zu 12 Th.) an, und zwar als Einguss (wenn die Thiere sie nicht selbst saufen) oder auch als Clystir. Bei sehr grosser Schwäche, bei heftigem Durchfall u. s. w. bringt man sie zuweilen auf beiden Wegen in den Körper. — Wo bei der Schwäche des Körpers zugleich eine grosse Empfindlichkeit der Verdauungseingeweide vorhanden ist, und in Folge derselben Erbrechen u. s. w. eintritt, kann man der Fleischbrühe kleine Gaben von Opium zusetzen; — wo aber diese Empfindlichkeit nicht besteht, verbindet man sie mit gewürzhaften Mitteln und mit Kochsalz, theils um der allgemeinen Schwäche entgegenzuwirken, vorzüglich aber um die Verdauungseingeweide zu grösserer Thätigkeit anzuregen und die Verdauung zu befördern. — Adstringirende Mittel, starke Säuren und saure Salze soll man dagegen nicht mit der Gallerte verbinden, weil dieselbe unauflöslich niedergeschlagen und unverdaulich gemacht wird, jene Mittel aber zum Theil zersetzt werden. — Bei Vergiftungen durch Sublimat soll Gallerte oder Leim, mit concentrirtem Seifenwasser abgerieben, theils den Sublimat zersetzen, theils seine Wirkungen beschränken.

Die Gabe der Gallerte und der Fleischbrühe lässt sich nicht in jedem Falle ganz genau bemessen, besonders wenn man diese Mittel in flüssiger Form den Thieren zum freiwilligen Genuss überlässt. Es kommt aber auch auf etwas mehr oder weniger dabei nicht an. Die Art, Grösse und das Alter der Thiere, sowie die Art und der Grad der vorhandenen Krankheit müssen dabei leiten. Bei langwierigen Krankheiten, bei sehr geschwächter Verdauung und bei grosser Neigung zum Erbrechen giebt man kleine Portionen, aber oft wiederholt; bei gutem Appetit, bei regelmässiger Verdauung und bei grossem Säfteverlust kann man grössere Gaben auf einmal reichen.

Aeusserlich kann man die Gallerte wie das Eiweiss gebrauchen; sie vertrocknet aber wie dieses bald zu einer spröden Kruste und wird deshalb selten benutzt. Der Leim kann dagegen, wenn er mit wenig Wasser gekocht ist, als klebendes, festhaltendes Verbandmittel, z. B. bei Brüchen des Hornfortsatzes der Wiederkäuer, zur festen Verschliessung der Oeffnung des Horns und zur Befestigung des darüber gelegten Verbandes dienen, indem man sowohl den glatt abgesägten Hornstumpf wie auch die Leinwand, welche denselben bedecken soll, mit warmem Leim gut bestreicht, die letztere auflegt und fest bindet. Als Zusatz zu Mehlkleister für den unbeweglichen Verband vermehrt er die Festigkeit desselben bedeutend.

Zweite Abtheilung.

Schleim- und gummihaltige Mittel. *(Medicamenta mucilaginosa et gummosa.)*

§. 87.

Die Schleimsubstanz ist ein neutraler, aus Kohlenstoff, Wasserstoff und Sauerstoff bestehender, im Pflanzenreich allgemein verbreiteter Stoff, der aber in manchen Pflanzen (besonders aus der Familie der Malvaceen) und in einzelnen Theilen derselben, in den Samen, in den Blättern, Wurzeln u. s. w. sehr reichlich enthalten ist. Er kann aus ihnen mehrentheils nur mit Wasser ausgezogen werden, ist aber in demselben fast unauflöslich, erweicht nur in ihm, quillt auf und mengt sich mit ihm, je nach der Quantität, zu einer bald mehr bald weniger klebrigen Flüssigkeit, die man als Schleim *(Mucus, Mucilago)* bezeichnet; mit weniger Wasser bildet der Schleim reinen Brei. Ihm sehr ähnlich ist das Gummi *(Gummi)*, welches auch aus Kohlenstoff, Wasserstoff und Sauerstoff gebildet ist und im aufgelösten Zustande in den Zellen mancher Pflanzen, oder in grossen Gummigängen enthalten ist und durch Risse oder Einschnitte aus den Pflanzen schwitzt. Es ist oft mit Pflanzenschleim, färbenden Stoffen u. dgl. gemengt. Von dem Pflanzenschleim unterscheidet es sich hauptsächlich dadurch, dass es sich in kaltem und in kochendem Wasser gleichmässig leicht auflöst, während der Schleim im ersteren sich nur erweicht und aufbläht, in dem letzteren aber nur unvollständig sich löst. — Mit dem Gummi völlig übereinstimmend ist das Dextrin, welches aus Stärke oder Pflanzenzellstoff durch Einwirkung der Diastase oder durch verdünnte Schwefelsäure gebildet werden kann.

Das Gummi findet sich ziemlich rein im Gummi arabicum, der Pflanzenschleim kommt wenig rein, sondern in Verbindung mit anderen Stoffen, mit Gummi, Eiweiss u. s. w. vor. Hinsichtlich ihrer Wirkung auf den Thierkörper kommen beide im Wesentlichen mit einander überein. Die feinen Unterschiede, welche die Chemie zwischen dem aus verschiedenen Pflanzen gewonnenen Schleim und Gummi gefunden, sind für die Therapie wenig bedeutend. Wichtiger ist es, dass der Schleim in manchen hierher gehörigen Mitteln allein vorhanden, in anderen aber mit fettem Oel und anderen Stoffen verbunden ist.

Die schleimigen Mittel wirken unter allen anderen Mitteln dieser Klasse am wenigsten nährend, aber am meisten einhüllend, deckend, reizmildernd und erschlaffend. Sie sind daher überall bei übermässig erhöhter Lebensäusserung, bei Entzündungen, krampfhaften Contractionen der Fasern, bei zu grosser Empfindlichkeit, auch zum Ersatz des mangelnden Schleims an schleimabsondernden Flächen und zur Einhüllung fremder Körper und scharfer Stoffe angezeigt.

Ausserdem benutzt man sie noch zum Bestreichen der Hände und Instrumente, wenn man dieselben in den After u. s. w. einführen will, und pharmaceutisch dienen die schleimigen Mittel als die geeignetsten Bindemittel bei der Bereitung der Pillen und Latwergen, vorzüglich aber der Emulsionen, zur Einhüllung scharfer Stoffe und um in Wasser unlösliche Stoffe mit demselben zu verbinden.

Sie müssen dagegen vermieden werden, wo örtliche oder allgemeine Schwäche, Erschlaffung, Reizlosigkeit, wo üppige Granulation und zu reichliche Eiterbildung besteht. Auch dürfen sie innerlich immer nur durch kurze Zeit angewendet werden, weil sie bei fortgesetztem Gebrauch die Verdauungseingeweide zu sehr erschlaffen und schwächen.

1) Arabisches Gummi, *Gummi arabicum s. Mimosae.*

Der durch die Rinde geschwitzte und trocken gewordene Saft von der Acacia vera, A. Adansonii und anderen in den heissen Gegenden Asiens und Africa's, am Senegal, Famil. d. Mimosaceen, 8. und 16. Kl. L.

§. 88.

Das arabische Gummi, welches 97 Proc. Gummi (Arabin oder Akazin genannt) enthält, löst sich sehr leicht im Wasser auf und bildet mit demselben einen reinen, durchsichtigen, zähen Schleim, welcher bei 3—4 Theilen Wasser zu 1 Theil Gummi die Consistenz des Syrups besitzt *(Mucilago Gi. Mimosae s. Gi. arab.)*.

Es nährt für sich allein gegeben fast gar nicht. Hunde, welche Magendie blos mit arabischem Gummi fütterte, magerten schon in der zweiten Woche bedeutend ab, verfielen in Marasmus und starben nach dreissig Tagen.

Das Gummi kann in allen Fällen gebraucht werden, wo schleimige Mittel überhaupt passen; indessen benutzt man es doch vorzüglich nur für kleine Hausthiere, weil es für grosse durch die nöthigen grossen Gaben zu theuer wird und durch inländische, wohlfeilere Mittel, z. B. Altheewurzel oder Leinsamen recht gut zu ersetzen ist. — Bei Magen- und Darmentzündungen, bei Nierenentzündungen und bei Strangurie, sowie bei Lungenentzündungen und bei schmerzhaftem Husten, bei Durchfällen und Ruhr mit Reizung des Darmkanals gehört es mit zu den wirksamsten Heilmitteln. Auch zersetzt es den Sublimat und andere Quecksilbersalze und Eisensalze, und ist theils deshalb, theils seiner einhüllenden und schützenden Wirkung wegen, bei Vergiftungen durch solche Mineralpräparate mit Vortheil anzuwenden. Die chemisch zersetzende Einwirkung auf die Metallsalze ist aber viel schwächer als von dem Eiweiss und von dem Quittenschleim.

Man giebt es ausgewachsenen Pferden und Rindern zu 30,0 — 60,0, Kälbern, Füllen, Schafen, Ziegen und Schweinen zu 15,0, Hunden zu 1,0—8,0, am zweckmässigsten in der flüssigen Form (1,0 auf 30,0—60,0 Wasser), bald rein, bald mit anderen passenden Mitteln in Emulsion, in Mixtur u. s. w., z. B. bei Lungenentzündung und Husten mit Bilsenkrautinfusum oder -extract, mit Blausäure, bei Durchfall mit Opium, mit Rhabarber u. dgl.

Aeusserlich wird es fast gar nicht angewendet, weil es zu schnell trocken wird, doch ist es bei trockenen, schmerzhaften Augenentzündungen zu Augenwässern sehr gut zu benutzen (1 Theil auf 12 Theile Wasser colirt), ferner in concentrirter Lösung bei Verbrennungen u. s. w. als Deckmittel. Mit gleichen Theilen Alaun und Eisenvitriol, oder als Gemenge von 1 Theil pulverisirtem Gummi, 1 Theil Holzkohle und 2 Theilen Colophonium bildet es ein wirksames styptisches Pulver bei parenchymatösen Blutungen.

Anmerkung 1. Das Kirschbaum- und Pflaumenbaumgummi ist zwar nicht so rein wie das arabische, beide haben jedoch die nämliche Wirkung wie dieses und sie können daher ebenso benutzt werden. Ihre vollständige Auflösung erfolgt aber nur durch heisses Wasser.

Anmerkung 2. Das Traganthgummi, *G. Tragacanthae*, enthält ausser einem eigenthümlichen Gummi noch Schleim und etwas Stärkemehl, — giebt zwar einen mehr consistenten Schleim als das arabische Gummi, ist aber ganz zu entbehren.

2) Quittensamen, Quittenkerne, *Semina Cydoniorum.*

Die Samenkerne von Cydonia. Familie der Obstgewächse, 12. Kl. 4. Ordn. L.

§. 89.

Sie enthalten in ihrer dünnen, äussern Haut sehr reichlich Schleim, der sich durch Einweichen der Samen in kaltem und warmem Wasser und durch starkes Schütteln mit demselben, leicht und so vollständig auflöst, dass er durch Papier filtrirt werden kann. 1 Theil Samen macht 40 Theile Wasser bei anhaltendem Schütteln ziemlich schleimig, und beim Kochen werden 48 Theile Wasser mit 1 Theil Samen ebenso schleimig, wie von gleichen Theilen Wasser und arabischen Gummi. Dieser Schleim hat einen geringen Antheil von Eiweiss und adstringirendem Princip, und wirkt zersetzend auf die meisten Salze, besonders auf essigsaures Blei, Sublimat, die Vitriole, und er selbst wird von diesen Mitteln und von Säuren zum Gerinnen gebracht, und wie vom Weingeist in weissen Flocken niedergeschlagen.

Die Wirkungen des Quittenschleims sind gleich denen der vorigen Mittel. Seine innerliche Anwendung ist in der Thierarzneikunde nicht gebräuchlich und die äussere ist fast nur auf schmerzhafte katarrhalische, rheumatische und andere Augenentzündungen beschränkt. Man wendet ihn hierbei gewöhnlich rein an, indem man 1—2 Quentchen mit 1 Pfund kalten Flusswassers schütteln und durchseihen lässt, und mit der klaren Flüssigkeit die Augen alle Stunden befeuchtet; oft setzt man aber auch narkotische Mittel, Opium u. dgl., oder selbst Bleiessig oder Bleizucker hinzu. Letzteres ist nach dem Vorstehenden wohl nicht chemisch richtig; manche Praktiker behaupten jedoch, dass die Erfahrung die gute Wirkung solcher Augenwässer häufig bestätigt habe. Es ist aber zweckmässiger, wenn man die Anwendung solcher Bleimittel oder der Vitriole neben dem schleimigen Mittel für durchaus nöthig hält, das arabische Gummi statt des Quittenschleims zu benutzen, weil ersteres weniger und langsamer zersetzend wirkt.

4) Leinsamen, *Semen Lini.*

Die Samen von Linum usitatissimum, Fam. Linaceae. 5. Kl. 5. Ordn. L.

§. 90.

Die äussere Schale der Leinsamen enthält gegen $^1/_6$ des ganzen Gewichts dieser Samen an Schleim (in Verbindung mit etwas Stärkemehl, Wachs und anderen Stoffen), so dass 1 Theil unzerstossener Samen 16 Theile darauf gegossenes kochendes Wasser in einen ziemlich dicklichen, fadenziehenden Schleim verwandelt; der innere Kern enthält dagegen $^1/_5$ fettes Oel in Verbindung mit vielem Eiweiss, mit Gummi, Kleber u. s. w. Zerstossene Samen bilden daher mit kochendem Wasser eine wirkliche Emulsion, indem hier ausser dem Schleim auch das Oel ausgezogen wird und im Wasser suspendirt bleibt. — Der Leinsamen kommt daher sowohl seiner schleimigen Theile, wie auch seines Oels wegen in Betrachtung (letzteres in der 5. Abtheilung dieser Klasse).

Die Wirkungen des reinen Leinsamenschleims, wie man ihn aus der Schale der ganzen Samen erhält, sind so wie bei den vorhergenannten Mitteln, und ebenso sind die Anzeigen und Gegenanzeigen bei seinem Gebrauch dieselben wie sie im Allgemeinen angegeben sind.

Man gebraucht ihn daher innerlich gegen Entzündung des Magens, des Darmkanals, der Nieren, der Blase, des Halses und der Lunge; gegen Vergiftungen mit scharfen, ätzenden Stoffen; gegen schmerzhafte Krämpfe in den Baucheingeweiden; bei Durchfall, — und äusserlich bei schmerzhaften Entzündungen, Verbrennungen und Wunden, bei Anätzungen, bei heftiger Reizung durch ungeschickte oder unzweckmässige Anwendung scharfer Stoffe u. dgl. (§. 87).

Man bereitet diesen Schleim, indem man 1 Theil Leinsamen mit 16—20 Theilen kochenden Wassers übergiesst, oder mit ebenso viel Wasser kocht und dann die Flüssigkeit durchseiht. — Seine Anwendung geschieht nur in flüssiger Form, innerlich als Einguss, oder als Einspritzung in den Mastdarm, in die Scheide u. s. w., äusserlich als Bähung und Waschung; bei grosser Wärme des leidenden Theils oder des ganzen Thieres wendet man den Schleim kalt, sonst aber gewöhnlich lauwarm an. Pferde und Rinder erhalten davon $1^1/_2$—2 Liter oder 700,0—1000,0 Grm., Schafen, Ziegen und Schweine $^3/_4$—1 Liter (350,0—500,0 Grm.), Hunde 180,0—360,0 und Katzen 30,0—60,0 auf einmal, nach Verhältniss der Zufälle jede halbe bis ganze Stunde wiederholt. Zum innerlichen Gebrauch versetzt man ihn bei Entzündung der Eingeweide u. bei Verstopfung des Leibes mit Oel, oder auch mit abführenden und kühlenden Salzen; bei Schmerzen mit Opium, Bilsenkrautextract und dgl., sonst aber wendet man ihn am besten rein an.

§. 91.

Der pulverisirte Leinsamen oder das Leinsamenmehl *(Pulvis* oder *Farina Seminum Lini)* enthält die sämmtlichen Bestandtheile dieser Samen, und wirkt vermöge des fetten Oels noch mehr erschlaffend und erweichend als der blosse Schleim, erschlafft aber bei fortgesetzter Anwendung die Verdauungseingeweide oft zu sehr und erzeugt Unverdaulichkeit. — Mit 20 bis 24 Thl. Wasser gelinde gekocht, giebt es eine schleimig-fettige Flüssigkeit von ziemlich dicker Consistenz, die innerlich und äusserlich ganz wie der reine Leinsamenschleim zu benutzen ist. Mit wenigerem Wasser oder auch mit Milch bereitet man durch blosses Uebergiessen und Zusammenrühren oder durch gelindes Kochen einen Brei, den man zu Umschlägen auf entzündete, schmerzhafte und verhärtete Theile lauwarm anwendet, um zu erweichen, Spannung und Schmerzen zu mildern, vorzüglich aber um die Eiterung zu befördern. Ein solcher Brei ist ziemlich derb, erhält die Wärme und Feuchtigkeit lange gebunden und wirkt zum Theil eben dadurch recht wohlthätig; er wirkt aber auch zuweilen durch seine Consistenz und Schwere auf die schmerzhaften Theile drückend und belästigend. Um letzteres zu mindern, setzt man dem Leinsamenmehl gleiche Theile Malvenkraut, oder Altheekraut, oder Kleie zu.

§. 92.

Die Leinkuchen *(Placenta Seminum Lini)* sind der, nach dem Auspressen des Oels aus dem Leinsamen verbleibende Rückstand. Sie enthalten also, nebst den trockenen Schalen dieser Samen, die schleimigen und eiweissartigen Bestandtheile und, je nachdem das Auspressen mehr oder weniger vollständig geschehen ist, auch noch etwas Oel. Mit der Zeit und bei dem Aufbewahren an feuchten Orten verändert sich ihre Beschaffenheit, und besonders werden sie leicht ranzig oder schimmlig. — Die Wirkung der guten Leinkuchen ist innerlich und äusserlich der des Leinsamenmehls sehr ähnlich; sie sind jedoch, innerlich angewendet, weniger erschlaffend, aber etwas leichter verdaulich und mehr nährend als das letztere. Hiermit ist aber nicht gesagt, dass sie leicht verdaulich und in dieser Hinsicht als Nahrungsmittel zu empfehlen sind, obgleich sie als solches von Landwirthen und anderen Thierbesitzern für gesunde und kranke Thiere sehr häufig benutzt, und, theils grob zerstossen, und mit anderem Futter gemengt, theils im Wasser aufgelöst, als Trank gegeben werden. Gesunde Thiere mit kräftigen Verdauungseingeweiden ertragen sie gut; aber von dem anhaltenden Gebrauch erhalten Pferde ein schlaffes, aufgedunsenes Fleisch, bei Kühen soll die Milch einen öligen, widrigen Geschmack bekommen, bei Schweinen der Speck ölig und leicht ranzig, und bei Schafen das Fleisch von ähnlicher Beschaffenheit werden. — Als diätetisches Heilmittel sollten sie nur bei solchen Krankheitszuständen, die mit vermehrter Reizbarkeit verbunden sind, und wo schleimige Mittel überhaupt passen, wie z. B. bei Bräune, bei dem Maulweh, bei und nach Entzündungen innerer Organe angewendet werden. Bei schwacher, träger Verdauung, bei Verschleimung und Würmern ist die Fütterung der Leinkuchen stets nachtheilig, und ebenso können sie im verdorbenen Zustande selbst bei ganz gesunden Thieren schädliche Wirkungen veranlassen[1].

Am zweckmässigsten werden die Leinkuchen äusserlich, pulverisirt und mit Wasser oder Milch gekocht, theils zu schleimigen Waschungen, theils zu Breiumschlägen, ganz so wie der Leinsamenschleim und wie das Leinsamenmehl, angewendet. Leinkuchenbrei wird jedoch bei dem nöthigen oftmaligen Erwärmen sehr bald sauer und stinkend, und muss deshalb bei fortgesetzter Anwendung alle vierundzwanzig Stunden frisch bereitet werden.

4) **Bockshornsamen**, *Semen Foeni graeci.*

Von Trigonella Foenum graecum, 17. Kl. 3. Ordn. L., Familie der Papilionaceae.

§. 93.

Er besitzt einen süsslichen Geruch, der den Pferden angenehm ist, und er enthält fast ebenso viel Schleim wie der Leinsamen, weshalb er oft innerlich und äusserlich wie dieser benutzt wird, als rein schleimiges (1 Theil und 16 Theile Wasser) Mittel, als passender Zusatz zu anderen, mehr wirksamen Mitteln, besonders als Zusatz zu Drusenpulvern, ferner als Bindemittel in Latwergenmasse, bei schmerzhaften Lungenentzündungen, schmerzhaftem. trockenem Husten, überhaupt so lange ein gereizter Zustand bei den katarrhalischen Leiden besteht.

5) **Mohnsamen**, 1) *Semen Papaveris albi et* 2) *nigri*[2].

Nr. 1. von Papaver officinale, Nr. 2. von Papaver somniferum, 13. Kl. 1. Ordn. L., Familie d. Papaveraceae

§. 94.

Die schleimigen Theile sind hier mit fettem, sehr mildem Oel verbunden. Die ersteren lassen sich nicht so wie bei den vorher bezeichneten Mitteln, durch Uebergiessen oder Kochen, sondern nur durch Zerreiben der Samen mit

---

[1] Im verdorbenen, im schimmligen, im ranzigen Zustande, wo Pilze oder Fettsäure entstanden sind, wirkt der Leinkuchen innerlich zuweilen wie ein scharfes und reizendes Mittel. Ich kenne einen Fall, wo neun Kühe zugleich durch reichlichen Genuss solcher Leinkuchen Magen- und Darmentzündung bekamen und drei davon starben. — Aehnliche Nachtheile hat man in mehreren Fällen von dem Füttern der Rübsamen - Oelkuchen beobachtet.

[2] Mohnköpfe, siehe bei Opium.

Wasser ausziehen und bilden dann mit den öligen zugleich die Mohnsamenmilch *(Emulsio Papaveris)*. — Diese Pflanzenmilch wirkt ausgezeichnet erschlaffend, reizmildernd und kühlend, und ist daher innerlich bei allen Hausthieren gegen krampfhafte und entzündliche Krankheitszustände, namentlich gegen Koliken zu benutzen, um so mehr, da der Mohnsamen ebenso wie der Leinsamen, auf dem Lande häufig als Hausmittel zu haben ist. Man bereitet sie, indem man 1 Theil Mohnsamen mit 8 Theilen kalten Wassers in einem Mörser recht gut zerreibt, und dann die Flüssigkeit durch Leinwand seiht. — Bei heftiger Entzündung setzt man ihr Salze, besonders den Salpeter, auch Oel u. a. Mittel zu. Die Gabe dieser Flüssigkeit ist für Pferde und Rinder 1—2 Liter = 2—4 Pfund, für Schafe, Ziegen und Schweine $^1/_2$ Liter (1 Pfund), Hunde und Katzen nach Verhältniss der Grösse 1 Pfund bis herab auf $^1/_{12}$ Pfund.

Der blaue Mohnsamen ist gegen Diarrhöe der Kanarienvögel und anderer kleiner Vögel ein vortreffliches Mittel.

6) Hanfsamen, *Semen Cannabis.*

Von Cannabis sativa, 22. Kl. 5. Ordn. L., Fam. Urticeae.

§. 95.

Die Hanfsamen enthalten mehr Schleim als die Mohnsamen, aber ebenfalls mit fettem Oel und ausserdem noch mit einem schwer riechenden, etwas betäubenden Stoff verbunden. Man benutzt sie am besten in einer Emulsion, die man durch Zerreiben der Samen mit kaltem Wasser (1 Theil zu 10—12 Theilen) bereitet, weniger zweckmässig in einer Abkochung mit 15—20 Theilen Wasser. — Die Wirkung ist ganz ähnlich der der Mohnsamenmilch, aber besonders wohlthätig auf die Harn- und Geschlechtsorgane, wenn dieselben sich in einem krampfhaften, gereizten oder schmerzhaft entzündeten Zustande befinden: auch bei zu grosser Aufregung des Geschlechtstriebes und zur Verhütung derselben. Ich habe sie hier mit kühlenden Salzen, mit Oel oder auch mit Kampher verbunden, oft mit dem besten Erfolge angewendet, und besonders in Verbindung mit dem letztern bei schmerzhaften Reizungen der Nieren und der Blase durch Canthariden. — Die Gabe ist wie bei der Mohnsamenmilch. — Aeusserlich kann man die Hanfsamen wie die Leinsamen benutzen.

7) Eibisch- oder Altheewurzel und Eibisch- oder Altheekraut, *Radix et Herba Althaeae.*

Von Althaea officinalis, 16. Kl. 5. Ordn. L., Fam. Malvaceae.

§. 96.

a. Die Eibischwurzel enthält gegen 30 Proc. reinen, in kaltem Wasser ausziehbaren Schleim, ebenso viel Stärkemehl, etwas Zucker und Gummi, und eine eigenthümliche, stickstoffhaltige Substanz *(Asparagin, Althaein)*, welche durch Alkalien in eine Säure (Asparagin-Säure) umgewandelt werden kann. Wegen des Vorhandenseins des Stärkemehls giebt die Wurzel beim Kochen mit Wasser eine viel consistentere, schleimige Flüssigkeit als bei der Behandlung mit kaltem Wasser. — Die Wirkung der Eibischwurzel ist ganz übereinstimmend mit der Wirkung der schleimigen Mittel überhaupt. Sie nährt mehr als Gummi, steht aber in dieser Wirkung dem Leinsamen nach; daher ist ihre Anwendung bei Entzündungskrankheiten nicht nachtheilig, wie manche Thierärzte dies glauben. Man kann sie als einhüllendes, erschlaffendes, reiz- und schmerzmilderndes Mittel überall benutzen, wo die schleimigen Mittel überhaupt angezeigt und nützlich sind. — Die Anwendung geschieht im Decoct, innerlich als Einguss oder Einspritzung und als Clystir, äusserlich als Waschung, auch als Augenwasser. Der Schleim wird bereitet, indem man 1 Theil von der pulverisirten oder klein zerschnittenen Wurzel mit 20—30 Theilen Wassers bis auf die Hälfte einkochen, — oder, bei grosser Eile, 1 Theil des Pulvers mit 12—20 Theilen Wassers nur durch einige Minuten tüchtig schütteln lässt. Die Gabe des Decocts ist wie bei dem Leinsamenschleim. Nach Erfordern der Umstände wird es mit anderen Mitteln versetzt, und oft dient es nur zur Einhüllung derselben, z. B. des Terpenthinöls, des stinkenden Thieröls, des Kamphers, der Säuren, der Metallsalze u. dgl. Von den letzteren zersetzt der Altheeschleim mehrere, jedoch in einem etwas geringeren Grade als Quittenschleim und arabisches Gummi, und er hat daher zuweilen vor diesen den Vorzug, wenn man Metallsalze mit schleimigen Mitteln verbunden, in Anwendung bringen will, wie z. B. den Bleizucker bei Augenentzündungen, bei schmerzhaften Gallen u. s. w. Mit den Gummiharzen verbindet sich der Altheeschleim durch Reiben recht gut, und kann daher bei der Bereitung der Emulsionen aus diesen Mitteln das arabische Gummi und das Eigelb ersetzen.

Ausserdem benutzt man die pulverisirte Altheewurzel als ein zweckmässiges Bindemittel für andere Arzneisubstanzen bei der Bereitung der Latwergen und Pillen. Sie hat vor den sonst hierzu gebräuchlichen süssen Säften (dem Honig, Syrup u. a.) den Vorzug, dass sie wohlfeiler ist, besser bindet und dass die Latwergen nicht so leicht in Gährung und Verderbniss übergehen, als wenn sie mit diesen Mitteln bereitet sind. Auch vor dem Mehl verdient sie in dieser Hinsicht fast allgemein (aber nicht zum Binden des Chlorkalkes in Latwergen und Pillen) den Vorzug, weil dasselbe immer schmierige Latwergen macht, die sich nicht gut eingeben lassen, und die leicht in Gährung übergehen. Dagegen habe ich oft bemerkt, dass Pillen, welche mit vielem Altheewurzelpulver bereitet sind, sich im Magen sehr langsam und unvollständig auflösen. Man darf daher bei ihnen und bei Latwergen nur so viel von diesem Pulver nehmen, als eben zur Bindung nöthig ist, nämlich nur etwa 30,0—45,0 zu 1 Pfund anderer Pulver, oder 60,0—90,0, wenn Salze in ganzen Pfunden zu Latwergen oder Pillen genommen werden. (30,0 1 Sgr. 8 Pfg.)

b. Das Eibisch- oder Altheekraut enthält einen ähnlichen Schleim wie die Wurzel, jedoch nur die Hälfte der Menge, und ohne die anderen Bestandtheile derselben. Man kann es wie die letztere und wie alle schleimige Mittel anwenden, benutzt es aber mehrentheils nur äusserlich, mit Wasser gekocht zu Breiumschlägen, oder das blosse Decoct zu Waschungen, zu Clystiren und anderen Einspritzungen. Oft wird es mit Leinsamenmehl, mit Leinkuchen, oder auch mit Bilsenkraut u. s. w. angewendet. Diese Breiumschläge haben vor denen, die aus Leinsamen oder Leinkuchen allein bestehen, den Vorzug, dass sie bei gleichem Umfange der Masse viel leichter sind und deshalb weniger belästigen. — Das Altheekraut ist durch das wohlfeilere Malvenkraut völlig zu ersetzen, und die Altheeblumen sind ganz entbehrlich. (30,0 8 Pfg.)

8) **Schwarzwurzel**, *Radix Consolidae majoris s. Radix Symphyti.*

Von Symphytum officinale, 5. Klasse 1. Ordnung L., Familie Boragineae.

§. 97.

Sie enthält noch mehr Schleim als die Altheewurzel (nämlich 3/4 ihres Gewichts); derselbe ist aber mit etwas Stärkemehl, (Eiweiss?), Zucker und eisengrünendem Gerbestoff verbunden, und die Wurzel reiht sich deshalb auch in ihren Wirkungen den schleimig-adstringirenden Mitteln an. Sie ist namentlich einhüllend, reizmildernd, gelind nährend, zusammenziehend und stärkend. Durch die beiden letzteren Eigenschaften unterscheidet sie sich von der Altheewurzel, dem Leinsamen und den meisten übrigen schleimigen Mitteln (mit Ausnahme einiger Malvenarten). Ihre Anwendung ist bei denselben Krankheiten zu empfehlen, wo die schleimigen Mittel überhaupt gebraucht werden; doch passt sie nicht bei echten, sthenischen Entzündungen, und besonders nicht bei Entzündungskoliken; — wenigstens verdienen hierbei die rein schleimigen Mittel den Vorzug. Dagegen ist sie bei asthenischen schmerzhaften Entzündungen, bei dgl. Blutharnen, besonders in den ersten Stadien, und bei heftigem, ruhrartigem Durchfall ein vortreffliches Mittel, welches sich ebenso sehr durch seine Wirksamkeit, wie durch seine Wohlfeilheit und dass es fast überall zu haben ist, zum thierärztlichen Gebrauch empfiehlt. (Ist nicht officinell.)

Die Gabe ist für Pferde und Rinder 30,0—60,0, für Schafe, Ziegen und Schweine 15,0—30,0, für Katzen und Hunde 2,0—4,0, alle Stunden oder bei weniger dringenden Zufällen alle 2—3 Stunden wiederholt.

Man wendet sie in Abkochungen an, aus 1 Theil Schwarzwurzel und 10—15 Theilen Wasser, bis zur Hälfte eingekocht, bereitet, und nach Erfordern der Umstände noch mit anderen passenden Mitteln, z. B. bei Durchfällen und gleichzeitigen krampfhaften Schmerzen im Darmkanal mit Kamillen, mit Opium u. dgl. versetzt. Schafe sollen das Decoct freiwillig und gern saufen.

Aeusserlich wirkt die gepulverte Wurzel bei Blutungen aus kleinen Gefässen blutstillend, theils indem sie die Bildung einer Kruste befördert, theils indem sie in den Gefässen und Fasern die Zusammenziehung gelind vermehrt. — Das Decoct wirkt bei Quetschungen zertheilend und schmerzstillend; es mindert in Wunden und Geschwüren die zu sehr erhöhte Reizbarkeit und dadurch auch die Neigung zum Jucken; es bessert und vermindert die zu reichliche und zu dünne Eiterung, verdichtet etwas die Granulation und befördert somit die Heilung. Die Wurzel wurde deshalb in früheren Zeiten als eins der wichtigsten Wundheilmittel betrachtet und sehr häufig gebraucht[1].

Auch kann man die Schwarzwurzel wie die Altheewurzel als Bindemittel bei der Bereitung der Latwergen und Pillen benutzen.

---

[1] Man schrieb ihr ehedem fast wunderbar heilende und vernarbende Kräfte zu, und ertheilte ihr davon auch im Lateinischen den Namen Consolida, Symphytum, und im Deutschen den Namen Beinwell.

9) **Klettenwurzel**, *Radix Bardanae.*

Von Arctium tomentosum s. Arctium Bardana, 19. Kl. 1. Ordn. L., Fam. Acarnaceen.

§. 98.

Reich an Schleim, mit Stärkemehl und etwas bitterem Harze; wirkt auf die Verdauungseingeweide kaum bemerkbar, vermehrt aber in milder Weise die Diurese. — Aeusserlich benutzt man sie zum Waschen bei Flechten, bei juckender Haut und beim Ausgehen der Haare.

Die Gabe ist innerlich wie bei der Schwarzwurzel, am besten, wie auch äusserlich, als Abkochung, aus 1 Theil Wurzel und 12 Theilen Wasser oder Bier, bis zur Hälfte eingekocht, bereitet.

Die frischen Klettenblätter und der aus ihnen und der Wurzel gepresste Saft wirken ähnlich und werden hin und wieder von den Landleuten bei Verbrennungen, bei Verwundungen und Geschwüren mit gutem Erfolge benutzt. (30,0 1 Sgr. 2 Pfg.)

10) **Malvenkraut**, *Herba Malvae.*

§. 99.

Die verschiedenen Malven (namentlich die rundblätterige, *M. rotundifolia*, und die Wald- oder wilde Malve, *M. silvestris*) enthalten in der ganzen Pflanze, vorzüglich aber in den Blättern, eine ziemliche Menge Schleim, der aber in der rundblätterigen Malve mit etwas zusammenziehendem Stoff verbunden ist. — Die Wirkungen des Malvenkrautes sind denen des Altheekrautes fast gleich, es ist daher auch in Gabe und Verbindung ganz wie dieses anzuwenden, hat jedoch noch vor dem Altheekraut den Vorzug, dass es leichter zu haben und viel wohlfeiler ist, da es überall wild wächst. (Nicht officinell.)

Aeusserlich als Decoct (15—30 Grm. zu 240—360 Grm. Colatur) zu Waschungen, warmen Bähungen und Einspritzungen, als Brei zu Umschlägen.

Die Malvenblumen enthalten ausser dem Schleim etwas farbigen Extractivstoff, wirken schwächer als das Kraut, und sind gänzlich zu entbehren.

11) **Wollkraut, Königskerzenkraut (und Blumen)**, *Herba et Flores Verbasci.*

Von Verbascum Thapsus, 5. Kl. 1. Ordn., Fam. Personatae.

§. 100.

Die Blätter des Wollkrauts besitzen ziemlich reinen Schleim, die Blüthen etwas fettes Oel, Schleimzucker und einige andere Bestandtheile in geringer Menge. (Beide nicht officinell.)

a. Die ersteren können als ein sehr wohlfeiles Ersatzmittel für Leinsamen, Altheekraut u. s. w., besonders zum äusserlichen Gebrauch dienen, wo sie im Decoct oder als Breiumschlag angewendet werden. Die Gabe und Verbindung mit anderen Mitteln ist wie bei dem Altheekraut.

b. Die Wollkrautblumen wirken gelind erregend auf die Schleimhaut der Respirationsorgane, und befördern daselbst die Absonderungen. Sie sind gegen Katarrh und Husten, jedoch vorzüglich nur bei kleinen Hausthieren und nur als wohlfeiles Hausmittel in Anwendung zu bringen, übrigens aber zu entbehren. — Man giebt für Katzen und Hunde 2,0—4,0, mit 8 Theilen heissen Wassers infundirt und gut durchgeseiht, täglich vier- bis sechsmal.

Anmerkung. Mehrere andere schleimhaltige Mittel, wie z. B. der Flöhsamen *(Semen Psylli)*, das Huflattigkraut *(Herba Tussilaginis)*, das Bärentraubenkraut und die Wurzel *(Herba et Radix Brancae ursinae)*, das Lungenkraut *(Herba Pulmonariae)* u. a. sind ganz entbehrlich. Dagegen kann man als wohlfeiles Hausmittel, besonders auf dem Lande, zuweilen den Rinderkoth, Rindermist *(Stercus boum s. vaccarum)* benutzen. Derselbe enthält im frischen Zustande ausser anderen Ueberresten des genossenen Futters auch eine Menge Pflanzenschleim, und zugleich thierischen Schleim aus dem Darmkanal. Er wirkt sehr erweichend, und kann zum äusserlichen Gebrauch überall angewendet werden, wo Breiumschläge von schleimigen Mitteln nöthig sind. Doch wird er fast nur allein zu Umschlägen auf Hufe und Klauen, bei Quetschungen und Entzündungen, wie auch bei zu grosser Trockenheit und Sprödigkeit derselben, und bei zu geringem Wachsthum des Horns angewendet. Er erweicht hier das Horn, mindert die Reizung und Entzündung und trägt auch zur Beförderung der Eiterung bei. — Man wendet ihn zuweilen mit dünnem Lehmbrei gemengt an. Er hat vor dem blossen Lehm den Vorzug, dass er länger feucht bleibt, mehr erweicht, und sich nicht in so harte Ballen unter der Sohle zusammenballt, wie jener. Er muss gewöhnlich durch längere Zeit fortgesetzt, aber täglich mit frischem gewechselt und oft mit kaltem Wasser begossen werden.

Dritte Abtheilung.

Mehl- und stärkemehlhaltige Mittel. *(Med. farinosa et amylacea.)*

§. 101.

Das Mehl *(Farina)* findet sich als ein natürlicher Bestandtheil in den Samen der Gras- und Getreidearten, in vielen Hülsenfrüchten und in manchen Wurzeln und Knollen. Es hat als nähere Bestandtheile hauptsächlich das Stärkemehl oder Kraftmehl und den Kleber in verschiedenem Verhältniss, und nebenbei Pflanzeneiweiss *(Fibrin, Caseïn, Legumin)*, Zucker, Dextrin und Schleimsubstanzen.

a. Das Stärkemehl *(Amylum)* liegt in den Pflanzenzellen in kleinen Körnchen, die aus einer ebenfalls aus Stärkemehl in feinen Schichten bestehenden Hülle und im ganz frischen Zustande aus einem dickflüssigen Inhalt gebildet sind. Man gewinnt es durch Einweichen, Auskneten und Auswaschen der mehlhaltigen Getreidesamen, der Kartoffeln u. a. Knollen und Wurzeln, in denen es neben Kleber, Schleim u. s. w. von der Natur erzeugt ist. Das Amylum erscheint als ein weisses Pulver, das in Alkohol und kaltem Wasser unlöslich ist, mit heissem Wasser eine schleimige Flüssigkeit bildet, die beim Erkalten zu einem gallertartigen Kleister wird; durch verdünnte Schwefelsäure wird es in Dextrin (Stärkegummi), bei längerer Einwirkung der Säure in Stärkezucker verwandelt. Aetzkalilauge wirkt auf Stärkemehl wie heisses Wasser; Kalk, Baryt, Bleioxyd geben mit ihm unlösliche Verbindungen. Auf die meisten Metallsalze verhält sich Stärkemehl indifferent. Durch Jod in grösserer Menge wird es schwarzblau, in geringerer Menge aber violet gefärbt, und Galläpfeltinctur macht aus Stärkeabkochung einen blassgelben Niederschlag. Alkohol, Aether, ätherische und fette Oele haben keine Wirkung auf das Stärkemehl. Diese Eigenschaften finden sich in jeder Art von Stärkemehl fast ganz übereinstimmend, so dass dasselbe in den verschiedenen Pflanzen von gleichartiger Beschaffenheit zu sein scheint. Es reagirt weder sauer noch alkalisch, und es besteht chemisch aus Kohlenstoff, Wasserstoff und Sauerstoff ($C_{12}H_{20}O_{10}$).

Bei der Anwendung auf den Thierkörper wirkt das reine Stärkemehl innerlich als ein mildes, leicht verdauliches Nahrungsmittel. Es wird hierbei durch den Speichel schon im Maule, noch mehr aber im Darm in Gummi (Dextrin) und Traubenzucker umgeändert [1]. Oertlich wirkt es, mit Wasser in Verbindung, erschlaffend, reizmildernd, wie die schleimigen Mittel; als Pulver wirkt es gelind austrocknend ohne zu reizen. Man benutzt es als ernährendes Mittel bei schon etwas geschwächter Verdauungskraft, wo es nicht so leicht die Beschwerden wie das Mehl erregt; namentlich giebt man es bei dem Starrkrampf, bei Lähmungen, bei erschöpfenden Durchfällen u. s. w., entweder mit 12—16 Theilen warmen Wassers abgerührt, oder mit 20—25 Theilen desselben gekocht, als Einguss oder Clystir, oder auch in Latwergen und als Bissen. — Als Arzneimittel benutzt man es innerlich und äusserlich wegen seiner einhüllenden u. a. Wirkungen bei Entzündungen, Maulweh (§§. 77, 92), bei Verbrennungen, Anätzungen u. dgl. statt der schleimigen Mittel, denen es aber bei Vergiftungen mit Metallsalzen nachsteht, weil es diese Salze nicht zersetzt oder unlöslich macht. Dennoch ist es gegen Sublimatvergiftungen empfohlen. — Die Gabe ist für Pferde und Rinder 60,0—120,0, für Schafe, Ziegen und Schweine 15,0—60,0, für Hunde 8,0—15,0 täglich 6—8 Mal. Zu Clystiren nimmt man für die grossen Thiere 15,0—30,0, für die kleinen Thiere 2,0—8,0. Es wird auch als Bindemittel für andere Arzneistoffe bei der Bereitung der Pillen und Latwergen, und zum Ausfüllen der Kastrirkluppen, oder vielmehr zur Aufnahme des in die Rinne derselben gebrachten Aetzmittels benutzt.

b. Der **Kleber**, Getreide- oder Weizenstoff (*Gluten vegetabile, Colla. Phytocolla*), enthält ausser Kohlen-, Wasser- und Sauerstoff auch Stickstoff, scheidet sich durch Auswaschen des Mehls der Getreidearten u. s. w. von dem Stärkemehl, ist eine zähe, stark klebende Masse, löst sich in kaltem Wasser sehr wenig auf, fault leicht und verhält sich dann dem faulen Käse ähnlich; auf mehrere Metallsalze wirkt er zersetzend; mit Stärkemehl und Wasser gemengt, bildet er bei mittlerer Temperatur der Luft Dextrin und Zucker. Er ist daher in dem gewöhnlichen Mehl ein mehr nährender Bestandtheil, wird aber für sich allein nicht benutzt.

§. 102.

Das **Mehl** wirkt seinen Bestandtheilen entsprechend. Es wird bei innerlicher Anwendung von allen Thieren verdaut, dabei grösstentheils in Traubenzucker (Stärkezucker) umgebildet, und es nährt reichlich, besonders in der Richtung der Fettbildung. Die mehligen Mittel gehören deshalb zu den wichtigsten Nahrungsmitteln, besonders für pflanzenfressende Thiere; aber auch die Fleischfresser können dabei gut bestehen, und zwar, wie es

[1] Tiedemann und Gmelin, die Verdauung nach Versuchen. Heidelberg 1826. S. 180 u. f.

scheint, um so mehr, je reicher diese Mittel an Kleber sind, da dieser sich in mehrfacher Hinsicht der thierischen Gallerte ähnlich zeigt. Doch verlangen die mehligen Mittel immer noch wenigstens einen mässigen Grad von Verdauungskraft; denn wo diese zu sehr gesunken ist, gehen sie im Magen und Darmkanal leicht in saure Gährung über, wo sie dann Säure, Blähungen, Verschleimung und als weitere Folge selbst Krämpfe und Koliken verursachen können. Diese nachtheiligen Wirkungen entstehen besonders dann, wenn bei schwacher Verdauung die mehligen Mittel zu reichlich und zu anhaltend, ohne gehörige Beimengung anderer Nahrungsmittel gegeben werden. — Oertlich zeigen sie die einhüllende, abspannende und reizmildernde Wirkung der indifferenten Mittel, stehen aber darin den schleimigen Mitteln nach. — Auf mehrere Metallsalze, namentlich auf Quecksilber-Sublimat und Kupfersalze wirken diese Mittel zersetzend, und gehen mit ihnen schwer lösliche Verbindungen ein. Sie zeigen diese Wirkung um so mehr, je reicher sie an Kleber sind.

§. 103.

Die mehligen Mittel sind indicirt in Krankheiten, wo allgemeine Schwäche und Abmagerung besteht, und besonders, wenn diese Zustände durch vorausgegangenen Nahrungsmangel, durch übermässige Anstrengung, durch Säfteverlust, durch Fieber u. s. w. entstanden sind. Dagegen darf man sie nicht anwenden, wenn der Bildungsprocess stärker als im normalen Zustande hervortritt; daher nicht bei Entzündungen und bei Fiebern mit sthenischem Character. — Wo Schwäche und Torpidität, oder entgegengesetzt, ein hoher Grad von Reizbarkeit im Magen und Darmkanal zugegen ist, dürfen sie nur vorsichtig angewendet werden. — Ihrer örtlichen Wirkung wegen benutzt man diese Mittel innerlich bei Vergiftungen durch scharfe, besonders durch metallische Substanzen, bei Durchfällen, bei der Harnruhr und bei dem asthenischen Blutharnen; äusserlich bei Entzündungen und Excoriationen, um einzuhüllen und zu erschlaffen, oder auch um die Eiterung zu befördern.

Auch dient das Mehl als Bindemittel und zur Einhüllung anderer Medicamente, ist jedoch nicht für alle Fälle passend; denn es macht mehrentheils die Latwergen etwas kleisterig, so dass sie sich nicht so gut eingeben lassen, wie die mit Altheewurzelpulver bereiteten; es befördert die Gährung und dadurch das Verderben der Arzneien, und macht viele Metallsalze zum Theil oder ganz unwirksam.

1) **Weizen**, *Triticum, Semen Tritici.*

Von Triticum sativum, 3. Kl. 2. Ordn., Fam. der Gräser.

§. 104.

Die Weizenkörner enthalten ein sehr feines, weisses Mehl, welches aus Stärkemehl (50—75 Proc.) und aus Kleber (11—38 Proc.) besteht, somit an Nahrungsgehalt reicher ist, als das aus den übrigen Getreidearten, deshalb am meisten nährt, aber auch leicht säuert. Als Nahrungsmittel wird der Weizen wenig benutzt, weil er im Allgemeinen zu theuer und ausserdem für Pferde etwas schwer verdaulich ist. Beides gilt auch von dem Weizenmehle (*Farina Tritici*). Man giebt dasselbe kranken, sehr schwachen Thieren unter den in §§. 102,103 bezeichneten Umständen (Pferden u. Rindern gegen 360,0 — 1080,0, Schafen, Ziegen und Schweinen 180,0 — 540,0, Hunden nach ihrer Grösse, 60,0—180,0 pro Tag), gewöhnlich mit Wasser zusammengerührt als Mehltrank, welchen sie gern saufen, der aber in reinen Gefässen recht oft erneuert werden muss, weil er bald sauer wird. Als Heilmittel wendet man dünnflüssige Mehltränke, als sogenanntes Maulwasser bei dem Maulweh an, und zwar bei heftigen Schmerzen rein oder mit Milch oder Sahne gemengt, später, und bei üblem Geruch aus dem Maule, mit Zusatz von etwas Essig oder Salzsäure, Kochsalz oder Salmiak. — Als Bindemittel benutzt gilt das hierüber vom Mehl im Allgemeinen Angegebene (§. 103). — Das über dem Feuer braun geröstete Mehl enthält empyreumatische Bestandtheile und wirkt zugleich gelind reizend. Es ist bei Eingeweidewürmern empfohlen. — Das Weizenmalz wirkt fast ähnlich, ist aber durch seinen Gehalt an Zucker und Gummi noch mehr auflöslich und leicht verdaulich. Es kann bei grosser Schwäche, bei Cachexie, Diarrhöe und dergl. Zuständen nützlich sein. Gabe, wie vom Mehl.

Weizen-Stärkemehl verhält sich wie das Stärkemehl überhaupt. — Das Weizenbrot ist mehr nährend und leichter verdaulich als das Weizenmehl, da dasselbe durch die Brotgährung und durch das Backen bedeutend umgewandelt ist; es wird aber, des Preises wegen, nur für kleine Hausthiere, denen man einen eingebildeten Werth beilegt, als Nahrungsmittel benutzt. Aeusserlich ist es, mit Wasser oder Milch zu einem Brei gekocht, als ein erweichender, schmerzstillender Umschlag zu gebrauchen. Die Weizenkleie *(Furfur Tritici)* enthält die bei dem Mahlen der Weizenkörner von dem Mehl getrennten Hülsen derselben, in Verbindung mit Kleber und mit noch einer geringen Menge Mehl. Sie ist ziemlich leicht verdaulich, nährt aber für sich allein nur wenig, erschlafft die Verdauungseingeweide, verursacht bei Pferden, die an ihren Genuss nicht gewöhnt sind, in der ersten Zeit einen mehr weich und locker abgehenden Koth, zuweilen selbst Laxiren, und reichlich gefüttert veranlasst sie oft Unverdaulichkeit und Kolik. Pferde und Rinder werden zwar bei starker Kleifütterung und bei weniger Arbeit, gewöhnlich recht wohlbeleibt und ansehnlich; sie haben aber dabei schlaffe Fasern und sehr lockeres aufgedunsenes Zellgewebe, und ermatten und schwitzen viel leichter als bei Körnerfutter. Die Wirkung der Kleie als Nahrungsmittel ist daher der Wirkung der schleimigen Mittel sehr ähnlich. — Sie ist wegen ihres geringen Nahrungsgehaltes bei Entzündungskrankheiten, und wenn das Kauen und Schlucken des Körnerfutters und des Heues erschwert ist, wie z. B. bei Druse, bei Halsentzündung, bei schmerzhaftem Husten, bei Verwundungen im Maule, auch bei Hartleibigkeit und dergl. anzuwenden. — Man giebt sie am besten mit etwas Wasser angefeuchtet und oft auch mit Häcksel gemengt zum Futter; oder in Wasser eingerührt als Getränk (Kleitrank). — Beides muss, besonders im Sommer, oft erneuert werden, weil es leicht sauer wird. — Mit Wasser gekocht und durchgeseiht, giebt die Kleie eine schleimige Flüssigkeit, die recht gut zu Clystiren zu benutzen ist, und mit warmem Wasser zum Brei gemacht, ist sie zu erweichenden Umschlägen, besonders am Hufe, sehr brauchbar, und ihrer Wohlfeilheit wegen dem Altheekraut, Leinsamen u. s. w. vorzuziehen.

2) Gerste, *Hordeum, Semen Hordei.*

Von Hordeum vulgare, H. distichon, H. hexastichon, 3. Kl. 2. Ordn. L., Fam. d. Gräser.

§. 105.

Die Körner der Gerste enthalten nach Einhof 67 Proc. Stärkemehl und Kleber, nach Proust 87 Proc. Stärkemehl und Gerstestoff *(Hordeïn)* in so inniger Verbindung, dass diese Stoffe auf die gewöhnliche Weise durch blosses Wasser nicht von einander zu scheiden sind. Unter geeigneten Umständen wandelt sich ein grosser Theil dieser Stoffe in Dextrin und Zucker um; sie ist daher wohl stark nährend, aber schwer verdaulich, und da sie in Verbindung mit Feuchtigkeit leicht und schnell in saure Gährung übergeht, so erzeugt sie die bei den mehligen Mitteln im Allgemeinen und bei der Weizenkleie angegebenen Verdauungsfehler sehr leicht. Sie passt daher als Nahrungsmittel nur für solche Pferde, die gesunde und kräftige Verdauungsorgane besitzen. Dennoch wird sie als Pferdefutter in manchen Gegenden sehr häufig und im Orient fast allgemein benutzt, und auch in manchen Gestüten den edlen Hengsten, besonders während und nach der Beschälzeit gegeben. Man muss jedoch bei ihrem Gebrauch vorsichtig, nach und nach bis zur vollen Ration steigen, und sie am besten im gequollenen Zustande (12—24 Stunden in Wasser geweicht) geben. Nach Waldinger's Angabe[1] benutzen sie die Pferdehändler, um ihre Pferde bald dickleibig zu machen; sie nehmen Gerstenschrot, bearbeiten dasselbe mit vielem Wasser, seihen dann nach einer halben Stunde das Flüssige ab und geben es als Trank, das übrige Gröbere aber mit Häcksel gemengt zum Futter. Solche Pferde fallen dann beim Haferfutter wieder ab, misten im Anfange weich, schwitzen und ermatten sehr leicht. Dem Rindvieh, den Schafen und Schweinen gereicht dagegen die Fütterung mit gequellter oder mit geschrotener Gerste, und der daraus bereitete Trank bei und nach asthenischen Krankheiten zu einem der besten Nahrungs- und Stärkungsmittel, welches auch zum Mästen für sie mit Nutzen gebraucht wird. — Als Heilmittel wird die Gerste vom Volke gern zu Dampf- oder Dunstbädern bei katarrhalischen Krankheiten (bei Druse, Strengel, Bräune und Lungenkatarrh) in der Periode der entzündlichen Reizung benutzt, um die Trockenheit und Spannung der Schleimhaut zu mindern und die Absonderung des Schleims zu befördern. Man kocht sie für diesen Zweck mit Wasser bis die Körner aufplatzen, lässt die Flüssigkeit etwas abkühlen und dann ihren mässig warmen Dunst einathmen, indem man gleichzeitig den Kopf und Hals der Thiere von oben her mit einer Decke bedeckt. Die so bereiteten Dämpfe enthalten aber keinen aufgelösten Schleim, wie man sonst irrthümlich glaubte, sondern sie wirken allein durch Feuchtigkeit und Wärme. — Gerstenmehl besitzt die Eigenschaften der Gerste und ist wie das Weizenmehl zu benutzen. — Gerstenmalz *(Maltum Hordei)* enthält viel, durch den Keimungsprocess gebildetes Dextrin und Zucker; es ist leicht verdaulich, daher noch mehr nährend als die rohe Gerste, und im braunen Zustande ist es etwas mehr erregend als die letztere und als das Weizenmalz. Man giebt es als Nahrungsmittel schwachen Pferden und Rindern zu 1 Pfund, täglich

[1] Nahrungs- und Heilmittellehre. S. 83.

3—4 Mal. Bei Durchfällen, die nicht mit verstärkter Reizbarkeit verbunden sind, mindert es die Entleerungen, besonders wenn es braun geröstet ist. So ist es auch bei der Fäule und bei den Lungenwürmern der Schafe, wenn das Uebel noch nicht zu weit gediehen ist, ganz vorzüglich wirksam. Für funfzig Schafe lässt man $^1/_4$ Scheffel braun geröstetes Malz in 60 Quart Wasser bis zum Weichwerden kochen, setzt dann 2 Pfund Wachholderbeerenpulver und 2 Loth Eisenvitriol hinzu, und giebt das Ganze nach dem Erkalten zum Getränk. — Das Bier (*Cerevisia*), durch das Brauen aus dem Malze der verschiedenen Getreidearten, vorzüglich aber aus dem Gerstenmalz bereitet, enthält nährende Bestandtheile in Verbindung mit etwas Spiritus, und gewöhnlich auch mit zugesetzten bitteren, aromatischen Stoffen. Es wirkt nährend und stärkend und kann entkräfteten Thieren, z. B. zur Zeit der Geburt, wenn die Wehen zu schwach sind, und in ähnlichen Fällen gegeben werden. Man kocht es mit Brot und setzt nach Bedürfniss der Umstände aromatische Mittel, Branntwein oder Wein hinzu. — Bierhefen, siehe Kohlensäure, IX. Klasse. — Die nach dem Brauen zurückbleibenden Trebern oder die Seihe geben für Kühe, Schweine, Schafe und Geflügel ein brauchbares, der Kleie ähnliches Futter, welches aber sehr leicht säuert.

3) Roggen, *Secale, Semen Secalis.*

Von Secale cereale und aestivum, 3. Kl. 2. Ordn. L., Fam. d. Gräser.

§. 106.

Der Roggen (das Korn) enthält, nach Einhof, an Stärkemehl 61, und an Kleber gegen 10 Proc.; ausserdem eine Quantität Gummi in Verbindung mit dem Kleber, durch welches letzterer auflöslich in Wasser wird. Der Roggen säuert unter allen Getreidearten am schnellsten und ist für Pflanzenfresser verhältnissmässig auch am schwersten zu verdauen. — Er nährt sehr stark, ist aber als Nahrungsmittel wieder nur für solche gesunde Pferde, welche kräftig verdauen und die schwere Arbeit verrichten müssen, geeignet; dabei muss er aber vor dem Füttern wenigstens eine Stunde in Wasser eingeweicht, oder wenigstens bei dem Füttern gut angefeuchtet und mit Häcksel gemengt werden; auch müssen die Thiere erst allmälig an seinen Genuss gewöhnt werden, und nach dem Abfüttern die zur Verdauung nöthige Ruhe erhalten. Ohne Beachtung dieser Vorsichtsmassregeln, oder zu reichlich gegeben, verursacht er leichter als die übrigen Körnerarten Unverdaulichkeit, heftige Koliken (bei dem Rindvieh und den Schafen Aufblähung), Anlage zum Koller, zur periodischen Augenentzündung und zum Erblinden. Bei Pferden, die an seinen Genuss nicht gewöhnt sind, bewirkt er oft heftigen acuten Rheumatismus und bösartige Hufentzündung (das sogenannte Verfüttern oder Verschlagen). Alle diese üblen Folgen entstehen besonders leicht durch frischen (d. h. erst geernteten) Roggen, mit dem man kaum vorsichtig genug sein kann. — Der geschrotene Roggen und das Roggenmehl sind als Nahrungsmittel fast ganz dem Roggen gleich, aber etwas leichter verdaulich, namentlich gekocht; leichter verdaulich u. nahrhafter ist das Roggenbrot, bei kleinen Hausthieren aber dem Weizenbrote nachzusetzen. Schrot, Mehl, Brot und Kleie wendet man äusserlich zu Breiumschlägen an, das Mehl auch zu sogenannten Maulwässern. — Der Sauerteig *(Fermentum)*, d. h. der in saure Gährung übergegangene Teig, wirkt innerlich kühlend und erfrischend, äusserlich bei längerer Berührung der unbehaarten Haut aber gelind reizend. Man rührt ihn mit vielem Wasser ab und giebt ihn so als Getränk, bei entzündlichen Fiebern mit asthenischem Character, besonders im Sommer, bei dem Milzbrande, bei der Lungenseuche und dgl.; äusserlich benutzt man ihn zu reizenden Breiumschlägen als ein schickliches Vehikel, z. B. für das Senfsamenpulver bei der Bereitung des Senfteiges oder des sogenannten Senfpflasters. — Die Roggenkleie wird für etwas nahrhafter gehalten als die Weizenkleie, hat aber übrigens dieselben Eigenschaften wie diese und ist auch wie sie zu benutzen. — (Branntweinschlempe siehe bei den spirituösen Mitteln, V. Klasse, und das Mutterkorn bei den narkotischen Mitteln, VII. Klasse.)

4) Hafer, *Avena*, *Semen Avenae*.

Von Avena sativa, 3. Kl. 2. Ordn. L., Fam. d. Gräser.

§. 107.

Der Hafer besitzt weniger Stärkemehl (in 100 Theilen Hafermehl nur 59 Theile) als der Weizen und der Roggen, und mehrentheils auch weniger als die Gerste; Kleber enthält er (nach Vogel's Untersuchung) nur gegen 4 Proc.; dabei auch etwas Schleimzucker, Eiweiss und einen ganz schwach nach Vanille riechenden Stoff[1]. Hieraus lässt sich entnehmen, dass er weniger intensiv nährt, als die übrigen Getreidearten; dafür ist er aber auch leichter verdaulich, säuert später und bläht weniger auf als diese. Aus diesen Gründen und der Erfahrung zufolge, ist der Hafer für Pferde das geeignetste Körnerfutter, bei dem sie am besten gedeihen und am wenigsten den bei der Fütterung mit Weizen, Gerste und Roggen so leicht entstehenden Verdauungsbeschwerden u. s. w. ausgesetzt sind. Bei kranken Pferden, denen Körnerfutter zur Stärkung nützlich ist, verdient deshalb der Hafer den Vorzug vor allem andern, besonders wo Schwäche der Verdauungseingeweide besteht. Auch für die übrigen pflanzenfressenden Thiere ist er ein recht gesundes Nahrungsmittel. Doch kann er auch, wenn er zu reichlich oder unvorsichtig, besonders solchen Pferden gegeben wird, die an seinen Genuss nicht gewöhnt oder die zu sehr erhitzt sind, ähnliche Nachtheile erzeugen wie der Roggen. Wenn er dumpfig oder schimmelig ist, verursacht er bei Pferden leicht Blutverderbniss, infolge hiervon Husten, Kurzathmigkeit (Dämpfigkeit), sehr oft die Harnruhr und Cachexie. — Den braun gerösteten Hafer *(Avena tosta)* giebt man mit Nutzen gegen den Durchfall der Pferde (besonders der Füllen), Schafe, Ziegen und Schweine, wenn derselbe in Schwäche und Reizlosigkeit der Verdauungseingeweide begründet ist. Noch wirksamer ist hierbei dies Mittel, wenn man es mit braun gerösteten Linsen ($^1/_3$ bis die Hälfte) gemengt giebt. — Hafergrütze *(Avena decorticata s. excorticata)* wird in Abkochung mit Wasser (30,0 Hafergrütze zu 4 Pfd.) oder Milch oder Fleischbrühe als ein mildes, nährendes, leicht verdauliches Mittel, besonders für Hunde, bei grosser allgemeiner Schwäche, bei krank-

[1] Waldinger, Nahrungs- und Heilmittel der Pferde. Wien 1816. S. 82.

hafter Reizbarkeit der Verdauungs- und Respirationsorgane, bei Durchfall u. s. w. mit gutem Erfolge innerlich angewendet, oder als Vehikel für andere Arzneimittel benutzt. Die durchgeseihte Flüssigkeit von diesen Abkochungen wird zu nährenden, oder zu reizmildernden, schleimigen Clystiren, zu Bähungen und dgl. wie die schleimigen Mittel gebraucht. Doch ist der Hafergrützschleim keinesweges dem reinen Schleim von Althee, von Leinsamen u. s. w. gleich, sondern durch seinen weit grösseren Nahrungsgehalt von diesem sehr verschieden. Mit wenigem Wasser oder Milch zum Brei gekocht, dient die Hafergrütze als erweichender Umschlag ganz so wie der Leinsamen und Leinkuchen.

5) Isländisches Moos, isländische Flechte, *Lichen islandicus.*

Von Cetraria Islandica, 24. Kl. 3. Ordn., Fam. der Schüsselflechten (Parmeliaceae).

§. 108.

Das isländische Moos enthält als vorwaltenden Bestandtheil 40—45 Proc. eines eigenthümlichen Stärkemehls *(Lichenin)*, mit herbem Bitterstoff verbunden. — Dieses Flechtenstärkemehl kommt im Wesentlichen mit dem gemeinen Stärkemehl überein, unterscheidet sich aber von ihm dadurch, dass es in der concentrirten Abkochung der Flechte beim Erkalten eine Gallerte giebt, welche vom Jod braungrau gefärbt wird. Es löst sich in verdünnten Säuren auf (also auch im Magensaft) und bildet bei längerer Einwirkung derselben Dextrin und Zucker. Der Bitterstoff der isländischen Flechte löst sich etwas in kaltem, mehr in heissem Wasser, in Weingeist und in wässerigen Solutionen von kohlensaurem Kali, und durch letztere ist er ganz zu entfernen, so dass das Stärkemehl allein in der Flechte übrig bleibt. — Diesen Bestandtheilen gemäss kann das isländische Moos, je nachdem es von dem Bitterstoff befreit, oder mit demselben angewendet wird, ebenso gut als ein mildes, leicht verdauliches und doch intensiv nährendes Mittel, oder als ein blos einhüllendes, reizminderndes, und als ein gelind tonisches Heilmittel wirken. In letzterer Beziehung zeigt es eine vorherrschende Richtung auf die Schleimhaut der Respirationsorgane und des Verdauungskanals, und ebenso auf eiternde Flächen; es vermehrt daselbst den Tonus ganz allmälig, vermindert und verbessert die Absonderungen, und beschränkt den Zersetzungsprocess.

Das Mittel dient blos zum innerlichen Gebrauch und ist angezeigt, wo Schwäche mit zu grosser Reizbarkeit, Abmagerung, zu reichliche Absonderung, und besonders zu starke Schleimsecretion zugegen ist. Man gebraucht es daher namentlich: gegen Vereiterung der Lunge, gegen schwindsüchtige Abmagerung bei gleichzeitiger chronischer Schleimabsonderung in der Luftröhre und Lunge, daher auch bei chronischem Husten mit vielem Schleimauswurf, bei der Kurzathmigkeit, die oft unmittelbar nach Lungenentzündungen zurückbleibt und in blosser Schwäche und Reizbarkeit der Respirationsorgane besteht, und bei chronischem Durchfall. Es muss immer durch einige Zeit fortgebraucht werden, ehe man bei den Krankheiten der Respirationsorgane einen guten Erfolg sieht, und oft erleichtert es dieselben nur.

Die Gabe ist für Pferde und Rinder 30,0—90,0, für Schafe, Ziegen und Schweine 15,0—30,0, für Katzen und Hunde 2,0—8,0, täglich 3—4

Mal. Die Anwendung geschieht theils fein gepulvert in Latwergen und Pillen, theils zerschnitten in Decoct. In der Latwerge ist es zwar nicht ganz so mild und leicht verdaulich wie im Decoct, besitzt aber seine volle Bitterkeit und wirkt deshalb mehr tonisirend; — im Decoct mindert sich die Bitterkeit in dem Verhältniss, je länger das Kochen dauert, und die Flüssigkeit wird zuletzt ein ganz dicker Schleim. Man nimmt gewöhnlich 30,0 zerschnittenes Moos auf 360,0—540,0 Wasser und kocht es bis zur Hälfte ein. Die Entfernung des Bitterstoffes durch kohlensaures Kali ist zum Gebrauch für die Thiere nicht nöthig; denn will man blosses Stärkemehl geben, so ist das Amylum wohlfeiler und leichter anwendbar. (30,0 = 10 Pfennige.)

---

§. 109.

Zu den mehl- und stärkehaltigen, aber als Heilmittel wenig benutzten Substanzen gehören noch:

a. Die Kartoffeln (*Tubera Solani tuberosi*, 5. Kl. 1. Ordn., Familie Solaneae). Sie enthalten neben 66 Proc. Wasser gegen 25—30 Proc. trockene Substanzen, und unter denselben 10—18 Theile, zuweilen selbst 24 Theile Amylum, welches im Herbst und Winter reichlicher vorhanden ist, als gleich nach der Ernte und spät im Frühjahre. Ausserdem findet sich in ihnen etwas Eiweiss, Fett, Gummi, Spargelstoff, Extractivstoff, Salze, und wenn die Kartoffeln anfangen zu keimen entsteht in ihnen auch das Solanin. — Sie sind leicht verdaulich, sehr nahrhaft, aber durch ihre grosse Menge Feuchtigkeit erschlaffend. Sie können daher, besonders im rohen Zustande, als diätetisches Heilmittel bei entzündlicher Reizung der Respirationsorgane, der Augen, des Gehirns und der Nieren, bei Neigung zu Leibesverstopfung, bei Abmagerung und schlechtem Haar der Pferde besonders nach vorangegangenen Entzündungskrankheiten, angewendet werden. Aeusserlich dient der Brei von zerriebenen rohen Kartoffeln als ein kühlendes Mittel bei Verbrennungen, derselbe muss jedoch immer nach fünf Minuten erneuert werden. — Das Kartoffelkraut (*Herba Solan. tuber.*) ist in seinen Wirkungen noch nicht gehörig geprüft; sehr wahrscheinlich verhalten sich dieselben aber anders, als die des Grases, Klees und dergl. Bei Kühen sah man von dem reichlichen Genusse des Krautes Vergiftungszufälle entstehen; dagegen heilte und verhütete Haubner durch das Füttern dieses Krautes bei Schafen die sogenannte Blutseuche. In wie weit das in den Samen und in den Keimen der Kartoffeln enthaltene Solanin auch hier wirksam sein mag, ist noch nicht ermittelt. Das letztere hat bei kleineren Thieren (Kaninchen und jungen Schweinen) Betäubung, Krämpfe und selbst den Tod, bei Hunden aber nur Erbrechen gemacht. Die Mauke des Rindviehes soll angeblich entstehen, wenn Solanin in der Kartoffel-Branntweinschlempe enthalten ist.

b. Die Hülsenfrüchte, namentlich: Erbsen (*Sem. Pisi*), Bohnen (*S. Phaseoli* u. *S. Fabae*), Linsen (*S. Ervi*), Wicken (*S. Viciae*) und Lupinen (*Sem. Lupini*). Sie sind sämmtlich sehr reich an Pflanzeneiweiss und Kleber mit Stärkemehl, daher nähren sie stark, aber erhitzen und blähen auch sehr. Als Heilmittel benutzt man blos die gerösteten Linsen gegen solche Diarrhöe, die aus Erschlaffung und aus zu wässeriger Nahrung entstanden ist (s. §. 107). — Die Lupinensamen, welche auch herben Bitterstoff enthalten, sind gegen die Fäule, Bleichsucht, Egel- und Lungenwürmerkrankheit der Schafe als Präservativ- und Heilmittel sehr gelobt.

c. Die Buchweizensamen (*Sem. Polygoni Fagopyri*, VIII. 3.) enthalten Mehl u. viel Pflanzeneiweiss, ersteres dem Gerstenmehl ähnlich, sehr nährend. Sie dienen in manchen Gegenden als Nahrung für Pferde, Rinder, Schafe, Ziegen und Schweine, und müssen mit derselben Vorsicht wie die Samen der Getreidearten gefüttert werden. Merkwürdig ist es, dass der Buchweizensamen (auch die Spreu davon und das Stroh) zuweilen auf weisse und weissfleckige Schweine eine andere Wirkung macht als auf schwarze, wenn jene bei dieser Fütterung dem Sonnenlicht ausgesetzt sind. Es entstehen dann Zufälle, die denen von manchen narkotischen Mitteln sehr ähnlich sind, wie z. B. Betäubung, Schwindel, Schwäche im Kreuz, Tobsucht, Anschwellung des Kopfes und eine eigenthümliche Entzündung der Ohren. Weissfleckige Kühe sollen hiervon an den weissen Stellen einen Ausschlag bekommen. Das grüne Buchweizenkraut erzeugt bei den letzteren Thieren diese Wirkungen nicht, aber auf Schafe wirkt das frisch abgeblühte Kraut ebenso nachtheilig [1]. Der Genuss des sogenannten wilden oder tatarischen Buchweizens, wenn derselbe schon Körner angesetzt hat, aber noch grün ist, erzeugt nach der Beobachtung von Rehrs (Vet. Ber. 1847, 2. Quart.) bei Schweinen einen mit heftigem Jucken verbundenen Hautausschlag, aber nie Cerebralstörungen. — Die Buchweizengrütze kann ganz so wie die Hafergrütze zu erweichenden Breiumschlägen angewendet werden.

Vierte Abtheilung.

Süsse, Zucker und Honig enthaltende Mittel.

§. 110.

Die süssen Arzneimittel erhalten ihre Benennung nach dem süssen Geschmack, welchen sie im Munde erregen und der von dem in ihnen enthaltenen Zucker, Honig oder einem andern süssen Stoff erzeugt wird.

Je nach der Eigenthümlichkeit dieser Stoffe und nach der Reinheit derselben oder der Verbindung mit anderen Substanzen, ist die Wirksamkeit der hierher gehörigen Mittel im Einzelnen ein wenig von einander abweichend; im Allgemeinen aber kommen sie darin mit einander überein, dass sie örtlich, an den Berührungsstellen ganz gelind reizen, in Wunden und Geschwüren die Eiterung mässig befördern, die Absonderung des Schleims in der Schleimhaut des Mauls, der Rachenhöhle, der Respirationsorgane, des Magens und Darmkanals gelind vermehren. In den Verdauungsorganen

[1] Siehe: Möglin'sche Annalen der Landwirthschaft. Bd. 5. S. 278. — Bd. 6. S. 331. — Bd. 7. S. 264. — Bd. 8. S. 533. — Bd. 20. S. 366. — und Oekonom. Neuigkeiten. Jahrg. 1825. No. 33. S. 263. — Dupuy, Journ. prat. de méd. vétér. 1826. p. 551; und entgegenges. Beob. im Archiv der teutschen Landw. von Pohl. 1838. Sept. Auch in Vix' Zeitschr.

werden die süssen Mittel durch die verschiedenen Verdauungssäfte theilweise zersetzt, in Milchsäure und Essigsäure umgewandelt, in diesem umgeänderten Zustande, auch zum Theil unverändert resorbirt, und dann entweder als kohlensaures Gas durch die ausgeathmete Luft wieder ausgeschieden, oder zur Fettbildung verwendet. Harnstoff wird bei ihrem Gebrauch weniger ausgeschieden. In wie weit die süssen Stoffe in reinem Zustande, wenn sie in grösserer Menge für sich allein den Thieren verabreicht werden, den Ernährungsprocess unterhalten und zur Bildung neuer Körpersubstanz beitragen, ist noch nicht durchaus entschieden, obwohl es feststeht, dass sie die fleischfressenden Thiere nur wenig nähren (siehe Zucker); aber in Verbindung mit anderen Stoffen, z. B. mit Eiweiss, Schleim, Kleber und dergl., wie dieselben in den süssen Rüben vorkommen, können diese Mittel den Ernährungsprocess, namentlich die Milch- und Fettbildung bei den Herbivoren und Schweinen sehr gut befördern.

Dagegen gehören die süssen Stoffe im reinen Zustande, wegen ihrer sehr übereinstimmenden elementaren Zusammensetzung aus Kohlenstoff, Wasserstoff und Sauerstoff (also Kohlenstoff-Hydrate), zu Liebig's sogenannten Respirationsmitteln.

Die Anwendung der süssen Mittel in der thierärztlichen Praxis ist nur beschränkt. Je nach ihrer Beschaffenheit dienen sie als gelind reizende, die Eiterung, die Resorption, die Schleimabsonderung befördernde Mittel, oder als fast indifferente Mittel zur Vermehrung der Arzneimasse bei kleinen Quantitäten anderer Mittel, besonders scharfer Substanzen, oder um den Geschmack anderer Mittel zu verbessern, und einzelne dienen auch als Bindemittel bei der Bereitung der Latwergen, Pillen und Bissen.

1) Zucker, Rohrzucker, weisser Zucker, *Saccharum album*.

Von Saccharum officinarum, 3. Kl. 2. Ordn., Gramineae, und Beta vulgaris, 5. Kl. 2. Ordn., Chenopodiaceae.

§. 111.

Zucker findet sich als ein von der Natur erzeugter[1], eigenthümlicher, süss schmeckender, krystallisirbarer Stoff im Safte vieler Pflanzen[2], namentlich im Zuckerrohr, in den Zuckerrüben, in den Weintrauben, im Obst, in der Manna u. s. w. und wird nach diesem verschiedenen Ursprunge als Rohrzucker oder gewöhnlicher Zucker, als Rübenzucker, Traubenzucker, Obst- oder Fruchtzucker bezeichnet.

Der Rohrzucker und der im Wesentlichen ihm gleiche Rübenzucker bestehen im krystallisirten, reinen, weissen Zustande aus 42,42 Kohlenstoff, 6,72 Wasserstoff und 50,86 Sauerstoff (C_{12} H_{11} O_{11}). Beide Zuckerarten sind im Wasser leicht, im Alkohol schwer, in Aether gar nicht löslich. Die Auflösung lenkt den polarisirenden Lichtstrahl nach rechts.

Der Zucker bringt auf der unverletzten Haut keine bemerkbare Wirkung hervor, auf den Schleimhäuten, am Auge, auf Wunden und Geschwüren

---

[1] Zucker kann auch künstlich durch das Keimen der Getreidesamen und die hierbei erfolgende Umwandlung des Stärkemehls erzeugt werden.

[2] Auch in thierischen Säften, besonders in dem Serum der Milch, in der Galle u. s. w. befindet sich regelmässig Zucker, und bei der sogenannten Zuckerharnruhr erzeugt sich Traubenzucker in krankhafter Weise im Urin.

wirkt er verhältnissmässig zu den übrigen süssen Mitteln am meisten gelind erregend, auf weiche, lockere Granulation austrocknend, selbst ein wenig ätzend. Innerlich gegeben wird er in Traubenzucker und dann in Milchsäure u. s. w. umgewandelt. Er ist für sich allein sehr wenig nährend; Magendie fütterte Hunde mit Zucker, täglich 180,0—240,0, wonach in einer Woche bedeutende Abmagerung, nach zwei Wochen Hornhautgeschwüre und nach vier Wochen der Tod unter den Erscheinungen des Verhungerns erfolgte. Regenwürmer, Blutegel, Frösche und Eidechsen werden durch ihn getödtet, und Fische im zuckerhaltigen Wasser betäubt. Tauben sollen von 6,0 Zucker sterben, nachdem Anschwellung des Kopfes und Zuckungen entstanden sind[1]; ich habe diesen Thieren sehr oft 6,0—12,0 in Wasser aufgelöst, auch in Pillen gegeben, aber niemals irgend eine heftige Wirkung bemerkt. Hühner laxiren von 30,0—45,0, und bei Schafen wirken 180,0 in $^1/_2$ Pfund Wasser aufgelöst als ein heftiges Laxirmittel; die Wirkung trat neun Stunden nach dem Eingeben ein und dauerte bis zum dritten Tage fort[2]. Dieselbe Gabe verursachte, nach Viborg, bei einem jungen Schweine, und ebenso bei einem alten Pudel kein Abführen; ich habe 240,0—300,0 bei jungen und alten Hunden gleichfalls ohne diese Wirkung gegeben, dagegen wurde die Urinentleerung sehr vermehrt. Pferde und Rinder ertrugen 500,0—750,0 Zucker in Auflösung mit Wasser eingeschüttet, oder mit Kleie als Futter gegeben, ohne Laxiren oder eine andere sichtbare Wirkung zu zeigen; nur der Durst schien stärker erregt zu sein[3].

§. 112.

Innerlich wird der Zucker hauptsächlich als einhüllendes, den Geschmack verbesserndes Mittel zuweilen angewendet, besonders für kleinere Hausthiere. Bei Schafen kann er, in Ermangelung anderer Salze, in den von Viborg gereichten Gaben, als Laxirmittel dienen. — Er gilt als chemisches Gegenmittel bei Vergiftungen mit Kupfer- und anderen Metallsalzen, muss aber in grossen Gaben angewendet werden. Aeusserlich ist er zur Beförderung der Resorption bei Flecken und Verdunkelungen der Hornhaut gebräuchlich; man wendet ihn als feines Pulver, entweder für sich allein, oder in Verbindung mit dem zehnten bis zwölften Theil Zinkvitriol, oder besser, mit der Hälfte Calomel an, indem man das Pulver mittelst eines feuchten Pinsels täglich ein- bis zweimal ins Auge streicht. Ebenso wird er als austrocknendes, gelind ätzendes und reinigendes Mittel in schlaffe, üppig granulirende Wunden und Geschwüre gestreut. Das von Manchen empfohlene Räuchern der an der Druse leidenden Pferde mit Zucker, der auf glühende Kohlen gestreut ist, ist mehr schädlich als nützlich.

§. 113.

Der Zucker-Syrup (*Syrupus Sacchari s. simplex*) ist im reinen Zustande eine eingedickte Auflösung des Zuckers im Wasser; in dem gemeinen

[1] Carminati, Opusc. therapeut. vol. 1; und Viborg, Samml. 4. Bd. S. 278.
[2] Viborg, a. a. O.
[3] Im Stalle des Königs von Hindostan sollen die Pferde mit Zucker und Butter gefüttert werden, und dabei jedes Pferd täglich 3 Pfund Zucker erhalten. Viborg hat (a. a. O.) einen Versuch darüber gemacht, aus dem hervorgeht, dass die Pferde Ekel gegen dieses Futter zeigen, davon laxiren und sehr angegriffen werden.

Syrup (*S. communis*) ist unreiner Zucker noch mit vielem Schleime und mit empyreumatischen Theilen verbunden. — Nach den Erfahrungen verschiedener Thierärzte soll der letztere Syrup abführend wirken, besonders bei dem Rindvieh, wenn er in Verbindung mit Salz gegeben wird; Viborg sah aber von 360,0 Syrup und 180,0 Kochsalz bei einem alten Stier, der trockenes Futter erhielt, diese Wirkung nicht erfolgen, sondern Fieberanfälle, Durst und vermehrten Abgang von Urin entstehen. — Bei Husten, Bräune und anderen Reizungen der Respirationsorgane ist Syrup, wie die süssen Mittel überhaupt, zu benutzen und als ziemlich wohlfeil vor den übrigen zu empfehlen. So auch als Bindemittel für Latwergen und Pillen.

Die Gabe ist bei diesen Krankheiten für Pferde und Rinder 60,0—120,0, für Schafe, Ziegen und Schweine 30,0—60,0, für Katzen und Hunde 8,0—16,0, täglich 3—4 Mal. (Apothekerpreis 30,0 $2\frac{1}{2}$ Sgr., beim Kaufmann billiger[1].)

2) **Honig**, *Mel.* (Gemeiner Honig, *M. commune.*)

§. 114.

Diese von den Bienen aus den Nektarien der Blumen gesammelte und in ihrem Körper eigenthümlich umgearbeitete Flüssigkeit besteht aus Schleim- und Krümel- oder Honigzucker, aus Schleim, Wachs, einem gewürzhaften Stoff und einer freien Säure. Seine Wirkung ist gelind reizend, wie die des Zuckers, zugleich aber mehr einhüllend, erweichend und etwas mehr nährend. Innerlich in grossen Gaben angewendet, befördert er, wie die süssen Mittel überhaupt, die Absonderungen in der Schleimhaut der Respirationsorgane und des Verdauungskanals, und bringt dadurch ähnliche Heilwirkungen wie der Zucker hervor. Aeusserlich wirkt er erweichend und zugleich gelind reizend, daher in entzündeten Theilen, wie auch in Wunden und Geschwüren die Eiterung befördernd.

§. 115.

Innerlich gebraucht man den Honig in denselben Krankheitszuständen, wo der Zucker und Syrup angezeigt sind, wendet ihn aber wenig an. Wo er jedoch als Hausmittel wohlfeil zu haben ist, ist er wohl zu benutzen. Bei Brustkrankheiten befördert er die Lösung und den Auswurf des Schleims besser und stärker als der Zucker, und verdient deshalb vor diesem mehrentheils den Vorzug, und ebenso möchte er bei Vergiftungen durch Kupfer- und andere Metallsalze vorzüglicher sein, weil er zugleich einhüllend wirkt. — Als blosses Bindemittel für Pillen und Latwergen ist er, des Preises wegen, wenn ein süsser Saft dazu gebraucht werden soll, durch den wohlfeileren Syrup oder Mohrrübensaft zu ersetzen. Auch ist er mehr als die übrigen süssen Mittel zur sauren Gährung geneigt und daher im Stande, die Wirksamkeit einer Arznei zu verändern.

Die Gabe ist wie beim Syrup, und die Anwendung geschieht mit anderen

[1] Der Milchzucker, *Saccharum lactis*, ist aus den frischen Kuhmolken durch Abdampfen und mehrmaliges Umkrystallisiren gewonnen, eine weisse, glänzende, in Säulen mit vierflächiger Zuspitzung bestehende Substanz, in chemischer Zusammensetzung dem Rohrzucker gleich, aber nicht so süss wie dieser. Er kann wie der Rohrzucker benutzt werden, ist aber viel theurer (30,0 3 Sgr.) und wird deshalb selten angewendet, — am meisten noch zur Bereitung homöopathischer Pulver, Auflösungen und Streukügelchen.

Mitteln verbunden in Latwergen und Pillen, oder mit Wasser oder Milch aufgelöst in flüssiger Form.

Aeusserlich wird er auf mehrfache Weise benutzt. Mit Mehl zu einem Teige gemacht, und diesen auf entzündete Theile gelegt, dient er zur Beförderung der Eiterung, besonders in entzündeten Drüsen und unter Umständen, wo man die gleichmässige Anwendung warmer Breiumschläge nicht haben kann. Seine Wirksamkeit ist hier, wenn die betreffenden Theile zu sehr torpide sind, oder wenn sie Neigung zum Verhärten zeigen, durch den Zusatz von mehr reizenden Mitteln, z. B. von zerquetschten halbgebratenen Zwiebeln, von grüner Seife, Lorbeeröl und dgl. zu verstärken. — Bei Wunden und Geschwüren, in denen die Thätigkeit nicht zu gering ist, wird er für sich allein als Eiterung beförderndes und reinigendes Mittel zum Verbinden oder zum blossen Bestreichen der Flächen mit dem besten Erfolge angewendet, bei zu geringer Thätigkeit aber mit Terpenthin, Terpenthinöl, Theer und dgl. reizenden Mitteln zur stärkeren Digestivsalbe gemacht. — Bei pustulösen Entzündungen im Maule (dem Maulweh) und bei Verletzungen daselbst, wird in der ersten Zeit der Honig mit Wasser (1 Theil zu 6 Theilen) und Essig (4—6 Theile) verdünnt, und zuweilen noch mit Mehl oder Altheewurzelpulver, späterhin aber, bei schon eingetretener Eiterung, mit aromatischen Kräuterbrühen versetzt, als sogenanntes Maulwasser eingespritzt oder mit einem Pinselstock zum Auspinseln des Mauls angewendet. — Bei älteren Wunden und bei unreinen Geschwüren sowohl im Maule wie an anderen Theilen, kann man ihn auch mit harzigen Tincturen (Aloë- oder Myrrhentinctur) in verschiedenem Verhältniss zusammengemengt, benutzen. — Bei frisch entstandenen Flecken und Verdunkelungen der Hornhaut ist er, täglich zweimal mit einem Pinsel auf dieselbe gestrichen, schon für sich allein, noch mehr aber in Verbindung mit fein pulverisirtem kohlensauren Kali, oder Calomel oder Zinkvitriol (1,2—1,8 zu 15,0 Honig) ein ganz vortreffliches Mittel. (Der Sauerhonig aus den Apotheken ist entbehrlich und zu theuer. — Grünspan-Sauerhonig siehe bei Grünspan, in der XII. Klasse.) — (Mel cr. 30,0 1 Sgr. 4 Pf., oder 250,0 8 Sgr. Mel depuratum theurer.)

Anmerkung 1. Die Manna *(Manna)*. Der aus gemachten Einschnitten in verschiedene Arten der Esche ausgeschwitzte u. eingedickte Saft, in welchem eine besondere Zuckerart *(Mannit)*, Stärkezucker, Pflanzenschleim u. dgl. enthalten sind. Die Manna wurde ehedem als Laxirmittel gebraucht, verdient aber aus dem thierärztlichen Arzneivorrath ausgeschlossen zu werden, weil sie nur wenig wirksam, viel zu theuer und durch bessere Mittel zu ersetzen ist. Pferde vertragen 360,0 ohne zu laxiren; bei Schaften bewirkten, nach Daubenton's Angabe[1], 60,0 im Wasser aufgelöste Manna gar nichts, 90,0 oder 120,0 aber brachten nach 9 Stunden eine Abführung hervor, ohne dass die Thiere Schmerzen erlitten oder den Appetit verloren; 150,0 brachten dieselbe Wirkung hervor, schienen aber etwas Schmerzen zu verursachen.

Anmerkung 2. Das Pflaumenmus, der durch Kochen eingedickte Saft der Pflaumen, enthält Fruchtzucker mit Säuren, Schleim u. s. w., wirkt innerlich kühlend, reizmildernd, bei den kleinen Hausthieren gelind abführend u. kann die Manna, sowie auch die ehemals gebräuchlichen Baumrinden als gelindes Laxirmittel ersetzen, — wo es als Hausmittel zu haben ist. Es ist bei Entzündungskrankheiten passend, für Hunde und Katzen in Gaben von 8,0—12,0 in 6—8 Th. Wassers gelöst, mit Salpeter, oder Weinstein oder Glaubersalz versetzt. Auch kann es als Bindemittel zu Latwergen und Pillen verwendet werden, obgleich es dem Honig, Syrup und Mohrrübensaft nachsteht.

[1] Auserlesene Beiträge zur Thierarzneikunde. 1. Stck. Leipzig 1786. S. 184.

3) Süssholz- oder Lakrizenwurzel, *Radix Liquiritiae*, richtiger *R. Glycyrrhizae*.

Von Glycyrrhiza echinata, 17. Kl. 4. Ordn. L., Fam. Papilionaceae

§. 116.

Sie enthält reichlich eine eigenthümliche süsse, nicht krystallisirende Substanz *(Glycyrrhizin)*, in Verbindung mit Schleim, mit etwas bitterer, kratzender Substanz und dgl. — Ihre Wirkungen bestehen in sehr gelinder Erregung der Schleimhäute, besonders der der Respirationsorgane, wodurch vermehrte Absonderung, lockerer Husten und leichter Auswurf entsteht. Auch scheint sie, wie die übrigen süssen Mittel, etwas einhüllend zu wirken und dadurch einen gereizten Zustand der Harnwerkzeuge zu mindern. Auf Metallsalze wirkt sie kaum bemerkbar ein.

§. 117.

Die Süssholzwurzel wird in der Thierarzneikunde wenig angewendet. Vitet lobt eine Abkochung von ihr zum innerlichen und äusserlichen Gebrauch bei Flechten, und behauptet, dass dadurch selbst in solchen Fällen Heilung bewirkt worden ist, wo früher alle Mittel nichts fruchteten[1]. Sie ist aber für diesen Gebrauch in Vergessenheit gekommen, und das vielleicht mit Recht, da wir kräftigere Mittel gegen Hautausschläge besitzen. Am häufigsten wird sie noch bei Krankheiten der Respirationsorgane, die mit vielem trockenen Husten verbunden sind, benutzt, wo sie am besten bei dem Uebergange des ersten Stadiums in das zweite, und bei gelinderen Graden der Entzündung, passend ist. Ebenso benutzt man sie bei dem schmerzhaften Uriniren, besonders wenn blos eine zu scharfe und reizende Beschaffenheit des Urins die Ursache der Schmerzen ist. Doch gebraucht man die Süssholzwurzel gewöhnlich nicht als Hauptmittel, sondern mehrentheils nur als ein passendes Vehikel für andere Arzneien, welche in kleinen Gaben angewendet werden, z. B. Brechweinstein, Calomel, Schwefelleber und dgl. Ich benutze sie hierzu sehr gern, theils weil sie die Wirkung dieser Mittel unterstützt, theils auch weil sie den Pillen und Latwergen eine bessere Consistenz giebt, und dieselben besonders lockerer und leichter auflöslich macht, als wenn man, um die nöthige Masse zu gewinnen, blos Mehl oder Altheewurzelpulver in grosser Menge hinzusetzt.

Die Gabe ist für Pferde und Rinder 30,0—60,0, für Schafe, Ziegen und Schweine 15,0—30,0, für Katzen und Hunde 1,0—8,0. — Diese Gaben könnten ohne Nachtheil der Thiere sehr verstärkt werden, sind aber für den Heilzweck ausreichend. (30,0 2 Sgr.)

§. 118.

Der Süssholzsaft, Lakrizensaft *(Succus Liquiritiae,* besser *Extract. Glycyrrhizae crudum)*, besitzt dieselben Wirkungen wie die Süssholzwurzel selbst, wird aber als Arzneimittel für die Thiere noch weniger gebraucht als diese. Da er aber wohlfeil ist, könnte er gegen Husten und andere katarrhalische Zufälle bei den kleinen Hausthieren in Auflösungen (4,0 zu 60,0 bis 90,0 Wasser), Pillen und Latwergen angewendet werden. Rysz empfiehlt

---

[1] Vitet, Unterricht in der Vieharzneikunde. 5. Bd. S. 78.

den gepulverten Süssholzsaft als Bindemittel bei der Bereitung der Latwergen zu benutzen, besonders wenn man die Medicamente über Land verschicken und in grösseren Quantitäten für mehrere Tage zusammengesetzt geben muss; man soll 1—2 Esslöffel voll von ihm zu den übrigen Ingredienzien hinzuthun, und dann das Ganze mit dem nöthigen Wasser zur Latwerge machen. Auf diese Weise kann man die für jeden Tag nöthige Portion der Medicin richtig abgetheilt in Papier geben, somit den Transport erleichtern und das Verderben der in grossen Massen zusammengesetzten Latwergen verhüten, was sonst bei der Verbindung mit süssen Stoffen fast unvermeidlich ist.

NB. Das officinelle *Extractum Glycyrrhizae depuratum* ist zu theuer (1,0 5 Pf.).

4) **Mohrrüben**, *Radices Dauci.* (o)

Von Daucus Carota, 5. Kl. 2. Ordn., Fam. der Umbellatae.

§. 119.

Die Mohrrüben, Möhren oder gelben Rüben enthalten eine Menge Zucker, in Verbindung mit Stärkemehl und anderen Stoffen. — Sie wirken ähnlich wie die übrigen süssen Mittel, alle Se- und Excretionen (bei melkenden und säugenden Thieren besonders die Milchabsonderung) befördernd, zugleich nährend, und sie werden deshalb vorzüglich als Nahrungsmittel, besonders für pflanzenfressende Thiere, und bei verschiedenen Krankheiten auch als diätetisches Heilmittel benutzt. Namentlich leisten sie gute Dienste bei chronischem Husten, bei veralteter Druse, bei Dampf, bei eiternden Lungenknoten, bei der Lungenseuche des Rindviehes, bei schlechter Fresslust, bei Schwäche der Verdauungseingeweide, bei Eingeweidewürmern (besonders Spulwürmern), bei unvollständiger Ernährung, daher bei allgemeiner Abmagerung und Schwäche, und in ähnlichen Fällen, — auch in der Reconvalescenz nach allen diesen Krankheiten.

Man giebt sie mehrentheils roh, blos rein gewaschen und klein zerschnitten oder zerstampft, bald für sich allein, bald mit anderm kurzen Futter, z. B. mit Kleie, mit Hafer und Häcksel gemengt, zuweilen aber auch, besonders für Schweine (und für Hunde immer) gekocht, in Mehlsuppen u. dgl.

Im Anfange giebt man den Thieren nur kleine Quantitäten, z. B. Pferden und Rindern 3 bis 4 Kilogramme, Schafen, Ziegen und Schweinen 1—$1^1/_2$ Kilogramme, Hunden 180,0—500,0 auf 3—4 Portionen vertheilt, und verstärkt dieselben in dem Verhältniss wie der Appetit und die Verdauung sich bessern, allmälig immer mehr bis zur doppelten Menge und darüber.

Die Mohrrübenfütterung muss immer durch längere Zeit fortgesetzt werden, wenn man einen guten Erfolg davon sehen will.

§. 120.

Der Mohrrübensaft (*Succus Dauci inspissatus* s. *Roob Dauci*) (o) wirkt ähnlich dem Honig, wird für sich als Arzneimittel zuweilen bei kleinen Thieren gegen Reiz benutzt, kann aber als der wohlfeilste von den eingedickten süssen Säften zur Bereitung von Pillen und Latwergen als Bindemittel in solchen Fällen verwendet werden, wo süsse Mittel überhaupt passend sind. Doch darf man dann nur kleine Quantitäten solcher

Arzneien zubereiten lassen, weil der Mohrrübensaft sehr leicht in saure Gährung übergeht.

5) **Quecken- oder Graswurzel**, *Radix graminis s. Caricis arenariae.* (o)

Von Triticum repens, 3. Kl. 2. Ordn., Familie der Gräser, und von Carex arenaria, 21. Kl. 3. Ordn., Fam. Cyperoideae.

§. 121.

Rohrzucker, Schleimzucker, Schleim, Eiweiss, Kleber und Extractivstoff sind die Bestandtheile dieser Wurzeln, vermöge welcher sie gelind nährend, die Secretionen befördernd wirken. Man benutzt sie daher bei denselben Krankheitszuständen, wo die Mohrrüben empfohlen sind, und giebt sie, sowohl im frischen Zustande, wie auch getrocknet, rein gewaschen und klein zerschnitten, den pflanzenfressenden Thieren mit Hafer und dgl. gemengt zum Futter, oder auch diesen und den übrigen Thieren im Decoct mit Wasser. — Die Gabe ist für Pferde und Rinder gegen $\frac{1}{2}$—$1\frac{1}{2}$ Kilogr., für Schafe, Ziegen und Schweine gegen 90,0—270,0, für Hunde und Katzen 15,0—30,0, täglich dreimal. Zu dem Decoct nimmt man 30,0 auf 360,0 Wasser, und lässt dies zur Hälfte einkochen und dann durchseihen. Man setzt dasselbe den Thieren als Getränk vor, und wenn sie es nicht freiwillig saufen, so giebt man es ihnen als Einguss. ($\frac{1}{2}$ Pfd. 3 Sgr. 9 Pfg.)

Dieses Mittel muss durch längere Zeit fortgebraucht werden, wenn man eine genügende Wirkung sehen will. Es ist seiner Wohlfeilheit wegen auf dem Lande sehr zu empfehlen; aber der ehedem gebräuchliche Queckensaft und das Queckenextract sind entbehrlich.

Fünfte Abtheilung.

Fett- und ölhaltige Mittel. *(Medicamina pinguia et oleosa.)*

§. 122.

Die Fette, Talge und fetten Oele finden sich als Bestandtheil in Thieren und Pflanzen und werden deshalb in thierische und vegetabilische Fette unterschieden; doch ist zwischen beiden kein wesentlicher Unterschied, weder in den Grundbestandtheilen noch in ihrem Verhalten zum Thierkörper. Ihre Elementarbestandtheile sind denen des Zuckers ähnlich: sehr viel Kohlenstoff (gegen 76 Proc.), mit Wasserstoff (gegen $11\frac{1}{2}$ Proc.) und Sauerstoff (gegen 13 Proc.). Die meisten Fette im reinen Zustande verhalten sich neutral und man hält sie daher für Verbindungen von fetten Säuren mit noch nicht dargestellten Basen. Einer solchen organischen Basis, die in den meisten Fetten vorhanden zu sein scheint, schreibt man hypothetisch ein Radical zu, welches man als Lipyl bezeichnet, die Basis Lipyloxyd, und die Verbindung mit Fettsäuren: Lipyloxydsalze oder Neutralfette nennt. Die näheren Bestandtheile der meisten Fette, Talge und fetten Oele sind Oelstoff (*Olein*, Elaïn- und Oleïnsäure) und Talgstoff (*Stearin*, auch

Palmitin und Stearinsäure, zu denen in manchen Fällen noch eigene, einfache Fettarten (z. B. Bocktalgfett, *Hircine*, Margarinsäure und dgl.) gemischt sind. Der Oelstoff bildet den Hauptbestandtheil der, bei gewöhnlicher Temperatur flüssigen Oele und der weichen Fette, und findet sich in geringer Menge auch in der Butter und im Talge, wogegen der Talgstoff den Hauptbestandtheil der Talgarten ausmacht. — Ausser diesen wesentlichen Bestandtheilen sind in den fetten Mitteln noch sehr oft fremde Stoffe, namentlich Eiweiss, Schleim, Gallerte, Farbstoffe, Harz, ätherisches Oel, Salze u. s. w. enthalten. Diese unreinen Fette und Oele verändern sich mehr als die reinen durch Einwirkung der Luft, indem sie Sauerstoff aufnehmen, hierdurch verschiedene Fettsäuren bilden, dabei Kohlensäure und Wasserstoffgas ausscheiden, dadurch mehr oder wenig scharf und ranzig werden und auch eintrocknen. Nach der letzteren Eigenschaft unterscheidet man die Oele im Allgemeinen als trocknende und als schmierige, nicht trocknende Oele. Jene Veränderungen geschehen bei den schmierigen Fetten und fetten Oelen schneller und mehr, als bei den Talgarten; sie sind beachtenswerth, weil in den ranzigen Fetten auch die Wirkungsart verändert, nicht mehr mild, sondern reizend ist, und weil die trocknenden Oele auf der Oberfläche des Thierkörpers firnissartige, festsitzende Krusten bilden. Daher eignen sich diese Oele nicht zur Bereitung der Linimente. — Von den übrigen Eigenschaften der fetten Mittel sind in arzneilicher Hinsicht folgende die wesentlichsten: Bei gewöhnlicher Temperatur der Atmosphäre sind diese Mittel theils fest (Talgarten), theils schmierig, weich (Fett- und Butterarten), theils flüssig (Oel, Thran); bei niedrigerer Temperatur erstarren auch die Fette und die Oele, bei höherer Temperatur wird auch Talg flüssig; im reinen Zustande haben sie einen schleimig-süsslichen Geschmack, keinen hervorstechenden Geruch; sie sind im Wasser gar nicht, in kaltem Alkohol wenig, in heissem mehr löslich; aber in Aether und in ätherischen Oelen lösen sie sich auf und verbinden sich mit ihnen in allen Verhältnissen; mit Wasser können sie durch Schleim, Gummi, Eigelb und kohlensaures Kali oder kohlensaures Natron innig gemengt werden und bilden so die Emulsionen; ölhaltige Samen, mit Wasser zerrieben, geben auch ohne Zusatz solcher Mittel Emulsionen, weil sie Eiweiss und Schleim enthalten; durch ätzende Alkalien, alkalische Erden und einige andere Metallbasen werden die Fette in Fettsäuren und in einen eigenthümlichen süssen Stoff, das Oelsüss, Scheel'sche Süss, Glycerin[1], zersetzt; und die Fettsäuren verbinden sich mit den angewendeten Basen zu Seifen. Concentrirte Säuren zerstören die Fette und Oele; die fetten Mittel nehmen Wachs, Harze, Pflanzensäuren, Metalloxyde in sich auf, den Schwefel und Phosphor lösen sie mit Hilfe der Wärme, den Kampher auch ohne diese auf, und mit mehreren dieser Substanzen bilden sie Linimente.

§. 123.

Die Hauptwirkung der fettigen Mittel ist eine örtliche und besteht in der Einhüllung, Erweichung und Erschlaffung der von ihnen berührten organischen Gebilde, und in Verminderung der Reizbarkeit und Empfindlichkeit derselben. Als Folgewirkungen zeigen sich dann gelinde Vermehrung

[1] Siehe unten §. 134.

der Se- und Excretionen, Minderung der zu grossen krankhaften Spannung, der Härte und Schmerzen u. s. w. Diese localen Wirkungen erfolgen bei innerlicher und äusserlicher Anwendung fast ganz gleichartig, und in einem noch höhern Grade als bei den schleimigen Mitteln. Bei innerlicher Anwendung bringen sie zwar durch die Erschlaffung u. s. w. der Verdauungseingeweide auch consensuell in anderen Organen, z. B. in der Luftröhre, in den Nieren und in der Blase, Minderung der Schmerzen und der krankhaften Spannung hervor; sie schwächen aber, in grossen Gaben oder öfter wiederholt angewendet, sehr bald die Verdauungseingeweide in hohem Grade, und erzeugen Appetitlosigkeit, Durchfall und Abmagerung; denn für sich allein gegeben sind sie schwer und langsam in den Verdauungssäften assimilirbar; sie werden zum Theil von den vorhandenen anderen Substanzen in Emulsionen gebunden, zum Theil aber unverändert resorbirt und dann in beiden Fällen entweder zur Bildung von Ausscheidungsstoffen, namentlich der Kohlensäure beim Athmen verwendet, oder auch in die organischen Gewebe deponirt. Es kann somit durch Genuss von Fetten der Ernährungsprocess in einer Art befördert werden, aber für sich allein können dieselben vermöge ihrer Grundmischung (wegen gänzlichen Mangels an Stickstoff) nicht zur Ernährung des Körpers dienen. Hunde, welche blos reines Olivenöl oder Butter zur Nahrung, und destillirtes Wasser zum Getränk erhielten, starben bei Magendie's Versuchen ziemlich gleichmässig um den sechsunddreissigsten Tag, nachdem sie sehr schwach und mager geworden waren, und Geschwüre auf der Hornhaut der Augen bekommen hatten [1]. — Dennoch sind die fetten Substanzen in gewissen Verhältnissen zur Erhaltung des Körpers und seiner Functionen nöthig, und in kleinen Gaben und in Verbindung mit anderen Substanzen können sie auch assimilirt werden, im Chylus in das Blut gelangen und somit auch die Ernährung befördern. Bei ihrem längern Gebrauch und wenn grössere Quantitäten gereicht werden, geht ein Theil der Fette unverändert in das Blut über und wird in das Bindegewebe, hauptsächlich in der Leber und den Nieren abgesetzt, so dass die Textur und die Function dieser Organe leidet [2]; auch wird das Blut hierbei mehr dunkel gefärbt und mehr reich an Kohlenstoff, welchen diese Mittel an das Blut absetzen, und mehr oder weniger umgebildet durch die Lungen, die Nieren und die Leber wieder ausscheiden, oder nach Pettenkofer [3], weil durch das Fett die Aufnahme des Sauerstoffs, also die Umbildung des Kohlenstoffs in Kohlensäure vermindert und somit jener in grösserer Menge im Blute zurückgehalten wird.

§. 124.

Besitzt ein fettes Mittel andere als die angegebenen Wirkungen, so sind dieselben entweder durch fremdartige Stoffe, oder durch den ranzigen Zustand veranlasst. Im ranzigen Zustande wirken alle fettige Mittel scharf reizend auf die berührten Stellen; im Darmkanal verstärken sie die Absonderung

[1] a. a. O. S. 383 und 384.
[2] Burggrave, Note sur l'action thérapeutique des huiles grasses. — Gluge et Thiernesse, Recherches expérimentales relatives à l'action des huiles grasses sur l'économie animale. (Im Bulletin de l'académie Royale de médec. de Belg. Tome III. Nro. 9.)
[3] v. Pettenkofer und Voit, Respirationsversuche am Hunde bei Hunger und ausschliesslicher Fettzufuhr (Zeitschrift für Biologie Bd. IV und V).

seröser Flüssigkeiten und die wurmförmige Bewegung, und können dadurch Laxiren erzeugen. Aeusserlich verursachen sie an der Haut juckenden Schmerz und bei langer Dauer der Einwirkung selbst Entzündung, Ausschwitzung, Zerstörung der Oberhaut und Ausfallen der Haare, welche letztere jedoch sehr bald wieder nachwachsen.

§. 125.

Die Anwendung der fetten Mittel ist angezeigt: im Allgemeinen bei jeder örtlichen Reizung, sowohl innerlich als äusserlich, daher bei Einwirkung scharfer, reizender oder ätzender Stoffe (aber nicht bei Vergiftungen mit arseniger Säure oder mit Canthariden, denn diese beiden Substanzen werden durch Fett noch wirksamer, wenn letzteres nicht in sehr grosser Menge gegeben wird); ferner, bei Entzündungen, bei krampfhaften Zusammenschnürungen (besonders im Verdauungskanal, in den Harn- und Geschlechtsorganen), bei Krampfkolik, bei hartnäckiger Verstopfung, Verstopfungskolik, bei Koth- und Haarballen in den Gedärmen, bei verschluckten fremden reizenden Körpern, z. B. Knochensplittern, Sand und dgl., — bei Verbrennungen, bei schmerzhaften trockenen Wunden, besonders Schusswunden, — bei Hautausschlägen, — bei aufgesprungenen Zitzen, — (ob auch bei Steifigkeit, zu starker Contraction und Verkürzung der Muskeln, Sehnen und Gelenkbänder, bei Starrkrampf?), — zu erweichenden, schmerzlindernden und ausleerenden Clystiren, — zur Erweichung festsitzender trockener Schorfe oder Borken, als Vehikel für andere wirksame Arzneistoffe, und zum Bestreichen der Hände und Instrumente bei verschiedenen Operationen.

Dagegen darf man diese Mittel nicht anwenden, wo grosse Schlaffheit und Reizlosigkeit, und in Folge dieses Zustandes vermehrte Absonderung besteht; auch bei Unverdaulichkeit sind sie im Allgemeinen nicht passend. — Auf entblösste Knochen und auf seröse Häute zeigen sie eine sehr nachtheilige Einwirkung, und Katzen ertragen sie auch auf der äussern Haut nicht, wenn sie hier über den ganzen Körper verbreitet angewendet werden. In mehreren Fällen der Art entstanden in kurzer Zeit Traurigkeit, Abmagerung, und in zehn Tagen der Tod.

§. 126.

Zum innerlichen Gebrauch giebt man die fetten Mittel entweder für sich allein, und zwar die Oele oft in ihrem natürlichen Zustande, die Talgarten aber über gelindem Feuer geschmolzen, oder mit Schleim u. s. w. und Wasser zu Emulsionen gemacht. Nach Erfordern der Umstände setzt man ihnen auch Salze und andere Mittel zu. Aeusserlich werden sie gleichfalls bald für sich allein, bald in Verbindung mit Metalloxyden, mit ätherischem Oel, mit Kampher und dgl. in Form von Salben und Linimenten, oder mit Alkalien als Seifen angewendet.

Zur innerlichen wie zur äusserlichen Anwendung müssen die Fette frisch, d. h. nicht ranzig sein, und auf der Haut dürfen sie nicht zu lange sitzen bleiben, weil sie durch die Körperwärme und durch die Hautausdünstung noch schneller als sonst durch die Luft allein ranzig werden u. dann reizend und schädlich wirken (§. 124). Um dies zu verhüten, wäscht man nach einigen Tagen das aufgestrichene Fett oder Oel mit warmem Seifenwasser

6*

oder mit einem schleimigen Decoct rein ab und ersetzt es durch frisches. Ranzige Fette sind nur zu Salben und Linimenten, die erregend wirken sollen, zu benutzen.

§. 127.

Die Gabe zum innerlichen Gebrauch ist, bei der geringen Verschiedenheit der einzelnen fetten Mittel, von allen gleichmässig für Pferde u. Rinder auf 120,0—180,0 bis 1/2 Kilogramme, für Schafe, Ziegen und Schweine auf 60,0—180,0, und für Katzen und Hunde auf 15,0—60,0 zu bestimmen. Die Wiederholung dieser Gaben wird durch die Art, Heftigkeit und Dauer der Krankheitszufälle bestimmt. Bei fortdauernder Reizung, bei Entzündungen u. Krämpfen giebt man die kleineren Gaben nach kurzen Zwischenzeiten (etwa alle halbe bis ganze Stunden) oft wiederholt; dagegen bei vorhandenen fremden Körpern und bei scharfen Stoffen, die man einhüllen will, und bei Verstopfung des Leibes giebt man grosse Gaben nach langen Zwischenräumen (in 24 Stunden nur 2—3 Mal) und im Ganzen seltener, gewöhnlich bis Poltern im Leibe entsteht.

Bei dem äusserlichen Gebrauch richtet sich die Menge der nöthigen fetten Mittel nach der Grösse der zu bedeckenden Fläche. Zu einem Clystir nimmt man für die grossen Hausthiere 60,0—90,0, für die kleinen aber 8,0—30,0, als Zusatz zu schleimigen und anderen Flüssigkeiten.

1) Schweineschmalz, Schweinefett, *Adeps suillus s. Axungia porcina.*

Von Sus scrofa, 8. Ordn. Pachydermata, 3. Familie Setigera (Borstenthiere).

§. 128.

Dieses Fett, aus Kohlenstoff, Wasser- und Sauerstoff bestehend (wie §. 122) ist bei gewöhnlicher Temperatur weich, schmierig, und bei Wärme von 25—30° Cels. ölartig flüssig, — im reinen Zustande sehr mild, wird schnell ranzig. Die Wirkung und Anwendung ist so wie im Allgemeinen angegeben (§§. 123—127); doch wird es innerlich nur wenig, und fast nur gegen Verstopfungs-, Stein- und Sandkolik gebraucht, und am besten mit einem schleimigen Decoct eingegeben. Aeusserlich findet es seiner weichen Consistenz und seiner Wohlfeilheit wegen eine häufige Anwendung in den im Allgemeinen (§. 125) angedeuteten Fällen, und besonders wird es zum Schutz der Haut gegen die Einwirkung scharfer Secrete aus Wunden und Geschwüren, bei Haarseilen und Fontanellen, bei der Anwendung scharfer Salben oder der Aetzmittel und dgl. angewendet. Es dient zur Grundlage der meisten zusammengesetzten Salben, steht aber bei Augensalben der frischen ungesalzenen Butter nach. (30,0 2 Sgr. 6 Pfg.)

2) Butter, *Butyrum.* (o)

§. 129.

Die Butter ist ziemlich von der Consistenz des Schweineschmalzes, sie schmilzt bei 36° C. und ist der fette Bestandtheil der Milch (Sahne, §. 83), durch starkes Schütteln derselben getrennt, nebenbei oft noch etwas Eiweiss und färbende Stoffe enthaltend, von denen sie durch Auswaschen mit Wasser oder durch Schmelzen befreit werden kann. Elementare Zusammensetzung wie bei anderen Fetten, ihr Oxyd (Buttersäure) ein wenig anders, aus ölsaurem und margarinsaurem Lipyloxyd bestehend. Sie wirkt im reinen und frischen Zustande wie die Fette, ist auch ganz wie diese, besonders wie Schweinefett zu benutzen; besonders bei schmerzhaften Entzündungsgeschwülsten (namentlich bei Euterentzündungen), die man bald zur Zertheilung oder zur Eiterung bringen will, und wo man sie entweder blos für sich allein aufstreicht oder mit schleimigen Mitteln zugleich in Breiumschlägen anbringt. Am meisten dient sie zur Bereitung von Augensalben, zu welchen man sie frisch, rein und ungesalzen *(Butyrum recens, B. insulsum)* nimmt. (30,0 3 Sgr.)

3) Hammel- oder Schöpstalg, *Sevum s. Sebum ovillum s. vervecinum s. hircinum;*
4) Rindertalg, *Sevum taurinum s. bovinum,* und
5) Hirschtalg, *S. cervinum.*

§. 130.

Diese Talgarten bestehen überwiegend aus öl- und talgsaurem Lipyloxyd (Elaïn und Stearin), haben eine viel festere Consistenz als die übrigen Fette und schmelzen bei 38° Cels. Innerlich werden sie noch seltner als das Schweineschmalz und die Butter, äusserlich aber fast nur als Zusatz zu einigen Salben benutzt, um dieselben etwas mehr dickflüssig zu machen. Zum innern Gebrauch müssen sie vorher geschmolzen, und dann mit lauwarmen, schleimigen Flüssigkeiten oder mit Stärkemehl gut gemengt, angewendet werden. Officinell ist nur Hammeltalg.

6) Fischthran, *Adeps piscarius s. Axungia cetaria s. Oleum piscium.*

(Beste Sorte: Leberthran, *(Ol. Jecoris Aselli.)*

Von Gadus Callarias und Gadus Morrhua, Kabeljau (Malacopterygii Gadoidei Cuv.), Famil. Schellfische.

§. 131.

Bei gewöhnlicher Temperatur ölartig flüssig, blassgelb, klar, etwas fischig riechend, nicht trocknend, — die ordinären Sorten mehr röthlich oder bräunlich und etwas scharf und daher in der Wirkung den ranzigen Fetten ähnlich. Der sogenannte Berger Leberthran enthält auch neben vielen anderen Bestandtheilen etwas Jod (0,05 bis 0,1 Proc.), wodurch die Wirksamkeit dieses Mittels, im Vergleich zu den übrigen Fetten, etwas Specifisches erhält. Innerlich in etwas grossen Gaben (wie sie im Allgemeinen, §. 127, bezeichnet sind) angewendet, erregt er leichter als die übrigen Fette Laxiren, und er wird deshalb mit gutem Erfolge bei Verstopfung des Leibes, bei Verstopfungskolik u. s. w. bei allen Hausthieren benutzt; doch muss er mit einiger Vorsicht gebraucht werden, weil er leicht Unverdaulichkeit und andere gastrische Beschwerden erzeugt. — Bei chronischem Rheumatismus, gegen welchen er bei Menschen mit Nutzen angewendet worden ist, habe ich ihn bei Pferden, Rindern und Hunden in verschiedenen Gaben innerlich und zugleich äusserlich durch lange Zeit fortgebraucht, fast ganz ohne günstigen Erfolg versucht. — Aeusserlich leistet er bei Verdunkelungen der Hornhaut, bei Steifigkeit der Sehnen, und bei harten Geschwülsten an denselben (bei Gallen und dem sogenannten veralteten Sehnenklapp) als erweichendes und gelind reizendes Mittel oft gute Dienste, und ebenso ist er bei flechtenartigen Hautausschlägen, welche dicke Borken oder Schorfe bilden, wie z. B. das sogenannte Teigmal bei Kälbern und Lämmern, ein recht wirksames Heilmittel. Man benutzt ihn hier für sich allein oder mit Schiesspulver (1 Theil zu 2 Theilen warmen Thrans) zur dünnen Salbe gemacht, welche man auf die, vorher von den Schorfen befreiten Stellen aufstreicht und in Zwischenzeiten von 24 Stunden noch 1—2 Mal wiederholt. Selten ist eine öftere Anwendung zur gänzlichen Heilung nöthig. — Zu Clystiren ist er für die meisten Fälle zu reizend und daher nur bei chronischer Verstopfung anwendbar.

Ausserdem wird der Thran noch häufig als ein beliebtes Hausmittel von Nichtthierärzten innerlich bei der Staupe der Hunde, äusserlich bei Entzündungsgeschwülsten, bei Spath und anderen Gebrechen, jedoch oft zur Unzeit angewendet. (30,0 1 Sgr. 4 Pfg.)

7) **Baumöl oder Olivenöl**, *Oleum Olivarum*, beste Sorte: Provenceröl.

Gewonnen durch Auspressen der Früchte von Olea europaea, 2. Kl. 1 Ordn., Famil. Oleïneae.

§. 132.

Im reinen Zustande blassgelb, von süsslichem Geschmack, austrocknend; seine Wirkungen im frischen und ranzigen Zustande mit den, im Allgemeinen bezeichneten Wirkungen der fetten Mittel übereinstimmend. Es kann daher auch ganz nach den gegebenen allgemeinen Andeutungen benutzt werden. Schmiederer empfiehlt es vorzüglich gegen Darmentzündung der Pferde, in Verbindung mit schleimigen Flüssigkeiten zu geben[1], und Greve hat es bei Wiederkäuern in Koliken, welche mit Verstopfung und mit gehindertem Wiederkauen bestehen, und die von zu häufigem Genuss trockener Körnerfrüchte, von Mehl, Spreu und dergl. entstanden sind, mit gutem Erfolge in grossen Gaben angewendet[2]. Waldinger[3] und Rysz[4], welche bei Pferden sehr gegen den Gebrauch des Baumöls und der fetten Mittel überhaupt sind, weil dieselben (wie oben bemerkt) leicht gastrische Beschwerden erzeugen und auf der Haut ranzig werden, wollen es nur bei sogenannten Sandkoliken empfehlen, in allen übrigen Koliken soll es mehr schädlich als nützlich sein. Dies ist jedoch gegen andere Erfahrungen. Im krampfhaften trockenen Reizhusten u. s. w. leistet es, besonders bei Hunden, gute Dienste, wenn man es lauwarm zu einem halben bis ganzen Esslöffel voll bei den Anfällen eingiebt. Um es hierbei noch wirksamer zu machen, kann man es mit Opium- oder mit Bilsenkrautextract (2,0 auf 30,0) verbinden.

Bei schmerzhaften Maulschwämmen der Kälber und Lämmer giebt man mit Nutzen täglich zweimal einen kleinen Esslöffel voll Baumöl, sorgt aber dabei für Reinlichkeit und für gesundes Futter. Bei Entzündungen des

[1] Teuffel's Magazin für Thierheilkunde. 1. Bd. S. 49, 50.
[2] Wahrnehmungen am Rindvieh. S. 104.
[3] Nahrungs- und Heilmittellehre. S. 206.
[4] Arzneimittellehre. S. 32.

äussern Gehörganges, welche von heftigen Schmerzen und von Ausfluss einer fressenden Jauche begleitet sind, bewirken einige Tropfen reines Baumöl schnelle Minderung der Zufälle, wenn auch nicht wirkliche Heilung. Ebenso mindert es die Spannung und den Schmerz bei Stichwunden, wenn es auf die umliegenden Theile gelind eingerieben wird, und bei Stichen und Bissen von Insekten und Nattern gehört das Baumöl zu den vorzüglichsten Heilmitteln. — Bei fremden Körpern im Schlunde erleichtert es deren Fortschaffung. — Man glaubt auch, dass es den Haarwuchs befördere und wendet es zu diesem Zwecke auf kahle Hautstellen, nach Excoriationen, Verbrennungen, Verwundungen u. s. w. an; sein Nutzen hierbei ist jedoch noch sehr zweifelhaft. — Auf die Haare gestrichen hält es im Sommer die Fliegen ab. Zu Clystiren u. s. w. ist es, wie im Allgemeinen angedeutet, zu benutzen.

Mit Bleiessig, mit Kalkwasser (1 Theil zu 3 Theilen), mit Kampher, mit Salmiakgeist, mit Phosphor und mit Terpenthinöl verbunden, giebt es verschiedene Linimente. Es eignet sich hierzu und überhaupt zum äussern Gebrauch nicht gut, weil es vertrocknet.

Auch muss das gute Baumöl zum thierärztlichen Gebrauch des Preises wegen mehrentheils dem Leinöl und anderen inländischen Oelen nachstehen, besonders wenn es in grossen Quantitäten angewendet werden soll; auch sind die geringeren Sorten des Baumöls weit ranziger, schärfer und daher zum medicinischen Gebrauch schlechter als die inländischen Oele. (30,0 2 Sgr. 4 Pfg.)

8) Leinöl, *Oleum Lini.*

Ausgepresst aus den Samen von Linum usitatissimum, 5. Kl. 5 Ordn. L., Fam. Lineae.

§. 133.

Es ist ein gelbliches, im frischen Zustande süssliches, mildes aber sehr trocknendes und schnell ranzig werdendes Oel. Wenn es frisch und ganz rein ist, besitzt es die Wirkungen wie die übrigen fetten Mittel, im ranzigen Zustande nähert es sich aber den Wirkungen des Fischthrans, und erregt, innerlich in grosser Gabe gereicht, wie dieser Laxiren. — Es ist ganz so wie die fetten Mittel überhaupt, aber besonders wie das Baumöl innerlich und äusserlich zu gebrauchen. Vor dem letztern hat es den Vorzug der Wohlfeilheit; es steht ihm aber bei äusserlicher Anwendung darin nach, dass es in kurzer Zeit zu einer firnissartigen Kruste vertrocknet, die sich selbst mit Seifenwasser schwer aus den Haaren herausbringen lässt. Es ist deshalb bei seinem Gebrauch eine fleissige Reinigung der betreffenden Stellen unerlässlich. Bei dem Volke steht es in dem Rufe, die Haare schnell wachsen zu machen, leistet aber nicht mehr, als jedes andere fette Mittel. 30,0 1 Sgr. 4 Pfg., 250,0 8 Sgr.

9) Oelsüss, Glycerin, *Glycerinum.*

§. 134.

Das Glycerin ist eine, durch chemische Bearbeitung der fetten Substanzen vermittelst Kali oder Bleioxyd oder durch Einwirkung heisser (über 100° C.) Wasserdämpfe u. s. w. gewonnene Flüssigkeit (aus $C_3H_8O_3$) von ölartiger Consistenz, im reinen Zustande klar, geruchlos und von süsslichem

Geschmack; — im rohen, unreinen Zustande ist es gelblich, riecht unangenehm und enthält etwas Salzsäure, Schwefelsäure und Kalk. — Da sreine Glycerin hat die Wirkungen der fetten Substanzen, es unterscheidet sich aber von diesen dadurch, dass es nicht austrocknet und auch nicht ranzig wird, und es hat deshalb vor jenen beim medicinischen Gebrauch Vorzüge. Es löst auch alle im Wasser löslichen Stoffe auf ohne sie zu zersetzen und ist somit als Vehikel zu vielen Arzneiverbindungen in Linimenten und Salben gut geeignet.

Man wendet es oft für sich allein an als deckendes, erweichendes, reizmilderndes Mittel bei Reizungen jeder Art, bei der Entzündung des äussern Gehörganges der Hunde, bei trockener spröder Haut, bei Schrunden von Mauke, Verbrennungen, Anätzungen, Hautjucken, Bläschen und Schorfen am Euter u. s. w.; oft auch in Verbindung mit Bleiextract, Höllenstein, narkotischen Extracten und Alkaloiden, mit Amylum, mit Lycopodium, Tannin u. s. w., z. B. bei Krampf-Kolik: Extract. Hyoscyami 4 Gram.; Glycerin 30,0. Wo man das Mittel äusserlich in einer mehr consistenten Form anwenden will, ist die mit Amylum bereitete Glycerinsalbe *(Unguentum Glycerini)* ein sehr brauchbares Präparat, welches man, je nachdem die Salbe mehr oder weniger weich sein soll, aus 1 Theil Amylum zu 3 bis 8 Theilen Glycerin durch Zusammenreiben darstellt und welches auch ein gutes Vehikel für andere Stoffe abgiebt.

§. 135.

Mit den obigen fetten Mitteln im Wesentlichen übereinstimmend sind auch die folgenden:

1) Nicht trocknende Oele, Fette und Talgarten:

Pferdefett, sogenanntes Kammfett *(Axungia equorum)*; geschmolzen ist es wie Schweinefett zu benutzen. — Gänsefett *(Axungia anserina)*, sehr weich, bei mittler Temperatur der Luft halbflüssig, wird sehr langsam ranzig. Benutzung wie Schweinefett; ausserdem bei frischen Hornhautflecken. — Hundefett *(A. canina)*, mehr talgartig; ist entbehrlich. — Ochsenklauenfett *(A. pedum Tauri)*, ölartig, flüssig, wird nicht leicht ranzig, zur äusserlichen Anwendung, wie fette Mittel überhaupt, sehr brauchbar. — Hirschtalg *(Sevum cervi)* ist gleich dem Rindertalg. — Wallrath *(Cetaceum)* eben so und entbehrlich. — Eieröl, siehe §. 74. — Fette von verschiedenen Fischen, z. B. Quappenfett, Aalruppenfett u. dgl. werden leicht ranzig, stehen hin und wieder im Ruf als sehr wirksam gegen Verdunkelungen der Hornhaut, sind übrigens entbehrlich. — Rüböl *(Ol. Napi, Ol. Raparum)*, neben dem Leinöl das wohlfeilste inländische Oel, ist wie Baumöl zu benutzen. — Buchöl, Bucheckernöl *(Ol. nucleorum Fagi)*, im frischen Zustande sehr mild; Benutzung wie das vorhergehende[1]. — Mandelöl *(Ol.*

[1] Die Bucheckernölkuchen enthalten einen im Wasser löslichen, aber nicht näher nachgewiesenen Stoff, der bei Pferden die heftigsten Krämpfe, Schmerzen im Leibe und selbst den Tod veranlasst. Pferde starben von $\frac{1}{2}$—1 Pfund, Esel von 4—6 Unzen dieser Oelkuchen in Zeit von 10—16 Stunden. Die Section zeigte entzündliche Reizung und Blutanhäufung in den Baucheingeweiden. Bei anderen Thieren sind solche Wirkungen nicht beobachtet worden. Auch die Bucheckern selbst verursachen, jedoch erst in 3—4 Mal grösserer Gabe, bei Pferden und Eseln ähnliche Wirkungen. (Viborg, Samml. Bd. 5. S. 291; Archiv Schweiz. Thierärzte, Bd. 3. S. 87. Landw. Zeitung von Schnee, 1824. No. 43. S. 415. Recueil de médec. vétér. 1830. p. 149. Magaz. für Thierheilkunde, 24. Jahrg. S. 42.)

Amygdalarum dulcium), sehr mild, wird spät ranzig, ist zum Gebrauch bei grossen Thieren und in grossen Gaben zu theuer. — Palmöl *(Ol. Palmae)*, von butterartiger Consistenz, seit einiger Zeit von englischen Thierärzten statt anderer Fette benutzt, ist entbehrlich.

2) Trocknende Oele:

Hanföl *(Ol. Cannabis)*, von mildem Geschmack, aber unangenehmem Geruch, trocknet zu einem zähen Firniss, ist wie Leinöl zu benutzen. — Mohnöl *(Ol. Papaveris)*, im Geschmack und Ansehen gleicht es dem Baumöl, ist sehr mild, enthält nichts Narkotisches von dem Mohnsamen, wird wie Baumöl benutzt. — Wallnussöl *(Ol. nucum Juglandium)*, hat einen angenehmen, milden Geschmack, keinen Geruch, wird leicht ranzig, trocknet noch mehr als Leinöl, ist gegen Verdunkelung der Hornhaut gerühmt, sonst aber entbehrlich. — Ricinusöl, siehe bei den scharfen Mitteln.

Sechste Abtheilung.

Wachs, *Cera*, (besonders gelbes Wachs, *Cera flava)*.

Die durch Hitze zusammengeschmolzenen Wachszellen aus dem innern Bau der Bienenstöcke.

§. 136.

Das Wachs ist in seinen Eigenschaften dem Talge ähnlich, hat aber vor diesem den Vorzug, dass es nicht ranzig wird. — Es besteht aus zwei eigenthümlichen Substanzen, dem Cerin und dem Myricin, und neben diesen aus einem aromatischen und einem färbenden Stoff. Es schmilzt bei 68 ° Cels., löst sich in heissem Weingeist, in Aether und verbindet sich mit heissen Fetten und äther. Oelen. Im erweichten Zustande deckt es und hüllt ein, leistet daher bei ruhrartigen Durchfällen, die mit einem gereizten Zustande des Darmkanals verbunden sind, oft recht heilsame Wirkungen; es wird aber nur selten benutzt, weil seine zähe Consistenz die Anwendung erschwert. Man giebt es zuweilen als Hausmittel den grossen Thieren zu 30,0—45,0, den Schafen, Ziegen und Schweinen zu 15,0, den Katzen und Hunden zu 2,0—8,0 auf einmal, und täglich 2—3 Mal. Zur Anwendung wird es geschmolzen und mit warmer Fleischbrühe, oder mit dgl. Mehlsuppe, oder mit einer Abkochung von Stärkemehl zusammengeschüttelt, oder 1 Theil mit Eigelb (2 Th.), einem fetten Oel und warmem Wasser (à 12—16 Th.) zusammengerieben. — Am häufigsten dient das Wachs in Salben. Es macht dieselben consistenter, so dass sie gut decken und nicht leicht zerfliessen. Die einfache Wachssalbe *(Unguentum cereum, Ceratum simplex)*, aus gelbem Wachs 1 Th. und Schweinefett 4 Th. zusammengeschmolzen, ist die einfachste Salbe. (Baumwachs siehe bei Terpenthin.)

ZWEITE KLASSE.

Bittere Mittel. *(Medicamenta amara.)*

Begriff, Wirkung und Anwendung dieser Mittel im Allgemeinen.

§. 137.

Als bittere Arzneimittel betrachtet man alle diejenigen, deren Hauptbestandtheil Bitterstoff oder bitterer Extractivstoff *(Principium amarum)* ist.

Dieser Stoff, der sich durch einen bittern Geschmack zu erkennen giebt, kommt in sehr vielen Pflanzen und meistens in allen Theilen derselben, bei Thieren aber nur in der Galle vor. Er findet sich aber fast gar nicht für sich allein oder im reinen Zustande, sondern bald mit Schleim oder Gummi, bald mit Stärkemehl, Eiweiss, Pflanzensäuren, Kalien, Salzen, mit ätherischem Oel, Harz, adstringirenden oder narkotischen Stoffen, mit Farbstoff und dgl. verbunden; man hat ihn aber auf chemischem Wege aus mehreren Pflanzen rein dargestellt und nach den Pflanzen, aus denen er gewonnen worden, mit besonderen Namen belegt; in vielen anderen ist aber seine Verbindung mit jenen Stoffen so innig, dass es bisher der Chemie noch nicht gelungen ist, aus ihnen den Bitterstoff für sich allein darzustellen. Daher sind in manchen Mitteln seine materiellen Kennzeichen noch nicht bekannt. Aber auch von den bekannten Arten des reinen Bitterstoffes ist das chemische Verhalten zu anderen Stoffen, besonders zu denen des thierischen Organismus, nur wenig ermittelt.

§. 138.

Die einzelnen bitteren Arzneimittel erhalten nach der Art und nach dem Verhältniss der übrigen Stoffe, welche mit dem Bitterstoff verbunden sind, einen verschiedenen Character, und man unterscheidet sie hiernach: *a)* in eigentlich bittere Mittel, in denen der Bitterstoff überwiegend ist und die im lebenden Körper, der Erfahrung zufolge, nur milde, diesem Stoffe allein zukommende tonische Wirkungen erzeugen; — und *b)* in solche, wo andere Stoffe entweder materiell oder auch in den Wirkungen über den Bitterstoff vorherrschen. — Von den letzteren Mitteln kann hier nicht die Rede sein, da sie, wie z. B. die bitteren narkotischen und die bitteren purgirenden Mittel in andere Klassen gehören. — Aber auch die Arzneimittel mit vorwaltendem Bitterstoff erscheinen darin, dass sie entweder diesen Stoff ohne andere wirksame Bestandtheile enthalten, oder dass sie neben ihm noch etwas Schleim, Salze, adstringirende Stoffe oder ätherisches Oel besitzen, verschieden von einander, und sind hiernach bald rein bitter, bald schleimig bitter oder salzig bitter, bald adstringirend und aromatisch bitter.

§. 139.

Die Wirkung der innerlich angewendeten bitteren Mittel besteht wesentlich in einer Stärkung der sämmtlichen Verdauungs- und Assimilationsorgane. Sie äussern dieselbe zuerst und vorzüglich auf den Magen und Darmkanal, weiterhin aber auch auf die Leber, auf die Bauchspeicheldrüse, auf die Gekrösdrüsen, auf die Blutgefässe und auf die sämmtlichen Absonderungsorgane, — und zwar in der Art, dass sie, wenn sie in mässiger Menge genossen werden, die Speichelabsonderung vermehren, den Appetit erregen, die Verdauung und die Ernährung befördern, und hierdurch den Tonus dieser Theile erhöhen, jedoch ohne dass weder gleichzeitig eine unmittelbare Aufregung des Gefäss- und Nervensystems, noch eine deutlich vermehrte Zusammenziehung *(Contractio)* der Gewebe damit verbunden ist. Hierdurch unterscheidet sich die Wirkung der bitteren Mittel von der der erregenden und zusammenziehenden Mittel. Wo aber ein Mittel neben dem Bitterstoff noch ätherisches Oel oder Gerbstoff enthält, da nähern sich auch seine Wirkungen den eigenthümlichen Wirkungen dieser Stoffe, und zeigen neben der Stärkung auch Reizung und vermehrte Contraction der betreffenden Theile.

§. 140.

Da die bitteren Mittel im reinen Zustande weder unmittelbar erregend noch zusammenziehend wirken, so kann auch ihre Wirkung nur wenig durch blosse Berührung vermittelt werden, sondern dieselbe erfolgt hauptsächlich dadurch, dass die Mittel wirklich verdaut und assimilirt werden, ihr Bitterstoff mit dem Chylus in das Blut und in die übrigen Säfte gelangt und dann zum Theil an die Gebilde abgesetzt, zum Theil aber durch die Se- und Excretionen wieder aus dem Körper entfernt wird. Dass dieses so ist, ergiebt sich daraus, dass 1) die bitteren Mittel bei der Anwendung auf die Haut weder eine örtliche noch allgemeine irgend bemerkbare Wirkung äussern; 2) dass sie fast gar nicht wirken, wenn die Verdauung gänzlich darniederliegt und sie also nicht verdaut werden; 3) dass sie ihre vollständige Wirkung nur langsam und ganz in dem Verhältniss entwickeln, wie die Verdauung und Assimilation Stufe für Stufe vor sich geht; und 4) dass bei längerem Fortgebrauch dieser Mittel sehr oft (aber nicht immer) das Fleisch, die Milch und die übrigen abgesonderten Säfte der Thiere einen bittern Geschmack annehmen.

§. 141.

Bei gesunden Thieren kann man von den angedeuteten milden, fast nur allein auf die Reproduction gerichteten Wirkungen der bitteren Mittel, selbst wenn man diese in grossen Gaben anwendet (ausser der bittern Beschaffenheit der abgesonderten Säfte), sehr wenig wahrnehmen; aber an kranken Thieren, und namentlich bei fehlerhafter Verdauung und Ernährung zeigen sie ihre Wirkungen deutlich. Hier erregen und verstärken sie den Appetit, befördern die Verdauung, vermehren den Tonus und die Kraft der Muskelfasern im Magen und Darmkanal, verstärken mässig die wurmförmige Bewegung, mindern die zu reichliche Absonderung der Verdauungssäfte gleichfalls in einem mässigen Grade und verbessern deren Beschaffenheit; besonders wird der Darmschleim weniger zähe abgesondert, weniger Säure erzeugt, der Uebergang der Futterstoffe in die saure Gährung oder in Fäulniss verzögert oder ganz verhütet (was auch vielleicht durch Tödtung der Hefenpilze bewirkt wird), ebenso wird die Entwickelung der Gasarten (Blähungen) und der Eingeweidewürmer beschränkt, und wo letztere schon vorhanden sind, werden sie nicht selten durch die stärkere Verdauung getödtet, so dass sie bald mehr, bald weniger verdaut abgehen; die Absorption im Verdauungskanal wird verstärkt, und daher Durchfall beseitigt. Bei dieser gesteigerten Thätigkeit der Verdauungsorgane wird aus den genossenen Nahrungsmitteln mehr Chymus erzeugt als vorher, die Assimilation wird ebenfalls gebessert, daher auch mehr und besser gemischtes Blut erzeugt, hierdurch die Ernährung im Allgemeinen befördert, und somit zuletzt der ganze Körper gestärkt.

Nach diesen Wirkungen betrachtet man die bitteren Mittel speciell als magenstärkende, als wurmwidrige u. s. w., und auch als stärkende, tonische Mittel überhaupt.

§. 142.

Die Anwendung der bitteren Mittel findet grösstentheils nur innerlich Statt und ist im Allgemeinen angezeigt: bei allen Krankheiten, die in atonischer Schwäche, d. h. in Erschlaffung und Unthätigkeit der Verdauungs- und Assimilationsorgane, oder in mangelhafter Ernährung und Blutbildung begründet, oder wo bei allgemeiner Schwäche doch jene Organe in starke Mitleidenschaft gezogen sind. Die Zahl der Krankheiten, wo dies der Fall ist und wo daher auch die bitteren Mittel ihre Anwendung finden, ist sehr gross, und es gehören namentlich hierher:

a. Die unterdrückte Fresslust (sogenannte reine Appetitlosigkeit), wie sie in einer gewissen Selbstständigkeit, ohne einen andern erkennbaren Krankheitszustand und ohne Fieber, nicht selten vorkommt.

b. Schlechte Verdauung, wo bei gehörigem Kauen die Darmexcremente noch erkennbares, unverdautes Futter enthalten, wo sie ihre gehörige Consistenz nicht haben, sondern zu locker und weich, mit zu vielem Schleim umhüllt, bei Pferden zu gross geballt sind, sauer und widrig riechen.

c. Aufblähung (Trommelsucht) und Windkolik (mit Ausnahme solcher Fälle, wo die Aufblähung Folge von Einklemmung, Verwickelung, Entzündung oder Zerreissung eines Eingeweides ist); — wenngleich hierbei die bitteren Mittel nicht immer die Hauptmittel sind.

d. Durchfall und Ruhr; sie sind dabei überall, wo Erschlaffung des Darmkanals besteht, von guter Wirkung und zuerst den mehr stopfenden, zusammenziehenden und erregenden Mitteln vorzuziehen.

e. Eingeweidewürmer von allen Arten, wo diese Mittel nicht allein dadurch nützen, dass sie den vorhandenen Würmern im Verdauungskanal zuwider sind und bei manchen derselben deren Tod oder Abgang befördern, sondern vorzüglich dadurch, dass sie die fehlerhafte Schleimabsonderung bessern, die Verdauung mehr beleben und somit die für den Aufenthalt und die Entwickelung der Würmer günstigen Verhältnisse gründlich beseitigen. Bandwürmer und Oestruslarven werden jedoch von den bitteren Mitteln wenig oder gar nicht gestört.

f. Gastrische und andere asthenische Fieber (wie namentlich Schleimfieber, katarrhalische und rheumatisch-gastrische Fieber, mit asthenischem Character, Faulfieber, Typhus und dgl.), wo die bitteren Mittel fast in jedem Stadium passend sind, jedoch mit anderen, dem speciellen Zustande entsprechenden Mitteln, und namentlich in der ersten Zeit mit Salzen verbunden werden müssen.

g. Fehlerhafte Beschaffenheit der Milch bei Säuge- und Melkvieh (z. B. blaue, rothe, fleckige und klümprige, zu leicht säuernde Milch u. s. w.), wo dem Uebel, wenn es nicht aus einer fehlerhaften Beschaffenheit der Nahrungsmittel oder aus Mangel an Reinlichkeit der Milchgefässe entstanden ist, fast immer ein gastrisches Leiden, und besonders Schwäche der Verdauungseingeweide zum Grunde liegt.

h. Die asthenische Harnruhr und das asthenische Blutharnen.

i. Zu reichliches Schwitzen, wenn dasselbe ohne hinreichende äussere Veranlassung erfolgt, — wie es oft bei und nach dem Haarwechsel, nach überstandenen Krankheiten u. s. w. der Fall ist.

k. Kachectische Krankheiten, wie z. B. die Bleichsucht, Fäule der Schafe, chronische Schleimflüsse, bösartige Druse bei den Pferden und dgl. Hier können die bitteren Mittel durch Besserung der Reproduction sehr viel zur gründlichen Heilung beitragen und wenigstens stets die Wirkung der, bei diesen Krankheiten gebräuchlichen specifischen und äusserlichen Mittel sehr unterstützen.

§. 143.

Als Gegenanzeige gegen die Anwendung der bitteren Mittel ist im Allgemeinen Vollblütigkeit, jede heftige Reizung und jede synochöse Entzündung, sowohl örtlich wie auch bei allgemeinen fieberhaften Krankheiten, zu betrachten. Auch müssen diese Mittel bei Trockenheit der Schleimhäute, bei derjenigen Verstopfung des Leibes, die von Trockenheit der Schleimhäute und zu starker Contraction der Gebilde begleitet ist, sehr vorsichtig und nur in Verbindung mit anderen passenden Arzneimitteln, besonders mit Neutral- und Mittelsalzen gegeben werden. Asthenische und complicirte Entzündungen und eben solche Fieber, z. B. entzündlich-gastrische Fieber, schliessen dagegen die Anwendung der bitteren Mittel neben anderen nicht aus.

§. 144.

Die Gabe, in welcher diese Mittel angewendet werden, ist ziemlich gleichmässig von den einzelnen Mitteln, für Pferde und Rinder gegen 15,0—60,0, für Schafe, Ziegen und Schweine 4,0—15,0, für Katzen und Hunde 0,6—4,0. Von den Mitteln, die den Bitterstoff recht concentrirt und rein enthalten, wie z. B. Enzian, Quassia und Bitterklee, giebt man gewöhnlich etwas kleinere Quantitäten als von den übrigen, schwächeren Mitteln. Grössere Gaben als die bezeichneten schaden zwar bei den Thieren nicht offenbar, sie bringen aber auch keinen Nutzen; in zu grosser Masse werden sie nicht verdaut, sie belästigen und stören die Verdauungseingeweide, und zuweilen bringen sie Appetitlosigkeit, Leibschmerzen und Diarrhöe hervor.

§. 145.

Die bitteren Mittel können in jeder Form angewendet werden; in Pulverform streut man sie den Thieren auf das Futter, wo sie aber leicht Ekel gegen das letztere erregen, und dann nicht in der nöthigen Menge genossen werden. Es ist daher besser, sie in Pillen und Latwergen zu geben. Bei grosser Schwäche der Verdauungseingeweide giebt man sie aber am besten in einer schwachen Abkochung, weil sie darin für die Verdauung mehr vorbereitet werden. Bei Wiederkäuern verdient die flüssige Form auch noch aus dem Grunde den Vorzug, weil die flüssigen Mittel, namentlich in kleinen Gaben gereicht, leichter in den vierten Magen gelangen als die festen. Benutzt man zur Bereitung des Aufgusses oder der Abkochung die bitteren Mittel gepulvert, so ist das Durchseihen der Flüssigkeit nicht nöthig.

Man giebt sie zuweilen für sich allein, mehrentheils aber mit anderen Mitteln, nach Bedürfniss der anderen Umstände verbunden. Bei sehr grosser Schwäche und Reizlosigkeit setzt man ihnen die ätherisch-öligen und flüchtigen Reizmittel, z. B. Kalmus, Pfefferminze, Terpenthinöl, Kampher und dgl. zu; bei Wurmleiden sind aromatische Mittel, Terpenthinöl, stinkendes Thieröl, Eisen, — bei Aufblähung und Säure Schwefelleber, Kreide, Kalk, — bei vorwaltender Erschlaffung sind adstringirende Mittel, bei Verstopfung des Leibes und bei Ansammlung von unverdauten Futterstoffen im Darmkanal sind abführende Salze, Aloë, — und bei kachectischen Krankheiten sind Aromatica, Terpenthinöl, Kochsalz, Eisen, Schwefel, Spiessglanz und dgl. mit ihnen zu verbinden. — Auch setzt man die bitteren Mitteln in kleinen Gaben den Neutral- und Mittelsalzen bei, um die laxirende Wirkung derselben zu verstärken. — Aeusserlich benutzt man mehrere bittere Mittel bei schlaffer Granulation in Wunden und Geschwüren, besonders aber, um Insekten von den Thieren abzuhalten.

A. Rein bittere Mittel.

1) Enzianwurzel, *Radix Gentianae rubrae.*

Von Gentiana lutea und anderen Arten, 5. Kl. 2. Ordn. L., Familie Gentianeae.

§. 146.

Die Enzianwurzel (der Enzian) enthält unter den inländischen bitteren Mitteln den meisten Bitterstoff, den man in neuerer Zeit dargestellt und Enzianbitter (*Gentianin* oder *Gentianit*) genannt hat; er ist ein krystallinischer Extractivstoff, mit etwas Schleim, zuckerartigem Stoff, ätherischem Oel und Gerbstoff verbunden und theilt sich dem Wasser, Wein und Weingeist leicht und vollständig mit. Die sämmtlichen zuletzt genannten Bestandtheile sind jedoch nur in so unbedeutender Menge vorhanden, dass sie nicht in Betracht kommen, und dass daher die Enzianwurzel gewöhnlich zu den rein bitteren Mitteln gerechnet wird.

Ihre Wirkungen stimmen der Art nach mit der überein, die den bitteren Mitteln überhaupt eigen ist[1], dem Grade nach aber übertrifft sie alle anderen. Deshalb und ihrer Wohlfeilheit wegen ist sie auch bei den Thierärzten am meisten im Gebrauch.

Sie kann bei allen asthenischen Krankheiten, bei denen bittere Mittel empfohlen sind (§. 142), angewendet werden, eignet sich aber besonders da zum Gebrauch, wo mit der Schwäche zugleich Unthätigkeit, Erschlaffung und Ausdehnung besteht; daher namentlich bei Ueberfütterungskolik, besonders wenn dieselbe oft wiederkehrt und weniger in wirklichem Ueberfüttern, als vielmehr in allmäliger Ansammlung der Futtermassen in den Gedärmen begründet ist; ebenso in den späteren Stadien der Gelbsucht und Fäule der

[1] Manche wollen ihr auch narkotische Kräfte zuschreiben. Ich habe deshalb versuchsweise die gepulverte Wurzel Pferden und Rindern bis zu 180,0—720,0, Hunden zu 60,0—120,0 auf einmal, und durch 3 Tage wiederholt gegeben, aber keine Spur einer narkotischen Wirkung sehen können.

Schafe und des Rindviehes, bei Unverdaulichkeit, wenn der Koth gross geballt, in grossen Klumpen und mit Schleim überzogen abgeht, bei Schleimfieber, bei Würmern und dgl.

Bei entzündlich gastrischen Zuständen haben zuweilen der Bitterklee und die übrigen schwächeren Mittel den Vorzug vor dem Enzian.

Die Gabe und ihre Wiederholung ist wie bei den bitteren Mitteln überhaupt. — Die Anwendung geschieht theils in Pulverform, besonders bei Pferden und Schafen (in den sogenannten Fresspulvern und Lecken), theils in Pillen und Latwergen, theils im Aufguss oder im Decoct, — letzteres besonders beim Rindvieh. Im Pulver ist zwar die Wurzel sehr wirksam, die Thiere verderben sich aber dadurch mehrentheils sehr bald den Geschmack und dadurch auch den noch etwa vorhandenen Appetit.

Man verbindet die Enzianwurzel oft mit abführenden Salzen, und namentlich bei entzündlichen Krankheiten, bei Ueberfütterungskolik und bei solchen gastrischen Zuständen, welche mit Verstopfung des Leibes verbunden sind, oder wo der Koth dunkel gefärbt, klein und hart abgesetzt wird; in anderen Fällen dagegen den Umständen entsprechend mit anderen Mitteln (§. 145).

Aeusserlich benutzt man das Enzianwurzelpulver zuweilen als ein gelind erregendes, tonisches und austrocknendes Mittel zum Einstreuen in üppig granulirende schlaffe, stark jauchende Wunden und Geschwüre, besonders wenn dieselben zugleich durch Insektenmaden verunreinigt sind. Man versetzt es hierzu auch mit Kohlenpulver und Eichenrindenpulver zu gleichen Theilen, oder auch mit der Hälfte Zinkvitriol oder Alaun, oder mit dem achten Theil Kampher oder rothen Präcipitat und dgl. — Ebenso kann man bei Wunden und Geschwüren von jener Beschaffenheit auch ein Enziandecoct (1 Theil Wurzel zu 8—10 Theilen Wasser) benutzen. (30,0 gr. pulv. 10 Pfg., f. pulv. 1 Sgr. 4 Pfg.)

Von dem Enzian giebt es mehrere officinelle Präparate (namentlich ein recht wirksames Extract und eine Tinctur), welche jedoch in der Thierarzneikunde fast ganz zu entbehren sind.

2) Quassiaholz und Quassiarinde (Bitterholz), *Lignum et Cortex Quassiae.*

Von Quassia amara, 10. Kl. 1. Ordn., Familie der Simarubeae.

§. 147.

Dieses Holz und die Rinde besitzen einen krystallisirbaren Bitterstoff, Quassiin genannt, in grösster Menge, und ausserdem einen ganz geringen Antheil von äther. Oel[1]. Von seiner Wirkung gelten die, über die Wirkung der bitteren Mittel im Allgemeinen gemachten Angaben. Besondere Heilkräfte gegen einzelne Krankheiten besitzt es, im Vergleich zu den übrigen bitteren Mitteln, nicht, und es ist daher durch inländische Mittel, namentlich durch Bitterklee oder Enzian zu ersetzen. Mit dem erstern hat die Quassia zwar grosse Aehnlichkeit, ist aber stärker, und von dem letztern unterscheidet sie sich dadurch, dass sie keine erregende Nebenwirkung äussert.

---

[1] Dieses äther. Oel wirkt auf Fliegen und andere Insekten betäubend, auf die Hausthiere aber nicht, eine Abkochung des Holzes (15,0 zu 90,0 Colatur), mit Zusatz von etwas Milch und Zucker, wird häufig als das gefahrloseste Fliegengift benutzt.

Man wendet Bitterholz und Rinde nach den allgemeinen Regeln an, und giebt es am besten in einem schwachen Decoct.

Da es theurer ist als der Enzian (30,0 gr. pulv. 1 Sgr. 4 Pfg.), so wird es innerlich sehr wenig, und äusserlich gar nicht benutzt. Das Quassia-Extract ist sehr wirksam, aber zum thierärztlichen Gebrauch zu theuer.

3) Bitterklee (Fieberklee, Wasserklee), *Herba s. Folia Trifolii fibrini s. aquatici (s. Menyanthis).*

Von Menyanthes trifoliata, 5. Kl. 1. Ordn., Familie Gentianeae.

§. 148.

Die Stengel und Blätter dieser Pflanze enthalten, besonders wenn sie im Herbst gesammelt ist, den nicht krystallisirbaren Bitterstoff (*Menyanthin*) in sehr grosser Menge und fast ganz ohne wirksame Nebenbestandtheile. Man rechnet die Pflanze daher mit Recht zu den kräftigsten rein bitteren Mitteln, unter denen sie nur vom Enzian und von der Quassia übertroffen wird. Der Bitterklee ist der letztern in der Wirkung sehr ähnlich und für sie das beste Ersatzmittel. Er verdient, da er fast überall zu haben und ebenso wohlfeil als kräftig in seinen Wirkungen ist, eine häufigere Benutzung in der Thierarzneikunde als bisher.

Die Anwendung kann überall geschehen, wo die bitteren Mittel überhaupt und der Enzian besonders empfohlen sind.

Die Gabe, Form und Verbindung ist bei dem getrockneten (pulverisirten oder zerschnittenen) Kraut ebenfalls nach den allgemeinen Angaben einzurichten. Im Sommer kann man auch das frische Kraut benutzen und dasselbe entweder im Decoct, oder für grasfressende Thiere kleingeschnitten und mit anderem Futter gemengt geben. Auf letztere Weise reicht man täglich dreimal für Pferde und Rinder jedesmal 360,0—540,0, oder 2—3 Hände voll, für Schafe, Ziegen und Schweine den dritten Theil. — Zu dem Decoct nimmt man auf dieselbe Menge eine achtfache Quantität Wassers, lässt dies auf die Hälfte einkochen und durchseihen, und dann auf ein- oder zweimal eingeben. — Das Extract wirkt wie das Mittel selbst, ist aber durch dieses zu ersetzen. (30,0 8 Pfg.)

4) Tausendgüldenkraut, *Herba s. Summitates Centaurii minoris.*

Kraut und Blüthe v. Chironia Centaurium L. s. Gentiana s. Erythraea Centaur. 5. Kl. 1. Ordn. L., Familie Gentianeae.

§. 149.

Diese Pflanze besitzt gleichfalls in den Stengeln und Blättern viel Bitterstoff, der jedoch schwächer als bei der vorigen und zugleich etwas salzig und kratzend scharf ist. Ihre Wirkungen sind denen des Enzians ähnlich, aber milder als bei diesem Mittel. Anwendung, Gabe und Form sind wie bei den übrigen bitteren Mitteln. (30,0 1 Sgr. 6 Pfg.)

B. Salzig und schleimig bittere Mittel.

5) Rindsgalle, *Fel Tauri.*

§. 150.

Die frische Rindsgalle ist grünlich gelb, etwas dicklich-flüssig, mit Wasser leicht mischbar, ihr Geschmack eigenthümlich bitter, der Geruch gelind aromatisch, zuweilen etwas moschusartig, ihre Reaction neutral. Bestandtheile vielfach, besonders organische Salze, namentlich taurocholsaures und glykocholsaures Natrum. Innerlich angewendet stimmt sie in ihren Wirkungen fast ganz mit den bitteren Mitteln überein; sie besitzt aber ausser der stärkenden Wirkung (welche schwächer als die der Enzianwurzel, des Quassiaholzes und des Bitterkleekrautes ist), noch durch ihre alkalischen und salzigen Bestandtheile gelinde Nebenwirkungen.

Die innerliche Anwendung der Galle ist bei denselben Krankheitszuständen angezeigt, wo die bitteren Mittel überhaupt nützlich sind, sie hat aber keinen erwiesenen Vorzug vor diesen, obgleich man glaubte, dass sie bei grosser Schwäche und gleichzeitiger Reizbarkeit der Verdauungseingeweide besser ertragen werde, weil sie mild wirkt und als thierisches Product leicht verdaulich ist, was jedoch nur von kleinen Gaben gilt. Grosse Gaben stören die Verdauung, indem sie mit dem sauren Magensaft Glykocholsäure bildet und das Pepsin wegnimmt. Sie wird nur zuweilen bei den kleinen Hausthieren benutzt, weil sie nicht immer und in der nöthigen Menge frisch zu haben ist und bei der Aufbewahrung leicht fault und verdirbt. Um dies zu verhüten, wird sie über Feuer eingedickt *(Fel Tauri inspissatum)*; hierdurch verliert sie aber von ihrer Eigenthümlichkeit, wird den bitteren Extracten ähnlich und besser durch diese ersetzt. — Die Gabe von der frischen Rindsgalle ist für Pferde 15,0—30,0, für die anderen Hausthiere in entsprechendem Verhältniss, und die Anwendung geschieht theils in Auflösungen mit einem andern bittern, oder bitter-aromatischen Infusum, oder in Pillen und Latwergen, bei denen die Galle zum Theil auch als Bindemittel dienen kann.

Aeusserlich angewendet wirkt die Galle gelind erregend, zertheilend, und man benutzt sie daher als Einreibung zur Zertheilung schlaffer Geschwülste, welche Neigung zeigen, sich zu verhärten, wie z. B. veraltete Piphacken, Stollbeulen, Drüsenknoten und dgl. Man wendet sie theils für sich allein, mehrentheils aber mit anderen ähnlich wirkenden Mitteln verbunden an, z. B. mit grüner Seife, mit Kochsalz, mit Kampher- oder Ammoniumliniment, mit grauer Quecksilbersalbe und dgl., z. B. in der sogenannten grünen zertheilenden Salbe, welche man bereitet aus Altheesalbe (oder Schweinefett) 120,0, Ochsengalle, geschabter, weisser Seife, von jedem 45,0, Steinöl 30,0, pulverisirtem Kampher 15,0 Hirschhornsalz 8,0.

Auch hat man die Galle bei Flecken der Hornhaut als resorbirendes und auflösendes Mittel mit gutem Erfolge angewendet. Sie wird hier bei noch bestehender krankhafter Reizbarkeit mit 3—4 Theilen reinen Wassers verdünnt, später aber für sich allein oder in Verbindung mit anderen Mitteln (Honig, Merkurialsalbe, Hirschhornsalz und dgl.) benutzt, indem man sie täglich 1—2 Mal zwischen die Augenlider streicht. (Bis 120,0 5 Sgr., *F. inspissat.* 1,0 2 Sgr.)

6) Kardobenedictenkraut, *Herba s. Folia Cardui benedicti.*

Von Cnicus benedictus, 19. Kl. 3. Ordn. L., Familie Compositae.

§. 151.

Es enthält neben dem bittern Extractivstoff noch das Cnicin, eine chemisch indifferente, im Wasser ziemlich leicht auflösliche Substanz, und eine bedeutende Menge von Salzen, namentlich Salpeter, etwas Schleimzucker u. s. w. Es wirkt daher nicht allein tonisch, sondern auch auflösend, und die Secretion der Schleimhäute, sowohl im Verdauungskanal wie auch vorzüglich in den Respirationsorganen vermehrend. Man benutzt es daher mit gutem Erfolge bei solchen gastrischen Krankheiten, bei denen Reizung und verminderte Absonderung der Schleimhäute zugegen ist und wo die rein bitteren Mittel, und besonders der Enzian nicht gut ertragen werden. Doch wird es im Ganzen wenig angewendet. — Von der Gabe, Form und Verbindung gelten auch hier die allgemeinen Andeutungen. — (30,0 *Fol.* 10 Pfg.)

Anmerkung. Diesen Mitteln schliessen sich in ihren Wirkungen das Erdrauchkraut (*Herba Fumariae*) und das Kraut des weissen Andorns (*Herba Marrubii albi*) an, jedoch sind dieselben äusserst schwach. — Von gleicher Art, aber noch schwächer wirkend, ist das Kraut und die Wurzel des Löwenzahnes (*Herba et Rad. Taraxaci*), welche nur im frischen Zustande als diätetisches Hausmittel zu benutzen sind; — ferner die Cichorienwurzel (*Rad. Cichorii sylvestris*), das Kraut des Huflattigs (*Herba Tussilaginis*), und des Ehrenpreis (*Herba Veronicae*), und mehrere andere von ähnlicher Qualität. Sie sind sämmtlich zu entbehren und werden auch jetzt fast gar nicht mehr angewendet. — Ein salzig bitteres Mittel ist auch das Kraut des Färbeginsters (*Herba et Summitates Genistae tinctoriae*), welches von Dr. Marochetti zur Verhütung der Wasserscheu bei Menschen, welche von tollen Hunden gebissen sind, sehr empfohlen worden ist. Das Mittel brachte bei meinen Versuchen an Thieren selbst in grossen Gaben (bei Pferden und Kühen zu 2 Pfund, bei Hunden zu 1—6 Unzen pro dosi, täglich zweimal und durch 8 Tage fortgesetzt) keine auffallende Wirkung hervor, und die gerühmten Heilwirkungen haben sich weder bei Menschen noch bei Thieren bestätigt.

7) Rhabarberwurzel, *Radix Rhei s. Rhabarbari.*

Von verschiedenen, zum Theil unbekannten Species der Gattung Rheum (Rh. palmatum, Rhaponticum etc.), 9. Kl. 3. Ordn., Familie Polygoneae.

§. 152.

Die Wurzel kommt in verschiedenen Sorten vor, von denen die sogenannte ächte oder russische Rhabarber die beste ist. Sie enthält eine grosse Anzahl verschiedenartiger Bestandtheile, die theils in Wasser, theils in Weingeist löslich sind; es sind darunter mehrere Harze (*Erythroretin, Phaeoretin, Aporetin*), dann die Chrysophansäure (auch Rhabarbersäure, *Rheïn, Rheumin, Rhabarbarin* genannt), in Verbindung mit Gummi, Stärke, Zucker, oxalsaurem Kalk und anderen Kalksalzen und Gerbstoff.

Die Wirkungen der Rhabarberwurzel sind zum Theil denen der adstringirenden, zum Theil denen der bitteren Mittel ähnlich, zum Theil aber auch ganz eigenthümlich erregend auf die Gefässe und drüsigen Organe der Bauchhöhle, ausserdem auch, und je nach der Grösse der Gabe, die Absonderungen bald gelind beschränkend, bald aber vermehrend. Denn in kleinen Gaben und anhaltend den Thieren gegeben, vermehrt sie den Tonus und die Thätigkeit in den Unterleibsorganen, und bewirkt so eine bessere Verdauung und stärkere Resorption. In grossen Gaben bewirkt die Rhabarber sehr reichliche Absonderung der Galle und der Darmsäfte, beschleunigte wurmförmige Bewegung des Darmkanals und Purgiren. Letzteres tritt nur bei dem Hunde und bei der Katze von mässig grossen Gaben (von 4,0—15,0) in mässigem Grade ein; bei Schweinen erfolgt es aber erst von 90,0—120,0 und bei Pferden von 270,0—360,0 nur sehr gelind und erst nach 36 Stunden (s. Viborg, Samml. Bd. 3. S. 156).

Heftige Zufälle, besonders Entzündung der Gedärme, hat man selbst von so grossen Gaben nicht bemerkt.

Die Rhabarber erscheint, diesen Wirkungen gemäss, da angezeigt, wo Schwäche und zu geringe Thätigkeit der Leber, und überhaupt der Verdauungsorgane den Grundcharacter einer Krankheit bilden, wo in Folge dessen die Bereitung guter Galle qualitativ, oft auch quantitativ nicht gehörig erfolgt, wo deshalb Appetitlosigkeit, Verschleimung, Säure, Blähsucht, Verstopfung, Diarrhöe, namentlich die sogenannte weisse Ruhr bei jungen Thieren, — Gelbsucht, Bleichsucht und dgl. entstanden sind.

Als Purgirmittel darf die Rhabarber bei den grösseren Hausthieren nicht angewendet werden, weil sie zu wenig wirkt, zu theuer und durch kräftigere wohlfeile Mittel zu ersetzen ist; bei Hunden und Katzen kann man sie aber in den im Obigen angedeuteten Gaben hierzu anwenden. Weit zweckmässiger benutzt man sie aber in kleinen Gaben, nämlich für Pferde und Rindvieh zu 8,0—16,0, für Schafe und Schweine zu 2,0—8,0, für Katzen und Hunde zu 0,30—1,20, täglich 2—4 Mal.

Die Anwendung der gepulverten Wurzel kann in jeder Form, und nach Erfordern der Umstände in Verbindung mit verschiedenen anderen Mitteln geschehen. Als Purgirmittel setzt man ihr zuweilen Aloë, häufiger Glaubersalz, Weinstein und andere Salze zu; als stärkendes Mittel giebt man sie mit Kalmus, Wermuth, Wachholderbeeren, bei Diarrhöe mit Opium, kohlensaurer Magnesia u. a. Eine Zusammensetzung von Rhabarber 4,0, kohlensaurer Magnesia 1,2, Opium 0,30 mit 90,0 warmem Kamillenthee oder mit 2 Löffeln voll Branntweins auf einmal gegeben, kenne ich als das vorzüglichste Heilmittel bei der sogenannten weissen Ruhr der Kälber. (4,0 1 Sgr. 10 Pfg.)

Anmerkung 1. Als Präparate von der Rhabarber hat man: ein einfaches Rhabarber-Extract *(Extractum Rhei simplex)*, ein zusammengesetztes Rhabarber-Extract *(Extractum Rhei compositum)*, eine wässerige Rhabarber-Tinctur *(Tinctura Rhei aquosa)*, eine weingeistige Rhabarber-Tinctur *(Tinctura Rhei vinosa)*, und einen *Syrupus Rhei*. Sie sind zum thierärztlichen Gebrauch viel zu theuer, entbehrlich und sehr wenig benutzt.

Anmerkung 2. Die Wurzeln von den bei uns in Gärten gezogenen Rhabarberarten, namentlich von *Rheum Rhaponticum* und von *Rh. hybridum* besitzen, wenn sie gehörig ausgewachsen und gut getrocknet sind, fast ganz dieselbe Wirksamkeit wie die chinesische Rhabarber, und können daher, da sie viel wohlfeiler sind, die letztere ersetzen. (Viborg a. a. O. S. 155--162.)

8) **Kousso, Koussoblüthen,** *Flores Brayerae anthelminthicae.*

Die Blüthenrispen von Brayera anthelminthica oder Hagenia Abyssinica, 11. Kl. 2. Ordn., Familie Rosaceae, eines in Abyssinien einheimischen Baums.

§. 153.

Sie kommen als braunes Pulver in den Handel und enthalten ein bitteres Harz *(Brayerin, Koussin* oder *Taeniin)*, Gerbstoff, fettes und wohl auch ätherisches Oel, sind schwach aromatisch riechend und bitterlich schmekkend. Sie kommen nur als *Anthelminthicum* in Anwendung, und zwar nur bei kleinen Hausthieren[1]. Die Gabe ist für alte Schafe 4,0, für Lämmer 2,0, für Hunde 2,0—4,0, während einiger Stunden mehrere Male wiederholt, nach Müller[2] in 6 Stunden dreimal, als Decoct oder mit warmem Wasser oder Milch zusammengeschüttelt, oder mit Syrup, Honig als Latwerge. Einige Stunden nach der letzten Gabe gehen die Würmer ab[3].

Dies Mittel wirkt zwar sicher, steht aber doch der *Kamala* nach. (Fein pulv. 5,0 2 Sgr. 2 Pfg.)

9) Kamala, Wurrus, *Glandulae Rottlerae.* (o)

Von Rottlera tinctoria (Roxburgh), 21. Kl. 8. Ordn., Familie der Euphorbiaceae. Aus Abyssinien, Australien u. s. w.

§. 154.

Die Kamala ist ein leichtes, gleichmässiges ziegelrothes Pulver, schwach aromatisch riechend, mit Wasser schwer mengbar, aus den sternförmigen Drüsen und aus den Haaren bestehend, welche die Frucht des genannten Baumes umgeben.

Das Pulver enthält viel harzige Bestandtheile (gegen 47 pr. C.), bittern Gerbstoff, Extractivstoffe, eine krystallisirbare Substanz *(Rottlerin)*, eine Spur von ätherischem Oel u. s. w.

Das Mittel wird nur als *Anthelminthicum* benutzt und hat hierbei namentlich gegen die Bandwürmer der Lämmer (Taenia expansa) das Kousso, das Kreosot und alle andere Mittel übertroffen[4]; dasselbe ist zwar theurer als Kousso, da aber von ihm in der Regel nur eine Gabe in derselben Grösse wie von dem letztern zur vollständigen Wirkung ausreicht, so wird es hierdurch eigentlich wohlfeiler, man erspart die Zeit und Mühe des wiederholten Eingebens, und die Wirkung tritt schneller ein (oft schon in einer Stunde), so dass nach 2 Stunden die Kur beendet ist.

Die Gabe und Anwendung bei Schafen und Hunden ist wie vom Kousso.

Bei den grossen Thieren ist Kamala noch nicht genügend versucht, Pferde ertrugen 100 Gramme ohne besondere Wirkung. (Preis: 15,0 3 Sgr., 1 Pfund 2 Thaler.)

C. Aromatisch oder erregend bittere Mittel.

10) Wermuth (das Kraut mit den Blüthen), *Herba et Summitates Absinthii.*

Von Artemisia Absinthium L., 19. Kl. 2. Ordn., Familie der Elichryseen.

§. 155.

Der Wermuth besitzt einen ausserordentlich bittern, krystallinisch darstellbaren Stoff, das Absinthiin, in Verbindung mit etwas ätherischem Oel,

---

[1] Bei meinen Versuchen brachten 100 bis 180 Gramme bei gesunden Pferden keine besonderen Wirkungen hervor.

[2] Magaz. für Thierheilkunde. Jahrgang 1860.

[3] Nach Küchenmeister starben Taenien, die er in eine Abkochung von Kousso legte, schon in einer halben Stunde, — d. i. schneller als von jedem andern Wurmmittel.

[4] R. Hartmann, im Magaz. für Thierheilkunde. 28. Jahrgang. S. 123.

Salzen u. s. w. Das frische Kraut ist den Pferden sehr zuwider und wird auch von Kühen nur bei grossem Hunger gefressen; Schafe und Ziegen fressen es eher, scheinen aber auch keinen Wohlgeschmack daran zu finden. Nach etwas anhaltendem Genuss dieser Pflanze wird die Milch, das Fleisch und der Urin der betreffenden Thiere bitter.

Der Wermuth besitzt in einem hohen Grade die tonischen Wirkungen der bitteren Mittel, ausserdem aber wirkt er durch sein ätherisches Oel noch etwas erregend auf das Gefäss- und Nervensystem. Doch ist die Wirkung des Bitterstoffes bei weitem vorwaltend. Er nähert sich somit den ätherisch-öligen, flüchtigen Erregungsmitteln und findet deshalb vorzüglich bei solchen Krankheiten der Verdauungs- und Assimilationsorgane seine Anwendung, wo neben der Schwäche noch Reizlosigkeit besteht, oder wo Würmer zugegen sind. Ob Wermuth gegen letztere als eigentliches *Anthelminthicum* wirkt oder nur durch Besserung des Verdauungsprocesses, — ist zweifelhaft. Seiner erregenden Nebenwirkung wegen ist er bei schlaffen, phlegmatischen Thieren, und daher besonders auch bei den Wiederkäuern den übrigen Mitteln vorzuziehen. Uebrigens ist er innerlich bei denselben Krankheitszuständen anzuwenden, wo die bitteren Mittel überhaupt passend sind; aber bei reinen und heftigen Entzündungen ist er zu vermeiden.

Die Gabe ist, wie bei den übrigen einfach bitteren Mitteln, für Pferde u. s. w. Die Anwendung kann in Pulver, in Latwergen, Pillen, Aufgüssen und Abkochungen mit Wasser geschehen. Das Pulver eignet sich, da die übrigen Thiere dasselbe wenig oder gar nicht fressen, nur für Schafe; man mengt es für sie mit Gersten-, Hafer- oder Malzschrot, oder mit Kleie, mit Kochsalz, Wachholderbeeren oder anderen aromatischen Mitteln zu einer Lecke zusammen und streut ihnen dieselbe auf das kurze Futter in der Krippe; z. B. nach Waldinger bei der Egelkrankheit:

gepulvert. Wermuth, Kalmuswurzel, von jedem	120,0
Glanzruss, Kochsalz, von jedem	60,0
Terpenthinöl	15,0
Schrot oder Mehl	720,0

Gut zusammengemengt und für zehn Schafe in einem Tage gegeben. Nehmen die Thiere von dem Mittel zu wenig, so macht man es mit Wasser zur Latwerge und giebt einem Schafe früh und Abends den zwanzigsten Theil davon auf einmal ein. Bei der Bleichsucht setzt man dieser Mengung noch Eisenvitriol (8,0—15,0), und bei Säureentwickelung in den Eingeweiden noch pulverisirten gebrannten Kalk (30,0), oder pulverisirte weiss gebrannte Knochen (60,0—90,0) zu.

Bei dem Rindvieh benutzt man den Wermuth, je nachdem man die erregende oder die tonische Wirkung vorzüglich wünscht, im Aufguss oder in Abkochungen (30,0 zu 360,0 Flüssigkeit), und bei Pferden, Schweinen und Hunden am besten in Pillen und Latwergen, und verbindet ihn nach Bedürfniss mit verschiedenen passenden Mitteln, z. B. mit stinkendem Thieröl, Steinöl, Terpenthinöl, Kampher, Weingeist, Pfefferminze, Kochsalz u. s. w. — Bleizucker, Sublimat, Eisen- und Zinkvitriol schlagen in Decocten und Infusionen vom Wermuth einen grossen Theil der wirksamen Bestandtheile nieder.

Aeusserlich wird der Wermuth bei fauligen, schlaffen, unreinen, mit stinkender Jauche versehenen, oder mit Maden behafteten Geschwüren,

z. B. bei dergleichen Widerristschäden und bei asthenischen und brandigen Entzündungen, z. B. bei ausfallender Mauke u. s. w., bald als Breiumschlag, bald in flüssiger Form als Waschung und Bähung benutzt. — Zu dem Breiumschlag nimmt man die zerschnittenen, von den groben Stengeln befreiten Blätter und kocht dieselben gelind mit so viel Wasser, wie zur Consistenz des Breies nöthig ist; — zu den Bähungen benutzt man einen Aufguss oder eine Abkochung wie zum innern Gebrauch.

Ein solches Infusum oder Decoct wendet man auch zuweilen als Waschmittel auf die gesunde, wie auf die kranke Haut in der Absicht an, um Läuse oder Milben zu tödten, oder um von den Thieren die Bremsen, Fliegen und andere Insekten abzuhalten, weil letztere die bitteren Substanzen fliehen oder von ihrem Genuss betäubt werden und sterben.

Der Wermuth ist auch im frischen (grünen) Zustande, innerlich und äusserlich auf die angegebene Weise, jedoch in doppelter Gabe zu benutzen. Die Präparate (Extract, Tinctur, ätherisches und gekochtes Wermuthöl) sind ähnlich wirkend, aber zu theuer. (30,0 *Herb.* 1 Sgr. 4 Pfg.)

11) Rainfarrnkraut, Rainfarrnblumen und Samen, *Herba, Flores et Semen Tanaceti.* (o)

Von Tanacetum vulgare L., 19. Kl. 2. Ordn., Familie Compositae.

§. 156.

Die ganze Pflanze enthält einen bittern Extractivstoff in Verbindung mit harzigen Bestandtheilen, mit einem scharf bittern, ätherischen Oel, etwas eisengrünendem Gerbstoff u. a. Das Kraut (die Blätter) besitzt von dem letztern am wenigsten und ist mehr rein bitter, wogegen die Blumen, und noch mehr die Samen viele flüchtige Bestandtheile zeigen.

Die Wirkungen des Rainfarrnkrautes kommen im Wesentlichen mit denen des Wermuths überein, und unterscheiden sich von diesen nur dadurch, dass sie mit noch etwas stärkerer Erregung der Gefäss- und Nerventhätigkeit in den Verdauungseingeweiden verbunden sind, als bei dem zuletzt genannten Mittel. — Die Wirkungen der einzelnen Theile des Rainfarrnkrautes sind ziemlich mit einander übereinstimmend, aber im Grade der erregenden Nebenwirkung, nach der verschiedenen Menge der in den letzteren vorhandenen reizenden Bestandtheile, etwas von einander abweichend.

Die Anwendung geschieht innerlich und äusserlich wie bei dem Wermuth. Gegen Eingeweidewürmer hält man den Rainfarrn, und besonders den Samen für wirksamer als letztern und auch für wirksamer als den sogenannten Wurmsamen oder Zittwersamen.

Auch die Gabe, die Form und Verbindung, in denen der Rainfarrn angewendet wird, sind wie bei dem Wermuth. (30,0 *Flor.* 10 Pfg.)

Anmerkung. Der Wurmsamen, Zittwersamen (*Semen Cinae s. Santonici*) wirkt ähnlich wie Wermuth und Rainfarrn, ist aber für Thiere zu theuer.

12) Hopfen (die weiblichen Blüthen, Fruchtähren oder Zapfen), *Flores s. Strobili s. Coni Lupuli.* (o)

Von Humulus Lupulus L., 22 Kl 8. Ordn., Familie Urticaceae.

§. 157.

Der Hopfen schmeckt stark bitter, etwas harzig und riecht eigenthümlich aromatisch, etwas betäubend. Der wirksame Theil der Hopfenblüthen sind die Drüsen derselben *(Glandulae Lupuli)*, die durch Klopfen oder Sieben des frisch getrockneten Hopfens als ein gelbliches Pulver, das sogenannte Lupulin gewonnen werden. In dem Pulver ist ätherisches Oel und ein krystallisirbarer Stoff, das Lupulit vorhanden; auch in den Blättern (Schuppen) finden sich ähnliche Bestandtheile, aber in geringerer Menge.

Die Wirkung des Hopfens auf den Thierkörper stimmt mit denen der übrigen aromatisch bitteren Mittel grösstentheils überein; sie ist jedoch mehr erregend als die Wirkung des Wermuths und des Rainfarrnkrautes. Narkotische Wirkungen, von denen manche Schriftsteller sprechen, habe ich von kleinen und grossen Gaben und bei mehrtägiger wiederholter Anwendung des frischen und des ausgetrockneten Hopfens bei Pferden, Kühen, Schafen und Hunden nicht wahrnehmen können.

Man kann den Hopfen wie den Wermuth und bei denselben Krankheitszuständen innerlich und äusserlich benutzen; bei hohen Graden von Atonie, und bei hieraus entstandener Cachexie, Wassersucht und dgl. scheint er aber den Vorzug vor diesem Mittel zu verdienen.

Weil der Hopfen sehr schwer zu pulvern ist, so giebt man ihn nicht in Pillen und Latwergen, sondern am besten im Aufguss oder in einer gelinden Abkochung (30,0—45,0 auf 360,0 Wasser).

13) Schafgarbenkraut und Blüthen, *Summitates s. Herba et Flores Millefolii.*

Von Achillea Millefolium L., 19. Kl. 2. Ordn., Familie Compositae.

§. 158.

Die Schafgarbe enthält einen gelind zusammenziehenden Bitterstoff in Verbindung mit ätherischem Oel; der erstere ist zwar vorwaltend, aber beide Bestandtheile sind in geringerer Menge zugegen als bei dem Rainfarrn und bei dem Wermuth. Im frischen Zustande wird die Schafgarbe von allem Vieh gefressen, besonders von den Schafen; auch getrocknet ist sie den Thieren nicht so zuwider wie die übrigen bitteren Mittel, und sie eignet sich deshalb vorzüglich zur Anwendung in Lecken.

Die Wirkungen sind stärkend erregend, blähungtreibend und krampfstillend, aber schwächer, als bei den drei vorigen Mitteln, besonders im getrockneten Zustande.

Man benutzt das Schafgarbenkraut mit den Blüthen zugleich, sowohl frisch als getrocknet, ganz wie den Wermuth. Obgleich es schwächer wirkt als dieser, so ist es doch bei Krämpfen, bei Krampfkoliken, bei krampfhaften Harnbeschwerden, — auch bei asthenischen Entzündungen und deren Ausgängen, besonders nach dergleichen Lungenentzündungen, bei Verschleimungen, Diarrhöe u. s. w. ein vorzügliches und wohlfeiles Heilmittel.

Gabe und Form, so auch die Verbindung mit anderen Mitteln, ist wie bei den bitteren Mitteln überhaupt.

Aeusserlich kann das Schafgarbenkraut als ein stärkendes, die Thätigkeit erhöhendes und zertheilendes Mittel bei schlaffen, schlecht eiternden Wunden, bei Quetschungen und Quetschwunden, bei Blutergiessungen, Verhärtungen und bei schlaffen Geschwüren u. s. w., theils in Breiumschlägen, im Infusum oder Decoct angewendet werden.

Das Mittel empfiehlt sich wegen seiner Wohlfeilheit ganz besonders zum thierärztlichen Gebrauche. (30,0 10 Pfg.)

Anmerkung 1. Das Kraut der Raute *(Herba Rutae)* (mit und ohne Blüthen und Samen) enthält weit weniger Bitterstoff und ätherisches Oel als der Wermuth; es ist überhaupt ein schwach wirksames Mittel, welches jetzt fast gar nicht angewendet wird und nur deshalb zu nennen ist, weil Delabere Blaine[1] es gegen das Entstehen der Wuthkrankheit nach dem Bisse von tollen Hunden, empfohlen hat. Es ist jedoch hierbei auf dieses Mittel ebenso wenig zu trauen, wie auf die meisten übrigen, und es darf bei seiner Anwendung niemals die örtliche zweckmässige Behandlung der Bisswunde und die übrige nöthige Vorsicht unterlassen bleiben.

Anmerkung 2. Die Wurzel des gemeinen Haarstranges *(Peucedanum officin.)* besitzt einen widrigen, ranzigen Geruch und einen unangenehmen, sehr bittern, etwas gewürzhaften Geschmack. Sie enthält viel Bitterstoff, ein wenig Harz, Gummi und eine geringe Quantität ätherisches Oel. Ihre Wirkungen stimmen mit den im Allgemeinen angegebenen Wirkungen der bitteren Mittel überein, daher die Wurzel nach denselben Indicationen wie Wermuth und Hopfen angewendet werden kann.

DRITTE KLASSE.

Adstringirende oder zusammenziehende Pflanzenarzneimittel.

(Medicamenta adstringentia vegetabilia.)

Begriff, Wirkung und Anwendung dieser Mittel im Allgemeinen.

§. 159.

Als zusammenziehend oder adstringirend bezeichnet man die Arzneiwirkung, bei welcher die Fasern und Gewebe der thierischen Weichgebilde zusammengezogen, verkürzt oder verdichtet und auch wohl die darin enthaltenen Flüssigkeiten bald mehr bald weniger zum Gerinnen gebracht werden. Diese Eigenschaft besitzen: *a)* viele Pflanzen und Pflanzentheile, in denen ein eigenthümlicher zusammenziehender Stoff, oder ein sogenanntes adstringirendes Princip enthalten ist; *b)* die meisten Säuren, besonders in einem mässig concentrirten Zustande; *c)* mehrere Metalle in Verbindung mit Sauerstoff oder mit Säuren, wie namentlich das Eisen und seine Präparate, Zink- und Kupfervitriol, Grünspan, die essigsauren Bleipräparate, auch der Alaun, und *d)* zum Theil auch die Kälte und solche Substanzen, an die dieselbe gebunden ist.

Im engen und gewöhnlichen Sinne versteht man aber unter adstringirenden Arzneimitteln nur die zuerst bezeichneten vegetabilischen Substanzen, von denen auch deshalb hier nur geredet werden soll. (Die Säuren finden in der IX., der Alaun in der XI. und die metallischen Mittel in der XII. Klasse ihren Ort.)

§. 160.

Der eigentlich wirksame Bestandtheil in den adstringirenden Pflanzen ist der sogenannte Gerbstoff, die Gerbsäure oder das Tannin *(Acidum tannicum s. Tanninum)*. Dieser Bestandtheil findet sich häufig in verschiedenen Pflanzen und deren einzelnen Theilen, am meisten concentrirt in der Rinde, besonders der jüngeren Zweige, in der Wurzel, auch in den Blättern, Samen und Früchten mehrerer Gewächse. Er besteht aber selten allein,

[1] Die Krankheiten der Hunde. Aus dem Englischen. Leipzig 1820. S. 69 u. f.

sondern er ist gewöhnlich mit anderen Bestandtheilen dieser Pflanzen, mit Schleim, Bitterstoff, Säuren, Alkalien, ätherischem Oel und zuweilen mit der ihm verwandten Gallussäure verbunden, wodurch die einzelnen Mittel dieser Klasse einige Abweichungen von einander zeigen. Auch erscheint der Gerbstoff selbst in den verschiedenen Pflanzen etwas modificirt, so dass man hiernach eine Eichengerbsäure, eine Galläpfelgerbsäure *(Acidum gallo-tannicum)*, eine Chinagerbsäure und eine Catechugerbsäure unterschieden hat; die Verschiedenheiten der Gerbsäure machen jedoch für sich allein keinen wichtigen Unterschied in der Wirksamkeit. Die reine Gerbsäure ist aus Kohlenstoff, Wasserstoff und Sauerstoff ($C_{27}H_{22}O_{17}$) zusammengesetzt, verhält sich chemisch sehr ähnlich wie andere Säuren und bildet mit Alkalien, Erden, Alkaloiden und Metalloxyden gerbsaure Salze. Bei dem Zutritt der Atmosphäre nimmt sie mehr Sauerstoff auf, oxydirt sich und bildet die Gallussäure *(Acid. gallicum)*. Die Gerbsäure löst sich leicht in Wasser, besonders in kochendem, und in Weingeist, auch in gewöhnlichem Aether auf, aber nicht in fetten und in ätherischen Oelen; sie wird durch Chlor und concentrirte Salpetersäure zerstört; mit Schwefelsäure verbindet sie sich und ist dabei in Wasser löslich; aus einer concentrirten Auflösung wird sie durch Salpeter-, Salz-, Phosphor- und Arseniksäure gefällt, aber nicht durch Essig-, Citronen- und Milchsäure. Die hierbei entstehenden Niederschläge sind Verbindungen dieser Säuren und der Gerbsäure; dieselben lösen sich wieder in Wasser, aber nicht in der fällenden Säure. Stärkemehl, Gallerte (Faserstoff, Eiweiss, thierischer Schleim gerinnen und werden, sowie auch Bitterstoff und Pflanzenalkaloide, aus Flüssigkeiten durch die Gerbsäure gefällt, dieselbe verbindet sich auch mit der Gallerte und dem Faserstoff der thierischen Theile im lebenden und todten Zustande derselben zu unlöslichen festen Massen. Mit Metallsalzen macht sie unlösliche Niederschläge von verschiedener Farbe, indem sie sowohl mit den Basen, wie auch mit den Säuren dieser Salze sich verbindet, und nur die letztere Verbindung aufgelöst bleibt, die erstere aber sich abscheidet.

§. 161.

Die Wirkung, insbesondere die örtliche, der Gerbsäure (des Tannin) auf den Thierkörper ist örtlich eine fast rein chemische, indem dieselbe das vorhandene Eiweiss, Faserstoff, Gallerte zum Gerinnen bringt, hierdurch und durch Zusammenschrumpfung des Zellgewebes und der Fasern die Textur verdichtet, die Secretionen beschränkt und im concentrirten Zustande auf die Schleimhäute gebracht, oberflächlich ätzt. Im Magen tritt von grossen Gaben des reinen Tannin dieselbe Wirkung ein und zugleich wird ein Theil der Verdauungssäfte, besonders das Pepsin, zersetzt, coagulirt und hierdurch die Verdauung gestört; in kleinen Gaben und verdünnt oder mit anderen Substanzen in Verbindung wirkt es örtlich zusammenziehend, die Magen- und Darmsecretionen beschränkend. Ein Theil von ihm geht in das Blut über, vermehrt dessen Gerinnbarkeit, giebt ihm bei längerer Anwendung eine hellere Röthung, vermindert fast alle Se- und Excretionen und vermehrt in allen Weichgebilden Dichtheit und Spannung (den Tonus). Ein Theil der Gerbsäure scheint verdaut zu werden, zum Theil wird sie aber mit den Substanzen, die sich mit ihr verbunden haben, unverdaut mit dem Darmkoth entleert, und zum Theil auch im Urin wieder ausgeschieden. Im letztern ist ihr erfolgter Uebergang in die thierischen Säfte am bestimmtesten zu erkennen, indem er nach der etwas reichlichen Anwendung adstringirender Mittel mehr gelb erscheint, an der Luft aber braun wird und nach dem Hinzuthun einer Eisenchloridauflösung einen starken grünen Niederschlag macht. Bei dem sichern Vorhandensein des adstringirenden Stoffes in dem Urin muss der erstere wohl auch im Blute enthalten sein; hier ist derselbe aber nicht deutlich nachzuweisen.

Die Gerbsäure enthaltenden, oder adstringirenden Arzneimittel wirken im Wesentlichen dieser Säure ganz ähnlich, jedoch nach der Menge und Concentration derselben und nach den anderen Bestandtheilen etwas verschieden.

§. 162.

Bei der innerlichen Anwendung dieser Mittel in mässigen Gaben entsteht zunächst in der Schleimhaut des Magens und des Darmkanals eine stärkere Zusammenziehung, welche sich bald ihren Gefässen und Drüsen, und dann auch der Muskelhaut mittheilt. Dadurch werden die Absonderungen vermindert, der vorhandene Schleim gerinnt, die wurmförmige Bewegung wird mit vorwaltender Zusammenziehung ausgeübt, und die Resorption vermehrt. In Folge dieser Wirkungen sieht man den Darmkoth von festerer Consistenz, bei Pferden kleiner und härter geballt, gewöhnlich auch gut verdaut, aber etwas mehr als sonst organische Substanz enthaltend und in längeren Zwischenzeiten abgehen. — Weiterhin erstreckt sich die Wirkung auch auf die Lymph- und Blutgefässe und auf andere Organe: die Gefässe verengern ihren innern Raum, ihre Häute werden derber, die Pulse kräftiger, aber nicht vermehrt; die Säfte erhalten mehr Neigung zum Gerinnen, das Blut wird mehr hellroth, das Zellgewebe schrumpft zusammen und wird dichter, Muskel- und Sehnenfasern werden straffer, drüsige Organe werden kleiner und härter und alle Absonderungen vermindert. — Wenn diese Mittel in zu grossen Gaben oder zu andauernd angewendet werden, verursachen sie Appetitlosigkeit, Verstopfung des Leibes, zuweilen Kolik, Erbrechen (wo dies bei Thieren möglich ist), Anätzung, Entzündung und Verdickung der Schleimhaut, Abzehrung u. s. w.[1].

Aeusserlich angewendet bringen diese Mittel ganz dieselben Wirkungen hervor. Sie schrumpfen die Haut und die zunächst liegenden Theile zusammen, verdichten sie, machen die organische Cohäsion fester, die Fasern straffer, die Gefässe enger; in Wunden und Geschwüren beschränken sie die üppige Bildung und die zu reichliche Absonderung.

Einspritzungen von adstringirenden Mitteln in die Blutadern bewirken, wenn man schwache Auflösungen der Gerbsäure hierzu benutzt, nur etwas schnelleres und mehr angestrengtes Athmen, welches aber nach 1—3 Stunden gewöhnlich wieder ganz vorübergeht; spritzt man aber sehr concentrirte Flüssigkeiten in die Adern, so entstehen durch die Blutgerinnung fast augenblicklich die grössten Beschwerden im Athmen, heftiges Herzklopfen, ängstlicher Blick, Zittern, Krämpfe und oft binnen kurzer Zeit der Tod.

---

[1] Alle diese Angaben sind durch mehrere Versuche an verschiedenen Hausthieren mit Eichenrinde, Eichenlaub und Tormentillwurzel bestätigt. — Ausserdem aber findet sich ein Beweis hierzu in der sogenannten Waldkrankheit und in dem Blutharnen des Rindviehes, der Schafe und Ziegen, welche Krankheiten im Frühjahre zuweilen entstehen, wenn die Thiere in den Wäldern weiden und aus Mangel an Gras zu viel und zu anhaltend das junge Laub der Eichen und dgl. geniessen.

§. 163.

Vermöge ihrer eigenthümlichen Wirkung können die zusammenziehenden Mittel solche asthenische und vorzüglich chronische Krankheitszustände heilen: 1) wo die Schwäche in wirklicher Erschlaffung *(Laxitas)* begründet, oder mit derselben und mit Auflockerung und zu starker Ausdehnung der organischen Materie verbunden ist; — 2) wo zu häufige und zu reichliche Absonderungen mit oder ohne schlechte Mischung der abgesonderten Säfte, gleichfalls aus Erschlaffung und Schwäche entstanden sind, und 3) wo aus gleicher Ursache eine Neigung zur Entmischung der Materie zugegen ist.

Man benutzt sie daher, wenn dergleichen Grundverhältnisse des Krankseins vorhanden sind, innerlich besonders bei Erschlaffung und Ausdehnung der Verdauungseingeweide und bei hieraus entstandener Gährung, Zersetzung des Magen- und Darminhalts und hieraus entstandener Aufblähung, bei Blähungen, Durchfall und Ruhr, Wurmleiden, bei der Fäule der Schafe; bei Ausdehnung der Gefässe und darin begründeten passiven Congestionen und Blutungen, z. B. dem asthenischen und chronischen Blutharnen; bei der Harnruhr; bei langwierigem Schleimausfluss aus der Nase, den Lungen, den Harn- und Geschlechtsorganen; bei typhösen und fauligen Fiebern, bei zu dünner, wässeriger Blutbereitung, bei Vergiftung mit Strychnin, bei zu reichlicher Eiterung und Jaucheabsonderung und dgl.; — äusserlich aber bei Erschlaffung und Ausdehnung der Muskeln, Bänder u. a. Theile nach Quetschungen und Verrenkungen u. s. w.; bei Gelenk- und Sehnengallen, bei dem Vorfall des Mastdarms, der Scheide und Gebärmutter, jedoch überall erst dann, wenn die Entzündungszufälle vorüber sind; bei Wunden und Geschwüren, die zu viel und zu dünnen Eiter oder Jauche absondern, besonders bei Gelenkwunden, bei üppiger blasser und schlaffer Granulation, bei dem kalten Brande, bei ödematösen Anschwellungen, bei Carbunkeln u. dgl.

§. 164.

Dagegen ist der Gebrauch der adstringirenden Mittel nachtheilig: im Allgemeinen bei jedem Krankheitszustande, der mit activer Reizung des Gefässsystems, mit übermässiger Zusammenziehung und mit Krampf verbunden ist; daher namentlich bei activen Congestionen und Blutflüssen; bei synochösen und schmerzhaften Entzündungen, bei Entzündungsfiebern, bei Nervenfiebern mit Aufregung oder mit Anfällen von Raserei; bei gastrischen Krankheiten, so lange noch anhaltende Verstopfung des Leibes, Trockenheit der Schleimhäute und Verminderung der Absonderungen zu bemerken ist; bei Verhärtungen, besonders drüsiger Organe; bei Verkürzung der Muskeln, Sehnen und Bänder, bei Entzündungen und Verwundungen der Augen mit Trübung der durchsichtigen Hornhaut, und bei ähnlichen Zuständen. — Reine Lebensschwäche überhaupt, und sehr grosse Schwäche der Verdauungseingeweide im Besondern, so wie auch veraltete, dem Körper zur Gewohnheit gewordene krankhafte Absonderungen, z. B. veraltete Geschwüre, ebenso alle kritische heftige Ausleerungen gestatten innerlich und äusserlich nur einen sehr vorsichtigen und beschränkten Gebrauch dieser Mittel. Bei Durchfällen, welche im Frühjahr und Herbst bei dem Weidevieh nach Veränderung der Fütterung zu entstehen pflegen, ist ihr Gebrauch unnütz — wenigstens bald nach dem Eintritt solcher Durchfälle.

§. 165.

Da die adstringirenden Mittel ihre Wirkung auf den Gesammtorganismus mehrentheils nur langsam entwickeln, so müssen sie gewöhnlich durch einige Zeit fortgebraucht werden. Eine zu anhaltende Anwendung ist jedoch nachtheilig, indem sie leicht zu starke Zusammenziehung, Verdickung und Verhärtung der Organe, Verminderung des Appetits, Unverdaulichkeit, Verstopfung des Leibes u. s. w. herbeiführt. Ebenso können auch zu grosse Gaben durch zu heftige örtliche Einwirkung nachtheilig werden.

Solche üble Folgen entstehen um so mehr, je mehr die angewendeten Mittel das adstringirende Princip rein und concentrirt enthalten. Die bitter- und schleimig adstringirenden Mittel, und ebenso die Chinarinden werden dagegen besser ertragen.

§. 166.

Man giebt diese Mittel innerlich nur selten im trockenen Pulver, häufiger in Pillen und Latwergen; sie sind aber in diesen Formen schwer auflöslich und schwer verdaulich, und daher bei Schwäche der Verdauungseingeweide nicht zuträglich. Durch blosses Uebergiessen mit kaltem oder heissem Wasser wird (ausgenommen das reine *Tannin, Kino* und *Catechu*) nur eine geringe Quantität des adstringirenden Stoffes aus ihnen ausgezogen, und das Infusum ist deshalb zum thierärztlichen Gebrauch fast überall von zu geringer Wirksamkeit. Am besten ist es daher, sie in Abkochungen mit Wasser (30,0 zu 360,0—5 80,0 des letztern) anzuwenden, da sie in diesen am wirksamsten sind und von den Verdauungseingeweiden verhältnissmässig am besten ertragen werden. Durch gelindes oder starkes Einkochen der Flüssigkeit ($^1/_4$ bis zur Hälfte des Ganzen) kann man das Decoct von derselben Menge des Mittels bald schwächer, bald stärker concentrirt erhalten.

§. 167.

Die adstringirenden Mittel werden innerlich nur selten für sich allein, sondern mehrentheils in Verbindung mit bitteren Mitteln und mit Reizmitteln angewendet, theils um ihre Verdauung und Assimilation durch grössere Erregung der Thätigkeit in den Verdauungsorganen zu befördern, und um ihre örtliche nachtheilige Einwirkung zu mindern, theils aber auch um gleichzeitig andere Heil-Indicationen, welche bei den oben genannten asthenischen Krankheiten fa t immer gleichzeitig zu beachten sind, zu erfüllen.

Benutzt man dergleichen Verbindungen in flüssiger Form, so lässt man die zusammenziehenden Mittel zuerst mit etwas mehr Wasser, als zu dem blossen Decoct nöthig ist, kochen und dann mit dem letztern die flüchtigen Mittel heiss infundiren oder auch nach dem Erkalten blos mengen, je nachdem ihre Beschaffenheit dies gestattet.

Mit Eiweiss, thierischer Gallerte und mit Kali soll man Adstringentia nicht verbinden, weil erstere hierdurch ganz unwirksam wird, und letzteres der Wirkung entgegen steht. Auch Metalloxyde, Eisen und Blei, ebenso Kalkwasser verbindet man nicht gern mit adstringirenden Mitteln; die hieraus entstehenden chemischen Verbindungen sind aber keineswegs unwirksam.

§. 168.

Aeusserlich wendet man sie in Pulverform und in Abkochungen, selten in Breiumschlägen an. In der erstern werden sie in Wunden und Geschwüre eingestreut, um ausser der vermehrten Cohäsion der betreffenden Theile noch eine starke Aufsaugung des Eiters oder der Jauche in das Pulver selbst zu bewirken. Man benutzt sie hierzu bald für sich allein, bald in Verbindung mit anderen absorbirenden oder mit erregenden Mitteln, z. B. mit Kohlenpulver, mit Kamillenblumen, mit Kampher, Myrrhe und dergl. — Im Decoct dienen sie, warm und kalt, zu Waschungen und Bähungen, zu Fussbädern, zu Einspritzungen und Clystiren, und zwar gleichfalls wieder oft für sich allein, oft aber mit Infusionen von aromatischen Kräutern, mit Spiritus, Terpenthinöl und dergl. versetzt, um dadurch nicht allein die Spannkraft der Fasern zu vermehren, sondern auch die Erregbarkeit in den Nerven und Gefässen, und somit auch die Resorption ergossener Flüssigkeiten zu verstärken.

Zu bemerken ist, dass weisse Haare von den Decocten der adstringirenden Mittel röthlich-braun gefärbt wurden.

Die adstringirenden Pflanzenmittel werden mit Rücksicht auf die in ihnen etwa vorhandenen Nebenbestandtheile in verschiedene Unterabtheilungen gebracht. Man unterscheidet: *A*) rein adstringirende Mittel; *B*) schleimig adstringirende Mittel; *C*) bitter adstringirende Mittel; *D*) ätherisch-ölige adstringirende Mittel; *E*) säuerlich adstringirende Mittel und *F*) adstringirende Mittel mit Alkaloiden. Mehrere dieser Mittel sind jedoch in ihren Bestandtheilen noch nicht sicher bekannt, und werden daher von den Schriftstellern im System der Arzneimittellehre verschieden untergebracht.

A. Rein adstringirende Mittel.

Die Mittel dieser Abtheilung enthalten als vorherrschenden wirksamen Bestandtheil die Gerbsäure, und von ihnen gilt hauptsächlich, was über die Wirkung der adstringirenden Mittel im Allgemeinen (§. 159 u. f.) gesagt worden ist.

1) Eichenrinde, *Cortex Quercus*, und Eichenblätter, *Folia Quercus*.

Von Quercus Robur u. Qu. sessiliflora L., 21. Kl. 8. Ordn., Fam. Cupuliferae.

§. 169.

a. Die Eichenrinde enthält als wirksamen Bestandtheil die Eichengerbsäure (circa 12 Proc.), welche am reichlichsten in der innern weissen Rinde (dem Bast), besonders der jungen Zweige und im Frühjahre enthalten ist. Diese Gerbsäure löst sich leicht in Wasser auf, etwas weniger in Weingeist und Aether; sie macht mit Auflösungen der Eisenoxydsalze dunkelblaue Niederschläge und beim Zutritt der atmosphärischen Luft bildet sie durch Aufnahme von mehr Sauerstoff Gallussäure[1] und Kohlensäure,

[1] Diese Säure bildet sich auf dieselbe Weise auch in mehreren anderen adstringirenden Pflanzentheilen, besonders reichlich in den Galläpfeln. Sie ist von der Gerbsäure hauptsächlich dadurch abweichend, dass sie Auflösungen des Eiweisses und des Leims nicht fällt. Für sich allein wird sie als Arzneimittel fast gar nicht benutzt, ist aber in einigen adstringirenden Mitteln neben der Gerbsäure wirksam. Ihre Wirkungen sind denen der Gerbsäure sehr ähnlich, aber örtlich milder. Bei innerlicher Anwendung geht sie in die Säfte, namentlich in den Urin über. Siehe Wöhler's Vers. in Tiedemann's und Treviranus's Zeitschrift für Physiologie, Bd. I. S. 140.

welche letztere entweicht, übrigens verhält sie sich wie §§. 160, 161 von der Gerbsäure im Allgemeinen angegeben.

Die Eichenrinde wirkt stark adstringirend und wird in dieser Hinsicht nur von dem Kino, dem Catechusaft und der Ratanhia übertroffen. — Sie bringt bei innerlicher und äusserlicher Anwendung die im Allgemeinen bezeichneten Wirkungen (§§ 161, 162) in einem hohen Grade hervor, und findet in allen den angedeuteten Fällen, wo zusammenziehende Mittel überhaupt passen, ihre Anwendung. Da sie jedoch die Schleimhaut des Magens stark zusammenzieht, seine Secretionen sehr vermindert und hierdurch oft die Verdauung stört, so verdienen die Weidenrinde, die Kastanienrinde und andere bitter-adstringirende Mittel zum innerlichen Gebrauch sehr oft den Vorzug, besonders bei grosser Schwäche der Eingeweide.

§. 170.

Die Gabe, in der sie gereicht wird, ist für Pferde und Rinder 15,0—45,0, für Schafe, Ziegen und Schweine 4,0—12,0, für Hunde und Katzen 0,6—4,0. Es ist bei ihrer innerlichen Anwendung das zu beachten, was über die nachtheiligen Wirkungen der zu lange fortgebrauchten adstringirenden Mittel (§. 165) angegeben worden ist[1].

Man giebt sie innerlich am besten im Decoct und fast immer in Verbindung mit bitteren oder aromatischen Mitteln, bei Durchfall auch mit Schleim oder auch mit Opium, bei Faul- und Nervenfiebern mit Mineralsäuren, mit Terpenthinöl, Kampher und dgl. Bojanus (über Seuchen, S. 150) empfiehlt z. B. bei dem langsam verlaufenden Milzbrande: Eichenrinde 120,0, Kalmuswurzel 60,0, Kampher 15,0, mit Mehl und Wasser zur Latwerge gemacht täglich auf 4 Gaben vertheilt, bei einem Rinde zu verbrauchen. — Aeusserlich wendet man sie bald allein, bei Gelenk- und Sehnenscheidenwunden, bei zu starken Ausdehnungen, bald wieder mit anderen, den Indicationen entsprechenden Mitteln an, z. B. bei zu reichlich eiternden Wunden und Geschwüren blos mit Kohlenpulver oder bei stark jauchenden, schlaffen oder selbst brandigen Geschwüren mit pulverisirter Holzkohle, mit Kampher und Myrrhe (z. B. den ersten beiden à 30,0, von den letzteren Mitteln à 4,0), zusammen zu einem gleichmässigen Pulver gemengt und von demselben nach Verhältniss der Menge der sich bildenden Jauche eine entsprechende Quantität täglich 2—3 Mal in das Geschwür gestreut, nachdem dasselbe vorher gereinigt ist. Wo man noch mehr zusammenziehen und austrocknen will, setzt man dem Eichenrindenpulver auch Eisen-, Zink-, oder Kupfervitriol, oder Alaun in verschiedener Menge hinzu.

Die zum äusserlichen Gebrauch bestimmten Abkochungen werden gleichfalls nach Bedürfniss der Zufälle entweder rein, oder mit aromatischen, spirituösen u. a. Mitteln versetzt, angewendet. — Zu ihrer Bereitung kann man stets, und namentlich, wenn sie zu Fussbädern verwendet werden sollen, sehr zweckmässig die grob gepulverte frische Gerberlohe benutzen, da

---

[1] In der Thierarzneischule zu Lyon hatte zwar ein Pferd bei den angestellten Versuchen in 20 Tagen mehr als 10 Kilogr. (20 Pfd.) Eichenrinde ertragen; allein man fand auch, nachdem es getödtet worden, seinen Magen ausserordentlich zusammengeschrumpft und die Häute desselben dreimal so dick als gewöhnlich. — Wäre das Thier am Leben geblieben, so würden sich auch bald die weiteren Folgen jenes Uebermaasses gezeigt haben (Gohier, Mém. et Observations. Tom. I. p. 412).

dieselbe bei gleichen Eigenschaften viel wohlfeiler ist, als die aus der Apotheke verordnete Eichenrinde. (Grob pulv. 180,0 4 Sgr. 6 Pfg. — fein pulv. 30,0 1 Sgr. 8 Pfg.)[1].

b. Die Eichenblätter besitzen, wenn sie grün gesammelt und im Schatten getrocknet sind, gleichfalls einen ziemlichen Gehalt an Gerbstoff, jedoch bei weitem nicht in der Menge wie die Eichenrinde. — Ihre Wirkung ist daher schwächer als bei dieser, obgleich im Wesentlichen mit derselben übereinstimmend. Die Benutzung kann ganz nach den allgemeinen Andeutungen und wie bei der Eichenrinde, aber in stärkeren Gaben geschehen.

2) Galläpfel, türkische, *Gallae turcicae*, *G. Halepenses*, und Tannin.

§. 171.

Dieselben sind krankhafte Auswüchse auf den Blättern mehrerer Eichenarten, namentlich von Quercus infectoria, entstanden nach dem Stich einer Fliege. Sie enthalten weit mehr Eichengerbsäure (gegen 27—30 Proc.) als die Eichenrinde, ausserdem auch Gallussäure, gelbfärbenden Extractivstoff, etwas Schleim u. s. w. Ihre Wirkung ist der der Eichenrinde ganz ähnlich, aber viel stärker. Das Mittel wird daher innerlich nicht gut vertragen, indem es auf die oben angegebene Weise bald die Verdauung stört. Da das Mittel auch theurer ist, als die Eichenrinde, so benutzt man es in der Thierheilkunde nur wenig, kann es aber in denselben Fällen, wo Eichenrinde indicirt ist, innerlich und äusserlich wie diese benutzen. Die Gabe ist zum innern Gebrauch bei Pferden 15,0—30,0, bei Rindern 15,0—45,0, bei Schafen und Schweinen 2,0—4,0, bei Hunden 0,12—1,0, bei Katzen 0,06—0,3

Das Tannin, die Galläpfelgerbsäure (*Acidum tannicum, s. gallotannicum*), wird aus den Galläpfeln als ein gelbweisses, schwammig-lockeres Pulver dargestellt, welches in Wasser leicht, in Weingeist und Aether etwas schwerer, aber gar nicht in Fett und fetten Oelen löslich ist. Seine Wirkung ist ganz so, wie sie in §. 161 angegeben. Man wendet das Tannin innerlich bei atonischer Ruhr und ähnlicher Diarrhöe, gegen Harnruhr[2], gegen das asthenische Blutharnen, gegen Vergiftungen mit Brechweinstein, mit Strychnin, Opium und Belladonna, — äusserlich gegen Blutungen, Gelenk- und Sehnenwunden, Speichelfisteln, üppige Granulation, asthenische Augenentzündungen mit grosser Auflockerung der Bindehaut, Vorfall des Mastdarms, weiche Gallen, brandige und typhöse Geschwüre u. s.w. an. Man giebt Pferden

---

[1] Wenn Gerberlohe, oder überhaupt Eichenrinde mit siedendem Wasser übergossen wird und mit demselben in bedeckten Gefässen durch einige Zeit stehen bleibt, so fängt sie an zu gähren und entwickelt eine eigenthümliche Ausdünstung, die einen kräftigen, durchdringenden Geruch (den sogenannten Lohegeruch) besitzt. Nach mehrfältigen Beobachtungen soll diese Ausdünstung, wenn sie in Viehställen recht stark entwickelt wird, Thiere gegen ansteckende Krankheiten und selbst gegen die Rinderpest schützen. Man füllt zu diesem Zwecke kleine Tonnen mit Lohe, übergiesst sie mit heissem Wasser, bedeckt sie und rührt täglich die Flüssigkeit um, bis der starke Geruch sich findet. Nun lässt man die Tonnen offen stehen, setzt aber das Umrühren fort. Die Wirksamkeit dauert einige Wochen, worauf man noch die ausgelaugte Lohe im Stalle ausstreuen und auf diese Weise ihre Ausdünstung noch durch mehrere Tage benutzen kann.

[2] Bei der Eiweiss-Harnruhr scheint die Gallussäure wirksamer zu sein als die einfache Gerbsäure, denn jene bewirkte stets eine sehr bemerkbare Verminderung des Eiweissgehaltes in dem Urin, — was die Gerbsäure nicht that.

und Rindern 2,0—4,0, Schafen, Ziegen und Schweinen 0,6—2,0, Hunden und Katzen 0,12—0,3, in blossem Wasser oder in bitteren oder aromatischen Flüssigkeiten (0,12—0,3 auf 30,0), auch in Latwergen und Pillen. Aeusserlich wird es als Pulver dick aufgestreut und (wo es sein kann) mit einem Druckverband bedeckt, oder auch in mehr oder weniger concentrirten Auflösungen in Wasser, aromatischen Flüssigkeiten oder Weingeist, z. B. bei asthenischen Augenentzündungen 0,6:30,0 Kamillen-Infusum, bei Gallen 1,0:8,0 Branntwein, angewendet. (Preis: 1,0 4 Pfg.)

Anmerkung. Man hat eine *Tinctura gallarum*, die durch Digeriren von 1 Th. gepulv. Galläpfeln in 6 Th. Spirit. leicht bereitet wird, ganz so wirkt wie Tannin, aber wohlfeiler ist.

3) Eicheln, *Glandes Quercus s. Gl. quercinae.*

Die Früchte von Quercus Robur und Qu. sessiliflora, 21. Kl. 8. Ordn., Familie Cupuliferae.

§. 172.

Die Eicheln enthalten weniger Eichengerbsäure als die Eichenrinde, aber viel Stärkemehl, Schleim, Harz, etwas Bitterstoff und das Quercit. Sie wirken gelind adstringirend und nährend, und sind in letzterer Beziehung für Schweine ein sehr kräftiges Nahrungsmittel, bei dem sie gut gedeihen und sehr derben, körnigen Speck ansetzen[1]. Zugleich dienen die Eicheln als diätetisches Heilmittel bei chronischen asthenischen Krankheiten, vorzüglich der Schweine und der Schafe, bei schlechter Verdauung, bei Durchfall, bei Eingeweidewürmern, Wassersucht und Fäule, bei der Borstenfäule der Schweine, bei chronischen Hautausschlägen, welche aus Cachexie entstanden sind, und dergl. Man benutzt sie für Schweine unzerstossen, für Schafe und für die übrigen Thiere aber grob pulverisirt, und zwar entweder ohne weitere Vorbereitung oder über Feuer geröstet (*Glandes Querc. tostae*). In letzterem Zustande enthalten sie noch etwas brenzliches Oel, und wirken zugleich etwas erregend auf die Verdauungseingeweide und auf das Gefässsystem.

Man reicht sie gewöhnlich ohne genaue Bestimmung der Menge zu 1—2 Hände voll auf ein Futter, in Verbindung mit Mehl, Kleie, Schrot und dgl. etwas angefeuchtet oder im Getränk. Zweckmässig ist der Zusatz von etwas Kochsalz, theils um den Appetit mehr zu erregen, theils um die sonst leicht eintretende Verstopfung des Leibes zu verhüten. Bei Durchfall, wenn derselbe auf Erschlaffung und Schwäche beruht, und bei der Ruhr der Schweine bereitet man aus einem Infusum von Kamillenblumen und mit Mehl einen dünnen Brei, zu dem man noch 2—3 Löffel geröstetes Eichelmehl thut, und ihn dann den Thieren vorsetzt. Sie fressen denselben sehr gern und gewöhnlich werden sie bald geheilt. (*Glund. Querc. tost.* 30,0 kosten 1 Sgr., $^1/_2$ Pfd. 4 Sgr. 6 Pfg.)

---

[1] Von den übrigen Thieren werden die Eicheln nicht so gut ertragen. Kühe, welche in eine zu reichliche Eichelmast ohne andere Nahrung kamen, erkrankten mit Mastdarmzwang, Hervordrängen der Mastdarmschleimhaut, Abgang von Blut, sie stöhnten, wurden sehr schwach, blähten auf und starben. Bei einundzwanzig Stück erfolgte so der Tod binnen acht Tagen nach dem Anfang der Mast und nach fünftägigem Kranksein. Die Section zeigte: den Pansen mit Eichelbrei erfüllt, seine Schleimhaut verdickt, die des Laabmagens entzündet, die des Zwölffingerdarms und Grimmdarms angeätzt, die des Mastdarms blauroth, blutig, hervorgedrängt u. s. w. — Zeitschr. des landw. Central-Vereins zu Frankfurt a. O. Bd. II. S. 190.

4) **Tormentillwurzel (Ruhrwurzel, Blutwurzel)**, *Radix Tormentillae.* (o)

Von Tormentilla erecta L., 12. Kl. 5. Ordn., Familie der Dryadeen.

§. 173.

Sie besitzt über 17 Proc. dem Catechu ähnlichen Gerbstoff, in Verbindung mit einem eigenen Stoff, dem Tormentillroth, mit etwas Gummi, Amylum, u. s. w. Diese Wurzel gehört daher mit zu den stärksten rein adstringirenden Mitteln. Ihre Wirkungen sind ganz von der Art, wie sie bei den rein adstringirenden Mitteln bekannt und im Allgemeinen angedeutet sind. Daher kann das Mittel auch nach den allgemeinen Anzeigen innerlich und äusserlich bei denjenigen asthenischen Krankheiten gebraucht werden, bei denen die zusammenziehenden Mittel überhaupt nützlich sind. Ehemals benutzte man diese Wurzel häufiger als jetzt, und hauptsächlich bei der Ruhr und bei dem Blutharnen, woher sie auch den Namen: „Ruhrwurzel" und „Blutwurzel" erhalten hat. Sie leistet bei diesen und bei ähnlichen Krankheitszuständen, wenn dieselben wirklich in Erschlaffung begründet sind, ganz vortreffliche Dienste, verlangt aber so wie alle stark adstringirenden Mittel bei der Anwendung einige Vorsicht, besonders bei fortgesetztem innerlichem Gebrauch. Hinsichtlich der Gabe, Form und Verbindung sind die allgemeinen Andeutungen zu befolgen. (1 Pfund 7 Sgr.)

5) **Natter- oder Schlangenwurzel**, *Radix Bistortae.* (o)

Von dem Wiesen-Knöterig, Polygonum Bistorta L., 8. Kl. 3. Ordn., Fam. der Polygoneen.

§. 174.

Die Natterwurzel enthält weniger Gerbsäure als die vorigen Mittel, aber viel mehr Stärkemehl. Hierdurch sind die adstringirenden Wirkungen des Mittels gemildert, so dass es der Tormentillwurzel und der Eichenrinde sehr nachsteht, aber auch leichter verdaulich ist und besser ertragen wird als diese Mittel. Sie verdient daher besonders bei jungen Thieren, bei nicht zu grosser Erschlaffung und bei einem noch mässigen Grade von Empfindlichkeit und Reizbarkeit den Vorzug vor diesen Mitteln. Dieselbe ist ganz so wie diese, bei denselben Krankheiten, in der nämlichen Gabe und Form innerlich und äusserlich anzuwenden, sie wird aber selten benutzt. (1 Pfund 4—5 Sgr.)

6) **Catechu, Catechusaft, Japanische Erde**, *Catechu s. Terra japonica.*

Der durch Auskochen des Holzes und nachheriges Austrocknen gewonnene Saft der Catechu-Acazie (Acacia Catechu), 16. Kl. 8. Ordn., Familie der Mimoseae; oder der Areca-Palme (Areca Catechu L.), 21. Kl. 8. Ordn., Familie der Palmen; oder auch von den Blättern der Uncaria Gambir, — sämmtlich exotisch.

§. 175.

Dieser erhärtete Pflanzensaft besteht zum grössten Theile (mehr als die Hälfte) aus Gerbsäure, die mit einem eigenthümlichen Extractivstoff (Catechin), mit einer eigenthümlichen Säure (Tanningensäure) und mit wenigem Gummi verbunden ist. Das Catechu ist oft mit Erde u. s. w. verunreinigt, daher die Menge seiner wirksamen Bestandtheile unsicher. Das reine Catechu ist fast vollständig auflöslich in kochendem Wasser, im Alkohol und

Aether. Durch den reichen Gehalt an Gerbstoff ist das Catechu der Eichenrinde, den Galläpfeln und der Tormentillwurzel sehr verwandt; es unterscheidet sich aber von diesen Mitteln dadurch, dass es leichter auflöslich und leichter assimilirbar ist, und dass es zwar sehr kräftig, aber örtlich sehr milde einwirkt.

Diese Eigenschaften, und da das Catechu sehr wohlfeil ist, würden dasselbe als eins der vorzüglichsten adstringirenden Mittel, besonders zur innerlichen Anwendung empfehlen, wenn es nicht mehrentheils zu sehr mit fremdartigen Stoffen verfälscht wäre. Aus diesem Grunde wird es in Deutschland nur selten gebraucht. (30,0 kosten 1 Sgr. 2 Pfg.)

Benutzen kann man es innerlich und äusserlich überall, wo rein adstringirende Mittel passend sind; besonders aber hat man es gegen heftigen Durchfall und Ruhr, gegen Harnruhr und Blutharnen bei allen Hausthieren mit sehr gutem Erfolge angewendet.

Die Gabe ist für Pferde und Rinder 8,0—15,0, für Schafe und Schweine 2,0—4,0, für Hunde 0,6—1,0, täglich 3—4 Mal. — Das Mittel lässt sich gleichmässig gut in Latwergen, in Pillen und in flüssiger Form anwenden. Man giebt es selten allein, sondern in Verbindung mit bitteren und aromatischen Arzneien, bei hartnäckigen Diarrhöen auch mit Opium, Bilsenkraut, gebrannter Magnesia u. a. Alkalien versetzt. Englische Thierärzte empfehlen in solchen Fällen, wo mit dem Durchfall zugleich ein gereizter Zustand des Darmkanals und übermässige Säurebildung in demselben besteht, eine Verbindung aus Catechu (für Rinder etwa 8,0—12,0), Opium (2,0—4,0) und gebranntem Kalk (30,0, besser Magnesia oder Kreide), — täglich 2—3 Mal wiederholt zu geben[1].

Anmerkung. Dem Catechu in der Beschaffenheit und Wirkung ähnlich ist *a*) das Kino *(Gummi Kino)*, und *b*) das Drachenblut *(Sanguis Draconis)*; sie sind jedoch entbehrlich und zu theuer. Das letztere dient jedoch als ein Bestandtheil des sogenannten Cosme'schen Pulvers (siehe Arsenik). Ferner: *c*) die Ratanhawurzel (*Rad. Ratanhae)*, welche viel (eisengrünende) Gerbsäure, in Verbindung mit etwas bitterem Extractivstoff, Schleim u. s. w. enthält und ein sehr kräftig adstringirendes Mittel ist. Sie kann wie die übrigen Mittel der Art angewendet werden, ist aber zum Gebrauch bei den grossen Thieren zu theuer (4 Grm. 5 Sgr. 6 Pfg.). — *d*) Die Granatäpfelschalen *(Cortex Granatorum)*, die Granatäpfelblüthen *(Flores Balaustiorum)* und die Rinde der Wurzel des Granatapfelbaums *(Cortex Radicis Punicae Granati)*. Sie enthalten neben einigen anderen Stoffen vorzüglich Gerbsäure, besonders reichlich die Granatäpfelschalen; sie sind kräftig adstringirend, aber zum thierärztlichen Gebrauch durch die wohlfeileren inländischen Mittel zu ersetzen. Die genannte Wurzelrinde scheint jedoch noch andere specifische Bestandtheile zu enthalten, da sie sich als ein sehr wirksames specifisches Mittel gegen Eingeweidewürmer, besonders gegen den Bandwurm erprobt hat. Die Gabe ist für Pferde und Rinder 150—180 Grm., für Schafe und Schweine 30—60 Grm., für Hunde 8—15 Grm., täglich 2—3 Mal. Man lässt die Wurzel (am besten die ganz frische) durch einige Stunden in Wasser weichen und dann tüchtig kochen und benutzt die colirte Flüssigkeit. Das Mittel ist, bei den grossen Gaben, zu theuer und durch Farrenkrautwurzel, Kousso und Kamala besser zu ersetzen.

e. Ziemlich rein adstringirende Mittel, aber von geringer Wirksamkeit und daher jetzt ausser Gebrauch, sind noch: das Kraut des Augentrostes *(Herba Euphrasiae officin. et rubrae)*, das Berufskraut *(H. Sideritidis)*, die Brombeerblätter *(Folia Rubi villosi)*, das Eisenkraut *(H. Verbenae)*, das Fünffingerkraut *(H. Pentaphylli)*, das Haidekraut *(H. Ericae vulg.)*,

[1] The Veterinarian. 1830. Januar S. 45, 46.

die Hauhechel *(H. Ononidis spinosae)*, die Katzenpfötchen (Pisskraut) *(Flores et Herba Gnaphalii*, beide urintreibend), verschiedene Species der Gnaphalien, Meernelke, Kraut und Wurzel *(H. et Radix Statices Armeriae)*, Odermennige *(H. Agrimoniae)*, Sanikelkraut *(H. Saniculae)*, Silberkraut *(H. Potentillae argenteae)*, Storchschnabel, gefleckter *(H. Geranii maculati)*, taube Nessel *(Lamium album)*, und Wegebreit *(H. Plantaginis majoris)*.

B. Schleimige adstringirende Mittel.

Schleim und Gummi findet sich in geringer Menge neben der Gerbsäure in vielen Pflanzen, jedoch, dieser geringen Quantität wegen, ohne wesentliche Bedeutung für die Wirksamkeit derselben. In grosser Menge sind schleimige Bestandtheile neben den adstringirenden nur in wenigen Vegetabilien vorhanden. Die letzteren sind bei ihrer Anwendung auf den thierischen Organismus von der im Allgemeinen bezeichneten adstringirenden Wirkung darin etwas abweichend, dass die örtliche Einwirkung auf die unmittelbar berührten Stellen etwas milder ist als von den Mitteln der ersten Abtheilung. Auch scheinen sie eine besondere Beziehung zu den Nieren zu haben, denn sie vermehren auf gelinde Weise die Urinsecretion. Sie sind wenig im Gebrauch und völlig entbehrlich.

7) **Ulmenrinde, Ulmenbast**, *Cortex Ulmi interior.* (o)

Von Ulmus campestris u. U. effusa, 5. Kl. 2. Ordn., Familie der Ulmaceae.

§. 176.

Der innere Theil der Rinde (der Bast) der *Ulmus campestris* enthält (nach Rinck) in 18 Unzen = 540 Gramm mehr als 14,0 Gerbsäure, gegen 55,0 gummigen Extractivstoff u. s. w., und wirkt mässig adstringirend, die Absonderung der Schleimhäute und eiternder Flächen vermindernd, die des Urins aber gelind vermehrend.

Sie kann nach den allgemeinen Indicationen der adstringirenden Mittel angewendet werden, scheint aber bei Diarrhöe, Ruhr und Wassersuchten mit asthenischem Character den Vorzug vor den rein adstringirenden Mitteln zu verdienen. Auch ist sie bei veralteten Hautausschlägen empfohlen. — Man giebt sie Pferden und Rindern zu 60,0—120,0, Schafen und Schweinen zu 30,0—60,0, Hunden zu 1,0—4,0 täglich 2—3 Mal, am besten im Decoct. — Aeusserlich ist die Ulmenrinde wie die adstringirenden Mittel überhaupt zu benutzen. Laubender hat das Decoct (30,0 zu 180,0 Colatur) als Waschmittel gegen die Räude der Hunde empfohlen, — wo es aber nichts leistet.

8) **Grindwurzel**, *Radix Lapathi (acuti).* (o)

Von dem spitzblätterigen Ampfer, Rumex acutus, 6. Kl. 3. Ordn., Familie der Polygoneen.

§. 177.

Als wirksame Bestandtheile enthält sie Gerbstoff, einen eigenthümlichen Stoff *(Rumicin* oder *Lapathin)*, Harz, Stärkemehl, mit kratzendem Bitterstoff und mit Schleim. Sie wirkt zusammenziehend, dadurch stärkend, auch urintreibend. In der tonischen Wirkung steht sie der Weidenrinde ziemlich nahe. Thierarzt Scalleröd[1] fand sie den Wirkungen des Enzians ähnlich, was aber nicht richtig ist, sie unterscheidet sich von ihm durch ihren Gehalt an adstringirendem Princip und durch die hierdurch erzeugte stärkere Zusammenziehung der Fasern, und durch die reizende Einwirkung auf die Urinwerkzeuge. Vitet[2] hält die letztere für die Hauptwirkung der Wurzel, und diese selbst als ein gefährliches Mittel für Schafe, giebt jedoch keinen Grund für diese Behauptung an. Dieselbe ist als ein wirksames stärkendes Mittel bei Schwäche und Unthätigkeit der Verdauungseingeweide, bei chron. Katarrh (veralteter Druse) und Husten, bei Diarrhöe und dgl. zu benutzen. Gegen Flechten, Räude und Wurm ist sie seit alten Zeiten als ein Specificum innerlich und äusserlich gebraucht worden[3]. Vitet schreibt hierbei ihre heilsame Wirkung der urintreibenden Kraft allein zu, jedoch wohl mit Unrecht, da sie auch durch Besserung der Verdauung und Säftebereitung zur Heilung beitragen könnte. Ihr Nutzen bei Räude, Rotz und Wurm ist aber höchst zweifelhaft.

Zum innerlichen Gebrauch giebt man die getrocknete Wurzel für Pferde und Rinder zu 30,0—60,0, für Schafe und Schweine zu 12,0—24,0, für Hunde zu 2,0—6,0 täglich 2—3 Mal. Von der frischen Wurzel giebt man die drei- bis vierfache Menge auf einmal. Man kann sie in Latwergen, Pillen oder Abkochungen (die frische Wurzel gequetscht) anwenden, und mit Wachholderbeeren, mit Kalmus, Schwefel oder mit Spiessglanz-Präparaten verbinden.

Aeusserlich wendet man die Wurzel bei Flechten und Räude sowohl als Waschmittel wie auch in Salben an. Zu den ersteren benutzt man Abkochungen, die entweder einfach mit Wasser, Bier, Essig oder Aschenlauge (30,0 von der Wurzel zu 360,0 Flüssigkeit) bereitet sind, oder zu denen man noch andere Mittel hinzusetzt; z. B. nach Kersting's Vorschrift: zerschnittene Grindwurzel, zerschnittenes Schöllkraut und Wurzel, von jedem 4 Hände voll, Alaun 120,0, Essig $2^1/_3$ Liter ($2^1/_3$ Kilogr.), kocht alles zusammen durch eine halbe Stunde und seihet die Flüssigkeit durch. Damit werden die räudigen Stellen täglich einmal, und durch 5—6 Tage wiederholt gewaschen.

Die Salben werden gleichfalls entweder einfach aus der pulverisirten Wurzel mit Schweinefett zu gleichen Theilen, oder mehr complicirt mit Zusatz von Schwefel, von schwarzer oder weisser Nieswurz, von Lorbeeren und dgl. bereitet.

Anmerkung. Mit den Heilkräften der Wurzel des spitzblätterigen Ampfers kommen die Wurzeln von mehreren anderen Ampferarten grösstentheils überein, namentlich vom Wasserampfer *(R. aquaticus)*, vom stumpfblätterigen Ampfer *(R. obtusifolius)* und vom Gemüseampfer *(R. Patientia)*, und dieselben sind daher zu ähnlicher Benutzung geeignet.

C. Bittere adstringirende Mittel.

Sie besitzen neben der Gerbsäure einen bedeutenden Antheil von eigent-

[1] Veterin. Selskab. Skrift. 1. Deel. S. 329.
[2] a. a. O. S. 192, 193.
[3] Daher der deutsche Name: „Grindwurzel“.

lich bitterm Extractivstoff und einige auch noch andere, dem bittern verwandte Bestandtheile. Durch diese Verbindung ist die Wirksamkeit der hierher gehörigen Mittel in der Art modificirt, dass sie mehr als die rein adstringirenden Arzneisubstanzen die Verdauung und Assimilation befördern, die Blutbildung begünstigen, dabei aber auch stark contrahiren und die Secretion beschränken.

9) Weidenrinde, *Cortex Salicis*.

Von mehreren Weidenarten, besonders von der Lorbeerweide oder fünfmännigen W., Salix pentandra, und von der Bruchweide, S. fragilis, 22. Kl. 2. Ordn., Fam. Salicineae.

§. 178.

In der Rinde aller inländischen Weidenarten, vorzüglich aber in den genannten, ist neben der eisengrünenden Gerbsäure (3—16 Proc.) ein krystallisirbarer, anhaltend bitter schmeckender, eigenthümlicher Stoff in ziemlicher Menge enthalten. Ausserdem etwas Harz, Gummi, Farbestoff u. s. w. Jener Bitterstoff, das Weidenbitter *(Salicin)*, ist ein krystallisirbares Glucosid das aus Kohlenstoff, Wasserstoff und Sauerstoff besteht, und sich in Wasser und Weingeist leicht auflöst, aber nicht in Aether und ätherischen Oelen. Die Gerbsäure findet sich am meisten in der Rinde des Stammes und der alten Aeste, das *Salicin* ist dagegen am meisten in der Rinde der jüngeren Zweige, auch in den Blättern und Blüthen enthalten. Auch besitzen die verschiedenen Weidenarten einen verschiedenen Gehalt dieser Stoffe.

So wie die Weidenrinde eine natürliche Verbindung von adstringirendem Princip und Bitterstoff darstellt, ebenso sind auch ihre Wirkungen aus denen der zusammenziehenden und bitteren Mittel zusammengesetzt, adstringirend-stärkend. Ihre zusammenziehende Wirkung ist jedoch viel schwächer als die der Eichenrinde und der Tormentillwurzel; dafür belästigt sie aber auch örtlich den Magen und Darmkanal weniger als diese Mittel, und wird daher selbst von schwachen Verdauungseingeweiden mehrentheils gut ertragen. Die stärkende Wirkung ist auch nicht ganz mit denen der bitteren Mittel übereinstimmend, da sie durch das zusammenziehende Princip zugleich und unmittelbar mit einer stärkeren Contraction der Faser, und vermöge des bittern Stoffes mit einer gelinden Erregung und wirklichen Stärkung des Nervensystems verbunden ist. Diese Wirkungen sind denen der Chinarinde sehr ähnlich, und die Weidenrinde kann daher die letztere, welche zum thierärztlichen Gebrauch gewöhnlich viel zu theuer ist, fast ersetzen[1].

Die Anwendung der Weidenrinde kann innerlich und äusserlich ganz bei denselben verschiedenen Krankheiten geschehen, gegen welche die adstringirenden Mittel im Allgemeinen empfohlen sind (§. 163). Zum innern Gebrauche zieht man sie in den meisten Fällen der Eichenrinde und den übrigen stark zusammenziehenden Mitteln vor, weil sie milder wirkt und besser von den Verdauungseingeweiden ertragen wird als diese; sie passt vorzüglich da, wo man nicht allein stärken, sondern auch den Tonus vermehren muss und wo daher die bitteren Mittel für sich allein nicht ausreichend oder schon vergeblich angewendet sind, wie z. B. bei asthenisch gastrischen

[1] Man hat schon seit langer Zeit die Weidenrinde als das vorzüglichste Surrogat der China betrachtet, und die Entdeckung des, den Alkaloiden der China ähnlichen, Salicin, bestätigt allerdings die grosse innere Aehnlichkeit derselben.

Fiebern, bei Faul- und Nervenfiebern, bei cachectischen Fiebern und sehr starken Ausleerungen aller Art; äusserlich bei dem kalten Brande, bei Geschwüren mit vorwaltender Erschlaffung, bei Quetschungen mit starker Ausdehnung und Erschlaffung der Theile u. dgl. — Ist jedoch die Erschlaffung zu gross oder zu hartnäckig, so verdienen auch wieder zuweilen die rein adstringirenden Mittel in Verbindung mit aromatischen und spirituösen Mitteln den Vorzug vor ihr. — Die im Allgemeinen angegebenen Gegenanzeigen sind auch bei der Weidenrinde zu beachten. Die Gabe ist wie bei der Eichenrinde, kann aber auch etwas grösser sein als von dieser. Hinsichtlich der Form und Verbindung mit anderen Mitteln gilt Alles, was bei den adstringirenden Mitteln überhaupt, und was bei der Eichenrinde hierüber gesagt worden ist. (30,0 1 Sgr. 8 Pfg., 1/2 Pfund 4 Sgr. 6 Pfg.)

Das *Salicin* ist nicht gebräuchlich; ebenso das Extract.

10) Pappelrinde, *Cortex Populi.* (o)

Die Rinde von verschiedenen Species der Pappeln, besonders von der Zitter- und von der Schwarz-Pappel, Populus tremula u. P. nigra, 22. Kl. 6. Ordn., Fam. der Amentaceen.

§. 179.

Die Rinde der jungen Zweige von den meisten Pappelarten enthält fast ganz dieselben Bestandtheile wie die Weidenrinde, aber durchgehends in geringerer Menge, als in dem letztern Mittel. Die Pappelrinde ist daher von ähnlicher, aber von schwächerer Wirksamkeit als die Weidenrinde, in deren Ermangelung sie jedoch wie diese zu benutzen ist.

Die Rinde von der Zitterpappel ist in Norwegen als ein wurmwidriges Mittel bekannt. Thierarzt Sievertsen versuchte sie daher bei gastrischen Krankheitszuständen der Pferde, bei denen er Eingeweidewürmer vermuthete, und fand sie von ausserordentlicher Wirksamkeit. Er gab die pulverisirte Rinde täglich zu einem halben Pfunde in Latwergenform, und schon in 24 Stunden gingen Würmer ab. Man soll jedoch nur die Rinde der jungen Zweige und vor Entwickelung der Blätter einsammeln (s. Veterin. Selskab. Skrifter, 1. Deel, S. 330).

Anmerkung. Die ehedem gebräuchlich gewesene Pappelsalbe *(Unguentum populeum)*, die aus den Pappelknospen, Saft vom schwarzen Nachtschatten, Klettenkraut, Salat, Hauswurzel, Bilsenkraut und Schweinefett bereitet wurde, und welche als schmerzmilderndes, erweichendes Mittel sehr gerühmt war, ist ganz zu entbehren.

11) Rosskastanienrinde, *Cortex Hippocastani.* (o)

Von Aesculus Hippocastanum, 7. Kl. 1. Ordn., Fam. der Hippocastaneen.

§. 180.

Diese Rinde enthält Gerbsäure (gegen 2 Proc.) mit bitterm Extractivstoff, und als unwesentliche Bestandtheile etwas Harz, Gummi, Farbestoff u. s. w.

Ihre Wirkungen sind fast ganz dieselben wie bei der Weidenrinde und sie ist daher auch wie diese zu benutzen; sie soll jedoch etwas schwerer verdaulich sein als letztere, und deshalb derselben bei dem innerlichen Gebrauch nachstehen, besonders als ein Ersatzmittel der China.

Anmerkung 1. Die frischen Kastanienblätter besitzen einen gelind zusammenziehenden, bitterlichen Geschmack, und eine milde stärkende Wirkung. Alle pflanzenfressende Thiere geniessen sie gern, und man kann sie daher bei asthenischen Krankheiten als ein zweckmässiges diätetisches Mittel benutzen.

Anmerkung 2. Die Samen des Kastanienbaums (die sogenannten wilden oder Rosskastanien) bestehen grösstentheils aus Stärkemehl, in Verbindung mit einem bitter-herben Stoffe. Sie werden von Rindern und Schafen, vorzüglich aber von Schweinen und Ziegen gern gefressen (weniger von Pferden), und sind für alle diese Thiere nicht nur ein gedeihliches Nahrungsmittel, sondern auch ein vortreffliches diätetisches Heilmittel, welches man bei und nach asthenischen und cachectischen Krankheiten, z. B. bei langwieriger Druse, bei Schleimschwindsucht, bei chronischem Husten mit vielem Auswurf, bei und nach Durchfall, bei der Fäule, Bleichsucht und Wassersucht der Schafe u. s. w., mehr benutzen sollte, als es geschieht. Die Kastanien sind auch als ein Verbesserungsmittel des nass geernteten und verdorbenen Futters, und als Präservativmittel gegen die von demselben entstehenden Krankheiten zu benutzen. Man gebraucht sie, wie die Eicheln, sowohl frisch als getrocknet und über Feuer geröstet. Durch das Rösten entwickelt sich in ihnen etwas Empyreumatisches, wodurch sie zugleich eine gelind reizende Wirkung erhalten. Am besten giebt man sie den Thieren zerstampft und mit anderm Futter, oder auch mit etwas Wachholderbeeren und Kochsalz gemengt.

12) Grüne Wallnussschalen, *Putamen s. Cortex nucum Juglandium,* und die **Wallnussblätter.** (o)

Von Juglans regia, 21. Kl. 7 Ordn. L., Fam. der Amentaceen, Unterabtheilung der Juglandeen, — die äusseren dunkelgrünen Schalen der halbreifen Nüsse, und — die grünen Blätter in der Mitte des Sommers.

§. 181.

Die äussere grüne Schale der Wallnüsse besitzt als Hauptbestandtheil die Juglanssäure (welche durch Einwirkung der Luft und der Alkalien sich der Gallus- und Eichengerbsäure ähnlich macht), dabei einen scharfen Bitterstoff, welcher letztere jedoch an der Luft in kurzer Zeit sehr verändert und zum Theil unwirksam wird. Im frischen Zustande sind sie kräftiger als im trocknen. Sie wirken ziemlich stark adstringirend, erregend und stärkend, und können daher innerlich und äusserlich in allen Fällen angewendet werden, wo bittere und zusammenziehende Mittel angezeigt sind. Besonders haben sie sich innerlich gegen Würmer, äusserlich bei schlaffen, unreinen, schlecht granulirenden Geschwüren, bei Knochengeschwüren, bei heftigen Quetschungen, bei dem Brande vom Durchliegen, bei Räude und veralteten Flechten, recht nützlich gezeigt. — Ausserdem benutzt man sie äusserlich zum Vertreiben der Läuse und Flöhe, und als ein sehr wirksames Schutzmittel für die Thiere gegen Insekten.

Die Gabe für die verschiedenen Hausthiere ist wie bei der Eichenrinde. Die zweckmässigste Form ist die Abkochung; zum innern Gebrauch 30,0 von den frischen Schalen mit 540 Grm. Wasser zu 1 Pfund Colatur; zum äusserlichen Gebrauch 30,0 zu 250 bis 300 Grm. Colatur. Verbindungen mit anderen Mitteln werden nach Bedürfniss der Umstände und wie bei den übrigen adstringirenden Mitteln gemacht.

Bei der äusserlichen Anwendung des Decoctes erhalten weisse Haare ein braunröthliches, fuchsiges Ansehen, welches sich aber nach einiger Zeit wieder verliert.

Das von Rysz empfohlene Extract, welches durch Auskochen der Wallnussschalen mit Wasser und durch Eindicken der Flüssigkeit bis zur Consistenz des Honigs bereitet wird, besitzt dieselben Wirkungen wie die Schalen selbst, und kann auch wie diese benutzt werden, ist aber entbehrlich und zu theuer. Die Dosis ist für Pferde und Rinder 30,0—45,0; für Schafe und Schweine 4,0—8,0; für Hunde 0,3—1,0. (o)

Anmerkung. Die frischen Blätter des Wallnussbaums sind etwas mehr balsamisch bitter und herb; sie besitzen sehr ähnliche Heilkräfte wie die grünen Nussschalen, und können daher für dieselben Zwecke angewendet werden. In neuerer Zeit sind sie gegen verdächtige Druse, Rotz und Wurm mehrfältig gerühmt worden. Die Gabe ist für Pferde und Rinder 60,0—120,0, für Schafe 15,0—30,0, für Hunde 1,0—4,0, täglich 2—3 Mal, — am besten im Decoct und für sich allein.

Die getrockneten Blätter giebt man in denselben Mengen im Decoct, pulverisirt in Pillen und Latwergen. (30,0 1 Sgr. 2 Pfg., 1/2 Pfd. 5 Sgr.)

13) Färberröthe (Krappwurzel), *Radix Rubiae tinctorum s. tinctoriae.* (o)

Von Rubia tinctorum, 4. Kl. 1. Ordn., Fam. Rubiaceen.

§. 182.

Diese gelbröthliche Wurzel enthält als Hauptbestandtheil zwei gelind adstringirend wirkende Farbestoffe in Verbindung mit etwas beissendem bittern Extractivstoff, etwas Harz, Gummi u. s. w. — Sie wirkt örtlich sehr gelind zusammenziehend, profuse Absonderungen beschränkend, im Allgemeinen gelind stärkend. — Der Farbestoff dieser Wurzel geht leicht und in kurzer Zeit in die Säfte über und färbt die Galle, den Urin, die Milch und die Knochen roth. Je jünger die Thiere sind, um desto schneller und leichter geschieht dies, z. B. bei jungen Tauben und Hühnern schon mit 8—12 Grammen der trocknen Wurzel. Die dichte Substanz der Knochen wird dunkler roth gefärbt als die schwammige. Die Beinhaut, Knorpel und Bänder verändern ihre Farbe fast gar nicht. — Diese Färbung beruht auf einer materiellen Ablagerung des unverändert in die Säfte getretenen Farbestoffes; sie vermindert sich daher auch wieder, wenn der Genuss der Färberröthe aufhört, und verschwindet zuletzt gänzlich.

Die Färberröthe kann wie die übrigen bitteren zusammenziehenden Mittel bei den verschiedenen asthenischen Krankheitszuständen, die mit Erschlaffung und Auflockerung verbunden sind, angewendet werden; da sie jedoch nur von geringerer tonischer Wirksamkeit ist, als die Weidenrinde, Kastanienrinde u. a., so wird sie jetzt nur selten benutzt.

Wegen der sichtbaren Einwirkung ihres Farbestoffes auf die Knochen, schrieb man ihr auch specifische Heilkräfte auf diese Gebilde zu und benutzte sie deshalb bei fast allen Krankheitszuständen derselben sehr häufig. In der neuern Zeit ist man aber von ihrem Gebrauch zurückgekommen; ich habe sie jedoch in mehreren Fällen, wo ein cachectischer Zustand mit Auftreibung oder Erweichung der Knochen am ganzen Körper, oder Auflockerung der Beinhaut zugegen war, und ebenso bei cariösen Geschwüren, mit gutem Erfolge innerlich angewendet.

Gabe und Form ist wie bei Eichenrinde, und man giebt die Wurzel gewöhnlich mit bitteren und ätherisch-öligen Mitteln, mit Spiessglanz und mit Eisenpräparaten. Da die Wurzel keinen auffallenden oder widrigen Geschmack veranlasst, so kann man ihr Pulver auch mit dem Futter mengen und so den Thieren ohne Mühe beibringen. — Das Mittel muss stets durch einige Zeit fortgebraucht werden, wenn man einen guten Erfolg davon sehen will. (30 Gramme 1 Sgr. 8 Pfg., pulv. 2 Sgr. 4 Pfg.)

Anmerkung 1. Das Kraut der Färberröthe besitzt ähnliche, aber schwächere Wirkungen als die Wurzel. Es wird von den Schafen gern gefressen und kann ihnen bei Neigung zur Fäule, bei beginnender atonischer Wassersucht und in ähnlichen Fällen mit Nutzen als ein diätetisches Heilmittel für sich allein oder mit Heu oder Stroh gemengt, gereicht werden.

Anmerkung 2. Zu den bitter-adstringirenden Mitteln gehören auch: der Buchsbaum (die Blätter, *Folia Buxi sempervirentis)*, von ekelhaft-zusammenziehendem Geschmack. Ausser der gewöhnlichen Wirkung der bitter-adstringirenden Mittel soll das Decoct. beim Rindvieh in grossen Gaben gereicht, purgirend wirken, und äusserlich angewendet soll es den Haarwuchs befördern. Die Anwendung muss aber täglich und durch vier Wochen geschehen. — Die Blätter der Bärentraube *(Folia Uvae ursi)*. Sie enthalten mehr Gerbsäure und Gallussäure als die vorigen, ausserdem bittern Extractivstoff u. s. w. Die Wirkung entspricht den allgemeinen Angaben, ist aber zugleich mässig urintreibend. Die Anwendung geschieht nach allgemeinen Indicationen und gegen Wassersuchten. — Wintergrün, doldenblüthiges und rundblätteriges *(Fol. Pyrolae umbellatae et rotundifoliae)*, ähnlich wirkend wie die Bärentraube. — Eschen- und Ahornrinde *(Cortex Fraxini et Aceris)*, ebenso die innere Rinde von mehreren Nadelhölzern, namentlich vom Lärchenbaum, von Fichten und dergl. Alle diese Mittel sind jedoch von schwacher Wirksamkeit.

D. Aetherisch-ölige adstringirende Mittel.

Die Verbindung der Gerbsäure mit ätherischem Oel kommt nicht in vielen Pflanzen vor. Durch diese Verbindung erhalten einige Arzneimittel eine eigenthümliche Wirksamkeit, indem von ihnen nicht nur die Contraction und Cohäsion der organischen Fasern vermehrt, sondern auch die Nerventhätigkeit (besonders in den Gangliennerven) aufgeregt, die Resorption befördert, übermässige Absonderungen aber beschränkt werden.

14) **Nelkenwurzel,** *Radix Caryophyllatae.* (o)

Die Wurzel von dem Benedictenkraut, Geum urbanum L., 12. Kl. 5. Ordn., Fam. der Dryadeen.

§. 183.

In dieser Wurzel ist der schwache Gerbstoff mit etwas gummiartigem Bitterstoff und mit einem angenehm nach Gewürznelken riechenden flüchtigen Oel verbunden. Letzteres ist jedoch nur in ganz unbedeutender Menge zugegen. — Man hat die Nelkenwurzel mit der China- und der Weidenrinde verglichen, und sie ebenfalls für ein Surrogat der ersteren betrachtet; sie hat allerdings einige Aehnlichkeit mit diesen Mitteln, ist aber durchaus nicht übereinstimmend mit denselben; denn in materieller Hinsicht fehlen ihr der starke Bitterstoff und die Alkaloide dieser beiden Rinden, und ihre Wirkung ist im Allgemeinen weniger tonisch, und der specifische Einfluss der China auf das Nervensystem fehlt ihr fast ganz. Deutlich hervortretende, flüchtige, erregende Wirkungen bemerkt man von ihr selbst nach grossen Gaben an keinem Thiere, und ihr flüchtiges Princip scheint überhaupt von keiner wichtigen Bedeutung zu sein. Ihre eigentliche Wirkung ist daher von der Wirkung der schwächeren bitter-adstringirenden Mittel wenig verschieden.

Die Anwendung kann ganz nach den im Allgemeinen angedeuteten Grundsätzen geschehen, vorzüglich aber ist sie da angezeigt, wo die Verdauungs- und Assimilationsorgane an Schwäche leiden, die Schleimhäute in zu reichlicher und fehlerhafter Secretion sich befinden, die Thätigkeit der vegetativen Nerven zu gering ist, und wo Neigung zur Zersetzung der Säfte besteht. Daher bei Diarrhöe, Harnruhr, veralteter Druse, chronischem Lungenkatarrh, Nerven- und Faulfieber und dgl. -- Gabe wie von der Eichenrinde. Hinsichtlich der Form ist jedoch zu bemerken, dass die wirksamen Bestandtheile der Nelkenwurzel sich schwer durch Wasser ausziehen lassen, und dass sie daher im Decoct weniger wirksam ist als im Pulver oder in Pillen und Latwergen. (30,0 10 Pfg., pulv. 1 Sgr. 4 Pfg.)

15) Farrenkrautwurzel, Wurmfarrenwurzel, *Rhizoma s. Radix Filicis.*

Der Wurzelstock von dem gemeinen Schildfarren, Polypodium Filix mas L., oder Polystichum Filix mas Roth, 24. Kl. 1. Ordn., Fam. Filices, Abtheilung Polypodiaceen.

§. 184.

Nur die im Spätsommer und Herbst gesammelte und gut aufbewahrte Wurzel ist wirksam, sie wird aber innerhalb eines Jahres fast wirkungslos. Zur Anwendung wird sie geschält, klein geschnitten oder pulverisirt. Sie enthält eine geringe Quantität Gerbstoff, eine ätherisch- und fettig-ölige, oder fettig-harzige Materie und andere Stoffe von geringerer Bedeutung. — Ihre adstringirenden Wirkungen sind sehr schwach, und sie kommt als zusammenziehendes Mittel nicht in Betrachtung, obgleich sie hin und wieder gegen das asthenische Blutharnen, und gegen Durchfall, besonders bei Kälbern empfohlen ist. Dagegen ist sie seit alten Zeiten als ein specifisches Mittel gegen Würmer, namentlich gegen die verschiedenen Bandwürmer gerühmt, und ich selbst habe bei Hunden ihre gute Wirkung in mehreren Fällen gesehen. Sie tödtet nur die Würmer, führt sie aber nicht aus dem Darmkanal ab; letzteres muss daher immer mit Purgirmitteln geschehen, welche man 12—20 Stunden nach der Wurzel eingiebt.

Die Gabe ist für die grossen Hausthiere 60,0—120,0, für Schafe und Schweine 8,0—16,0, für Katzen und Hunde nach Verhältniss der Grösse 1,0—8,0 auf einmal. Zweckmässig ist es, vor dem Eingeben die Thiere 24 Stunden fasten zu lassen, und 2—3 Stunden nach der ersten Gabe eine zweite zu reichen.

Man kann das Mittel für sich allein als Pulver auf das Futter, oder in Latwergen, Pillen und in warmem Wasser geben; zuweilen aber verbindet man es mit bitteren, aromatischen, brenzlichen oder drastischen Mitteln; Waldinger empfiehlt z. B. gegen den Bandwurm der Hunde folgende Pillen[1]:

---

[1] Waldinger, Abhandlung über die gewöhnlichen Krankheiten der Hunde. Wien 1818. S. 97.

Man nimmt: Farrenkrautwurzel-Pulver, 2 Drachmen (8,0),
Aloë und Stink-Asand, von jedem 1 Drachme (4,0),
Gummi Gutti, 20 Gran ($1^1/_4$ Gramme),
Hirschhornöl, 30 Tropfen.

Diese Substanzen werden mit einem bittern Extract oder mit Schleim von arabischem Gummi zur Pillenmasse und daraus 2 Gran schwere Pillen gemacht, von denen man kleinen Hunden früh und Abends jedesmal eine, den grösseren aber 3—4, recht grossen Hunden aber selbst bis 10 Stück giebt.

Ausser dieser Benutzung hat Laubender noch die Farrenkrautwurzel, jedoch ganz empirisch, bei schlechter Fresslust der Hühner empfohlen. Man soll aus zerstossenen Eierschalen, aus geschrotenem Korn und einem Decoct der Wurzel einen Brei machen und diesen den Thieren als Futter vorsetzen.

Als ein sehr wirksames Präparat ist das ätherische Farrenkrautextract (*Extractum filicis aethereum*), ehemals Farrenkrautöl, *Ol. filicis* genannt, bei kleineren Thieren zu benutzen. Man giebt es Hunden, je nach ihrer Grösse, zu 15—40 Gran (1,0—2,5) pro dosi, täglich in 2 solchen Gaben, am besten mit etwas Mehl zu Pillen gemacht. Zuweilen erfolgt nach dem ersten Tage der Abgang des Bandwurms nicht, weshalb am zweiten Tage die Wiederholung des Mittels Statt finden muss.

(Preis: Wurzel geschält, zerschnitten: 30,0 2 Sgr. 4 Pf., fein pulv. 5,0 8 Pf. — Extract: 1 Decigramm 10 Pf., 1 Gramm 5 Sgr. 10 Pf.)

Anmerkung 1. Die Wurzeln von einigen anderen Farrenkrautarten, namentlich von *Aspidium s. Polypodium Filix foemina* und von *Pteris aquilina* (Adler-Saumfarrn) scheinen ähnliche, aber schwächere Kräfte zu besitzen. Ueber das letztere bemerkt Viborg[1] nach den Beobachtungen von Hinrichsen und Malling, dass Pferde nach dem mehrmaligen Genuss der trocknen Wurzel und des Krautes, welche unter das Stroh gekommen und mit diesem zu Häckerling geschnitten worden, unter Zufällen der brandigen Bräune gestorben sind, und dass Kühe heftiges Bluthamen bekamen. Bei deshalb gemachten Versuchen blieben die Pferde, denen man jenen Häckerling mit Wasser angefeuchtet gab, zwar gesund, aber in neuerer Zeit sind wieder Vergiftungszufälle nach dem Genusse dieser Pflanze beobachtet worden.

Anmerkung 2. Als ätherisch-ölige adstringirende Mittel sind noch zu nennen: die Rosenblätter (*Folia Rosarum*), von verschiedenen Arten der Rosen; sie sind schwach zusammenziehend und erregend, und werden zuweilen im Infusum gegen asthenische Augenentzündungen mit vermehrter Schleimsecretion benutzt. — Birkenrinde und Birkenblätter (*Cortex* und *Folia Betulae*). Sie besitzen Gerb- und Gallussäure, bittern Extractivstoff, dabei in der Rinde eine kampherartige Materie, in den Blättern etwas ätherisches Oel. Man benutzt beide Substanzen gegen asthenische torpide Wassersuchten, Rheumatismen, Hautkrankheiten und dergl. innerlich am besten im Decoct, äusserlich desgl. oder die frischen Blätter (1 Theil) mit Fett (2 Theile) gut zusammengerieben als Salbe (*Unguentum betulinum*) gegen Flechten und Räude. — Erlenblätter (*Folia Alni*), von ähnlicher Beschaffenheit und Wirksamkeit wie die Birkenblätter, sind wie diese zu benutzen. — Grüner Thee (*Thea viridis*), oft als Hausmittel zu haben; gegen asthenische Krampfkrankheiten, Kolik, Blähungen u. s. w. zu benutzen.

E. Säuerlich adstringirende Mittel.

In einigen Pflanzen oder in Theilen derselben findet sich das adstringirende Princip auch mit vegetabilischen Säuren in Verbindung. Hierdurch erhalten diese Mittel neben der Wirksamkeit der adstringirenden Mittel, zu-

[1] Veterin. Selskab. Skrift. 1. Deel, und Teuffel's Magaz. für Thierheilkunde. 1. Bd. 2. Heft. S. 199.

gleich die Wirkung, die entzündlich fieberhafte Aufregung des Gefässsystems zu vermindern und der Neigung der Säfte zu acuten Zersetzungen entgegen zu wirken.

16) Heidelbeeren, *Baccae s. Fructus Myrtillorum.* (o)

Die sog. Beeren von Vaccinium Myrtillus, 8. Kl. 10. Ordn., Fam. Vaccinieae.

§. 185.

Diese Beeren enthalten einen zusammenziehenden, blaufärbenden Extractivstoff, in Verbindung mit Schleimzucker und mit Aepfel- und Citronsäure. Sie wirken mild adstringirend, zugleich aber kühlend und daher dem krankhaften Entmischungsprocess auf doppelte Weise entgegen. Auch beschränken sie die übermässigen Absonderungen im Darmkanal und in den Nieren ziemlich kräftig, und oft sogar in einem höheren Grade als die rein adstringirenden Mittel. Diese Wirkungen sind von den getrockneten Beeren weit stärker zu bemerken, als von den frischen.

Man benutzt dieselben daher im getrockneten Zustande als ein wohlfeiles Hausmittel bei asthenischen Durchfällen, bei dergleichen Ruhr, Blutharnen, Harnruhr und bei dem Faulfieber.

Die Gabe ist für Pferde und Rinder 30,0—60,0, für Schafe und Schweine 12,0—24,0, für Hunde 2,0—8,0, in Pulvern, Latwergen und Abkochungen, für sich allein oder mit bitteren und mit schleimigen Mitteln, auch mit Rothwein, kleinen Gaben von Rhabarber und Opium.

Anmerkung. Mit der Heidelbeere übereinstimmend wirken die Preiselbeeren *(Baccae Vitis idaeae)*, die Moosbeeren *(Baccae Oxycocci)* und die Ebereschbeeren *(Bacc. Sorbi aucupariae)*; letztere enthalten nach Braconnot u. A. Aepfelsäure und sollen, nach Dr. Schneider, ein sicheres Mittel bei der Lungenseuche des Rindviehes sein, wenn man ein concentrirtes Decoct von ihnen recht reichlich anwendet[1]. Ferner: die Blätter, die jungen Zweige und die Ranken des Weinstocks *(Folia, Stipites* und *Pampini vitis viniferae)*; — die Hagebutten *(Fructus Cynosbati)*; — das Hauslaub oder die Hauswurzel (*Herba Sedi majoris*); — und die Schlehen (*Fructus Acaciae germanicae*). — Auch die Blätter der Heidelbeere und der Moosbeere wirken gelind adstringirend; sie enthalten aber nur etwas Gerbstoff.

F. Adstringirende Mittel mit Alkaloiden.

Die Verbindung der Gerbsäure mit Alkaloiden hat sich bis jetzt nur in den verschiedenen Arten der Chinarinde gefunden.

17) Chinarinde, Perurinde, Fieberrinde, *Cortex Chinae s. Cortex peruvianus.*

Die Rinde der Stämme, Aeste und Zweige verschiedener Species des Fieberrindenbaums, Cinchona L., 5. Kl. 1. Ordn., Fam. Rubiaceae.

§. 186.

Man hat die vielen Sorten der Chinarinde ehemals nach ihrem äussern Ansehen in 3 Hauptarten zusammengestellt, und diese als die braune oder gemeine Chinarinde, *Cortex Chinae fuscus, Cort. peruvianus;* — die rothe Chinarinde, *Cort. Chin. ruber, Cort. peruvianus ruber;* und die gelbe Chinarinde

[1] Henke's Zeitschr. f. d. Staatsarzneik. 1848, 2. Heft S. 460.

oder Königsrinde, *Cort. Chin. flavus s. luteus, Cort. Chin. regius* benannt; jetzt unterscheidet und schätzt man sie hauptsächlich nach ihrem Gehalt an Alkaloiden. Hiernach nehmen die meisten Pharmacopöen zwei Hauptarten officinell an:

1) Die Königschina, *China regia s. flava, Cort. Chin. regius s. Cort. Chin. Calisayae,* — das Bast der Stämme von Cinchona Calisaya, rothgelb, ziemlich flache Stücke, mit kurzem steif splitterigem Bruch;

2) Die braune oder graue China, *Chin. fusc. s. grisea,* braune oder graue Chinarinde, *Cort. Ch. fuscus s. griseus, s. officinalis,* — die Rinde der Zweige von Cinchona micrantha, Condaminea u. a. Species, röhrenförmig zusammengerollte Stücke in der Dicke eines Gänsefederkiels oder etwas stärker, bräunlich, roth oder grau, auf dem Bruch aussen glatt, innen splitterig.

Als wirksame Bestandtheile finden sich in der China eine Gerbsäure und mehrere Alkaloide, und zwar:

a. Das Chinin. Dieses ist entweder krystallinisch oder als weisser Niederschlag dargestellt, intensiv bitter, erst in 400 Theilen kalten Wassers grösstentheils, auch schwer in heissem Wasser, wohl aber in Alkohol und Aether löslich. Es verbindet sich mit Säuren zu Salzen. Die gelben Rinden enthalten es am reichlichsten.

b. Das Cinchonin, krystallinisch, sehr bitter, im Wasser schwer, im Weingeist etwas leichter, im Aether gar nicht löslich, bildet mit Säuren neutrale und saure Salze, die leichter löslich sind als die Chininsalze. In den braunen Chinarinden überwiegt es die anderen Alkaloide.

c. Das Chinoidin, krystallinisch, sehr schwer auflöslich in Aether, leichter in Alkohol, im Wasser leichter löslich als Cinchonin, mit Säuren bildet es Salze.

Die Chinagerbsäure, *Acidum Chinotannicum,* ist der Galläpfelgerbsäure (§. 171) sehr ähnlich, fällt aber Eisen grün und zersetzt sich in Chinaroth.

Ausser diesen Hauptbestandtheilen finden sich noch andere von geringer Bedeutung, z. B. Chinovasäure, Kalksalze, Harz u. s. w.

Die China wirkt örtlich sehr ähnlich den adstringirenden Mitteln, auf wunden Stellen soll sie jedoch auch eigenthümlich erregend, und auf jauchende, im Fäulnisszustande befindliche Theile desinficirend wirken. Bei innerlicher Anwendung tritt ebenfalls zunächst in der Schleimhaut des Maules, des Magens und Darmkanals die adstringirende Wirkung ein, aber die Bestandtheile der Rinde gehen in die Säfte über und es entsteht nicht nur eine Vermehrung des Tonus in allen Weichgebilden, sondern auch Erhöhung und Regelung der Energie des Nervensystems, besonders der Ganglienerven. Die Zusammenziehungen des Herzens werden kräftiger, die Zahl derselben aber gewöhnlich nicht vermehrt; das Blut nimmt eine höhere Röthung an, zu reichliche Absonderungen vermindern sich, die Gallensecretion wird vermehrt. Die Chinagerbsäure wird zum Theil durch den Urin unverändert, zum Theil aber in Chinaroth umgewandelt, wieder ausgeschieden. Auch das Chinin und seine Salze werden grösstentheils in den Urin ausgeschieden, sind aber im Blut, im Bronchialschleim, in der Milch u. s. w. mit Reagentien nicht zu erkennen.

Die China kann innerlich und äusserlich als ein sehr kräftiges tonisches Mittel, ganz nach denselben Indicationen wie die adstringirenden Mittel angewendet werden, ist aber im Allgemeinen für Thiere zu theuer und deshalb nur auf einzelne Fälle beschränkt, in denen die Thierbesitzer keine Kosten scheuen, besonders bei kleinen Thieren, Hunden und dergl. Bei Schwäche und Erschlaffung der Verdauungseingeweide, bei Blähsucht, atonischer Diarrhöe, bei Blutmangel, Wässerigkeit des Blutes, Wassersucht, allgemeiner Muskelschwäche und dgl., wenn diese Zustände nicht allein in Schlaffheit, sondern zugleich in Nervenschwäche begründet sind, verdient die China vor den übrigen zusammenziehenden Mitteln den Vorzug; bei blosser Erschlaffung, besonders in äusserlichen Gebilden und überhaupt zum äusserlichen Gebrauch sind ihr aber diese Mittel vorzuziehen, weil dieselben hier genügend wirken und bedeutend wohlfeiler sind. — Sehr nützlich ist die China bei Zuständen, bei denen eine Neigung zu Zersetzung der Säfte oder wirkliche Sepsis besteht, z. B. Faulfieber, Typhus, Anthrax, Aas-Pocken und dergl.; — und als specifisch wirksam gelten die China und ihre Alkaloide, das Chininum und Cinchoninum und die Salze derselben bei solchen Krankheiten, welche einen regelmässig intermittirenden Typus besitzen, hauptsächlich bei dem Wechselfieber. Die China ist deshalb von französischen Thierärzten sogar gegen die sogenannte Mondblindheit (periodische Augenentzündung) innerlich und äusserlich angewendet worden, und zwar angeblich mit dem besten Erfolge; ich habe jedoch bei vielen Versuchen hierüber gar keinen Nutzen bei dieser Krankheit von China und Chinin gesehen. — In neuerer Zeit ist die China auch als Gegengift gegen die gefährlichen Zufälle von zu grossen Gaben des Brechweinsteins empfohlen worden; man giebt die Abkochung (30,0 Rinde zu 350,0 Wasser, auf 250,0 Colatur eingekocht) in der Menge, dass auf 2 Gran (0,12) des verschluckten Brechweinsteins eine Drachme der Rinde (4,0) verbraucht wird. Die Wirkung des Mittels gegen diese Zufälle ist sowohl eine chemische, wie auch eine dynamische.

Die Gabe von der Chinarinde ist für Pferde und Rinder 30,0—90,0, für Schafe, Ziegen und Schweine 4,0—16,0, für Hunde und Katzen 1,0—4,0 täglich 3—4 Mal. Man giebt das Mittel im Pulver, in Latwergen, Pillen und im Decoct, mit bitteren, aromatischen Mitteln, Kampher, Weingeist und mit verdünnten Säuren.

Das schwefelsaure Chinin (*Chinium sulphuricum*) wird nur zuweilen innerlich angewendet, — für Pferde und Rinder 4,0—10,0, für Schafe, Ziegen und Schweine 1,0—2,0, für Hunde und Katzen 0,03—1,0.

Bei subcutanen Injectionen an Pferden hat man von 0,060 Chin. sulph. in 8 Grammen Wasser, dem man einige Tropfen Schwefelsäure zugesetzt, sehr bald eine bedeutende Steigerung der Temperatur des Körpers, und örtlich eine ausgebreitete, heftige Entzündung, Absterbung des Bindegewebes und nachhaltige Eiterung entstehen sehen. Indicationen für diese Anwendung bestehen noch nicht.

Das China-Extract, *Extractum Chinae fuscae*, wird zuweilen bei kleinen Thieren statt der Rinde gebraucht, in Gaben von 0,06—1,0, täglich 3—4 Mal, in ähnlichen Verbindungen wie die China, in Pillen, Latwergen und in aromatischen Flüssigkeiten. (Preis der braunen Chinarinde: 30,0 in Stücken 5 Sgr., fein pulv. 7 Sgr.; der gelben Rinde: 30,0 in Stücken 7 Sgr. 8 Pfg.; *Chinium sulphuricum* 1,0 4 Sgr. 8 Pfg.; *Extract. Chin. fusc.* 1,0 1 Sgr. 10 Pfg.)

Anmerkung. Man hat sich bemüht, Surrogate für die China zu entdecken. Die meisten Versuche der Art sind hauptsächlich in der Idee gemacht worden, ein wohlfeiles aber ebenso sicheres Heilmittel wie die China gegen das intermittirende Fieber zu finden. Hierzu sind die Weiden- und Kastanienrinde, die Wandflechte, der weisse Arsenik, und die Blätter der Stechpalme (*Ilex Aquifolium*) benutzt und empfohlen worden. Alle diese Mittel können aber die China nur hinsichtlich einzelner Eigenschaften, aber niemals vollständig ersetzen.

VIERTE KLASSE.

Aetherisch-ölige (gewürzhafte), kampherhaltige, harzige und empyreumatische Mittel. (*Medicamina aromatica, camphoracea, resinosa et empyreumatica.*)

Begriff, Wirkung und Anwendung dieser Mittel im Allgemeinen.

§. 187.

Eine grosse Anzahl der gebräuchlichsten und wirksamsten Arzneimittel enthält als wirksame nähere Bestandtheile ätherisches Oel, Kampher oder Harz. Diese drei natürlichen Erzeugnisse des Pflanzenreichs [1] sind sowohl in ihrem Ursprunge wie auch in ihren materiellen Eigenschaften und in ihren Wirkungen auf den Thierkörper mit einander sehr verwandt, und können daher ganz passend in eine Klasse zusammengestellt werden. — Ihnen in mehrfacher Hinsicht sehr ähnlich ist auch das brenzliche (empyreumatische) Oel, weshalb die Mittel, die solches enthalten, hier ebenfalls ihren schicklichsten Ort finden.

§. 188.

Die grosse Verwandtschaft der hierher gehörigen Mittel zeigt sich im Allgemeinen dadurch, dass *a*) ihre obengenannten verschiedenen Hauptbestandtheile aus gleichartigen Grundstoffen und auf ziemlich gleichartige Weise zusammengesetzt sind (denn die reinen und die brenzlichen ätherischen Oele, die Harze und der Kampher bestehen zum grössten Theil aus Kohlenstoff, aus Wasserstoff und wenig aus Sauerstoff; der Stickstoff kommt nur bei sehr wenigen ätherischen Oelen, und auch bei diesen nur in äusserst geringer Menge vor); — *b*) dass sehr häufig jene Hauptbestandtheile nicht nur in einem Mittel mit einander in natürlichen Verbindungen vorkommen (z. B. ätherisches Oel und Harz), sondern dass sie unter gewissen äusseren Einflüssen sich sogar in einander verwandeln; und *c*) dass sie sämmtlich erregend, selbst flüchtig reizend auf den thierischen Organismus wirken, und die Sensibilität, die Irritabilität und die Wärmeentwickelung in demselben erhöhen.

§. 189.

Bei dieser Uebereinstimmung in ihren allgemeinsten Eigenschaften sind

[1] Es giebt auch einige Substanzen aus dem Thierreich, welche ätherisches Oel enthalten und in der Menschenheilkunde als die kräftigsten unter den flüchtig wirkenden Arzneimitteln benutzt werden; nämlich Moschus, Amber, Castoreum und Zibeth. Da der ausserordentlich hohe Preis dieser Mittel ihre Anwendung bei Thieren gänzlich verbietet, so wird auf sie auch keine weitere Rücksicht genommen.

jedoch die einzelnen Mittel und deren wirksame Bestandtheile keineswegs einander ganz gleich, sondern sie zeigen mehrere, nicht unbedeutende Verschiedenheiten, welche es, besonders in therapeutischer Hinsicht, nöthig machen, sie nach jenen Bestandtheilen in vier Abtheilungen zu bringen, von denen die erste die ätherisch-öligen oder aromatischen Mittel, — die zweite den Kampher, — die dritte die harzigen und balsamischen, — und die vierte die brenzlichen Mittel enthält.

Erste Abtheilung.

Aetherisch-ölige oder gewürzhafte (aromatische) Arzneimittel.

(Medicamina aethereo-oleosa s. aromatica.)

§. 190.

Das ätherische (flüchtige oder wesentliche) Pflanzenöl *(Oleum aethereum vegetabile)* kommt in sehr vielen Pflanzen, und zwar mehrentheils nur in einzelnen Theilen derselben, z. B. in den Blüthen, den Samen, Früchten und Blättern, in der Rinde, im Holze und in der Wurzel, bei manchen Pflanzen aber auch in allen Theilen zugleich vor. Es ist schon bei mässiger Temperatur flüchtig, daher durch Hitze aus den Pflanzen auszutreiben und vermittelst der Destillation mit Wasser darzustellen. Sie heissen deshalb auch destillirte Oele *(Olea destillata)*.

Das so aus verschiedenen Pflanzen gewonnene ätherische Oel ist in den wesentlichen Eigenschaften übereinstimmend, erscheint aber doch in einiger Hinsicht modificirt, und jedes hat namentlich den specifischen, schon den Mutterpflanzen eigen gewesenen, Geruch und Geschmack. Nach diesen Verschiedenheiten kann man mehrere Arten des ätherischen Oels unterscheiden, als: *a)* gewürzhaftes (aromatisches) ätherisches Oel, von angenehm balsamischem, gewürzhaftem Geruch und süsslichem, erwärmendem, selbst etwas brennendem Geschmack[1]; — *b)* kampherartiges ätherisches Oel, das sehr flüchtig ist, starken, durchdringenden Geruch, kampherartigen, nicht sehr scharfen Geschmack hat, durch seine schnelle Verdunstung ein Gefühl von Kühlung erzeugt und mit der Zeit Kampherkrystalle absetzt; — *c)* übelriechendes ätherisches Oel, flüchtig, mit schwerem, widerlichem Geruch und auch gewöhnlich mit üblem Geschmack begabt; — *d)* terpenthinartiges ätherisches Oel, von etwas balsamischem, harzigem Geruch und Geschmack; und *e)* lauchartiges ätherisches Oel, sehr flüchtig, von stechendem, zwiebelartigem Geruch und eben solchem, sehr scharfen Geschmack.

§. 191.

Die einzelnen ätherisch-öligen Mittel sind zum Theil nach diesen qualitativen Eigenthümlichkeiten des ätherischen Oels selbst, zum Theil aber

---

[1] Da diese Art des ätherischen Oels verhältnissmässig am häufigsten vorkommt, so hat man die ätherisch-öligen Arzneimittel auch als gewürzhafte oder aromatische Mittel bezeichnet.

auch darin von einander verschieden, dass sie dasselbe in verschiedener Menge, und in verschiedener Verbindung enthalten. Wirklich reich an ätherischem Oel sind nur wenige Mittel; die meisten besitzen dasselbe nur in sehr geringer Menge, und in mehreren findet sich nur eine ganz schwache Spur von ihm, obgleich sie einen starken Geruch besitzen. In manchen dieser Mittel ist das ätherische Oel der allein vorhandene wirksame Bestandtheil, in anderen ist es mit Kampher, mit Harz, mit bitterem Extractivstoff, mit scharfem oder adstringirendem Princip, mit süssem Stoff, mit Schleim und dergl. verbunden.

§. 192.

Von den ätherischen Oelen in ihrer reinen Gestalt werden nur wenige (wie namentlich das Terpenthinöl, Kienöl und Wachholderholzöl) in der Thierarzneikunde angewendet, weil sie mehrentheils viel zu theuer sind. Sie wirken sämmtlich sehr flüchtig erregend auf die Nerven- und Gefässthätigkeit im ganzen Organismus, jedoch (bei innerlicher Anwendung) mit vorherrschender Richtung auf die Gangliennerven des Rumpfes und auf die arteriellen Gefässe.

Oertlich wirken die ätherischen Oele auf die von ihnen berührten Gebilde sehr stark und flüchtig erregend, selbst stark reizend, so dass sie Röthung und juckendes, brennendes Gefühl, in höheren Graden der Wirkung aber, besonders bei mehrmals wiederholter Anwendung und an empfindlichen Theilen auch Entzündung, Bläschen und Ausschwitzung erzeugen. Dabei befördern sie in den feinen Gefässen der tiefer liegenden Theile die Circulation und die Resorption, und hierdurch die Zertheilung ergossener, stockender und verdickter Säfte. — Diese örtlichen Wirkungen zeigen sie am deutlichsten an der äussern Haut, die sie bei wiederholter Anwendung in Entzündung, Ausschwitzung von Serum und in Eiterung versetzen und hierdurch oder durch Brand selbst zerstören können; am gelindesten wirken sie dagegen auf die Schleimhaut des Mauls und des Verdauungskanals, obgleich sie auch im Maule Reizung und vermehrte Absonderung des Speichels und Schleims verursachen.

In Wunden und Geschwüren bringen sie nicht allein starke Reizung, sondern zugleich auch eine Umstimmung des Bildungsprocesses hervor; namentlich befördern sie, wenn Unthätigkeit mit Erschlaffung und Reizlosigkeit besteht, die Erzeugung der Fleischwärzchen und die reichliche Absonderung eines gutartigen Eiters.

In die Venen gespritzt werden die ätherischen Oele in mässiger Menge ziemlich gut ertragen; es entsteht zwar gewöhnlich gleich nach der Anwendung eine heftige Aufregung des Gefässsystems und beschleunigtes, zuweilen auch krampfhaftes Athmen, allein diese Zufälle gehen schnell und ohne weitere üble Folgen zu hinterlassen, vorüber. Injectionen grosser Gaben bringen aber fast immer ausser jenen Zufällen noch Schwindel, Convulsionen, heftige Reizung der Lungen, Erstickungszufälle, Angstschweiss und nicht selten den Tod, oder, nach dem Vorübergehen dieser ersten heftigen Zufälle, eine Entzündung der Lunge und des Brustfells hervor.

Bei ihrer innerlichen Anwendung wird die Schleimhaut im Maule, im Magen und Darmkanal gereizt, die Absonderung des Schleims, der Verdauungssäfte und die wurmförmige Bewegung befördert, dadurch auch der Appetit vermehrt, die Entwickelung der Blähungen und der Würmer gemindert, zuweilen letztere auch, wenn dergleichen vorhanden sind, getödtet und verdaut. Vom Magen aus verbreitet sich sehr schnell ihre Wirkung über den ganzen Körper; die Arterien werden voller, gespannter, ihre Pulse kräftiger und gewöhnlich auch häufiger, die Schleimhaut im Maule, in der Nase u. s. w. wird dunkler geröthet, das Auge mehr glänzend, der Blick munterer; die Bewegung der Muskeln, das Athmen und alle anderen Verrichtungen werden lebhafter ausgeübt; die Wärme im Maule und am ganzen Körper wird erhöht, die Ausdünstung aus der Lunge und aus der Haut wird verstärkt und zuweilen wird selbst Schweiss erzeugt; ebenso wird gewöhnlich die Urinsecretion, besonders von den terpenthinartigen ätherischen Oelen sehr vermehrt. Ueberhaupt werden die Absonderungen befördert und die abgesonderten Säfte in der ersten Zeit etwas dünnflüssiger. Aber nicht alle Absonderungen werden gleichzeitig verstärkt, sondern es geschieht häufig, dass nach den Gesetzen des Antagonismus bei vermehrter Thätigkeit des einen Organs die absondernde Thätigkeit anderer Organe leidet, und namentlich sieht man bei Milchkühen nicht selten auf den Gebrauch der in Rede stehenden Mittel eine Abnahme der Milch erfolgen, während die Harnabsonderung oder die Hautausdünstung vermehrt ist.

§. 193.

Jene allgemeinen Wirkungen werden zum Theil durch unmittelbare Berührung der feinen Nervenenden in den betroffenen Gebilden, hauptsächlich aber durch die Aufnahme des ätherischen Oels in die Säftemasse vermittelt. Beides erfolgt gleichzeitig und stets sehr schnell, daher auch die Wirkungen in kurzer Zeit sich über den ganzen Körper verbreiten. Einige Erscheinungen werden auch durch den Consensus, und zwar ebenfalls sehr schnell entwickelt. Der täglichen Beobachtung zufolge geschieht die Aufnahme des ätherischen Oels und die Entwickelung seiner allgemeinen Wirkungen am vollständigsten durch die Verdauungseingeweide, jedoch wohl ohne dass eine vollkommene Assimilation desselben dabei Statt findet; denn es wird kurze Zeit nach der Anwendung durch den Geruch noch deutlich erkennbar, bald mit der Lungenausdünstung, bald mit dem Urin, zum Theil auch mit dem Schweiss und bei Milch gebenden Thieren auch zuweilen mit der Milch wieder aus dem Körper ausgeschieden, doch findet ein theilweiser Umsatz der Stoffe Statt, wie dieses der etwas veränderte Geruch des Ol. Terebinth., das mit dem Urin ausgeschieden ist, zeigt. Bei der äusserlichen Anwendung, z. B. in die Haut eingerieben, oder in Wunden gebracht, wird das ätherische Oel ebenfalls, obgleich in geringerer Menge von den Gefässen aufgenommen und dann durch die verschiedenen Secretionsorgane, namentlich durch Lungen und Nieren wieder entfernt. Die hierbei entstehenden allgemeinen Wirkungen sind zwar gewöhnlich viel schwächer, als wenn eine gleiche Menge innerlich angewendet ist; sie werden aber zuweilen, besonders bei grosser Empfindlichkeit des betroffenen Theils, in Folge der örtlichen heftigen Einwirkung auf consensuelle Weise zu einem sehr bedeutenden Grade erhöht.

§. 194.

Die Arzneimittel, welche ätherisches Oel als Hauptbestandtheil enthalten, bringen ebenfalls flüchtig erregende Wirkungen hervor, und stimmen somit im Wesentlichen mit den vorhin (§. 192) angegebenen Wirkungen der ätherischen Oele selbst überein; allein sie erscheinen durch die übrigen, gleichzeitig in ihnen vorhandenen Stoffe (§. 191) als eigenthümliche, von jenen verschiedene Arzneikörper, und sind daher auch hinsichtlich der Wirkung theils im Grade der Stärke, der Flüchtigkeit und Dauer, theils in der Richtung auf besondere Organe, von den Wirkungen der reinen ätherischen Oele abweichend. — Fast alle diese Mittel wirken örtlich weniger heftig reizend, und ebenso im Allgemeinen milder, sanfter, den Körper weniger flüchtig durchdringend, dafür aber auch etwas andauernder als das in ihnen enthaltene ätherische Oel für sich allein. Je mehr sie neben dem letztern noch fixe Bestandtheile, namentlich Bitterstoff oder Gerbstoff enthalten, um desto dauernder ist ihre Wirkung. Durch das Dasein der genannten Stoffe erhalten diese Mittel auch eine besondere Richtung auf die Verdauungseingeweide, die sie nicht blos erregen, sondern auch wirklich stärken können. Besitzen sie aber neben dem ätherischen Oele noch Harz oder ein scharfes Princip, so äussern sie ihre erregende Wirkung vorzüglich auf die Nieren, so wie sie bei dem gleichzeitigen Gehalt an Schleim, Stärkemehl und süssem Stoff eine besondere Richtung auf die Respirationsorgane zeigen.

§. 195.

Die eben angedeuteten Eigenthümlichkeiten der einzelnen ätherisch-ölgen Arzneimittel hat man schon seit langer Zeit erkannt und deshalb diese Mittel im therapeutischen Sinne auf verschiedene Weise abgetheilt, indem man sie theils zu den magenstärkenden und blähungtreibenden, theils zu den krampfstillenden, zu den Nervenmitteln, theils zu den sogenannten flüchtigen und fixen Reizmitteln, und theils zu den schweisstreibenden und urintreibenden Mitteln gerechnet hat (siehe: allgemeine Arzneiwirkungslehre §§. 27, 31, 36, 41, 42). Daraus ergiebt sich, dass jedes einzelne der ätherisch-öligen Mittel nach seinen Eigenthümlichkeiten geschätzt werden muss, und dass bei manchen Krankheiten zwar einige dieser Mittel, die von gleichartiger Beschaffenheit sind, einander ersetzen können, dass dies aber keinesweges mit allen und nicht in jedem Falle geschehen darf. Der Unterschied zwischen den einzelnen Mitteln ist hier grösser, als bei den bitteren und bei den adstringirenden Mitteln.

§. 196.

Die ätherisch-öligen Mittel zeigen sich in ihrer allgemeinen flüchtig erregenden Wirkung mit der ähnlichen Wirkung des Aethers, der versüssten Säuren, des Weingeistes und des Kamphers verwandt; sie unterscheiden sich jedoch von diesen Arzneimitteln theils durch ihren geringeren Grad der Flüchtigkeit, und hauptsächlich dadurch, dass sie weniger auf das Nervensystem und auf die Sensibilität allein, sondern zugleich und vorzüglich auch (wie bereits im §. 192 angegeben) auf das Gefässsystem und auf die Irritabilität gerichtet sind. — Ebenso zeigen sie auch mit den meisten scharfen Reizmitteln, z. B. mit den Canthariden, einige Aehnlichkeit, jedoch nur in den örtlichen und primären Wirkungen; denn in der allgemeinen und secundären Wirkung unterscheiden sich die letzteren Mittel von ihnen dadurch, dass ihnen das Vermögen mangelt, die Irritabilität wirklich zu erhöhen und die Mischung des Bluts zu verbessern. -- Die grösste Annäherung findet dagegen zwischen einigen ätherisch-öligen Mitteln, welche zugleich Bitterstoff enthalten, und zwischen den früher schon (in der II. Klasse) betrachteten aromatisch-bitteren Mitteln Statt; denn so wie die ersten sich in materieller Hinsicht nur durch das Ueberwiegen des ätherischen Oels über den Bitterstoff von den letzteren unterscheiden, ebenso sind sie dynamisch nur durch einen höhern Grad der flüchtigen und erregenden Wirkung von denselben abweichend. Die sämmtlichen aromatisch-bitteren und bitter-aromatischen Mittel bilden eigentlich eine zusammenhängende Reihe, in welcher der Uebergang von der einen Art zur andern nur allmälig geschieht, so dass sich nur schwer eine scharfe Grenze zwischen beiden ziehen lässt.

§. 197.

Die Anwendung der ätherisch-öligen Mittel ist nur bei asthenischen Krankheiten, und vorzüglich bei solchen Zuständen angezeigt, welche gleichzeitig in einer Schwäche des Nervensystems und des Gefässsystems begründet sind, und wo deshalb auch eine Erregung und Erhebung der Sensibilität, vorzüglich aber der Irritabilität nothwendig ist. Besonders heilsam zeigen sie sich aber dann, wenn diese Schwäche in den Gangliennerven des Rumpfes ihren Ursprung oder Sitz hat. — Weicher, kleiner Puls; blasse, wässerige Färbung der Schleimhaut im Maule und der Nase, und der Bindehaut der Augen; verminderte Empfindlichkeit (*Torpor*); Schwäche in der Bewegung; schleimiger, zäher Urin; zäher Schleim in den Augenwinkeln ohne vorhandene Entzündung; geringe Temperatur der Haut; verminderter Appetit, gestörte Verdauung, Abgang von grob geballten, mit Schleim umhüllten und sehr stinkenden Darmexcrementen bezeichnen im Allgemeinen den für Anwendung dieser Mittel geeigneten Zustand, der aber oft sowohl in der Art wie im Grade der einzelnen Erscheinungen etwas modificirt ist, wie z. B. bei manchen asthenischen torpiden Entzündungen, bei Faulfiebern und bei krampfhaften Zufällen.

Diesen allgemeinen Andeutungen entsprechend, werden die ätherisch-öligen Mittel innerlich angewendet: bei asthenischen Fiebern, bei Faulfieber, Nervenfieber, Milzbrand, beim kalten Brande, bei Unverdaulichkeit und Aufblähung (wenn keine Reizung der Eingeweide damit verbunden ist), bei Verschleimung, bei Cachexien und der Entwickelung von Würmern, bei Krämpfen in irgend einem Theile und speciell im Magen und Darmkanal oder in den Harn- und Geschlechtsorganen, daher auch bei krampfhaften Harnverhaltungen, bei zu schwachen und unregelmässigen, krampfhaften Geburtswehen, bei Lähmungen, bei dem Dummkoller, bei asthenischen Entzündungen, z. B. der Lungen, bei Katarrh und Rheumatismus, in deren späteren Stadien und bei chronischem Verlauf, bei Wassersuchten, bei der Fäule der Schafe und dergl.

Aeusserlich benutzt man sie bei ähnlichen Krankheitszuständen, z. B. bei Krämpfen und Lähmungen, um die Nerventhätigkeit örtlich etwas zu erhöhen; — bei asthenischen, besonders bei dergl. katarrhalischen und rheumatischen Entzündungen, bei und nach Quetschungen, bei Extravasaten, bei Stockungen und Verhärtungen nach vorhergegangenen Entzündungen, um durch verstärkte Gefässthätigkeit die Aufsaugung und Zertheilung zu befördern; — bei Wunden und Geschwüren mit torpidem Character, um die Eiterung und Granulation zu bessern und zu befördern; — bei dem kalten Brande, um gleichfalls durch erhöhte Thätigkeit die Abstossung der abgestorbenen Theile zu beschleunigen und die weitere Zersetzung der gesunden Masse zu verhüten.

§. 198.

Dagegen sind diese Mittel überall bei echten und acuten Entzündungen, bei reinen Entzündungsfiebern, bei Vollblütigkeit und bei activen Congestionen sehr schädlich.

§. 199.

Die Grösse der Gabe lässt sich bei den ätherisch-öligen Mitteln nicht so gleichmässig im Allgemeinen bestimmen, wie bei den bitteren und adstringirenden Mitteln, sondern sie muss sich nach der Stärke ihrer Wirksamkeit und nach dem Grade der Schwäche und der verminderten Empfindlichkeit, sowohl im ganzen Körper wie in den einzelnen Theilen, besonders in den Verdauungsorganen, richten. Bei erhöhter Empfindlichkeit und leicht aufzuregender Reizbarkeit ist es in der Regel nöthig, mit kleinen Gaben zu beginnen und diese allmälig zu verstärken, bis die gewünschte Wirkung eintritt; wo aber ein hoher Grad der Schwäche, Erschlaffung, Trägheit im Gefässsystem, sehr geringe Empfindlichkeit und übermässige Absonderungen vorhanden sind, müssen sie immer sogleich in grossen Gaben gereicht werden. Auch bei einem mässigen Grade der Schwäche ist es zuweilen nöthig, die Gaben eines Mittels, wenn es durch längere Zeit fortgebraucht wird, nach und nach zu verstärken, weil sich der Organismus an die erregenden Einwirkungen desselben gewöhnt und dann nur schwach reagirt. Aus diesem Grunde pflegt man auch, wenn man unter solchen Umständen nicht über die gewöhnliche Gabe eines Mittels hinausgehen will, dasselbe auf kurze Zeit auszusetzen oder ein anderes, ihm ähnliches an seine Stelle zu bringen. — Da die Wirkungen der ätherisch-öligen Mittel mehrentheils nur von kurzer Dauer sind, so ist es nöthig, die Gaben in mehr oder weniger kurzen Zwischenzeiten zu wiederholen. Auch hierbei lässt sich eine allgemeine Norm für alle Mittel und für alle Fälle nicht gut vorschreiben, sondern es muss dabei ebenfalls die relative Flüchtigkeit der einzelnen Mittel und die Heftigkeit und Zudringlichkeit der, aus Schwäche, Erschöpfung oder Krämpfen entstandenen Zufälle zur Leitung dienen. Von den rein ätherisch-öligen Mitteln, z. B. der Pfefferminze, wird in gewöhnlichen Fällen die Wiederholung in etwa zwei Stunden, von den bitter-aromatischen Mitteln aber, z. B. dem Kalmus, in etwa drei Stunden nöthig sein, während man in dringenden Fällen, z. B. bei heftigen Krämpfen, alle halbe Stunden eine neue Gabe reichen muss.

§. 200.

Die Form und Art der Anwendung der ätherisch-öligen Mittel, so wie ihre Verbindung mit anderen Arzneistoffen ist bei den verschiedenen innerlichen und äusserlichen Krankheitsformen sehr verschieden.

Zum innerlichen Gebrauch giebt man sie zuweilen, aber nur selten in Pulverform, z. B. in den sogenannten Fresspulvern und Drusenpulvern für Pferde, und in den Lecken für Schafe. Die meisten ätherisch-öligen Mittel entwickeln im Pulver wegen der langsameren Auflösung der wirksamen Bestandtheile ihre allgemeine Wirkung langsamer, als wenn sie in flüssiger

Form angewendet werden, bringen aber dagegen etwas stärkere örtliche Wirkungen im Maule u. s. w. hervor. Deshalb giebt man Pferden und Schweinen diese Mittel am besten in Latwergen oder Pillen, um Reizung des Kehlkopfes zu vermeiden. -- Die flüssige Form (das Infusum) ist bei den ätherisch-öligen Mitteln zur innerlichen Anwendung die beste, besonders in acuten und krampfhaften Krankheiten, theils weil sie die wirksamen Bestandtheile dieser Mittel aufgelöst und zur schnellen Wirkung vorbereitet enthält, theils weil sie deren gleichmässige und schnelle Berührung mit einer grossen Fläche des Verdauungskanals am meisten vermittelt, ohne die örtliche Einwirkung zu heftig zu machen; doch dürfen die ätherisch-öligen Arzneimittel nur durch Infundiren mit heissem Wasser, aber nicht durch Kochen die flüssige Form erhalten, weil durch letzteres ihre flüchtigen Bestandtheile, und namentlich das ätherische Oel, zum Theil verflüchtigt werden und daher auch ihre Wirksamkeit bald mehr, bald weniger verloren geht. Solche Mittel, welche ausser dem ätherischen Oel noch Bitterstoff, adstringirendes Princip oder Harz enthalten, wirken im Infusum schwächer und einseitiger als in Substanz. Gewöhnlich lässt man einen Theil des klein geschnittenen oder grob gepulverten aromatischen Mittels mit 8--12 Theilen kochend heissen Wassers übergiessen, das Ganze gegen $\frac{1}{2}$—1 Stunde stehen (je nachdem man das Infusum gelind oder stark haben will) und dann die Flüssigkeit durchseihen.

Von den reinen ätherischen Oelen werden bei Thieren innerlich (wie bereits angegeben) nur sehr wenige angewendet. — Die aromatischen Tincturen, Extracte und andere künstliche Präparate sind zum thierärztlichen Gebrauch fast ganz entbehrlich.

§. 201.

Die ätherisch-öligen Mittel werden innerlich, nach Bedürfniss des Krankheitszustandes, sowohl für sich allein, als auch in Verbindung mit den verschiedenartigsten anderen Arzneistoffen angewendet; denn in chemischer Hinsicht erlauben sie den Zusatz eines jeden andern Arzneistoffes, und in therapeutischer Hinsicht ist es oft nöthig, bald ihre örtlichen Wirkungen durch schleimige Mittel zu mildern, z. B. bei krampfhaften Zuständen der Verdauungseingeweide, — bald die örtlichen und allgemeinen Wirkungen noch flüchtiger und eindringender zu machen, und deshalb Aether, Spiritus, Kampher, Ammonium, Hirschhornsalz und dergl. zuzusetzen, wie z. B. bei Krämpfen und Lähmungen, beim Nervenfieber, bei heftigem Aufblähen, — bald den Wirkungen mehr Dauer und zugleich eine bestimmte Richtung auf die Verdauungs- und Assimilationsorgane zu geben, und für diese Zwecke die aromatischen mit bitteren, mit zusammenziehenden Mitteln, mit Schwefel, Spiessglanz, mit Mineralsäuren u. s. w. zu verbinden, wie z. B. bei chronischer Schwäche der Verdauungseingeweide, bei gastrischen Fiebern, bei Cachexie, beim Faulfieber, beim langsam verlaufenden Milzbrand und ähnlichen Uebeln. —

Muss man bittere oder zusammenziehende Mittel mit den aromatischen in flüssiger Form verbinden, so geschieht dies auf die im §. 167 bereits angegebene Weise, dass man nämlich mit dem Decoct der ersteren die letzteren blos infundirt.

§. 202.

Zum äusserlichen Gebrauch werden die ätherisch-öligen Mittel auf folgende verschiedene Weise benutzt:

A. Gröblich zerkleinert und in leinene Beutel gefüllt (als sogenannte trockene Kräutersäckchen oder Kräuterkissen) zu trockenen Ueberschlägen oder Umschlägen bei solchen Krankheitszuständen, welche keine Nässe ertragen, z. B. bei erysipelatösen und ödematösen Anschwellungen, bei rheumatischen oder katarrhalischen Entzündungen, namentlich bei dergleichen Entzündungen der Augen. Solche Kräutersäckchen bringen durch die langsame Verdunstung ihrer aromatischen Theile eine gelinde aber stets gleichmässige Erregung der oberflächlichen Gefässe und Nerven hervor, sie verstärken die Resorption, zertheilen, beseitigen Krampf und Schmerz, erhalten eine gleichmässige Temperatur und schützen gegen die Einwirkungen der äusseren Einflüsse. Damit sie die letzteren Wirkungen gründlich erzeugen, müssen sie stets einen etwas grösseren Umfang besitzen als der leidende Theil; auch müssen sie nicht zu dick (nur gegen 1 Zoll dick) gemacht und nicht zu voll gestopft werden, weil sie sonst durch ihre Schwere die kranken Theile belästigen und sich auch nicht gleichmässig an dieselben anlegen. Man benutzt zu diesem Gebrauch vorzüglich die aromatischen Blumen und Kräuter, weil sie unter den übrigen Mitteln am wenigsten schwer sind, und wählt nach Verhältniss der Empfindlichkeit u. s. w. bald die von gelinder, bald die von starker Wirksamkeit; gewöhnlich verbindet man zwei oder mehrere aromatische Mittel mit einander, wie dies z. B. in den, in der Pharmacopöe aufgezeichneten sogenannten gewürzhaften Species (*Species aromaticae)*, welche aus Lavendelblüthen, Rosmarin, Pfefferminze, Majoran, Quendel, Cubeben und Gewürznelken bestehen und zum thierärztlichen Gebrauch zu theuer sind, der Fall ist.

B. In Pulverform, zum Einstreuen in faulige, brandige und stark jauchende Geschwüre, z. B. bei dergleichen Widerristschäden und Mauke. Die Mittel vereinen in dieser Form mit der erregenden Wirkung die absorbirende. Man verbindet sie hierbei bald mit bitteren, bald mit zusammenziehenden Mitteln, mit Kohle, Kampher, Alaun und dergl.

C. Mit heissem Wasser zum Brei gemacht, als Breiumschläge auf kalte und torpide Geschwülste, z. B. in sehnigen und drüsigen Theilen, auf Wunden und Geschwüre mit zu geringer Thätigkeit, und in jedem Falle, wo man ausser der erregenden Wirkung der aromatischen Mittel selbst noch die anhaltende Einwirkung der feuchten Wärme benutzen will, um entweder Zertheilung oder Eiterung zu erwecken. In dieser Form angewendet, wirken die aromatischen Mittel viel kräftiger und viel mehr in die Tiefe eindringend, als in den trockenen Umschlägen; doch dürfen sie wieder nicht durchs Kochen die Breigestalt erhalten, sondern entweder nur durch das Zusammenrühren mit der nöthigen Menge heissen Wassers, oder indem man sie in einen Beutel thut, diesen durch einige Minuten in heisses Wasser hält, dann gelind ausdrückt und hierauf unmittelbar als Umschlag benutzt. Diese Umschläge müssen so viel wie möglich anhaltend eine gleichmässige Temperatur von etwa 15—20 Grad R. besitzen, und deshalb immer von Neuem wieder erwärmt werden, wenn sie bis auf etwa 10—12 Grad abgekühlt sind. Das Erwärmen geschieht am zweckmässigsten dadurch, dass man entweder den Beutel mit seinem Inhalt von Zeit zu Zeit in warmes Wasser taucht und dann schnell wieder applicirt, oder dass man ihn blos mit warmem Wasser begiesst, ohne ihn von dem Körper abzunehmen.

Auch zu diesen Umschlägen wählt man unter den aromatischen Mitteln am häufigsten die Blumen und Kräuter, und zwar in jedem besonderen Falle diejenigen, deren Wirksamkeit dem Grade der Unempfindlichkeit und Schwäche entspricht. Die officiuellen aromatischen Species sind auch hier zu benutzen, aber für die meisten Fälle zu kostbar und deshalb durch blos inländische Mittel, z. B. Quendel, Kamillen und dergl. — und häufig auch durch den sogenannten Heusamen zu ersetzen. — Zuweilen setzt man den aromatischen Umschlägen noch erweichende Mittel, und besonders Leinkuchenmehl oder Leinsamenmehl hinzu, um ihnen etwas mehr Consistenz zu geben und um hierdurch die Wärme in ihnen länger gebunden zu erhalten; dies darf jedoch nur geschehen, wenn die kranken Theile nicht sehr empfindlich sind und also auch einen gelinden Druck ertragen.

D. Im warmen Aufguss (Infusum) wendet man die aromatischen Mittel äusserlich am häufigsten an, und zwar zu Waschungen und Bähungen (Fomentationen), z. B. bei asthenischen Entzündungen, bei dergleichen Quetschungen, bei Extravasaten, bei Verhärtungen, bei torpiden Wunden und Geschwüren, beim Brand u. dgl.; — ferner zu Fussbädern, bei eiternden Steingallen, bei Knorpelfisteln; — bei den kleinen Hausthieren auch zu ganzen Bädern, z. B. bei Krämpfen und Lähmungen der Hunde, — und zu Einspritzungen in den Mastdarm und in die Scheide, z. B. bei Krämpfen in den Gedärmen oder in der Harnblase, bei dem zu langsamen Fortschreiten der Geburtsarbeit wegen Schwäche oder wegen Krampf. — Auf diese Weise, in flüssiger Form angewendet, wirken die aromatischen Mittel fast ebenso wie in den Breiumschlägen, da auch hier neben den Bestandtheilen der Mittel noch Feuchtigkeit und Wärme sehr wirksame Einflüsse sind; die Wirkungen des Infusums scheinen nur wegen der vollständigen Auflösung der flüchtigen Bestandtheile mehr eindringend zu sein, als die Wirkungen der Breiumschläge, wogegen die der letzteren bei gehöriger Anwendung verhältnissmässig anhaltender und gleichförmiger sind.

Zu solchen Aufgüssen eignen sich alle aromatischen Arzneimittel ohne Unterschied, und dieselben werden nur nach dem Grade ihrer Wirksamkeit für den vorhandenen Krankheitszustand, und zum Theil auch mit Berücksichtigung ihres Preises ausgewählt. Gewöhnlich rechnet man auf 30,0—45,0 von ihnen 360,0 heissen Wassers. Soll der Aufguss auf entzündete Augen, auf Wunden, in dem Mastdarm oder in der Scheide angewendet werden, so darf man nur die reine, durch Leinwand geseihte Flüssigkeit von ihm benutzen; bei der Anwendung auf die unverletzte Haut, ebenso zu Fussbädern und ganzen Bädern, ist aber das Durchseihen nicht nöthig. Nach Erfordern der Zufälle wendet man bald den Aufguss für sich allein an, bald in Verbindung mit zusammenziehenden Mitteln (bei grosser Erschlaffung und Ausdehnung der Fasern, und bei starken Extravasaten), bald auch mit Weingeist (Wein), Kampherspiritus oder mit Terpenthinöl, Kochsalz, Salmiak und dergl. erregenden Mitteln (bei grosser Unempfindlichkeit, bei Krämpfen und bei Lähmungen). — Die Temperatur des Aufgusses bei der Anwendung kann, wie bei den Umschlägen, nach der Art und dem Grade der Zufälle, 15—30 Grad R. sein; die Dauer und Wiederholung der Anwendung muss sich aber nach dem Grade und der Hartnäckigkeit der Zufalle richten. Wichtig ist es, nach der Anwendung der warmen Waschungen, Bäder u. s. w., jede Erkältung zu verhüten, daher das Thier im warmen Stalle zu halten, es bis zur möglichen Trockenheit reiben und warm bedecken zu lassen.

E. In Form von Dunstbädern oder Dampfbädern wendet man die aromatischen Mittel vorzüglich bei katarrhalischen, asthenischen Entzündungen der Augen, bei dergl. Entzündungen der Schleimhaut in den Respirationsorganen, bei rheumatischen und anderen asthenischen Entzündungen des Euters, bei Stockungen der Milch und hieraus entstandenen Verhärtungen derselben, und bei rheumatischen Koliken und Harnverhaltungen an. Die Wirkung ist in dieser Form, verhältnissmässig zu der des Aufgusses, durch den warmen Wasserdunst sehr gemildert, und wird daher auch selbst bei einem noch ziemlich hohen Grade von Spannung und Reizbarkeit ertragen.

Die Entwickelung der aromatischen Dämpfe geschieht durch einfaches Uebergiessen der Mittel mit fast kochend heissem Wasser in einem passenden Gefäss, welches man so lange zugedeckt erhält, bis die Flüssigkeit gegen 36—40 Grad Wärme besitzt; das Gefäss wird dann unter den leidenden Theil gebracht und der letztere von oben her mit einer etwas dichten (z. B. wollenen) Decke, die an den Seiten bis über das Gefäss herabreicht, behangen, um die Dämpfe zusammenzuhalten und ihnen eine bestimmte Richtung zu geben. Will man das Dampfen durch längere Zeit unterhalten, so giesst man bei dem beginnenden stärkern Abkühlen der Flüssigkeit wiederholt heisses Wasser hinzu, oder man legt glühend gemachte Steine oder dergl. Eisen in dieselbe. Man vermeide die Anwendung der zu heissen Dämpfe, welche sehr leicht die Haut verbrühen, und ebenso vermeide man nachher jede Erkältung.

F. Endlich wird von einigen Mitteln auch das ätherische Oel zum Einstreichen in sehr torpide Wunden und Geschwüre und zum Einreiben in Theile, die an schmerzlosen Verhärtungen, an asthenischen, sehr torpiden Entzündungen, an fieberlosem Rheumatismus, Lähmungen, torpiden Exanthemen und dergl. Affectionen leiden, angewendet, und zwar bald für sich allein, bald in Verbindung mit Fett oder fettem Oel, mit Seife, Weingeist, Mercurialsalbe und anderen auflösenden und erregenden Mitteln. Durch diese Zusätze wird die stark erregende örtliche Wirkung der ätherischen Oele milder, aber auch andauernder gemacht.

A. Aromatische Kräuter und Blumen.

1) Fliederblumen (Hollunderblüthen), *Flores Sambuci.*

Von Sambucus nigra L., 5. Kl 3. Ordn., Fam. Caprifoliaceae.

§. 203.

Sie besitzen ein eigenthümliches, dickflüssiges, stark riechendes ätherisches Oel in sehr geringer Menge, verbunden mit Schleim, Extractivstoff und mehrerlei Salzen. — Ihre Wirkungen sind flüchtig erregend auf das Gefäss- und Nervensystem, jedoch nur im sehr gelinden Grade und eigenthümlich gerichtet und fast beschränkt auf die feinen Gefässe der Haut und der Schleimhaut der Respirationsorgane; denn die grösseren Gefässe erscheinen selbst bei und nach sehr grossen Gaben des Mittels (nämlich zu 7—14 Hectogrms. bei gesunden Pferden) auf keine Weise afficirt, da hiernach weder die Zahl noch die Beschaffenheit der Arterienpulse bemerkbar verändert sind, während jedoch die Haut eine höhere Temperatur, grössere Weichheit und Feuchtigkeit erhält und die Ausdünstung aus der Lunge verstärkt wird. Wirklicher (tropfbarer) Schweiss entsteht zwar bei Pferden und Rindern zuweilen, aber nicht jedesmal nach der Anwendung des Flieders, selbst nach den bezeichneten grossen Gaben nicht, und alle übrige Secretionen werden durch ihn fast gar nicht verändert. — Die örtliche Wirkung besteht bei jeder Art der Anwendung in einer nur schwachen Reizung der feineren Gefässe, bei welcher keine Röthung der Haut, kein brennendes Gefühl und dergl. stärkere Einwirkungen zu bemerken sind. Auf die Verdauungseingeweide äussert der Flieder fast gar keine Wirkung, wenigstens keine tonische oder reizende, und unterscheidet sich hierdurch sehr bedeutend von der Wirkung der Kamillenblumen und der meisten übrigen aromatischen Mittel.

Die Fliederblumen gehören daher zu den mildesten Mitteln der Art, und werden innerlich selbst bei einem nicht zu hohen Entzündungszustande gut ertragen. Ihrer Eigenthümlichkeit gemäss wendet man sie besonders in solchen Krankheiten mit gutem Erfolge an, welche aus gestörter oder unterdrückter Haut- und Lungenausdünstung entstanden sind, und wo man diese Functionen, ohne starke Aufregung der Kräfte, in einem höhern Grade wieder hervorrufen will, wie namentlich bei Druse, Strengel, katarrhalischer Bräune, bei Katarrhalfieber, Rheumatismus, bei rheumatischen Krämpfen und Koliken, bei dem rheumatischen (idiopathischen) Starrkrampf der Pferde, der Hunde und Lämmer, bei dem Verfangen (acuten Rheumatismus) der Schweine, bei der Staupe der Hunde u. s. w. — Doch leistet der Flieder bei diesen Krankheiten mehrentheils nur dann gute Dienste, wenn er gleich im Anfange derselben angewendet wird, dagegen sehr wenig, wenn sie bereits chronisch geworden sind.

Die Gabe ist für Pferde und Rinder 30,0—90,0, für Schafe und Schweine 15,0—30,0 und für Hunde 2,0—7,5, in Zwischenzeiten von 1—2 Stunden, am zweckmässigsten im Infusum, und nach Erfordern der Umstände mit Kamillenblumen, mit Baldrian, mit Essig, Weingeist, Salmiakgeist, Kampher und anderen flüchtigen Mitteln verbunden.

Aeusserlich werden die Fliederblumen ebenfalls bei kartarrhalischen und rheumatischen Entzündungen, besonders bei dergleichen Augenentzündungen angewendet, und zwar *a*) in Form von Kräuterkissen, die aus Fliederblumen allein oder aus gleichen Theilen Flieder- und Kamillenblumen bestehen und bei hohen Graden der Asthenie auch mit etwas Kampherpulver versetzt sein können. *b*) Bei schmerzhaften Entzündungen benutzt man den Flieder auch in Form von Breiumschlägen, oft in Verbindung mit schleimigen und narkotischen Pflanzen; und *c*) bei ähnlichen Zuständen, besonders an den Augen, wendet man auch das lauwarme Flieder-Infusum als Augenwasser an, bald für sich allein, bald mit Bleizucker, Augenstein, Opium und dergl. versetzt. (30 Grm. 1 Sgr. 4 Pfg., 250 Grm. 8 Sgr., geschn. oder grob gepulv. 30 Grm. 1 Sgr. 10 Pfg., 250 Grm. 11 Sgr.)

Anmerkung 1. Die Fliederblumen sollen den Pfauen[1], und die (getrockneten)

---

[1] Linn. Flor. Suec. pag. 97.

Fliederbeeren *(Bacc Sambuci siccatae)* den Hühnern[1] ein tödtendes Gift sein. Ich habe letzteres bei mehreren Versuchen, bei welchen ich einzelnen Hühnern 2—4 Loth dieser Beeren gab, nicht gefunden.

Anmerkung 2. Der aus den reifen Beeren bereitete eingedickte Saft oder das Fliedermus *(Succus inspissatus s. Rob Sambuci)* soll ebenfalls, wie die Fliederblumen, jedoch im geringeren Grade, die Hautausdünstung befördern; ich habe dies jedoch niemals beobachten können. In grossen Gaben wirkt dasselbe ähnlich dem Pflaumenmus (§. 77), und kann auch wie dieses (jedoch nur wo es als Hausmittel und ganz wohlfeil zu haben ist) als Bindemittel bei der Bereitung der Pillen und Latwergen dienen. Uebrigens aber ist es ganz entbehrlich.

2) Kamillenblumen (gemeine oder Feldkamillen), *Flores Chamomillae vulgaris.*

Von Matricaria Chamomilla L, 19 Kl. 2 Ordn., Fam. Compositae, Anthemideae.

§. 204.

Dieses von der Natur so reichlich gespendete Arzneimittel enthält als wirksame Bestandtheile ein etwas widerlich (schwer) riechendes ätherisches Oel in Verbindung mit bitterm Extractivstoff, und seine Wirkungen sind daher nicht allein flüchtig erregend, sondern auch tonisch. Die erstere Wirkung ist zwar über die letztere sehr vorherrschend, aber dennoch sehr mild; sie durchdringt bei der gewöhnlichen innerlichen Anwendung schnell den ganzen Organismus, äussert sich aber am stärksten in den Organen der Bauchhöhle, — wozu wohl der Bitterstoff, seiner bekannten Einwirkung auf diese Organe gemäss (§. 139 u. f.), sehr wesentlich beiträgt. In dieser Hinsicht haben die Kamillen eine grosse Aehnlichkeit mit dem Wermuth, dem Rainfarrn, der Schafgarbe, dem Baldrian und dem Kalmus; ihre Wirkung ist jedoch mehr flüchtig und weniger tonisch als die der drei ersten Mittel, und den zuletzt genannten beiden Mitteln stehen sie in der stärkenden und in der erregenden Wirkung zugleich sehr nach.

Aber gerade jene, in jeder Beziehung milde und eigenthümliche Wirkung, giebt den Kamillen bei manchen Krankheiten einen grossen Werth. Sie können zwar, wie die sämmtlichen Mittel dieser Klasse, bei allen asthenischen Krankheiten angewendet werden, doch sind sie der Erfahrung zufolge bei asthenisch-nervösen Zuständen, welche mit Schmerz und Krampf verbunden sind, und besonders bei dergleichen Leiden an den Organen des Hinterleibes, am vorzüglichsten wirksam, — und sie werden daher auch bei Krämpfen, bei Wind- und Krampfkolik, bei krampfhaften Harnverhaltungen, bei unzeitigen, bei unregelmässigen und zu geringen Wehen, Durchfällen, die mit Krämpfen verbunden, aber frei von Entzündungen sind, bei schmerzhaften Rheumatismen, bei der Staupe der Hunde, wenn dieselbe mit Zuckungen, mit Krämpfen oder mit geringem Grade von Lähmung verbunden ist, ebenso bei dem Brustkrampf der Pferde, bei der aus Erkältung entstandenen Gelbsucht des Rindviehes und bei der Lähmung der Lämmer häufig gebraucht. Doch leistet das Mittel bei den meisten dieser Krankheiten nur dann wirklich gute Dienste, wenn sie keinen zu hohen Grad erreicht haben; im letztern Falle und bei chronischen Leiden sind seine Kräfte mehrentheils zu gering.

Bei reinen Entzündungen ist die Anwendung der Kamillen schädlich,

[1] Barthol. Histor. anat. rarior Cent. 4. p. 248.

und es ist daher auch ganz fehlerhaft, sie bei jeder Kolik, ohne Berücksichtigung des pathologischen Zustandes derselben, zu gebrauchen, da namentlich beim Pferde sehr häufig den Symptomen der Kolik eine Entzündung der Baucheingeweide zum Grunde liegt.

Man giebt sie den grossen Hausthieren zu 30,0—60,0, Schafen und Schweinen zu 7,0—22,5, Hunden zu 2,0—12,0 auf einmal, und nach der Heftigkeit der Zufälle in Zwischenzeiten von einer halben bis in zwei Stunden wiederholt. Obgleich die Anwendung der Kamillen in Latwergen oder Pillen geschehen kann, so benutzt man sie doch in diesen Formen nicht gern, weil sie, bei ihrem geringen Gewicht, eine zu grosse Masse bilden und dadurch das Eingeben erschweren. Das Infusum bleibt deshalb auch hier die zweckmässigste und wirksamste Form. In leichten Fällen giebt man dasselbe für sich allein, bei heftigen Krämpfen u. s. w. aber in Verbindung mit Baldrian, Kalmus, oder mit Opium, mit Stinkasand, Kampher, Weingeist, Schwefeläther-Weingeist, Terpenthinöl, Hirschhornöl und anderen flüchtigen Reizmitteln.

Aeusserlich werden die Kamillenblumen als Pulver zum Einstreuen in unreine, stinkende Geschwüre, oder auch in Substanz zu trocknen und feuchten Umschlägen, und im Infusum zu Waschungen, Bädern und Bähungen (ganz nach den allgemeinen Andeutungen §. 202) benutzt. (30 Grm. 2 Sgr., gepulv. 2 Sgr. 6 Pfg., 250 Grm. Blüthen 12 Sgr.)

Anmerkung. Das destillirte oder ätherische Kamillenöl (*Ol. Chamomillae aethereum*), und zwar sowohl das reine, wie das durch Destillation der Kamillen mit Citronöl oder mit Terpenthinöl gewonnene, besitzt die flüchtig erregenden Wirkungen der Kamillen in einem hohen Grade, ist aber sehr theuer und deshalb in der Thierarzneikunst gar nicht gebräuchlich. — Das gekochte oder eigentlich infundirte Kamillenöl (*Ol. Chamomillae infusum s. coctum*), durch Digeriren von 1 Theil Kamillenblumen mit 8 Theilen Baumöl bereitet, leistet nicht viel mehr als blosses Baumöl und ist daher zu entbehren. — Ebenso ist das Kamillenextract, welches fast nur als bitteres Mittel wirkt, und das destillirte Kamillenwasser entbehrlich.

3) Römische oder edle Kamillen, *Flores Chamomillae Romanae.*

Von Anthemis nobilis L., 19. Kl. 2. Ordn., Fam. Compositae, Anthemideae.

§. 205.

Sie enthalten als wirksame Bestandtheile flüchtiges Oel, ein gummiharziges Princip, etwas Kampher und etwas Gerbstoff. An ätherischem Oel sind sie reicher als die gemeinen Kamillen, denen sie zwar in der Wirkung ähnlich, aber keinesweges gleich sind, sondern sich durch grössere Flüchtigkeit und durch stärkere aromatische Bitterkeit von denselben unterscheiden. Deshalb verdient die gemeine Kamille bei schmerzhaften Koliken den Vorzug vor ihnen; übrigens aber können sie, wo sie zu haben sind, ganz wie die gemeinen Kamillen, bei den im vorigen Paragraphen genannten und ähnlichen Krankheiten, und in derselben Gabe und Verbindung angewendet werden.

Die französischen Thierärzte benutzen sie sehr häufig; in Deutschland sind sie verhältnissmässig zur gemeinen Kamille zu theuer und deshalb wenig im Gebrauch. (30 Grm. 2 Sgr. 2 Pfg.)

4) Lavendelblumen, *Flores Lavandulae.*

Von Lavandula (s. Spica) vera L., 14. Kl. 1. Ordn., Fam. Labiatae.

§. 206.

Die noch nicht völlig aufgeblühten Lavendelblumen (und zum Theil auch die Blätter) sind sehr reich an einem kampherhaltigen ätherischen Oel und ihre Wirkungen sind daher sehr flüchtig, reizend, belebend, und bei asthenischen Entzündungen, bei Stockungen und Extravasaten sehr kräftig zertheilend. — Der Lavendel wird innerlich (aus mir unbekannten Gründen) sehr wenig angewendet; er ist aber wie jedes andere ätherisch-ölige Mittel bei allen, im §. 197 angeführten Krankheitszuständen zu benutzen. Die Gabe ist für die grossen Hausthiere 30,0—60,0, für Schafe und Schweine 15,0—30,0, für Hunde 2,0—8,0. Form und Verbindung ist wie bei den Kamillenblumen zu wählen. — Am gewöhnlichsten wird der Lavendel äusserlich in solchen Fällen benutzt, wo erregende Zertheilungsmittel angezeigt sind. Die Anwendung kann hierbei, den Umständen entsprechend, in Kräuterkissen, in Breiumschlägen, oder im Infusum und mit Zusatz von Kamillen, Quendel, Spiritus und dgl. geschehen. (30 Grm. 1 Sgr. 4 Pfg., gepulv. 1 Sgr. 8 Pfg.)

Anmerkung. Das sehr kampherreiche Lavendelöl (*Ol. Lavandulae destillatum*) erzeugt ausgezeichnet flüchtig erregende Wirkungen, welche denen des Kamphers ähnlich und örtlich viel milder sind, als die Wirkungen des Terpenthinöls, daher auch bei seiner wiederholten Anwendung auf die Haut nicht so bald die Haare verloren gehen, wie bei dem Gebrauch des letztern Mittels. Es ist nach dem Terpenthinöl, Wachholderholzöl, Steinöl und Rosmarinöl das wohlfeilste ätherische Oel, und wird von den französischen Thierärzten häufig gegen asthenische und chronische Entzündungen, gegen verhärtete Geschwülste und bei Rheumatismen zu äusserlichen Einreibungen, bald für sich allein, bald in Verbindung mit Baumöl, mit Weingeist, Salmiakgeist oder Terpenthinöl, je nachdem man einen geringern oder stärkern Grad der Reizung bewirken will, angewendet. Es ist jedoch fast überall durch das Terpenthinöl zu ersetzen und nur da zu empfehlen, wo die Eigenthümer einen besondern Werth auf die kranken Thiere legen, und etwas Anderes als die gewöhnlichen Mittel gebraucht zu sehen wünschen, oder wenn die kranken Thiere im Zimmer gehalten werden, z. B. Stubenhunde und Katzen. (1 Grm. 5 Pfg., 5 Grm. 1 Sgr. 6 Pfg.) — Eine geringere und gewöhnlich verfälschte Sorte des Lavendelöls, das Spiköl (*Ol. Spicae*), wurde ehedem von den Thierärzten sehr häufig und auf ähnliche Weise wie das vorige, gebraucht; jetzt benutzt man dasselbe mit Recht sehr wenig und nur unter den eben angegebenen Umständen. — Ausserdem hat man noch einen Lavendelgeist (*Spiritus Lavandulae*), welcher aber in der Thierarzneikunst entbehrlich ist.

5) Rosmarinkraut (und Blumen), *Herba et Flores Rosmarini, s. Roris marini, s. Anthos.*

Von Rosmarinus officinalis L., 2. Kl. 1. Ordn., Fam. Labiatae.

§. 207.

Der Rosmarin besitzt als Hauptbestandtheil ebenfalls sehr viel kampherhaltiges Oel, in Verbindung mit etwas bitterlich scharfem Extractivstoff. Er ist somit dem Lavendel sehr ähnlich und stimmt auch mit dessen flüchtig erregenden Wirkungen im Wesentlichen überein, übertrifft dieselben aber noch an Stärke, und zeigt ausserdem auch eine kräftigere Einwirkung auf die Geschlechtsorgane, so dass er sich den Wirkungen der römischen Kamille sehr nähert.

Man macht von dem Rosmarin nur wenig Gebrauch, besonders innerlich; wo er jedoch wohlfeil und vielleicht als Hausmittel zu haben ist, kann die innerliche und äusserliche Anwendung ganz so und in denselben Gaben geschehen, wie bei den vorigen beiden Mitteln. (30,0 concis. $1^1/_6$ Sgr.)

Anmerkung. Das Rosmarinöl (*Ol. Roris marini s. Ol. Anthos*) besitzt dieselben Wirkungen wie das Lavendelöl, und kann so wie dieses benutzt werden. Es verdient sogar vor diesem in den meisten Fällen den Vorzug, da es unter allen ätherischen Pflanzenölen (mit Ausnahme des Terpenthinöls und des Wachholderholzöls) das wohlfeilste ist. (5 Grm. 10 Pfg., 30 Grm. 4 Sgr. 2 Pfg.) — In der sogenannten Nervensalbe oder der zusammengesetzten Rosmarinsalbe (*Unguentum nervinum s. Ung. Roris marini compositum*), wie dieselbe in der Preussischen Pharmacopöe vorgeschrieben ist, bildet dieses Oel und das Rosmarinkraut die wirksamsten Bestandtheile; sie wirkt sehr kräftig erregend, stärkend und zertheilend, ist aber für die meisten Fälle der thierärztlichen Praxis zu theuer, und durch Salben aus Terpenthinöl, Kampher und grüner Seife oder Schweinefett zu ersetzen. — Der Rosmarinspiritus (*Spiritus Roris marini*) ist ein kräftiges Reizmittel, aber entbehrlich.

6) Salbeikraut, *Folia s. Herba Salviae.*

Von Salvia officinalis L., 2. Kl. 1. Ordn., Fam. Labiatae.

§. 208.

Das in der Salbei enthaltene ätherische Oel ist ebenfalls kampherhaltig, jedoch in einem geringeren Grade als das des Lavendels und des Rosmarins; mit ihm ist Bitterstoff und, in noch grösserer Menge, auch ein adstringirendes Princip sehr innig verbunden, und das Mittel besitzt hierdurch die Eigenschaft, nicht nur flüchtig erregend, sondern auch zusammenziehend, anhaltend erregend und stärkend zu wirken. — Diese Wirkungen zeigen sich innerlich durch Besserung der schwachen Verdauung, durch Beseitigung von Krämpfen und Blähungen, vorzüglich aber durch Beschränkung krampfhaft vermehrter Absonderungen sehr heilsam, wie namentlich bei chronischen Verschleimungen der Respirationsorgane, bei Krämpfen, bei Schwäche, Erschlaffung und bei Verschleimung der Verdauungseingeweide, der Nieren und Geschlechtstheile, daher auch bei dem sogenannten feuchten Dampf, bei der Schleimschwindsucht, bei asthenischem Durchfall und Ruhr, bei dergl. Harnruhr, bei übermässigen Schweissen, bei zurückgebliebener Nachgeburt und dadurch entstandenem Schleimfluss; in einigen Fällen sehr wirksam gegen Spulwürmer (mit Honig gegeben); — ebenso äusserlich bei asthenischen Entzündungen im Maule und im Rachen (z. B. bei dem Maulweh, bei chronischer Bräune mit übermässiger Schleimabsonderung), bei asthenischen Augenentzündungen, und bei allen dergl. Entzündungen anderer Theile, bei Quetschungen, leichten Blutextravasaten, bei ödematösen Anschwellungen, bei Schleimfluss aus den Geschlechtstheilen, bei Wunden und Geschwüren mit zu geringer Thätigkeit, selbst bei dem kalten Brande und dergl.

Die Gabe zum innerlichen Gebrauch ist für die verschiedenen Hausthiere wie bei den Kamillen. Die Anwendung kann in allen Formen geschehen; am zweckmässigsten ist jedoch das Infusum, wenn man die flüchtigen Wirkungen des Mittels vorzüglich zu erhalten wünscht; will man aber mehr die tonischen Wirkungen, so kann dasselbe auch schwach gekocht werden. Zusätze macht man, nach dem Grade der vorhandenen Erschlaffung und Reizlosigkeit, von Weidenrinde, Alaun, Kalmus, Kamillen, Pfefferminze, Kampher, Spiritus, Terpenthinöl und dergl.

Die äusserliche Anwendung der Salbei geschieht mehrentheils im Infusum, für sich allein oder in Verbindung mit anderen aromatischen Pflanzen, und häufig mit Zusatz von Essig oder Spiritus ($^1/_4$ bis zur Hälfte der ganzen Flüssigkeit), zum Waschen, Bähen und Einspritzen; — zuweilen wird die Salbei auch zu aromatischen Breiumschlägen, selten in Pulverform zum Einstreuen in Wunden und Geschwüre benutzt.

Anmerkung. Die Salbei wird von Schafen und Ziegen gern gefressen und giebt, wenn dies reichlich geschieht, der Milch und dem Fleische dieser Thiere einen gewürzhaften Geschmack.

7) Gemeines Dostenkraut (Wohlgemuth), *Herba Origani vulgaris.*

14. Kl. 1. Ordn. L., Famil. Labiatae.

§. 209.

Das Dostenkraut ist in seinen Bestandtheilen sehr ähnlich dem Mairan, aber die Wirkungen sind viel kräftiger als bei dem letzteren. Es kann ganz wie die vorher genannten Mittel benutzt werden.

Dasselbe gilt auch von dem kandischen Dosten oder Diptam-Dosten, oder dem sogenannten spanischen Hopfen *(Origanum creticum s. Dictamnus creticus)*, welcher sehr reich an ätherischem Oel ist und den vorigen an Wirksamkeit noch übertrifft. — Sein ätherisches Oel (Dostenöl, Spanischhopfenöl, *Ol. Origani cretici)* ist sehr stark reizend, dem Terpenthinöl ähnlich, und wurde ehedem zu scharfwirkenden Salben und Einreibungen häufig gebraucht, wird aber jetzt durch das wohlfeilere Terpenthinöl ersetzt.

8) Pfefferminzkraut, *Folia s. Herba Menthae piperitae.*

14. Kl. 1. Ordn. L., Fam. Labiatae.

§. 210.

Die Pfefferminze besitzt als allein wirksamen Bestandtheil ein sehr kampherreiches ätherisches Oel in bedeutender Menge, welches sich durch einen aromatischen und zugleich kühlenden Geschmack vor anderen ätherischen Oelen auszeichnet. Sie ist ein sehr kräftiges flüchtiges Reizmittel, welches an Flüchtigkeit alle übrigen aromatischen Mittel übertrifft, und sich den Wirkungen des Kamphers am meisten nähert; es fehlen ihr dagegen alle wirklich stärkenden Eigenschaften, und sie steht in dieser Beziehung den Kamillen, dem Lavendel, dem Rosmarin, der Salbei, noch mehr aber dem Baldrian, dem Kalmus, der Angelik- und Meisterwurzel sehr nach.

Man benutzt daher die Pfefferminze auch nur als blosses Reizmittel bei allen Krankheiten, die aus grosser Schwäche entstanden oder mit derselben verbunden sind, und besonders bei dergleichen nervösen Leiden, wie namentlich bei reiner Appetitlosigkeit, bei Krämpfen und Krampfkolik, bei falschen und bei zu geringen Geburtswehen, bei Windkolik und Trommelsucht, bei Lähmungen, bei Schwindel, bei nervösen und typhösen Fiebern, bei dergl. Folgen und Nachkrankheiten der Staupe der Hunde und dergl.

Die Dosis ist für Pferde und Rinder 15,0—45,0, für Schafe und Schweine 7,5—15,0, für Hunde 0,5—2,0. — Das Mittel wird am besten im Infusum angewendet, kann aber auch in Pillen und Latwergen gereicht werden. In leichten Fällen, besonders bei Krämpfen, ist es für sich allein ausreichend, bei mehr hartnäckigen Zufällen setzt man ihm Kampher, Baldrian, Hirschhornöl, Opium und dergl. erregende und krampfstillende Mittel zu.

Aeusserlich wird die Pfefferminze als krampfstillendes, reizendes und zertheilendes Mittel auf die, im §. 202 angegebenen verschiedenen Weisen mit dem besten Erfolge benutzt; sie ist jedoch für die meisten Fälle zur äusserlichen Anwendung zu kostbar und deshalb durch die bereits vorher genannten Mittel, vorzüglich aber durch die wildwachsenden Minzarten und durch den Quendel zu ersetzen. (30 Grm. geschn. 1 Sgr. 10 Pfg., pulv. 5,0 5 Pfg., 30 Grm. 2 Sgr.)

Anmerkung. Vormals benutzte man auch in der Thierarzneikunde das destillirte Pfefferminzöl (*Ol. Menthae piperitae*) und das Pfefferminzwasser (*Aqua destill. Menth. piperitae*); beide Präparate sind aber zu theuer, können durch das Infusum des Krautes sehr gut ersetzt und daher ganz entbehrt werden. (Oel 1 Tropfen 4 Pfg., 1 Grm. 6 Sgr. 6 Pfg.)

9) **Krauseminzkraut**, *Folia s. Herba Menthae crispae.*

14. Kl. 1. Ordn., Familie Labiatae.

§. 211.

Die Krauseminze besitzt ein ähnliches, sehr flüchtiges kampherartiges Oel wie die Pfefferminze, jedoch in etwas geringerer Menge und in Verbindung mit einem milden Bitterstoff. Sie ist der Pfefferminze sehr ähnlich, nur etwas weniger durchdringend reizend und zugleich etwas tonisch. Die tonische Wirkung kommt jedoch kaum in Betrachtung, und das Mittel kann daher ganz wie das vorige angewendet werden.

Bemerkenswerth ist es jedoch, dass Kühe die Milch verlieren sollen, wenn sie reichlich das Krauseminzkraut fressen[1], — und dass die Milch nicht gerinnen soll, wenn man Krauseminzblätter in sie legt[2]. (30 Grm. 1 Sgr. 6 Pfg., pulv. 5 Grm. 4 Pfg., 30 Grm. 1 Sgr. 8 Pfg.)

Anmerkung 1. Fast alle übrigen Minzearten, und namentlich die Ackerminze (*Mentha arvensis*), die grüne Minze (*Mentha viridis s. sativa*), die Wasserminze oder Rossminze (*M. aquatica s. hirsuta*), die Waldminze (*M. silvestris s. nemorosa*) u. a., vorzüglich aber die Poleiminze, der Polei (*M. Pulegium*) stimmen in den wesentlichen Eigenschaften mit der Pfefferminze und der Krauseminze überein, obgleich sie mehrentheils (mit Ausnahme des Polei) von etwas schwächerer Wirksamkeit als diese beiden Mittel sind; sie können daher die Stelle derselben vertreten, besonders für den äusserlichen Gebrauch, und verdienen überhaupt als inländische wohlfeile Arzneistoffe von den Thierärzten eine bessere Beachtung als bisher.

Anmerkung 2. Melissenkraut (Citronenmelisse) (*Folia s. Herba Melissae*) enthält ätherisches Oel, in Verbindung mit etwas Bitterstoff und mit einem kleinen Antheil Gerbstoff. Obgleich sein Geruch von dem der Krauseminze verschieden ist, so stimmt es doch in seinen Wirkungen mit dieser fast ganz überein und ist auch wie sie und wie die Pfefferminze zu benutzen. Da es jedoch dem letztern Mittel und dem Quendel an Wirkungen nachsteht, und ausserdem auch theurer ist als Pfefferminze, so machen deutsche Thierärzte von ihm nur sehr selten Gebrauch, aber in Frankreich benutzt man es sehr häufig bei torpiden Krankheitszuständen der Verdauungseingeweide, namentlich bei Appetitlosigkeit, Unverdaulichkeit, Aufblähen u. s. w., besonders bei den wiederkäuenden Thieren.

---

[1] Linn. Flor. Suec. Nro. 516.

[2] Dioscorid. Lib. 3. c. 41. p. 189 und Lewis, mat. med. p. 378.

10) Quendelkraut (wilder oder Feldthymian), *Herba Serpylli.*

Von Thymus Serpyllum L., 14. Kl. 1. Ordn., Famil. Labiatae.

§. 212.

Die sämmtlichen Varietäten des Quendels besitzen ein kampherreiches ätherisches Oel und gehören zu den gewürzhaftesten Pflanzen Deutschlands. Die Wirkungen sind denen der Pfefferminze sehr ähnlich, und der Quendel kann daher überall angewendet werden, wo die letztere empfohlen ist und wo überhaupt ätherisch-ölige Mittel passend sind. Da er fast allenthalben leicht zu haben und sehr wohlfeil ist, so verdient er in der Thierheilkunde zum innerlichen und äusserlichen Gebrauch häufiger benutzt zu werden, als es gewöhnlich geschieht. (30 Grm. 1 Sgr. 2 Pfg.)

Anmerkung. Mit dem Quendel ist das Kraut des gemeinen Thymian (*Herba Thymi vulgaris*) in den Bestandtheilen und Wirkungen übereinstimmend, aber noch etwas kräftiger, da es etwas mehr ätherisches Oel enthält. (30 Grm. 1 Sgr. 6 Pfg.)

11) Sadebaum- oder Sevenbaumkraut, *Herba s. Summitates Sabinae.*

Von Juniperus Sabina L., 22. Kl. 11. Ordn., Fam. Coniferae.

§. 213.

Die Blätter des Sadebaums enthalten als wirksame Bestandtheile ein terpenthinartiges, sehr erhitzendes und scharfes ätherisches Oel, in Verbindung mit einem scharf bitterlichen und zum Theil harzigen Extractivstoff. — Sie wirken im frischen Zustande (zerquetscht und von den Thieren gekauet) und im trockenen örtlich sehr stark reizend; sowohl äusserlich wie auch im Magen und Darmkanal erregen sie dunklere Röthung, brennende Empfindung, bei längerer Dauer der Berührung auch Entzündung, und an von Haut entblössten Weichgebilden, z. B. in Wunden, Geschwüren und an Warzen, wirkt unter diesen Umständen das Pulver des trockenen Krautes selbst ätzend und zerstörend. Wie jedoch die Pferde manche scharfe Stoffe in grossen Gaben ohne Nachtheil ertragen, so werden auch ihre Verdauungseingeweide selbst von sehr grossen Gaben Sabina nur wenig auf die bemerkte Weise afficirt. Ich habe dieses in mehreren Fällen, wo ich ihnen das frische wie das trockene Kraut zu 120,0, 140,0—360,0 pro dosi, und täglich zweimal durch 6—8 Tage sowohl mit dem Futter als auch in Pillenform gab, selbst beobachtet, und die von dem Prof. Sick in der hiesigen Thierarzneischule früher angestellten Versuche, bei welchen das Mittel durch ein halbes Jahr in steigenden Gaben und zuletzt pfundweise mit dem Futter gemengt, gereicht wurde[1], beweisen dies ebenfalls. Bei Rindern und Schafen sieht man dagegen von grossen und mehrfältig wiederholten Gaben sehr oft jene heftigen örtlichen Wirkungen und deren Folgen, nämlich schmerzhafte Aufblähung des Leibes, Verlust des Appetites, Entzündungsfieber, Verstopfung oder später blutige Diarrhöe und dergl. eintreten, — und bei Hunden tritt Magen- und Darmentzündung ein und darauf selbst der Tod nach 15—22 Grms. des Mittels

[1] Rudolphi, Bemerkungen aus dem Gebiet der Naturgeschichte u. s. w. 1. Theil. S. 31.

jedesmal, wenn den Thieren durch Unterbinden des Schlundes das Erbrechen unmöglich gemacht ist. — Auch nach dem Einbringen von 7,5 der gepulverten Sabina in eine frische Wunde am Schenkel eines Hundes sah Orfila, ausser der heftigen Entzündung und blutigen Infiltration des verletzten Gliedes, in etwa 36 Stunden den Tod erfolgen[1]. Bei Pferden habe ich grössere Quantitäten in Wunden und Geschwüre gebracht, und davon wohl starke Entzündung und kräftige Umstimmung der Thätigkeit, aber keine wichtigen allgemeinen Zufälle entstehen sehen.

In diesen örtlichen Wirkungen ist die Sabina den scharfen Mitteln ganz ähnlich, und man hat sie daher auch oft zu denselben gerechnet; allein ihre allgemeinen Wirkungen stimmen wieder mit denen der ätherisch-öligen Mittel und zum Theil auch mit denen der Harze überein. Sehr flüchtig sind diese Wirkungen nicht. — Das Mittel bringt in mässigen Gaben bei allen Thieren eine kräftige Aufregung der Gefässthätigkeit, besonders in den Baucheingeweiden, in den Harn- und Geschlechtsorganen hervor, bessert die Verdauung und die Assimilation, tödtet Eingeweidewürmer und hemmt deren Entwickelung, befördert die Wärmeentwickelung, die Hautausdünstung und die Urinsecretion, und oft auch die Resorption. Fast immer findet man, dass das Blut höher geröthet wird, und dass bei Pferden der Koth und Urin einen ganz eigenthümlichen, widrigen Geruch annimmt; bei den übrigen Thieren findet etwas Aehnliches, jedoch weniger auffallend Statt. Bei den von Sick gemachten Versuchen wurde ein Pferd ausserordentlich fett, obgleich es nur wenig Futter erhielt. — Nach Pilger's Angabe[2] sollen Pferde bei dem durch längere Zeit fortgesetzten Gebrauch des Mittels die Haare verlieren; die an der hiesigen Thierarzneischule deshalb gemachten Versuche haben aber das letztere nicht im Geringsten bestätigt. — Bei trächtigen Thieren soll die Sabina, nach der Behauptung fast aller Schriftsteller, sehr leicht das Verwerfen herbeiführen; es findet sich jedoch nirgends ein Fall beschrieben, in dem diese Wirkung nachgewiesen ist, und bei meinen Versuchen an trächtigen Pferden und Hunden (bei letzteren das Mittel im Infusum zu 7,5 auf den Tag gegeben) hat sich dieselbe auch nicht gezeigt; ich will sie aber deshalb nicht ganz läugnen, und noch weniger will ich die, von Anderen empfohlene Vorsicht in der Anwendung dieses Mittels bei trächtigen Thieren verachten.

Die Indicationen zur innerlichen Anwendung dieses kräftigen Arzneimittels sind zwar dieselben, welche für die ätherisch-öligen Mittel im Allgemeinen (§. 197) angedeutet wurden; dasselbe erscheint jedoch besonders da als passend, wo mit dem Vegetationsprocess die arterielle Thätigkeit und die Empfindlichkeit zugleich sehr gesunken sind. — Mit Nutzen hat man das Mittel gebraucht: bei der chronischen, bösartigen Druse, selbst beim Rotz und Wurm der Pferde; bei Eingeweidewürmern, bei schlechter Verdauung und damit verbundener Abmagerung, bei der chronischen Lungenseuche des Rindviehes, wenn die Krankheit einen ausgebildeten asthenischen Character besitzt und wenn sie in Brustwassersucht übergeht; ebenso bei Wassersucht

---

[1] Orfila, Allgemeine Toxikologie. A. d. Franz. von Kühn. Erster Band. S. 592.

[2] Pilger, Systemat. Handbuch der Veter.-Wissenschaft. 2. Bd. S. 445. Er behauptet, dass durch das Füttern mit Sadebaum das sogenannte nackte Pferd, welches sich im Cabinet der Königl. Thierarzneischule zu Berlin befindet, seine kahle Beschaffenheit der Haut erhalten habe. Dies ist jedoch nicht erwiesen.

überhaupt, und bei cachectischen Krankheiten, die mit derselben verbunden sind, wie z. B. die Fäule der Schafe in den meisten Fällen; bei veralteter, hartnäckiger Räude und Mauke; bei dergleichen Rheumatismus; bei zurückgebliebener Nachgeburt, wenn die Gebärmutter in ihrer Zusammenziehung zu wenig Kraft und Thätigkeit zeigt, und ebenso bei chronischem Schleimausfluss aus der Gebärmutter, wenn ein torpider Zustand in derselben besteht.

Pferden und Rindern giebt man von dem Sadebaum 15,0—60,0, Schafen und Schweinen 2,0—7,5, Hunden 0,3—0,6 auf einmal, und in Zwischenzeiten von 4—6 Stunden wiederholt.

Die Anwendung kann in Latwergen und Pillen, wie im Infusum und Decoct geschehen. In dem letztern kommen mehr die bitteren Bestandtheile, in dem Infusum mehr das ätherische Oel zur Wirkung. Ausserdem kann man auch die frischen oder die getrockneten Blätter, unzerstossen mit dem Futter gemengt, den Thieren reichen, und auf diese Weise besonders Pferden und Schafen (den letzteren in Lecken mit Mehl oder Schrot und Salz) leicht beibringen. Das Pulver eignet sich zu dieser Art der Anwendung nicht gut, weil es zu heftig reizend auf die Schleimhaut der Maul- und Rachenhöhle wirkt.

In vielen Fällen der vorhin genannten Krankheiten ist der Sadebaum für sich allein wirksam genug, zuweilen aber muss man ihn mit anderen entsprechenden Mitteln verbinden, wie besonders mit Spiessglanz-, Schwefel-, Quecksilber- und Eisenpräparaten, oder mit adstringirenden, bitteren und schleimigen Mitteln. Letztere setzt man gewöhnlich nur deshalb hinzu, um die starke örtliche Einwirkung der Sabina auf den Verdauungskanal zu mindern.

Aeusserlich benutzt man das Mittel entweder *a*) in Pulverform zum Einstreuen in sehr torpide, unreine, cariöse und wuchernde Geschwüre, um dieselben in grössere Thätigkeit zu versetzen, sie zu reinigen, die Abblätterung zu befördern und die üppige Granulation zu zerstören, und zwar bald rein, bald mit gebranntem Alaun, mit rothem Quecksilber-Präcipitat, mit Kupfervitriol und dgl. versetzt; oder *b*) im Infusum als reizendes und zertheilendes Mittel zum Befeuchten unreiner Geschwüre, zum Waschen bei Räude, bei veralteten Quetschungen und bei Verhärtungen, — zum Einspritzen bei Schleimflüssen aus den weiblichen Geschlechtstheilen. (30,0 gr. gepulv. $1^1/_2$ Sgr.)

Anmerkung 1. Das sehr scharf reizende Sadebaumöl (*Ol. destill. Sabinae*) wurde früher häufig bei Knochengeschwüren, um die Abblätterung zu befördern, wie auch als durchdringendes Reizmittel zum Einreiben in verhärtete, in gelähmte, oder mit hartnäckigem Rheumatismus behaftete Theile angewendet; es ist entbehrlich, da es durch das wohlfeilere Terpenthinöl ersetzt wird. (1 Grm. 1 Sgr. 6 Pfg.)

Anmerkung 2. Dem Sadebaum ähnlich in den Bestandtheilen ist der sogenannte Lebensbaum (*Thuja occidentalis*). Innerlich sind bisher nur wenige Versuche mit ihm gemacht worden; äusserlich hat sich aber das Mittel bei unreinen schlaffen Geschwüren, gegen üppige Granulation und Feigwarzen sehr wirksam gezeigt. Man benutzte hiergegen das pulverisirte Kraut zum Einstreuen, oder noch besser, die Tinctur (aus 1 Theil Blätter und 6 Theilen Weingeist bereitet) zum Anfeuchten, täglich 3—4 Mal wiederholt.

§. 214.

Zu den aromatischen Kräutern gehören auch noch: das **Pfefferkraut** oder **Bohnenkraut** (*Herba Saturejae*), das **Basilienkraut** (*H. Basilici*), die **Katzenminze** (*H. Catariae s. H. Nepetae*) und das **Katzenkraut**,

Amberkraut oder Marumverum *(H. Mari veri s. syriaci).* Sie sind sämmtlich dem Thymian ähnlich, werden durch diesen ersetzt und kommen jetzt kaum noch als thierärztliche Arzneimittel in Gebrauch; desgleichen das Isopkraut *(H. Hyssopi)*, das Majorankraut *(H. Majoranae)*; — ebenso das Betonienkraut *(H. Betonicae)*, und das Lachenknoblauchkraut *(H. Scordii)*, welche sämmtlich schwach aromatisch, aber ausser Gebrauch sind, und das Steinklee- oder Melilotenkraut mit den Blumen *(Herba et Flores Meliloti)*, dessen Wirkungen sehr schwach sind, so dass man es innerlich gar nicht, und äusserlich fast nur seines Geruchs wegen als Zusatz zu anderen zertheilenden, und selbst zu erweichenden Kräutern zuweilen benutzt.

Endlich sind auch die sogenannten Heublumen oder Heusamen *(Flores et semina Foeni)*, welche sich als Abfall und Rückstand des Heues auf dem Boden finden, hierher zu rechnen. Sie bilden ein Gemenge von halb- und ganzreifen Grassamen, Blüthen und Spelzen u. s. w., und besitzen nach Art und Beschaffenheit der im Heu enthaltenen Pflanzen gelind aromatische und schwach adstringirende Eigenschaften. Man kann sie äusserlich als die wohlfeilste aromatische Kräutermischung (aromatische Species) bei allen Krankheiten anwenden, wo aromatische Kräuter überhaupt empfohlen sind; besonders aber eignen sie sich für die leichteren Grade dieser Krankheiten, wie auch wo Fussbäder oder Umschläge auf grossen Flächen anzuwenden sind, so wie auch zu Dunstbädern. Im Nothfall kann man ein Infusum von gutem Heusamen innerlich, z. B. bei rheumatischer und bei Krampfkolik, mit Nutzen gebrauchen.

B. Aromatische Samen.

12) Anissamen, *Semen s. Fructus Anisi.*

Von Pimpinella Anisum L., 5. Kl. 2. Ordn., Umbelliferae.

§. 215.

Im Anis ist ein süssliches ätherisches Oel in nicht unbedeutender Menge enthalten, aber durch fettes Oel, Schleimzucker und Extractivstoff sehr gemildert in seinen Wirkungen. Diese bestehen in einer sanften Erregung der Thätigkeit der Verdauungseingeweide und der Respirationsorgane, und äussern sich durch Vermehrung des Appetites, durch bessere Verdauung, durch Abtreibung der Blähungen, vorzüglich aber durch flüssigere Absonderung und leichtern Auswurf des Schleims aus den Respirationsorganen. Der letztern Wirkung wegen ist der Anis von jeher als ein sogenanntes Brustmittel geschätzt, und vorzüglich im letzten Stadium der in Genesung übergehenden Lungenentzündung, oder vielmehr in der Reconvalescenz nach derselben, — auch selbst im Verlaufe wirklich asthenischer Lungenentzündungen, und bei allen katarrhalischen Krankheiten mit diesem Character häufig angewendet worden. Er ist daher auch ein Bestandtheil fast aller sogenannten Drusenpulver und Drusenlatwergen, in welchen er freilich auch oft gemissbraucht wird, wenn die Anwendung zu früh, d. h. noch während der Entzündungsperiode geschieht. — Ebenso benutzt man ihn bei Unverdaulichkeit, bei zu vieler Entwickelung von Blähungen, bei Wind- und Krampfkolik, bei krampfhaften Harnverhaltungen, bei Durchfällen, welche ohne Reizung bestehen, und dgl. Doch dürfen diese Krankheiten nicht mit einem zu hohen Grade von Schwäche und Reizlosigkeit verbunden sein, weil sonst der Anis nicht wirksam genug ist.

Die Gabe ist für Pferde und Rinder 30,0—90,0, für Schafe und Schweine 7,5—15,0, für Hunde 1,0—4,0. Das Mittel ist in Pulverform, in Latwergen, Pillen und im Infusum anwendbar, und wird nach Bedürfniss der Umstände mit Salmiak, Kalomel, Schwefel, Spiessglanz, Wachholderbeeren, Terpenthin und dgl. Mitteln verbunden. Ehemals pflegte man den Anis auch Purgirmitteln zuzusetzen, um, wie man glaubte, deren nachtheilige Wirkung auf den Darmkanal, besonders Kolikschmerzen, zu verhüten; jetzt wird dieser Gebrauch mit Recht unterlassen. Dagegen setzt man den Anis zuweilen als Nebenmittel zu Arzneien, besonders zu Pulvern, um ihren Geschmack zu verbessern, weil er den meisten Thieren angenehm ist und von ihnen gern gefressen wird. Dies gilt namentlich von Pferden und Tauben.

Der Anis ist aber für alle diese Zwecke durch den billigeren Fenchel zu ersetzen. (30,0 Grm. 1 Sgr. 6 Pfg.)

Anmerkung 1. Das ätherische Anisöl (*Oleum aethereum Anisi*) ist zum Gebrauch bei grossen Thieren zu theuer und wird nur zuweilen noch zum Vertreiben und Tödten der Läuse und Flöhe bei Hunden, Katzen und Vögeln benutzt. Nach meinen Erfahrungen wirkt es gegen solches Ungeziefer sehr kräftig, verlangt aber bei kleinen Vögeln die grösste Vorsicht, weil es dieselben, z. B. Kanarienvögel, zu tödten vermag, wenn es so reichlich aufgestrichen wird, dass die Thiere es mit dem Schnabel wieder abwischen und lecken können. Selbst den Tauben soll das reine Anisöl ein Gift sein. Daher verdient bei den Vögeln ein schwaches Infusum des Anissamens, oder von dem Petersiliensamen, oder von dem sogenannten Insektenpulver zu obigem Zweck als Waschmittel den Vorzug.

Anmerkung 2. Der Sternanis (*Semen s. Fructus Anisi stellati*) besitzt fast ganz dieselben Eigenschaften wie der gewöhnliche Anissamen, ist aber zu theuer und ganz entbehrlich.

13) Fenchelsamen, *Semen s. Fructus Foeniculi.*

Von Foeniculum officinale L., 5. Kl. 2. Ordn., Umbelliferae.

§. 216.

Der Fenchel ist in seinen Bestandtheilen und Wirkungen dem Anis sehr ähnlich, und alles von dem letzten Gesagte gilt daher auch von ihm. Er verdient aber, da er viel wohlfeiler ist als der Anis, den Vorzug vor diesem. (30 Grm. 1 Sgr., gr. gepulv. 1 Sgr. 6 Pfg., fein pulv. 5 Grm. 6 Pfg., 30 Grm. 2 Sgr. 2 Pfg.)

Anmerkung. Das Fenchelkraut und die Fenchelwurzel (*Herba et Radix Foeniculi*) enthalten im frischen Zustande eine sehr geringe Menge ätherisches Oel und wirken gelind reizend, besonders auf die Schleimhäute, auf die Nieren und auf das Euter; getrocknet sind sie ganz unwirksam. Man benutzte sie ehemals gegen die Gelbsucht der Schafe und zur Beförderung der Milchabsonderung; jetzt sind sie aus dem Gebrauch.

14) Kümmelsamen, Karbe, *Semen s. Fructus Carvi.*

Von Carum Carvi L., 5. Kl. 2. Ordn., Umbelliferae.

§. 217.

Der Kümmel ist etwas aromatischer als Fenchel und Anis, im Ganzen aber ein ebenso mildes Arzneimittel wie diese, und unterscheidet sich von denselben in therapeutischer Hinsicht auch nur dadurch, dass seine erregenden Wirkungen weniger auf die Brust- als auf die Baucheingeweide gerichtet sind. Er befördert die wurmförmige Bewegung des Darmkanals, bessert die Verdauung, stillt Krämpfe, besonders in den Organen des Hinterleibes, und treibt Blähungen ab. Er wird auch allgemein als eins der wirksamsten unter den blähungtreibenden Mitteln betrachtet, und bei leichten asthenischen Unverdaulichkeiten, bei dergleichen Durchfällen, vorzüglich aber bei Krampf- und Windkolik und bei der Trommelsucht gebraucht. Die Anwendung geschieht in denselben Gaben wie die des Anis, am besten im Infusum, welches zuweilen mit Bier bereitet und durch Zusatz von Branntwein und dergl. verstärkt wird. Dasselbe kann auch zu Bähungen gequetschter Theile und zu recht wirksamen erregenden, krampfstillenden Clystiren benutzt werden. (30 Gr. 1 Sgr., gr. gepulv. 1 Sgr. 6 Pfg., f. pulv. 2 Sgr.)

15) Dillsamen, *Semen s. Fructus Anethi.*

Von Anethum graveolens L., 5. Kl. 2. Ordn., Umbelliferae.

§. 218.

Er ist mehr scharf gewürzhaft und weniger angenehm schmeckend als der Kümmel, stimmt aber mit dessen Wirkungen sehr überein, und kann in denselben Krankheiten, wo dieser und wo der Anis empfohlen ist, angewendet werden, und zwar in derselben Gabe, Form und Verbindung wie jene Mittel. Der Dillsamen verdient als wohlfeiles und auf dem Lande leicht zu habendes Arzneimittel von den Thierärzten mehr benutzt zu werden als bisher.

Anmerkung. Das Dillkraut (*Herba Anethi*) besitzt ähnliche Eigenschaften wie das Fenchelkraut, und wurde ehemals wie dieses angewendet.

16) Petersiliensamen, *Semen s. Fructus Petroselini.*

Von Petroselinum sativum Hoffm., 5. Kl. 2. Ordn., Umbelliferae.

§. 219.

Das ätherische Oel ist in diesem Samen von schärferer Art als in den vorigen Mitteln, daher er auch einen scharf gewürzhaften und etwas bittern Geschmack besitzt. Er wirkt auf die Verdauungseingeweide ähnlich erregend wie der Kümmel, bessert die Verdauung, treibt Blähungen und beseitigt Krämpfe; aber seine vorherrschende und fast specifische Wirkung ist auf die Harnwerkzeuge gerichtet und äussert sich durch bedeutend vermehrte Harnabsonderung. Diese Wirkung ist allgemein bekannt, so dass die Petersiliensamen fast überall als ein urintreibendes Mittel in grossem Rufe stehen und bei Kolik und Harnverhaltung nur leider zu oft gemissbraucht werden, da sie den gereizten Zustand des Darmkanals und der Harnwerkzeuge vermehren, die Entzündung schneller herbeiführen und ihre üblen Ausgänge beschleunigen können.

Die Anwendung dieser Samen kann zwar bei Harnverhaltungen Statt finden, jedoch nur bei solchen, welche in einem überreizten krampfhaften oder lähmungsartigen Zustande begründet sind, und ganz ohne Entzündungssymptome bestehen; wie es zuweilen bei Pferden der Fall ist, wenn sie das Stallen zu lange über die gewöhnliche Zeit übergehen mussten.

Mit grösserer Sicherheit wendet man dagegen das Mittel in einigen chronischen Krankheiten an, und namentlich bei veraltetem Katarrh und Rheumatismus; bei hartnäckiger Druse; bei veralteter Räude und bei alten Geschwüren anderer Art, z. B. bei Mauke; bei ödematösen Anschwellungen, bei Brust- und Bauchwassersucht, bei der chronischen Lungenentzündung des Rindviehes, und bei der Fäule der Schafe.

Bei letzteren Thieren soll der Same auch zur Verhütung der Fäule und ähnlicher Krankheiten angewendet werden, wenn die Schafe nach dem Scheeren und bei anhaltend schlechter Witterung an Katarrh, Husten und Schleimauswurf leiden.

Man giebt ihn Pferden und Rindvieh zu 15,0—45,0, Schafen und Schweinen zu 3,0—12,0, Hunden 0,6—4,0 auf einmal, in Zwischenzeiten von 2—3 Stunden wiederholt, und am besten im Aufguss. Die pulverisirten oder blos gequetschten Samen mit dem Futter und mit etwas Salz gemengt, sind zwar den Thieren (besonders so den Schafen als Lecke) leicht beizubringen, aber in dieser Form weniger urintreibend als im Infusum. Dasselbe gilt auch von der Anwendung in Pillen- und Latwergenform.

Bei Urinverhaltungen der bezeichneten Art giebt man das Mittel recht zweckmässig mit Kamillenblumen, mit Bilsenkraut, und mit schleimigen Substanzen, bei den genannten chronischen Krankheiten aber oft mit Wachholderbeeren, mit Terpenthin, Terpenthinöl u. s. w. versetzt, ähnlich wie das Sadebaumkraut. — Kersting empfiehlt sogar bei Nierenentzündung, die vom Verhalten des Urins entstanden ist, Petersiliensamenpulver und Salpeter, von jedem 15,0 auf einmal in Wasser zu geben; aber auch in dieser Verbindung ist das Mittel bei jeder wirklichen Entzündung nachtheilig.

Den Läusen ist der Petersiliensame ein tödtliches Gift, und er kann daher zum Tödten derselben als ein wohlfeiles und unschuldiges Mittel bei allen Thieren benutzt werden. Die Anwendung zu diesem Zweck geschieht entweder in Salben (aus pulverisirtem Samen 30,0 und Butter oder Schweinefett 60,0 bestehend), oder noch besser im Infusum (30,0 zu 360,0 Colatur). (30,0 1 Sgr. 2 Pfg.)

Anmerkung. Die Petersilienwurzel und das Petersilienkraut (*Radix et Herba Petroselini*) besitzen im frischen Zustande ähnliche, aber schwächere aromatische Eigenschaften wie die Samen. Die erstere wird zuweilen als urintreibendes und auflösendes Mittel bei Harnverhaltungen, bei Gries und Sand im Urin, bei Gelbsucht und Wassersucht benutzt, und zwar entweder klein geschnitten und unter das Futter gemengt, oder in Aufguss (1 Pfd. frische Wurzel zu 3 Pfd. Colatur). Das Kraut wird als Arzneimittel innerlich sehr selten angewendet; äusserlich wirkt es gelind erregend, zertheilend, und wird von den Landleuten zerquetscht auf Insektenstiche, oder mit Bier, oder auch mit Urin zum Brei gekocht bei frischen Milchknoten des Euters mit gutem Erfolge gebraucht. — Bei Milchkühen und säugenden Thieren bewirkt gewöhnlich die innerliche Anwendung der Petersiliensamen, der Wurzel und des Krautes eine Verminderung der Milch in demselben Verhältniss, wie die Urinabsonderung zunimmt.

17) Wasserfenchelsamen (Wasserfenchel, Rossfenchel, Pferdesat), *Semen Phellandrii aquatici s. Foeniculi aquatici.*

5. Kl. 2. Ordn., Umbelliferae.

§. 220.

Der Wasserfenchel enthält als wirksame Bestandtheile ätherisches Oel, Harz und Extractivstoff, ist im Geruch und Geschmack etwas widrig und noch etwas mehr scharf aromatisch als der Petersiliensame. Seine Wirkungen sind denen der übrigen aromatischen Samen sehr ähnlich und denen des Fenchels und des Anis verwandt; denn er bringt bei innerlicher Anwendung zunächst eine mässige Aufregung der Verdauungseingeweide hervor, befördert die Verdauung und Assimilation, beseitigt Blähungen und leichte Krampfzufälle, äussert aber dann, nicht wie jene beiden Mittel, eine nur specifische, erregende, sondern auch eine beruhigende Wirkung auf die Respirationsorgane. Das Mittel ändert auch besonders die zu reichliche und fehlerhafte Absonderung in der Respirations-Schleimhaut, so dass der Schleim in geringerer Menge, von besserer Consistenz abgesondert und leichter ausgeworfen, der Husten und die Reizung zu demselben vermindert wird.

Zuweilen bemerkt man bei dem Gebrauch des Wasserfenchels auch vermehrte Absonderung des Urins und etwas vermehrte Hautausdünstung; beide Wirkungen sind jedoch nicht beständig, und namentlich ist die letztere mehrentheils nur in einem sehr geringen Grade, oft auch gar nicht wahrzunehmen. Dagegen scheint das Mittel bei fortgesetztem Gebrauch einen grossen Einfluss auf die sämmtlichen Organe der Reproduction, und speciell auf das Lymphgefässsystem zu entwickeln, da es zuweilen tiefsitzende Krankheitszustände dieser Organe beseitigen hilft.

Scharfe oder auch narkotische Wirkungen, wie Manche angeben, habe ich an keinem unserer Hausthiere von dem Wasserfenchel beobachtet, obgleich ich denselben versuchsweise in ungewöhnlich grossen Gaben (z. B. Pferden und Kühen zu 360,0—540,0, Hunden zu 30,0—60,0 pro dosi und täglich zweimal) angewendet habe[1].

Das Mittel ist nützlich bei allen chronischen Krankheiten der Respirationsorgane, wenn sie mit Erschlaffung und Reizlosigkeit derselben und mit übermässiger Schleimabsonderung verbunden sind, wie namentlich bei veraltetem Katarrh mit vielem Auswurf, bei dergleichen Druse, bei dem sogenannten Rotz der Schafe, bei der Schleimschwindsucht, bei aufgebrochenen, stark jauchenden Lungenknoten, bei katarrhalischen Lungenentzündungen asthenischer Art und in den späteren Perioden, und bei der Lungenseuche des Rindviehes unter denselben Umständen. Selbst bei frisch entstandenem Rotz und Wurm soll es in einigen Fällen sich heilsam gezeigt haben.

Gabe und Verbindung mit anderen Mitteln ist wie bei dem Petersiliensamen und wie bei dem Anis.

---

[1] In Schweden wollte man einst beobachtet haben, dass der Wasserfenchel den Pferden ein Gift sei und ihnen Lähmung des Hintertheils verursache. Linné schrieb diese Wirkung einem, in der Pflanze nistenden Rüsselkäfer (den er *Curculio paraplecticus* nannte) zu, und erklärte sie daraus, dass derselbe mit seinem Stachel das Rückenmark der Pferde durchbohren sollte. Diese Ansicht erklärte späterhin der berühmte Naturforscher selbst als eine irrthümliche.

Es ist zu beachten, dass in den Apotheken der Wasserfenchel etwas theurer ist, als der gewöhnliche Fenchel. (30,0 Gr. 1 Sgr. 3 Pfg.)

18) Lorbeeren und Lorbeerblätter, *Baccae et Folia Lauri.* (o)

Von Laurus nobilis L., 9. Kl. 1. Ordn., Laurineae.

§. 221.

a) Die Lorbeeren besitzen theils ein ätherisches, terpenthinölartiges, theils ein fettes, butterartiges Oel (jetzt als Lauro-Stearin bezeichnet), und zwar ersteres vorzüglich in den Schalen, letzteres aber in den Kernen. Sie sind bitter gewürzhaft, aber nicht scharf, und wirken erregend und stärkend, besonders auf die Verdauungseingeweide; oft bringen sie auch vermehrte Urinsecretion und verstärkte Hautausdünstung hervor.

Man wendet sie daher bei Unverdaulichkeit, bei Blähungen und chronischer Diarrhöe, bei Abmagerung, die nicht aus Mangel an gutem Futter entstanden, sondern in schlechter Assimilation begründet ist, — bei langwieriger Druse, — bei Räude und bösartigen Schafpocken und dergl. asthenischen Krankheiten an.

Die Gabe ist für Pferde und Rindvieh 30,0—60,0, für Schweine und Schafe 4,0—8,0, für Hunde 0,5—2,0 täglich 3—4 Mal, in Pulvern und Lecken, in Pillen und Latwergen, und mit Wermuth, Kalmus, Schwefel, Kochsalz und anderen Mitteln verbunden.

b) Die Lorbeerblätter sind ärmer an ätherischem Oel als die Lorbeeren, und das fette Oel fehlt ihnen gänzlich. Sie wirken den Lorbeeren ganz ähnlich, aber schwächer, und können ganz wie diese benutzt werden. Sie eignen sich auch zur Anwendung im Infusum. — Die griechischen und römischen Thierärzte des Alterthums benutzten sie gern, und bei dem Starrkrampf der Pferde auf die Art, dass sie den Thieren Lorbeerzweige ins Maul legten und dieselben kauen liessen. Bei uns werden sie selten gebraucht.

Anmerkung. Das ausgepresste Lorbeeröl oder Loröl (*Ol. Lauri s. laurinum expressum*, *Ol. Lauri unguinosum*) ist grösstentheils fettes, mit etwas ätherischem vermischtes Oel, von starkem aromatischem Geruch, und wirkt, auf die Haut gerieben, ziemlich stark erregend, belebend und zertheilend, jedoch viel milder als Terpenthinöl. Es dient nur zum äusserlichen Gebrauch, als Einreibung bei Erschlaffung, bei Stockung und Verhärtung, bei Krampf und Lähmung, theils für sich allein, theils mit Terpenthinöl, Kampher, Canthariden und anderen reizenden Mitteln verstärkt. Die Landleute reiben gern ein Gemenge von Altheesalbe (gelbe Harzsalbe) und Lorbeeröl bei Entzündung der Lymphdrüsen im Kehlgange und bei Euterentzündungen ein, dasselbe passt aber nur bei asthenischen und torpiden Zuständen, ist theuer (30,0 2 Sgr. 2 Pfg.) und fast immer verfälscht. Man ersetzt es durch eine Verbindung des Terpenthinöls mit Fett oder fettem Oel — oder zuweilen auch durch die sogenannte Lorbeerbutter (*Butyrum laurinum*). Diese wird gewöhnlich bereitet, indem man 6 Theile pulverisirter Lorbeeren, 1 Theil Sadebaumkraut und 12 Theile ungesalzener Butter, bei gelindem Feuer oder im Dampfbade zusammenkocht, und dann (was aber unnöthig ist) grün färbt. Ihre Wirkung ist von der des Lorbeeröls sehr wenig verschieden. (Nicht officinell.)

19) Schwarzer Pfeffer, *Piper nigrum.*

Von Piper nigrum L., 2. Kl. 3. Ordn., Piperaceae.

§. 222.

Als die wirksamen Bestandtheile dieses allgemein bekannten Gewürzes betrachtet man ein fettes scharfes Oel, ein flüchtiges balsamisches Oel, scharfes

Harz und eine eigenthümliche krystallisirbare, geruch- und geschmacklose Substanz, die man Piperin genannt und wohl unrichtig als den wesentlichsten Theil des Pfeffers betrachtet hat. Der Pfeffer wirkt auf die von ihm betroffenen thierischen Gebilde kräftig und durchdringend reizend, so dass bei längerer Dauer der Berührung eine juckende, brennende Empfindung, Röthe und späterhin selbst Entzündung entsteht. Im Maule verursacht er brennenden Geschmack, starken Zufluss des Speichels und vermehrte Absonderung des Schleims; im Magen und Darmkanal bewirkt er eine lebhaftere wurmförmige Bewegung, verstärkt die Entwickelung der Wärme, vermehrt in mässigen Gaben die Absonderung der Darmsäfte, bessert die Verdauung und treibt Blähungen; in zu starken Gaben kann er auch Entzündung der Verdauungseingeweide und den Tod herbeiführen. Die erregenden Wirkungen des Pfeffers verbreiten sich von den Verdauungseingeweiden über den ganzen Körper, und verhalten sich dabei den übrigen aromatischen Mitteln ähnlich. — Ehemals glaubte man fast allgemein, dass der Pfeffer, selbst in kleinen Gaben, den Schweinen ein tödtendes Gift sei; Abildgaard und Viborg haben aber durch Versuche gezeigt[1], dass er auf diese Thiere keine specifische giftige Wirksamkeit besitzt, sondern dass er ihnen nur dann schädlich wird, wenn man ihn als Pulver unvorsichtig und so eingiebt, dass er grösstentheils in den Kehlkopf und in die Luftröhre eindringt, wo er dann heftigen Reiz, krampfhafte Verschliessung der Stimmritze, Erstickungszufälle, Bräune und selbst den Tod hervorbringen kann. Der eigenthümliche Bau des Kehlkopfes beim Schwein trägt am meisten dazu bei, dass hier diese Zufälle von allen

---

[1] Ein Mutterschwein erhielt des Morgens um 7 Uhr ein Quentchen ganzer Pfefferkörner, ohne dass hierauf merklich gefährliche Folgen eintraten. Man gab ihm dann an demselben Tage Nachmittags um 1 Uhr eine ebenso grosse Gabe von gestossenem Pfeffer als trockenes Pulver ein, welches folgende Zufälle verursachte: „Gleich nach dem Eingeben war es wie todt und hatte keinen kenntlichen Athemzug oder Herzschlag. Durch Eingiessen von Wasser in den Schlund kam es wieder zum Leben, grunzte und stand auf, hatte aber einen wankenden Gang und wie eine Lähmung im Kreuze. Um 2 Uhr fand sich ein starkes Rasseln in der Luftröhre ein, welches gegen 3 Uhr wieder verschwand. Das Schwein fing an zu wühlen und schien schwächer Athem zu holen, dabei hatte es viel Durst. Um 5 Uhr äusserte sich jenes Rasseln im Halse wieder, welches mehr und mehr zunahm, so dass das Schwein unter demselben gegen 7 Uhr starb. Bei der Oeffnung desselben fand man den Magen übermässig gross und von Luft ausgespannt. Er enthielt zugleich eine Menge unverdautes Fleisch, welches das Schwein am Vormittage gefressen hatte; inwendig gegen die Oeffnung der Speiseröhre war ein handbreiter Flecken unterlaufenes Blut, aber sonst kein Zeichen von Entzündung am Magen und an den Gedärmen, weder innerlich noch äusserlich. Die Lungen waren überall dunkelroth; der Luftröhrendeckel hochroth und entzündet. Die Luftröhre war ebenfalls inwendig entzündet, aber mit geringerer Röthe als der Deckel derselben. Hier fand man zugleich einen Theil des Pfefferpulvers, und das nicht allein im Stamme der Luftröhre, sondern auch in ihren ersten Hauptzweigen in der Lunge.

Ein zehn Wochen altes Ferkel erhielt ein halbes Quentchen gestossenen Pfeffer in Fleisch eingewickelt, und ein anderes Ferkel die nämliche Gabe mit Wasser vermischt, aber beide genossen sie ohne Husten und andere gefährliche Zufälle. Ja selbst das trockene Pfefferpulver fand man ohne Wirkung, wenn man Acht hatte, dass das Schwein unter dem Eingeben sich nicht zur Gegenwehr setzte, und dass man das Pulver tief in den Schlund hinabbrachte, wodurch sein Eingang in die Luftröhre verhindert werden konnte.“ Viborg, Samml. 1. Bd. S. 294 und 295.

Eine Beobachtung von Walch, welche darthun sollte, dass der Pfeffer tödtlich ist (Busch Zeitschrift. Bd. 2, 2. Heft, S. 10), kann wegen ihrer Oberflächlichkeit dies nicht beweisen.

scharfen Pulvern eher und im höheren Grade entstehen, als bei den übrigen Hausthieren.

Wenn nun auch das Mittel nicht eben ein Gift für die Schweine ist, so ist doch seine Benutzung als Arzneimittel bei diesem Thiere nicht zu empfehlen.

Die Anzeigen zum Gebrauch des Pfeffers sind noch nicht gehörig festgestellt, da er im Ganzen nur sehr wenig angewendet wird. Seinen Wirkungen nach kann er nur bei sehr verminderter Empfindlichkeit und Reizbarkeit, besonders der Verdauungseingeweide, z. B. bei chronischer Unverdaulichkeit, bei dergleichen Blähsucht, bei Wind- und Krampfkolik, bei Lähmungen und torpiden Zuständen nützlich sein. Er ist bei diesen Krankheiten auch wirklich mit gutem Erfolge angewendet, und ausserdem auch zuweilen als ein Mittel zur Erweckung des Geschlechtstriebes bei sehr phlegmatischen Stuten und Kühen benutzt worden.

Die Gabe ist für Pferde 7,5—15,0, für Rindvieh 12,0—22,5, für Schafe 2,0—4,0, für Hunde 0,3—0,7, in Zwischenräumen von 4—6 Stunden wiederholt. Zum innerlichen Gebrauch muss der Pfeffer fein pulverisirt sein; die Anwendung darf aber niemals in Pulverform, sondern nur in Latwergen und Pillen, und immer nur in Verbindung mit einhüllenden, schleimigen, bitteren u. a. Arzneimitteln geschehen.

Sehr zweckmässig ist auch seine Benutzung in einer Tinctur, die aus pulverisirtem Pfeffer 60,0, und Weingeist 360,0 durch Digestion bereitet wird; er wirkt in derselben schneller, flüchtiger und gleichmässiger, indem die örtliche Einwirkung nicht so lange auf einen Theil des Verdauungskanals begrenzt bleibt, wie bei der Anwendung des Mittels in Substanz. Man giebt diese Tinctur für die grossen Hausthiere zu 30,0—90,0, für Schafe zu 7,5—15,0, und für Hunde zu 10—30 Tropfen, am besten mit Infusionen anderer aromatischer Mittel, oder mit einer Abkochung bitterer oder adstringirender Arzneien.

Aeusserlich kann der Pfeffer ebenfalls als ein kräftig reizendes Mittel bei veraltetem Rheumatismus, bei Lähmungen, bei Verhärtungen, welche man zertheilen oder in Eiterung bringen will, bei callösen, mit zu geringer Thätigkeit begabten Geschwüren und zur stärkern Reizung der Fontanelle und Haarseile angewendet werden. Für die ersteren Zustände benntzt man entweder die angegebene Tinctur oder eine einfache Salbe, welche aus: pulverisirtem Pfeffer 4,0, und Schweinefett 60,0—90,0 besteht, zum Einreiben in die leidenden Theile; — für Geschwüre und Fontanelle aber braucht man das Pulver des Pfeffers für sich allein, oder als Zusatz zu Digestivsalben, z. B. zu 30,0 von der Basilicum- oder Terpenthinsalbe, bis 7,5 Pfeffer.

Französische Thierärzte gebrauchen den Pfeffer grob gepulvert und mit anderen Mitteln (z. B. mit Sauerteig, Honig und dgl.) verbunden, auch noch als Kaumittel zur Erregung des Speichels; Pferdehändler bringen oft solchen Pferden, die den Schweif zu wenig in die Höhe tragen, vor dem Vorführen derselben etwas Pfeffer in den After, um durch den entstehenden Reiz für kurze Zeit ein stärkeres Aufrichten des Schweifes zu veranlassen; — und der gemeine Mann macht bei Kolik und bei Harnverhaltung der Pferde nicht selten einen ähnlichen Missbrauch von diesem Mittel, indem er dasselbe in den Schlauch oder bei weiblichen Thieren zwischen die Schamlippen und in die Mutterscheide bringt, um durch seinen Reiz das Uriniren zu erregen.

Anmerkung 1. Der weisse Pfeffer (*Piper album*) ist etwas weniger scharf als der schwarze, stimmt aber im Wesentlichen mit demselben überein, und kann ganz wie dieser benutzt werden.

Anmerkung 2. Der sogenannte spanische, indische oder türkische Pfeffer (*Piper hispanicum*, *P. indicum s. turcicum*, *Fructus Capsici annui, V. 1., Solaneae*). Die Beeren mit den Samenkernen von *Capsicum annuum* enthalten ein brennend scharfes Weichharz (*Capsicin*), etwas scharfes ätherisches Oel, Gummi u. s. w. Sie wirken noch viel mehr brennend und scharf reizend als der schwarze Pfeffer, und werden deshalb am besten innerlich gar nicht angewendet, obgleich englische Thierärzte zuweilen dieses Mittel, bei Lähmung u. s. w., wie den schwarzen Pfeffer benutzen. — Aeusserlich verdient es dagegen ganz wie der letztere, und häufiger benutzt zu werden als bisher. Auch als Zusatz zu Senfteigen, um die Wirkung derselben zu verstärken, ist es zu empfehlen. (5,0 Grm. 8 Pfg., 30,0 3 Sgr., subt. pulv. 5,0 10 Pfg.) Die spanische Pfeffer-Tinctur (*Tinct. Capsici annui*), aus 7,5 mit 360,0 höchst rectificirtem Weingeist durch Digeriren, Auspressen und Filtriren bereitet, ist in der Preuss. Pharmacopöe officinell und zum äusserlichen Gebrauch als ein sehr kräftiges Reizmittel gut geeignet. (30,0 Grm. 4 Sgr. 6 Pfg.)

Anmerkung 3. Der Nelkenpfeffer, Jamaikapfeffer, westindische Pfeffer, englisches Gewürz oder Piment (*Piper jamaicense*, *Semen Amomi*, *s. Pimentum*), ist nicht halb so brennend scharf wie der schwarze Pfeffer, dafür aber aromatischer, fast den Gewürznelken ähnlich. Er wirkt kräftig erregend auf die Verdauungseingeweide, verstärkt die wurmförmige Bewegung im Darmkanal, bessert die Verdauung und treibt Blähungen. Das Mittel kann daher, in etwas stärkeren Gaben als der Pfeffer, bei gastrischen Krankheiten, die in Schwäche und Unthätigkeit der Verdauungseingeweide beruhen, mit Nutzen angewendet werden, ist aber in Deutschland fast gar nicht gebräuchlich, obgleich es sich durch seinen wohlfeilen Preis empfiehlt. Die englischen Thierärzte benutzen es mehr, und Bracy Clark hat eine davon bereitete Tinctur sogar als das sicherste Heilmittel jeder Indigestions- und Windkolik empfohlen. Diese Tinctur wird durch kalte Digestion bereitet aus:

Englischem Gewürz 360,0

höchst rectificirtem Weingeist und Wasser, von jedem 1080,0. Man soll davon einem Pferde auf einmal 120,0—180,0 mit etwas lauwarmem Wasser geben, und diese Gabe zuerst nach 20—30 Minuten, später seltener, aber so lange wiederholen, bis die Zufälle beseitigt sind [1].

Nach meiner Erfahrung kann dieses Mittel allerdings Koliken der bezeichneten Art schnell heben, jedoch nur, wenn blos Krampf im Darmkanal besteht; ist aber nur eine Spur von Entzündung zugegen, so schadet es. Dasselbe verlangt daher die genaueste Kenntniss des vorhandenen pathologischen Zustandes, und da diese nicht immer zu erlangen ist, so muss ich gegen den zu allgemeinen Gebrauch dieses Mittels sehr warnen.

20) Schwarzer Senf, scharfer Senf, *Semen Sinapeos s. S. Sinapeos nigrae.*

Von Sinapis (Brassica) nigra, 15. Kl. 2. Ordn., Fam. Cruciferae.

§. 223.

Ein ausgezeichnet scharfes, flüchtiges ätherisches Oel [2], Myrosin und Myrosinsäure, viel fettes, mildes Oel und Schleim, Eiweiss, etwas Phosphor und Schwefel, und eine eigenthümliche Säure, die man Schwefel-Senfsäure genannt hat, bilden die Bestandtheile dieser allgemein bekannten Samen.

Der Senf wirkt im frisch pulverisirten Zustande als ein sehr kräftiges, zum Theil flüchtiges Reizmittel, vorzüglich bei der äusserlichen Anwendung.

---

[1] Bracy Clark, Essay on the Gripes of Horses. Lond. 1816. 4.

[2] Dasselbe bildet sich erst bei der Maceration und Destillation der Samen.

Wird Senfsamenpulver mit warmem Wasser oder mit Essig zu einem Brei gemacht und dieser auf die von Haaren entblösste Haut gelegt, so entsteht dadurch in ganz kurzer Zeit (in 10—15 Minuten) eine juckende, brennende Empfindung, die Thiere werden unruhig, und suchen sich zu reiben; nach 2—3 Stunden ist eine Entzündungsgeschwulst deutlich entwickelt, welche zuerst nur in der Haut, bei längerem (etwa zwölfstündigem) Liegen des Senfbreies aber auch in den unter ihr liegenden Gebilden besteht, und dann gewöhnlich mit Ausschwitzung seröser Feuchtigkeiten im Zellgewebe verbunden ist. Oft entstehen auch kleine Bläschen an der Oberhaut, welche Serum enthalten. Wird nach dieser ersten 10—12stündigen Anwendung, und nachdem die bezeichnete Wirkung bereits eingetreten ist, auf derselben Stelle noch ein Senfbrei durch 24 Stunden angebracht und durch wiederholtes Auffrischen in beständiger Wirksamkeit erhalten, so entstehen grössere Blasen, die in Eiterung übergehen, und in gelinderem Grade der Wirkung nach eingetretenem Verlust nur der Oberhaut in etwa acht Tagen wieder heilen; im heftigeren Grade der Wirkung stirbt aber auch die Haut, das darunter liegende Zellgewebe und zuweilen sogar ein Theil der nächsten Muskelschicht durch Ueberreizung und Brand ab, und die so entstandenen Geschwüre heilen dann gewöhnlich mit einer haarlosen Narbe.

In gleicher Art, aber noch schneller und heftiger, wirkt das ätherische Oel des Senfs. Prevost sah bei einem Hunde nach dem Einreiben von 7,5 dieses Oels in die Haut an der Brust fast augenblicklich die heftigste Reizung entstehen, so dass das Thier dabei wie rasend sich benahm; nach etwa 30 Minuten war schon eine grosse, mit Serum gefüllte, und mit heftiger Entzündungsgeschwulst umgebene Blase entstanden; später bildete sich daselbst ein Schorf und die Heilung erfolgte schnell[1]. — Es geht daraus zugleich hervor, dass dieses Oel der eigentlich wirksame Bestandtheil des Senfes ist.

Die scharfe Wirkung des Senfes auf die Haut ist mit der der spanischen Fliegen, des Pfeffers und des Meerrettigs verwandt; sie tritt jedoch schneller, sicherer und mit grösserer Heftigkeit ein als bei den Canthariden, ist aber auch schneller vorübergehend; bei mässiger Dauer der Anwendung macht der Senf mehr Geschwulst und weniger Ausschwitzung, und bei langer Einwirkung dringt er tiefer zerstörend ein als die Canthariden, welche ihre örtliche Wirkung stets nur auf die Haut beschränken. Die bei der äusserlichen Anwendung der Canthariden zuweilen entstehende Reizung der Nieren bemerkt man von einer solchen Anwendung des Senfes niemals. — Den Pfeffer übertrifft der Senf an Schnelligkeit, aber nicht im Grade der Heftigkeit und Dauer der Wirkung; bei dem Meerrettig erfolgt dieselbe fast ebenso schnell, aber gelinder und auf kürzere Zeit als von dem Senf. Bourgelat läugnete die Wirksamkeit des Senfes auf die Haut der Thiere[2], Gohier behauptete sie[3] und Prevost bestätigte sie neuerlichst durch Versuche[4]; englische und deutsche Thierärzte haben aber diese Wirksamkeit schon früher erkannt und in der Berliner Thierarzneischule ist das Mittel schon lange mit Erfolg gebraucht worden.

---

[1] Journ. de Médec. vétérin. théoriq. et prat. I. Ann. (1830) p. 105.

[2] Bourgelat, Matière médicale, second Vol.

[3] Gohier, Mémoir. et Observ. I. Tome, p. 428, und in den Ann. d'Agricult. franç. Tome 48.

[4] Prevost, a. a. O. S. 99.

Innerlich in Substanz angewendet wirken die ganzen Senfsamen ausserordentlich wenig, da sie im Magen und Darmkanal nur sehr unvollständig aufgelöst und verdaut werden; aber im pulverisirten Zustande sind sie ein recht kräftiges Reizmittel für die sämmtlichen Baucheingeweide und speciell für die Schleimhaut des Magens und Darmkanals. Doch ist hier die örtliche Wirkung ganz unverhältnissmässig geringer und milder als auf die äussere Haut, und ich habe selbst von sehr grossen Gaben des Mittels (bei Pferden von 120,0—480,0, bei Kühen bis 700,0 auf einmal gegeben) keine Entzündung der Eingeweide entstehen sehen; es wird von mässigen Gaben nur die Thätigkeit der letzteren vermehrt, der Appetit stärker erregt, die Verdauung und Assimilation gebessert und die Absonderung des Schleims gemindert. Von grösseren Gaben, und zwar nach Viborg's Versuchen[1] bei Pferden von 180,0, bei Kühen von 120,0, bei Schafen von 30,0, und bei Schweinen 15,0 scheint die wurmförmige Bewegung des Darmkanals und die Absonderung wässeriger Darmsäfte vermehrt zu werden; denn der Koth geht hiernach lockerer und reichlicher ab, und eine Kuh bekam sogar einen ziemlich starken Durchfall. Ich habe jedoch diese abführende Wirkung in mehreren Fällen, namentlich bei Kühen, nicht entstehen sehen, und ebenso habe ich eine Vermehrung der Hautausdünstung, von der manche Schriftsteller sprechen, nach der Anwendung des Senfes niemals bemerken können. Nach jenen sehr grossen Gaben sahe ich, dass der Koth seltener, ganz hart und trocken, und gewöhnlich mit zähem Schleim wie mit einer Haut umhüllt, abging, dass Urinentleerungen sehr häufig und reichlich erfolgten, übrigens aber die Thiere ihre Munterkeit, ihren Appetit, Kühe auch das Wiederkauen ungestört behielten, weder Schmerz im Leibe noch Fieber zeigten, und nach 3—4 Tagen auch der Mist und Urin wieder wie im gesunden Zustande entleert wurde.

Die innerliche Anwendung des Senfes kann bei Krankheiten, die in Schwäche und Torpidität der Verdauungseingeweide begründet sind, Statt finden, und ich habe ihn bei solcher Appetitlosigkeit, bei schlechter Verdauung, bei starker Entwickelung von Blähungen, bei Verstopfung des Leibes und bei dem Dummkoller, wenn er mit den eben bezeichneten gastrischen Zufällen verbunden war, oft mit gutem Erfolg benutzt. Viborg empfiehlt ihn auch bei den Finnen und in den späteren Perioden der sogenannten Dummkrankheit der Schweine, wenn die Thiere bereits hinreichende Leibesöffnung erhalten haben[2]. Von Anderen ist er bei der Bleichsucht, Fäule und Egelkrankheit und ebenso bei veralteter Räude der Schafe als nützlich empfohlen worden.

Als blos erregendes, die Verdauung besserndes Mittel giebt man den Senf: Pferden von 15,0—30,0, Rindern von 15,0—45,0, Schafen und Schweinen von 4,0—12,0, Hunden von 0,5 bis 2,0, täglich 3—4 Mal; will man ihn aber als gelindes Abführungsmittel anwenden, so muss er in grösseren Gaben, nämlich Pferden zu 150,0—180,0, Rindern zu 120,0—150,0, Schafen 30,0—60,0, Schweinen 15,0—30,0, auf einmal gereicht werden.

Die Anwendung geschieht in Latwergen und Pillen, bei Schafen auch in Lecken, und zwar in Verbindung mit bitteren, aromatischen und zusammen-

---

[1] Viborg, Samml. 4. Bd. S. 281.

[2] Viborg, Anleitung zur Erziehung und Benutzung der Schweine. S. 30 u. f.

ziehenden Mitteln, mit Kochsalz, Spiessglanz und dergl. — Als Laxirmittel wirkt das Senfpulver am besten, wenn es blos mit Syrup zur Latwerge gemacht ist, oder mit Syrupwasser als Trank eingegeben wird.

Aeusserlich wird der Senf bei verschiedenartigen Krankheitszuständen und in verschiedener Absicht angewendet, und zwar *a*) als ein kräftiges Reizmittel, um die allgemein oder örtlich zu sehr gesunkene Lebensthätigkeit schnell und kräftig aufzuregen, namentlich bei Lähmungen, bei Schlagfluss, bei Nervenfieber mit grosser Abstumpfung, bei Verhärtungen oberflächlich liegender Organe, und besonders nahe unter der Haut liegender Drüsen, wenn man dieselben zertheilen oder in Eiterung versetzen will; — hauptsächlich aber *b*) als ein ableitendes und besänftigendes Mittel, um auf antagonistische Weise durch die starke Reizung der Haut eine zu heftige krankhafte Aufregung in tiefer liegenden Theilen zu beseitigen oder wenigstens zu mindern, daher besonders bei Entzündungen in der Brust- und Bauchhöhle, bei Entzündung des Gehirns, bei heftiger Bräune, bei dem Kehlkopfpfeifen, auch bei Entzündung der Gelenke und bei tiefsitzendem schmerzhaften Rheumatismus. Man zieht bei diesen Krankheitszuständen den Senf den übrigen Reizmitteln, und besonders den Canthariden vor, wenn man die Reizung sehr schnell und auf einer grossen Hautfläche hervorrufen, dabei aber die Nieren nicht in Mitleidenschaft ziehen will; bei Nierenentzündungen ist er daher unter den übrigen Arzneimitteln fast das einzige brauchbare äussere Ableitungsmittel.

Gewöhnlich wird der Senf äusserlich in Form eines Teiges oder Breies als Umschlag (als sogenanntes Senfpflaster, *Sinapismus)* angewendet. Man bereitet einen solchen Brei, indem man entweder ganz einfach 1) frisch pulverisirten Senf in hinreichender Menge mit warmem Wasser oder mit Essig, so viel als zum dünnen Brei nöthig ist, oder 2) indem man Senfpulver und Sauerteig mit der nöthigen Menge Wasser oder Essig zusammenmengt. Der erstere wirkt schneller und kräftiger, wird aber auch schneller trocken und unwirksam als der zweite. Durch Zusatz von Mehl oder Altheewurzelpulver kann man die Wirksamkeit des Senfs vermindern, dagegen durch spanischen oder schwarzen Pfeffer, durch Canthariden, Euphorbium, Meerrettig und Terpenthinöl verstärken. Bisher glaubte man auch allgemein, dass der Essig die Wirksamkeit des Senfs vermehre; in der neuern Zeit ist dies aber bestritten worden, und bei meinen hierüber gemachten Versuchen wirkten Senfteige, die blos mit Wasser bereitet waren, wenigstens ebenso stark wie die mit Essig bereiteten.

Zur Anwendung muss der Brei entweder auf eine vorher für den betreffenden Theil des Körpers recht passend gemachte Bandage von Leinwand, gegen einen Zoll dick aufgestrichen, und dann mit der letztern recht gleichmässig auf den von Haaren befreiten Anwendungsort gelegt werden; oder er wird etwa $^1/_3$ Zoll dick blos zwischen die Haare auf die Haut gestrichen. Es ist gut, diesen Ort vorher tüchtig zu reiben. — Die Grösse des Senfpflasters muss nach der Thiergattung, nach dem Orte der Anwendung und nach der Grösse oder Ausbreitung des innern Leidens eingerichtet werden, und z. B. zur Application an der untern Fläche und an den Seitenflächen der Brust eines Pferdes gegen 1 Fuss ins Gevierte betragen. — Die Dauer der Anwendung lässt sich nicht für alle Fälle gleichmässig bestimmen, sondern richtet sich theils nach der Art der vorhandenen Krankheit, theils nach dem Grade der Empfindlichkeit des Thieres und nach der eingetretenen Wirkung; bei den vorhin bezeichneten Krankheiten der ersteren Art (*a*) darf man den Senfbrei nur so lange liegen lassen, bis Geschwulst entstanden ist, bei denen der zweiten Art (*b*) muss man dagegen selbst die Bildung der Blasen und der Ausschwitzung an der Haut abwarten. Je früher die beabsichtigte Wirkung eintritt, um so früher kann der Senfbrei entfernt werden; im entgegengesetzten Falle muss er länger liegen bleiben und von Zeit zu Zeit wieder mit Wasser oder Essig befeuchtet werden, wenn er sich trocken zeigt. Der blos aufgetragene Brei wird nach 5—6 Stunden mit warmem Wasser abgewaschen.

Englische Thierärzte benutzen den Senf auch in einer ätherisch-öligen Tinctur, welche sie aus Senfsamenpulver (1 Theil) und Terpenthinöl (5 Theilen) bereiten; beides wird durch 10—14 Tage zusammen kalt digerirt, öfters umgeschüttelt und dann durchgeseiht. Sie ist ein ausserordentlich heftiges Reizmittel, welches bei rheumatischen Zufällen, bei Lähmungen und veralteten Lahmheiten u. s. w. in die Haut eingerieben wird. Durch Zusatz von einem milden Oel, z. B. Baumöl zu $^1/_4$ bis zur Hälfte der Menge wird sie milder, ist aber doch noch stark und schnell genug wirkend; dagegen kann ihre Flüchtigkeit durch Zusatz von Salmiakgeist noch sehr vermehrt werden. (30,0 1 Sgr., fein pulv. 2 Sgr. 2 Pfg.)

Anmerkung 1. Das ätherische Senföl (*Ol. Sinapis*) ist in neuerer Zeit hin und wieder ganz so wie der Senf gegen Lähmungen, Rheumatismen u. s. w. angewendet worden. Man mischt 4,0 mit 8,0—16,0 Weingeist und reibt die Flüssigkeit in die leidenden Theile. Die Wirkung tritt sehr schnell ein, ist stärker als von *Ung. Cantharidum* und ohne üble Folgen für die Haut. Das Oel ist aber theuer. (1,0 2 Sgr. 4 Pfg.)

Anmerkung 2. Der weisse Senf (*Semen Sinapeos albae s. Erucae*) wirkt ähnlich dem schwarzen Senf, ist aber viel schwächer und deshalb wenig gebräuchlich.

21) Wachholderbeeren, *Baccae s. Fructus Juniperi.*

Von Juniperus communis L., 22. Kl. 11. Ordn., Coniferae.

§. 224.

Diese Beeren sind, ihrer Wohlfeilheit und ihrer kräftigen Wirkung wegen, mit allem Recht ein sehr geschätztes thierärztliches Arzneimittel. Sie enthalten als hauptsächlich wirksame Bestandtheile ein terpenthinartiges, brennend scharfes ätherisches Oel, Harz und viel Zucker. Durch den letztern, wie auch durch etwas schleimige Bestandtheile sind die scharfen Eigenschaften des ätherischen Oels bedeutend gemildert, so dass die Wachholderbeeren in ihrer örtlichen Einwirkung sich auch immer nur wie ein mässig erregendes aromatisches Mittel verhalten.

Bei der innerlichen Anwendung wirken sie auf den Magen und Darmkanal fast ganz so wie die übrigen Mittel dieser Klasse. Die erregende Wirkung verbreitet sich durch das Gefässsystem über den ganzen Körper und äussert sich am deutlichsten in der vermehrten Thätigkeit aller Secretionsorgane. Vorzüglich wirken sie in den meisten Fällen urintreibend; sie befördern aber auch die Hautausdünstung, die Lungenausdünstung und die Absonderung des Schleims in den Respirationsorganen. Dabei wird mehrentheils gleichzeitig die Resorption an den serösen Häuten und im Zellgewebe unter der Haut verstärkt. — Die grösseren Blutgefässe werden von dem Mittel selbst in sehr grossen Gaben nur wenig bemerkbar afficirt, wenn nicht etwa vorher schon ein gereizter Zustand vorhanden war.

Diese Wirkungen erscheinen ziemlich übereinstimmend mit denen der balsamischen Mittel, und namentlich mit denen des Terpenthins und des Terpenthinöls; sie sind jedoch durchaus milder und weniger flüchtig den Organismus durchdringend, als bei dem letztern Mittel. Daher werden die Wachholderbeeren oft mit dem besten Erfolg bei einem Krankheitszustand ertragen, während bei demselben das Terpenthinöl und der Terpenthin zu reizend und zu sehr erhitzend sind.

Die innerliche Anwendung der Wachholderbeeren kann bei allen Krankheiten Statt finden, bei denen die Irritabilität im Allgemeinen gemindert ist, wo die Verdauungseingeweide geschwächt, die Absonderungen entweder aus Schwäche vermindert oder auch aus derselben Ursache krankhaft vermehrt sind; ebenso auch, wo eine Neigung zur Entmischung zu bemerken ist, und wo man kritische Ausleerungen durch die Nieren und durch die Haut, oder die Schleimabsonderung in den Respirationsorganen befördern will.

Diesen Indicationen gemäss werden sie namentlich angewendet: bei asthenischen Fiebern (z. B. bei dergleichen gastrischen und Schleimfiebern, bei Nervenfiebern und Faulfiebern), besonders zur Zeit der Krisis, oder wenn ödematöse Anschwellungen an verschiedenen Theilen des Körpers entstehen; — bei allen katarrhalischen und rheumatischen Krankheiten asthenischen Characters, daher z. B. bei asthenischem Katarrhalfieber, bei Druse, bei katarrhalischer Bräune, bei dergleichen Lungenentzündung, besonders gegen das Ende der Krankheit und wenn lockerer Husten mit Auswurf eines zähen Schleims eingetreten ist, — ebenso bei der chronischen Lungenseuche des Rindviehes, bei dem Schnupfen und Rotz der Schafe; — bei der Rehe der Pferde und des Rindviehes und dergl.; — ferner, bei schlechter Verdauung, bei daher entstandener Krampf- und Windkolik und Diarrhöe; — bei cachectischen Krankheiten, z. B. bei der Fäule der Schafe, bei alter Räude, bei dgl. Mauke, bei chronischen oder oft wiederkehrenden wässerigen Anschwellungen der Füsse und des Hodensackes, bei Brust- und Bauchwassersucht, besonders wenn dabei der Urin in verminderter Menge, von blasser Farbe oder mit Schleim gemengt abgeht; bei Harnverhaltungen, welche in Erschlaffung und Reizlosigkeit der Blase beruhen, bei Sand und Gries in den Harnwegen.

Auch als Präservativmittel gegen die genannten und ähnliche asthenische Krankheiten werden die Wachholderbeeren mit Nutzen gebraucht, wenn die Thiere auf niedrigen, sumpfigen Stellen weiden, oder sich mit Futter von schlechter Beschaffenheit ernähren müssen, und wenn anhaltend eine nasskalte und unbeständige Witterung herrschend ist, besonders im Frühjahr und Herbst. Schlechtes Futter wird zwar durch Wachholderbeeren nicht besser und der Einwirkung einer schlechten Witterung durch sie nicht abgeholfen; aber sie können theils die Organe zu grösserer Thätigkeit anregen, so dass der Körper durch kräftigere Reactionen jene Schädlichkeiten entweder sogleich überwindet, theils können sie durch Erregung reichlicherer Secretionen die Producte und Folgen, welche die schädlichen Einwirkungen in den Säften erzeugen, zeitig entfernen, ehe sie als Krankheitsursachen im Körper wirksam werden.

Echte, acute Entzündungskrankheiten verbieten dagegen den Gebrauch dieses Mittels bei allen Thieren.

Die Gabe ist für Pferde und Rindvieh 30,0—90,0, für Schafe und Schweine 7,5—22,5, für Hunde 1,0—4,0 auf einmal, und nach Bedürfniss alle 3—4 Stunden wiederholt.

Besitzen die Thiere noch guten Appetit, oder wendet man die Wachholderbeeren nur als Präservativmittel an, so kann man sie grob gepulvert und auf das Futter gestreut (bei den Schafen als Lecke) verzehren lassen, in allen anderen Fällen aber besser in Latwergen, Pillen oder im Aufguss eingeben.

Sehr oft sind bei den oben bezeichneten Krankheiten die Wachholderbeeren allein zur Heilung ausreichend; in hartnäckigen und complicirten Fällen aber muss man ihnen bittere, adstringirende und metallische Mittel, oder Terpenthinöl, Kampher und dergl. zusetzen, je nachdem es die Art der Zufälle verlangt.

Aeusserlich können die Wachholderbeeren gepulvert und mit aromatischen Kräutern gemengt, zu trockenen oder feuchten Umschlägen, Bähungen und dergl., als erregend zertheilendes Mittel überall benutzt werden, wo aromatische Mittel hierzu angezeigt sind (§. 202).

Ausserdem werden sie noch häufig als ein Räuchermittel gebraucht, indem man sie unzerstossen auf glühende Kohlen legt und so durch ihr Verbrennen einen grösstentheils empyreumatischen Rauch erzeugt, vorzüglich in der Absicht, um bei nasser und nebeliger Witterung und bei herrschenden Krankheiten die Luft in den Ställen zu verbessern. Da die Luft hierdurch trockener und reizender wird, so kann sie wohl auch besser zum Athmen und für die Thiere gesünder werden; aber Krankheitsstoffe, und namentlich Ansteckungsstoffe, welche in ihr verbreitet sind, werden dadurch nicht zerstört. Zuweilen benutzt man auch diesen Rauch als ein reizendes Heilmittel, und leitet ihn zu diesem Zwecke an die kranken Theile, z. B. bei rheumatischen und ödematösen Anschwellungen, bei chronischem Schleimausfluss aus der Nase und aus den Lungen, bei den Lungenwürmern (sogenannten Luftröhrenkratzern, *Strongylus Filaria)* der Kälber und Lämmer u. s. w. Theerräucherungen sind jedoch wirksamer und lassen sich überall fast ganz ohne Feuersgefahr ausführen, da man hierzu keine glühende Kohlen in den Stall zu tragen braucht[1]. (30,0 5 Pfg., gr. gep. 8 Pfg., fein gep. 1 Sgr. 4 Pfg. — 250,0 nicht pulv. 2 Sgr. 6 Pfg., gr. gep. 4 Sgr.)

Anmerkung 1. Aus den Wachholderbeeren bereitet man:

a. den Wachholdersaft (*Extr. Juniperi, Succus Junip. inspissatus s. Roob Junip.*), welcher neben Schleim und Zucker nur sehr wenig ätherisches Oel enthält, daher auch nur sehr geringe erregende, sondern mehr auflösende, den süssen Säften mehr ähnliche Wirkungen erzeugt, und jetzt fast nur noch als Bindemittel bei der Bereitung der Pillen und Latwergen dient. Bei dieser Benutzung ist jedoch sein Preis zu beachten. (30,0 2 Sgr. 10 Pfg.)

b. Das Wachholderbeeröl (*Ol. Baccarum Juniperi s. Ol. Juniperi aethereum*), sehr scharf reizend und flüchtig, dem Terpenthinöl ähnlich, aber sehr theuer (1,0 2 Sgr. 6 Pfg.), deshalb bei kranken Thieren niemals zu gebrauchen, sondern durch jenes zu ersetzen.

---

[1] Sollen Räucherungen mit Hilfe von glühenden Kohlen gemacht werden, so ist es zur möglichsten Vermeidung der Feuersgefahr nöthig, das Gefäss mit den Kohlen in einen tiefen, vorher befeuchteten Stalleimer zu setzen und es nur so in den Stall zu bringen.

c. Wachholderspiritus (*Spiritus Juniperi*) ist Weingeist über Wachholderbeeren destillirt, wirkt innerlich und äusserlich stark reizend, urintreibend, blähungtreibend, kann innerlich wie die Wachholderbeeren, jedoch nur mit Vorsicht — und äusserlich bei veraltetem Rheumatismus, bei dergleichen Verrenkungen, bei Lähmungen u. s. w. angewendet werden, — ist aber entbehrlich. (30,0 1 Sgr. 8 Pfg.)

Anmerkung 2. Von dem Wachholderstrauch können auch die jungen Zweige oder Wachholdersprossen (*Turiones Juniperi*), das Wachholderholz und die Wurzeln (*Lignum et Radix Juniperi*) als Heilmittel dienen. In diesen Theilen ist ein wenig ätherisches Oel, dem der Beeren ähnlich, und etwas Harz enthalten; es fehlt ihnen aber der Zucker und der Schleim; ihre Wirkung ist daher auch weniger sanft als die der Beeren, sondern denen der Fichtensprossen und des Terpenthinöls einigermaassen ähnlich. — Die Benutzung dieser Theile des Wachholders kann bei denselben Krankheiten geschehen, wo die Beeren empfohlen sind, und zwar innerlich und äusserlich im heissen Aufguss oder auch auf Kohlen gestreut zum Räuchern.

Das aus dem Holze durch trockene Destillation gewonnene brenzliche Wachholderholzöl (*Ol. Ligni Juniperi empyreumaticum, Ol. pyrolign. Juniperi*, und, wenn es aus dem Holze von *Juniperus oxycedrus* bereitet ist, *Ol. cadinum* [*huile de Cade*] ist ein brenzliches, dickflüssiges, dem Theer ähnliches ätherisches Oel.

Dasselbe wirkt dem Terpenthinöl ähnlich, wird innerlich sehr selten gegen Würmer, aber äusserlich von französischen Thierärzten oft gegen Flechten und ähnliche Hautkrankheiten mit Nutzen gebraucht, ebenso gegen Parasiten; doch muss es etwas reichlich applicirt werden. Haare wachsen bald nach. Es kann für sich oder mit Seife, oder Fett, Oel als Salbe angewendet werden, z. B. *Ol. Junip. pyrolign.* 15,0, *Axung. porci* 60,0, *M. D. S.* Morgens und Abends einzureiben.

C. Aromatische Wurzeln.

22) Alantwurzel, *Radix Helenii, Enulae s. Inulae.*

Von Inula Helenium, 19. Kl. 2. Ordn., Compositae.

§. 225.

Die Alantwurzel besitzt mehrere eigenthümliche Bestandtheile, von denen ein stark riechendes, flüchtiges ätherisches Oel von fester Consistenz (auch Alant-Kampher genannt), bitterer, seifenartiger Extractivstoff, Gummi, scharfes Harz, und ein eigenthümliches Stärkemehl (das sogenannte Inulin oder Helenin) die wichtigsten und wirksamsten sind. — Vermöge dieser Bestandtheile wirkt der Alant im Allgemeinen theils als ein kräftiges, etwas scharfes Reizmittel, theils auch als stärkendes Mittel, und ist dem Kalmus und der Angelika verwandt. Seine erregenden Wirkungen entwickeln sich jedoch langsamer, sind aber dauernder als bei diesen Mitteln, und die tonischen Kräfte sind dem Grade nach bedeutend geringer als die des Kalmus. Dagegen kommt der Alant mit beiden Mitteln besonders darin überein, dass sowohl seine erregende, als auch die stärkende Wirkung sich zwar über den ganzen Körper verbreitet, aber doch vorzugsweise auf die Schleimhäute, und namentlich wieder auf die Schleimhaut der Respirationsorgane gerichtet ist. Denn man bemerkt sehr deutlich, dass er bei Erschlaffung und Reizlosigkeit in den letzteren die Empfindlichkeit und gleichzeitig die Energie vermehrt, die Absonderung des zähen Schleims mindert, den letztern dünner macht und den Auswurf erleichtert. — Der Alant ist daher auch stets als eins der wirksamsten Brustmittel betrachtet worden. Aber auch auf die Verdauungseingeweide, auf die Lymphgefässe und Lymphdrüsen, und sonst auf den ganzen Reproductionsprocess wirkt er die Functionen mehr anregend; die Secretionen der Haut und der Nieren befördert er in einem mässigen Grade.

Seine Anwendung findet er bei solchen Krankheitszuständen, bei welchen Erschlaffung, Reizlosigkeit, vermehrte Absonderung an den Schleimhäuten, besonders der Respirationsorgane, verminderte Thätigkeit der Lymphgefässe und Lymphdrüsen, mit Anschwellung und Verhärtung derselben, schlechte, unvollständige Ernährung und Cachexie den Grundcharacter bildet. — Dagegen leistet der Alant bei nervösen Zuständen wenig, und bei reinen, activen Entzündungen ist er schädlich.

Diesen Andeutungen entsprechend wird der Alant gebraucht: bei Appetitlosigkeit und Unverdaulichkeit aus Schwäche und Verschleimung der Verdauungseingeweide; bei Katarrhalfieber und Katarrh (Druse der Pferde, Schnupfen der Schafe, Schweine und Hunde), bei katarrhalischer Bräune; hierbei überall jedoch nur dann, wenn das Entzündungsstadium vorüber, oder wenn die Entzündung asthenisch ist und chronisch wird; ebenso nach Lungenentzündungen, wenn bereits zäher Auswurf sich eingefunden hat, und bei asthenischen, sogenannten nervösen Brustentzündungen; bei chronischem Husten und bei Kurzathmigkeit aus Erschlaffung und Verschleimung der Respirationsorgane, und daher auch bei dem sogenannten schleimigen Dampf der Pferde; bei Wassersuchten und bei ödematösen Anschwellungen aus Schwäche und schlechter Ernährung, bei Mauke, Wurm und veralteten Hautausschlägen. Gegen die Räude wurde er früher als ein specifisches Mittel betrachtet.

Man giebt ihn Pferden von 15,0—45,0, Rindvieh von 30,0—90,0, Schafen und Schweinen von 4,0—12,0 und Hunden von 0,5—4,0 auf einmal und in Zwischenzeiten von 4—5 Stunden. — Die Anwendung kann in jeder Form, selbst im Decoct geschehen, da der Alant (ausnahmsweise von den übrigen ätherischen Mitteln) ein gelindes Kochen recht gut erträgt und hierbei, durch die vollständigere Auflösung seiner scharfen und bitteren Bestandtheile, sogar noch reizender und wirksamer wird.

Bei manchen Zuständen ist er für sich allein ausreichend; wo man aber seine reizende Wirkung zu mindern, die Absonderungen zu befördern und zugleich dünnflüssiger zu machen wünscht, wie z. B. nach eben beseitigter Entzündung, — da setzt man ihm Brechweinstein, Salmiak, Kochsalz, Goldschwefel, Schwefel und dergleichen zu; in den meisten chronischen Fällen dagegen, wo die Ernährung, wo die Thätigkeit der Lymphgefässe sehr leidet und Torpidität vorwaltend ist, verbindet man ihn mit bitteren Stoffen, mit Schwefel, Spiessglanz, Wachholderbeeren, Terpenthinöl, Kampher und anderen Mitteln.

Aeusserlich wird der Alant schon seit älterer Zeit gegen die Räude bei allen Thieren benutzt. Rysz[1] zieht ihn den anderen, sonst gewöhnlichen Räudemitteln, als dem Taback, den Lorbeeren, der Nieswurzel u. s. w. vor, und empfiehlt ihn in folgender Zubereitung als Waschmittel: Man nimmt für Pferde oder Rinder 5—6 Pfund gute Buchenasche, kocht sie mit 28 Maass Wasser aus, seihet sie hernach durch, bringt die erhaltene Lauge nochmals zum Sieden und wirft dann $1^1/_2$ Pfund zerstossenen Leinsamen, 2 Pfund zerschnittene Alantwurzel und ebenso viel Wermuth, oder ein anderes bitteres Kraut in die kochende Lauge, lässt sodann das Feuer ausgehen und gebraucht die Flüssigkeit undurchgeseihet, lauwarm als Bad oder zum Waschen der

---

[1] Handb. der prakt. Arzneimittellehre für Thierärzte. S. 3.

kranken Hautstellen, auf welche man sie mittelst wollener Lappen oder mit Bürsten applicirt. Die Flüssigkeit soll seifenartig, auf die Haut reizend, zugleich geschmeidig machend und den Räudemilben widrig sein. Rysz gesteht jedoch selbst, dass man auch bei wiederholter Anwendung derselben die Räude, namentlich bei Schafen nicht vollkommen heilt, sondern nur die Heilung gut vorbereitet, und dass man, um diese zu erreichen, noch Schwefel- oder Merkurialsalben anwenden müsse. — Ehedem wurde der Alant selbst in Salbenform (z. B. nach Reuter aus: Alantwurzelpulver 30,0, Schwefelblumen 60,0, ungesalzener Butter 150,0 bestehend) angewendet, aber wohl auch nicht mit gründlichem Erfolge. Er verdient daher nicht den Vorzug vor der Nieswurz und dem Taback, noch weniger aber vor dem Terpenthinöl, dem Sublimat und vor der von Walz empfohlenen Lauge. (30,0 1 Sgr.)

23) Angelikawurzel (Engelwurzel, Brust- oder Luftwurzel), *Radix Angelicae.*

Von Archangelica officinalis, 5. Kl. 2. Ordn., Umbelliferae.

§. 226.

Unter den verschiedenen Bestandtheilen dieser Wurzel sind als die wirksamsten zu betrachten: ein flüchtiges ätherisches Oel, ein balsamisches Weichharz (von Einigen „Angelikabalsam" genannt), bitterer und anderer Extractivstoff und Stärkemehl. — Sie wirkt flüchtig reizend und zugleich stärkend, ist daher im Allgemeinen dem Alant, Baldrian und dem Kalmus ähnlich, aber in ihrer individuellen Eigenthümlichkeit doch von diesen und von allen anderen aromatischen Mitteln in mehrfacher Beziehung verschieden; denn die örtliche Wirkung ist schärfer reizend und die allgemeine Wirkung ist intensiv reizender, gleichsam feuriger, zugleich dauernder und vielmehr auf das Gefässsystem gerichtet, als bei dem Baldrian. Den Kalmus übertrifft die Angelika ebenfalls an reizender Kraft, steht ihm aber an stärkenden Eigenschaften nach. — Sowohl die erregende wie die stärkende Wirkung verbreitet sich über den ganzen Organismus; beide treten aber an den Schleimhäuten, besonders an denen der Respirationsorgane am deutlichsten hervor, und scheinen zu denselben eine ähnliche specifische Beziehung, wie die Wachholderbeeren, der Wasserfenchel, Fenchel, Anis und Alant zu haben. Die Wirkung ist aber auch hier durch die mit der Erregung verbundene Stärkung sehr verschieden von der Wirkung dieser zuletzt genannten Mittel. Auf den Verdauungskanal wirkt die Angelika belebend und stärkend, und die Secretionen in den Nieren und in der Haut werden durch sie in einem mässigen Grade befördert.

Die Indicationen für den Gebrauch dieses Mittels finden sich in allen Fällen, sowohl bei acuten als bei chronischen Krankheiten, wo die Irritabilität und Sensibilität zugleich sehr vermindert ist, wo bei grosser Schwäche die Bildungsthätigkeit sehr darnieder liegt, wo Neigung zur Entmischung der Säfte, und colliquative Ausleerungen eintreten, und wo besonders in den Respirationsorganen Torpidität mit übermässiger Absonderung in der Schleimhaut besteht.

Unter solchen Umständen, und namentlich bei Nervenfieber, Faulfieber und Typhus, bei den höheren Graden der Influenza, bei typhösen, besonders ursprünglich katarrhalischen und rheumatischen Brustentzündungen, bei der Staupe der Hunde, wenn sie einen nervösen Character annimmt u. s. w., habe ich die Angelika mit sehr gutem Erfolge angewendet und muss daher den Ausspruch von J. White: „dass das Mittel für die thierärztlichen Zwecke zu wenig wirksam sei[1]", widerlegen.

Die Gabe ist wie bei dem Alant zu wählen; manche französische Thierärzte, z. B. Vatel, schreiben zwar viel grössere Gaben (für Pferde 30,0—150,0, für Rindvieh 30,0—210,0) vor[2], jedoch ohne Grund, da man mit jenen kleineren vollkommen ausreicht. — Von der Form und Verbindung mit anderen Mitteln gilt Alles, was bei dem Kalmus und dem Baldrian hierüber angedeutet ist.

Aeusserlich ist die Angelika wie die übrigen aromatischen Mittel zu benutzen (§§. 197 und 202), wird aber höchst selten zum äussern Gebrauch verwendet. (30,0 geschn. oder grob pulv. 1 Sgr. 8 Pfg., 250,0 10 Sgr., fein pulv. 30,0 2 Sgr. 4 Pfg.)

Anmerkung. Das Kraut der Angelikapflanze *(Herba Angelicae)* besitzt ähnliche aber schwächere Heilkräfte wie die Wurzel und kann im Nothfalle wie diese, besonders äusserlich zu Umschlägen u. s. w. gebraucht werden. — Die Wald-Angelika *(Angelica silvestris L. s. Selinum Angelica Roth)* ist in ihrer Wurzel und im Kraut ebenfalls mit den Eigenschaften der echten Angelikawurzel begabt, aber doch von geringerer Wirksamkeit.

24) **Baldrianwurzel**, *Rhizoma s. Radix Valerianae, s. Radix Valerianae minoris.*

Von Valeriana offic. Lin., 3. Kl. 1. Ordn., Valerianeae.

§. 227.

Ihre Bestandtheile sind: ein eigenthümlicher Extractivstoff (Baldrianstoff), ein gelbfärbender Extractivstoff, Weich- oder Balsamharz, Baldriansäure, Baldrianöl, Schleim und einige Salze. Davon sind die Baldriansäure und das ätherische Oel die hauptsächlich wirksamen Bestandtheile. Die Wurzel hat einen zuerst etwas scharfen, dann herbbittern, aromatischen Geschmack und einen eigenthümlichen, penetranten, etwas widrigen Geruch, den jedoch die Katzen lieben und dies dadurch zeigen, dass sie sich auf der Wurzel wälzen, wunderliche Sprünge neben ihr machen und dergl. — Die örtlichen Wirkungen dieser Wurzel sind sehr mild erregend und gelind zusammenziehend, daher reizend und stärkend zugleich, — ähnlich der Nelkenwurzel, aber in der Erregung stärker und in der Zusammenziehung schwächer als diese. Die allgemeine Wirkung äussert sich in einer flüchtigen, jedoch sehr sanften Aufregung im ganzen Organismus, vorzüglich und fast specifisch aber im Nervensystem. Die gesunkene Kraft des letztern wird erhöht, und besonders wird seine Thätigkeit, wenn sie qualitativ vom gesunden Zustande abweichend ist, sehr häufig wieder geregelt; namentlich werden Zuckungen und Krämpfe beseitigt, zu grosse Empfindlichkeit und selbst Schmerzen, die mit Nervenschwäche verbunden sind, werden gemindert. Diese Beziehungen zum Nervensystem besitzt der Baldrian unter den aromatischen Mitteln am stärksten; er nähert sich hierin einigermaassen dem Kampher, den empyreumatischen Oelen und dem Aether, unterscheidet sich aber von diesen dadurch,

[1] J. White, Treatise on Veterinary Medic. Vol. II. p. 62.
[2] Vatel, Éléments de Pathologie vétér. Tom. II. Part. II. p. 726.

dass er weniger flüchtig, dagegen aber auch milder wirkt, und dass er nicht wie sie die Kräfte blos aufregt und erschöpft, sondern vielmehr wirklich stärkt. — Auf die Blutgefässe wirkt der Baldrian viel weniger erregend, und er steht hierin besonders denjenigen aromatischen Mitteln sehr nach, welche ein terpenthinartiges ätherisches Oel enthalten. Er befördert zwar die Absonderungen in gelindem Grade, vermehrt aber keine einzelne vorherrschend. Auf die Verdauungseingeweide wirkt er erregend, stärkend, blähungtreibend, und zuweilen auch wurmwidrig. Die letztere Wirkung ist aber nicht zuverlässig.

Der innerliche Gebrauch des Baldrians ist angezeigt: bei allen asthenischen Krankheitszuständen, vorzüglich aber wenn sie im Nervensystem ihren Sitz haben oder mit nervösen Zufällen begleitet sind, und wenn Schwäche mit erhöhter Empfindlichkeit verbunden ist; daher namentlich: bei Nervenfiebern, bei dem nervösen Faulfieber (Typhus), bei dem fieberhaften und bei dem langsam verlaufenden Milzbrand; — bei Epilepsie, Schwindel, Dummkoller; bei Krämpfen, z. B. bei dem Starrkrampf, bei dem Lungenkrampf, bei der Staupe der Hunde in den höheren Graden und wenn sie nervös wird; — bei Lähmungen; — bei geschwächter Verdauung, Durchfall, Aufblähung, Krampfkolik, krampfhafter Harnverhaltung, und gegen Eingeweidewürmer.

Doch darf man sich, wenn bei diesen Krankheiten bereits ein hoher Grad von Schwäche eingetreten ist, nicht auf den Baldrian allein verlassen, weil er dann bei seinen milden Wirkungen zu wenig leistet.

Man giebt ihn den grossen Hausthieren von 30,0—90,0, Schafen von 8,0—15,0, Hunden von 1,0—8,0 auf einmal und in Zwischenzeiten von 2—4 Stunden wiederholt. Das Mittel kann in Latwergen oder Pillen, bei dringenden Zufällen aber am besten im Infusum angewendet, und mit Kampher, Hirschhornöl, Hirschhornsalz, mit Pfefferminze, mit Säuren und anderen, dem vorhandenen Zustande entsprechenden Mitteln verbunden werden [1].

Aeusserlich kann man den Baldrian als zertheilendes und stärkendes Mittel bei asthenischen Augenentzündungen, bei Quetschungen, bei schlaffen, unthätigen Geschwüren, im Infusum zum Waschen und Bähen, wie auch zu krampfstillenden Clystiren u. s. w. benutzen. (30,0 1 Sgr. 6 Pfg., gr. pulv. 2 Sgr., 250,0 12 Sgr., fein pulv. 5,0 6 Pfg., 30,0 2 Sgr. 8 Pf.)

Als Präparate vom Baldrian giebt es ein Extract, verschiedene Tincturen, und das ätherische Oel. Sie wirken wie die Wurzel, sind aber zu theuer und deshalb in der Thierarzneikunde nicht gebräuchlich.

Anmerkung. Ausser der gewöhnlichen, von der *Valeriana officinalis* kommenden Baldrianwurzel können auch die Wurzeln von dem grossen oder Gartenbaldrian (*Radix Valerianae majoris*, von der *V. Phu*) und von dem Alpenbaldrian (*Radix Spicae celticae*, von der *V. celtica*) wie die erstere benutzt werden, da sie ganz ähnliche, jedoch schwächere Heilkräfte besitzen wie diese.

---

[1] Merkwürdig ist es, dass, wenn *Rad. Valerian.* 2 Theile mit *Kali sulphurat.* 1 Theil in Latwergensubstanz zusammengemengt werden, eine Temperatur-Erhöhung um 18° R. Statt findet.

25) Bertramwurzel, *Radix Pyrethri.*

Von Anacyclus officinarum, 19. Kl. 2. Ordn., Compositae.

§. 228.

Die wirksamen Bestandtheile derselben sind ein scharfes ätherisches Oel in geringer Menge, scharfes Harz, Inulin, Kampher, Gummi und bitterlicher Extractivstoff. — Sie wirkt auf alle Gebilde, mit denen sie in Berührung kommt, als ein durchdringendes Reizmittel, erhöht die Empfindlichkeit bedeutend, erweckt und verstärkt das Bewegungsvermögen, und erregt auch an den Schleimhäuten vermehrte Absonderungen. Bei der innerlichen Anwendung zeigen sich diese Wirkungen am stärksten in der Maul- und Rachenhöhle und an den Verdauungseingeweiden; namentlich verursacht sie in der Maulhöhle eine sehr starke Absonderung von Speichel und Schleim, vermehrte Wärme und grossen Reiz zum Kauen. Die Thätigkeit der Verdauungseingeweide erregt sie bedeutend, und besonders erweckt sie den Appetit. Nach Vitet's Angabe[1] soll sie sogar Entzündung am Eingange des Zwölffingerdarms erregen; ich habe dieselbe von mässigen Gaben nicht entstehen sehen. — Auf den übrigen Körper verbreitet sich die erregende Wirkung ziemlich schnell, jedoch nicht in demselben Grade, wie sie örtlich erscheint, so dass das Mittel hinsichtlich seiner allgemeinen Wirkung und in der Flüchtigkeit ungefähr mit dem Kalmus auf gleicher Stufe steht, ohne jedoch ebenso stärkend zu sein wie dieser.

Die Bertramwurzel findet nur in solchen Krankheitszuständen ihre Anwendung, bei denen ein hoher Grad von Abgestumpftheit *(Torpor)* und Lähmung, besonders in der Maulhöhle, an der Zunge, am Gaumensegel, Kehl- und Schlundkopf, und in den Verdauungseingeweiden besteht. Namentlich ist sie nützlich bei chronischem Katarrh, bei veralteter Bräune, bei Lähmung der Zunge, bei langwieriger Appetitlosigkeit und Unverdaulichkeit, wenn dieselbe blos in Schwäche und Reizlosigkeit begründet ist, bei dem sogenannten Magenkoller der Pferde, selbst bei nervösen Fiebern, die mit grosser Abstumpfung verbunden sind, und bei chronischen Lähmungen der Gliedmaassen.

Die Gabe ist für Pferde und Rinder 15,0—30,0, für Schafe und Schweine 2,0—4,0, für Hunde 0,5—2,5. Die Anwendung geschieht in Latwergen, Pillen oder Infusum. Bei Pferden wurde ehemals die Wurzel auch als sogenanntes Kaumittel oder Speichel erregendes Mittel benutzt, indem man sie entweder in Substanz, oder pulverisirt und mit Enzian- oder Meisterwurzel und dergl. gemengt und in einen leinenen Beutel gethan, auf das Mundstück befestigte und dies den Thieren ins Maul legte. Bei Lähmung der Zunge habe ich das Mittel auf diese Weise mit recht gutem Erfolg angewendet. Mit Wasser gelind gekocht, ist die Wurzel zu reizenden Maulwässern und zum Waschen torpider Geschwüre zu benutzen. — Den Schweinen giebt man die Bertramwurzel (wie alle scharf reizende Mittel) am besten nur in Latwergenform.

---

[1] Am angez. O. S. 261.

26) Eberwurzel, *Radix Carlinae s. Cardopatiae.*

Von Carlina acaulis, 19 Kl. 1. Ordn., Fam. Compositae.

§. 229.

Sie besitzt ähnliche Bestandtheile und Heilkräfte wie der Kalmus (siehe den folgenden §. 230), ist aber etwas mehr flüchtig scharf und daher auch mehr reizend. Sie kann ganz wie der Kalmus und wie die Angelika bei asthenischen Krankheitszuständen angewendet werden, und wurde ehemals in der Thierheilkunst sehr häufig als nervenstärkendes, magenstärkendes, schweiss- und urintreibendes, und den Auswurf beförderndes Mittel benutzt, und selbst zu abergläubischen sogenannten sympathetischen Kuren gebraucht; jetzt ist sie, mit Unrecht, fast ganz in Vergessenheit gekommen.

27) Kalmuswurzel, *Radix s. Rhizoma Calami aromatici s. Acori veri.*

Von Acorus Calamus, 6. Kl. 1. Ordn., Fam Aroideae.

§. 230.

Sie enthält als Hauptbestandtheile ein bitterlich scharfes ätherisches Oel, innig verbunden mit scharfem Harz und bitterm Extractivstoff, — nebenbei ein eigenthümliches Satzmehl, etwas Gummi und Salze. Der Kalmus ist unter den inländischen aromatischen Mitteln das wohlfeilste und zugleich eins der kräftigsten; er wirkt gleichzeitig gelind tonisirend, flüchtig und anhaltend erregend, vorzüglich auf die Verdauungseingeweide und auf die Respirationsorgane, und nähert sich den Wirkungen des Wermuths, der Kamillen, des Baldrians, der Angelika u. s. w. Den erstern übertrifft er in der erregenden Wirkung sehr, steht ihm aber in der tonischen etwas nach; von den Kamillen unterscheidet er sich durch seine grössere gewürzhafte Schärfe, und durch die hiervon abhängige stärkere örtliche und allgemeine Reizung; den Baldrian übertrifft er in der erregenden Wirkung auf das Gefässsystem und auf die Schleimhäute, wie auch durch die stärker reizende und tonische Wirkung auf die Verdauungseingeweide, steht ihm aber in der directen Einwirkung auf das Nervensystem sehr nach; von der Angelika wird er zwar durch grössere Flüchtigkeit übertroffen, er wirkt aber ebenfalls mehr tonisirend als sie.

Die Anwendung der Kalmuswurzel ist bei allen asthenischen Krankheiten angezeigt, besonders aber bei solchen, welche in verminderter Irritabilität im Allgemeinen, in Schwäche und Reizlosigkeit der Verdauungseingeweide, der Schleimhäute, der Lymphgefässe und Drüsen, und in mangelhafter Reproduction beruhen. So benutzt man ihn bei asthenischen Fiebern, z. B. bei gastrischen, bei katarrhalischen, selbst bei nervösen und Faulfiebern, bei Anthraxkrankheiten; — bei Mangel an Appetit, bei schlechter Verdauung, bei öfters wiederkehrender Aufblähung und Kolik, bei anhaltendem, schmerzlosem Durchfall, bei Wurmleiden; — bei asthenischem und chronischem Rheumatismus; — bei dergleichen Katarrh, Druse, Bräune und Lungenentzündung, wenn viel zäher Schleim abgesondert und mit Beschwerde ausgeworfen wird; bei der Lungenseuche des Rindviehes in den späteren Perioden, ebenso bei der Fäule der Schafe, bei ödematösen Anschwellungen unter der Haut; — bei Abmagerung in Folge mangelhafter Verdauung aus Schwäche;

bei Koller, bei Staupe, bei Krämpfen und Lähmungen, — hierbei jedoch mehrentheils nur als passendes Unterstützungsmittel für andere, mehr kräftige Reizmittel.

Eine Gabe für Pferde und Rindvieh ist 15,0—45,0, für Schafe und Schweine 8,0—15,0, für Hunde 1,0—4,0, alle 3—4 Stunden wiederholt. Die Anwendung kann in allen Formen geschehen, und Zusätze macht man nach Bedürfniss der Umstände, ähnlich wie bei dem Baldrian und den Kamillen.

Aeusserlich ist der Kalmus nach den allgemeinen Andeutungen (§§. 197 und 202) als ein sehr wirksames aromatisches Mittel zu gebrauchen.

In den Apotheken ist die Wurzel geschält, *Rad. Calami decorticata*, — was zum thierärztlichen Gebrauch nicht nöthig ist und den Preis erhöht. (30,0 von *Rad. decortic.* 10 Pfg., zerschn. oder gr. pulv. 1 Sgr. 2 Pfg., 250,0 7 Sgr., fein pulv. 30,0 1 Sgr. 4 Pfg.)

Das Extract, die Tinctur und das ätherische Oel sind sehr wirksame Präparate, aber des Preises wegen nicht gebräuchlich, wenigstens nicht bei grossen Thieren.

28) Knoblauch, Knoblauchzwiebeln, *Radix s. Bulbus Allii.*

Von Allium sativum, 6. Kl. 1. Ordn., Fam. Asphodeleae.

§. 231.

Der hauptsächlich wirksame Bestandtheil ist ein flüchtiges Oel von durchdringendem und stechendem Geruch, in Verbindung mit etwas Schwefel (Allylsulfür), und ausserdem etwas Satzmehl und sehr viel Schleim. — In der Wirkung auf den Thierkörper erscheint der Knoblauch bei innerlicher und äusserlicher Anwendung sehr ähnlich dem Senf und Meerrettig; doch geht er mehr als diese Mittel in das Blut über, und ertheilt der ausgeathmeten Luft und der Milch seinen eigenthümlichen Geruch, der letzteren sogar auch seinen Geschmack; der Urin erhält von ihm ebenfalls einen stärkeren Geruch, der aber nicht immer knoblauchartig ist. Auch wirkt er mehr auf die Schleimhaut der Respirationsorgane specifisch erregend als jene Mittel, und ausserdem ist er den Würmern sehr zuwider.

Man wendet den Knoblauch innerlich an: bei Schwäche, Reizlosigkeit, Unthätigkeit und Verschleimung der Verdauungseingeweide; bei daher entstandener Appetitlosigkeit, Krampfkolik oder Windkolik, bei dem Aufblähen; gegen Eingeweidewürmer; bei Verschleimung in der Lunge und Luftröhre und bei dem sogenannten schleimigen Dampf; bei veralteter Druse, Mauke und Räude, bei Rheumatismus, bei ödematösen Anschwellungen und bei beginnender Wassersucht; bei Sand und Gries in den Harnwerkzeugen; bei dem Pips der Hühner. — Daubenton empfahl ihn auch zur Erregung des Geschlechtstriebes der Schafe.

Er kann Pferden und Rindern von 15,0—45,0, Schafen und Schweinen von 4,0—15,0, Hunden von 1,0—4,0 täglich 4—6 Mal gegeben werden. Zur Anwendung wird er entweder klein gehackt in einer Düte zerquetscht und mit Kalmus, Alant, Kümmel, Anis, Kochsalz und dergl. zur Latwerge oder zu Pillen gemacht, — oder mit Milch, Bier oder Wasser heiss infundirt und mit bitteren oder aromatischen Mitteln versetzt. In dieser letztern Verbindung kann er, nach der Beobachtung mancher Thierärzte, die Asa foetida ersetzen. — Den Schafen giebt man ihn zerquetscht und mit Kleie und Salz gemengt in Lecken.

Aeusserlich kann der Knoblauch bei verhärteten Drüsen- und anderen torpiden Geschwülsten und ebenso bei dergl. alten Geschwüren gebraucht werden, um sie in bessere Thätigkeit zu versetzen und die Eiterung zu befördern. Er wird hierzu entweder zerquetscht in Form eines Breies etwas dick auf die betreffende Stelle gelegt, oder mit gleichen Theilen Fett durch blosses Zusammenmengen oder durch gelindes Zusammenschmelzen zu einer Salbe gemacht, welche theils eingerieben, theils mässig dick aufgetragen wird. — Bei der Räude und bei flechtenartigen Hautausschlägen ist diese Salbe ein vortreffliches Mittel, wenn dicke, festsitzende Schorfe vorhanden sind; wo diese fehlen, kann man auch eine Mischung von ein Theil zerquetschtem Knoblauch mit 6—8 Theilen Branntwein zum Waschen der räudigen Stellen mit gutem Erfolge benutzen. — Bei Stichen von Insekten ist der ausgepresste Saft als ein wirksames und schnell zu erlangendes Hausmittel empfohlen.

Anmerkung. Die gemeine Zwiebel (*Radix Cepae*, von *Allium Cepa*) hat ziemlich dieselben Bestandtheile und dieselben Wirkungen wie der Knoblauch, ist aber etwas milder und weniger wurmwidrig als dieser. Sie kann auf dieselbe Weise wie der Knoblauch, aber in etwas stärkeren Gaben benutzt werden. — Dasselbe gilt auch von den meisten Varietäten des Knoblauchs und der Zwiebeln.

29) Liebstöckelwurzel, *Radix Levistici s. Ligustici.*

Von Levisticum officinale, 5. Kl. 2. Ordn., Fam. Umbelliferae.

§. 232.

Aetherisches Oel, viel gewürzhaft-scharfer Extractivstoff und Harz sind ihre wirksamen Bestandtheile. Sie ist in ihren Eigenschaften und Wirkungen mit der Angelika sehr verwandt, besitzt aber weniger Bitterkeit und ist weniger stärkend als diese, so dass sie vielmehr als allgemeines, sehr flüchtiges und etwas scharfes Reizmittel wirkt. Denn ihre Wirkungen erscheinen gleichmässig über alle Systeme des Körpers verbreitet, und die Functionen aller Organe werden erhöht, besonders wenn sie aus Schwäche und Reizlosigkeit vermindert waren; vorzüglich werden jedoch die Absonderungen der Schleimhäute, der Nieren und der Haut sehr befördert. Man glaubte auch, dass bei Kühen nach der Anwendung der Liebstöckelwurzel die Milch den Geruch und Geschmack derselben annimmt; allein Viborg hat dies durch Versuche widerlegt[1], und ich muss ihm beistimmen, da ich bei meinen hierüber an mehreren Kühen angestellten Versuchen diese Einwirkung auf die Milch ebenfalls nicht gefunden habe.

Das Mittel findet seine Anwendung nur bei asthenischen, torpiden Krankheiten, und namentlich bei Krämpfen, bei Krampf- und Blähungskolik, bei chronischen Diarrhöen, bei Verschleimungen, bei unterdrückter Hautausdünstung, daher bei Rheumatismus, Katarrh, Druse und Lungenentzündung

[1] Sammlung von Abhandlungen, 4. Bd. S. 209. Er gab die Wurzel in steigenden Gaben bis zu 8 Unzen pro dosi durch 6 Tage: — ich gab sie bis zu 1 Pfund und durch 8 Tage.

mit asthenischem Character, bei bösartigen, fauligen Pocken der Schafe, bei der Fäule, bei Wassersuchten, selbst bei Räude, Rotz und Wurm.

Die Gabe beträgt für Pferde 30,0—60,0, für Rindvieh 60,0—120,0. für Schafe und Schweine 4,0—15,0 und für Hunde 2,0—8,0; die Anwendung kann in allen Formen, nur nicht im Decoct, geschehen, und Zusätze werden von Wachholderbeeren, Kalmus, Pfefferminze, Kampher, Terpenthinöl, Spiessglanzpräparaten und dergl. gemacht.

Von der äusserlichen Anwendung gilt dasselbe, was hierüber von der Angelika gesagt worden ist. (30,0 1 Sgr., geschn. oder grob pulv. 1 Sgr. 4 Pfg., fein pulv. 2 Sgr.)

Anmerkung. Das Liebstöckelkraut *(Herba Levistici)* besitzt dieselben Bestandtheile, welche die Wurzel hat, und kann daher wie diese bei den oben bezeichneten Krankheiten angewendet werden. — Der Liebstöckelsamen *(Semen Levistici)* scheint fast noch wirksamer zu sein als die Wurzel, und sollte daher nicht ganz so in Vergessenheit gerathen, wie es bisher geschehen ist.

30) Meerrettigwurzel (Kreen), *Radix Armoraceae s. Raphani rusticani.*

Von Cochlearia armoracea, 15. Kl. 2. Ordn., Fam. Cruciferae.

§. 233.

Die Chemie hat in dieser allgemein bekannten scharfen Wurzel sehr verschiedenartige Bestandtheile nachgewiesen, unter denen jedoch ein brennend scharfes ätherisches Oel und ein flüchtig scharfer Stoff die wirksamsten sind. — Der Meerrettig wirkt im frischen Zustande auf die betroffenen Organe sehr kräftig reizend; auf der äussern Haut erregt er selbst Röthe und oberflächliche Entzündung; im Magen und Darmkanal befördert er die wurmförmige Bewegung, treibt sehr kräftig Blähungen ab und erregt den Appetit; in der Schleimhaut der Respirationsorgane befördert er die absondernde Thätigkeit, und bei asthenischen Zuständen mindert und verdünnt er den zu zäh abgesonderten Schleim; am kräftigsten aber wirkt er auf die Harnwerkzeuge und verstärkt ihre Absonderung. Auch die Lymphgefässe und Lymphdrüsen scheint er zu grösserer Thätigkeit anzuregen. Dass er die Hautausdünstung vermehrt, habe ich nie beobachtet.

Der Meerrettig kann innerlich unter ähnlichen Umständen, wo der Senf und wo die Wachholderbeeren als nützlich empfohlen sind, mit gutem Erfolge gebraucht werden: wie z. B. bei Pferden und Rindern, die an mangelhaftem Appetit leiden, ohne dass andere Krankheitssymptome damit verbunden sind, besonders nach vorausgegangener Ueberladung der Verdauungseingeweide; ebenso bei dem öfters wiederkehrenden Aufblähen des Rindviehes und bei Windkolik der Pferde, wenn Schwäche und Reizlosigkeit der Eingeweide hierbei besteht; bei Verschleimung der Respirationsorgane und daher entstandener Kurzathmigkeit; bei veralteter Druse, Mauke und Räude, bei wassersüchtigen Anschwellungen an den Extremitäten oder am Bauche und an der Brust, selbst bei Brust- und Bauchwassersucht, vorzüglich bei der Fäule der Schafe, und bei Anhäufung von Schleim und Sand in der Urinblase. — Auch als Präservativmittel zur Verhütung gastrischer und cachectischer Krankheiten benutzt man diese Wurzel, wenn man genöthigt ist, die Thiere mit Futter von schlechter Beschaffenheit zu füttern; sie erfüllt hier den

Zweck, indem sie die Thätigkeit der Verdauungs- und Assimilationsorgane vermehrt, steht jedoch hierin den Wachholderbeeren nach.

Der Meerrettig wird immer nur als Hausmittel, wo er frisch und wohlfeil zu haben ist, angewendet.

Man giebt ihn für Pferde und Rinder von 90,0—240,0, für Schafe und Schweine von 30,0—60,0, für Hunde von 8,0--15,0, täglich 2 – 3 Mal.

Da fast alle Thiere, vorzüglich aber Pferde und Schafe den Meerrettig sehr gern fressen (wenn sie nur nicht eben an gänzlicher Appetitlosigkeit leiden), so kann man ihnen die klein zerschnittene Wurzel mit Mehl, Kleie, Hafer oder Häcksel (Siede) gemengt, sehr leicht beibringen; fressen sie dieselbe aber nicht, so kann man entweder die Wurzel schaben oder zerreiben und mit Mehl und anderen passenden Mitteln, z. B. Kalmus, Baldrian, Kochsalz und dergl. zur Latwerge oder zu Pillen machen; oder man kann sie ebenfalls zerreiben, mit Wasser, mit Bier oder Essig kalt übergiessen, nach 12 Stunden durchseihen und auspressen, und die Flüssigkeit eingeben.

Fast in allen Fällen muss der Meerrettig durch längere Zeit fortgebraucht werden, wenn man vollständige und dauernde Wirkungen von ihm sehen will.

Aeusserlich ist die Wurzel als Reizmittel ganz ähnlich wie der Senf zu benutzen; die Wirkung tritt fast noch schneller ein, ist aber schwächer und von kürzerer Dauer als bei dem letztern. Man hat sie besonders zur Anwendung auf schlaffe, unthätige und callöse Geschwüre, und auf schmerzlose Geschwülste und verhärtete Drüsen empfohlen, um dieselben zur Zertheilung zu bringen, oder um die Eiterung in ihnen zu erregen. Zu diesem Zwecke soll sie zerrieben, mit etwas Essig, oder noch besser, mit Senf und Sauerteig zum Brei auf die kranken Theile applicirt werden.

Anmerkung. Das Löffelkraut (*Cochlearia offic.*) hat im frischen Zustande mit dem Meerrettig in den Eigenschaften eine grosse Aehnlichkeit, ist aber viel schwächer, und wird jetzt nur noch, wo es zu haben ist, als diätetisches Mittel in denselben Krankheiten benutzt, wo der Meerrettig empfohlen ist. — Ehedem war von ihm auch der Löffelkrautspiritus in der Thierarzneikunde im Gebrauch.

31) Meisterwurzel (Magistrenzwurzel), *Radix Imperatoriae s. Ostruthii.*

Von Imperatoria Ostruthium, 5. Kl. 2. Ordn., Fam. Umbelliferae.

§. 234.

Das ätherische Oel ist in ihr mit einem ziemlich scharfen Harz, mit bitterm Extractivstoff und mit Schleim verbunden. Sie ist ein sehr kräftiges Heilmittel, dessen flüchtig scharfe und zugleich stärkende Wirkungen mit denen der Angelika die grösste Aehnlichkeit haben, aber weit stärker und anhaltender reizend sind als bei dieser.

Die Meisterwurzel ist in denselben Fällen, wo die Angelika und der Kalmus angezeigt ist, zu benutzen, passt aber bei jenen Krankheiten besonders dann, wenn die Unempfindlichkeit einen sehr hohen Grad erreicht hat, und wenn Lähmung besteht.

Man giebt sie für Pferde und Rinder von 15,0—30,0, für Schafe von 4,0—12,0, für Hunde von 0,5—2,0 in Form und Verbindung wie bei der Angelika.

32) Weisse Pimpinellwurzel oder Bibernellwurzel, *Radix Pimpinellae albae, s. Pimpinellae nostratis.*

Von Pimpinella Saxifraga, 5. Kl. 2. Ordn., Fam. Umbelliferae.

§. 235.

Die weisse Pimpinelle ist in ihren Eigenschaften mit der Bertramwurzel fast ganz übereinstimmend, nur ist sie etwas weniger aromatisch. Ihre örtlichen und allgemeinen Wirkungen stimmen ebenfalls mit denen des vorigen Mittels überein; doch hält man sie für milder und schreibt ihr dabei stärkere Erregung der Harnabsonderung und der Hautausdünstung zu. — Die Anwendung der Pimpinelle ist mehr gebräuchlich als die der Bertramwurzel, findet aber in denselben Krankheiten und ganz auf dieselbe Weise Statt, wie bei dieser. (30,0 10 Pfg., gr. pulv. 1 Sgr. 4 Pfg., fein pulv. 1 Sgr. 6 Pfg.)

Anmerkung. Die Wurzel der schwarzen Bibernelle *(Pimpinella nigra)* besitzt im Wesentlichen dieselben Eigenschaften, und kann daher wie die weisse Bibernelle gebraucht werden.

§. 236.

Ausser den bisher speciell betrachteten aromatischen Mitteln giebt es noch eine Menge anderer, welche aber in der Thierheilkunde weniger gebräuchlich sind. Es gehören hierher: *a)* die virginische Schlangenwurzel *(Radix Serpentariae virginianae)*, in der Wirkung der Angelika und einigermaassen dem Kampher ähnlich, zum thierärztlichen Gebrauch zu theuer (30,0 3 Sgr. 10 Pfg.); Gebrauch und Anwendung wie bei der Angelika; — *b)* die gemeine Osterluzeiwurzel *(Radix Aristolochiae vulgaris s. tenuis)* (o), bitter und kampherartig, der vorigen ähnlich, aber etwas schwächer; — *c)* die runde Osterluzeiwurzel *(Radix Aristolochiae rotundae)* (o), und *d)* die runde Hohlwurzel *(Radix Aristolochiae fabaceae s. cavae)* (o) sind beide weniger flüchtig, sondern mehr bitterlich scharf; Anwendung wie bei Kalmus; — *e)* die weisse Diptamwurzel *(Radix Dictamni albi)* (o); — *f)* die Bärwurzel *(Radix Meu s. Athamantici)* (o); *g)* die Mannstreuwurzel *(Radix Eryngii)*, alle drei von ähnlichen, aber schwächeren Eigenschaften als die beiden letzteren, jetzt nicht mehr gebräuchlich; — *h)* die Galgantwurzel *(Radix Galangae)*, etwas bitter, scharf gewürzhaft, ähnlich wie Kalmus, aber mehr erregend, und wie letzteres Mittel zu gebrauchen (30,0 1 Sgr. 3 Pfg. ; — *i)* der Ingwer oder die Ingwerwurzel *(Radix Zingiberis)* (30,0 1 Sgr. 2 Pfg.) und *k)* die Zitwerwurzel *(Radix Zedoariae)* (30,0 1 Sgr.), beide fast von gleicher Qualität, flüchtig, brennend scharf, der Meisterwurzel ähnlich und wie diese anzuwenden, recht wirksam und von den englischen Thierärzten häufig benutzt; — *l)* die Kurkuma, Gelbwurzel *(Radix Curcumae)* (o), ähnlich den letzteren, aber weit schwächer, mehr bitter; — *m)* die Winter's Rinde *(Cortex Winteranus)*, tonisch und etwas scharf aromatisch, aber zum thierärztlichen Gebrauch viel zu theuer (o); — *n)* Zimmt, Zimmtrinde *(Cortex Cinnamomi s. Canella ceylanica, s. Cinnamomum acutum)* (30,0 3 Sgr. 10 Pfg.) und Zimmtcassia *(Cassia cinnamomea)* (30,0 2 Sgr. 8 Pfg.), flüchtig und angenehm aromatisch; sie bringen ausser den Wirkungen der aromatischen Mittel überhaupt, auch noch specifisch eine erhöhte Thätigkeit in der Gebärmutter hervor, und werden deshalb bei zu geringen

Geburtswehen und bei atonischen Blutflüssen aus der Gebärmutter, für Pferde und Rinder 15,0, für Schafe 4,0, für Hunde 1—2 Grm., im Infusum von Kamillen und dergleichen benutzt; — *o)* Pomeranzenschalen *(Cortices Aurantiorum)* (30,0 1 Sgr.), bitter aromatisch, zu entbehren; unreife Pomeranzen *(Fructus Aurantiorum immaturi)*, mehr bitter, gleichfalls zu theuer und entbehrlich; Pomeranzenblätter *(Folia Aurantiorum)*, von geringer Wirksamkeit, ganz entbehrlich; — *p)* Citronenschalen *(Cortices Citri)*, schwächer tonisch als die Pomeranzenschalen, höchstens als Hausmittel zu benutzen; — *q)* Gewürznelken *(Caryophylli aromatici)*, sind das feurigste und stärkste gewürzhafte Mittel, und bei allen, in hohem Grade asthenischen, torpiden Zuständen zu benutzen, jedoch nur sehr selten angewendet (30,0 1 Sgr. 10 Pfg.); — *r)* die Cubeben, der Cubebenpfeffer (*Cubebae s. Piper caudatum)*, auch zu theuer (30,0 4 Sgr.), und *s)* die Paradieskörner *(Grana Paradisi)*, sind dem Pfeffer ähnlich, etwas milder, jetzt nicht mehr gebräuchlich; — *t)* der Coriander *(Semen Coriandri)* und *u)* der römische Kümmel *(Semen Cumini)*, kommen mit dem gewöhnlichen Kümmel überein, sind zu theuer und ganz zu entbehren; — und *v)* der Thee, chinesische Thee *(Folia Theae)*, ätherisches Oel, Gerbsäure und Theïn enthaltend, das Gefäss- und Nervensystem erregend, ist bei asthenischen Zuständen und Krämpfen im Infusum mit Wasser zu benutzen.

Zweite Abtheilung.

Kampher oder Camphor. *(Camphora.)*

Von Camphora officinarum s. Laurus camphora Lin., 9. Kl. 1. Ordn., Fam. Laurineae, Bäume in China, Japan, Cochinchina und Java.

§. 237.

Der Kampher ist eine weisse, etwas durchscheinende, sehr leichte Substanz von eigenthümlichem, durchdringendem aromatischen Geruch und etwas bitter-aromatischem Geschmack; beim Kauen erzeugt er im Munde zuerst ein Gefühl von Wärme, nachher aber von Kälte. Er verdunstet selbst bei gewöhnlicher Temperatur sehr leicht; er lässt sich schwer pulverisiren, weshalb man früher ihn schabte *(Camphora rasa)*; mit einigen Tropfen Weingeist befeuchtet ist er jedoch pulverisirbar. Weingeist, Aether, ätherische und fette Oele, auch Essigsäure lösen ihn leicht auf, ohne ihn zu zersetzen, aber die concentrirten Mineralsäuren thun letzteres; in Wasser löst er sich äussert wenig (in 525 Theilen Wasser nur 1 Theil Kampher), aber durch Schleim, Eiweiss und Eigelb kann er leicht mit grösseren Mengen Wassers innig gemengt werden (Emulsionform). Aetzende Alkalien lösen ihn nicht auf, mit Seifen verbindet er sich jedoch leicht.

Der Kampher findet sich als ein von der Natur erzeugter Stoff in mehreren Pflanzen, z. B. in vielen Labiaten, in dem exotischen Kampherbaum, und besonders in dem oben genannten Laurus camphora. Aus dem Holz, den Zweigen und Blättern des letztern Baumes wird der gewöhnliche Kampher zuerst durch Destillation mit Wasser in grossen eisernen Gefässen mit aufgesetzten irdenen Helmen, die im Innern mit Reisstroh gefüllt sind, gewonnen, dann aber mit Zusatz von ungelöschtem Kalk, Kreide und Knochenkohle in gläsernen Gefässen sublimirt und gereinigt oder raffinirt [1].

In den Labiaten besteht der Kampher nur in flüssiger Form, gebunden an ätherisches Oel, aus welchem er aber nach einiger Zeit sich von selbst in krystallinischer Form ausscheidet. Die Menge des Kamphers in den Labiaten ist zwar nur gering, aber das Vorkommen in dieser Verbindung deutet auf die nahe Verwandtschaft des Kamphers mit den ätherischen Oelen, und noch mehr zeigt sich dies in der elementaren Zusammensetzung, indem diese der der ätherischen Oele ganz ähnlich ist, nämlich grösstentheils Kohlenstoff (79,28), Wasserstoff (10,36) und Sauerstoff (10,36), oder nach chemischer Formel: $C_{10}H_8O$.

Hiernach erscheint der Kampher als ein modificirtes, erstarrtes ätherisches Oel, als ein sogenanntes Stearopten.

§. 238.

In seinen Wirkungen auf den Thierkörper zeigt der Kampher mit den ätherisch-öligen Mitteln eine grosse Aehnlichkeit, aber mit keinem dieser Mittel eine völlige Uebereinstimmung, sondern er verhält sich in mehrerlei Hinsicht von ihnen doch etwas verschieden.

In physiologischer Hinsicht ist hierüber Folgendes zu bemerken.

Wenn man einem gesunden Pferde oder Rindvieh 1—2 Drachmen (c. $3^{1}/_{2}$—8 Gramme) pulverisirten und mit einem fetten Oel oder mit Eigelb und Wasser abgeriebenen Kampher eingiebt, so bemerkt man in der Regel nur folgende geringe Erscheinungen: die Schleimhaut des Maules wird zuerst etwas dunkler geröthet, und die Absonderung des Schleims bald mehr, bald weniger vermehrt (wohl nur in Folge und nach dem Grade der örtlichen Reizung); — nach 10—15 Minuten fühlt man die Arterien voller, aber nicht viel härter und ihre Pulse um 2, 5—8 in der Minute vermehrt; die Schleimhaut der Nase und die Bindehaut der Augen wird nun ebenfalls etwas mehr geröthet, der Blick etwas muntrer, und die ausgeathmete Luft nach Kampher riechend; die Respiration selbst bleibt aber mehrentheils unverändert oder wird nur unbedeutend verstärkt; ebenso wird die Temperatur und die Ausdünstung der Haut nur wenig oder gar nicht erhöht, letztere auch nicht nach Kampher riechend; der Urin, der Koth, und bei Kühen die Milch, erscheinen nach einer einzelnen solchen Gabe nicht verändert. Macht man gegen 1 bis $1^{1}/_{2}$ Stunden nach dem Eingeben einen Aderlass, so zeigt das Blut, im Vergleich zu dem Blut, welches man vor dem Versuch von dem Thiere genommen hat, eine etwas heller geröthete Farbe, es gerinnt schneller, scheidet nicht so viel Faserstoff und Serum aus, und oft gerinnt es zu einem gleichförmigen Kuchen, während das zuerst abgelassene Blut sich bald in die gewöhnlichen Bestandtheile zersetzt (eine Erscheinung, die ganz constant auch nach grösseren Gaben zu bemerken ist). — Mit Verlauf von 2 Stunden

---

[1] Ausser dem auf diese Weise gewonnenen, gewöhnlichen oder officinellen Kampher giebt es noch concreten Kampher, der sich in dem auf Borneo und Sumatra einheimischen Kampherbaum (Dryobalanops Camphora) findet, aber zu theuer ist.

nehmen die bemerkten Veränderungen allmälig wieder ab, und nach etwa 5 Stunden ist jede Spur dieser Wirkung verschwunden.

Bei Schafen bemerkt man ähnliche Erscheinungen nach der Anwendung einer halben bis ganzen Drachme (circa 2—4 Gramme), und bei Hunden nach der Anwendung von 10—30 Gran (circa $^1/_2$—2 Gramme) des Mittels; — aber von Gaben, die kleiner waren als die eben bezeichneten, habe ich bei den verschiedenen Thieren im gesunden Zustande niemals eine bestimmte Wirkung wahrnehmen können.

Giebt man auf dieselbe Weise einem grossen Hausthier $^1/_2$—1 Unze (15,0—30,0), einem Schafe 1—1$^1/_2$ Drachme (4—6 Gramme), und einem Hunde $^1/_2$—1 Drachme (2,0—4,0), so entstehen die eben angeführten Erscheinungen in derselben Art, jedoch im stärkern Grade und deutlicher; ausserdem finden sich noch in den meisten Fällen leichte Zuckungen an den Lippen, zuweilen auch an den Muskeln des Hinterkiefers, des Halses und an den oberflächlichen Muskeln der Hinterbacken. Diese Zuckungen treten jederzeit etwas später ein, als die Veränderung am Pulse; sie wiederholen sich in sehr ungleichen Zwischenräumen, bald oft, bald selten, und sind zuweilen nur während einer, oft aber durch 3—4 Stunden zu bemerken. In den meisten Fällen war dabei die Empfindlichkeit etwas erhöht, der Puls zuletzt kleiner, aber dabei noch beschleunigt. Das Athmen geschah schneller, und die ausgeathmete Luft roch durch mehrere Stunden stark nach Kampher. Die Dauer der ganzen Wirkung war nicht viel länger als nach einer kleineren Gabe, nämlich 3—5 Stunden.

Nach der Anwendung einer Gabe von 60—120 Grammen Kamphers bei gesunden Pferden und Rindern, oder 8—15 Grammen bei Schafen, und von 4—12 Grammen bei Hunden, zeigte sich zuerst die erregende Wirkung an den Schleimhäuten, am Puls, Herzschlag und Athem, wie von den kleinen Gaben; aber die Convulsionen an den Lippen, an den Kaumuskeln, Halsmuskeln u. s. w. traten viel heftiger ein; sie ergriffen das Thier sehr plötzlich, und äusserten sich zum Theil in einzelnen auf einander folgenden Erschütterungen, welche vom Kopfe her auszugehen schienen und sich nach allen Richtungen so schnell verbreiteten, dass sie den Wirkungen der electrischen Schläge ähnlich erschienen; zum Theil äusserten sie sich aber auch in einer langsamern Zusammenziehung der Streckmuskeln am Halse, so dass dieser und zugleich der Kopf von Zeit zu Zeit durch einige Secunden in die Höhe gehoben, und ganz steif ausgestreckt wurde. Pferde erhielten dabei das Ansehen, als ob sie am Starrkrampf des Vorderkörpers litten. Zuweilen wurden auch die Beugemuskeln des Halses vorherrschend vom Krampf ergriffen, so dass der Hals nach unten oder nach einer Seite gekrümmt erschien. Zwischen diesen beiden Formen der Krämpfe trat noch, ebenfalls von Zeit zu Zeit wiederholt, ein unwillkührliches Kauen ein, wobei die Thiere durch eine halbe bis ganze Minute den Unterkiefer sehr schnell bewegten und oft seitwärts gerichtet hielten. Hunde zeigten dieses Kauen in grösster Heftigkeit, und dabei zugleich eine stark vermehrte Absonderung von Speichel und Schleim im Maule, wodurch gewöhnlich ein dicker Schaum an demselben entstand, und die Thiere ganz so wie mit Epilepsie behaftet aussahen. Man hat diese Zufälle sogar mit denen der Hundswuth ähnlich finden wollen. Bei den übrigen Thieren war die Absonderung im Maule nur unbedeutend vermehrt, und bei manchen Pferden fand ich das letztere sogar etwas trockener als vorher. — Mit den

Convulsionen, oft auch schon vor ihrem Eintritt, erschien die Empfindlichkeit stets erhöht. Die leiseste Berührung der Thiere (besonders das Betasten der Augen, und das Aufheben des Kopfes), oder ein geringes Geräusch, selbst das Auftreten mit ihren eigenen Füssen auf den Erdboden, erregte die Convulsionen augenblicklich von neuem, und man konnte dieselben durch solche äussere Einwirkungen ganz willkührlich hervorrufen. War es in der Nähe der Thiere recht ruhig, und waren diese sich selbst überlassen, so traten die Anfälle seltener ein, als unter entgegengesetzten Umständen.

Bei und zwischen diesen Convulsionen haben die Thiere in der ersten Zeit, und oft auch, wenn die Wirkung nur einen mässigen Grad erreicht. während der ganzen Dauer derselben ihr völliges Bewusstsein; denn sie kennen den Wärter, hören auf den Zuruf, sehen und fürchten den drohenden Stock, Pferde wollen schlagen, Hunde beissen u. s. w. Dagegen leidet aber die regelmässige Bewegung fast immer; die Thiere heben wenigstens beim Gehen die Beine höher auf, springen auch zuweilen unregelmässig vorwärts oder zur Seite, drehen nach einer Seite und dergl. Manche Hunde krochen unwillkührlich und mit sonderbaren Geberden rückwärts, wenn sie vor einem hinter ihnen befindlichen Stock vorwärts fliehen wollten, und es war deutlich zu sehen, dass ihre Gesammtbewegungen nicht mehr unter der Kraft des Willens standen, insbesondere nicht mehr gehörig combinirt wurden. Diese Erscheinungen waren jedoch nur von kurzer Dauer, und nach ihrem Verschwinden war die Bewegung und das Benehmen der Thiere wieder regelmässig. — Manche Thiere zeigten Schmerz im Leibe, sahen sich nach demselben um, wälzten sich auch, setzten oft Koth ab, stellten sich oft zum Uriniren; Pferde hingen den Penis aus und trippelten mit den Füssen, jedoch ohne viel Urin zu entleeren. Der Appetit war immer unterdrückt. die Temperatur der Haut erhöht und die Venen der letztern waren reichlich mit Blut erfüllt.

Gewöhnlich waren nach 4, 8, höchstens 12 Stunden die Krämpfe schwächer und seltener, die erhöhte Empfindlichkeit verschwunden, die Bewegung und der Gang wieder ganz regelmässig, die Thiere erschienen munter und zeigten Appetit; aber die Pulse blieben noch bedeutend vermehrt (zuweilen bis 100 in einer Minute), jedoch klein und weich. — In anderen Fällen wurden die Krämpfe binnen kurzer Zeit sehr heftig, und die Thiere dabei so angegriffen, dass sie sich während des Anfalles nicht auf den Beinen erhalten konnten, sondern niederstürzten und dann mit Kopf und Füssen herumschlugen. Dabei wurde gewöhnlich das Maul weit geöffnet, der Augapfel heftig nach verschiedenen Seiten gerollt; Pferde wieherten von Zeit zu Zeit. Hunde und Schafe schienen zuweilen am Hintertheil gelähmt zu sein; sie lagen mit demselben fest auf dem Boden, während sie sich mit dem Vordertheil aufrichteten und die Vorderfüsse ängstlich nach allen Seiten bewegten. Im höchsten Grade der Wirkung verloren die Thiere das Sehvermögen, das Gehör und Gefühl, und dabei auch das Bewusstsein; aber sowohl dieses wie auch die Sinnesthätigkeit kehrten wieder, wenn der Paroxysmus vorüber war. Nach mehreren solchen heftigen Anfällen minderten und verloren sich entweder die Erscheinungen, oder sie wurden heftiger, anhaltender und gingen zuletzt in einen, dem Schlagfluss ähnlichen Zustand über, in welchem die Thiere mehrentheils betäubt lagen, nur zuweilen noch einige convulsivische Bewegungen machten und zuletzt unter denselben starben.

Machte man zur Zeit der heftigen Krämpfe einen Aderlass, so minderten sich die Zufälle hierauf ganz sichtbar.

Die Zeit des Eintrittes, der Grad und die Dauer der Erscheinungen war bei verschiedenen Thieren derselben Art nach einer gleichmässig grossen Gabe des Kamphers sehr verschieden. Vitet sah nach einer halben Unze (15 Grm.) sehr starke Zufälle, und nach 1 Unze (30 Grm.) den Tod bei vier Pferden erfolgen [1]; und Tabourin [2] hat diese Wirkung von 60 Grm. erfolgen sehen. Dagegen habe ich oft von Gaben bis zu 30 Grammen bei Pferden kaum die Spur von Nervenzufällen, und von weniger als 2 Unzen niemals den Tod entstehen sehen; bei manchen Pferden trat er erst nach 6 Unzen (180,0) ein; einzelne Hunde starben von 2 Drachmen (8,0), andere ertrugen $^1/_2$ Unze (15,0) ohne heftige Wirkung, und bei Schafen verhielt es sich nach Gaben von 3—4 Drachmen (12,0—15,0) ganz ähnlich.

Wiederholt man grosse Gaben des Kamphers in mehreren Tagen nach einander, so erscheinen die Zufälle der primären Aufregung nach den späteren Gaben gewöhnlich immer schwächer; aber die Hautausdünstung erhält einen deutlich erkennbaren Geruch nach Kampher, der sich auch am Blute und, jedoch weniger stark, am Urin und bei Kühen an der Milch wahrnehmen lässt. Zuweilen tritt aber auch nach mehreren mässigen Gaben eine starke und anhaltende Wirkung ein. Thierarzt Ritzel (Teutsche Zeitschr. Bd. X. Heft 2. S. 190) sah bei einer Kuh von nicht ganz 10 Drachmen (ca. 38,0) Kamphers, welche mit Altheeschleim in 5 Tagen eingegeben waren, nach der letzten Gabe noch keine Wirkung; aber am folgenden Tage liess die Kuh vom Fressen ab, am dritten traten Kolikzufälle ein, am vierten hatte sie dieselben noch und dabei 80 Pulse und 25 Athemzüge in der Minute; auch will der Beobachter einen kaum merklichen Kamphergeruch in der Hautausdünstung wahrgenommen haben. Am fünften Tage ermunterte das Thier sich und am sechsten frass es wieder, aber es erholte sich spät, blieb lange matt und magerte am Hintertheil gänzlich ab. Das Thier hatte an Nymphomanie gelitten, welche sich auf die ersten Gaben gemindert, und nach der heftigen Wirkung ganz verloren hatte, aber es war durch den Schwund in seinem Werthe vermindert.

In den Cadavern der mit Kampher getödteten Thiere findet man: einen starken Kamphergeruch an und in den meisten Eingeweiden, selbst im Gehirn, und oft auch an den Muskeln; — das Blut überall schwarz und flüssig; — die Schleimhaut des Magens und Darmkanals, namentlich am Dickdarm, entzündet, jedoch in den einzelnen Fällen nicht gleichartig, sondern hinsichtlich des Ortes, der Ausbreitung und Heftigkeit sehr verschieden; — an den Nieren und Geschlechtstheilen nichts Abnormes; die Harnblase bald voll bald leer, ihre Schleimhaut etwas stärker geröthet; — die Lungen ganz mässig aufgetrieben, aber stärker geröthet; das Herz dunkelroth, seine Gefässe stark mit Blut angefüllt, die Kammern und Vorkammern desgleichen, und die innere Fläche mit dunkelrothen Flecken (mit kleinen Ecchymosen) besetzt; — Luftröhre und Kehlkopf, Maul- und Rachenhöhle ohne Veränderung; die Hirnhäute, das grosse Gehirn, die Adergeflechte und das Rückenmark,

[1] Médecine vétérinaire, p. 284.
[2] Matière médicale, Tome I. p. 714 und Journ. de méd. vétérin. de Lyon 1853. p. 11.

vorzüglich aber das kleine Gehirn, den Hirnknoten und das verlängerte Mark mit dick aufgetriebenen Gefässen versehen und in ihrer Substanz sehr blutreich.

Tödtet man ein mit grossen Gaben Kamphers behandeltes Thier gleich nach dem Eintreten der Convulsionen, so findet man am kleinen Gehirn, am Hirnknoten und am verlängerten Mark einen stärkern Blutreichthum.

Kampher, der blos in Stückchen getheilt und Hunden in der Quantität von 8—12 Grammen eingegeben worden war, erzeugte solche Zufälle, welche den vorhin beschriebenen ähnlich waren, dieselben traten aber langsamer und in grösseren Zwischenräumen ein; der Tod erfolgte erst nach 2, 4—6 Tagen, und bei der Section fanden sich an der Schleimhaut des Magens mehrere Geschwüre, deren Ränder über die Fläche hervorstanden.

Spritzt man in die Drosselvene eines Pferdes 15—20 Gran (ca. 1—1¼ Gramme), oder bei Hunden 3—4 Gran (18—24 Centigramme) Kampher, der in einer ganz dünnen Emulsion von arabischem Gummi und Wasser enthalten ist, so entstehen fast augenblicklich schnelles, kurzes und beschwerliches Athemholen mit starkem Ziehen der Rippen, dabei zuerst voller, hernach kleiner und schneller Puls, pochender Herzschlag, Krämpfe an verschiedenen Theilen des Körpers, namentlich an den Muskeln der Brust und des Halses, oft wieder ähnlich den electrischen Erschütterungen, convulsivisches Kauen, Schwindel, zuweilen Rückwärtsgehen und selbst Niederstürzen, Röthung der Schleimhaut und dergl. Diese Zufälle wechseln mit ganz ruhigen Perioden, und verschwinden gewöhnlich nach einer Viertel- bis ganzen Stunde. Einigen Pferden habe ich selbst eine halbe bis ganze Drachme Kampher injicirt, ohne dass heftigere Zufälle eingetreten sind; andere starben dagegen von solchen Gaben unter Erstickungszufällen, oder an nachfolgender Lungenentzündung. — Viborg[1] sah ein Pferd sogar nach der Injection von nur 15 Gran Kampher, der in Branntwein aufgelöst war, sterben, während andere Pferde auf dieselbe Weise bei seinen Versuchen 30 Gran ohne besondere Wirkung ertrugen. — Hunde sterben gewöhnlich, wenn man ihnen 6 Gran oder mehr Kampher in die Drosselvene spritzt.

Subcutane Injectionen von 15—30 Grm. Kampher-Spiritus erzeugten heftige Reizung, Entzündung, in einigen Fällen selbst Necrose des Bindegewebes.

In Wunden gebracht verursacht der Kampher eine mässige Reizung, vorzüglich aber eine grössere Röthung der Wundfläche, und bei längerer Berührung auch wirkliche, aber nur mässige Entzündung. Orfila[2] sah bei einem Hunde von 22,5 Grmm. Kampher, die in Oel aufgelöst auf das Zellgewebe an der innern Fläche des Schenkels applicirt waren, nach 24 Stunden die oben angegebenen Nervenzufälle und 2 Tage darauf den Tod erfolgen, ohne dass an dem Gliede sehr auffallende Veränderungen entstanden waren.

Wird der Kampher in Pulverform auf die unverletzte Haut gelegt, so verursacht er blos etwas vermehrte Wärme und (bei weisser Haut) Röthung. Entzündung oder Bläschen entstehen niemals, und die Thiere zeigen durch ihr ruhiges Verhalten, dass die Empfindlichkeit auch nicht schmerzhaft erhöht wird. Allgemeine Wirkungen sah ich hiervon niemals entstehen.

---

[1] Scheel, die Transfusion des Blutes. 2ter Bd. S. 222—224

[2] Allgemeine Toxikologie. 2ter Bd. S. 346.

§. 239.

Aus den vorstehenden Angaben, welche sich auf zahlreiche von mir unternommene Versuche stützen, ergeben sich folgende Resultate, die bei der Anwendung des Kamphers an kranken Thieren beachtenswerth sind und ihr grösstentheils zur Leitung dienen können:

a. Der innerlich angewandte Kampher wird binnen kurzer Zeit von den Blutgefässen unverändert aufgenommen und mit dem Blute gemischt, aber auch bald wieder aus demselben entfernt, und zwar grösstentheils durch die Lungen ausgedünstet.

b. Seine ersten Wirkungen, besonders von kleinen und mittleren Gaben, sind fast nur allein an den Blutgefässen und am Blute zu erkennen, und äussern sich wesentlich in einer erhöhten Wärme und Expansion des Blutes selbst. — Dieses deutet auf einen eigenthümlich erhöhten Lebensprocess im Blute und es lässt sich hieraus nicht nur die vermehrte Fülle und Ausdehnung der Gefässe, die hellere Röthung, die innigere Mischung und Bindung der Bestandtheile und die gleichmässigere Gerinnung des Blutes, sondern auch das Bestehen der übrigen Erscheinungen und die heilsame Wirkung des Kamphers bei gewissen asthenischen Krankheitszuständen genügend erklären.

c. Der Kampher wirkt aber auch flüchtig erregend auf das Nervensystem, erhöht in gewissen Gaben das Gemeingefühl und die Sensibilität, macht die Thiere munterer und die meisten Functionen lebhafter, namentlich aber die willkührlichen Bewegungen; in grossen Gaben stört er dagegen, wie es scheint durch Ueberreizung und durch Druck der Blutgefässe auf die Centraltheile des Nervensystems, die freie und regelmässige Ausübung der letzteren, bewirkt Convulsionen, vorzüglich in den zur Respiration dienenden Muskeln, Erstickungszufälle und selbst den Tod (daher das schwarze Blut in den Cadavern).

d. Da nach Flourens[1] und nach meinen eigenen Versuchen[2] die regelmässige Ausführung der willkührlichen, für gewisse Zwecke combinirten Bewegungen der Thiere, vorzüglich durch das kleine Gehirn, den Hirnknoten und das verlängerte Mark vermittelt wird; — da mechanische Reizungen dieser Theile ganz ähnliche Erscheinungen veranlassen, wie die zu grossen Gaben des Kamphers; — da man die genannten Hirntheile nach angewendetem Kampher vorzugsweise mit Blut übermässig versehen findet; — da die durch den Kampher erzeugten Convulsionen in der ersten Zeit und selbst bis zu einem sehr hohen Grad ohne gleichzeitigen Verlust der Sinnesfunctionen und des Bewusstseins bestehen; — und da auch diese Convulsionen mit denen, welche von den Krähenaugen verursacht sind, darin übereinstimmen, dass sie electrischen Erschütterungen ähnlich sind und durch äussere Einwirkungen erneuert und verstärkt hervorgerufen werden können, — die Wirkung der Krähenaugen aber, als specifisch auf das verlängerte Mark gerichtet, anerkannt ist; so halte ich es für mehr als wahrscheinlich: dass der Kampher eine vorherrschende und gewissermaassen specifische, zuerst reizende dann aber deprimirende Wirkung auf

[1] Flourens, Versuche und Untersuchungen über die Eigenschaften und Verrichtungen des Nervensystems. A. d. Franz. von Becker. Leipzig 1824.

[2] Hecker's Annalen der Heilkunde. Bd. V. Heft 1 und 2.

das kleine Gehirn, das verlängerte Mark und den Hirnknoten ausübt.

e. Wie aber eine Arzneiwirkung bei ihrem Verlauf niemals auf ein Organ und selbst nicht auf ein organisches System allein beschränkt bleibt, so breitet sich auch die Wirkung des Kamphers im weitern Verlaufe über das ganze Nervensystem, und zunächst über das grosse Gehirn und Rückenmark aus, besonders wenn grosse Gaben des Mittels angewendet worden sind.

f. Die Wirkung des Kamphers auf das Nervensystem entsteht zum Theil wohl durch unmittelbare Berührung mit den Nervenausbreitungen in den Verdauungseingeweiden u. s. w., vorzüglich aber durch den unveränderten Uebergang des Mittels in das Blut, durch stärkern Andrang desselben zu den genannten Hirntheilen, und durch seine stärkere eigene Ausdehnung daselbst, wodurch Ueberfüllung und Ausdehnung der Gefässe, und ungleicher, übermässiger Druck auf jene Hirntheile erzeugt wird. Dass von dem letztern wenigstens die heftigen Zufälle sehr abhängig sind, wird aus der Verminderung derselben durch einen Aderlass und durch die Anwendung von kühlenden, zusammenziehenden Mitteln wahrscheinlich.

g. Mit Ausnahme der Haut- und Lungenausdünstung befördert und vermehrt der Kampher keine Ab- und Aussonderungen, ja er scheint die Absonderungen in den Nieren und in den Schleimhäuten (ausgenommen die des Mauls bei der örtlichen Einwirkung des Mittels auf diese) noch zu vermindern.

h. Die erregende Wirkung von mässigen Gaben des Kamphers erstreckt sich auf etwa 2—4 Stunden und geht, bald mehr, bald weniger deutlich, in Abspannung und Erschlaffung über, wenn sie nicht durch eine wiederholte Anwendung des Mittels unterhalten wird. Bei oftmaliger Wiederholung wird die Empfänglichkeit für dasselbe sehr vermindert.

i. In die Blutadern unmittelbar durch Einspritzungen gebracht, erzeugt der Kampher im Wesentlichen dieselben Wirkungen wie bei der innerlichen Anwendung; sie sind aber selbst nach kleinen Gaben sehr heftig, und der zwanzigste, dreissigste, selbst der funfzigste Theil einer Gabe, die vom Magen her nur ganz mässig wirkt, kann als Injection lebensgefährliche Zufälle herbeiführen.

k. Er wirkt auch örtlich auf alle organischen Gewebe als erregendes Mittel, und bringt bei längerer Berührung selbst Entzündung hervor; allein die örtliche Wirkung ist im Verhältniss zu der allgemeinen, so wie zu der Wirkung anderer Erregungsmittel, die dem Kampher an allgemeiner Wirksamkeit kaum gleich sind, immer nur sehr gering.

l. Die Wirkungen des Kamphers stimmen zwar mit denen der ätherisch-öligen Mittel im Allgemeinen darin überein, dass beide hauptsächlich auf die Erhöhung der Lebensthätigkeit im Blutgefässsystem und im Blute, und auf die Erregung des Nervensystems gerichtet sind; sie unterscheiden sich aber von einander dadurch: dass 1) die ätherischen Oele mehr die Irritabilität der Gefässe und Fasern, der Kampher aber fast nur allein die Sensibilität erhöht; — 2) dass den ätherischen Oelen die specifischen Kräfte des Kamphers, die Expansion des Blutes in so hohem Grade zu bewirken und die Functionen einzelner Centralorgane des Nervensystems umzustimmen, mangeln; — 3) dass der Kampher weniger stark örtlich erregend einwirkt, als die ätherischen Oele, und 4) dass er nicht so bedeutend wie diese die Functionen der Reproductionsorgane erhöht, und die Absonderungen in den

Schleimhäuten und in den Harnwerkzeugen gar nicht vermehrt. Doch ist wohl zu bemerken, dass diese Unterschiede nicht bei allen ätherisch-öligen Mitteln gleichmässig bestehen (wie dies auch aus ihrer Darstellung in der vorigen Abtheilung hervorgeht), sondern theils von der Art des ätherischen Oels (§. 190), theils von den übrigen Bestandtheilen (§. 191, §. 194) bedingt und oft z. B. in denen, die ein kampherartiges ätherisches Oel enthalten, nur sehr gering sind.

m. Endlich hat auch der Kampher mit dem Weingeist, mit dem Aether und einigen narkotischen Mitteln, namentlich aber mit den Krähenaugen einige Verwandtschaft in den flüchtig erregenden und darauf folgenden betäubenden Wirkungen.

§. 240.

Auf den kranken Thierkörper wirkt der Kampher im Wesentlichen auf dieselbe Weise specifisch und flüchtig erregend, wie auf den gesunden; aber die äusseren Erscheinungen der Wirkung werden durch die vorhandene Krankheit und durch die davon abhängigen Zufälle modificirt, und sind daher oft ebenso verschieden wie diese selbst. Hierin, und vorzüglich in der Beseitigung oder Vermehrung einzelner Krankheitszufälle beruht es, dass man dem Kampher bei Krankheiten vielerlei, und selbst einander entgegengesetzte Heilwirkungen zuschreibt und ihn z. B. bald als erregend, erhitzend, stärkend, bald als beruhigend, narkotisch, krampf- und schmerzstillend, als schweisstreibend, auch als kühlend, als fäulnisswidrig u. s. w. betrachtet. Man sieht allerdings, dass er auch bei kranken Thieren fast immer, besonders nach richtiger Indication und nach gehörigen Gaben angewendet, unter andern auch die Sinnesthätigkeit erhöht, also aufregt, — dass er zuerst Orgasmus im Blute, schnellere Respiration, erhöhte Wärme, und dabei ein Gefühl von Hitze erzeugt; — dass er die meisten Functionen, besonders die Bewegungen der Muskeln für die erste Zeit seiner Wirkung energischer macht, also scheinbar stärkt; — dass er bei asthenischen Fiebern die zu sehr vermehrte Zahl der Pulse mindert, indem er theils eine weitere, regelmässige Expansion und vermehrte Energie der Gefässe, oder die Ausscheidung zurückgehaltener Secretionen und die Krisen befördert; dass er ebenso asthenisch-nervöse Zufälle beseitigt; — dass er durch den Orgasmus des Blutes und durch den vermehrten Andrang desselben zur Haut oft Schweiss erzeugt, dagegen aber auch durch Beschränkung des etwa vorhandenen fauligen Zersetzungsprocesses, und nach dem Aufhören der erregenden Wirkung die Temperatur vermindert und somit kühlend wirkt; man irrt aber sehr, wenn man dieser Veränderungen wegen den Kampher für ein blos erhitzendes, oder für ein direct kühlendes, krampfstillendes und dergl. Mittel hält, und ihn als solches benutzt, da sie alle (wie dies im vorigen §. gezeigt ist) zum grössten Theil blosse Nebenwirkungen und Folgen von seiner eigenthümlichen Wirkung auf das Blut sind, und ohne diese Wirkung theils gar nicht, theils nur sehr unvollständig entstehen.

§. 241.

Diese eigenthümliche Wirkung des Kamphers muss daher auch bei seiner Anwendung gegen Krankheiten hauptsächlich beachtet werden; es giebt jedoch auch Krankheitsverhältnisse, bei denen er in seinen Nebenwirkungen sehr schätzbar ist. Die Indicationen für seinen Gebrauch sind daher mehrfach.

1) Die allgemeinste und wichtigste Indication für die innerliche Anwendung ist *diejenige Art der wahren Schwäche, welche in einem zu sehr herabgesunkenen Lebensprocess im Blute besteht, und wobei das letztere seine lebendige Ausdehnung und seine Reizkraft auf das Gefässsystem, die Nerven und andere Organe grösstentheils verloren hat, sich passiv in einzelnen Organen anhäuft, eine Neigung zur Zersetzung annimmt, und bei den höheren Graden dieses Zustandes wohl auch wirklich eine fäulnissähnliche Zersetzung erleidet.*

Also bei Krankheiten mit kleinem, leeren, weichen Puls (Zusammenfallen, *Collapsus* der Arterienwände), wobei die einzelnen Schläge zuweilen langsam, unregelmässig, zuweilen auch fieberhaft schnell auf einander folgen; bei blassen, oder entgegengesetzt blaurothen oder bleifarbigen, zuweilen mit dunklen Flecken (Ecchymosen) versehenen Schleimhäuten, bei eingefallenen, matten Augen, kühler, welker, schlaffer, zuweilen mit klebrigem oder mit kaltem Schweiss bedeckter Haut; verminderter Wärme der Ohren, der Nase und Extremitäten; schlaffen Muskeln, Kraftlosigkeit, Abgestumpftheit der Sinne, Neigung zu schlafen; bei zähem, schleimigem Urin, stinkender Hautausdünstung; bei Extravasaten, welche ohne äussere Ursache an verschiedenen Theilen des Körpers entstanden sind, oder auch, wo Zuckungen oder Lähmungen bei jenen Erscheinungen eintreten, und da, wo das aus der Ader gelassene Blut eine schwarze Farbe, theerartige Beschaffenheit, zu leichte Zersetzbarkeit oder gänzliche Ungerinnbarkeit zeigt.

Ein solcher Schwächezustand kommt sowohl primär und für sich allein bestehend, wie auch secundär, im Verlaufe anderer Krankheitszustände und nach denselben vor, und der Kampher findet daher eine häufige und wohl begründete Anwendung bei Krankheiten, die hinsichtlich ihres Sitzes, ihrer Entstehung und ihres ursprünglichen Characters ganz verschieden von einander sind; *denn es kommt bei dieser Anwendung durchaus nicht auf die Krankheitsform und auf den derselben ertheilten Namen, sondern eben nur allein auf den bezeichneten allgemeinen Zustand an.* Ist dieser zugegen, so ist der Kampher angezeigt, die Krankheit mag heissen und entstanden sein wie sie will. Mit diesem, auf echte Erfahrung gegründeten Ausspruche ist es nur allein zu erklären, dass der Kampher mit gleich gutem Erfolge beim Faulfieber und bei Entzündungen, nach Entzündungsfiebern u. s. w. angewendet worden ist.

Als die wichtigsten Leiden der Art sind z. B. zu nennen: asthenische Fieber, namentlich Typhus, Faulfieber; fast alle Formen und Arten der Anthraxkrankheiten, die mit dem Typhus eine gewisse Verwandtschaft besitzen; — sogenannte brandige Entzündungen, kalter Brand; ebenso vernachlässigte, oder übermässig schwächend behandelte Entzündungsfieber und eben solche örtliche Entzündungen, wenn sie einen asthenischen, torpiden Character angenommen haben, namentlich Lungenentzündungen, Bräune, Influenza mit nervös-torpidem Character, besonders in den späteren Stadien; — veralteter Rheumatismus, dergleichen Druse; bösartige Schafpocken, namentlich die sogenannten fauligen oder Aaspocken, und die Fäule der Schafe.

— Bei gut genährten, vollblütigen Thieren halten manche Practiker es für nützlich, in den typhösen Fiebern, bei brandigen Entzündungen und bei dem Anthrax der Anwendung des Kamphers einen Aderlass vorauszuschicken und ihn mit Salpeter in Verbindung zu geben.

§. 242.

2) Eine zweite, jedoch weit weniger genaue Indication für die Anwendung des Kamphers findet sich bei sogenannten Nervenleiden. Man hat ihn hier viel zu allgemein und einseitig gegen Krämpfe, Zuckungen, den Starrkrampf, die Epilepsie, Koller, Schwindel und Lähmungen empfohlen, ohne zu berücksichtigen, dass diese Leiden sehr oft nur Folgen oder Symptome sind, denen ein ganz verschiedenartiger pathologischer Zustand zum Grunde liegt, bei dem der Kampher nicht ohne Ausnahme nützlich, sondern wohl gar schädlich sein kann, oder dass sie mit wichtigen Complicationen verbunden sind, die den Gebrauch dieses Mittels entweder gar nicht oder nicht sogleich gestatten. Es ist hierüber noch sehr viel zu erforschen, und ich kann daher nur bemerken:

a. dass der Kampher nur bei solchen Krämpfen und nervösen Zufällen nützlich ist, welche aus sogenannten dynamischen Missverhältnissen entstanden sind und den Character der torpiden Asthenie an sich tragen;

b. dass dagegen die genannten Nervenzufälle im Allgemeinen den Kampher nicht gut ertragen, sondern sich eher verschlimmern als bessern, wenn die Thiere gleichzeitig einen sehr hohen Grad von Sensibilität zeigen;

c. dass das Mittel ebenfalls mehr schadet als nützt, wenn Starrkrampf oder andere Krämpfe u. s. w. mit activen Congestionen zu inneren Organen, mit allgemeinem Orgasmus oder mit heftigem Reizfieber verbunden sind; — und

d. dass es auch mehr schadet als nützt, wenn diese Zufälle von materiellen Reizungen, z. B. die Epilepsie junger Hunde von Eingeweidewürmern, entstanden sind, wenn fremde Körper in Wunden beim Wundstarrkrampf, Knochensplitter bei Brüchen von Schädelknochen, bei Brüchen und Verrenkungen der Wirbelbeine und dergleichen als Ursachen zugegen sind. — Es ist leicht einzusehen, dass die, durch solche Ursachen entstandenen Reizungen des Nervensystems durch den Kampher nicht aufgehoben werden können, sondern dass sie vielmehr durch die reizende Wirkung dieses Mittels noch verstärkt werden müssen.

§. 243.

3) Eine dritte Indication zur Anwendung des Kamphers findet sich wegen seiner diaphoretischen Wirkung bei solchen Krankheiten, welche durch Unterdrückung der Haut- und Lungenausdünstung entstanden, oder mit anhaltender Störung dieser Functionen verbunden sind, und welche sich am besten durch verstärkte Hautausdünstung entscheiden; daher namentlich bei einfachen katarrhalischen und rheumatischen Fiebern, bei Rheumatismus aller Art, z. B. bei der sogenannten rheumatischen Rehe oder Erkältungsverfangenheit der Pferde, bei dem Verfangen und der Steifigkeit des Rindviehes und der Schweine, bei rheumatischen Lahmheiten, bei Krämpfen, besonders bei rheumatischem Starrkrampf; bei rheumatischem Durchfall und Ruhr; — bei

Katarrh, Druse, Staupe, katarrhalischer Bräune und dergl., so lange als noch nicht eine sthenische Entzündung eingetreten ist; dagegen ist er, wenn eine solche Entzündung schon besteht, in der Regel schädlich.

Es kommt also hierbei wieder auf den Krankheitszustand an, der aber nicht von allen Practikern in jedem Falle gehörig beachtet wird, da man oft nur an die Entstehungsursache der vorhandenen Uebel, die Erkältung, und an die schweisstreibende Wirkung des Mittels denkt.

Der Kampher ist bei den bezeichneten Krankheiten am nützlichsten: entweder *a)* sogleich nach geschehener Erkältung, und wenn das Uebel noch in der Entwickelung begriffen ist; er unterbricht dann oft die letztere auf der Stelle und führt die Heilung in der kürzesten Zeit herbei; oder *b)* später, zur Zeit der eintretenden Krisis, wenn die Höhe der Krankheit vorüber ist, oder wenn die letztere chronisch wird. In diesem Falle kann das Mittel ziemlich dreist angewendet werden; im erstern verlangt es aber grosse Vorsicht und in der Regel muss ihm auch hier ein mässig starker Aderlass vorausgehen (§. 241). — In jedem Fall, wo der Kampher als diaphoretisches Mittel angewendet wird, ist es zweckmässig, die Haut auch durch andere Mittel für seine Wirkung zu stimmen, wie durch Warmhalten des Stalles, durch reichliche Streu, durch warmes Bedecken der Thiere, durch Reibungen mit Strohwischen, und durch Dunstbäder.

§. 244.

4) Da man fast allgemein dem Kampher eine specifische, die Thätigkeit herabstimmende Wirkung auf die Nieren und die Geschlechtstheile zuschreibt[1], so findet man auch eine Anzeige für seinen Gebrauch gegen solche Krankheitszustände, die mit heftiger Reizung dieser Organe und mit übermässigem Blutandrang zu denselben verbunden sind, wie namentlich Entzündung der Nieren, Blutharnen, Harnruhr, Blasenkrampf und daher entstandene Urinverhaltung, — ebenso gegen zu oft wiederkehrenden oder zu heftigen Begattungstrieb, Blutanhäufung und Stockung in den Eutern, asthenische und brandige Entzündungen in denselben und dergl.; — besonders aber, wenn die Krankheiten von dem Genuss scharfer Pflanzen oder von Canthariden entstanden sind. Ich habe ihn in vielen Fällen der Art mit gutem Erfolge angewendet, jedoch ausser dem Blasenkrampf absichtlich nicht in ihrem ersten Stadium (besonders beim Blutharnen und bei der Harnruhr), und es schien mir in den Fällen, wo er sich am meisten heilsam zeigte, immer schon ein durch Ueberreizung entstandener secundärer Zustand vorhanden zu sein, bei welchem das Blut durch die geschwächten oder selbst gelähmten Gefässe der Nieren passiv in das Nierenbecken u. s. w. durchsickerte. Doch

---

[1] Ich kann aus eigener Erfahrung den Beobachtungen nicht widersprechen, welche die Aerzte an Menschen über diese Wirkung gemacht haben, aber bei Thieren möchte ich sie für jetzt noch nicht als erwiesen annehmen, denn ich habe 6 Hunde und 2 Haushähne durch 1—3 Monate lang täglich mit verschiedenen Gaben von Kampher tractirt, und als diese Thiere hierauf mit weiblichen Thieren ihrer Art zusammengebracht wurden, zeigten sie sich ebenso begattungslustig wie vor dem Versuch. Für die obige Ansicht sprechen die von Ritzel oben (S. 179) mitgetheilte Beobachtung, und ebenso einige Beobachtungen von Walch (Zeitschr. für Thierheilkunde, Bd. 3. S. 63).

sah ich auch die schmerzhafte Reizung zum Uriniren, welche nach zu grossen Gaben der Canthariden entstanden war, nach der Anwendung des Kamphers sich sehr mindern. Dennoch muss hier, wie überall, bei reinen Entzündungen der Gebrauch dieses Mittels widerrathen werden.

§. 245.

Die Gegenanzeigen, die den Gebrauch des Kamphers nicht gestatten, ergeben sich aus dem, was im Vorstehenden über die Verhältnisse, unter denen dieses Mittel nur allein nützlich sein kann, ausführlich erörtert worden ist.

§. 246.

Die Grösse der Gabe wird von den thierärztlichen Schriftstellern, ohne nähere Erklärung des Grundes, sehr verschieden vorgeschrieben, sie muss sich aber theils nach der Art der vorhandenen Krankheit, theils nach dem Grade der Schwäche und Reizlosigkeit richten. Bei heftigen Nervenzufällen, bei Krämpfen und bei Lähmung, und da, wo das Mittel schweisstreibend wirken soll, sind in der Regel grosse Gaben erforderlich, die man in grossen Zwischenzeiten giebt; dagegen sind bei asthenischen Fiebern, und überhaupt bei grosser Schwäche, wo man die Lebensthätigkeit allgemein und mehr dauernd zu einem höhern Grade erheben will, kleine oder mittelmässige Gaben und in kurzen Zwischenzeiten wiederholt nützlicher.

Hiernach giebt man den Kampher: Pferden von $^1/_2$ Drachme bis $^1/_2$ Unze (2,0—15,0), — Rindern von $^1/_2$ Drachme bis 1 Unze (2,0—30,0), — Schafen und Schweinen von 8 Gran bis 1 Drachme ($^1/_2$ Grm. bis 4 Grm.), — Hunden von 1 Gran bis $^1/_2$ Drachme (0,06—2,0).

Man muss die nach der ersten Gabe eintretende Wirkung genau beobachten und sich mit den übrigen Gaben hiernach richten. — Dasselbe gilt auch von der Wiederholung der einzelnen Gaben, die in Zwischenzeiten von 2—5 Stunden einander folgen können, je nachdem die Wirkung durch kürzere oder längere Zeit deutlich wahrzunehmen ist.

Wird das Mittel durch mehrere Tage fortgebraucht, ohne dass dann sich die Empfindlichkeit merklich erhöht zeigt, so ist es in der Regel nöthig, die späteren Gaben zu verstärken oder in kürzeren Zeiträumen zu wiederholen; dagegen bei deutlich eintretender Besserung des Krankheitszustandes sie kleiner und langsamer zu geben. Ist aber der beabsichtigte Zweck erreicht, sind namentlich bei asthenischen Fiebern die Arterien voller, kräftiger u. s. w. — oder sind die Nervenzufälle beseitigt, so ist es nöthig, die Gaben des Mittels zu verkleinern, oder auch seinen weitern Gebrauch zu unterlassen und die vollständige Heilung durch andere, dem Zustande entsprechende Mittel zu bewirken; denn man muss bedenken, dass der Kampher nur ein Reizmittel ist, welches zwar schnell die Kräfte des Organismus zum Heilungsprocess erwecken, aber keine dauernde Wirkungen begründen, dagegen durch Ueberreizung seine ersten wohlthätigen Eindrücke wieder vernichten kann.

§. 247.

Die innerliche Anwendung des Kamphers kann in Pulvern und Lecken nicht gut geschehen, weil er allen Thieren sehr zuwider ist und freiwillig von ihnen nicht gefressen wird; auch zur Anwendung in Pillen ist er, als flüchtig wirkendes Mittel, besonders bei dringenden Zufällen, nicht gut geeignet, weil die Pillen sich langsam auflösen und dabei der Kampher seine allgemeine Wirkung nur unvollständig und zu langsam, die örtliche Einwirkung auf die Verdauungseingeweide aber zu stark entwickeln kann. Daher giebt man ihn am zweckmässigsten in Latwergen oder in flüssiger Form, und mengt ihn in den ersteren entweder blos als feines Pulver recht genau den übrigen Mitteln bei, oder man lässt ihn vorher durch Zusammenreiben mit Eigelb, oder mit arabischem Gummi oder Altheewurzelpulver und Wasser zur Emulsion machen und diese der Latwerge zumischen. Letzteres ist umständlicher und etwas theurer, aber auch zweckmässiger, da hierbei der Kampher noch feiner zertheilt und gleichmässiger mit der übrigen Masse gemengt wird. — Zur Anwendung dieses Mittels in flüssiger Form ist es im Allgemeinen am besten, dasselbe auf die angegebene Weise durch Schleim, Eigelb, Mehl oder Stärkemehl mit den Flüssigkeiten zu verbinden. Weniger zweckmässig ist die Anwendung in fetten Oelen oder in Weingeist. — Manche Thierärzte haben den Kampher auch in Form von Dämpfen oder als Räucherung (indem man ihn auf heissen Metallplatten schnell verdunstet) angewendet.

§. 248.

Der Kampher wird selten für sich allein, sondern mehrentheils in Verbindung mit anderen Mitteln angewendet. Bei sogenannten brandigen Entzündungen und eben solchen Fiebern giebt man ihn zuerst mit Calomel und Neutralsalzen, später mit China, Arnika und dergleichen Reizmitteln. Bei nervösen Zuständen, die rein asthenisch sind, kann er in der ersten Zeit allein wirksam genug sein, später jedoch verlangen diese Zustände gleichzeitig andere Reizmittel, und man giebt ihn dann in Verbindung mit Baldrian, mit Pfefferminze, Quendel, Angelika, Kamillen, Kalmus und dergleichen; — in dringenden Fällen auch mit Weingeist aufgelöst (als Kampherspiritus); wenn bei Krämpfen oder Lähmungen, bei Epilepsie oder Koller zugleich die Abstumpfung sehr gross ist, so setzt man ihm Terpenthinöl oder stinkendes Thieröl, Arnika, Meisterwurzel, Bertramwurzel und dergleichen Mittel zu. — Bei chronischen Affectionen der Schleimhäute, z. B. bei veralteter asthenischer Bräune, sind dieselben Zusätze zweckmässig; dagegen hat sich bei katarrhalischen und rheumatischen Krankheiten, wenn sie weder ganz frisch entstanden noch sehr veraltet sind, und besonders zur Zeit der Krisis die Verbindung mit Fliederblumen, mit Salmiak, Brechweinstein, Schwefel, Schwefel-Spiessglanz, Goldschwefel, mit Schwefelbalsam, mit kleinen Gaben von Terpenthinöl und selbst mit Opium nützlich gezeigt. — Bei rheumatischem Durchfall und Ruhr giebt man ihn entweder allein in schleimigen Flüssigkeiten, oder in einem milden fetten Oel aufgelöst, oder auch, bei sehr geringer Reizbarkeit, in Verbindung mit bitteren Mitteln, oder mit kleinen Gaben Opium, auch mit kleinen Gaben Brechwurzel oder Rhabarber. Die letzteren Verbindungen haben sich als sehr wirksam bewährt. — Bei Reizungen der Harn- und Geschlechtsorgane ist das Mittel zuerst mit vielem Schleim, mit narkotischen Mitteln oder auch mit Nitrum oder Calomel, später mit Alaun, Bleizucker und dergl. adstringirenden Mitteln anzuwenden.

Eine eigenthümliche Verbindung des Kamphers ist die mit dem Salpeter.

Sie scheint, theoretisch betrachtet, nicht passend zu sein, hat sich aber seit langer Zeit bei verschiedenen Krankheiten als sehr nützlich bewährt und ist daher auch oft gebräuchlich, besonders bei frisch aus Erkältung entstandenen Krankheiten (daher bei katarrhalischer Bräune, bei Rehe und dergl.); ferner: bei allen Formen des schnell verlaufenden Milzbrandes, bei brandigen Entzündungen, bei heftigen Entzündungsfiebern in den späteren Perioden, bei Nierenentzündung und bei dem Starrkrampf der Pferde. Gegen den letztern hatte Waldinger diese Verbindung (nach seinen chemisch-physiologischen Ansichten) empfohlen[1]; er liess gewöhnlich eine Drachme (4 Grm.) Kampher und eine Unze (30 Grm.) Salpeter, mit Mehl und Wasser zur Latwerge gemacht, auf einmal geben, und diese Gabe am ersten Tage der Behandlung 5—6 Mal, am zweiten Tage 2—3 Mal, und später, bis zum zehnten oder zwölften Tage täglich nur einmal wiederholen. Ich kann die heilsame Wirkung dieser Mittel aus mehreren glücklichen Fällen bestätigen, schreibe ihnen allein aber die gelungene Heilung nicht zu, und noch weniger halte ich sie für ein, auf alle Fälle passendes Specificum, da der Starrkrampf hinsichtlich der Ursachen, der Form, des Verlaufes u. s. w. in den einzelnen Fällen sehr verschieden erscheint, ausserdem auch, weil ich viele Pferde genesen sah, welche gar keine Arznei bekommen hatten, sondern nur zweckmässig diätetisch behandelt worden waren. Bei der Cur nach Waldinger musste ich in manchen Fällen den Salpeter weglassen, und den Kampher mit Baldrian und dergleichen geben, weil das Gefässsystem einen zu hohen Grad der Schwäche zeigte.

§. 249.

Als Einspritzung in die Venen ist die Anwendung des Kamphers, der sehr ungleichartigen und zuweilen sehr heftigen Wirkung wegen (§§. 238, 239), an kranken Thieren stets als ein gewagtes Unternehmen zu betrachten, weshalb man dieselbe nur in verzweifelten Fällen, z. B. bei Lähmungen mit sehr hohen Graden von Abstumpfung, bei sehr heftigen Krämpfen und dgl., wo die innerliche Anwendung des Mittels nicht möglich, oder mit zu langsamer oder gar keiner Wirkung begleitet ist, versuchen sollte. Für Pferde und Rinder darf man hierzu bei den ersten Injectionen nur 0,6—0,9, für Schafe, Schweine und Hunde 0,06—0,24, mit einer verhältnissmässigen Menge einer dünnen, schleimigen Flüssigkeit recht klar abgerieben und durch Leinwand geseiht, — oder in Weingeist aufgelöst, gebrauchen.

§. 250.

Aeusserlich wird der Kampher angewendet, um flüchtig zu erregen und zu beleben, hierdurch die Resorption zu befördern und zu zertheilen. Er erfüllt diese Indicationen auf eine mildere Weise als der Weingeist, und noch viel milder als das Terpenthinöl, so dass er für sich allein selbst bei mehrmals wiederholter Anwendung mehrentheils keine Entzündung der Haut erregt. Er scheint auch nicht viel tiefer als in die letztere einzudringen. Dennoch benutzt man ihn für die genannten Indicationen sehr häufig bei verschiedenen asthenischen Krankheiten, z. B. bei asthenischen Entzündungen, namentlich

[1] Waldinger, Therapie, 2te Aufl. 1. Theil. S. 199 u. f.

bei katarrhalischen Augenentzündungen, wenn sie mit grosser Geschwulst, mit Extravasaten und ödematösen Ansammlungen unter der Haut, aber nur mit geringer Empfindlichkeit verbunden sind, und daher fast niemals in der ersten Zeit ihres Bestehens; bei Ausdehnung der Gelenkbänder und Sehnen, nach Verrenkungen; bei verhärteten Drüsen und anderen alten Geschwülsten, die noch eine Zertheilung gestatten; bei katarrhalischer Bräune; bei Rheumatismus, bei Verletzung der Gelenkbänder; bei Knorpelfisteln; bei Mauke und bei anderen Geschwüren, in denen zu wenig Thätigkeit besteht; beim kalten Brande u. s. w.

§. 251.

Die Art der äusserlichen Anwendung ist sehr verschieden; denn man benutzt ihn zuweilen: *a*) für sich allein, als Pulver zum Einstreuen in torpide Geschwüre und alte Wunden; oder *b*) als Zusatz zu anderen Einstreupulvern, z. B. zu Kamillenpulver, Eichenrinden- oder Kohlenpulver und dergleichen; oder *c*) als Zusatz zu Kräuterkissen; oder *d*) mit recht wenig Weingeist zum dünnen Brei gemacht, zur Application auf veraltete Gelenkwunden, wo er den Ausfluss der Synovia bedeutend vermindert und die Abstossung der abgestorbenen Fasern befördert; oder *e*) mit 6—12 Theilen (letzteres Verhältniss nach der Preussischen Pharmacopöe) Weingeist aufgelöst, wo er den Kampherspiritus (*Spiritus camphoratus*) darstellt, der mehrentheils zum Waschen und Einreiben bei rheumatischen Lahmheiten, nach Verrenkungen und zum Verbinden brandiger Wunden und Geschwüre, bei dergleichen Widerristschäden und dergleichen dient, zuweilen aber auch (wie im §. 248 und 249 angegeben ist) innerlich und zu Injectionen in die Venen benutzt wird. Manche Thierärzte setzen ihn auch zu Augenwässern und anderen Flüssigkeiten, jedoch ganz unpassend, weil sich der Kampher hierbei aus der wässerigen Flüssigkeit ausscheidet und dann bald gar nicht, bald ungleich und zu heftig wirkt. (30,0 1 Sgr. 4 Pfg., 250,0 8 Sgr.) — *f*) In fettem Oel aufgelöst (z. B. nach der Preuss. Pharm. 1 Theil in 8 Theilen frischen Mohnöls), wird er als Kampheröl (*Oleum camphoratum*) oder als Kampherliniment (*Linimentum saponato-camphoratum*) mehrentheils bei Rheumatismus, bei Drüsengeschwülsten und dergl., als ein sehr passendes Mittel zum Einreiben (nur selten in dieser Verbindung auch innerlich, §. 247) benutzt; wobei nach Bedürfniss die Wirksamkeit durch den Zusatz von Salmiakgeist, Terpenthinöl und dergl. sehr verstärkt werden kann. (30,0 2 Sgr. 4 Pfg.) — *g*) Mit Fett oder Butter (1 Theil zu 4—6 Theilen) gut abgerieben, als Kamphersalbe (*Unguentum camphorae*), bei gequetschten brandigen Wunden, Satteldruck, Hautbrand, Mauke und dergl. (o); oder *h*) als Zusatz zu anderen Salben, z. B. zur grauen Quecksilbersalbe (4,0 zu 15,0—30,0 der letztern), bei Verhärtungen der Drüsen, bei chronischen Entzündungen oder bei Verhärtungen des Euters, der Hoden u. s. w. — *i*) In Terpenthinöl oder Steinöl aufgelöst (1 Theil zu 6—8 Theilen), bildet er ein sehr durchdringendes Reizmittel zum Einreiben bei Lähmungen, bei chronischem Rheumatismus, beim Schwinden einzelner Theile. — *k*) Kampheressig (*Acetum camphoratum*) ist nicht gebräuchlich. — Endlich benutzen ihn manche Thierärzte noch auf die Art, dass sie wollene Lappen mit Kampherstücken bestreichen, und dann mit diesen Lappen die Haut reiben. Dies ist jedoch, da die Haut von dem Kampher nur sehr wenig aufnimmt und derselbe bei dem Reiben grösstentheils verdunstet, keine zweckmässige Anwendung dieses theuren Arzneimittels[1]. (*Camphora* 5,0 9 Pfg., 30,0 3 Sgr. 8 Pfg., *Camph. trita* 5,0 1 Sgr.)

Dritte Abtheilung.

Harzige und balsamische Arzneimittel. (*Medicamina resinosa et balsamica.*)

§. 252.

Harz (*Resina*) kommt als ein natürliches Erzeugniss und als ein näherer Bestandtheil in vielen ausdauernden Gewächsen, besonders aus der Familie der Coniferen und der Terebinthaceen (im Thierreich und Mineralreich nur sehr wenig) vor. Es fliesst entweder in Verbindung mit ätherischem Oel ganz von selbst oder aus Einschnitten, die man zu diesem Zwecke in verschiedene Theile der Pflanzen gemacht hat, aus, und stellt dann, so lange es durch die reichliche Beimischung von ätherischem Oel eine weiche, mehr oder weniger flüssige Consistenz besitzt, die sogenannten natürlichen Balsame dar; — oder man gewinnt es durch Digestion der harzhaltigen Pflanzentheile mit Alkohol, den man nachher mit Wasser vermischt und wieder abdestillirt. — Durch Destillation der Balsame und harzigen Mittel kann man das ätherische Oel entfernen und so ihr Harz ziemlich rein darstellen. Dasselbe geschieht auch, aber weniger vollständig, wenn man die Balsame der Luft aussetzt; ein Theil ihres ätherischen Oels geht dann durch Verdunstung verloren, der übrige Theil desselben aber wird durch Aufnahme einer grössern Menge Sauerstoffs allmälig in Harz umgewandelt (ozonisirt), bis das letztere fast nur allein übrig ist und eine trockene Masse bildet. Ebenso verwandeln sich viele ätherische Oele bei anhaltend freiem Zutritt der Luft in Harz.

Diese Umstände zeigen die natürliche Verwandtschaft der Harze mit den ätherischen Oelen; ausserdem ergiebt sich dieselbe aber auch noch daraus, dass diese Substanzen fast gleiche Bestandtheile und mehrere einander ähnliche physikalische Eigenschaften besitzen. Alle Harze bestehen nur aus Kohlen-, Wasser- und Sauerstoff, den letztern enthalten sie aber reichlicher als die ätherischen Oele und der Kampher. Sie sind im reinen Zustande fast ganz geruch- und geschmacklos und nicht flüchtig (wodurch sie sich von jenen Substanzen hauptsächlich unterscheiden); durch fremde Beimischungen, z. B. ätherisches Oel, flüchtige Säuren, erhalten sie aber Geruch und Geschmack in verschiedener Art. Sie schmelzen bei gelinder Wärme und werden zähe oder dickflüssig; bei höherer Hitze geben sie in verschlossenen Gefässen, ausser den gewöhnlichen Producten der trockenen Destillation, eigene Säuren (sogenannte Brandsäuren), und an der freien Luft verbrennen

[1] Es giebt auch einen sogenannten künstlichen Kampher, der durch das Hineinleiten von salzsaurem Gase in rectificirtes Terpenthinöl bereitet wird und dem echten Kampher in den meisten Eigenschaften ähnlich ist, aber nicht die Wirkungen desselben erzeugt. Orfila (a. a. O. S. 347) gab einem Hunde 15,0 dieser Substanz in 45,0 Olivenöl aufgelöst; es zeigte sich keine andere Wirkung, als dass der Hund matt wurde und am siebenten Tage starb. Im Magen, nahe am Pförtner, fanden sich mehrere ovale Geschwüre.

sie mit heller Flamme und mit russigem, dickem Rauch. Im Wasser sind sie unlöslich; die meisten lösen sich im Weingeist auf, und zwar einige im kalten, andere nur im heissen, und manche nur im absoluten Alkohol, die sogenannten Schleimharze aber nur im wässerigen Weingeist; auch Aether, Terpenthinöl, Steinöl und andere ätherische Oele lösen viele Harze, aber nicht alle; fette Oele erweichen und lösen ebenfalls viele Harze, besonders im erhitzten Zustande. Mit den Basen verbinden sie sich zu salzartigen Producten; ätzende und kohlensaure Alkalien lösen die Harze auf und diese Verbindungen sind im Wasser löslich; mit alkalischen Erden und Metallsalzen machen sie schwer lösliche Verbindungen. Essigsäure und Salzsäure lösen mehrere, kalte Schwefelsäure löst fast alle Harze, heisse concentrirte Schwefelsäure zerstört sie; Salpetersäure bildet eigenthümliche Producte aus ihnen. — Die trockenen Harze sind negativ electrisch und durch Reiben entwickeln sie diese Electricität sehr reichlich; dabei sind sie aber schlechte Leiter der Electricität.

§. 253.

Die Harze aus den verschiedenen harzhaltigen Pflanzen sind auch in ihrem reinen Zustande unter sich etwas verschieden. Durch ihre Verbindungen, so am häufigsten mit ätherischem Oel, auch mit Schleim, Gummi, Wachs, mit scharfen Stoffen, mit Benzoësäure u. s. w., verleihen sie aber den harzigen Arzneimitteln noch abweichendere Eigenschaften, so dass man dieselben in mehrere Unterabtheilungen gebracht und namentlich:

A. Harzige Mittel;
B. Harz mit ätherischem Oel (die natürlichen Balsame);
C. Harz mit Gummi oder Schleim (die sogenannten Gummi- oder Schleimharze);
D. Harz mit brenzlichem Oel und dergl.

unterschieden hat. Die letztere Verbindung gehört jedoch nicht hierher, sondern in die folgende vierte Abtheilung; und ebenso finden die Mittel, in denen das Harz nur als ein Nebenbestandtheil neben ätherischem Oel, neben scharfen oder narkotischen Stoffen erscheint, theils in der vorhergehenden ersten Abtheilung dieser Klasse, theils in der folgenden sechsten und siebenten Klasse ihren Ort.

A. Harzige Mittel.

Es sind deren nur folgende wenige:

1) Fichtenharz, gemeines Harz, *Resina Pini s. Resina communis*[1]. (o)

Von verschiedenen Arten Pinus (Fichten, Kiefern und Tannen), 21. Kl. 9. Ordn., Familie Coniferae.

§. 254.

Dieses Harz ist, seinem Ursprunge und seinen Bestandtheilen nach, mit dem Terpenthin (§. 258) sehr verwandt, und nur durch seinen ganz geringen

[1] Nach Vorschrift der Preuss. Pharmacopöe wird statt desselben überall *Resina Pini Burgundica* (§. 255) genommen.

Gehalt an Terpenthinöl von ihm verschieden. Von dem letztern enthält es 10—15 Proc. — Bei der innerlichen Anwendung wirkt es zunächst in einem gelinden Grade erregend auf die von ihm berührten Theile des Magens und Darmkanals, und wenn es hierauf verdaut, assimilirt und in das Blut gebracht wird, so macht es dasselbe etwas röther und mehr gerinnbar. Dabei scheint es auf die grossen Gefässe und auf das Herz wenig oder gar keinen bemerkbaren Einfluss auszuüben, denn man sieht selbst nach sehr grossen Gaben (ich wendete es versuchsweise bis zu 24 Unzen (720,0) auf einmal bei Pferden an) oft gar keine, oft nur äusserst geringe Veränderungen in der Zahl und Beschaffenheit der Pulse und der Herzschläge entstehen. Dagegen werden die feinen absondernden Arterien der Nieren und zum Theil auch der Schleimhäute in kurzer Zeit in einen etwas gereizten Zustand versetzt, wobei gewöhnlich die Urinabsonderung vermehrt, zuweilen aber auch vermindert erscheint. Diese Ungleichartigkeit der Wirkung ist grösstentheils von dem Zustande der in den genannten Organen obwaltenden Stimmung und besonders von dem Grade der Reizbarkeit abhängig; denn man sieht ganz deutlich, dass wenn ein hoher Grad von Reizbarkeit in ihnen, oder in verwandten Organen, oder auch nur im Gefässsystem besteht, das Harz die Absonderung sowohl in den Nieren als auch in den Schleimhäuten vermindert, — dagegen bei einem mässigen Grade der Lebensthätigkeit, noch mehr aber bei Schwäche und Erschlaffung die Absonderung vermehrt. Auch mag wahrscheinlich die, bei einzelnen Thieren in verschiedenem Grade in den Verdauungseingeweiden stattgefundene Auflösung des Harzes zu der mehr oder weniger vollständigen Wirkung desselben etwas beitragen; denn dasselbe ist in den Magen- und Darmsäften schwer auflöslich und daher auch schwer verdaulich; ohne verdaut zu sein, geht es aber wenig oder gar nicht in das Blut über, und bei manchen gastrischen Krankheitszuständen kann also auch die weitere Wirkung nicht erfolgen. Giebt man das Harz in sehr grosser Quantität, so geht der grösste Theil davon völlig unverdaut mit den Darm-Excrementen wieder ab, es entsteht aber gewöhnlich eine starke Reizung des Darmkanals, und in Folge dessen ein Durchfall.

Da das Harz zur Bildung thierischer Materie nicht geeignet ist, so wird auch dasjenige, welches in das Blut gelangt ist, nach kurzem Aufenthalt in demselben wieder entfernt, und zwar nur durch die Nieren. Bei Pferden geschieht dies mit etwa 12—20 Stunden, bei Hunden etwas früher. Vielleicht wird eben durch diese Ausscheidung erst die Reizung der Nieren und in Folge dessen das vermehrte Uriniren veranlasst, indem hierbei die genannten Organe, wenigstens zum Theil, mit dem Harz in eine stärkere und mehr unmittelbare Berührung kommen als andere.

Die Stärke und Dauer der urintreibenden Wirkung ist bei einzelnen Thieren sehr verschieden; Viborg, der über die Wirkungen des Harzes zuerst gründliche Versuche gemacht hat[1], sah das stärkere Uriniren nach 30,0 dieses Mittels bei sechs verschiedenen Fällen nur durch 10—12 Stunden, in anderen auch durch 24 Stunden, und zuweilen durch 2 Tage und noch länger.

Der Urin erscheint während dieser Zeit fast bei allen Thieren klar und

[1] Vet. Selskab. Skrift. 1. Bd. p. 51. — Deutsch übersetzt in Teuffel's Magazin der Thierheilk. 1. Bd. 2. Heft S. 179.

wässerig, und nach mässigen Gaben des Mittels ohne besondern Geruch; nach grossen oder mehrmals wiederholten Gaben nimmt er aber zuweilen einen veilchenartigen Geruch an, und nach vorübergegangener Wirkung wird er gewöhnlich trüb und bräunlich. Manche Beobachter sahen auch Blutharnen und blutige Milch hiernach entstehen, ich sah dies selbst nach sehr grossen Gaben bei keinem Thiere.

Viborg spritzte auch eine Auflösung von 2,0 des Harzes in 15,0 rectificirten Weingeists einem alten, kraftlosen Pferde in die Vene und sah bald darauf den Puls voller und das Thier munterer werden; nach Verlauf von 2 Stunden entleerte dasselbe eine Menge eines bräunlichen Urins, nach 3 Stunden aber klaren Urin, und behielt während der Zeit seine gewöhnliche Fresslust. — Als er aber hierauf demselben Pferde 8,0 Harz in 60,0 Weingeist gelöst in die Vene spritzte, zeigte das Thier fast augenblicklich Drang zur Kothentleerung, Schwindel, vollen und schnellen Puls, hervorstehende und glänzende Augen. Die Fresslust blieb bei diesen Zufällen gleichmässig gut, und nach Verlauf einer Stunde waren letztere verschwunden. Zwei Stunden nach der Injection urinirte das Pferd; der Harn war klar und ging in den folgenden 18 Stunden in solcher Menge ab, als ob das Thier den Lauterstall hätte; nach 36 Stunden befand sich dasselbe aber ganz wie vor dem Versuch.

Auf Wunden und Geschwüre gebracht bildet das pulverisirte Harz bald eine stark klebende Kruste und wirkt ziemlich stark und anhaltend reizend, jedoch vorherrschend auf die Gefässthätigkeit, weniger auf die Nerven; es verursacht stärkeren Zufluss der Säfte, grössere Röthung und verstärkten Bildungstrieb, der sich, wenn die Reizung nicht vorher schon einen zu hohen Grad erreicht hatte, durch vermehrte Absonderung eines consistenten Eiters und durch lebhaftere Granulation zu erkennen giebt. Diese Wirkungen sind jedoch nur oberflächlich und fast allein auf den Ort der Anwendung beschränkt. Absorption des äusserlich angewendeten Harzes scheint nur in sehr beschränktem Maasse oder auch gar nicht zu erfolgen.

Auf der äussern Haut wirkt es gelind, aber anhaltend erregend, und gleichfalls stark klebend.

Man gebraucht das Harz innerlich als urintreibendes, sehr selten auch als auswurfbeförderndes Mittel. Seine übrigen Wirkungen sind zur Erreichung von Heilzwecken zu unbedeutend.

Als urintreibendes Mittel darf es nur bei asthenischen Krankheiten, bei denen eine vermehrte Harnsecretion zweckmässig erscheint, angewendet werden, wie z. B. bei veralteter Druse, bei dergleichen Rheumatismus, bei ödematösen Anschwellungen, bei Bauchwassersucht, bei Flechten und nach Mauke und dergl.

Als auswurfbeförderndes Mittel ist es gleichfalls nur bei veralteten asthenischen Krankheiten der Schleimhaut in den Respirationsorganen, z. B. bei dem schleimigen Dampf zu benutzen.

Die Injection des Harzes in die Venen ist ebenfalls bei den genannten chronischen Krankheiten anwendbar, jedoch selten nöthig, da man bei denselben stets Zeit genug hat, die Wirkung des innerlich angewendeten Harzes und anderer urintreibender Mittel abzuwarten. — Die Injection ist aber dann zu empfehlen, wenn die innerlichen Mittel zu wenig leisten und wenn die kranken Thiere nur einen sehr geringen Werth haben, wo man also recht wohlfeil heilen muss.

Die Gabe ist für Pferde und Rinder zum innern Gebrauch 15,0—60,0, für Schafe, Ziegen und Schweine 4,0—15,0, für Hunde 0,5—8,0.

Die Anwendung geschieht am besten in Pillen, die aus dem fein pulverisirten Harz, etwas Mehl oder Altheewurzelpulver und dem nöthigen Wasser, oder noch besser mit gleichen Theilen ordinärer Seife bereitet werden. In Latwergen ist das Mittel zwar auch anzuwenden, aber aus dem Grunde weniger gut, weil es bei dem oft unvermeidlichen Kauen der Latwerge sich fest zwischen die Zähne setzt und dann den Thieren die Fresslust verdirbt. Dagegen kann es in flüssiger Form, und zwar mit concentrirtem Seifenwasser, oder mit einer Auflösung von kohlensaurem Kali (Potasche), oder mit gewöhnlicher Aschenlauge gut zusammen geschüttelt, recht zweckmässig angewendet werden, weil es dann schneller und kräftiger urintreibend wirkt. Theurer und weniger wirksam ist die Anwendung des Harzes in einer schleimigen Flüssigkeit von arabischem Gummi oder Eigelb und Wasser.

Ausser dem kohlensauren Kali und der Seife trägt auch der Salpeter, der Weinstein und das Glaubersalz zur Verstärkung der urintreibenden Wirkung des Harzes bei, und dasselbe kann daher, wenn nicht ein zu hoher Grad von Schwäche besteht, recht zweckmässig mit diesen Mitteln verbunden angewendet werden; z. B.

Nimm: pulverisirtes Fichtenharz,
— Salpeter, von jedem 15,0,
ordinäre Seife 12,0,
Wasser (oder besser Syrup), so viel als nöthig ist zur Bereitung einer Pille.

Man giebt eine solche Pille (und überhaupt das Fichtenharz) täglich einmal so lange, bis hinreichende Wirkung eingetreten ist.

Zuweilen setzt man auch Wachholderbeeren oder Petersiliensamen oder Wasserfenchelpulver zu dem Harze, besonders wenn man dasselbe in Latwergen anwendet und durch ein passendes Mittel die Masse vermehren will.

In den meisten Fällen ist wohl das Harz durch das Terpenthinöl zu ersetzen; Viborg giebt ihm aber vor dem letztern und vor dem Terpenthin den Vorzug, weil es wohlfeiler, leichter mit sich zu führen, leichter in Pillenform zu bringen und (wie er glaubte) auch weniger schwächend für die Verdauungsorgane ist.

Die Injection in die Venen nach Viborg halte ich nicht für ganz unbedenklich, da sie leicht Störungen im Lungenkreislauf erzeugen kann; will man sie anwenden, so kann man für Pferde und Rindvieh 2,0—8,0 Harz, in 15,0—60,0 Weingeist aufgelöst, benutzen. Bei kleineren Thieren sind 0,5—1,25, in 4,0—8,0 Weingeist inaufgelöst, hreichend.

Aeusserlich wird das Harz für sich allein fast gar nicht angewendet, sondern es dient nur mit Fett oder Talg, Wachs und dergl. zur Bereitung gelind reizender Salben und Pflaster, z. B. der sogenannten Königssalbe oder gemeinen Harzsalbe (*Unguentum Basilicum, Ung. Resinae Pini*), welche nach älteren Vorschriften aus: gemeinem Harz, Terpenthin, gelbem Wachs, Rindstalg und Schweinefett besteht, und ihrer gelind reizenden Eigenschaften wegen bei Wunden oder Geschwüren, in denen zu geringe Thätigkeit besteht, als ein mildes Digestivmittel benutzt werden kann. — Die späteren Vorschriften für die Bereitung dieser Salbe wichen sehr von einander ab, und namentlich liess die 6. Ausg. der Preuss. Pharmacopöe anstatt des Fichtenharzes Colophonium nehmen, wodurch die Salbe milder wird; nach der 7. Ausg. ist die Salbe nicht mehr officinell.

Das Fichtenharz wird ebenfalls zu der etwas einfacheren, reizenden oder gelben Salbe *(Ung. flavum s. Ung. Resinae Pini)* (o) verwendet.

Von den Harzpflastern ist nur das gelbe Wachspflaster, der gelbe Zug oder das Baumwachs *(Emplastrum citrinum, s. Resinae Pini, Cera arborea)* anzuführen; es besteht aus: gelbem Wachs 2 Pfund, Fichtenharz 1 Pfd., Hammeltalg und Terpenthin von jedem $^1/_2$ Pfd., — klebt sehr stark und wird von manchen Thierärzten zum Ausfüllen der Hornspalten, der tief ausgeschnittenen Steingallen, der sogenannten hohlen Wände des Hufes und dergleichen als ein schützendes Mittel angewendet. Es ist aber durch etwas dicken Theer zu ersetzen. Die übrigen Harzpflaster sind in der Thierheilkunde nicht gebräuchlich.

2) Burgundisches Harz, weisses Harz, weisses oder Burgundisches Pech,

Resina Pini Burgundica, s. R. alba, Pix alba s. Burgundica.

Von verschiedenen Pinusarten, 21. Kl. 9. Ordn., Familie der Coniferae.

§. 255.

Ein rothgelbes, durchscheinendes, zerreibliches Harz, welches durch Schmelzen des gemeinen Fichtenharzes mit Wasser und nachheriges Filtriren gereinigt und fast gänzlich von Terpenthinöl befreit worden ist. Hierdurch unterscheidet sich dieses Harz von dem gemeinen Fichtenharz, und es ist daher auch etwas weniger reizend als dieses, übrigens aber stimmt es in den wesentlichen Eigenschaften und in den Wirkungen fast ganz mit demselben überein. Es kann daher innerlich und äusserlich wie das Fichtenharz angewendet werden. Wagner zu Mühlheim (s. Busch, teutsche Zeitschrift der Thierheilk. Bd. 3. Heft 4. S. 57) hat es mit gutem Erfolge gegen atonische Wassersuchten und gegen Vereiterungen der Lunge benutzt. Er gab es innerlich in Latwergen (Rp.: *Resin. pin. Burgundic.* 240,0, *liquefact. sup. ign. tere c. Amyli* 120,0, *in Aquae fontan.* 120,0 *solut. adde: Pulv. sem. Phellandr. aquat., Pulv. rad. Angelic. ana* 60,0, *Gumm. Ammoniac.* 15,0, *Plumb. acet.* 3,75, *Vini nostrat. q. s. ad electuarium.* S. Alle 2—3 Stunden 2 Esslöffel voll zu geben[1]). — Wagner wendet es auch als Injection in die Venen und zum Räuchern an. Die Injectionen wurden aus einer Auflösung von 8,0 des Harzes in 60,0 höchst rectificirten (!) Weingeistes, davon die halbe bis ganze Quantität auf einmal filtrirt und noch lauwarm, bei atonischen Wassersuchten, veralteten Katarrhen und dergleichen Zuständen gemacht. Die Thiere wurden munterer und sehr bald (nach $^1/_4$ Stunde) trat reichliches Uriniren ein. — Aeusserlich wird das Harz zu klebenden reizenden Pflastern für sich allein (z. B. bei Verhärtungen des Euters) oder auch mit anderen Substanzen (s. Spanische Fliegen), und zu reizenden Salben, namentlich zu der Burgundischen Harzsalbe *(Ung.* oder *Ceratum Resinae Pini Burgundicae)* benutzt,

[1] Eine sehr complicirte Zusammensetzung.

die man als ein mässig starkes Digestivmittel bei schlaffen Wunden und Geschwüren mit zu geringer Thätigkeit anwenden kann (siehe den vorigen Paragraph). (*Resin. p. burg.* 30,0 $^2/_3$ Sgr.)

3) Colophonium, Geigenharz, *Colophonium.* (o)

§. 256.

Es ist der Rückstand von dem Terpenthin nach dem Abdestilliren des Terpenthinöls, eine bräunliche, trockene, spröde Harzmasse, fast ganz frei von Terpenthinöl, zuweilen einige Atome brenzliches Oel enthaltend, in Weingeist, Aether, ätherischen und fetten Oelen, zum Theil auch in alkalischen Laugen, aber nicht im Wasser auflöslich. Seine Wirkungen sind im Wesentlichen mit denen des Fichtenharzes übereinstimmend, wie dies auch Viborg (a. a. O.) hinsichtlich der urintreibenden Wirkung durch Versuche gezeigt hat; allein es wirkt weniger reizend, schwächer und langsamer. In Ermangelung des Fichtenharzes kann daher das Colophonium bei denselben Krankheiten, wo dieses empfohlen ist, und auf dieselbe Weise, jedoch in etwas stärkeren Gaben angewendet werden.

Aeusserlich wurde ehemals das pulverisirte Colophonium als blutstillendes Mittel in Wunden gestreut; Bonafoux hat hierzu ein Pulver empfohlen, welches aus Colophonium 2 Theilen und aus arabischem Gummi und Holzkohle von jedem 1 Theil, alles fein pulverisirt, zusammengesetzt ist. Dasselbe wird dick aufgestreut und durch einen Verband festgehalten. Es wirkt hier nur durch seine klebende Eigenschaft und kann daher auch nur bei schwachen und parenchymatösen Blutungen etwas nutzen. — Mehrentheils dient es nur noch zur Bereitung einiger Salben und Pflaster, namentlich der Basilicumsalbe. (Preis: 30,0 für 9 Pfg., fein pulv. $1^2/_3$ Sgr.)

4) Empyreumatisches Harz, schwarzes Pech, Schiffspech, *Resina empyreumatica solida, Pix nigra solida s. navalis.*

§. 257.

Das schwarze Pech ist ein bei dem Theerschwelen aus dem Holze der Fichten gewonnenes unreines, mit brenzlichen Theilen vermischtes, von ätherischem Oel ganz freies Harz, welches sich bei der innerlichen Anwendung als ganz unverdaulich und ohne besondere Wirkung gezeigt hat. — Dagegen ist es äusserlich schon lange als ein reizendes, bei Verdickungen und Verhärtungen die Zertheilung oder die Eiterung beförderndes und stark klebendes, schützendes Mittel, theils für sich allein, theils als Zusatz zu Salben und Pflastern benutzt worden, z. B. wieder zu dem sogenannten englischen scharfen Pflaster. — Thierarzt Lund hat ein Pflaster aus gleichen Theilen von schwarzem Pech und dickem Terpenthin, durch Zusammenschmelzen bereitet, als ein ganz vorzügliches Heilmittel bei Satteldruck und Widerristschaden empfohlen. Seiner Vorschrift gemäss streicht man dasselbe auf ein Stück weiches Leder, welches so gross ist, dass es auf allen Seiten über den Rand des Geschwürs 1—$1^1/_2$ Zoll hinwegreicht, reinigt das letztere, füllt die Vertiefungen mit Werg so aus, dass dadurch eine mit den Hauträndern gleiche Fläche entsteht, und bedeckt dann das Ganze mit dem Pflaster. Dieses bleibt unverändert durch 5—6 Tage liegen, wird dann behutsam vom untern Rande her, wo es sich gewöhnlich durch den abfliessenden Eiter schon etwas von der Haut getrennt hat, abgenommen, neu mit der Pflastermasse bestrichen und wieder aufgelegt, nachdem das Geschwür gereinigt und zum Theil, aber nicht ganz, mit Werg wieder ausgefüllt worden ist. Nach etwa 14 Tagen wird dies Verfahren wiederholt und in derselben Weise bis zur gänzlichen Heilung fortgesetzt. — Ausser der Einfachheit und Wohlfeilheit soll der Hauptvortheil dieser Behandlung darin bestehen, dass man die Pferde während derselben gebrauchen und selbst reiten kann (wenn nur die Decke unter dem Sattel so aufgelegt ist, dass sie keinen ungleichen Druck hervorbringt) und dass dennoch die Heilung hierbei sehr schnell erfolgt. Viborg bestätigt den guten Erfolg dieses Heilverfahrens[1]. — Bei vorhandenen tiefen Fisteln wird man aber mit demselben und ohne den geschickten Gebrauch des Messers nicht ausreichen. (30,0 — $^1/_2$ Sgr.)

B. Harz mit ätherischem Oel.

Die hierher gehörigen Arzneimittel bestehen aus einer von der Natur gebildeten Verbindung von Harz mit ätherischem Oel. Sowohl das erstere wie das letztere ist in den einzelnen Mitteln von verschiedener Qualität, und ebenso ist das quantitative Verhältniss dieser beiden Stoffe zu einander sehr verschieden. Die Mittel (mit Ausnahme der Fichtensprossen) erscheinen daher auch, je nachdem das ätherische Oel oder das Harz vorwaltet, bald mehr flüssig (als Balsam), bald mehr trocken und spröde. Sie besitzen anhaltend und flüchtig reizende Eigenschaften, und zwar grösstentheils wieder in demselben Verhältniss, wie sie vorherrschend Harz oder ätherisches Oel enthalten. — Diese Mittel sind zahlreicher als die rein harzigen; allein die meisten sind ausländisch, für den thierarzneilichen Gebrauch zu kostbar, aber auch recht gut zu entbehren, und durch die wenigen inländischen zu ersetzen.

5) Terpenthin, gemeiner Terpenthin, *Terebinthina, Terebinthina communis.*

Von Picea excelsa und mehreren Pinusarten, 21. Kl. 9. Ordn., Familie der Coniferae.

§. 258.

Der Terpenthin ist ein dickflüssiger, gelblicher Saft, welcher im Sommer aus den durch Anhauen oder Anbohren verwundeten Stämmen der Nadelholzbäume fliesst und an der Luft allmälig consistenter und zäher wird. Er besteht grösstentheils aus Harz und Terpenthinöl, und kann durch Destillation in diese beiden Bestandtheile zerlegt werden. Er hat daher mit dem Fichtenharz eine grosse innere Aehnlichkeit und unterscheidet sich von demselben nur durch seinen grössern Reichthum an ätherischem Oel (13 bis über 30 Procent, nach Verschiedenheit der Abstammung, der Art und des Alters des Mittels), und durch die hiervon abhängige weiche (balsamische) Consistenz. Neben diesen Bestandtheilen enthält er noch etwas Abietin, Bernstein- und Silvinsäure. Sein Geruch ist eigenthümlich (terpenthinartig), der

---

[1] Veter. Selskab. Skrift. 2. Deel. S. 362.

Geschmack von ihm ist etwas bitter-harzig, brennend. Er löst sich in 2—3 Theilen Weingeist und in Alkalien auf, aber nicht im Wasser, er kann jedoch mit demselben durch Eigelb, Schleim oder Mehl verbunden werden. Mit Fetten und fetten Oelen verbindet er sich in allen Verhältnissen. In seinen Wirkungen auf den Thierkörper verhält sich der Terpenthin ebenfalls dem Fichtenharze sehr ähnlich; er ist jedoch bei der innerlichen und äusserlichen Anwendung mehr durchdringend, selbst etwas scharf reizend. Auf die Haut applicirt, bringt er bei längerer Berührung die verschiedenen Grade der Reizung bis zur Bildung von Bläschen und bis zur Ausschwitzung hervor; — auf Wunden und Geschwüre wirkt er ebenfalls heftig reizend, so dass zunächst stärkere Entzündung eintritt, und darnach ein lebhafterer Bildungsprocess mit vermehrter Eiterung und Granulation folgt. Dabei wird zwar vorzüglich, wie von dem Harz, die Thätigkeit der Haargefässe vermehrt, zugleich aber auch die Empfindlichkeit etwas stärker erregt als von dem letztern. Auch scheint der Terpenthin tiefer in die Substanz der Theile zu wirken und selbst etwas absorbirt zu werden. — Innerlich angewendet verursacht er in kleinen Gaben primär eine grössere Thätigkeit der Verdauungseingeweide, stärkere wurmförmige Bewegung, vermehrte Absonderung, erhöhte Wärme und bessere Verdauung; er selbst wird jedoch, wenn er nicht durch passende Mittel auflöslich gemacht ist, nur schwer und unvollkommen verdaut. In zu grossen Gaben reizt er die Schleimhaut des Verdauungskanals zu übermässiger Absonderung, und verursacht dadurch Purgiren. Er wird, und besonders sein ätherisches Oel, zum Theile absorbirt, und dann durch die Nieren wieder aus dem Körper entfernt. Leiden die Thiere nicht an Entzündungskrankheiten, so werden das Herz und die grösseren Arterien hierbei, wie bei der Wirkung des Harzes, nur sehr wenig afficirt[1], obgleich das Blut schon nach einer einzigen, etwas starken Gabe des Mittels röther und mehr gerinnbar wird. Bei einer bestehenden Aufregung, namentlich bei entzündlichen Fiebern, wird aber sehr bald der Puls härter und schneller. — Der Urin wird copiöser, gelblich ohne Bodensatz, Benzoë- und Harnsäure enthaltend und nimmt oft (zuweilen schon nach 2—3 Stunden) einen Veilchengeruch an; gewöhnlich wird er nach 8—12 Stunden durch einige Zeit in grösserer Menge entleert — wenn nicht etwa ein reiner Entzündungszustand dies verhindert; denn es verhält sich hierbei ganz wie bei dem Fichtenharz (§. 254). In zu grossen Gaben und zu anhaltend gebraucht, verursacht der Terpenthin zuweilen beschwerliches Harnen, und er soll sogar Blutharnen, Blutmelken und Nierenentzündung erzeugen können; er geht, nach meinen Versuchen, auch in die Milch über, und ertheilt ihr einen Harzgeschmack. Ausserdem wird auch die Absonderung an der Schleimhaut der Respirationsorgane und des Maules dünnflüssiger und etwas vermehrt, und die Hautausdünstung etwas reichlicher. — Eine wichtige und eigenthümliche Wirkung auf die Nerven habe ich nicht beobachtet.

Der innerliche Gebrauch des Terpenthins ist bei denselben asthenischen

---

[1] Bei Versuchen in der königl. Baier Centr.-Veter.-Schule in München an einem Pferde vermehrten sich am ersten Tage nach 45,0 *Terebinth commun.* die Pulse um 4 per Min., — am zweiten Tage nach 60,0 nur um 3 per Min., — am dritten Tage nach 90,0 gingen sie 7 Schläge herab, — und am vierten und fünften Tage nach resp. 90,0 und 120,0 um noch 4 Schläge herunter (Die königl Baier. Centr.-Veter.-Schule zu München im Jahre 1853. S. 46—47)

Krankheiten angezeigt, bei denen das Fichtenharz empfohlen ist. Er ist hierbei häufig durch das letztere zu ersetzen, was um so mehr geschehen kann, da es wohlfeiler ist und sich leicht pulverisiren lässt; er verdient aber als etwas wirksamer den Vorzug, wenn gleichzeitig Reizlosigkeit und Unthätigkeit der Verdauungseingeweide besteht, oder wenn man vorzüglich in den Schleimhäuten, besonders in denen der Respirationsorgane, die Irritabilität und Thätigkeit vermehren will. Bei grosser Schwäche des Magens und Darmkanals wird er wenig verdaut und nicht gut ertragen, und er ist dann, wenn Mittel der Art nöthig sind, am besten durch das Terpenthinöl zu ersetzen. — Bei sthenischen Entzündungen und bei dergleichen Entzündungsfiebern ist er sehr schädlich.

Die Gabe vom Terpenthin ist für Pferde und Rinder 15,0—45,0, für Schafe und Schweine 4,0—12,0, für Hunde 0,3—2,0, täglich ein- bis dreimal. Als harntreibendes Mittel giebt man ihn nämlich am besten in den bezeichneten grossen Gaben, und nur nach grossen Zwischenzeiten wiederholt, bis der Zweck erreicht ist; wo man aber eine gleichmässige und dauernd erhöhte Thätigkeit der Blut- und Lymphgefässe, der Schleimhäute u. s. w. herbeiführen will, da sind öfters wiederholte mässige Gaben nöthig. — Die grossen Hausthiere, und namentlich Pferde, ertragen den Terpenthin bis zu 90,0, selbst zu 120,0 in einer Gabe, und französische Thierärzte (Moirond, Arzneimittellehre S. 341) wenden ihn auch in so grossen Gaben als Heilmittel an; ich habe dergleichen niemals bedurft, sondern die hinreichende Wirkung immer von den vorhin bezeichneten Gaben entstehen sehen.

Die Anwendung kann in Pillen, in Latwergen und in flüssiger Form geschehen. Manche Thierärzte wenden den Terpenthin einfach auf die Weise an, dass sie ihn in eine Düte oder Patrone von Papier gewickelt, den Thieren in den Hals stecken. Dies Verfahren ist jedoch aus zweierlei Ursachen nicht zu empfehlen; denn 1) wenn das Eingeben nicht recht genau geschieht, so kommt das Mittel zwischen die Zähne, setzt sich hier fest, verdirbt den Thieren die Fresslust gänzlich und verursacht selbst Entzündung der Maulschleimhaut, und 2) ist der Terpenthin für sich allein viel schwerer für die Verdauungssäfte auflöslich und weniger wirksam, als in Verbindung mit anderen entsprechenden Mitteln. — Es ist daher zweckmässig, dass man ihn, auch wenn er in Pillen oder Latwergen angewendet wird, mit solchen Substanzen verbindet, welche ihn fein zertheilen oder mit Flüssigkeiten mischbar machen, und bei der flüssigen Form ist dies durchaus nöthig. Die letztere ist am vorzüglichsten (wenn die Krankheit ihre Anwendung gestattet), weil der Terpenthin in ihr am wenigsten die Verdauungseingeweide belästigt, am besten zur Absorption vorbereitet ist, und daher auch am schnellsten und kräftigsten wirkt.

Diesem Zweck entsprechend, reibt man den Terpenthin mit Syrup oder mit Honig, mit grüner oder mit weisser Seife, mit Eigelb oder mit arabischem Gummi und etwas Wasser zusammen, und setzt dann dieser Verbindung, wenn sie zu Pillen oder Latwergen gemacht werden soll, so viel Pulver von bitteren oder aromatischen und anderen Mitteln zu, dass hierdurch die gehörige Masse entsteht; — soll es aber eine flüssige Mixtur werden, so verdünnt man sie unter fortwährendem Zusammenreiben mit so viel warmen Wassers, dass auf 4,0 des Terpenthins gegen 60,0 von letzterem kommen.

Die urintreibende Wirkung des Terpenthins wird (wie die des Fichtenharzes) bedeutend verstärkt, wenn man ihn in Verbindung mit Salpeter, Weinstein, Glaubersalz, kohlensaurem Kali oder Seife anwendet, und diese Verbindung ist daher bei Wassersuchten, bei ödematösen Anschwellungen und bei Anhäufung sandiger Massen in der Urinblase recht nützlich.

Aeusserlich gebraucht man den Terpenthin häufig, und zwar 1) als sogenanntes Digestivmittel zur Vermehrung der Thätigkeit in Wunden und Geschwüren, die einen torpiden Character besitzen. Für sich allein ist er in den meisten Fällen zu reizend und daher nur bei grosser Erschlaffung und Torpidität und nur so lange zu benutzen, bis gute Eiterung eingetreten ist; deshalb wird er mehrentheils mit Fetten und mit Wachs, oder auch einfach mit Honig oder Eigelb zur Salbe gemacht, angewendet. Die fettigen Digestivsalben bewirken aber leicht wiedereinezu grosse Erschlaffung, und werden deshalb jetzt nur noch wenig gebraucht, sondern durch die Verbindungen des Terpenthins mit Honig oder mit Eigelb ersetzt. Da aber diese letzteren bei langer Aufbewahrung leicht verderben, so dürf en sie deshalb nicht in grosser Menge vorräthig gehalten werden, — was auch bei ihrer schnellen und leichten Bereitung nicht nöthig ist. — Die Quantität des Terpenthins zu der des Honigs oder Eigelbes muss sich nach dem Grade der in den kranken Theilen bestehenden Reizlosigkeit und Unthätigkeit richten; 30,0 Terpenthin zu 60,0 Honig oder zu dem Gelben von 4 Eiern, giebt eine Salbe von mässig reizender Kraft, welche man durch mehr Terpenthin, oder durch Zusatz von Terpenthinöl, von Myrrhen- oder Aloëpulver, Myrrhen- oder Aloëtinctur und dergl. noch mehr verstärken kann.

Für tiefe Wunden und Fisteln, in denen zu geringe Thätigkeit besteht, wo der Eiter dünn, jauchig und stinkend ist, eignet sich statt der Salben weit besser das von Wolstein empfohlene sogenannte balsamische Digestivwasser, welches man täglich ein- bis zweimal in die Fisteln spritzt, nachdem sie gereinigt sind. Es wird nach seiner Vorschrift bereitet: aus reinem Terpenthin, 4 Loth — Peruvianischem Balsam, 1 Loth — 2 Eierdottern und $^1/_2$ Pfund Kalkwasser[1]. Der Peruvianische Balsam ist jedoch dabei zu entbehren, weil er dem Mittel keine besondere Eigenschaft ertheilt, aber dasselbe theuer macht; dagegen kann man durch den Zusatz von 15,0 bis 30,0 Terpenthinöl seine Wirksamkeit sehr verstärken.

Bei Wunden, welche frisch entstanden sind und durch schnelle Vereinigung geheilt werden sollen, oder wo ein hoher Grad von Entzündung besteht, sind alle terpenthinhaltigen Mittel schädlich.

2) Zuweilen wendet man den Terpenthin auch auf harte, torpide Geschwülste, z. B. auf alte Drüsenknoten, auf Stollbeulen, Ueberbeine, Gallen und dergl. an, um Zertheilung oder Eiterung in ihnen zu bewirken. Er wird zu diesem Zweck bald für sich allein, bald mit anderen und noch mehr reizenden Mitteln, z. B. mit spanischem Pfeffer, mit Euphorbiumharz oder mit Aetz-Sublimat verbunden, benutzt, indem man ihn entweder unmittelbar auf die kranken Gebilde schmiert und einreibt, oder auf Leder gestrichen als Pflaster auflegt, je nachdem der Ort der Anwendung es gestattet. Eine Zusammensetzung von 8, 12—16 Theilen Terpenthin und 1 Theil ätzendem Quecksilber-Sublimat, hat sich bei alten Stollbeulen und verhärteten Brust-

---

[1] Wolstein, das Buch für Thierärzte im Kriege. Wien 1788. S. 241.

beulen (nach Girard und Vatel, *Recueil méd. vétér.* 1829, p. 169) sehr wirksam gezeigt. Das Mittel wird auf die Haut der Geschwulst so dünn aufgestrichen, dass es sich nicht weiter verbreiten kann; nach Verlauf von 24 Stunden entsteht Ausschwitzung, welche durch längere Zeit dauert und wobei die Geschwulst immer kleiner wird; nach geschehener Reinigung muss dass Mittel in Zwischenzeiten von etwa 8 Tagen auf dieselbe Weise wiederholt werden, bis Heilung erfolgt ist. Das Pferd kann dabei fortwährend arbeiten. (30,0 1 Sgr. 2 Pf.)

Dass der Terpenthin einen Bestandtheil der Basilicum-Salbe, des Baumwachses und des Lund'schen Pflasters ausmacht, ist bereits bei dem Fichtenharz und bei dem schwarzen Pech angegeben. Ebenso bildet er einen Bestandtheil der Elemisalbe (s. Elemiharz) und mehrerer anderer Salben und der meisten klebenden Pflaster, die jedoch für die Thierheilkunst fast sämmtlich zu entbehren sind.

Anmerkung 1. Ausser dem gemeinen Terpenthin hat man noch mehrere andere Sorten, namentlich: Venetianischen oder Lerchenterpenthin *(Terebinthina veneta s. laricina)* (30,0 1 Sgr. 8 Pf.) — Strasburger Terpenthin *(T. argentoratensis)* — Französischen Terpenthin *(T. gallica)* — Karpathischen Terpenthin oder Karpathischen Balsam *(T. carpathica s. Balsamum carpathicum)* — Ungarischen Terpenthin oder Balsam *(T. hungarica s. Bals. hungaricum)* — Cyprischen Terpenthin *(T. cyprica s. pistacina)* — und den Canadischen Terpenthin oder Balsam *(T. canadensis s. Bals. canadense)*; sie sind nicht wesentlich, sondern mehrentheils nur durch grössere Feinheit vom gemeinen Terpenthin verschieden, aber sämmtlich theurer, daher entbehrlich und zum thierärztlichen Gebrauch nicht passend.

Anmerkung 2. Der gekochte Terpenthin *(Terebinthina cocta)* bleibt von dem gemeinen Terpenthin nach der Destillation des Terpenthinöls als Rückstand übrig, kann aber auch durch Kochen des Terpenthins im Wasser gewonnen werden. Er besteht aus Harz mit sehr wenigem Terpenthinöl, ist fast in jeder Hinsicht dem Fichtenharze gleich, und daher auch schwächer in der Wirkung als der gemeine Terpenthin; er lässt sich pulverisiren und kann wie das Harz angewendet werden. (30,0 1 Sgr)

6) Perubalsam, schwarzer indischer Balsam, *Balsamum Peruvianum, s. Bals. indicum nigrum.*

Von verschiedenen Arten Myroxylon s. Myrospermum (M. peruiferum u. M. punctatum), 10. Kl. 1. Ordn., Fam. der Papilionaceae. Bäume des südlichen und mittlern Amerika

§. 259.

Dieser Balsam ist eine braune, dickflüssige Masse, durchsichtig, an der Luft nicht austrocknend, von angenehmem aromatischen, der Vanille und der Benzoë ähnlichen Geruch, bitterlichem, reizendem Geschmack, löst sich in wasserfreiem Weingeist fast vollständig auf, besteht aus 69,0 eigenthümlichen, bräunlichgelben fetten Oels (Cinnameïn), 20,7 braunen, leicht löslichen, 2,4 schwer löslichen Harzes, 6,4 Benzoësäure und 0,6 Extractivstoff.

Innerlich gegeben wirkt dieser Balsam mässig reizend auf die Verdauungseingeweide, den Appetit erregend, die Urinsecretion, und in den Respirationsorganen die Schleimabsonderung befördernd. Er kann bei asthen. chronischen Katarrhen in diesen Organen, in den Harn- und Geschlechtsorganen nützlich sein, wird aber fast gar nicht gebraucht, weil er bei diesen Krankheiten durch andere Mittel gut zu ersetzen und für die grossen Thiere zu theuer ist. Dosis für Pferde und Rinder 15—60 Grm., für Schafe und Schweine 4—15 Grm., für Hunde 1—8 Grm. in Emulsion oder in Pillen.

Aeusserlich hat man ihn als erregendes, umstimmendes Mittel bei schlaffen Wunden und Geschwüren benutzt, um die Eiterung und Granulation zu befördern, resp. zu bessern, er wird jedoch auch hierzu selten und meist nur als Zusatz zu anderen Mitteln angewendet, z. B. zur gelben Harz- und zur Terpenthinsalbe oder zu dem Wolstein'schen balsamischen Digestivwasser (§. 258). Seine nützlichste Anwendung findet das Mittel gegen die Räude jeder Art und bei allen Hausthieren, weil es die Milben und deren Eier schnell und sicher tödtet; ganz besonders wirksam zeigt es sich gegen die sonst sehr hartnäckige Räude von dem Acarus folliculorum der Hunde. Wegen des angenehmen Geruches und da es keine Flecke macht, verdient es besonders bei Stubenhunden den Vorzug vor fast allen anderen Mitteln. Der Balsam wird selten einfach (nur in veralteten, hartnäckigen Fällen), sondern gewöhnlich verdünnt mit 3—6 Theilen Weingeist oder mit ebensoviel eines fetten Oels so eingerieben, dass das Mittel bis in die Milbennester dringt. Nach 8 Tagen kann die Anwendung wiederholt werden. (Preis: 5,0 — 3 Sgr. 4 Pf.)

7) **Terpenthinöl,** *Oleum Terebinthinae;* unrichtig auch **Terpenthingeist,** *Spiritus Terebinthinae.*

Von Picea excelsa und mehreren Pinusarten, 21. Kl. 9. Ordn., Coniferae.

§. 260.

Das Terpenthinöl gehört im frischen und reinen Zustande zu den sauerstofffreien ätherischen Oelen; es nimmt aber bei der Einwirkung der atmosphärischen Luft (besonders wenn Phosphor in derselben verdunstet ist) allmälig immer mehr Sauerstoff (Ozon) auf, wird dadurch gelber und dichter (ozonisirtes Terpenthinöl), enthält dann Pinin- und Silvinsäure und wird etwas reizender als das frische. Es ist, wie in seinem natürlichen Ursprunge, so auch in seinen Wirkungen, dem Terpenthin sehr ähnlich. Denn der Unterschied beruht fast allein darin, dass das Terpenthinöl weit flüchtiger und durchdringender reizt, aber weniger anhaltend wirkt als der Terpenthin, und dass es neben dem Gefässsystem zugleich das Nervensystem mehr als dieser aufregt. Ob es aber einen besondern Theil des letztern und namentlich das Rückenmark und dessen Nerven vorzüglich ergreift, wie man in der neuern Zeit gefunden haben will, habe ich, trotz vieler Versuche an verschiedenen Thieren, nicht ermitteln können.

Die reizende Wirkung dieses Oels zeigt sich am stärksten an der äussern Haut, für welche es bei allen Thieren, vorzüglich aber beim Pferde und Hunde, eins der heftigsten Reizmittel ist. Eine Einreibung von ihm an irgend einer Stelle des Körpers verursacht fast augenblicklich eine heftig juckende und schmerzhafte Empfindung; die Thiere werden aufmerksam auf sich, schütteln sich, suchen sich zu reiben, hauen und kratzen mit den Füssen, wedeln mit dem Schweife; Pferde von sehr empfindlicher Natur werfen sich nieder, fangen an zu schwitzen, Puls und Athem wird schneller. — Hunde laufen ängstlich herum, verkriechen sich, und manche geben den Schmerz auch durch Schreien zu erkennen. Diese Symptome der Reizung dauern gegen 15—30 Minuten. Fast zugleich mit ihnen entsteht an der Stelle der Anwendung vermehrte Wärme, Röthe und etwas Geschwulst; die letztere ist aber stets das geringste Symptom; nach etwa 6—8 Stunden bilden sich bei den meisten Thieren kleine Bläschen, welche später platzen und Ausschwitzung von Serum zur Folge haben. Bei mehrmals nach einander wiederholter Anwendung an derselben Stelle geschieht das letztere bestimmt, und oft geht dann sogar die ganze Oberhaut mit den Haaren verloren; beides wird aber bald und vollkommen wieder ersetzt. Das Rindvieh, welches seiner Torpidität wegen oft auf keine Weise zum Aufstehen zu bringen ist, wird hierzu sehr bald veranlasst durch eine Einreibung von etwas Terpenthinöl an die Beine.

In Wunden und Geschwüren, welche nicht einen zu sehr torpiden Character haben, ist die reizende Wirkung ähnlich, aber nicht ganz so heftig, auch dauert sie nicht sehr lange. Die vorhandene Entzündung wird sehr erhöht und darauf der Bildungsprocess ganz ähnlich wie von anderen ätherischen Oelen (§. 192), wie vom Harz (§. 252) und Terpenthin (§. 258), durch die stärkere Aufregung der Gefässthätigkeit viel lebhafter.

Sowohl bei der Anwendung auf die Haut wie in Wunden und Geschwüren wird ein Theil des Terpenthinöls von den Gefässen absorbirt, und nach sehr kurzer Zeit, zuweilen schon nach 10—15 Minuten, theils durch die Lungen, mit unveränderter Beschaffenheit und mit seinem eigenthümlichen Geruch wieder ausgedünstet, theils durch die Nieren mit dem Urin ausgeschieden. Letzterer erhält dann fast immer einen, den Veilchen ähnlichen Geruch (wahrscheinlich von Benzoësäure, welche sich hierbei bildet, während die im normalen Pferdeurin bestehende Hippursäure mehrentheils oder gänzlich verschwindet. S. Dr. Fraas, im Jahr.-Bericht d. k. baier. Centr.-Veter.-Schule im J. 1853, S. 53).

Auf die Schleimhaut des Maules gebracht, wirkt das Oel mässig reizend, verursacht etwas stärkere Röthung und sehr vermehrtes Speicheln und Geifern, besonders bei Hunden, Katzen und jungen Thieren.

Auf den Magen und Darmkanal scheint das Mittel verhältnissmässig am wenigsten heftig zu wirken. In kleinen mässigen Gaben innerlich angewendet verstärkt es die wurmförmige Bewegung, erregt den Appetit, vermehrt die Absonderung der Galle, der Magen- und Darmsäfte, bessert die Verdauung, es wird von den Gefässen aufgenommen, und macht den Puls voller, kräftiger, zuweilen auch etwas schneller, obgleich letzteres immer nur in sehr mässigem Grade; die Schleimhäute werden röther und ihre Absonderung etwas reichlicher, aber dünnflüssiger, und das Blut wird heller geröthet. Zuletzt wird es, ebenfalls nach kurzer Zeit und in der vorhin bemerkten Art, durch die Lungen und Nieren wieder entfernt, aber die bezeichneten Wirkungen dauern von einer Gabe gewöhnlich durch 4—6 Stunden fort, und um diese Zeit, oder auch noch später findet sich etwas vermehrte Urinentleerung, wenn hierzu ein günstiger Zustand im Körper besteht (§. 254), wobei der Urin weisslich, aber trübe (emulsionsartig) erscheint und veilchenartig riecht. — Sehr grosse Gaben (z. B. bei Pferden 1—2 Pfd.) von Terpenthinöl reizen die Verdauungseingeweide, und namentlich die Schleimhaut des Magens und Darmkanals, stark, so dass in einzelnen Fällen geringe Koliksymptome, Traurigkeit und Verminderung des Appetites, bei Hunden aber (nach Gaben von 8,0—30,0) beschleunigtes Athmen, Erbrechen, selbst Magen- und Darmentzündung, und der Tod erfolgt. Die Wirkung auf das Gefässsystem ist von grossen Gaben bei Hunden stärker, aber bei Pferden oft nicht mehr als von kleineren zu bemerken. Oft entsteht von sehr grossen Gaben nach 16—24 Stunden Durchfall, der durch 1—2 Tage dauert, und wobei die Excremente in der ersten Zeit ganz deutlich nach Terpenthin riechen, und zuweilen mit etwas Blut gemengt sind. — Die Harnwerkzeuge werden viel stärker als nach kleinen Gaben irritirt, und bei fortgesetzten grossen Gaben entsteht zuweilen selbst Blutharnen. — Bei milchenden Kühen und anderen Thieren geht das Terpenthinöl auch in die Milch über, wie man dies aus ihrem kienigen Geruch und Geschmack deutlich erkennen kann. — Das Blut wird etwas heller geröthet, reicher an Cruor und mehr gerinnbar.

In die Venen gespritzt, wirkt das Terpenthinöl ähnlich, aber viel heftiger als die übrigen ätherischen Oele (§. 192); bei Pferden entsteht nach der Injection von 4,0—8,0 sogleich sehr beschleunigtes Athmen, ängstlicher Blick, Unruhe, Zittern der Muskeln, dann schneller, gespannter Puls, stärkere Röthung der Schleimhäute, erhöhte Wärme der Haut und der ausgeathmeten Luft; die letztere nimmt schon innerhalb der ersten Minute den Geruch nach Terpenthinöl, und der Urin gewöhnlich schon nach einer Viertelstunde (zuweilen aber auch gar nicht) den Geruch nach Veilchen an. — Bei Hunden entstehen schon nach 15—20 Tropfen jene heftigen Zufälle. 12,0 können bei Pferden, und 30 Tropfen bei Hunden die heftigsten Convulsionen, Erstickungszufälle und den Tod sogleich, oder durch nachfolgende Lungenentzündung verursachen[1].

Das Terpenthinöl ist seiner Wohlfeilheit und seiner Kräftigkeit wegen ein sehr schätzenswerthes Arzneimittel zum thierärztlichen Gebrauch, und wird auch als solches innerlich und äusserlich häufig benutzt.

Die allgemeinen Anzeigen für seine Anwendung bei kranken Thieren sind fast ganz übereinstimmend mit denen, welche für Anwendungen der ätherischen Oele überhaupt (§. 197) und des Terpenthins (§. 258) gelten; vorzüglich ist es jedoch bei derjenigen Schwäche indicirt, welche sich durch grosse Erschlaffung der Gefässwände und der Schleimhäute, durch verminderte Thätigkeit in den Haargefässen, daher durch Stockungen und Anhäufungen des Blutes und anderer Säfte, durch verminderte Resorption und mehrentheils auch durch verminderte Absonderungen und zu zähe Beschaffenheit der Secretionsflüssigkeiten zu erkennen giebt. Ebenso, wo Krämpfe bei asthenischen Zuständen bestehen. — Asthenische Entzündungen schliessen seinen Gebrauch nicht aus, aber bei allen reinen, acuten Entzündungen und bei dergleichen Entzündungsfiebern ist derselbe schädlich. Es verhält sich jedoch hinsichtlich dieser Krankheiten bei verschiedener Dauer derselben u. s. w. ähnlich wie mit dem Kampher; denn die genannten Krankheitszustände können während ihres Verlaufes durch zu ausgedehnte antiphlogistische Behandlung, durch Vernachlässigung und dgl. ihren Character dergestalt ändern oder solche Ausgänge machen, dass der Zustand zuletzt den oben bezeichneten allgemeinen Indicationen entspricht und den Gebrauch des Terpenthinöls nothwendig macht.

Die grosse Zahl der Thierkrankheiten, bei denen, nach den angedeuteten Indicationen, der Gebrauch des Terpenthinöls Statt finden kann, ist speciell nicht gut anzugeben; indessen hat die Erfahrung seine innerliche Anwendung vorzüglich in folgenden Fällen als nützlich erwiesen:

---

[1] Siehe meine Versuche hierüber in Dieffenbach: Die Transfusion des Blutes und die Infusion der Arzneien in die Blutgefässe. Berlin 1828. S. 68 u. f.

1) bei gastrischen Krankheiten, die in Schwäche und Erschlaffung des Magens und Darmkanals begründet sind, wie namentlich bei zu geringem Appetit; bei Verschleimung; bei Unverdaulichkeit; bei zu reichlicher Entwickelung von Blähungen, daher bei aus Schwäche entstandener Windkolik der Pferde, und bei dem Aufblähen der Wiederkäuer; bei Eingeweidewürmern jeder Art, besonders bei den Bandwürmern und dergl. Es ist eins der wirksamsten und wohlfeilsten Mittel gegen Würmer.

2) Bei atonischen Affectionen der Leber, namentlich bei anhaltender oder oft wiederkehrender Gelbsucht, bei oft wechselnder Fresslust und damit verbundener Gelbfärbung der Maulschleimhaut; bei den Leberegeln der Schafe[1];

3) bei zu geringer Thätigkeit der Nieren; bei Verschleimungen der Harnwege; bei dem asthenischen und veralteten Blutharnen; bei sandigen Ansammlungen in der Harnblase; bei Erschlaffung oder Lähmung des Blasenhalses und hieraus entstandenem Unvermögen den Urin zu halten;

4) bei cachectischen Zuständen, namentlich bei torpiden Wassersuchten; bei der Fäule und Lungenwürmerkrankheit der Schafe und anderer Thiere; bei asthenischen und chronischen ödematösen Anschwellungen;

5) bei veralteter Druse; bei chronischer Bräune; bei Verschleimung der Luftröhre und Lungen; bei langwieriger Mauke, bei Flechten;

6) bei chronischem und asthenischem Rheumatismus; bei der Rehe mit diesem Character; bei rheumatischen Lähmungen und Lahmheiten;

7) bei asthenischen Entzündungen, kaltem Rheumatismus, bei asthen. Fiebern (Schleimfieber, rheumatischem und katarrhalischem Fieber, Faulfieber, asthenischem Kalbefieber), wenn die Erschlaffung und Reizlosigkeit einen hohen Grad erreicht hat, und zur Zeit der Krisis, oder wenn bei inneren Entzündungen der Ausgang in Ausschwitzung und Wassersucht bereits erfolgt ist;

8) bei Blutkrankheiten mit schmierigem, theerartigem Blut, namentlich bei den Anthraxkrankheiten, wenn sie einen torpiden Character zeigen, starke Extravasate, grosse Anschwellungen oder Karbunkeln bilden und langwierig werden;

9) bei manchen asthenischen und besonders bei chronischen Nervenkrankheiten, namentlich bei Lähmungen; bei dem Dummkoller der Pferde (besonders wenn grosse Abgestumpftheit, Drehen nach einer Seite besteht); und bei reiner Krampfkolik, besonders wenn sie an alten, abgematteten Pferden oft hintereinander erscheint oder bei denselben lange dauert. Man hat selbst bei Tetanus gute Dienste von ihm gesehen.

Die Gabe ist bei den verschiedenen Krankheiten und für verschiedene Zwecke etwas verschieden; in den Fällen, wo man eine langsame und bleibende Umstimmung, oder eine vermehrte Harnabsonderung bezweckt, z. B. bei Schwäche der Verdauung, bei Leberaffectionen, bei Wassersucht, Fäule

---

[1] Es ist jedoch zu bemerken, dass das Terpenthinöl niemals die Leberegel direct tödtet, selbst wenn man es in sehr grossen Gaben anwendet, sondern dass ihre Beseitigung erst allmälig, durch Erhöhung der Vitalität der Leber und durch Verbesserung der Verdauung erfolgt. Nach Anwendung von 60,0 des Mittels pro dosi durch 6 Tage bei mehreren egelkranken Schafen wurden die Thiere munterer, frassen besser u. s. w. Man tödtete sie nun und fand bei der Section die sämmtlichen Eingeweide, auch die Leber, stark nach Terpenthinöl riechend, aber die Egel sämmtlich lebendig.

und dergl. sind kleine Gaben, nämlich: für Pferde und Rinder 2,0—15,0, für Schafe und Schweine 1,0—12,0, für Hunde 1—15 Tropfen, alle 3—6 Stunden wiederholt, am nützlichsten; — dagegen haben sich bei Eingeweidewürmern, bei Windkolik und Trommelsucht, bei dem Milzbrand, und bei den sub 9) genannten Nervenkrankheiten grosse Gaben, nämlich für Pferde und Rindvieh 30,0—120,0, für Schafe und Schweine 8,0—30,0, für Hunde 5—30 Tropfen, täglich ein- bis zweimal gereicht, am wirksamsten gezeigt.

Gegen Wind- und Krampfkolik der Pferde sah ich zuerst von englischen Thierärzten das Terpenthinöl zu 90,0—120,0 mit Nutzen geben, und habe es dann sehr oft mit einem überraschend günstigen Erfolge in ebenso grossen Gaben angewendet. Doch verlangt das Mittel eine genaue Kenntniss des vorhandenen Zustandes, und besonders sichere Ueberzeugung von der Abwesenheit einer Entzündung.

Die Anwendung des Terpenthinöls kann in flüssiger Form, in Pillen, Latwergen und in Dunstform geschehen. Die erstere verdient bei dringenden Zufällen, z. B. bei Kolik, bei Trommelsucht, bei Lähmung, und zum Theil auch bei Eingeweidewürmern den Vorzug; da jedoch das Mittel in seiner reinen Gestalt den Thieren sehr zuwider und für die Maulschleimhaut viel zu reizend ist, besonders bei den kleineren und bei jungen Thieren, so giebt man es immer in Verbindung mit anderen, namentlich mit bitteren, aromatischen oder schleimigen Flüssigkeiten, in dem Verhältniss, dass etwa 30,0 Terpenthin auf 120,0—180,0 von den letzteren kommen (bei kleinen und jungen Thieren noch mehr verdünnt). Die schleimigen Flüssigkeiten können in Mehltrank, Leinsamendecoct und dergl. bestehen; für kleine Thiere kann man aber auch das Terpenthinöl mit Eigelb oder arabischem Gummi und Wasser abreiben lassen. Bei Lungenwürmer- und Egelkrankheit der Schafe kann man das Mittel mit gleichen Theilen *Spiritus frumenti* oder mit bitterm Branntwein geben, oder auch ein Gemenge von Terpenthinöl, Schwefeläther und Aloë (siehe *Aether sulphuricus*).

Uebrigens wird das Mittel mit solchen Arzneistoffen verbunden, welche dem Krankheitszustande entsprechen, z. B. mit Kampher, Weingeist, aromatischen Mitteln bei Lähmungen, bei torpidem Anthrax, bei Faulfieber; — mit bitteren und aromatischen Stoffen bei gastrischen Zuständen; — mit Wachholderbeeren, mit tonischen Mitteln und dergl. bei Wassersuchten; — mit stinkendem Thieröl (anstatt des theuern Chabert'schen Oels) bei Würmern, eine einfache, aber ebenso wirksame Zusammenmengung von 3 Theilen Terpenthinöl und 1 Theil stinkendem Thieröl; — bei Ansammlung von Sand in der Urinblase eine Verbindung mit Seife oder mit kohlensaurem Kali und dergl.

Terpenthinöldämpfe haben sich bei veraltetem, bösartigem Katarrh, bei Geschwüren in den Lungen und bei Faulfiebern nützlich gezeigt. Man erhält sie durch Aufgiessen des Oels auf heisse Steine.

Aeusserlich findet das Terpenthinöl eine häufige Anwendung, und zwar:

1) Als sogenanntes Digestivmittel bei torpiden, jauchenden, fauligen Wunden und Geschwüren, wo man es bei einem hohen Grade der Unthätigkeit und Unempfindlichkeit für sich allein, oder in Verbindung mit Kampher, Kampherspiritus und dergl. anwendet, — bei geringeren Graden aber in Verbindung mit Decocten von bitteren oder adstringirenden Mitteln, mit Infusionen aromatischer Kräuter, oder auch, wie den Terpenthin, mit Honig

oder Eigelb abgerieben, in Form von Digestivsalben oder von Digestivwasser benutzt.

2) Zur Beförderung der Abblätterung angegriffener Knochen, Knorpel und Sehnen, — wo es nach Verschiedenheit des bestehenden Grades der Reizbarkeit ebenfalls bald rein, bald auf die vorstehend bemerkte Weise verbunden mit anderen Mitteln, angewendet wird (gegen bösartiges Klauenweh der Schafe 8 Theile *Ol. tereb.*, 2 Th. *Acid. sulph. conc.*, 4 Th. *Zinc. sulphuric.* in ein wenig Wasser gelöst, und gemengt. Täglich einmal auf die Geschwüre gestrichen).

3) Beim kalten Brande, besonders in Wunden und Geschwüren, um die Abstossung des Abgestorbenen zu befördern, indem die unter demselben befindlichen Theile zu grösserer Thätigkeit und zu besserer Eiterung angeregt werden. Man benutzt es hierbei in der ersten Zeit einfach oder auch mit Kampher, Holzessig und dergl., später aber mit aromatischen Infusionen versetzt.

4) Als erregendes Zertheilungsmittel bei alten, unschmerzhaften Geschwülsten und Verhärtungen, wo es theils für sich allein, theils in Verbindung mit Kampheröl, mit Ammonium-Liniment, mit grüner Seife, Merkurialsalbe und dergl. eingerieben wird.

5) Als erregendes Mittel zum Einreiben in gelähmte, geschwundene, mit Rheumatismus oder mit schleichender Entzündung, oder mit ödematösen Anschwellungen behaftete Theile, um durch seinen Reiz eine stärkere Zuleitung der Säfte und grössere Thätigkeit zu bewirken.

6) Als ableitendes Reizmittel zum Einreiben in die Haut, bei Entzündungen tiefer liegender Gebilde, noch mehr aber bei Krämpfen, z. B. Krampfkolik, bei Windkolik, bei krampfhafter Urinverhaltung, bei Trismus und Tetanus und dergl. — Sowohl in diesen, wie auch in den sub 5) angegebenen Fällen, wird es mehrentheils allein, — bei Thieren mit feiner und sehr empfindlicher Haut aber auch mit Fett, fettem Oel, Kampherliniment und dergl. verbunden angewendet [1].

7) Es dient als das gewöhnlichste Mittel zum Bestreichen der Haarseile und Fontanelle, um dadurch eine stärkere Reizung zu erregen.

8) Bei hartnäckigen Flechten und bei Räude ist es ein ganz vorzügliches Mittel und wird, wenn geringe Empfindlichkeit der Haut, oder ein hoher Grad des Uebels zugegen ist, am besten im reinen Zustande auf die kranken Stellen eingerieben, in anderen Fällen aber mit Fett, oder noch besser mit grüner Seife, Schwefel, grauer Quecksilbersalbe, oder mit scharfer Lauge u. s. w. versetzt, bald als Salbe, bald als Waschmittel angewendet. Die Einreibung des reinen Terpenthinöls geschieht im Anfang der Kur zwei- oder dreimal nach einander, in Zwischenzeiten von 24 Stunden, worauf es, weil Entzündung der Haut entsteht, durch 6—8 Tage ausgesetzt, dann aber auf dieselbe Weise in Zwischenzeiten von einigen Tagen noch zwei- bis dreimal

---

[1] Sowohl hier wie auch bei den sub 5) genannten Zuständen kann man bei sehr grossem Torpor das auf die Haut gestrichene Terpenthinöl auch als eine sogenannte Moxe gebrauchen, indem man es anzündet und hierdurch die reizende Wirkung auf den höchsten Grad steigert. Man beachte aber hierbei die nöthige Vorsicht gegen Feuersgefahr und gegen zu tiefes Verbrennen der Haut des Thieres, indem man dasselbe auf einen freien Platz führt und, wenn die Flamme etwa 3 Minuten gebrannt hat, dieselbe mit einem nassen Sack oder einer nassen Decke ausdrückt.

wiederholt wird. Gewöhnlich erfolgt, selbst bei hartnäckiger Räude, die Heilung in Zeit von 3—4 Wochen. Sehr wirksam ist eine Mengung von *Ol. Terebinth.*, *Sapon. virid.* und *Sulphur. pulv. aa.* mit etwas Wasser zur dünnen Salbe gemacht, mittelst einer Bürste auf die räudigen Stellen reichlich eingerieben und nach 24 Stunden mit lauwarmem Wasser abgewaschen. Das Verfahren wird nach 8 Tagen wiederholt; in der Regel ist nach 3 Mal die Heilung geschehen. Bei sehr empfindlichen Thieren mit zarter Haut setzt man etwas fettes Oel zu. Dabei ist aber zu bemerken: 1) dass die nach dem Abgehen der Schorfe erscheinende zarte Oberhaut zuweilen noch zwei- bis dreimal zu dünnen Schuppen vertrocknet und sich ablöst; — 2) dass Hunde, Katzen, Schafe und Ziegen, und selbst auch Pferde bei der Ausbreitung der Räude über grosse Flächen, nicht in dem ganzen Umfange derselben auf einmal mit dem unvermischten Terpenthinöl behandelt werden dürfen, weil die Thiere hierdurch zu sehr irritirt werden. — Bei der Verbindung des Mittels mit Fett, Seife u. s. w. richtet man sich nach der Empfindlichkeit und Zartheit der Haut, und nimmt hiernach bald nur den vierten Theil Terpenthinöl, bald die gleiche Menge zu den übrigen Substanzen.

9) Da das Terpenthinöl harzige, schleimige und fette Stoffe leicht auflöst, so kann man es auch als ein Reinigungsmittel benutzen, wenn in den Haaren, an der Haut und an den Geschwürrändern festsitzende Schorfe und Krusten von vertrocknetem Eiter, oder von früher angewendeten Salben und dergl. entfernt werden sollen. Man befeuchtet zu diesem Zwecke die betreffenden Stellen mit dem Oel, und wäscht sie dann mit warmem Seifenwasser ab, oder man löst auch und entfernt vorher die gröberen Unreinigkeiten mit einem Spatel oder mit einer Haarseilnadel. (30,0 1 Sgr., 250,0 6 Sgr., *Ol. tereb. rectif.* 5,0 6 Pfg., 30,0 2 Sgr. 8 Pfg. — im Kaufladen ist das Terpenthinöl viel billiger.)

Als Arzneipräparate, in denen das Terpenthinöl einen Hauptbestandtheil bildet, sind zu nennen:

1) Das ozonisirte Terpenthinöl *(Ol. Terebinthinae ozonisatum)* (o). Dasselbe entsteht, wie S. 203 angedeutet, indem das Terpenthinöl Sauerstoff aus der Luft aufnimmt, man erhält es aber schneller und vollständiger auf folgende Weise. Man legt in eine etwa 4 Quart haltende Flasche 4,0 Phosphor, lässt daraus während einiger Stunden das Ozon sich entwickeln, giesst dann 60,0 Terpenthinöl hinein und schüttelt dasselbe um, wobei das Ozon absorbirt wird. Das Oel wird dann abgegossen und filtrirt. Es wirkt mehr reizend als das Terpenthinöl, und macht schon in geringer Menge in die Haut eingerieben, Röthung und Schmerz. Innerlich wird es am besten in Emulsion gegeben, in etwas kleineren Gaben als das gemeine Terpenthinöl. Es ist jedoch in der thierärztlichen Praxis bisher kaum angewendet.

2) Der terpenthinölhaltige Schwefelbalsam, oder das terpenthinölhaltige geschwefelte Leinöl *(Balsamus sulphuris terebinthinatus, Oleum Terebinthinae sulphuratum)* (o), zusammengesetzt aus: 1 Theil geschwefeltem Leinöl (s. Schwefel) und 3 Theilen Terpenthinöl, wirkt kräftig erregend auf die Schleimhaut der Lungen, auf die Nieren und auf die äussere Haut und kann innerlich fast in allen Fällen angewendet werden, wo das Terpenthinöl selbst angezeigt ist, verdient aber den Vorzug vor ihm, wenn man besonders die Hautausdünstung vermehren will. Das Mittel ist jetzt wenig gebräuchlich. Man giebt es den grossen Thieren von 8,0—30,0,

Schafen und Schweinen von 2,0—4,0, Hunden von 10—20 Tropfen, täglich drei- bis viermal. Aeusserlich wird es bei Räude und Flechten mit gutem Erfolge eingerieben.

3) Die Terpenthinseife oder der äussere Lebensbalsam *(Sapo terebinthinatus s. Balsamus vitae externus)* besteht nach der Preuss. Pharmacopöe aus spanischer Seife und Terpenthinöl, von jedem 6 Theile, und kohlensaurem Kali 1 Theil (30,0 2 Sgr. 8 Pfg.), — kann aber einfach und wohlfeil blos aus grüner Seife und Terpenthinöl in verschiedenen Verhältnissen, je nachdem man das Mittel mehr oder weniger stark reizend haben will, zusammengesetzt werden. In der Berliner Thierarzneischule wird er nach folgender Formel bereitet: Man nimmt grüne Seife 8 Th., Terpenthinöl 6 Th., gereinigte Potasche 1 Th. und mischt diese Stoffe zusammen. — Er dient nur zum äusserlichen Gebrauch, wirkt sehr kräftig erregend-zertheilend, und wird mit sehr gutem Erfolge bei Stollbeulen (die aber nicht in speckartigen oder knorpelartigen Massen bestehen dürfen), Piphacken, Sehnenklapp, verhärteten Gallen, Drüsenknoten u. s. w., als Einreibung angewendet. — Durch Zusatz von Kampher, oder Salmiakgeist, Hirschhornsalz und dgl. reizenden Mitteln, kann seine Wirksamkeit noch sehr verstärkt werden.

4) Der sogenannte Wundbalsam *(Balsamus vulnerarius)* (o) ist ein Gemenge von Terpenthinöl und gummi-harzigen Tincturen; nach der in der Berliner Thierarzneischule gebräuchlichen Zusammensetzung besteht er aus gleichen Theilen Terpenthinöl, Aloëtinctur, Myrrhentinctur und Asanttinctur. Er wirkt erregend und austrocknend, und kann in Wunden und Geschwüren, in denen zu geringe Thätigkeit besteht, oder wo Knochen, Knorpel und Bänder von Ulceration ergriffen sind, die Exfoliation aber zu langsam von statten geht, ebenso bei Wunden und Geschwüren im Hufe zur Zeit der beginnenden Vernarbung, mit Nutzen gebraucht werden; dagegen ist er bei frischen Wunden und wo noch Entzündung zugegen ist, nachtheilig.

8) Fichtensprossen oder Fichtenknospen, *Turiones Pini.* (o)

§. 261.

Die jungen Sprossen oder Knospen, an den Spitzen der Zweige der Fichten und Tannen, ehe sich daselbst Nadeln entwickeln, enthalten Harz und ätherisches Oel (Terpenthinöl) in Verbindung mit Pininsäure, und wirken dem Terpenthin ähnlich, gelind reizend, vorzüglich die Urinsecretion, und einigermaassen auch die Hautausdünstung vermehrend. Man kann sie innerlich bei denselben Krankheiten gebrauchen, wo der Terpenthin nützlich ist, und da sie auf dem Lande fast überall leicht und wohlfeil zu haben und leicht anzuwenden sind, so verdienen sie von den Thierärzten mehr beachtet zu werden als bisher. Aus eigener Erfahrung kann ich ihre Wirksamkeit im zweiten Stadium der chronischen Lungenseuche des Rindviehes sehr rühmen.

Reine Entzündungskrankheiten verbieten ihren Gebrauch ebenso, wie den der übrigen harzigen Mittel.

Man giebt die Fichtensprossen den Pferden und Rindern zu 30,0—60,0, Schafen und Schweinen zu 15,0—45,0, Hunden 2,0—8,0, täglich zwei- bis viermal, und am besten im Decoct. Man lässt sie zuerst mit etwas hinzugesetztem Weingeist dünn zerreiben oder zerquetschen und dann mit der zehnbis zwölffachen Menge Wasser, Seifenwasser oder Bier in einem gut bedeckten Topfe durch $^1/_4$—$^1/_2$ Stunde kochen. Durch blossen Aufguss von heissem Wasser werden die harzigen Theile nicht ausgezogen.

Anmerkung. Das harzige Holz von Fichten, Kiefern und Tannen (Kienholz, *Lignum resinosum Pini etc.*) besitzt dieselben Bestandtheile, wirkt ebenso, und kann bei denselben Krankheiten wie die Fichtenknospen, als ein wohlfeiles Hausmittel benutzt werden, wenn andere passende Arzneimittel fehlen. Es wird in noch einmal so starken Gaben wie die Fichtensprossen, ebenfalls in Abkochung angewendet; vor dem Kochen muss es in kleine Spähne zerschnitten, das Decoct aber vor der Anwendung gut durchgeseiht werden.

9) Elemiharz, *Resina Elemi.*

Von unbekannter Abstammung.

§. 262.

Es hat im Wesentlichen die Eigenschaften der balsamischen Mittel überhaupt, wird innerlich gar nicht, äusserlich nur bei torpiden Wunden und Geschwüren in Salbenform angewendet, und findet nur deshalb eine Erwähnung, weil es ein Bestandtheil der ehemals sehr häufig gebrauchten Elemisalbe, oder des sogenannten Arcaeus-Balsam *(Unguentum Elemi s. Balsamus Arcaei)* ist. Diese Salbe besteht nach der Preuss. Pharmacopöe aus gleichen Theilen Elemiharz, Terpenthin, Schöpsentalg und Schweineschmalz; sie befördert die Eiterung und die Granulation, hat aber in keiner Hinsicht vor den terpenthinhaltigen Digestivsalben einen Vorzug. *(Elemi* 30,0 2 Sgr. 6 Pfg., *Ung. Elemi* 30,0 3 Sgr. 2 Pfg.)

§. 263.

Ausser den hier (§§. 258—262) bezeichneten balsamischen Arzneimitteln giebt es noch mehrere andere, welche jedoch zum Gebrauch bei Thieren zu theuer, aber auch recht gut zu entbehren sind, da sie sämmtlich durch den Terpenthin und das Terpenthinöl ersetzt werden können. Es gehören hierher: *a)* der Copaivbalsam *(Balsamus Copaivae)*, *b)* Tolubalsam *(Bals. de Tolu s. Bals. tolutanus)*, *c)* Mekkabalsam oder Mekkaharz *(Bals. de Mekka s. gileadense)*, *d)* die Benzoë oder der wohlriechende Asant *(Resina Benzoës s. Asa dulcis*[1]*)*, *e)* Storax *(Resina Storax s. Styrax)*, *f)* Mastix, Mastixharz oder Mastixgummi *(Resina Masticheś)*, *g)* Weihrauch *(Thus s. Resina Olibani)*, *h)* Bernstein *(Succinum)* und manche andere. Auch die aus diesen Mitteln bereiteten Präparate sind völlig entbehrlich.

C. Gummi- oder Schleimharze.

Eine natürliche Verbindung von harzigen mit gummigen Stoffen findet sich in mehreren Arzneimitteln, welche in den wärmeren Klimaten aus verschiedenen Pflanzen (vorzüglich aus Schirmpflanzen) als eine zähe oder milchige Flüssigkeit ausschwitzen, und dann an der Luft sich verdicken und fest werden. Diese Mittel enthalten neben dem Harz und Gummi noch

---

[1] Bemerkenswerth wegen der Benzoësäure und des Benzins (s. V. Klasse).

ätherisches Oel als vorzüglich wirksamen Bestandtheil, und ausserdem noch andere Stoffe, die nicht beständig zugegen sind. Auch die genannten Hauptbestandtheile zeigen in den einzelnen Mitteln eine grosse Verschiedenheit, sowohl in dem Verhältniss der Menge zu einander, wie auch in ihrer Qualität; und besonders erscheint ihr ätherisches Oel verschieden. Hierdurch wird auch eine verschiedenartige Wirksamkeit dieser Mittel bedingt.

Im Allgemeinen zeigen sie eine grosse Aehnlichkeit mit den Wirkungen vieler aromatischer Mittel, der Balsame und Harze; sie durchdringen aber nicht so schnell den Körper wie die ätherischen Oele, weil sie, ganz wie die harzigen Mittel, ihre vollständige Wirkung erst durch den Verdauungs- und Assimilationsprocess und dann durch den Uebergang in das Blut entwickeln; — von den harzigen Mitteln unterscheiden sie sich dadurch, dass sie weniger heftig reizend auf einzelne Absonderungsorgane, sondern mehr gleichmässig erregend auf die Nerven und Gefässe der sämmtlichen Reproductionsorgane wirken. Bei ihrem Gebrauch sieht man bei kranken Thieren die Verdauung besser, die Beschaffenheit der Säfte, die Ernährung und die Bildung regelmässiger werden, ohne dass reichliche Absonderungen dabei entstehen; im Gegentheil werden häufig krankhafte und zu reichliche Absonderungen, namentlich der Schleimhäute, durch sie vermindert. — Ausserdem zeigen einzelne dieser Mittel noch eine etwas stärkere Beziehung zum Ganglien-Nervensystem, indem sie krampfhafte Zufälle, besonders in den Eingeweiden der Brust-, Bauch- und Beckenhöhle beseitigen. — Doch hatte man ehemals die Wirksamkeit dieser Mittel, namentlich in ihrer Wirkung auf das Nervensystem, fast allgemein viel höher geschätzt, als sie in der Erfahrung an kranken Thieren sich bestätigt. Jetzt werden sie nicht häufig angewendet, weil sie zu theuer und grösstentheils durch ähnlich wirkende, wohlfeilere Mittel zu ersetzen sind.

10) Stinkasant, stinkender Asant, Teufelsdreck, *Asa foetida s. Gummi-resina Asae foetidae.*

Von Ferula s. Narthex Asa foetida oder Scorodosma foetidum, 5. Kl. 2. Ordn., Umbelliferae.

§. 264.

Der Stinkasant stellt eine derbe, röthliche, unregelmässige Masse dar, die in der Wärme zähe, in der Kälte spröde ist und sich nur in diesem Zustande pulvern lässt; die auffallendste Eigenschaft ist der starke, Knoblauch ähnliche Geruch. Bestandtheile sind: viel Harz (über die Hälfte), — gegen ein Dritttheil Gummi und Schleim, — und eine kleine Quantität (ungefähr der fünfundzwanzigste Theil) ätherisches Oel. Letzteres besitzt den eigenthümlichen Geruch des Mittels. Es ist unter den übrigen gummiharzigen Mitteln das wirksamste und zeichnet sich vor allen durch seine, bei kranken Thieren sehr deutlich erkennbare Wirkung auf die Nerven der Brust- und Baucheingeweide aus. Diese Wirkungen kommen im Allgemeinen mit denen überein, welche im vorhergehenden §. angedeutet worden sind. Bei der innerlichen Anwendung wird es zwar verdaut, jedoch ebenso wenig wie die ätherischen Oele, Kampher und Harze völlig zersetzt; denn sein Geruch theilt sich der Lungenausdünstung, und zum Theil auch der Hautausdünstung mit; im Urin und in der Milch konnte ich ihn selbst nach anhaltender Anwendung grosser Gaben (bei Pferden und Kühen bis 150,0 pro Tag) nicht erkennen; dagegen dringt er aber in die Muskeln und fast in alle übrigen Gebilde des Körpers sehr ein, und selbst der in den Geschwüren abgesonderte Eiter nimmt zuweilen diesen Geruch an. Der Asant geht also in das Blut über, und dennoch scheint dabei weder die Thätigkeit des Herzens und der grösseren Gefässe sehr afficirt, noch das Blut selbst von seiner gewöhnlichen Beschaffenheit abweichend zu werden. — Wird der Asant in den bezeichneten grossen Gaben angewendet, so kann er selbst, wie der Terpenthin, durch zu starke Reizung des Verdauungskanals Laxiren veranlassen; bis zur Entzündung scheint aber diese Reizung nicht leicht zu kommen.

Der Asant wird im Allgemeinen bei asthenisch-nervösen Störungen des Reproductionsprocesses mit Nutzen angewendet und sowohl wenn dieselben in den Verdauungseingeweiden, wie auch wenn sie weiter in den drüsigen und häutigen Gebilden, besonders in den Schleimhäuten ihren Sitz haben. Der Erfahrung zufolge hat er namentlich gute Dienste geleistet: bei derjenigen Appetitlosigkeit, die ohne erkennbare materielle Ursachen besteht und daher hauptsächlich eine nervöse Verstimmung zu sein scheint; — bei Schwäche und Verschleimung des Darmkanals; — bei starker Entwickelung von Säure und Blähungen und bei öfters eintretender Windkolik; — bei Eingeweidewürmern, insbesondere bei Leberegeln, Wurm- und bei Krampfkolik, krampfhafter Harnverhaltung; — bei demjenigen Koppen der Pferde, welches aus Verdauungsstörungen entsteht; — bei dem sogenannten Magenkoller; — bei Epilepsie, wenn sie aus einem Leiden der Verdauungseingeweide entstanden ist; — bei Krämpfen, besonders der Hunde; — bei chronischer Gelbsucht; — bei dem Lungenkrampf; — bei dem nervösen Dampf; — bei chronischem, krampfhaftem Husten; — bei chronischem Rheumatismus und bei veralteter Druse. — Ausserdem ist er bei den bösartigen Schafpocken, und bei anderen bösartigen Geschwüren empfohlen worden.

Aber bei den meisten von diesen Krankheiten ist der Asant, wenn auch seine gute Wirkung nicht bezweifelt werden kann, doch mehrentheils durch das Terpenthinöl, das stinkende Thieröl, die bitteren und aromatischen Mittel zu ersetzen. Besonders scheint der Knoblauch, in Verbindung mit bitteren und mit aromatischen Stoffen ein sehr passendes Ersatzmittel für ihn zu sein.

In acuten Entzündungskrankheiten ist der Asant schädlich, und bei Jagdhunden soll er auch ausserdem, besonders wenn sein Gebrauch durch längere Zeit fortgesetzt wird, dadurch nachtheilig sein, dass er ihren feinen Geruch zu sehr abstumpft.

Die Gabe ist für Pferde 8,0—15,0, für Rindvieh von 12,0—30,0, für Schafe und Schweine 2,0—8,0, für Hunde 0,05—0,5, täglich zwei- bis viermal, und bei heftigen Krämpfen alle Stunden wiederholt.

Anwendung: in Pillen, Latwergen und in Flüssigkeiten, aber nicht in Pulverform, weil das Mittel durch seinen Geruch allen Thieren sehr zuwider ist und deshalb von ihnen nicht gefressen wird. Die flüssige Form verdient bei Krämpfen, und überhaupt bei dringenden Zufällen den Vorzug, weil der Asant in ihr am schnellsten und gleichmässigsten wirkt. Hierzu lässt man ihn entweder einfach mit lauwarmem Wasser, mit schwachem Branntwein oder mit einem aromatischen Infusum zusammenreiben, oder man benutzt dabei noch schleimige Mittel, um ihn mit diesen Flüssigkeiten schneller und vollständiger zu verbinden, weil sich in wässerigen Flüssigkeiten nur seine gummösen Theile auflösen und eine Art Milch bilden, in welcher das Harz fein zertheilt schwimmt, aber nach kurzer Zeit grösstentheils zu Boden fällt. Deshalb müssen solche wässerige Mixturen vor dem Eingeben gut umgeschüttelt werden. Durch hinzugesetzte schleimige Stoffe wird die Ausscheidung des Harzes verhindert. Zu 30,0 des Asant nimmt man 360,0—720,0 Flüssigkeit und 30,0 arabisches Gummi, oder 60,0 Altheewurzelpulver, oder das Gelbe von 1—2 Eiern[1]. Man versetzt ihn bei nervösen Zufällen mit aromatischen Mitteln, auch mit Kampher, Terpenthinöl, stinkendem Thieröl und Opium, oder bei Fehlern der Verdauungs- und Respirationsorgane mit bitter-aromatischen Mitteln, Spiessglanzpräparaten, mit Schwefel und dergl.

Aeusserlich wird der Asant sehr wenig gebraucht; dagegen hat er sich, abgerieben mit Wasser, mit aromatischen oder mit schleimigen Flüssigkeiten und als Clystir angewendet, bei heftiger Wurm- und Krampfkolik und bei Diarrhöe, die mit Schwäche des Darmkanals und mit krampfhaften Zufällen verbunden war, in mehreren Fällen sehr wirksam gezeigt. Man nimmt zu einem Clystir für Pferde 8,0, für Schafe 4,0, für Hunde 0,5—2,0. — Ehedem wurde er auch als Speichel erregendes Mittel zu den sogenannten Käugebissen benutzt. (30,0 2 Sgr. 4 Pfg., *depurata* 5,0 10 Pfg., 30,0 3 Sgr. 10 Pfg.)

Von den officinellen Präparaten ist in der Thierheilkunde nur die Asanttinctur (*Tinctura Asae foetidae*) gebräuchlich. Sie ist eine Auflösung von 1 Theil Asant in 6 Theilen wässerigen Weingeistes, wirkt wie der Asant selbst, aber etwas flüchtiger, und kann bei denselben Krankheiten wie dieser benutzt werden. Pferden und Rindvieh giebt man pro dosi 30,0—60,0, Schafen und Schweinen 4,0 bis 15,0, Hunden 5—20 Tropfen. Man benutzt sie aber innerlich nur selten, sondern mehr äusserlich, bei cariösen, bei zu wenig thätigen, unreinen und mit Maden behafteten Geschwüren, bald für sich allein, bald mit Terpenthinöl und anderen Mitteln verbunden, wie z. B. in dem sogenannten Wundbalsam. (30,0 $3^2/_3$ Sgr.)

11) Myrrhe, Myrrhengummi, *Myrrha, Gummi Myrrhae s. Gummi-resina Myrrhae.*

Von Balsamodendron Myrrha s. Kataf und B. Ehrenbergianum, 8. Kl. 1. Ordn., Terebinthaceae (Burseraceae), einem Baum in Arabien und Abessinien.

§. 265.

Die Myrrhe kommt in gelben und rothbraunen Stücken vor, die einen angenehmen aromatischen Geruch besitzen, und in der Wärme weich werden. Sie ist viel reicher an Gummi als an Harz, enthält aber ausser dem eigentlichen Harz noch ein bitter-balsamisches Weichharz, welches innig mit einem milden ätherischen Oel verbunden und wahrscheinlich ihr wirksamster Bestandtheil ist. Durch den reichen Gehalt an Gummi wird ihre leichte Auflöslichkeit in Wasser, Bier, Wein und Essig, so wie ihre unvollständige Auflösung in starkem Weingeiste bedingt. — Sie wirkt weniger erregend auf das gesammte Nervensystem als der Asant, sondern ziemlich gleichmässig auf die Irritabilität der Brust- und Baucheingeweide, vorzüglich aber auf die Lungen und deren Schleimhaut. Doch entstehen selbst nach grossen Gaben bei ge-

---

[1] Essig löst zwar den Asant auch auf, aber er ist der erregenden Wirkung dieses Mittels nicht entsprechend.

sunden Thieren keine besonderen Zufälle; man sieht nur bei ihrem Gebrauch an solchen Thieren, die mit asthenischen Krankheiten behaftet sind, den Appetit vermehrt, die Verdauung gebessert, die Schleimhäute röther, die zu reichlichen Absonderungen vermindert und den Auswurf leichter und freier, bei echten Entzündungen aber die Symptome verstärkt werden. Im Ganzen ist die Wirkung der von einigen bitter-aromatischen Mitteln, wie namentlich der der Schafgarbe, des Kalmus, der Angelika und des Alant ähnlich.

Die Myrrhe ist bei zu geringem Appetit, bei schwacher und unregelmässiger Verdauung und bei Blähungen, wenn diese Zufälle in einem mässigen Grade von torpider Schwäche des Verdauungskanals begründet sind, — vorzüglich aber bei chronischen und asthenischen Lungenkrankheiten, wie z. B. bei Verschleimung, bei dem feuchten und schleimigen Dampf, bei anhaltendem Husten, der mit reichlicher Absonderung in den Bronchien, aber mit nur geringem Auswurf verbunden ist, und bei Lungengeschwüren empfohlen. Sie leistet auch bei diesen Krankheiten gute Dienste, ist aber durch wohlfeilere Mittel, namentlich durch Kalmus-, Alant-, Angelika- und Meisterwurzel, durch Fenchel, Wachholderbeeren, Wasserfenchel, Terpenthin, Theer und dgl. zu ersetzen, je nachdem der Grad der Reizbarkeit und Empfindlichkeit die Anwendung dieser Mittel gestattet.

Die Myrrhe kann innerlich in denselben Gaben und in denselben Formen wie der Asant, und in Verbindung mit isländischem Moos, mit anderen bitteren und aromatischen Mitteln, mit Schwefel und dergl. angewendet werden.

In Wunden und Geschwüren wirkt sie erregend und zugleich tonisch; sie verstärkt den Bildungstrieb, macht die Granulation fester, die zu dünn und zu reichlich abgesonderte Jauche mehr eiterartig. Man benutzt sie daher bei asthenischen, torpiden Geschwüren, besonders wenn in ihnen zu starke Auflockerung und Verjauchung besteht. Sie wird hierbei entweder *a)* als Pulver, für sich allein oder in Verbindung mit dem Pulver von aromatischen Pflanzen eingestreut; — oder *b)* mit der sechs- bis achtfachen Menge Wasser, oder Kalkwasser, schwachem Branntwein oder aromatischen Flüssigkeiten abgerieben, als Digestivwasser zum Verbinden benutzt; — oder *c)* sie wird als Pulver zu Salben gesetzt, z. B. 1 Theil Myrrhe zu 4—6 Theilen Basilicumsalbe; — oder *d)* sie wird als Myrrhentinctur (*Tinctura s. Essentia Myrrhae*) zum Bestreichen, Ausspritzen und Verbinden angewendet. — Diese Tinctur wird aus 1 Theil Myrrhe und 6 Theilen Weingeist bereitet, enthält nur die harzigen Theile des Mittels, ist etwas stärker reizend als dieses selbst, und kann daher bei grosser Erschlaffung in Geschwüren und Wunden vor den übrigen Anwendungsarten einen Vorzug haben.

Bei in der Heilung begriffenen Wunden und Geschwüren im Hufe und an den Klauen befördert sie das Festwerden des jungen Horns.

In frischen Wunden und überall, wo active Entzündung, grosse Empfindlichkeit oder Neigung zu Verhärtungen besteht, darf die Myrrhe nicht angewendet werden. Sie ist ein zu theures Mittel. (5,0 1 Sgr., 30,0 4 Sgr. 8 Pfg., grob pulv. 5,0 1 Sgr. 2 Pfg., 30,0 5 Sgr. 10 Pfg., fein pulv. 1,0 4 Pfg., 5,0 1 Sgr. 4 Pfg. — *Tinct. Myrrhae* 30,0 4 Sgr. 2 Pfg.)

Anmerkung. Ausser der Tinctur hat man noch: 1) das Myrrhenöl, die Myrrhenflüssigkeit oder den Myrrhenbalsam (*Oleum Myrrhae per deliquium, Liquor s. Liquamen Myrrhae*), eine auf verschiedene Weise bereitete concentrirte wässerige Auflösung der Myrrhe; 2) das wässerige Myrrhenextract (*Extractum Myrrhae aquosum)*, in dem die Myrrhe durch Hülfe der Wärme in wenig Wasser aufgelöst und dann zum Theil wieder eingetrocknet ist; und 3) das destillirte Myrrhenöl *(Oleum Myrrhae aethereum)*. (o)

Dieselben sind zum thierärztlichen Gebrauch ganz überflüssig.

12) Ammoniakgummi, *Gummi-resina Ammoniacum*. (o)

Von Ferula s. Dorema Ammoniacum, 5. Kl. 2. Ordn., Umbelliferae. In Persien und Armenien; und

13) Mutterharz, *Galbanum s. Gummi-resina Galbanum.*

Von Ferula erubescens und Galbanum officinale, 5. Kl. 2. Ordn., Umbelliferae. Im Orient.

§. 266.

Beide sind in ihren Eigenschaften und Wirkungen dem Asant einigermaassen ähnlich, aber weniger kräftig als dieser. Beide Mittel werden daher jetzt sehr wenig, bei ähnlichen Krankheiten, wo der Asant und die Myrrhe nützlich sind, angewendet. Die Gabe und Anwendung ist wie bei dem Asant. — Ehemals benutzte man sie auch äusserlich als erregend-zertheilende Mittel bei Verhärtungen, Piphacken, Gallen und dergleichen, und namentlich empfiehlt Kersting (Nachgelassene Manuscripte S. 360) eine Auflösung von 4 Loth Galbanum in 8 Loth Spiritus als ein zuverlässiges Heilmittel zur täglichen Anwendung bei stark geschwollenen Piphacken. Defays empfiehlt als vortreffliches Klebemittel bei Hornspalten, ausgebrochenem Huf, selbst zur Befestigung der Hufeisen u. s. w. eine Zusammenschmelzung von 2 Thl. Gummi-resina Ammoniacum mit 1 Theil Gutta-Percha[1]. Das Mittel muss im erwärmten Zustande in die Spalte gebracht und der Fuss so lange hoch gehalten werden, bis das Mittel kalt und hart geworden. Kaltes Wasser beschleunigt dies. (Preis: *G. res. Ammon.* 30,0 = 6 Sgr. 4 Pfg. - *G. res. Galban.* 30,0 = 6 Sgr.)

Anmerkung. Die übrigen Gummiharze, wie das Sagapenum *(Gummi-resina Sagapenum)*, das Ponax-Gummi *(Gummi-resina Opoponax)*, das Epheuharz *(Gummiresina Hederae)* und mehrere andere sind für den thierärztlichen Gebrauch ganz entbehrlich.

Vierte Abtheilung.

Brenzliche oder empyreumatisch-ölige Mittel.

(Empyreumata s. Medicamina empyreumatica.)

§. 267.

Die brenzlichen Substanzen kommen sowohl von der Natur erzeugt als sogenannte flüchtige Erdharze *(Bitumina)* und als brenzliche

[1] Gutta-Percha ist der an der Luft erhärtete harzige Milchsaft eines ostindischen Baums, Isomandra Percha; es wird bei der Siedhitze weich, so dass man es formen und zu sehr genau an die Gliedertheile anschliessenden Schienen benutzen kann. In höheren Hitzegraden schmilzt es, in Wasser und Weingeist ist es unlöslich, aber Terpenthinöl, Chloroform und Steinkohlentheeröl lösen es auf.

ätherische Oele *(Olea aether. empyreumatica)*, in der Erde, auf deren Oberfläche, in Felsenritzen und auf dem Wasser schwimmend vor, — theils werden sie bei der Verkohlung organischer Körper in verschlossenen Räumen durch die sogenannte trockene Destillation künstlich erzeugt. Die brenzlichätherischen Oele bestehen aus Kohlenstoff, Wasserstoff und Sauerstoff und erscheinen im reinen Zustande als eine Flüssigkeit, die in den meisten Eigenschaften den ätherischen Pflanzenölen sehr nahe steht, sich aber von diesen durch einen sogenannten brenzlichen oder branstigen Geruch und durch einen grösseren Gehalt an Kohlenstoff unterscheidet. — In nicht gereinigtem Zustande, wo sie gewöhnlich mit Kohlenstoff übersättigt und zugleich mit anderen Stoffen verbunden sind, stellen sie eine braune oder schwarze, mehr oder weniger dickliche und sehr widrig riechende Flüssigkeit dar, die mit den ätherischen Pflanzenölen nur sehr wenig Aehnlichkeit besitzt.

Die natürlichen empyreumatischen Oele finden sich bald flüssig, bald an feste Stoffe, namentlich an Kohle und harzige Substanzen gebunden. — Das aus Pflanzen erzeugte brenzliche Oel kommt gewöhnlich in Verbindung mit Essigsäure, Harz und dergleichen vor, und wenn die Pflanzen, aus denen es bereitet ist, ein ätherisches Oel enthielten, so nimmt es einige Theile von dem letztern in sich auf und giebt dies durch einen, diesem ätherischen Oel verwandten Geruch zu erkennen. In denen, die aus thierischen Substanzen bereitet sind, findet sich oft auch Phosphor und immer Stickstoff, welcher letztere sich oft mit dem Wasserstoff und Kohlenstoff zu Ammoniak oder zu Blausäure verbindet. Die rohen empyreumatischen Thieröle können von diesen Nebenproducten, so wie von dem übermässigen Gehalt an Kohlenstoff, und das vegetabilisch brenzliche Oel von dem Harz, der Essigsäure und dergleichen durch eine wiederholte Destillation befreit (rectificirt), ganz rein und flüchtig, den ätherischen Oelen ähnlich gemacht werden.

§. 268.

Die Wirkung der brenzlichen Oele lässt sich im Allgemeinen als eine sehr flüchtig reizende bezeichnen, die mit denen der ätherischen Pflanzenöle und des Kamphers die meiste Aehnlichkeit hat. Diese erregende Wirkung erscheint zwar über den ganzen Körper verbreitet, äussert sich aber vorherrschend und eigends im Nervensystem; denn alle Functionen desselben werden bald nach der Anwendung eines solchen Oels mit grösserer Lebhaftigkeit, auch wohl mit mehr Kraft und Dauer ausgeübt; besonders wird die krampfhaft verminderte und unregelmässige Empfindlichkeit erhöht und wieder geregelt und Krämpfe werden oft beseitigt. Es ist daher sehr wahrscheinlich, dass die brenzlichen Oele auf die zum Nervensystem gehörigen Organe nicht blos erregend, sondern auch stärkend wirken. — Auf die Blutgefässe, und somit auf die Irritabilität und auf den Bildungsprocess, wirken sie ebenfalls erregend, wie dies der hiernach entstehende schnellere Puls, die Verstärkung der Hautausdünstung, der Urinabsonderung und zum Theil auch die vermehrte Secretion der Schleimhäute und die verstärkte Resorption beweisen; aber diese Erregung ist viel schwächer, als die im Nervensystem erzeugte.

Zu grosse Gaben der brenzlichen Oele verursachen bei den Säugethieren Zuckungen, Krämpfe, beschwerliches Athmen, Erstickungszufälle und zuweilen selbst den Tod, — wie es scheint, theils durch Ueberreizung und Lähmung, theils durch Entmischung des Blutes.

Auf Insekten und Würmer (namentlich auf Eingeweidewürmer), auf Frösche und die meisten Vögel wirken diese Oele auch in kleinen Gaben als tödtendes Gift.

Die Mittel, in denen brenzliches Oel neben anderen Substanzen enthalten ist, wirken im Allgemeinen ähnlich, jedoch weniger flüchtig durchdringend und wohl auch durch die anderweitigen Stoffe etwas modificirt.

§. 269.

Die Entwickelung dieser Wirkungen erfolgt zum Theil durch unmittelbare Berührung empfindlicher Theile des Körpers, hauptsächlich aber durch den Uebergang des brenzlichen Oels in das Blut. Der letztere wird gewöhnlich in den Verdauungseingeweiden vermittelt, und giebt sich durch den stark brenzlichen Geruch des Athems zu erkennen. Die Verdauungseingeweide selbst werden durch diese Oele in stärkere Thätigkeit versetzt, ertragen aber ziemlich grosse Gaben von ihnen, ohne zu sehr gereizt oder entzündet zu werden. Von sehr grossen Gaben wird gewöhnlich ein Theil des Oels unverdaut mit den Darm-Excrementen wieder entleert und macht sich auch hier durch seinen Geruch bemerkbar. — Am schnellsten erfolgt die Wirkung der brenzlichen Oele durch Injection in die Venen; sie ist aber, wenigstens bei den grossen Hausthieren, und von den nicht rectificirten Oelen viel schwächer, als von gleichen Quantitäten eines ätherischen Pflanzenöls, wenn es auf dieselbe Weise angewendet worden ist. Die ausgeathmete Luft nimmt bei der Injection fast augenblicklich den empyreumatischen Geruch an. Auf die Haut und in Wunden oder Geschwüre gebracht, erzeugen die brenzlichen Oele eine örtliche Reizung in verschiedenem Grade; sie werden aber hier, selbst bei längerer Dauer der Berührung, nur zum Theil resorbirt, und die hiernach entstehende allgemeine Wirkung ist nur gering.

§. 270.

Die verschiedenen empyreumatischen Mittel haben unter einander eine grosse Aehnlichkeit in der Art der angedeuteten Wirkung, zeigen sich aber im Grade und in der Ausbreitung derselben etwas verschieden. Am stärksten und ausgebreitetsten auf das ganze Nervensystem wirkt das thierisch-brenzliche Oel, weniger das vegetabilische, und noch weniger das natürliche (mineralische?). Das letztere scheint, ähnlich den balsamischen Mitteln, seine Wirkung hauptsächlich auf die Rumpfnerven zu richten, während die des ersteren sich auf das Gehirn und die Sinnesorgane erstreckt. Dagegen ist aber die örtliche Reizung von dem natürlich-brenzlichen Oel am stärksten. — Ausserdem wirken die ganz reinen (rectificirten) empyreumatischen Oele weit flüchtiger und mehr auf das Gehirn, als die unreinen, selbst wenn beide einen gleichen Ursprung haben; von den unreinen ist aber die Wirkung um so stärker auf das Blut und auf den Bildungsprocess überhaupt gerichtet, je mehr diese Mittel mit Kohlenstoff und Empyreuma überladen sind. Enthalten sie auch noch viel Ammoniak, Blausäure, Essigsäure oder Harz, so wird hierdurch die Wirkung ebenfalls etwas verändert.

§. 271.

Die allgemeine Indication für die arzneiliche Anwendung der empyreumatischen Mittel, und besonders der Oele, ist 1) Torpor mit Schwäche. — Dieser Indication entsprechend werden sie z. B. gebraucht: *a*) Bei den asthenischen Fiebern, vorzüglich bei Typhusfiebern mit grosser Abstumpfung der Sinnesthätigkeit, bei ähnlichen Faulfiebern, gastrischen und rheumatischen Fiebern; *b*) bei dem Dummkoller der Pferde, wenn er, wie gewöhnlich, mit verminderter Sensibilität besteht; *c*) bei Lähmungen, sowohl bei rein nervösen, wie auch bei solchen, die durch Rheumatismus entstanden sind, besonders wenn sie chronisch werden; *d*) bei Krämpfen, besonders bei clonischen, und wenn die Thiere in den freien Zwischenzeiten sehr abgestumpft erscheinen. — Ausserdem sind diese Mittel zum innerlichen Gebrauch noch angezeigt:

2) Bei Eingeweidewürmern jeder Art und bei den Krankheitszufällen, welche durch sie erregt werden, wie z. B. bei Wurmkolik, bei schlechter Fresslust, Abmagerung, bei Epilepsie und Schwindel; namentlich bei dem sogenannten Bremsenschwindel der Schafe und dergl.

3) Für den äusserlichen Gebrauch: *a*) bei chronischen Hautkrankheiten, namentlich bei Räude und Flechten; *b*) bei schlaffen, trägen, mit Maden verunreinigten Wunden und Geschwüren, und *c*) bei Lähmungen, bei Rheumatismus, bei chronischen Entzündungen, bei Verhärtungen, Stollbeulen, Piphacken, beim Schwinden und dergl.

Die Gegenanzeigen, die den Gebrauch dieser Mittel verbieten, sind acute Entzündungen, Entzündungsfieber, Congestionen, besonders zum Gehirn, und sehr erhöhte Empfindlichkeit.

1) Stinkendes Thieröl oder Hirschhornöl, *Oleum animale foetidum, Oleum pyro-animale, Ol. empyreumaticum animale, Ol. Cornu Cervi foetidum.*

§. 272.

Dieses brenzliche Oel im rohen Zustande ist jederzeit sehr stark mit Kohlenstoff, zuweilen auch mit etwas Essigsäure, mit etwas Blausäure u. s. w. verunreinigt, und besitzt die angegebenen Eigenschaften der empyreumatischen Mittel. Daher gilt auch Alles, was über die Wirkungen dieser Mittel im Allgemeinen (§§. 268—270) angedeutet ist, ganz besonders von ihm, und es ist unter diesen Mitteln gewiss das wirksamste, obgleich es hinsichtlich der Flüchtigkeit dem rectificirten Thieröl sehr nachsteht. Seine erregende und nervenstärkende Wirkung erstreckt sich aber am meisten und deutlichsten auf die Eingeweidenerven, indem nach der Anwendung des Mittels eine mehr lebhafte und regelmässige Assimilation und Reproduction eintritt, besonders wenn bei Krankheiten mit asthenisch-torpidem Character zugleich Störungen in diesen physiologischen Processen zugegen sind. Durch diese vorherrschende Wirkung auf die Nerven der Eingeweide, durch geringere Flüchtigkeit, dafür aber durch grössere Dauer der Wirkung, unterscheidet sich das in Rede stehende Mittel von dem gereinigten oder rectificirten Thieröl, und wahrscheinlich sind diese Eigenthümlichkeiten des ersteren in seinem reichen Gehalt an Kohlenstoff begründet (§. 270). — Die übrigen dem gemeinen Thieröl beigemengten Substanzen, wie Essigsäure und dergl., sind gewöhnlich in so geringer Menge vorhanden, dass sie für die Wirksamkeit des Mittels bei den grossen Thieren von keiner Bedeutung sind.

Auf das Gefässsystem wirkt das stinkende Thieröl nur wenig erregend; bei Pferden und Rindern wird selbst nach einer Gabe von 30,0—60,0 die Zahl der Pulse nur um etwa 5 Schläge in der Minute vermehrt, obgleich das Mittel in das Blut übergeht und sich fast allen Säften, daher auch bei milchenden Thieren fast immer der Milch mittheilt, wie man dies aus ihrem Geruch deutlich entnehmen kann. Gaben über 90,0 (3 Unzen) können bei Pferden, und stärkere als 9 Gramme bei Hunden auf die im §. 268 bemerkte Weise nachtheilig wirken.

Die Dauer der Wirkung einer mittelmässigen Gabe erstreckt sich mehrentheils auf 10—12 Stunden, und wenn das Mittel durch mehrere Tage anhaltend gebraucht worden ist, so bemerkt man zuweilen noch 24—30 Stunden nach der letzten Gabe deutliche Spuren der Wirkung.

In die Drosselvene injicirte ich das Mittel bei Pferden und Rindern von 1 Drachme bis 1 Unze; es entstand sogleich schnelles und etwas angestrengtes Athmen, Geruch der ausgeathmeten Luft nach Thieröl, schnellerer Puls, grössere Röthung der Schleimhäute, erhöhte Wärme, Zucken der Muskeln, zuweilen auch schwankender Gang. Nach 6 Stunden waren die Zufälle vorüber. Hunde zeigten dieselben schon nach der Injection von 2—5 Tropfen.

Das stinkende Thieröl kann ganz nach denselben Indicationen und bei denselben Krankheiten gebraucht werden, welche im §. 271 genannt worden sind. — Dasselbe ist seiner Wirksamkeit und Wohlfeilheit wegen ein sehr beachtenswerthes Mittel im thierärztlichen Arzneischatz, welches besonders als Reizmittel für das Nervensystem einigermaassen den zu theuern Moschus ersetzen kann, und unter den Wurmmitteln fast die erste Stelle einnimmt.

Die Grösse einer Gabe zur innerlichen Anwendung ist für Pferde von 4,0 bis zu 30,0, für Rindvieh von 4,0 bis 45,0, für Schafe[1] und Schweine von 10 Tropfen bis 8,0, für Hunde von 1—30 Tropfen. — Diese bedeutende Verschiedenheit wird, abgesehen von der Grösse der Thiere, durch die Art und durch den Grad der Zufälle bedingt; denn bei heftigen Krämpfen, bei Lähmungen und bei sehr grosser Abgestumpftheit sind in der Regel grosse Gaben des Mittels erforderlich; — bei Leiden von Eingeweidewürmern haben sich nur grosse Gaben zum Tödten der letzteren wirksam gezeigt; zur Verhütung ihrer Wiedererzeugung und zur gründlichen Heilung der Wurmkrankheit sind aber mittelmässige Gaben am besten geeignet; bei allen nicht zu sehr torpiden und bei den meisten chronischen Krankheitszuständen, z. B. bei nervösen Fiebern, bei dem chronischen Rheumatismus, bei Epilepsie, Schwindel, Fäule und dergl. verdienen kleine Gaben den Vorzug.

Ebenso verschieden ist die Wiederholung des Mittels; bei Krämpfen, z. B. beim Lungenkrampf und bei Wurmkolik ist dieselbe in Zwischenzeiten von 1, 2—3 Stunden nöthig, je nachdem die Zufälle anhaltend und mehr oder weniger heftig sind; bei Lähmungen, bei dem Koller und bei den meisten chronischen Krankheiten giebt man etwa alle 8 Stunden eine Gabe, und bei

---

[1] Diese Thiere ertrugen das Mittel bei meinen Versuchen in Gaben von 4,0—30,0 durch mehrere Tage ohne den geringsten Nachtheil. Auf das Leben der Egelschnecken schien es im lebenden Körper keinen Einfluss gehabt zu haben.

chronischen Wurmleiden sind für 24 Stunden eine bis zwei Gaben hinreichend. Bei allen chronischen Krankheiten und besonders gegen Eingeweidewürmer muss das Mittel durch längere Zeit fortgebraucht werden, bis die Zeichen des krankhaften Zustandes gänzlich verschwunden sind.

Die Anwendung kann in Pillen, in Latwergen und in flüssiger Form geschehen. In der letztern wird das Thieröl mit einer bittern, oder aromatischen, oder schleimigen Flüssigkeit unmittelbar vor dem Eingeben durch blosses Zusammenschütteln gemengt. Die Anwendung in dieser Form ist bei heftigen Zufällen und beim Rindvieh zwar sehr zweckmässig; die Thiere sträuben sich aber oft sehr gegen sie, und zuweilen verlieren sie durch die hierbei unvermeidliche Einwirkung des Mittels auf die ganze Maulhöhle den etwa noch vorhandenen Appetit. Deshalb ist die Anwendung in Pillen, welche vor dem Eingeben in Druckpapier eingewickelt sind, am zweckmässigsten. Ist aber das Maul der Thiere durch das Mittel verunreinigt, so muss es gleich nach dem Eingeben durch Auswaschen oder Ausspritzen mit Salzwasser, oder mit verdünntem Branntwein wieder gereinigt werden.

Man verbindet das stinkende Thieröl zum innerlichen Gebrauch nach Verschiedenheit des Krankheitszustandes mit entsprechenden Mitteln, z. B. mit bitteren oder aromatischen, mit Farrenkrautwurzel, Terpenthinöl, Kampher, Weingeist und dergl. Auch empfiehlt man als ein wirksames Abführungsmittel bei Würmern eine Verbindung von 1 Loth Hirschhornöl mit 16 Loth Leinöl und 4 Loth Doppelsalz auf einmal zu geben, worauf jedoch das Thieröl mit bitteren und anderen stärkenden Arzneien durch einige Zeit anhaltend gebraucht werden muss. W a l d i n g e r hat z. B. hierzu für Pferde folgende, etwas complicirte Formel empfohlen: N. pulv. Enzianwurzel, Baldrianwurzel von jedem 2 Loth, pulv. Ofenruss 4 Loth, Hirschhornöl $^1/_2$ Loth, Stahlschwefel und Terpenthinöl von jedem $^1/_4$ Loth, mit Mehl zur Latwerge gemacht und täglich zu verbrauchen. — Gegen den Bandwurm der Hunde empfahl derselbe Pillen aus Farrenkraut u. a. Mitteln mit Hirschhornöl (siehe die Formel im §. 184).

Zu Einspritzungen in die Blutadern ist das Hirschhornöl bisher nicht benutzt worden; es verdient aber auf diese Weise bei lebensgefährlichen asthenischen Krankheitszuständen, z. B. bei Lähmungen, bei denen gleichzeitig die Respiration sehr schwach und unvollständig von statten geht, — bei sehr hohen Graden des Kollers, und vielleicht auch bei dem Lungenkrampf versucht zu werden, — jedoch nur an den grossen Hausthieren. Bei dem Starrkrampf der Pferde fürchte ich die, durch diese Einspritzung erzeugte heftige Reizung der Lungen. Man kann Pferden und Rindern auf einmal 4,0—8,0 von dem vorher erwärmten Oel entweder rein für sich, oder gut abgerieben mit 30,0—60,0 lauwarmen Wassers und filtrirt injiciren.

In Clystiren wird das Mittel, indem man es zu aromatischen, bitteren oder adstringirenden Flüssigkeiten setzt, mit gutem Erfolge bei nervösen und fauligen Fiebern, bei dem typhösen Milzbrande, bei anhaltenden Krämpfen und Lähmungen angewendet. Man nimmt hierzu bei den verschiedenen Thieren dieselbe Quantität wie zum innerlichen Gebrauch.

Wenn Oestruslarven in den Nasen- und Stirnhöhlen bei Schafen sitzen, und Schwindel oder andere Zufälle veranlassen, so kann man, nach

Chabert[1], ein Gemenge von 1 Theil stinkendem Thieröl und 4—6 Theilen Wasser oder ebenso viel von einem aromatischen Infusum in diese Höhlen spritzen, und zwar entweder durch die Nasenlöcher, oder durch eine mit dem Trepan in der Stirnwand gemachte Oeffnung. Diese Einspritzung wird am ersten Tage zwei- bis dreimal, jedoch immer erst nach einer 2 bis 3stündigen Zwischenzeit wiederholt, weil die Thiere dabei etwas angegriffen werden; in den folgenden 2 oder 3 Tagen ist es hinreichend, sie täglich einmal zu machen. Bei jeder Einspritzung entsteht heftiges Niesen, wodurch einzelne Larven sogleich ausgeworfen werden; die übrigen werden durch das Mittel getödtet und fallen später heraus.

Das Einreiben des Hirschhornöls in die Haut am Bauche bei Windkolik, oder in die Haut des Kopfes bei der Drehkrankheit (wie dies Chabert u. A. empfohlen haben), nutzt nichts, indem hierbei die Wirkung des Mittels nicht zu den Würmern reicht. Bei schleichenden Entzündungen unter der Haut, bei Verhärtungen, Krämpfen, Lähmungen u. s. w. sind zwar solche Einreibungen mehrentheils recht wirksam, haben aber vor denen mit Terpenthinöl oder mit Steinöl keinen Vorzug, wohl aber muss das Thieröl den letzteren in manchen Fällen nachstehen (z. B. bei Stubenhunden), weil seine äussere Anwendung durch den zu heftigen Gestank und durch die Besudelung der Hände u. s. w. sehr widerlich wird.

Dagegen ist im Sommer das Bestreichen eiternder Verletzungen, besonders bei dem Weidevieh, sehr zweckmässig, um Insekten abzuhalten, oder ihre Eier und Maden zu tödten. — Bei zu geringer Thätigkeit kann es auch zur Verbesserung der Granulation und Eiterung in veralteten Wunden und Geschwüren benutzt werden. Besonders hat es v. Ehrenfels mit gutem Erfolge gegen das bösartige (sogenannte spanische) Klauenweh der Merinos auf die Weise angewendet, dass die zuerst durch das Messer gründlich von allem losen Horn befreiten und blossgelegten Geschwüre der Klauen und ebenso der Klauenspalt, so weit derselbe feucht ist, mit rauchender Salpetersäure und gleich darauf mit Hirschhornöl bestrichen wurden. Die Klauen bleiben ohne weitern Verband; zeigen sich nach 2 Tagen noch weiche und feuchte Stellen, so wird das Verfahren wiederholt, und später auf dieselbe Weise bis zur Heilung fortgesetzt[2]. Ich habe den Theer hierzu als besser befunden.

§. 273.

Gegen die Räude ist das Hirschhornöl bei allen Thieren ein ganz vorzügliches Mittel, dessen Wirkung und zweckmässigste Anwendung bei räudigen Schafen zuerst Walz[3] gründlich erforscht hat. — Es tödtet die Räudenmilben schneller als irgend ein anderes Mittel (nämlich in einigen Minuten), reizt die Haut bis zur Entzündung, und bewirkt dadurch das Vertrocknen der Räudeknötchen und baldige Heilung der Geschwüre. Dennoch ist es für sich allein bei Schafen nicht gut zur Anwendung geeignet, weil es die Wolle sehr besudelt und schwarzbraune Flecke in derselben macht, die

[1] Traité des Maladies vermineuses dans les Animaux. Paris 1787. p. 174. — Deutsch: Chabert über die Wurmkrankheiten europäischer Hausthiere, übersetzt von F. A. A. Meier. Götting. 1789.

[2] Oekonom. Neuigkeiten und Verhandlungen. Jahrg. 1819. Heft 9.

[3] Walz, Natur und Behandlung der Schafräude. Stuttgart 1812. S. 52—65.

schwer zu entfernen sind, und weil es nicht ohne Gefahr für das Leben der Schafe auf eine grosse Fläche des Körpers angewendet werden kann. Denn wird ein geschornes Schaf mit Hirschhornöl an allen bewollten Hautstellen überstrichen, so erhält die Haut eine hochrothe Farbe, ihre Temperatur wird brennend heiss, das Thier verdreht die Augen, aus dem Maule tritt Schaum und es stellen sich krampfhafte Bewegungen ein. Diese Zufälle gehen beim Aufenthalt des Thieres in freier, kühler Luft gewöhnlich nach einigen Stunden vorüber; sie enden aber auch nicht selten mit dem Tode, wenn solche Thiere im warmen Stalle eingeschlossen, oder heisser Witterung ausgesetzt, oder kränklich sind (Walz a. a. O. S. 53). — Wird dieses Oel mit Fett oder fettem Oel im Verhältniss wie eins zu drei gemengt aufgetragen, so werden zwar die auf der Oberfläche vorhandenen Milben getödtet, aber nicht die dem Aufbruch nahen Milbennester zerstört. Die Reizung hierbei ist geringer, doch aber noch so stark, dass dadurch bei kränklichen Thieren der Tod erfolgen kann. Das Befeuchten räudiger Schafe mit einer Ammoniak enthaltenden wässerigen Feuchtigkeit, z. B. mit Rindsharn, und hierauf das Bestreichen mit Hirschhornöl, tödtet nicht nur alle auf der Haut befindlichen Milben, sondern zerstört auch die meisten Nester derselben; allein auch hierbei tritt eine allgemeine Reizung ein, im Verhältniss nach der aufgetragenen Menge des brenzlichen Oels. Zur Heilung ist aber gewöhnlich nur die einmalige Anwendung dieses Mittels nöthig. Walz empfahl folgende Zusammensetzung (die man jetzt fast allgemein die Walz'sche Lauge nennt) als die vortheilhafteste: Man nimmt 4 Theile (z. B. 1 Kilogramm) frisch gebrannten Kalk (oder von gelöschtem Kalk das Dreifache), versetzt ihn durch allmäliges Wasserzugiessen in einen breiartigen Zustand, verbindet damit sogleich entweder 5 Theile (z. B. $1^1/_4$ Kilogramm) kohlensaures Kali (Potasche), oder eine diesem Verhältniss entsprechende Menge Asche, wie z. B. 60 Theile Buchenasche, und so viel Rindsharn (Mistjauche), dass ein Brei daraus wird, mengt hierzu 6 Theile (z. B. $1^1/_2$ Kilogramm) stinkendes Thieröl und 3 Theile (oder 750,0) Theer, verdünnt das Gemenge mit 200 Theilen (oder 50 Kilogramm) Rindsharn, und zuletzt mit 800 Theilen (oder 200 Kilogramm) gewöhnlichen Wassers[1]. — Die so bereitete Flüssigkeit ist eine unvollkommene chemische Mischung, welche mildes (kohlensaures) Ammoniak mit brenzlichem Oel, Theerseife und brenzlichen Kalk enthält. Sie tödtet die Milben, zerstört deren Nester, hat selbst bei ganz jungen Lämmern und kränklichen Schafen keinen Nachtheil für den Organismus, schadet der Wolle gar nicht (denn die entstehende bräunliche Farbe verliert sich in 8—14 Tagen gänzlich), sondern sie bedingt sogar eine auffallend vermehrte Production derselben. Die Anwendung geschieht als Waschwasser oder als Bad; dabei müssen alle kranke Stellen zuerst durch Aufkratzen der Krusten mit einem stumpfen Messer oder mit einer alten Striegel zugänglich gemacht, dann recht gründlich durchnässt und die Augen der Thiere gegen die Einwirkung der Flüssigkeit geschützt werden. — Zur gründlichen Kur muss die Anwendung unter günstigen Umständen nach Zwischenzeiten von 7 Tagen dreimal (d. i. den ersten, siebenten und fünfzehnten

---

[1] Die eingeklammerten benannten Gewichtstheile dienen als Beispiel zur Bereitung eines Waschwassers für 200—250 räudige Schafe, indem für 1 Schaf gegen 2 Pfund Flüssigkeit erforderlich sind.

Tag), und wenn die Thiere dem Regen ausgesetzt sind, auch vier- bis fünfmal wiederholt werden; denn Regen ist der Heilung immer hinderlich und die Thiere müssen ihm deshalb möglichst entzogen werden.

Waldinger hat die Zusammensetzung des Mittels in der Art abgeändert, dass er die Menge des Kalkes verdoppelte und dem Ganzen noch 4 Thle. gepulverten Schwefel hinzusetzte [1].

Departements-Thierarzt Erdt u. A. fanden die Walz'sche Lauge auch stets sehr schwach, dagegen folgende Composition sehr wirksam: Man nimmt zur ersten Wäsche (für 300—600 Schafe): frisch gebrannten Kalk 3 Kilogramm (in Ermangelung desselben 9 Kilogramm gelöschten Kalk), rohe Potasche 3 Kilogramm, pulverisirten Schwefel und Hirschhornöl, von jedem 2 Kilogramm, und Mistjauche oder Pferdeurin 230 Liter. Der Kalk wird mit Wasser gelöscht und zum Brei gemacht, und diesem die übrigen Mittel zugemengt, während der Kalk noch heiss ist. Das Gemenge bleibt 12 Stunden zugedeckt stehen und wird von Zeit zu Zeit mit Jauche mehr verdünnt. Dann wird ein Theil der Jauche kochend gemacht, in die Wanne gethan und von dem Gemenge so viel hinzugethan, dass das Ganze eine Temperatur von 45—50°R. erhält. In dieser Temperatur erhält man die Flüssigkeit bei der Anwendung durch wiederholtes Hinzuthun von heisser Jauche und von dem Gemenge. — Das zweite Bad macht man nach 4 Tagen aus Kalk und Potasche von jedem 2 Kilogramm, Schwefel und Theer von jedem 1 Kilogramm und 160 Liter Jauche. Das dritte Bad wieder nach 4 Tagen aus Kalk und Potasche von jedem $1^1/_2$ Kilogramm, Schwefel und Theer von jedem 1 Kilogramm und 160 Liter Jauche. Die vom ersten und zweiten Bade übrigbleibende Lauge kann zu den folgenden Bädern benutzt werden; da aber die Lauge vermöge des Schwefels kupferne Gefässe angreifen würde, muss ihr Erwärmen entweder in irdenen Gefässen oder in der Wanne mittelst heisser Feldsteine geschehen. *(Ol. animale foetid.* 30,0 8 Pfg.)

Anmerkung 1. Das ätherische Thieröl, rectificirte Hirschhornöl, oder sogenannte Dippel'sche Oel *(Oleum animale aethereum, s. Oleum cornu Cervi rectificatum, s. Ol. animale Dippelii)* ist der durch wiederholte Destillation erhaltene reine ätherische Bestandtheil des gemeinen Hirschhornöls. Seine Wirkung ist flüchtiger und stärker auf das Gehirn gerichtet; es wird aber in der Thierheilkunde nicht gebraucht, weil es zu theuer und bei Thieren durch das gemeine Hirschhornöl oder durch das Chabert'sche Oel zu ersetzen ist. (1,0 $1^1/_4$ Sgr.)

Anmerkung 2. Das Chabert'sche Oel *(Oleum anthelminthicum s. Oleum contra taeniam Chaberti)* wird erhalten, wenn man 1 Theil Hirschhornöl und 3 Theile Terpenthinöl durch 3 Tage zusammen digerirt und dann hiervon den vierten Theil abdestillirt. Es ist dem Dippel'schen Oel sehr ähnlich, wird aber für noch wirksamer gehalten und ist wohlfeiler. Es kann innerlich in allen, in §§. 271, 272, 273 angezeigten Krankheiten wie das gemeine Hirschhornöl gebraucht werden, wenn man dieses nicht anwenden will. Chabert hat es besonders gegen alle sogenannte Wurmkrankheiten sehr empfohlen, weil es die Würmer viel schneller als irgend ein anderes Arzneimittel tödtet [2]; er verordnete es erwachsenen Pferden von 15,0—60,0, Ochsen und Kühen in etwas stärkeren Gaben, Füllen und Kälbern von 30—60 Tropfen, — Schweinen und Schafen eben so viel, — Hunden von 0,1—4,0 [3]. Es wird am besten mit der dreifachen Menge einer schleimigen Flüssigkeit gegeben. (30,0 4 Sgr. 6 Pfg.)

Anmerkung 3. Der Rauch von Hornspähnen, Klauen, Haaren und Federn, welche auf glühenden Kohlen verbrannt werden, enthält brenzliches Thieröl im dunstartigen

[1] Waldinger, Wahrnehmungen an Schafen. S. 108 u. S. 232.
[2] Chabert a. a. O. p. 105—109.
[3] Chabert a. a. O. p. 168—175.

Zustande. Wird derselbe eingeathmet, so wirkt er auf die Lungen und auf den ganzen Organismus als ein mässig starkes Reizmittel, welches bei der sogenannten Lungenwürmerseuche der Kälber und Lämmer, bei Oestruslarven in den Nasen- und Stirnhöhlen, bei Verschleimung der Luftröhre, bei veralteter Druse und bei ähnlichen asthenischen Krankheitszuständen der Schleimhäute vortreffliche Dienste leistet. Die Anwendung kann täglich zweimal durch $^1/_4$—$^1/_2$ Stunde geschehen, wobei aber die S. 162 in der Anmerkung angedeutete Vorsicht zu beachten ist.

(Von dem Hirschhorngeist und Hirschhornsalz siehe XI. Kl., „kohlensaures brenzlichöliges Ammoniak.")

2) Russ, Glanzruss, glänzender Ofenruss, *Fuligo Ligni s. Fuligo splendens.* (o)

§. 274.

Er enthält vegetabilisch-brenzliches Oel im oxydirten Zustande, mit Kohlenstoff, brenzlicher Essigsäure, brenzlichem Ammoniak, Kreosot u. s. w. verbunden. Diese Bestandtheile sind je nach der Art des verbrannten Holzes, nach dem Orte und der Art ihrer Verbrennung etwas verschieden, aber der Kohlenstoff ist stets sehr vorherrschend.

Der Russ wirkt ähnlich wie das Hirschhornöl, jedoch viel weniger stark auf das ganze Nervensystem, weniger flüchtig, sondern mehr anhaltend erregend, vorzüglich auf die Verdauungseingeweide, auf die Lymphdrüsen, die Schleimhäute, und im geringeren Grade auch auf die Haut; er bessert bei zu geringer Thätigkeit die Verdauung und Assimilation, ist theils hierdurch, theils auch direct den Würmern zuwider, befördert die Resorption, vermehrt auf gelinde Weise die Absonderung in den Schleimhäuten, in den Nieren und in der Haut; die grossen Blutgefässe reizt er sehr wenig. Der Russ leistet daher bei asthenischen und cachectischen Krankheiten, vorzüglich bei schlechter Fresslust, die ihren Grund in Unthätigkeit der Verdauungseingeweide selbst hat, bei langwierigem Durchfall, bei Eingeweidewürmern, bei der Egelkrankheit und Fäule der Schafe, bei Verschleimung, bei Abmagerung aus gestörter Assimilation, bei chronischer Druse, bei Hautwassersucht, bei veralteten Flechten und dergl. gute Dienste.

Die Gabe ist für die grossen Thiere 15,0—45,0, für Schafe und Schweine 4,0—12,0, für Hunde 0,5—4,0, täglich ein- bis zweimal. Die Anwendung kann in Pillen, Latwergen, in flüssiger Form, und selbst im Pulver als Lecke geschehen, doch ist letzteres wohl selten zweckmässig, da sein Geruch und Geschmack den Thieren zuwider ist. Man giebt ihn mit bitteren und aromatischen Mitteln, mit Kochsalz, Spiessglanz, Schwefel und dergl. verbunden. Vitet lobt besonders eine Verbindung mit Aloë (2 Th. Russ und 1 Th. Aloë) als ein wirksames Mittel zur Vertreibung der sogenannten weissen Würmer und des Bandwurms bei Schafen[1]. Waldinger gab ihn mit Hirschhornöl, Baldrian u. s. w. (siehe §. 272).

In Wunden und Geschwüren wirkt er erregend, bessert die Bildungsthätigkeit, trocknet aus und reinigt. Er ist deshalb bei schlaffer, üppiger Granulation, bei schlechter Eiterung und bei vorhandenen Maden nützlich, und wird bald für sich allein, bald mit bitteren, aromatischen oder adstringirenden Mitteln, mit Kampher, Kupfervitriol und dergl. gemengt, als Pulver eingestreut. — Mit gleichen Theilen grüner Seife und Terpenthinöls zur Salbe gemacht, oder als Zusatz zu einem Decoct von Taback ist er bei Flechten und Räude ein sehr wirksames Mittel.

[1] Vitet, Unterricht, Bd. 5. S. 250.

Um den Pferden das Koppen abzugewöhnen, soll man nach Vitet's Angabe[1] 60,0 Ofenruss und 30,0 Coloquintenmark mit faulendem Urin zu einer salbenartigen Masse recht genau zusammenmengen, und damit die Stellen der Krippe u. s. w. bestreichen, wo das Pferd beim Koppen das Maul aufzusetzen pflegt. Die Untugend soll in 8—14 Tagen gehoben sein, was aber die Erfahrung selten bestätigt.

Als Präparat hat man noch die Russtinctur (*Tinctura fuliginis*, 30,0 in 240,0 Weingeist gelöst); sie ist aber in der Thierheilkunde nicht im Gebrauch.

Da der Russ als Heilmittel überall leicht und wohlfeil zu haben ist, so verdient er von den Thierärzten häufiger als bisher angewendet zu werden. (30,0 1 Sgr., fein pulv. 1 Sgr. 6 Pfg.)

3) Theer, *Pix liquida, s. Cedria, s. Resina liquida empyreumatica.*

§. 275.

Der Theer wird als Nebenproduct bei dem Kohlenbrennen aus verschiedenen Bäumen, besonders aus den Fichten, gewonnen und stellt eine schwarzbraune zähe, dicke Flüssigkeit dar, die schwerer als Wasser ist, angenehm empyreumatisch riecht und scharf-bitter, anhaltend empyreumatisch schmeckt. Er ist aus verschiedenen Substanzen zusammengesetzt, von denen man das Kreosot, Pikamar, Paraffin, Eupion und Essig deutlich erkannt hat; andere kennt man nicht genügend. Kienholztheer enthält ausserdem noch stets etwas Kien- oder Terpenthinöl, dagegen sehr wenig oder oft auch gar kein Kreosot, sondern dies findet sich am meisten in dem von Buchenholz gewonnenen Theer (*Pix liquida Fagi*).

Der Theer wirkt einigermaassen dem Russ ähnlich, aber stärker reizend auf das Gefässsystem, auf die Lungen und deren Schleimhaut und auf die Nieren, so dass er sich hierin den balsamischen Mitteln sehr nähert; er unterscheidet sich aber von ihnen darin, dass er viel mehr erregend, als sie, auf die Nerven der Eingeweide wirkt und deshalb bei grosser Schwäche der letzteren gewöhnlich weit besser ertragen wird, als der Terpenthin und als das Fichtenharz. Auf das Gehirn und die Sinnesorgane äussert er selbst in grossen Gaben keine besondere Wirkung.

Er kann nach den im §. 271 angegebenen Indicationen angewendet werden; wegen seiner eben bezeichneten stärkern Wirkung auf die Blutgefässe, die Lungen u. s. w., wird er aber innerlich, besonders bei Erschlaffung der Schleimhäute mit andauernd vermehrter Secretion (sogenannte Verschleimungen) besonders der Respirationsorgane, bei atonischem Katarrh, bei veralteter Druse, bei vernachlässigten Lungenentzündungen und deren Ausgängen, auch bei der sogenannten Lungenseuche des Rindviehes, wenn sie entweder ursprünglich einen asthenischen Character besitzt, oder denselben im vorgerückten Verlaufe angenommen hat; ferner, bei eiternden Lungenknoten, wenn kein gereizter Zustand damit verbunden ist; — bei atonischer Brust- und Bauchwassersucht, bei ödematösen Anschwellungen; bei chronischer Druse; bei dergleichen Rheumatismus; bei dem Wurm der Pferde; bei

[1] Vitet, Unterricht, Bd. 5. S 251 und 252.

veralteter Mauke und Räude, bei Eingeweidewürmern, bei der Lungenwürmerkrankheit sowohl zur Kur, wie auch zur Vorbeugung, und bei dem Aufblähen der Wiederkäuer benutzt.

Die Gabe ist für Pferde und Rinder 8,0—30,0, für Schafe und Schweine 2,0—8,0, für Hunde 0,3—4,0, täglich zwei- bis viermal. — Die Anwendung kann in Latwergen, Pillen oder in flüssiger Form geschehen, und es gilt hierüber Alles, was von der Anwendung des Fichtenharzes und des Terpenthins (§§. 254 und 258) angegeben worden ist. Man verbindet den Theer nach Bedürfniss der verschiedenen Krankheitszustände mit bitteren und aromatischen Mitteln, mit Schwefel, Spiessglanz, selbst mit Salzen, namentlich mit Salmiak.

Der Theer wird zuweilen auch in Form von Dämpfen angewendet, welche man am leichtesten entwickelt, indem man entweder ein heisses Stück Eisen in einen mit Theer gefüllten Topf steckt, oder indem man Theer auf ein heisses Eisen, z. B. auf eine Kohlenschaufel oder auf heisse Steine tröpfelt. Diese Theerdämpfe, in denen fast alle Bestandtheile des Theers, besonders aber das ätherische Oel und das Kreosot enthalten sind, wirken auf die von ihnen betroffenen Theile des Thierkörpers stark reizend, und dies um so mehr, je grösser die zu ihrer Erzeugung benutzte Hitze war, und je mehr der Theer hierbei wirklich verbrannt worden ist. Im letztern Falle bestehen die Dämpfe grösstentheils aus Rauch, der eine widrige Schärfe (von Carbolsäure?) besitzt. Sollen sie möglichst mild wirken, so bereitet man sie auf die Weise, dass man entweder den Theer auf ein nur bis auf etwa 25—40° R. erhitztes Eisen tröpfelt oder dass man ein flaches Gefäss mit dem Theer in recht heissen Sand stellt. Die zu starke Erhitzung ist weder nöthig noch nützlich, denn das ätherische Oel des Theers wird hierbei gänzlich zerstört. — Die Anwendung der Theerdämpfe ist bei Erschlaffung und Torpidität der Lungen, bei Erschlaffung der Schleimhaut in der Nase, in der Luftröhre und in den Lungen, daher bei chronischer Druse, bei langwierigem Schleimausfluss, bei chronischem, kraftlosem, dumpfem Husten, bei der Lungenwürmerkrankheit der Schafe und bei Oestruslarven in den Stirnhöhlen angezeigt, und ich habe sie bei einem gelinden Grade dieser Zustände, dieselben mochten fieberhaft oder fieberlos sein, oft mit ausgezeichnetem Erfolge benutzt, jedoch stets bei gleichzeitiger Anwendung der dem Zustande entsprechenden inneren Mittel, namentlich bitter-aromatischen Terpenthinöls u. s. w. und einer guten Diät. Die Würmer in der Luftröhre werden durch die Dämpfe nicht getödtet, wohl aber durch erzeugtes kräftiges Husten leicht entleert. Bei dem höheren Grade der Cachexie leisten die Dämpfe wie alle die Mittel äusserst wenig. — Auch können diese Dämpfe als Präservativmittel gegen asthenische Krankheiten, namentlich gegen dergleichen Katarrhe und bei feuchter Witterung, ähnlich wie die Räucherungen von Wachholderbeeren (S. 162), und selbst als ein schwaches Desinfectionsmittel gebraucht werden.

Bei Vollblütigkeit, und bei jedem mit erhöhter Reizbarkeit verbundenen Zustande, besonders bei Augen-, Hals- oder Lungenentzündungen müssen sie vermieden werden. — Man kann sie täglich zwei- bis dreimal entwickeln, so dass die Luft des Stalles beständig mit ihnen geschwängert ist. Die Menge des jedesmal zu verbrauchenden Theers lässt sich nicht genau bestimmen, da sie hauptsächlich von der Grösse des Stalles abhängig ist. Um einen gut geschlossenen Stall von 10—12 Fuss Höhe, Länge und Breite mit Theerdämpfen vollständig zu erfüllen, sind 30,0 Theer erforderlich.

Aeusserlich kann der Theer als ein wirksames und wohlfeiles Digestivmittel bei Wunden und Geschwüren, in denen zu geringe Thätigkeit besteht, oder wo Maden sich entwickelt haben, benutzt werden; man wendet ihn hierbei ähnlich wie den Terpenthin, entweder für sich allein, oder mit Eigelb und Wasser abgerieben, an. Bei oberflächlichen Verletzungen dient er als schützendes Bedeckungsmittel, und besonders wird er hierzu bei Hufschäden, z. B. bei Hornspalten, bei ausgeschnittenen Steingallen, bei faulem Strahl und dergl. benutzt. Gegen Strahlkrebs hat er vortreffliche Dienste geleistet. — 3 Theile Theer, 2 Theile gelbes Wachs und 24 Theile Talg zusammengeschmolzen, bilden eine gute Hornsalbe, durch deren Anwendung das Wachsthum des Hufes befördert und das Sprödewerden vermindert wird. Gegen das gutartige und bösartige Klauenweh des Rindviehes und der Schafe ist der Theer, auf die Klauen reichlich aufgestrichen, ein Schutzmittel, und sowohl für sich allein, wie auch in Verbindung mit anderen Mitteln (Salpetersäure, Kupfervitriol) ist er nützlich gewesen. — Ebenso leistet er bei Räude und Flechten gute Dienste, obgleich er die Räudemilben weniger schnell tödtet als das Hirschhornöl; man benutzt ihn hierbei entweder allein, oder besser mit Fett, oder mit grüner Seife zur Salbe gemacht, oder mit passenden Flüssigkeiten, z. B. Lösung von Potasche, Weingeist verbunden als Waschmittel, z. B. in der sogenannten Walz'schen Lauge (§. 273). Wandel empfahl eine Räudesalbe, die aus 8 Theilen Theer, 4 Theilen gesalzener Butter und 4 Theilen Potasche durch Zusammensetzung in einem Mörser bereitet wird; Viborg machte sie einfacher, indem er Theer und grüne Seife zu gleichen Theilen in einem Topfe zusammenschmelzen liess. — Durch Zusatz von Hirschhornöl, Terpenthinöl, weisser Nieswurz und dergl. ist die Wirksamkeit dieser Salben sehr zu verstärken, wie z. B. folgende eine sehr bewährte Zusammensetzung gegen unschmerzhafte Flechten, Fetträude, und veraltete Mauke ist: Rp. *Picis liquidae* 15,0, *Ol. terebinth.*, *Hydrarg. praecipitat. alb. ana* 7,5, *Butyri insuls.* (oder *Adipis suill.*) 45,0, M. D. S. Täglich zweimal aufzustreichen, oder Rp. *Pic. liquid.* 250,0, *Sapon. viridis, Spirit. vini rectificati ana* 500,0 *Cretae alb. pulv.* 120,0 M. — Auch wird der Theer zuweilen als Vehikel bei der Bereitung scharfer Salben benutzt (siehe Canthariden) (30,0 8 Pfg.)

Anmerkung 1. Das sogenannte Theerwasser (*Aqua picea*) wird bereitet, indem man 1 Theil Theer mit 3—4 Theilen kalten Wassers übergiesst, beides recht oft umrührt und nach 1—2 Tagen die klare Flüssigkeit abgiesst. Das Theerwasser enthält brenzliche Essigsäure und etwas aufgelöstes brenzliches Oel, wirkt dem Theer ähnlich, aber viel milder, und befördert ziemlich stark die Harnabsonderung. Es kann innerlich in denselben Fällen angewendet werden, wo der Theer nützlich ist. Man giebt es Pferden und Rindern von $^1/_2$—$1^1/_2$ Kilogramm, Schafen und Schweinen 90—180 Gramm, Hunden 15,0 bis 45,0 auf einmal, tägl. drei- bis viermal, und mehrentheils für sich allein, zuweilen auch mit bitteren oder aromatischen Mitteln; Dieterichs[1] gebrauchte es in Verbindung mit Terpenthinöl bei der Lungenseuche des Rindviehes. Die Wirkungen dieses Mittels bei einzelnen Thierkrankheiten sind nicht durch hinreichende Erfahrungen nachgewiesen, und Vitet (a. a. O. S. 203) behauptet sogar: „dass alle gepriesene Kräfte desselben erdichtet sind." Dies ist zwar unrichtig, aber so viel ist sicher, dass 30,0 Theer in Substanz mehr leisten, als 2 Kilogramm Theerwasser.

[1] Abhandlung über die Lungenseuche. Berlin 1821. S. 83.

Anmerkung 2 Der **Birkentheer**, das **Birkenöl** oder der sogen. **schwarze Degen** *(Oleum betulinum)* ist ein wenig mehr aromatisch, übrigens von gleichen Eigenschaften wie der gemeine Theer und wie dieser zu benutzen. Vorzüge vor dem letztern hat er nicht, aber das Volk hält ihn für wirksamer.

4) Kreosot, *Creosotum.*

§. 276.

Das Kreosot oder mumificirende Princip ist ein Bestandtheil der meisten empyreumatischen Substanzen, des Holzessigs, des Holztheers, des Steinkohlentheers, der Braunkohlen, des Hirschhornöls und des Rauchs und wird am besten aus dem durch trockene Destillation des Buchenholzes gewonnenen Theer dargestellt[1]. Es erscheint im unreinen Zustande als eine bräunliche, an der Luft schwarz werdende, im rectificirten Zustande als eine farblose, durchsichtige Flüssigkeit von ölartiger Consistenz und hat einen stark empyreumatischen, durchdringenden Geruch, der sich an Alles fest anhängt, und einen brennenden Geschmack. Dieser specifische Geruch und Geschmack ist noch bei 10,000facher Verdünnung erkennbar. Kreosot löst sich im Wasser schwer (erst in 80 Th.), dagegen in Alkohol, Aether, Essigsäure und in Steinöl leicht auf; mit fetten und ätherischen Oelen mischt es sich leicht, das Eiweiss und fast alle thierischen Säfte coagulirt es sogleich und die Infectionsstoffe, Parasiten und Fäulnissproducte werden bei 200facher Verdünnung des Mittels unwirksam.

Das Kreosot wirkt im concentrirten Zustande auf die lebenden thierischen Gebilde sehr stark reizend, selbst oberflächlich ätzend, unter der Oberfläche die Substanz verdichtend, etwas austrocknend. Auf die Haut eines Thieres gebracht, macht es nach 1—2 Minuten die betroffene Stelle weiss und gefühllos, und nach einigen Tagen stösst sich die abgestorbene Schicht in trockenen Schuppen ab. In Wunden macht es augenblicklich einen heftigen, brennenden Schmerz, der oft gegen eine halbe Stunde anhält, und wobei die Oberfläche zuerst weisslich wird, hierauf bald mehr, bald weniger trocken zusammenschrumpft, und zuletzt wieder eine dunkelrothe, reine, mit wenigem aber gutem Eiter versehene Fläche erzeugt; Schorfbildung findet dabei wenig oder gar nicht Statt; schlaffe Granulation wird fester, dünne, jauchige Absonderung wird consistenter, die Exfoliation an Knochen, Knorpeln und fibrösen Theilen wird beschleunigt; Gelenkfeuchtigkeit und Blut coagulirt durch seine Einwirkung sehr schnell und Blutungen aus kleinen Gefässen hören hiernach bald auf. — Innerlich angewendet bringt es in einzelnen kleinen Gaben keine besondere Erscheinungen hervor; Pferde und Rinder ertrugen es bis zu 12,0, ohne dass andere Zufälle eintraten, als dass durch 1—2 Stunden der Athem nach Kreosot roch, dass Maul heisser und etwas trockener, der Puls um einige Schläge vermehrt wurde. Kleine Gaben durch einige Tage wiederholt, mindern die Secretion der Schleimhäute, oft auch die der Nieren, aber der Urin nimmt gewöhnlich den Geruch des Kreosotes an. Hunde zeigten von 2,0—8,0 Kreosot sogleich grosse Angst, stieren Blick, Schwäche, selbst Lähmung der Extremitäten, Schwindel, Erbrechen coagu-

[1] Das aus Steinkohlen bereitete Kreosot ist grösstentheils unreine Carbol- oder Phenylsäure und von dem aus Buchenholztheer gewonnenen in manchen Eigenschaften sehr verschieden. (§ 277.)

lirter, weisslicher Massen, zuweilen Auswurf von blutigem Schaum, röchelndes Athmen und Erstickungszufälle, unter denen der Tod erfolgte. In den Cadavern fand sich ein starker Kreosotgeruch in fast allen Eingeweiden, dunkle Röthe und Entzündung der Magen- und Darmschleimhaut, an einzelnen Stellen selbst Anätzung derselben, und Verdickung des Blutes. — Diese Wirkungen sah man auch dann, wenn eine gleiche Gabe des Mittels mit der doppelten Quantität Wassers verdünnt eingegeben, oder wenn Hunde mit einer etwas concentrirten Kreosotlösung (1 Th. zu 10—12 Th. Wassers) auf grossen Flächen befeuchtet wurden; und nach einer in die Jugularvene gemachten Injection von 15,0 Kreosot mit ebenso viel Wasser verdünnt, erfolgte der Tod unter sehr heftigen, krampfhaften Athembeschwerden in wenigen Minuten, — wahrscheinlich durch Blutstockung in den Capillaren der Lungen. Auch auf todte thierische Gebilde wirkt das Kreosot, indem es dieselben bräunlich färbt, sie zusammenschrumpft, ihnen den Kreosotgeruch mittheilt und sie gegen Fäulniss schützt. Diese Wirkung erfolgt sehr schnell, z. B. schon wenn man Fleisch nur $\frac{1}{2}$—1 Stunde in eine Auflösung des Mittels legt. Man erklärt die sämmtlichen Wirkungen des Kreosots ausser der örtlichen Reizung, aus der von ihm verursachten schnellen Gerinnung des Eiweisses in den thierischen Gebilden.

Als Arzneimittel findet das Kreosot, den angedeuteten Wirkungen zufolge, seine Anwendung da, wo bei Erschlaffung, gesunkener Energie der Organe eine übermässige schlaffe Bildung oder zu reichliche Absonderungen und Ausflüsse bestehen. Hauptsächlich hat man es angewendet: 1) innerlich als ein umstimmendes, die Secretionen besonders in den Schleimhäuten verminderndes Mittel, gegen chronischen Katarrh mit reichlichem Schleimfluss, gegen Lungengeschwüre und gegen Harnruhr; — 2) innerlich und äusserlich, als ein styptisches Mittel gegen Blutungen, sowohl aus Wunden wie auch aus inneren Organen (jedoch nur gegen parenchymatöse Blutungen; denn verletzte grössere Gefässe kann es nicht verschliessen); — 3) gegen Lungenwürmer und andere Eingeweidewürmer; und 4) äusserlich als umstimmendes, als reinigendes, die Eiterbildung besserndes, die Abblätterung in Knochen, Knorpeln und Sehnen beförderndes und der fauligen und brandigen Absterbung entgegenwirkendes Mittel bei unreinen, trägen, jauchenden Wunden und Geschwüren mit blasser, üppiger Granulation oder mit Caries, bei dergleichen Widerristschäden, Nacken- und Hodensackfisteln, bei dem sogenannten Wurm an der Ohrmuschel der Hunde, bei Strahlfäule, Strahlkrebs, bei bösartigem Klauenweh, bei Hufknorpelfisteln, bei Gelenk- und Sehnenwunden mit reichlichem Ausfluss der Synovia, bei weichen Warzen, bei dem kalten Brande, — stets nur so lange, bis der Zweck erreicht, d. h. bis gute Eiterung und gesunde Granulation eingetreten ist, weil sonst leicht Verhärtungen entstehen. Recht wirksam ist das Mittel auch gegen Läuse, Milben und anderes Ungeziefer.

Gegenanzeigen sind: ein gereizter Zustand der Verdauungsorgane, der Lungen oder der Nieren, und active Entzündung der Stellen, wo das Mittel angewendet werden soll.

Die Gabe zum innerlichen Gebrauch ist für Pferde und Rinder 2,0—8,0, für Schafe, Ziegen und Schweine 1,0—2,0, für Hunde 0,05—0,5 täglich dreimal, bei Blutungen öfter wiederholt. Man giebt das Kreosot entweder in 80 Theilen Wasser, oder ebenso viel mit Branntwein, oder mit bitter-aromatischen Flüssigkeiten verdünnt, oder als Emulsion, oder in Pillen und Latwergen, mit Zusatz von schleimigen, adstringirenden oder aromatischen Mitteln. — Dagegen dürfen Chlor, Salpeter- und Schwefelsäure, ätzende Alkalien, Quecksilber und Quecksilbersalze, Harze und Eiweiss mit dem Kreosot nicht zusammengebracht werden.

Aeusserlich wird das Mittel im concentrirten Zustande selten, etwa nur bei Warzen und bei dem Strahlkrebs, angewendet; in allen übrigen Fällen benutzt man eine Auflösung von 1 Theil Kreosot in 5—100 Theilen Weingeist oder Holzessig, je nach dem Grade der Erschlaffung und Reizlosigkeit. Man streicht die Flüssigkeit täglich zuerst zweimal, späterhin seltener, mit einem Pinsel oder mit einer Feder auf, oder man spritzt sie in die Fisteln ein. — Mit 4—8 Theilen Fett zusammengerieben ist das Kreosot auch in Salbenform anzuwenden, aber durch die Theersalbe zu ersetzen. Gegen Räude, besonders von Symbiotes-Milben, 1 Theil auf 25—50 Theile Wasser, Seifenwasser, oder Weingeist oder Holzessig; gegen Läuse streicht man eine Mischung von Kreosot 4 Theile, und gemeinem Wasser 100 Theile mittelst einer Bürste auf alle von den Parasiten bewohnte Stellen und wiederholt dies nach einigen Tagen, bei Hunden und anderen kleinen Thieren mit Vorsicht, nicht auf zu grossen Flächen. Perubalsam ist ebenso wirksam und hinsichtlich des Geruchs angenehmer. (Preis: 1,0 4 Pfg., 5,0 1 Sgr. 4 Pfg.)

5) Carbolsäure, Phenylsäure, Carbol- oder Phenyl-Alkohol, Phenol, Phenyloxydhydrat, Monoxybenzol, *Acidum carbolicum s. phenylicum.*

§ 277.

Die Carbolsäure ist eine dem Kreosot verwandte Kohlenwasserstoffverbindung (nach der Typentheorie $C_{12}H_6O_2$ oder nach der Radical-Theorie C_6H_5), welche bei der trockenen Destillation der Steinkohlen in reichlicher Menge entsteht und in dem hierbei gewonnenen schweren Steinkohlentheeröl enthalten ist, jedoch in Verbindung und verunreinigt mit brenzlichem Oel, Harz, Kreosot, zu vielen wässerigen Theilen u. s. w.; sie wird aber (bald mehr, bald weniger) rein dargestellt, indem man das Oel mit kochender Kalilauge schüttelt, dann den hiernach noch unlöslich gebliebenen Theil des Oels entfernt, aus der kalischen Lösung aber die Carbolsäure durch Salzsäure abscheidet, sie durch Chlorcalcium entwässert, rectificirt und zuletzt bei — 10° krystallisirt. Die auf diese Weise gereinigte, krystallisirte Carbolsäure bildet farblose, glänzende Nadeln, welche begierig jede wässerige Feuchtigkeit anziehen und sich hierdurch in eine zuerst farblose, dann röthlich aussehende Flüssigkeit umwandeln. Sie hat einen durchdringenden, unangenehmen, kreosotähnlichen, lange haftenden Geruch, brennenden Geschmack, ist schwerer als Wasser, löst sich in demselben wenig (in 20 Theilen), aber leicht in Alkohol, Aether, Essigsäure, fetten Oelen und Glycerin auf. Säuren, ätzende Alkalien, Quecksilber, Harze und Eiweiss vertragen sich nicht mit Carbolsäure; eine wässerige Lösung derselben macht Eiweiss und Blut schnell gerinnen. — Man hat auch eine reine Carbolsäure in flüssiger Form, weiss, klar, übrigens mit denselben Eigenschaften, aber leichter anwendbar, und eine rohe Carbolsäure, die eine braune Flüssigkeit, weniger wirksam, aber viel wohlfeiler ist.

Auf den Thierkörper wirkt sie im concentrirten Zustande ätzend, im mässig verdünnten Zustande stark reizend, Entzündung, Bläschen und Ausschwitzung erzeugend, — noch mehr verdünnt wirkt sie adstringirend. Innerlich gegeben erregt eine verdünnte Lösung (1 zu 50 Wasser) in mässiger Gabe (Pferden 4—8 Gramme, Hunden 1 Grm.) den Appetit und der Koth wird darnach fester; das Mittel geht schnell in das Blut über, die ausgeathmete Luft riecht nach Kreosot; die Urinabsonderung wird vermehrt. Sehr grosse Gaben wirken als Gift; 3—4 Gramme in der Verdünnung von 1 zu 30 Theilen Wasser in den Magen eines Hundes injicirt, erzeugten bald sehr heftige Convulsionen mit unregelmässigen Erschütterungen und den Tod; 6—7 Gramme tödteten grosse Hunde fast sogleich nach dem Eingeben, wie es scheint durch Aufhören der Herzbewegung. Bei der Section findet man die Magen- und Darmschleimhaut dunkelroth, alle inneren Theile nach Carbolsäure riechend.

Man benutzt die Carbolsäure als Heilmittel und als Desinfectionsmittel.

Für den ersteren Zweck hat man sie innerlich gegen Krankheiten, die mit Neigung zur Zersetzung des Blutes verbunden sind, bei diphtheritischen Processen, gegen die Rotzkrankheit, gegen Milzbrand, Typhus, hartnäckige Diarrhöe, veraltete Katarrhe und gegen Eingeweidewürmer versucht. Gerlach[1] hält sie bei dem Rotz unter allen bisher versuchten Mitteln für das wirksamste, durch welches die Krankheit in ihrer Entwickelung gehemmt werden könne, so lange sie noch lokal ist. Gegen Milzbrand haben Andre, Bouley, Sanson das Mittel innerlich, Dr. Rupprecht in Hettstedt hat es dagegen in subcutaner Injection (Lösung von 0,3 : 3,0), täglich 3—4 mal applicirt, mit dem Erfolge der Genesung angewendet. Im Ganzen steht man jetzt mit dem innern Gebrauch der Carbolsäure noch bei den Versuchen.

Die Gabe ist für Pferde und Rinder 5—15 Grm., für Schafe und Ziegen 2—5 Grm., für Schweine 2—3 Grm., für Hunde $^1/_4$—1 Grm. Gerlach sah Pferde täglich bis 100 Grm. von der rohen Carbolsäure ertragen. Man giebt es 2—4 mal täglich, entweder aufgelöst in 20—80 Theilen Wasser, oder in einem aromatischen Infusum, oder mit einem Bindemittel in Latwergen oder Pillen. Eine schwache Auflösung[1], zu 2—300 Theilen Wasser, nehmen Pferde und Rinder auch im Getränk.

Aeusserlich ist das Mittel fast bei denselben Zuständen, wo das Kreosot gebraucht wird, empfohlen, wie bei unreinen Wunden und Geschwüren mit fauliger Beschaffenheit, bei stinkender Jaucheabsonderung, bei Caries und Necrosis, Knorpelfisteln, Brandmauke, Ohrwurm, bösartigen Klauengeschwüren, Hufkrebs, Rotz- und Wurmgeschwüren und Parasitenleiden (Räude, Haarsackmilben, Läuse). Die Anwendung geschieht bei den Wunden und Geschwüren, je nach der Dicke der kranken Gebilde und dem Grade der Empfindlichkeit, in Auflösungen mit 1—5 Thln. Glycerin, oder mit 10 Thln. Oel (Phenyl-Linimente), oder in 5—16 Thln. Weingeist (Phenyltinctur), oder in 200 Theilen Wasser (Phenyl-Wasser), täglich 1 bis 2 mal, zum Bestreichen oder Verbinden, so lange, bis in den Wunden und Geschwüren ein guter Vegetationsprocess herbeigeführt ist. Ob dieses durch die chemische Einwirkung der Bestandtheile des Mittels auf die Zellen der leidenden Theile,

---

[1] Jahresberichte der kgl. Thierarzneischule zu Hannover, I. Bericht, 1868. S. 131, II. Bericht, 1869. S. 89.

oder, nach jetzigen Ansichten, durch Abhaltung und Tödtung der aus der atmosphärischen Luft auf die kranken Theile kommenden mikroskopischen Pilzsporen und Vibrionen geschieht — ist noch nicht entschieden.

Gegen die Räude, Haarsackmilbenräude und gegen hartnäckige Flechten hat sich die Carbolsäure bei sämmtlichen Hausthieren sehr nützlich erwiesen. Sie wird hier wieder, je nach der Empfindlichkeit der Haut, bald mehr bald weniger verdünnt mit Wasser (80—200 Theile) zum Waschen der kranken Stellen oder zum Baden der Thiere, oder in Salben und Linimenten (1 Theil zu 15—30 Theilen Fett oder Oel) zum Einreiben, jeden 3.—4. Tag einmal und durch 2 Wochen fortgesetzt, benutzt. Bei räudigen Schafen hat Zündel[1] eine Badeflüssigkeit empfohlen, für 100 Stück bestehend aus Carbolsäure 1500 Grm. (3 Pfd.), Aetzkalk 1000 Grm. (2 Pfd.), Potasche und grüner Seife von jedem 3000 Grm. (6 Pfd.), alles zusammen zu einem Teige gearbeitet und in 260 Litern (520 Pfd.) warmen Wassers aufgelöst. Das Bad muss nach 3 Tagen wiederholt werden, was später in Zwischenzeiten von 7 Tagen noch dreimal geschehen kann (§. 273). Man beachte an kleinen Thieren die bei dem Kreosot empfohlene Vorsicht (§. 276).

Als desinficirendes Mittel nimmt die Carbolsäure eine der ersten Stellen ein, und für manche Fälle, namentlich zum Desinficiren von solchen eisernen Gegenständen, welche man nicht aus Ställen, Wagen oder von Geschirren abnehmen kann und die man nicht der chemischen Wirkung der Chlor- und Manganmittel unterwerfen will, ist Carbolsäure vorzüglich brauchbar. Sie tödtet die mikroskopischen Pilzkeime, und sie zersetzt die fixen und flüchtigen contagiösen Stoffe und die fauligen Effluvien, — wahrscheinlich indem sie ihnen den Wasserstoff entzieht und dadurch die Gährungs- und Fäulnissprocesse verhindert. Man benutzt hierzu, der Wohlfeilheit wegen, die rohe flüssige Carbolsäure, die man auf Stallwände, Fussboden und dergleichen grobe Gegenstände unverdünnt oder mit der Hälfte eines trocknenden Oels versetzt, aufstreicht. Lebende Thiere bestreicht oder wäscht man, je nach ihrer Empfindlichkeit, mit einer Auflösung von 1 Theil Carbolsäure in 100 bis 500 Theilen Wasser. — Zum Aufstreuen auf Mist, in Abzugsrinnen, auf Fussboden u. s. w. empfiehlt Dr. Ziurek: 100 Theile gebrannter Kalk werden nur mit so viel Wasser besprengt, dass der Kalk in Pulver zerfällt; hierzu giesst man 5 Theile Carbolsäure im dünnen Strahl, mengt beides recht genau und wendet es an. Die Wirkung äussert sich sogleich durch Minderung des Gestanks. Das Mittel muss am folgenden Tage wiederholt werden. Man hat die Carbolsäure auch mit Eisenvitriol, mit Gyps u. s. w. in Verbindung angewendet. (Preis: Reine Carbolsäure 1 Pfd. 25—30 Sgr. — rohe Carbolsäure 1 Pfd. $3^1/_2$ bis 4 Sgr.)

6) Das Benzin, Benzol, Phenylwasserstoff, Phenylhydrür, *Benzinum*,

§. 278.

Das Benzin ist ebenfalls eine Kohlen-Wasserstoffverbindung ($C_{12}H_6$), welche zuerst aus der Benzoësäure dargestellt wurde (daher ihr Name), aber jetzt aus fetten und anderen Substanzen und am gewöhnlichsten aus dem Steinkohlentheer durch Destillation und weitere chemische Präparation gewonnen und gereinigt wird. Dasselbe ist ein farbloses, dünnflüssiges Oel von aromatischem Geruch, süsslichem Geschmack, wird bei 0° Cels. fest, schmilzt wieder bei + 5° Cels; es ist leicht entzündbar, brennt mit heller Flamme, verdunstet in kurzer Zeit vollständig und verbreitet einen starken, unangenehmen, etwas brenzlichen Geruch; in Weingeist, Aether und Aceton löst es sich auf, mit wässerigen Flüssigkeiten kann es durch Schleim, Eiweiss, Mehl, Honig und dergl. Substanzen gemengt werden.

Auf die Haut gestrichen oder gerieben bringt das reine Benzin eine ganz geringe und in kurzer Zeit vorübergehende Reizung derselben hervor, welche weit hinter der Wirkung des Terpenthinöls zurückbleibt. Selbst von reichlicher Einreibung war nach 12 Stunden keine Spur einer Einwirkung an der Haut zu bemerken; aber die Schleimhaut der Maul- und Rachenhöhle wird von der unmittelbaren Berührung des reinen Benzins heftig gereizt, dunkler geröthet und sie sondert viel zähen Schleim ab. — Innerlich angewendet hat das Benzin bei Pferden in der Gabe von 8,0—12,0 nur die Reizung der Maulschleimhaut und Geruch des Athems nach Benzin zur Folge gehabt. — Von 30,0 sah man nach 5 Minuten den Puls um 4—5 Schläge und das Athmen um 2—3 Züge pr. Minute vermehrt. Nach 3 Stunden war diese Wirkung wieder vorüber. 60,0—120,0 wirkten ähnlich, aber stärker; 150,0 mit 1 Liter Wasser und etwas Honig gemengt, verursachten einem Pferde zuerst ebenfalls Aufregung im Puls und Athmen, Hitze im Maule, Geruch des Athems nach Benzin [1], Röthung der Bindehaut und Verstopfung des Leibes, später kleinen, harten, glänzenden, braunen Koth; und als das Mittel in dieser Gabe 5 Tage fortgesetzt worden, verlor das Pferd den Appetit und wurde traurig; doch veränderten sich diese Zufälle wieder, als die Gabe auf 105,0 vermindert wurde. Das Thier wurde getödtet; die Section ergab an den Verdauungseingeweiden nichts Abnormes. — 500,0 Benzin mit 2 Kilogr. Wasser auf einmal gegeben, führten in kurzer Zeit schnelleren Puls, beschleunigtes Athmen, Abstumpfung der Empfindlichkeit, stieren Blick, Zittern, Kälte der Füsse herbei; aber nach 24 Stunden waren diese Symptome wieder vorüber. — Von 750,0 Benzin mit 1 Kilogramm Wasser traten dieselben Erscheinungen in grösserer Heftigkeit ein und nach 3 Tagen starb das Thier. Die Section zeigte livide Färbung des ganzen Verdauungskanals, ausgenommen den Blinddarm. — Mässige Gaben durch einige Zeit fortgesetzt, wurden von Pferden, von Rindvieh und von Schweinen gut ertragen, der Appetit und der Ernährungszustand gebessert, und bei einigen Pferden nahm der Urin einen schwachen Veilchengeruch an. — Hunde wurden von 10,0—22,5 reinen Benzins gleich nach dem Eingeben sehr krank; sie entleerten reichlich zähen Schleim aus dem Maule, letzteres wurde dunkelroth, sie athmeten schnell, hatten schnellen Puls, grosse Schwäche, taumelten, legten sich nieder und bekamen Krämpfe, aber sie erholten sich nach etwa 8 Minuten wieder, wenn sie nur bis 10,0 erhalten hatten; von grösseren Gaben wurden die Thiere nach jenen Symptomen von Zeit zu Zeit unbeweglich, wie bei Tetanus, doch konnte man ihre Glieder leicht beugen; etwas später war die Empfindlichkeit gänzlich verschwunden und unter Convulsionen erfolgte der Tod in etwa 10 Minuten. Die Section ergab Reizung der Respirationsschleimhaut, dunkles, dickes Blut im Herzen, starken Geruch nach Benzin in allen Theilen. — Auch durch das Einathmen der Benzindämpfe, die mittelst einer Lampe sehr

[1] Ebenso in allen anderen Versuchen.

schnell und concentrirt in einem engen Raume aus 90,0 Benzin entwickelt waren, wurden ähnliche Zufälle und der Tod herbeigeführt; und selbst nach der Anwendung auf eine grosse Fläche der Haut starb ein mit Räude behafteter Hund binnen 2 Tagen. Katzen sterben von der äusserlichen Anwendung des Benzins fast sicher.

Die innerliche Benutzung des Benzins ist bisher auf wenige Zustände beschränkt. Rey hat dasselbe gegen chronische Magen- und Darmentzündung der Pferde versucht, und nach der durch mehrere Tage fortgesetzten Anwendung die Zufälle verschwinden, den Appetit und eine bessere Ernährung wieder eintreten sehen. Man erklärt sich diese Wirkung dadurch, dass der abnorme Gährungsprocess im Magen von dem Mittel gehemmt wird. Viele Thierärzte (Defays, Mathieu, Reynal, Rey, Zündel) haben das Benzin als ein wirksames Mittel gegen Gastruslarven, gegen Spulwürmer und Bandwürmer gelobt, Aubrion hat aber diese wurmtödtende Wirkung bestritten. Gegen Darm-Trichinen (bei Menschen) ist Benzin sehr empfohlen worden, aber in der Epidemie in Hadersleben hat man gefunden, dass trotz reichlicher Gaben des Mittels die Trichinen im Darm fortlebten.

Die Hauptanwendung ist äusserlich gegen alle Parasiten auf der Haut. Benzin tödtet Läuse, Flöhe, Haarlinge, Zecken, Blutsauger, Milben und dgl. binnen wenigen Minuten sicher, und es heilt somit auch die von Parasiten entstandenen Krankheiten, z. B. Läusesucht, Räude, Hautjucken und dergl. Bei der Räude scheint es jedoch auf die in den Milbengängen der Haut verborgenen Milbeneier nicht immer ebenso tödtend einzuwirken und es muss deshalb hier nach etwa 6—8 Tagen wiederholt werden.

Die Gabe ist für Pferde und Rindvieh 30,0—90,0, für Schafe, Ziegen und Schweine 2,0—15,0, für Hunde 1,0—4,0, täglich zweimal. Die innerliche Anwendung kann in flüssiger Form, mit Honig und Wasser, oder besser in etwas Mehltrank, — in Latwergen, oder in Pillen, welche man bei dem Eingeben in Papier wickelt, geschehen. Zusätze macht man von bitteren Mitteln.

Aeusserlich wird das Benzin gewöhnlich unverdünnt auf die mit Ungeziefer besetzten Hautstellen gestrichen und eingerieben; bei jungen und anderen zarten Thieren kann es mit 3—4 Theilen eines fetten Oels oder mit ebenso viel Weingeist gemengt angewendet werden. Es können hierzu die grossen Thiere 120,0—180,0, die Schweine und Hunde 15,0—60,0 auf einmal ganz gut ertragen. Benzoldämpfe tödteten das Ungeziefer nicht, sondern betäubten dasselbe blos[1]. (Preis in den Droguerien: 1 Pfd. 9 Sgr.)

7) Steinöl, Bergöl, *Oleum Petrae s. Petroleum (Naphtha).*

§. 279.

Dieses brenzlich-ätherische Oel findet sich im unreinen Zustande an verschiedenen Orten der Erde (am Caspischen Meere bei Baku, in China, Italien, Baiern, in ausserordentlicher Menge aber in Canada und Pennsylva-

[1] Reynal, de la benzine; de ses propriétés thérapeutiques et toxiques.' Im Recueil de méd. vétér. 1854. p. 257.
Rey, de la benzine, etc. Ebendaselbst, 1861. p. 449.
Aubrion, ebendaselbst, 1862. p. 485.

nien), aus der Erde oder aus Felsenritzen quellend, oder auch auf Wasser schwimmend. Es sieht im rohen Zustande rothbraun oder schwarzbraun aus und enthält neben ätherischem Oel noch überflüssigen Kohlenstoff, auch Paraffin, Kreosot, Essigsäure und eine an der Luft oxydirende, verharzende Substanz. Von den Nebenbestandtheilen wird das Steinöl durch Destillation und Rectification befreit und rein dargestellt. In diesem Zustande besteht es aus 88 Proc. Kohlenstoff und 11,98 Wasserstoff, nebst einem kleinen Antheil von Sauerstoff und Stickstoff; es ist blassgelb, zuweilen fast weiss, durchsichtig, sehr flüchtig, riecht und schmeckt eigenthümlich brenzlich, brennt mit stark russender Flamme, schwimmt auf dem Wasser, mischt sich mit demselben nicht, wohl aber mit fetten und ätherischen Oelen; es löst sich im reinen Weingeist und im Aether leicht, in wässerigem Weingeist schwer auf. In seinen Wirkungen auf den Thierkörper zeigt das Steinöl eine grosse Aehnlichkeit mit dem Terpenthinöl, es ist jedoch auf der äussern Haut milder als dieses, obwohl es auch Reizung, Entzündung, Abschuppung der Epidermis, und bei wiederholter Einreibung selbst Ausfallen der Haare verursachen kann. Letztere wachsen schnell wieder. Innerlich angewendet reizt es die Schleimhaut mässig stark, etwas mehr als das Hirschhornöl, aber weniger als Terpenthinöl und als Carbolsäure; es erregt die Thätigkeit der Verdauungsorgane, treibt Blähungen und zuweilen auch Eingeweidewürmer ab.

Man kann es bei denselben Krankheiten anwenden, gegen welche das Terpenthinöl gebraucht wird. Innerlich gilt es bei dem Volke besonders gegen Helminthen, gegen Windkolik, und gegen Tympanites als ein wirksames Mittel. — Aeusserlich hat es sich gegen Räude, Läuse, Flechten, rheumatische Leiden und bei jauchenden Wunden und Geschwüren nützlich gezeigt.

Gabe für Pferde und Rinder 15,0—60,0, für Schafe und Schweine 4,0—15,0, für Hunde 1,0—4,0, mit bitteren oder aromatischen Mitteln in Latwergen oder in Pillen, oder als Einguss mit Branntwein (5 bis 10 Theile), bei Blähsucht auch mit Kalkwasser. — Aeusserlich für sich allein oder mit 2—4 Theilen Spiritus zum Einreiben in die Haut und zum Verbinden der Wunden. (Preis: *Petroleum rectificatum* 5 Gramme 1 Sgr. 2 Pfg., gewöhnliches Petroleum 1 Pfund $2^1/_2$ Sgr.)

FÜNFTE KLASSE.

Flüchtige, weingeistige (spirituöse) und ätherartige Arzneimittel.

(Medicamina volatilia, spirituosa et aetherea.)

Begriff, Wirkung und Anwendung dieser Mittel im Allgemeinen.

§. 280.

Eine kleine Anzahl von Arzneistoffen zeichnet sich durch die Eigenschaften aus, dass sie selbst bei gewöhnlicher Temperatur der Atmosphäre schneller verdunsten (sich verflüchtigen) als die ätherischen Oele und der Kampher, und dass sie auch bei der Anwendung auf den Thierkörper ihre

Wirkungen schneller entwickeln als fast alle andere Arzneimittel (ausgenommen Ammoniak und Blausäure). Diese Mittel verdienen daher in doppelter Hinsicht die Bezeichnung als „flüchtige Mittel". Es sind: der Weingeist (mit dem Branntwein und Wein), die verschiedenen Arten des Aethers und die Chloroformpräparate.

In ihrer chemischen elementaren Zusammensetzung sind diese Mittel darin übereinstimmend, dass sie keinen Stickstoff enthalten, sondern nur aus Kohlenstoff, Wasserstoff und Sauerstoff gebildet sind. Im concentrirten Zustande coaguliren sie Eiweiss schnell und bringen daher auch Blut und andere eiweisshaltige Säfte zum Gerinnen; aus wässerigen Lösungen schlagen sie das Eiweiss in löslicher Gestalt nieder. Die schnelle Verdunstung dieser Mittel erzeugt Kälte.

§. 281.

Bei der Anwendung dieser Mittel im concentrirten Zustande auf den Thierkörper machen sich, neben den specifischen Wirkungen derselben, auch örtlich die eben erwähnten physikalischen und chemischen Eigenschaften geltend.

Auf die unverletzte Haut gebracht, erzeugen sie zuerst ein Gefühl von Kühlung, welches jedoch nur ganz kurze Zeit dauert; dann tritt Reizung, Röthung, vermehrte Wärme, etwas Zusammenschrumpfung, gelinde Anschwellung und stärkere Resorption ein. War die Anwendung mehrmals in kurzer Zeit wiederholt, so entsteht wohl selbst ein leichter Grad von Entzündung und nachfolgende Abschuppung der Oberhaut. — Zuweilen, besonders bei kleinen Thieren, bemerkt man nach der reichlichen Anwendung dieser Mittel auf einer grösseren Fläche auch die allgemeinen Wirkungen auf das Nervensystem.

In Wunden bewirken die Mittel im concentrirten Zustande heftige Reizung, Zusammenschrumfpung der Fasern, Vermehrung der Schmerzen, Gerinnung der Flüssigkeiten, Stillung parenchymatöser Blutungen, Beschränkung der Eiterung und Granulation, Verdichtung derselben, oft aber auch Beförderung der Exfoliation.

Bei der innerlichen Anwendung der concentrirten Mittel verursachen sie ebenfalls an den Berührungsstellen eine Zusammenschrumpfung und bei Wiederholung eine Verdichtung der Schleimhaut, Gerinnung des Pepsins und hierdurch Verminderung des Appetits und Störung der Verdauung; gleichzeitig entsteht aber auch Reizung der Magennerven und Uebergang der Mittel in das Blut und hierdurch werden die specifischen Wirkungen derselben herbeigeführt.

Die Mittel äussern diese Wirkungen in ziemlich übereinstimmender Art, so dass sie (ausgenommen das Chloroform) zuerst (primär) die Thätigkeit u. s. w. des Nervensystems schnell zu einem höhern Grade aufregen und hierdurch auch den ganzen Lebensprocess erhöhen, darauf aber (secundär) Abspannung, Mattigkeit, und nach sehr grossen Gaben sogar Betäubung und Lähmung verursachen. Dieser Unterschied zwischen der primären und secundären Wirkung tritt bei diesen Mitteln deutlicher hervor, als bei allen anderen; aber die Stärke und die Dauer der Erscheinungen, sowohl der aufgeregten als der verminderten Lebensthätigkeit, sind nach der Grösse der Gabe, nach der Concentration des angewendeten Mittels, nach der kürzeren oder längeren

Zeit der Wiederholung, und nach der Individualität der Thiere sehr verschieden. Bei Hunden, Katzen und Schweinen wirken diese Mittel verhältnissmässig am stärksten, bei Pferden viel schwächer, und bei den Wiederkäuern am schwächsten. Mässige Gaben nur einmal oder in langen Zwischenzeiten angewendet, veranlassen nur eine geringe Aufregung, die sich durch lebhafteren Blick, grössere Aufmerksamkeit und Munterkeit, schnellere Verdauung und durch reichliche Urinentleerung zu erkennen giebt. Bei sehr empfindlichen Thieren wird zuweilen auch die Zahl der Pulse etwas vermehrt, und die Farbe der Schleimhaut im Maule und in der Nase etwas dunkler, die Wärme am Schädel etwas erhöht, besonders von Alkohol. Nach kurzer Zeit gehen alle diese Erscheinungen wieder vorüber, nachdem gewöhnlich eine mit dem Thermometer zu messende Verminderung der Temperatur um 2—5 Grad eingetreten ist. — Grosse Gaben erzeugen stärkere Aufregung, unruhiges Benehmen, Hin- und Herlaufen ohne Zweck, Kratzen mit den Füssen, Wälzen auf dem Fussboden, stieren Blick, wobei die Pupille zuerst verengert, später erweitert ist; manche Thiere geben in der ersten Zeit freundliche, später ängstliche, widrige Laute von sich; bei Hunden, Katzen und Schweinen findet sich Neigung zum Erbrechen oder wirkliches Erbrechen (Vitet bemerkte dieses auch bei Wiederkäuern); der Stand wird unregelmässig, der Gang schwankend. Nach kurzer Dauer dieser Zufälle zeigen sich die Thiere matt, sie stehen mit gesenktem Kopfe, liegen auch gern, und sind gegen äussere Einwirkungen bald mehr, bald weniger stark abgestumpft, die Temperatur erscheint etwas gesunken, aber Puls und Athmen sind dabei normal oder nur sehr wenig vom gesunden Zustande abweichend. In diesem Zustande, oft nach hinzugetretenem Schlaf, verbleiben die Thiere durch 3—6 Stunden, worauf die ganze Wirkung wieder vorüber zu sein pflegt. Zuweilen bleibt aber noch Mattigkeit zurück. — Durch sehr grosse Gaben wird die Aufregung fast augenblicklich nach dem Eingeben in einem hohen Grade hervorgerufen, aber schon nach wenigen Minuten treten Schwindel, schwankender Gang, Unvermögen zu gehen, und bei Hunden Erbrechen hinzu, worauf Erweiterung der Pupille, Verlust der Sinnesthätigkeit, schnelles, beschwerliches Athmen, Zuckungen, Betäubung, Lähmung und zuweilen selbst der Tod folgen. Hierbei hört das Athmen immer um einige Minuten eher auf als die Herzbewegung, und man kann daher annehmen, dass der Tod von diesen Mitteln durch Lähmung des Centrums der Respirationsnerven herbeigeführt wird. — Wenn der Tod nach dem Eintritt der heftigen Wirkung nicht erfolgt, so erholen sich die Thiere erst nach mehreren Stunden. In manchen Fällen wird durch die starke örtliche Reizung Magen- und Darmentzündung erzeugt, und die Thiere genesen oder sterben dann erst nach 24 Stunden. — Bei der Section der schnell gestorbenen Thiere findet sich Geruch nach Weingeist in den Eingeweiden und Anhäufung von schwarzem Blute in den Gefässen des Gehirns, im Herzen und in der Leber; oft ist das Blut im Herzen gleich nach dem Tode geronnen. — Bei den langsamer gestorbenen Thieren sieht man ausser der Anhäufung von schwarzem Blut in allen Organen, mehrentheils noch Entzündung im Magen oder Darmkanal, oder Verdickung der Häute dieser Theile. Die Lungen und alle andere Organe erscheinen unverändert.

Wenn diese Mittel verdunstet, als Dämpfe in angemessener Menge eingeathmet werden, führen sie dieselben Zufälle herbei, welche von grossen

Gaben innerlich verabreicht entstehen, nämlich zuerst eine schnell vorübergehende Aufregung, dann Betäubung und Gefühllosigkeit, und von zu grossen Gaben entsteht zuweilen auch Lähmung und selbst der Tod. Die Wirkungen erfolgen auf diesem Wege der Anwendung sehr schnell und leicht, da die dunstförmigen Stoffe in den Lungen mit dem Blute in fast unmittelbare Berührung kommen.

In die Venen injicirt, bringen diese Mittel gehörig verdünnt sehr schnell die Wirkungen hervor wie mässige Gaben innerlich angewendet; aber im concentrirten Zustande erzeugen sie fast immer sogleich sehr beschwerliches Athmen, Schwindel, Krämpfe und oft den Tod, — hauptsächlich durch Gerinnung des Blutes in der rechten Hälfte des Herzens und in der Lungenarterie.

Unter die Haut in das Bindegewebe injicirt, verursachen sie eine Reizung desselben und in sehr kurzer Zeit ihre specifischen Wirkungen auf das Nervensystem, besonders auf die Nerven an der Applicationsstelle, es folgt aber oft Entzündung und zerstörende Eiterung.

§282.

Die Vermittlung der allgemeinen Wirkungen der spirituösen und ätherhaltigen Mittel erklärte man früher allein durch die blosse Berührung der Nervenenden an den Stellen der Einwirkung. Solche örtliche Wirkungen finden allerdings Statt, wie dieses die subcutanen Injectionen beweisen; da aber nach jeder Art der etwas reichlichen Anwendung dieser Mittel die ausgeathmete Luft den eigenthümlichen Geruch derselben annimmt, dieser Geruch auch im Blute wahrzunehmen ist, wenn man bald nach dem Eingeben einen Aderlass macht, so ergiebt sich, dass diese Stoffe einen grossen Theil ihrer Wirkung durch den Uebergang in das Blut vermitteln.

Das Blut selbst erleidet durch die Mittel Veränderungen, durch welche die Wirkung vervollständigt wird. Zuerst entsteht eine durch die gasartige Verflüchtigung eines Theiles der Mittel, besonders in der Wärme des Thierkörpers beförderte, grössere Expansion des Blutes; dann wird sein Eiweissstoff mehr zum Gerinnen geneigt und hierdurch das Blut mehr dickflüssig; zugleich erhält dasselbe, da diese Mittel sehr reich an Kohlenstoff und leicht zersetzbar sind, in kurzer Zeit einen grossen Gehalt an diesem Stoffe, wodurch es dunkler gefärbt, und selbst in den Arterien zuweilen dem Venenblute ähnlich wird. Sowohl in Folge dieser Veränderungen des Blutes, wie auch bei der durch die (noch nicht genügend erklärte) primäre, flüchtig reizende Wirkung erzeugten Aufregung entstehen Congestionen zu dem Gehirn, Rückenmark, zur Lunge oder zur Leber, und im zweiten Stadium venöse Anhäufungen in diesen Organen, und durch beides Betäubung und Lähmung. Ein grosser Theil der in den Körper gebrachten spirituösen Mittel wird unzersetzt durch die Lungen, die Nieren, die Leber und die Haut, je nach Nebenumständen hier oder dort mehr, wieder ausgeschieden[1], ein Theil aber

---

[1] Vergleiche hiermit v. Pommer, über die künstliche Berauschung pflanzen- und fleischfressender Säugethiere In der Schweizer Zeitschrift für Natur- und Heilkunde. 1. Bd. 1. Heft. Zürich 1834.

geht in das Gewebe des Gehirns, in die Hirnhöhlen u. s. w. über und ist nach dem Tode nachzuweisen[1].

§. 283.

Die spirituösen und ätherischen Arzneimittel sind in der flüchtig erregenden Wirkung den ätherisch-öligen Mitteln (besonders dem Kampher) ähnlich; sie unterscheiden sich aber von denselben dadurch, dass sie *a*) weit flüchtiger wirken als diese; — *b*) dass ihre Wirkung viel mehr auf das Nervensystem, bei grossen Gaben vorherrschend auf das Gehirn gerichtet zu sein scheint; — *c*) dass sie in ihrer primären Wirkung kurz vorübergehend fast allein die Nervenkraft aufregen, niemals aber (wie die ätherisch-öligen Mittel) zugleich die Irritabilität vermehren, oder die Mischung des Blutes verbessern, sondern im Gegentheil dasselbe durch Ueberladung mit Kohlenstoff und durch zu grosse Neigung zum Gerinnen verschlechtern; und — *d*) dass von den allermeisten ätherisch-öligen Mitteln keine solche secundäre Zufälle entstehen, wie von den spirituösen.

Ebenso sind diese Mittel dem Opium und dem Ammoniak in der erregenden Wirkung ähnlich. Das letztere scheint aber (abgesehen von seinen alkalischen Eigenschaften) mehr die Nerven des Rückenmarks und die grossen Eingeweidenerven als das Gehirn zu erregen, und es fehlen ihm die deprimirenden Nachwirkungen. — Das Opium wirkt dagegen in grossen Gaben specifisch auf das grosse Gehirn, macht örtlich nur sehr geringe Erregung, fast niemals Entzündung, beschränkt fast alle Ab- und Aussonderungen, und es fehlt ihm die Flüchtigkeit. — Mit den übrigen narkotischen Mitteln ist nur die secundäre Wirkung der flüchtigen Mittel zu vergleichen.

§. 284.

Nach den angedeuteten Wirkungen können die flüchtigen Mittel für zweierlei Zwecke benutzt werden, nämlich: 1) in kleinen und mittleren Gaben, um die Nerventhätigkeit schnell zu erregen (zu excitiren) oder umzustimmen; und — 2) in grossen Gaben, um das Empfindungsvermögen und das Bewusstsein zu unterdrücken (zu anästhesiren).

In erster Hinsicht stehen hauptsächlich der Weingeist, der Wein, der Schwefel- und Essigäther dem Kampher und den ätherisch-öligen Mitteln therapeutisch nahe, sie passen aber mehr da, wo nur die Nerventhätigkeit gesunken oder ihr Einfluss auf Empfindung und Bewegung der Organe (auch der Muskeln) unregelmässig, aber nicht die Herzthätigkeit vermindert oder die Beschaffenheit des Blutes bemerkbar vom normalen Zustande abweichend ist. Diese Mittel finden demnach ihre Anwendung bei allgemeiner und örtlicher Atonie (Schwäche mit Schlaffheit), bei Krämpfen, rheumatischen Affectionen, unvollständigen Lähmungen, bei Mangel an Appetit, ohne dass materielle gastrische Ursachen bestehen, bei dergleichen Krampf- und Windkolik und Tympanites, bei Mangel an Wehen zur Zeit des Gebärens oder beim Zurückbleiben der Nachgeburt u. s. w.

Für den zweiten Zweck werden die Mittel, vorzugsweise das Chlorform,

[1] Nach Liebig gehören die flüchtigen Mittel zu den wichtigsten Respirationsstoffen, indem sie sich mit dem Sauerstoff der eingeathmeten Luft verbinden, verbrennen, Kohlensäure bilden und hierdurch die Wärmeerzeugung sehr fördern. Lallemand u. A. haben diese Ansicht bestritten, — aber wohl mit Unrecht.

das Chloral und der Schwefeläther angewendet, entweder um bei Krankheiten und chirurgischen Operationen heftige Schmerzen für die Thiere nicht zum Bewusstsein kommen zu lassen, auch heftige Krämpfe zu lösen (z. B. bei eingeklemmten Brüchen, bei Krampf im Blasenhalse), — oder auch nur, um die Thiere bei den Operationen vollständiger ruhig zu erhalten, als dieses durch die gewöhnlichen mechanischen Hilfsmittel geschehen kann, namentlich bei Operationen am Augapfel, in der Maul- und Rachenhöhle, bei grossen Bauchwunden mit Hervortreten der Eingeweide, bei dem Kaiserschnitt, bei Bruchoperationen, bei und nach der Reposition der vorgefallenen Gebärmutter oder des Mastdarms, ebenso bei der Wiedereinrichtung von Knochenbrüchen und Verrenkungen und bei dem Anlegen des Verbandes an sehr empfindlichen und widerspenstigen Thieren, und dergl.

Ausserdem sind die flüchtigen Mittel wegen ihrer Wirkung: die Wärme des Körpers und die Schnelligkeit der Pulse zu mindern, als Mittel gegen fieberhafte Krankheiten, besonders gegen typhöse Leiden, in mehreren Fällen mit anscheinend gutem Erfolge angewendet worden.

Die Heilwirkung der flüchtigen Mittel bei Krankheiten ist gewöhnlich eine bald wieder vorübergehende und eine nur palliative; und wo Schmerzen von andauernder mechanischer Reizung (z. B. von fremden Körpern in Wunden u. s. w.) bestehen, können die Mittel nicht blos wenig oder gar nichts leisten, sondern den Zustand wohl noch verschlimmern. Ebenso ist es bei Orgasmus des Blutes, bei Congestionen zum Gehirn, zu den Lungen, und bei Entzündungen dieser Organe und des Magens. Diese Zustände sind daher Contraindicationen gegen den Gebrauch der flüchtigen Mittel.

§. 285.

Die Gabe, die Wiederholung und die Art der Anwendung dieser Mittel ist, je nach ihrer speciellen Wirkungskraft, hauptsächlich aber nach den beiden im vorigen Paragraph angedeuteten verschiedenen Zwecken, in den einzelnen Fällen sehr verschieden. Den Anfang macht man für therapeutische Zwecke stets mit mässigen Gaben, deren Wirkung man beobachten und die folgenden Gaben nach derselben einrichten muss. Die Wiederholung muss, so lange die Krankheitszufälle sie erfordern, in kurzen Zwischenzeiten und sogleich als die erregende Wirkung der vorher gereichten Gabe vorüber ist, Statt finden. — Als die schicklichste Form zur innerlichen Anwendung erscheint die flüssige, weil bei der Bereitung anderer Formen die Verdunstung zu sehr begünstigt wird, und noch mehr, wenn man die Arznei nicht gleich nach ihrer Bereitung verbraucht. Pillen und Latwergen mit solchen Mitteln soll man daher in grossen Quantitäten nicht bereiten lassen. Oft giebt man die flüchtigen Mittel rein oder nur mit kaltem Wasser, oder einer schleimigen Flüssigkeit verdünnt, zuweilen aber in Verbindung mit aromatischen Mitteln.

Um zu anästhesiren lässt man am besten den Dunst des Aethers, des Chloroforms, oder des Chlorals einathmen, weil hierdurch die Wirkung am schnellsten und sichersten erfolgt.

Zu Injectionen in die Venen dürfen diese Mittel nur im sehr verdünnten Zustande angewendet werden (§. 281); und zu subcutanen (hypodermatischen) Einspritzungen eignen sie sich zur Erzeugung der vollständigen Anästhesie auch nicht, weil sie im concentrirten Zustande sehr oft die im §. 281 erwähnte Vereiterung des subcutanen Bindegewebes zur Folge haben, auch nicht in der zur Betäubung erforderlichen Menge injicirt werden können, im verdünnten Zustande aber zu schwach wirken.

§. 286.

Die äusserliche Anwendung dieser Mittel ist, nach ihrer, im §. 281 angedeuteten Wirkungsweise da angezeigt, wo man flüchtig erregen, gelind zusammenziehen (tonisiren) und die Resorption befördern will; daher bei Lähmungen, bei Erschlaffung, Auflockerung und zu starker Ausdehnung oberflächlich liegender Theile, nach Verrenkungen und Verstauchungen, bei und nach Quetschungen, wenn dieselben mit keiner sthenischen Entzündung begleitet sind; ferner: bei Blutunterlaufungen und ödematösen Anschwellungen, bei parenchymatösen Blutungen; bei asthenischen, torpiden Entzündungen; bei üppiger Granulation, besonders wenn sie sehr weich und blass ist; bei zu langsamer Abblätterung cariöser Theile an Knochen, Knorpeln und Bändern; bei dem kalten Brande; bei Rheumatismus, bei dem sogenannten Schwund, und dergleichen Zuständen.

Dagegen ist auch die äusserliche Anwendung dieser Mittel überall nachtheilig bei allen sthenischen Entzündungen und anderen schmerzhaften Zuständen, bei frischen Wunden, wo Callositäten und durch Gerinnung des Eiweissstoffes (Faserstoffes) bedingte Verhärtungen bestehen, z. B. bei verhärteten Geschwülsten.

1) Weingeist, *Spiritus vini*, Aethyloxydhydrat.

§. 287.

Der Weingeist ist eine flüchtige, wasserhelle Flüssigkeit, welche ursprünglich durch Destillation des Weines gewonnen wurde, jetzt aber aus verschiedenen Substanzen, die Zucker, Mehl, oder Stärkemehl enthalten, durch die sogenannte Spiritus- oder Weingährung erzeugt und durch Destillation der gährenden Massen abgeschieden wird. Bei dieser Darstellung ist der Weingeist nicht rein und auch nicht concentrirt, sondern bald mehr bald weniger mit dem ätherischen Fuselöl, mit färbenden und riechenden Stoffen, zuweilen mit etwas Essigsäure oder Aether und mit Wasser verbunden, er wird aber von diesen Nebenbestandtheilen durch Behandlung mit Kohle und wiederholtes Destilliren befreit (gereinigt und rectificirt). Er heisst, wenn er möglichst frei von Wasser ist, *Alcohol s. Alcohol vini absolutus,* — wenn er 80 bis 90 Procent Alkohol enthält, ist es der höchst rectificirte Weingeist, *Spiritus vini rectificatissimus*, — rectificirter Weingeist, *Spiritus vini rectificatus*, bei circa 60 Procent Alkoholgehalt, und — Branntwein, *Spiritus frumenti* oder *Spiritus vini dilutus,* wenn er weniger als 50 Procent Alkohol enthält.

Der reine Weingeist besteht aus Kohlenstoff, Wasserstoff und Sauerstoff, ($C_4H_6O_2$), ist wasserhell, flüchtig, d. h. bei mässiger Temperatur leicht verdunstend und dabei Kälte erzeugend, ist leichter als Wasser (bei $+ 20^0$ Cels. 0,7978), von angenehmem geistigem Geruch und brennendem Geschmack; er siedet schon bei $+$ 78 Cels., gefriert nicht bei der strengsten Kälte, ist leicht entzündlich, mit blassblauer Flamme brennend, mit Wasser, mit Aether und ätherischen Oelen sich in allen Verhältnissen mischend, mit Säuren die

Aetherflüssigkeiten bildend, Kampher, Harze, Jod, Alkalien, Schwefelalkalien, Zucker und viele andere organische und anorganische Stoffe auflösend, und deshalb auch zur Bereitung von Tincturen und anderen medicinischen Präparaten benutzt.

§. 288.

Der Weingeist erzeugt die, von den flüchtigen Mitteln angegebenen örtlichen und allgemeinen Wirkungen (§. 281), und dieselben erfolgen um so schneller und heftiger, je reicher er an Alkohol ist. Der reine Alkohol und der höchst rectificirte Weingeist gehören zu den flüchtigsten Erregungsmitteln; ihre aufregende Wirkung verbreitet sich zwar schnell über das ganze Nervensystem, sie äussert sich aber specifisch und am stärksten in den gesteigerten Sinnesempfindungen und in lebhafteren Bewegungen, also an den Verrichtungen des kleinen und grossen Gehirns. Hierauf folgen bald mehr bald weniger schnell die Erscheinungen der secundären Wirkung: Schwäche, Schwindel, Betäubung u. s. w., — und von grossen Gaben selbst der Tod. An den Stellen der unmittelbaren Einwirkung verursacht der Alkohol und der höchst rectificirte Weingeist überall heftige Reizung und selbst Entzündung. Bei innerlicher Anwendung, noch mehr aber beim Einspritzen in die Blutadern wirkt er am heftigsten, und auf letztere Weise am gefährlichsten, weil dadurch, ausser der starken Reizung, auch schnelle Gerinnung und Zersetzung des Blutes und hierdurch Störung des Kreislaufes in den Capillaren der Lungen u. s. w. entsteht.

Anmerkung. Von den sehr vielen Versuchen hierüber mögen folgende erwähnt sein. Ein altes, aber gesundes Pferd, dem 8 Unzen (= 250 Grm.) Alkohol eingegeben worden, erschien plötzlich höchst aufgeregt, wurde unruhig, bäumte sich, taumelte, fiel nach kaum 2 Minuten nieder, schlug heftig mit den Füssen und mit dem Kopfe, verdrehte die Augen, wurde ganz unempfindlich und bewusstlos, und starb nach 10 Minuten. Der Herzschlag war wenig schneller als vor dem Eingeben, und dauerte noch über 10 Minuten nach dem Tode fort. Beim Oeffnen fand sich an den Eingeweiden die, im §. 281 angeführte Beschaffenheit. — Von 4—6 Unzen (= 120—180 Grm.) erfolgten dieselben Zufälle; die Pferde blieben aber am Leben. Hunde starben unter ähnlichen Zufällen $^1/_4$—$^1/_2$ Stunde nach dem Eingeben von 1—2 Unzen (= 30—60 Grm.) Alkohol; von 1—2 Drachmen (4—8 Grm.) zeigten sie sogleich heftige Aufregung, welche schnell in Taumel und Betäubung überging; nach $^1/_2$—1 Stunde waren sie aber wieder gesund; 4—6 Drachmen (16—25 Grm.) verursachten ähnliche Wirkungen, die aber heftiger, länger anhaltend und mehrentheils mit Erbrechen verbunden waren. Wo letzteres nicht eintrat, oder wo es durch das Zubinden des Schlundes verhindert war, starben die Hunde nach einigen Stunden, und bei der Section zeigte sich fast jedesmal Entzündung des Magens und Darmkanals.

Das Einspritzen von 1—2 Unzen (30—60 Grm.) des reinen Alkohols in die Drosselvene eines Pferdes, oder von 2—4 Drachmen (8—16 Grm.) in die Drosselvene eines Hundes, bewirkt sogleich Schwindel, Betäubung, Convulsionen und gewöhnlich in Zeit von 1—3 Minuten den Tod. Dagegen ertrugen einige Pferde eine mehr langsame Einspritzung von 4—6 Unzen des rectificirten Weingeistes, ohne dass heftige Zufälle entstanden. — Durch das Einspritzen von 8—10 Drachmen (32—40 Grm.) Alkohols in das Zellgewebe am Schenkel eines Hundes sah Orfila bald die gewöhnlichen Symptome der allgemeinen Wirkung und nach etwa 3 Stunden den Tod erfolgen.

Die Wirkungen des rectificirten Weingeistes und des Branntweins sind im Wesentlichen denen des Alkohols ähnlich, aber in demselben Verhältniss milder und langsamer eintretend, je mehr der letztere durch Wasser verdünnt ist. Im sehr verdünnten Zustande wird selbst das Doppelte von einer Gabe des Alkohols, welche im concentrirten Zustande desselben tödtlich zu sein pflegt, ohne Nachtheil ertragen. Ich gab Pferden und Kühen von dem rectificirten Weingeist 300—500 Grm., Schafen 90—120 Grm., Hunden 30—60 Grm., und bemerkte zwar zuweilen starke Erregung und Berauschung, aber nur mässige Betäubung. Ziegen und Schafe gewöhnen sich (wie ich mehrmals beobachtet habe) sehr leicht an den Genuss des gewöhnlichen Branntweins, so dass sie denselben, wenn er ihnen vorgesetzt wird, in bedeutender Menge (180 bis zu 300 Grm.) saufen und ertragen.

Anmerkung. Viborg (Sammlung von Abhandlungen für Thierärzte und Oeconomen. 3. Bd. S. 113) spritzte in die Drosselvene eines Pferdes 2 Unzen und 2 Drachmen (68 Grm.) Kornbranntwein, worauf dasselbe nach 2 Minuten ein munteres Ansehen, erhöhte Wärme, und hervorstehende, starre und glänzende Augen zeigte, und viel mit den Ohren spielte: der Puls wurde voll, sank aber von 52 Schlägen zu 33 in 1 Minute herab. Diese Zufälle dauerten 3/4 Stunden, aber im abnehmenden Grade, worauf sich Zittern, besonders an den Schultern, an den Flanken und an den Hinterfüssen einfand; der Puls wurde jetzt klein und bis 76 Schläge in der Minute vermehrt. Der Rücken wurde durch eingetretene Krämpfe in einen Bogen nach unten zu gekrümmt, das Pferd streckte öfter den Kopf, gähnte, legte die Ohren zurück und verdrehte die Augen. Diese Zufälle hielten 1/2 Stunde lang an, nahmen dann wieder ab und endeten mit einem Zittern der Muskeln. Nach 4 Stunden befand sich das Pferd dem Ansehen nach wieder wie vorhin; am folgenden Tage liess es öfter als gewöhnlich Harn; der Koth ging mit Beschwerde ab und war hart, trocken, auswendig mit Schleim überzogen[1].

§. 289.

Der Weingeist kann innerlich ganz nach den in §§. 284 und 285 enthaltenen Andeutungen benutzt werden, jedoch nicht im concentrirten Zustande als Alkohol oder als höchst rectificirter Weingeist, sondern verdünnt als gewöhnlicher Branntwein oder als rectificirter Weingeist. — Von dem letztern giebt man zum innerlichen Gebrauch für Pferde und Rinder 60—120 Grm., für Schafe und Ziegen 30—60 Grm., für Schweine 12—30 Grm., für Hunde 2—8 Grm., — und von dem Branntwein, nach Verhältniss seiner Stärke, bis zur doppelten Menge dieser Gaben.

In der Regel wird der Weingeist und Branntwein bei der innerlichen Anwendung mit Wasser verdünnt, oder zu Infusionen von aromatischen, oder zu Decocten von bitteren und adstringirenden Mitteln gesetzt; zuweilen giebt man ihn in Verbindung mit Kampher, mit Hirschhornöl, mit Terpenthinöl oder auch mit Mineralsäuren; z. B. bei der Lungenwürmerkrankheit der Schafe wird Weingeist und Terpenthinöl gleiche Theile zusammengemengt, und hiervon den älteren und stärkeren Thieren 1 Esslöffel, den jüngeren 1 Theelöffel voll auf einmal, täglich wiederholt, gegeben, und während 2—3 Wochen damit fortgefahren. — Die zweckmässigste Form für die innerliche Anwendung ist die flüssige.

Das Einathmen des verdampfenden Alkohols ist nicht gebräuchlich, weil Chloroform, Chloral und andere Anaesthetica sicherer wirken; in Ermangelung dieser Mittel kann er jedoch auch hierzu benutzt werden.

---

[1] Die Verlangsamung der Herzbewegungen durch Weingeist ist also schon vor 70 Jahren beobachtet worden; sie ist aber nicht während der ganzen Wirkungsdauer vorhanden, sondern es findet sich oft entgegengesetzt, namentlich an Hunden, eine sehr grosse Beschleunigung der Pulse und der Respirationen.

Eine Temperaturverminderung hat sich in allen Versuchen mit Weingeist gezeigt, jedoch auch nur etwa 4—5 Stunden andauernd.

§. 290.

Aeusserlich wird der Weingeist zum Waschen, Bähen, zu Einreibungen u. s. w. sehr häufig gebraucht und besonders bei den, im §. 286 genannten Krankheitszuständen. Seine Anwendung geschieht bald rein, wie z. B. bei Blutungen, bei üppiger Granulation u. s. w., bald in Verbindung mit Aufgüssen und Abkochungen von aromatischen und zusammenziehenden Pflanzen, z. B. bei Quetschungen, bei asthenischen Entzündungen; bald in Verbindung mit Terpenthinöl, mit Kampher, Salmiakgeist oder Seife (als Kampher- und Seifengeist), z. B. bei grosser Erschlaffung, nach Verstauchungen, bei Rheumatismus; auch in Verbindung mit Essig, Wasser und Salmiak oder Kochsalz (als sogenanntes Oxykrat, siehe Essig), z. B. bei Quetschung mit Blutunterlaufung.

Anmerkung 1. Der Franzbranntwein, Cognac (*Spiritus vini gallicus*), durch Destillation von schlechten Weinsorten oder Trestern gewonnen, — der Rum (*Spiritus Sacchari*) durch Gährung des Zuckerrohrs, in der Stärke von 40 Proc. Alkohol erhalten, — die Taffia (*Spiritus succi Sacchari*), — der Arrak (*Spiritus Oryzae*), aus gemalztem Reis, — das Kirschwasser (*Spiritus Cerasorum*), — der Pflaumenbranntwein (*Slivovitza*), — Wachholderbranntwein (*Genever*) und andere, im Handel vorkommende Arten von Weingeist und Branntwein, weichen in der Wirkung von dem gewöhnlichen Weingeist im Wesentlichen nicht ab, und können daher, wo sie wohlfeil oder als Hausmittel zu haben sind, wie dieser benutzt werden. (Preis in den Apotheken: *Spiritus vini alcoholisat.* 30 Grm. 2 Sgr. 6 Pfg., — *Spiritus vini rectificatissimus* 30 Grm. 1 Sgr., — *Spiritus vini rectificatus* 30 Grm. 10 Pfg.)

Anmerkung 2. Der, nach der Destillation des Weingeistes verbleibende Rückstand, die sogenannte Schlempe, Branntweinschlempe, oder das Branntweinspülicht (*Residuum post destillationem spiritus vini*) ist eine gegohrne Flüssigkeit, welche ausser Wasser die sämmtlichen Pflanzentheile des Getreides oder der Kartoffeln, welche durch die Gährung nicht in Alkohol verwandelt worden sind, enthält, namentlich Pflanzenleim, Eiweiss, Pflanzenfaser, Extractivstoff, verschiedene Salze und Erden nebst einem Ueberrest von Stärkemehl und Gummi, der bei dem bisher besten Verfahren zurückbleibt. Ausserdem enthält sie oft noch Essigsäure (zuweilen in 1 Pfunde der Flüssigkeit 30 bis 60 Grm.), Fuselöl, und auch etwas Weingeist[1]. Sie wirkt, in reichlicher Menge den Thieren innerlich gegeben, nährend und erregend, macht schnell vollblütig und befördert bei Milchkühen die Milchsecretion; äusserlich wirkt sie erregend, gelind zusammenziehend, daher zertheilend und stärkend. Dieser Wirkungen wegen wird sie innerlich zum Füttern und Mästen, besonders des Rindviehes, der Schweine und Schafe, — äusserlich aber als ein sehr wohlfeiles und kräftiges Heilmittel bei Erschlaffung und Ausdehnung der Muskeln, Sehnen und Bänder, bei Steifigkeit der Gliedmaassen von zu starker Anstrengung, bei Quetschungen, bei ödematösen und anderen asthenischen Geschwülsten, bei dem Schwinden u. s. w. benutzt. Die äusserliche Anwendung geschieht in Form von Fussbädern, Waschungen und Bähungen, am besten warm. Als Nahrungsmittel ist die Schlempe in ökonomischer Hinsicht sehr schätzbar, in diätetischer Hinsicht aber zuweilen nachtheilig; sie erschlafft die Eingeweide, bewirkt starke Neigung zum Schwitzen, begünstigt daher das Entstehen der Unverdaulichkeiten, der Koliken, der Rheumatismen, der rheumatischen

[1] Spiritus findet sich nach regelmässiger Gährung und nach vollständigem Abbrennen in der Schlempe äusserst wenig, wohl aber nach unvollständiger Gährung und übereiltem Brennen zuweilen in solcher Menge, dass die Thiere von ihrem Genuss berauscht und in diesem Zustande für krank gehalten werden. Die Diagnosis findet sich leicht aus den Symptomen, aus dem plötzlichen Erkranken nach dem Genuss der Schlempe und aus der Untersuchung derselben. Ein Brechmittel und das Begiessen des Kopfes mit kaltem Wasser beseitigt die Zufälle bald. Wo fortgesetzt spiritushaltige Schlempe gefüttert wird, soll hierdurch das Verkalben der Kühe bewirkt worden sein (König, im Magazin für Thierheilkunde. Bd. XXV. S. 201). — Essigsäure ist in ganz frischer Schlempe nicht vorhanden, sie entwickelt sich aber schnell bei der Aufbewahrung (Analyse von Trommer, Magaz. f. Th. Bd. XIV. S. 345).

und katarrhalischen Entzündungen und dergleichen. Auch soll sie besonders das Entstehen der Lungenseuche bei dem Rindvieh begünstigen; dies ist jedoch nicht sicher nachgewiesen. Wenn man: *a*) die Thiere an ihren Genuss allmälig gewöhnt, — *b*) sie ihnen in entsprechender Menge und neben ihr eine angemessene Quantität Heu oder Stroh giebt, — *c*) die Schlempe weder zu heiss noch concentrirt, sondern $\frac{1}{3}$ oder bis zur Hälfte mit Wasser verdünnt reicht, und *d*) sie nicht sauer und faulig werden lässt, und um dies zu verhüten, ihre Aufbewahrungsorte (gewöhnlich Gruben, Schlempekuhlen genannt) von Zeit zu Zeit reinigt, so entstehen selbst von ganz anhaltender Schlempefütterung nicht leicht üble Folgen. Wenn sie noch viel Spiritus enthält, wirkt sie wie dieser, oft sehr berauschend.

2) Wein, *Vinum.*

Die durch die weinige Gährung des Saftes aus den Beeren des Weinstockes, *Vitis vinifera* (5. Kl. 1. Ordn., Fam. Ampelideae s. Sarmentaceae), gewonnene Flüssigkeit.

§. 291.

Im Wein ist Weingeist der wesentlichste Bestandtheil, innig verbunden mit Wasser und mit verschiedenen anderen Substanzen, wie Zucker, Harz, Säuren (Weinstein-, Essig- und Apfelsäure), aromatischen Stoffen, Weinäther, Essigäther, bei den rothen Weinen auch mit rothem Färbestoff und Gerbsäure, und in den jungen, noch nicht vollständig abgegohrnen Weinen auch Schleim, Kleber und weinsteinsaure Salze. Diese Bestandtheile finden sich in den Weinen von verschiedenen Rebensorten, aus verschiedenen Gegenden, von verschiedenem Boden, Alter u. s. w. in sehr mannigfaltigen Verhältnissen, und sie bedingen hierdurch die grosse Verschiedenheit der vielen Weinsorten in der Farbe, im Geruch, Geschmack, und selbst auch in der Wirkung. Man unterscheidet hiernach weisse und rothe, süsse, herbe und saure, schwere und leichte, junge und alte Weine, Weine mit Bouquet und dergl. mehr.

§. 292.

Die Wirkungen des Weins hängen hauptsächlich von seinem Gehalt an Weingeist, zum Theil aber auch von seinen übrigen Bestandtheilen ab. Von dem erstern enthalten die sogenannten Landweine, auch die leichten Moselweine und ähnliche Sorten nur gegen 5—8 Proc., dagegen die schweren Sorten bis zu 20 Proc. aufsteigend, wie namentlich Portwein, Madeira, Malaga. Im Wesentlichen stimmt daher wohl die Wirkung mit der des verdünnten Weingeistes (§. 288) überein, besonders wenn man den Wein in grossen Gaben reicht, bei welchen die Menge des in ihm enthaltenen Weingeistes zur Wirkung gelangt [1]; allein vom Wein ist sowohl die örtliche wie die allgemeine Erregung milder, und bei letzterer nicht blos auf das Nervensystem beschränkt, sondern auf die Blutgefässe und die Muskeln verbreitet.

[1] Vitet (a. a. O. S. 417) sagt über den Wein: „Das Pferd widersetzt sich dem Genusse desselben nicht so sehr als der Ochs, und letzterer wird nicht so sehr von ihm angegriffen als das Schaf (?). Wenn das Pferd ihn in zu grosser Menge trinkt, so wird es betäubt, kann nicht auf den Füssen stehen, und wenn es auch aufsteht, so fällt es doch gleich wieder nieder. Der Ochse wird nach dem Genusse des Weines müde, Hörner und Haut werden heiss, er wird ganz dumm, harnt viel, taumelt im Gehen, fällt oft nieder und kann nur mit grosser Mühe wieder aufstehen. Anfänglich macht er alle Bewegungen zum Erbrechen. Das Schaf verträgt verhältnissmässig zu seiner Grösse den Wein besser, aber 3 Pfund desselben machen ihm Neigung zum Erbrechen und der Bauch wird aufgetrieben, doch ohne dass die Muskeln, die zum Fortschreiten dienen, geschwächt werden. Sechs Pfunde Weines greifen ein Schaf sehr heftig an und tödten es zuweilen."

Der Wein wirkt daher nicht allein erregend, sondern auch stärkend, obgleich die erstere Wirkung die vorherrschende ist. — Süsse Weine wirken ziemlich gleichmässig erregend auf die Nerven und Gefässe, unterstützen die Ernährung, reizen und stärken aber örtlich am wenigsten. — Saure Weine erhitzen, nach Verhältniss ihres Gehaltes an aromatischen Stoffen und an Weingeist, und sie befördern die Urinabsonderung. Sehr saurer Wein stört die Verdauung und bewirkt in grossen Gaben bei Pferden Kolikzufälle. — Die rothen Weine erregen die Irritabilität der Muskelfaser, wirken gelind adstringirend, vermehren die organische Cohäsion und beschränken die Ab- und Aussonderungen, sowohl an den Schleimhäuten wie auch in Wunden und Geschwüren.

§. 293.

Die innerliche Anwendung des Weines kann, wo derselbe wohlfeil zu haben ist, bei jeder Krankheit Statt finden, die mit einem hohen Grade von wirklicher Schwäche verbunden ist und vorzüglich bei den im §. 284 genannten Zuständen. — Er verdient, weil er ausser der bewirkten Reizung auch stärkt, in den meisten Fällen den Vorzug vor dem Weingeist. — Die Gabe kann für Pferde und Rinder 250—500 Gramm, für Schafe 90—180 Gramm, für Schweine 30—90 Gramm und für Hunde 15—60 Gramm sein, sie richtet sich aber in jedem Falle nach den gegebenen allgemeinen Andeutungen.

§. 294.

Aeusserlich kann der Wein bei den im §. 286 bezeichneten Krankheiten angewendet werden. Am zweckmässigsten sind hierzu die sauren und rothen Weine, die man zum Waschen und zu Umschlägen, kalt oder warm, und zuweilen in Verbindung mit aromatischen Kräutern, mit Kampher, mit Kochsalz, mit adstringirenden und anderen Mitteln benutzt.

Anmerkung. *a)* Die Weintrestern *(Vinacea)*, oder die ausgepressten Hülsen und Stiele der Weinbeeren und Trauben, und *b)* die Weinhefen, das Weinlager *(Faeces vini s. mater vini)*, oder der nach dem ersten Abziehen des Weins zurückbleibende Bodensatz, enthalten beide Gerbsäure und Kohlensäure, besonders letzterer im frischen Zustande sehr reichlich. Sie wirken daher zusammenziehend, erregend und fäulnisswidrig und können zu Umschlägen und Bähungen gegen asthenische, torpide Entzündungen, gegen Quetschungen, vorzüglich aber gegen brandige, unreine und stinkende Geschwüre angewendet werden.

3) Schwefeläther, Vitriolnaphtha, *Aether sulphuricus, Naphtha vitrioli.*

§. 295.

Aether entsteht, wenn Alkohol mit einer Säure destillirt wird, — so der Schwefeläther durch Destillation von Alkohol und wässeriger Schwefelsäure. Derselbe ist wasserhell, äusserst dünnflüssig und flüchtig, er kocht schon bei + 29° R., hat einen angenehmen, durchdringenden Geruch und erfrischenden, etwas stechenden Geschmack, er reagirt weder sauer nach alkalisch, specif. Gewicht 0,730; er entzündet sich leicht bei Annäherung einer Flamme, mischt sich mit Weingeist in allen Verhältnissen, sehr wenig mit Wasser, schwimmt auf demselben, verdunstet bei gewöhnlicher Temperatur sehr schnell und wird durch die atmosphärische Luft theilweise zersetzt, wobei sich Essig, Weinöl u. s. w. bildet; er löst Phospor, Schwefel, Jod, Brom, fette und ätherische Oele, Harze, Balsame und Kampher sehr vollständig.

Der Schwefeläther verhält sich in seinen Wirkungen auf den Thierkörper ganz so, wie dies von den flüchtigen Mitteln im Allgemeinen gesagt ist (§§. 281—286).

Bei innerlicher Anwendung wird er im Magen sogleich dampfförmig, und sowohl hier wie auch bei dem Einathmen seines Dunstes zeigt er sich zuerst durchdringend erregend, belebend, krampfstillend, aber bald darauf tritt von grossen Gaben Berauschung und Betäubung ein, und zwar letztere vorwaltend in der Sensibilität, so dass bei höheren Graden das Bewusstsein und somit auch die Empfindlichkeit ganz aufhört. Die Wirkungen sind denen des Alkohols sehr ähnlich, aber von diesen durch grössere Flüchtigkeit verschieden. Der Aether geht in das Blut über, wirkt umändernd auf dasselbe, wie der Weingeist, und wird theils zersetzt, theils durch die Lungenausdünstung wieder ausgeschieden (§. 282).

§. 296.

Die Anzeigen zur innerlichen Anwendung des Aethers sind dieselben, welche für die Anwendung der spirituösen Mittel überhaupt gelten (§. 284). Ausserdem ist er bei dem Aufblähen der Wiederkäuer, bei der Windkolik der Pferde, bei dem krampfhaften Erbrechen und dergl. ein sehr schnell wirksames Mittel. Er scheint hier durch Zersetzung der Gase, und zum Theil wohl auch durch Erregung einer vermehrten peristaltischen Bewegung des Pansen und vielleicht auch durch die plötzlich erzeugte Kälte zu wirken. — Bei heftigen Krämpfen, bei grosser Nervenschwäche leistet er schnell gute Dienste. Es ist aber zu beachten, dass wenn er in grossen Gaben oder während einiger Tage andauernd gebraucht worden war, dass Fleisch nach ihm roch und schmeckte, wenn die Thiere kurz nach seiner Anwendung geschlachtet worden waren. Auch die Milch nimmt den Geruch und Geschmack nach ihm an.

Man giebt Pferden und Rindern 8—60 Gramm, Schafen und Schweinen 4—16 Gramm, Hunden 10 Tropfen bis 4 Gramm, — nach Bedürfniss in Zwischenzeiten von $^1/_2$—1 Stunde wiederholt, in Verbindung mit Wein, Bier oder aromatischen Kräuter-Infusionen, immer kalt, bei dem Aufblähen blos mit kaltem Wasser (gleiche Theile) zusammengeschüttelt. Ein gutes Vehikel ist auch fettes Oel (1—3 Theile), mit welchem man den Aether in einer Flasche tüchtig zusammenschüttelt.

Zu Clystiren bei Krämpfen im Magen, in den Gedärmen, in den Harnorganen u. s. w., nimmt man von dem Aether, neben anderen passenden Mitteln, die Hälfte der zum innern Gebrauch bezeichneten Gaben.

§. 297.

Das Einathmen der Aetherdämpfe (das sogenannte Aetherisiren) geschieht für die im §. 284 sub 2 angedeuteten Zwecke: die Thiere bei chirurgischen Operationen so zu betäuben, dass sie die Schmerzen von denselben nicht empfinden, wie auch, dass sie nicht durch Unruhe und heftige Muskel-Contractionen hinderlich sein sollen. Damit dieser Grad von Betäubung (die Anästhesie) möglichst schnell herbeigeführt werde, ist es nöthig, dass der Aether rein ist, dass er in einem kleinen Raume reichlich verdunstet, und dass er nur mit wenig atmosphärischer Luft gemengt fortgesetzt bis zur eingetretenen Betäubung eingeathmet wird [1].

Hierbei findet sich die erregende Wirkung bald, dieselbe geht aber eben so schnell in die Betäubung über, die von Stufe zu Stufe steigend, bei Vögeln und Hunden oft schon nach der durch 1 Minute fortgesetzten Einathmung den höchsten Grad erreicht, so dass man die Thiere stechen und schneiden kann, ohne dass sie Empfindung hiervon zeigen. Bei grösseren Thieren, und besonders beim Pferde, muss dass Einathmen der Aetherdämpfe stets längere Zeit (gewöhnlich 5—15 Minuten) fortgesetzt werden, ehe dieser hohe Grad der Wirkung erreicht wird. Ueberhaupt zeigt sich die Empfänglichkeit für das Mittel nicht immer gleichmässig. Die Thiere zeigen die eingetretene Wirkung durch Hängenlassen der Ohren, langsameres Athmen, Erweiterung der Pupille, Sinken in die Knie, Niederlegen, und zuletzt durch Mangel an Empfindlichkeit bei Nadelstichen. Vor dem Wahrnehmen der letztern Erscheinung darf das Einathmen der Aetherdämpfe nicht aufhören, dann aber unterbricht man dasselbe und verrichtet die vorhabende Operation; und wenn dieselbe durch einige Zeit dauert und die Thiere wieder aufangen Empfindlichkeit zu zeigen, lässt man das Einathmen wieder Statt finden, und in dieser Weise fortgesetzt, bis zur Beendigung der Operation. Wenn nach derselben die Betäubung noch besteht, so kann man sie leicht beseitigen, indem man den Kopf des Thieres wiederholt mit kaltem Wasser begiesst.

Die gleichmässige zu lange Fortsetzung des Einathmens nach schon eingetretener Betäubung, und besonders wenn die Aetherdämpfe zu concentrirt eingeathmet werden, hat in einzelnen Fällen eine zu starke Wirkung, — wirkliche Lähmung der Nervencentraltheile, Aufhören des Athmens und den Tod zur Folge gehabt. Es ist deshalb immer darauf zu achten: ob und wie die Respiration und die Herzthätigkeit während der Betäubung des Thieres noch fortbesteht; eine Verlangsamung dieser Functionen tritt jedesmal ein und ist also kein Gefahr drohendes Symptom, so lange beide noch deutlich wahrzunehmen sind; aber das Aufhören derselben zeigt Gefahr an, und es ist dann nöthig: sogleich die Einathmung der Aetherdämpfe aufhören zu lassen, den Kopf mit kaltem Wasser wiederholt zu begiessen, ein künstliches Athmen durch regelmässig abwechselndes Drücken der Rippenwände und des Bauches zu bewirken, das ganze Thier und namentlich die Gliedmaassen tüchtig zu reiben und am Halse eine Einreibung von Salmiakgeist, oder von Terpenthinöl, zu machen.

---

[1] Man hat zu den Einathmungen verschiedene mechanische Apparate erfunden, welche jedoch überflüssig sind, da man den Zweck einfach auf die Weise erreicht, dass man entweder den Thieren einen mit dem Mittel durchfeuchteten Schwamm vor die Nase hält, oder, bei Pferden den Schwamm (oder Baumwolle, Watte) mit dem Mittel getränkt in ein Nasenloch steckt und das andere Nasenloch während der Inspirationen zuhält; — oder man legt den mit dem Mittel getränkten Schwamm (oder Watte, ein zusammengefaltetes Stück Leinwand u. s. w.) in einen Futterbeutel oder Eimer (bei kleinen Thieren in ein Trinkglas oder in eine getrocknete Harnblase) und steckt die Nase der Thiere in diese Gegenstände hinein, so dass dieselbe sich über dem Aether befindet. Neben dem Kopfe der Thiere und dem Rande des Gefässes darf nur ein ganz geringer freier Raum bleiben, damit nicht zu viel atmosphärische Luft eindringt; andererseits darf die letztere auch nicht gänzlich ausgeschlossen sein (besonders bei Einathmung von Chloroform), weil sehr leicht eine tödtliche Narcosis entsteht, wenn die eingeathmete Luft 8 Proc. von den Chloroform- und dergl. Dämpfen enthält.

§. 298.

Die Menge des zu einer Betäubung erforderlichen Aethers ist theils nach der Art, der Grösse und Empfindlichkeit des Thieres, theils nach der Concentration des Mittels und nach der Art der Anwendung, in den einzelnen Fällen sehr verschieden. Ich sah manche Pferde schon nach dem Einathmen von 30 Gramm des Mittels die Augen halb schliessen und in die Knie sinken u. s. w., während andere von 60 Gramm nur eine unvollständige Wirkung zeigten. Nach vielen Versuchen sind als mittlere Dosis für Pferde und Rinder 45—120 Gramm, für Schafe und Ziegen 12—25 Gramm, für Schweine 10—20 Gramm und für Hunde 4—12 Gramm erforderlich, — also im Ganzen mehr als bei dem innerlichen Gebrauch des Aethers als krampfstillendes Mittel.

Es ist jedoch stets nöthig, für den Zweck des Anästhesirens wenigstens zwei Gaben von der angegebenen Grösse für ein Thier zu besitzen, damit die vollständige und andauernde Wirkung erzeugt werden könne, wenn hierzu die erste Portion nicht ausreichend ist.

§. 299.

Zu Injectionen in die Venen haben französische Thierärzte den Aether bei Tetanus versucht, aber ohne Nutzen, obgleich die heftigsten Zufälle dadurch entstanden waren. Es gilt hierbei die in §§. 281 und 285 empfohlene Vorsicht.

Aeusserlich auf einen Theil gebracht, erzeugt der Aether durch sein Verdunsten sogleich eine sehr fühlbare Kälte, die bei öfterer Wiederholung des Mittels nach kurzen Zwischenzeiten bis zur Frostkälte gebracht werden kann. Dabei verlieren die Nerven der mit dem Aether wiederholt oder andauernd befeuchteten Theile ihr Empfindungsvermögen, so dass man auf diese Weise eine locale Anästhesirung erzeugt. Man hat deshalb den Schwefeläther als kühlendes Mittel für sich allein oder als Zusatz zu Schnee- und Eiswasser, zu kühlenden Salzauflösungen und dergl. benutzt, z. B. bei eingeklemmten Brüchen, höchst acuten Entzündungen u. s. w. — und ebenso als schmerzverhütendes Mittel bei Operationen, wenn man die allgemeine Betäubung vermeiden will.

Für diesen Zweck ist er auch bei subcutanen Injectionen wirksam, aber nicht zu empfehlen (§. 285). Preis: 30,0 = 2 Sgr., — in Fabriken viel wohlfeiler.

Anmerkung 1. Der Schwefelätherweingeist oder die Hoffmann's schmerzstillenden Tropfen, versüsste Schwefelsäure *(Spiritus sulphurico-aethereus, Liquor anodynus mineralis Hoffmanni, Spiritus vitrioli dulcis)*, durch Auflösung des Schwefeläthers in 3 Th. höchst rectificirten Weingeistes bereitet, hat die Wirkungen des Schwefeläthers, jedoch in etwas geringerm Grade. Er kann daher, als wohlfeiler, den Aether ersetzen, und muss in noch einmal so grossen Gaben wie dieser angewendet werden.

Anmerkung 2. Die anderen Aetherarten, wie der Essigäther *(Aether aceticus)*, der Phosphoräther *(A. phosphoratus)*, Salpeter- und Salzäther *(A. nitricius* und *A. muriaticus)*, der Salzätherweingeist oder versüsste Salzgeist *(Spirit. muriatico-aethereus s. Spirit. salis dulcis)* und der Salpeterätherweingeist *(Spirit. nitrico-aethereus s. Spirit. nitri dulcis)* besitzen dem Schwefeläther ähnliche Eigenschaften; sie sind deshalb durch diesen zu ersetzen, und zwar um so mehr, da er am wohlfeilsten ist.

4) Das Collodium, der Klebeäther, *Collodium, Spiritus sulphurico-aethereus constringens.* (o)

§. 300.

Man erhält das Collodium durch Auflösung von 1 Theil Schiessbaumwolle in 18 Theilen Schwefeläther und 3 Theilen *Spirit. vini rectificatiss.* Es ist eine farblose, dickflüssige, stark nach Schwefeläther riechende Flüssigkeit, welche, wenn man sie auf die Haut streicht, zuerst eine mässige Reizung so wie beim Verdunsten des Aethers eine Zusammenschrumpfung derselben bewirkt, und dann eine klebende Decke auf ihr hinterlässt.

Dieser Wirkung entsprechend wird das Collodium nur als klebendes, deckendes Mittel bei oberflächlichen Wunden, bei Gelenkwunden, bei Wunden und Fisteln der Speicheldrüsen und der Harnwerkzeuge, — zuweilen auch als entzündungswidriges Mittel, besonders bei Entzündungen schlaffer und drüsiger Gebilde benutzt. Die Anwendung geschieht durch Aufstreichen des Mittels mit einem Federbart, einem Pinsel oder selbst mit den Fingern auf die vorher ganz trocken gemachte Körperstelle. Will man die künstlich erzeugte Decke etwas dick haben, so muss die Anwendung nach dem Trocknen der ersten Aufstreichung zwei- bis dreimal wiederholt werden. Die entstandene Decke ist wasserdicht, zuerst biegsam, wird aber spröde und blättert sich zuweilen schnell ab; um sie mehr zähe zu erhalten, ist der Zusatz von etwa 10—12 Tropfen Ricinusöl zu 30 Gramm des Collodiums sehr zweckmässig. (Droguerie-Preis: 1 Pfund 15 Sgr.)

Mit Cantharidin bildet es das *Collod. cantharidatum*, mit Aetz-Sublimat das *Collod. corrosivum.* (Siehe Canthariden und Aetz-Sublimat.)

5) Das Chloroform, Formylchlorid, *Chloroformium, Formylum chloratum.*

§. 301.

Das Chloroform ist eine, durch Destillation eines Gemenges von 3 Th. Weingeist, 100 Th. Wasser und 50 Th. Chlorkalk gewonnene, fast ölartig consistente, farblose, süsslich und stark ätherartig riechende, süsslich und etwas brennend schmeckende Flüssigkeit, die an der Luft schnell verdampft, bei 61° C. siedet, sich leicht mit Aether, Alkohol und fetten Oelen, aber nicht mit Wasser mischt, 10,08 Kohlenstoff, 0,84 Wasserstoff und 89,08 Chlor enthält, und aus 1 Aequivalent Formyl (dem Radical der Ameisensäure) und 3 Aequivalenten Chlor besteht (C_2HCl_3 oder $FoCl_3$). Es ist schwerer als Wasser, spec. Gew. = 1,480; es löst Jod, Schwefel, Phosphor, Fette, Harze und besonders gut Kautschuk auf. Es ist oft durch fremde Stoffe verunreinigt und dann in seiner Wirkung unsicher. Die Reinheit erkennt man daran: in destillirtes Wasser gegossen, bildet es durchsichtige Tropfen, Eiweiss gerinnt von ihm nicht, und auf einer Metallplatte oder auf Porzellan verdunstet, lässt es keinen Rückstand.

Das Chloroform wirkt zuerst flüchtig reizend und dann schnell betäubend, ganz analog dem Aether, aber etwas stärker als dieser. Aeusserlich im unverdünnten Zustande auf die Haut gebracht, reizt es dieselbe heftig, so dass oft Bläschen und oberflächliche Absterbung entstehen (Tabourin[1]

[1] Nouveau Traité de Matière médicale. Tome I. pag 694. 69

findet deshalb eine Aehnlichkeit mit der Wirkung der Brechweinsteinsalbe); es hebt aber auch local die Empfindlichkeit auf. Im Magen wird es besser ertragen; Tabourin sah von 16—32 Gramm bei Pferden keine Spur einer Functionsstörung und erst von 50 Gramm traten leichte Krämpfe in den Muskeln des Vorderkörpers ein, die sich dann auch auf das Hintertheil verbreiteten, aber von kurzer Dauer waren. — Am kräftigsten wirkt das Mittel bei dem Einathmen seiner Dämpfe, wo es schnell allgemeine Anästhesie erzeugt.

Seine Anwendung findet das Chloroform hauptsächlich auf die letztere Weise (zu dem sogenannten Chloroformiren), ganz so wie der Aether (§§. 284, 285, 297, 298); es verdient aber den Vorzug, weil die betäubende Wirkung schneller eintritt und länger dauert als von dem Aether. Innerlich ist das Chloroform gegen Krämpfe überhaupt, besonders aber gegen Starrkrampf, gegen Krampfkolik, Blasenkrampf, Einklemmung der Brüche, krampfhaftes Drängen bei Vorfall der Gebärmutter, gegen Schwindel, acuten Rheumatismus, und gegen Eingeweidewürmer mit gutem Erfolge gebraucht worden.

Die Gabe zum innerlichen Gebrauch ist für Pferde und Rinder 15 bis 50 Gramm, für Schafe, Ziegen und Schweine 2—4 Gramm, für Hunde und Katzen 10 Tropfen bis 4 Gramm, — je nach Umständen in Zwischenzeiten von einer halben bis ganzen Stunde wiederholt, mit 3—4 Theilen kalten Wassers, Branntwein, oder Kamillen-Infusum, Leinöl und dergl. gemengt, — selten in Bissen, welche immer sogleich angewendet werden müssen.

Infusionen in die Venen sollten weniger nachtheilige Nebenwirkungen haben als die von Aether und von Alkohol, weil sie weniger die Gerinnung des Blutes herbeiführen; dieselben sind aber trotzdem ebenso leicht lebensgefährlich und deshalb zu unterlassen.

Subcutane Injectionen betäuben und lähmen örtlich die Sensibilität ebenso und noch mehr wie Aether, aber auch die Entzündung und Ulceration im Bindegewebe folgt hiernach gewöhnlich im stärkeren Grade (§§. 281, 285). Man hat jedoch von dieser Anwendung und von dem Aufstreichen des Mittels auf die Haut bei heftigen Schmerzen, acutem Rheumatismus und krampfhaften Zufällen auffallende Linderung und Besserung eintreten sehen.

Das Chloroform kann hierzu sehr gut mit rectificirtem Weingeist, oder mit Aether, Opiumtinctur und dergl. in verschiedenen Verhältnissen gemengt aufgestrichen, resp. gelind eingerieben werden. (Preis: 5,0 1 Sgr.)

Anmerkung. Es giebt noch mehrere Flüssigkeiten von ähnlicher chemischer Zusammensetzung und von ähnlicher betäubender Wirksamkeit wie der Aether und das Chloroform, z. B. der *Aether chloricus* oder das Elaylchlorür, das Aldehyd, das Kohlenwasserstoffchlorid, das Amylen (*Amylenum*) und dergl., dieselben sind jedoch nicht im Gebrauch und auch durch Aether und Chloroform völlig entbehrlich.

6) Chloral, Chloralhydrat, *Hydras s. Hydratum chlorali.*

§. 302.

Das Choral ist eine dem Chlor sehr ähnliche Kohlen-Wasserstoffverbindung ($C_2Cl_3HO_2 + 2HO$), welche durch längeres Einströmen von Chlorgas in ganz wasserfreien Alkohol als eine ölartige Flüssigkeit entsteht, die sich von dem letztern abscheidet, sich bei dem Zusammenbringen mit Wasser zu Chloralhydrat umbildet und hierbei in feinen, weissen Nadeln krystallisirt. Die Krystalle riechen angenehm aromatisch, ähnlich den Borsdorfer Aepfeln, sind sehr hygroscopisch, lösen sich in gleichen Gewichtstheilen Wasser, auch in Alkohol und Aether auf; die wässerige Lösung reagirt neutral, vermischt man sie mit etwas Kalilauge, so entsteht eine milchige Trübung und nach deren Verschwinden setzt sich am Boden des Gefässes klares Chloroform ab; auch bei dem Zusammenschütteln mit Blut zersetzt sich das Chloralhydrat in Chloroform (welches aus dem Blute abdestillirt werden kann) und in formylsaures Natron. Sehr bedeutend weicht es von dem Chloroform darin ab, dass es erst bei $+94-96^0$ siedet.

In seiner Wirkung ist das Chloral den übrigen flüchtigen Mitteln und namentlich dem Chloroform ganz ähnlich (§. 281), es übertrifft dieselben aber sämmtlich in der schlafmachenden Eigenschaft. Bei den Versuchen von Vogel[1] hatten 100 Gramm innerlich im verdünnten Zustande gegeben, keine sichtbaren Erfolge; dieselbe Dosis mit 300 Gramm flüssigen Schleim verdünnt und in den Mastdarm eingespritzt, brachte eine ganz anästhetische Wirkung, jedoch nicht immer mit der gewünschten Intensität hervor; 125 Gramm (stark 4 Unzen), ebenfalls als Clysma beigebracht, verursachten bei einem sehr magern Pferde einen rauschähnlichen Zustand, in welchem es nach 23 Min. langsam umfiel, bewegungslos auf dem Boden lag, ohne jedoch in eine vollständige Narcose zu verfallen, denn Gesicht und Gehör waren noch thätig. Bei einem andern Pferde bewirkte dieselbe Gabe und auf dieselbe Weise beigebracht, nach 26 Minuten einen tiefen Schlaf von $^3/_4$ Stunden; — 150 Gramm eingegeben, warfen eine elfjährige Stute in einen $3^1/_2$stündigen Schlaf, ohne den geringsten Nachtheil zu hinterlassen.

Bei kleinen Hunden trat von 6 Gramm, bei grossen von 10—12 Gramm, längstens 8—10 Minuten nach der Anwendung des Chloralhydrats eine anfangs nur leichte, aber sich allmälig steigernde Umnebelung des Sensoriums ein; sie taumelten, fielen nieder und endlich blieben sie bald mehr bald weniger vollständig betäubt liegen. Vogel hebt ausdrücklich hervor: dass er in keinem Falle bemerkt habe, dass bei Hunden eine für operative Zwecke genügende Gefühllosigkeit ohne Schlaf (wie Demarquai u. A. angeben) bestanden habe, vielmehr war jede wirkliche Anästhesie stets mit Hypnose (Schlafsucht) verbunden.

Da man die Wirksamkeit des Chloralhydrats erst seit 1868 kennen gelernt hat und dasselbe anfangs sehr theuer war, so ist es bis jetzt in der Thierheilkunst wenig benutzt worden. Man kann es wie das Chloroform innerlich gegen Krämpfe und Schmerzen, Starrkrampf, Epilepsie, schmerzhaften Husten und ähnliche Leiden, auch gegen Vergiftung mit Strychnin, geben, und ebenso um Anästhesie bei schmerzhaften Operationen zu erzeugen (§. 284).

Die Gabe als Medicament gegen Krankheiten dürfte nach den obigen Versuchen für Pferde circa 90 Gramm, für Hunde, je nach ihrer Grösse, 0,5 bis 2,5 Gramm sein, täglich mehrere male, für die übrigen Thiere muss die richtige Gabe noch gesucht werden. — Zum Anästhesiren sind bei Pferden

---

[1] Einige Studien über das Chloral und die Kalabarbohne. Von Prof. Vogel. Im Repertorium der Thierheilkunde von Hering. 33. Jahrgang 2. Heft. Stuttgart 1871. S. 106 u. f.

120 Gramm eine mittlere Gabe, wogegen man bei kleinen Hunden mit 5 Gramm, bei grossen mit 12 Gramm anfängt und nach Bedürfniss steigt. Auch 20 Gramm auf einmal gegeben bringen keine Gefahr, wohl aber langen Schlaf (Vogel). Wenn hierbei der Schlaf nicht genügend eintritt, kann man das Mittel grammweise nachgeben bis der Zweck erreicht ist.

Man giebt das Chloralhydrat mit der doppelten Menge einer schleimigen Flüssigkeit, oder mit Glycerin.

Zum Einathmen dient es nicht; in Clystiren reizt es den Mastdarm sehr und erzeugt heftiges Drängen, — und nach subcutanen Injectionen entstehen selbst von dem verdünnten Mittel leicht Vereiterungen.

SECHSTE KLASSE.

Scharfe Arzneimittel. *(Medicamenta acria.)*

Begriff, Wirkung und Anwendung dieser Mittel im Allgemeinen.

§. 303.

Als scharfe Arzneimittel bezeichnet man im Allgemeinen diejenigen, welche im Maule einen scharfen, d. h. brennenden, beissenden, stechenden oder kratzenden Geschmack erregen, und überhaupt bei der Einwirkung auf den lebenden Thierkörper an den Stellen der Berührung eine heftige Reizung bewirken. — Diesen Eigenschaften gemäss könnte man im weitesten Sinne: *a)* die reinen (ätzenden) Kalien, *b)* die concentrirten Säuren, *c)* viele Metallsalze, *d)* die meisten ätherischen Oele und mehrere Substanzen, welche ein scharfes ätherisches Oel enthalten, *e)* den Alkohol, und *f)* viele Pflanzen und einige Thiere, in denen eigenthümlicher scharfer Stoff *(Principium acre)* enthalten ist, zu den scharfen Mitteln rechnen; im engern und hier gültigen Sinne versteht man jedoch unter dieser Bezeichnung nur die Mittel der letzteren Art (*f*), weil die übrigen (sub *a* bis *e*) theils ausser der scharfen örtlichen Reizung noch andere, ihnen eigenthümliche und wichtigere Wirkungen erzeugen, vorzüglich aber, weil sie nach ihren bekannten eigenthümlichen Bestandtheilen in anderen Klassen der Arzneimittellehre einen mehr passenden Stand erhalten haben.

§. 304.

Die Wirksamkeit der scharfen Mittel ist an sehr verschiedene nähere Bestandtheile gebunden, namentlich an Alkaloide, an Säuren, Harz, Schleimharz, grünes Wachs, bittern, kratzenden Extractivstoff und dergl. — Bei den meisten Mitteln ist das scharfe Princip fix, bei einigen aber grösstentheils flüchtig; bei mehreren findet es sich in dem einen oder dem andern der genannten Bestandtheile höchst concentrirt, so dass man durch ihn die eigenthümliche Wirkung des ganzen Mittels in einem hohen Grade erzeugen kann; bei anderen ist es dagegen in mehreren Bestandtheilen zusammen enthalten.

§. 305.

Die scharfen Mittel erregen bei der Anwendung auf den lebenden Thierkörper nicht allein örtliche, sondern auch allgemeine Wirkungen; beide sind jedoch in der Art und in dem Grade der Erscheinungen verschieden, nach der Eigenthümlichkeit der einzelnen Mittel und nach dem Orte und der Dauer der Einwirkung.

a. Bei der Anwendung auf unverletzte äussere Haut erregen einige dieser Mittel (besonders die spanischen Fliegen und das Crotonöl) örtlich eine deutlich bemerkbare Wirkung, die sich in gelinderm Grade durch vermehrte Empfindlichkeit und Röthung der Haut (letztere nur an weisser Haut), — im stärkeren Grade durch brennende Empfindung, dunkle Röthung, Geschwulst, vermehrte Wärme, Ausschwitzung und Bildung von Bläschen, und im stärksten Grade durch brandige Entzündung und Zerstörung der Haut oder auch der tieferen Theile, zu erkennen giebt. — Erscheinungen von allgemeiner Wirkung erfolgen bei der Anwendung auf die unverletzte Haut nur von einigen scharfen Mitteln (Canthariden, Nieswurz, Croton), und nur in einem geringen Grade; sie bestehen in mässiger Vermehrung der Pulse, in Trockenheit des Mauls, bei Hunden auch in Ekel, Erbrechen, schnellerem Athmen, Unruhe und darauf folgender Mattigkeit.

b. An der Schleimhaut der Nase, im Maule und an der Bindehaut der Augen äussert sich die örtliche Wirkung im gelindern Grade durch dunklere Röthung, verstärkte Absonderung der Thränen, des Speichels, des Schleims, durch Niesen und dergl., im höhern Grade aber durch Entzündung, Erzeugung von Bläschen, zuweilen selbst durch Brand. — Eine allgemeine Wirkung entsteht hierbei fast in noch geringerem Grade und noch seltener als bei der Anwendung auf die Haut.

c. In Wunden und Geschwüre, oder in das Zellgewebe unter die Haut gebracht, erzeugen die meisten scharfen Mittel heftige Reizung, Auflockerung, rothlaufartige Entzündung, Verjauchung und oft Brand. Diese örtliche Wirkung ist sehr oft mit starkem Fieber, mit beschwerlichem Athmen, mit Angst, Zittern, mit Zuckungen, Erbrechen, Purgiren, mit grosser Mattigkeit und selbst mit Lähmung begleitet, und wenn ein scharfes Mittel in grosser Menge auf einer grossen Wundfläche angewendet war, erfolgt nicht selten der Tod.

d. Bei der innerlichen Anwendung entstehen von kleinen Gaben der meisten scharfen Mittel auch nur geringe reizende Wirkungen, stärkerer Appetit, bessere Verdauung, vermehrte wurmförmige Bewegung mit stärkerer Zusammenziehung der Därme und mit verstärkter Resorption, daher der Koth mehr trocken, bei Pferden klein geballt abgeht. Einige Mittel verursachen bei den Thieren, die sich erbrechen können, auch in kleinen Gaben Ekel und Erbrechen. Grössere Gaben bringen immer eine starke Reizung des Magens und Darmkanals, Verlust des Appetits, Erbrechen, Purgiren, zuweilen Kolikschmerzen, vermehrte Urinsecretion, Durst, verstärkte Resorption hervor; und von übermässig grossen Gaben entsteht Entzündung, Anätzung, selbst Brand der Schleimhaut im Magen und Darmkanal, heftiges Fieber, zuletzt kaum fühlbarer, sehr kleiner Puls, durch einige Zeit auch blutiger Durchfall, sehr grosse Mattigkeit, Schwindel, Lähmung und Tod. Von manchen Mitteln tritt auch heftige Reizung und Entzündung der Nieren und der Harnblase, blutiges und sehr schmerzhaftes Uriniren ein.

e. Von Injectionen der scharfen Mittel in die Blutadern entstehen sehr schnell, selbst von kleinen Gaben, Ekel, Erbrechen, Drang zur Kothentleerung, Zittern, Zuckungen, krampfhaftes, beschwerliches Athmen, — in grossen Gaben aber fast augenblicklich heftige Krämpfe, Schwindel, Lähmung und der Tod.

§. 306.

Die angedeuteten allgemeinen Zufälle erscheinen bei einigen der scharfen Mittel in einer ziemlich gleichmässigen Zeitfolge und mehrentheils (ausgenommen bei der Injection in die Venen) erst nachdem die örtliche Wirkung vollständig entwickelt ist; ihre Stärke ist, selbst bei gleich grossen Gaben und bei Thieren von derselben Gattung, sehr verschieden und theils von der Empfindlichkeit der einzelnen Thiere überhaupt, theils von der Empfindlichkeit und Reizbarkeit der betroffenen Organe abhängig; sie entspricht auch nicht immer dem Grade der örtlichen Zufälle. Ebenso verschieden ist auch die Dauer der Zufälle; diejenigen, welche schnell eintreten, wie Erbrechen, Schwindel, Zuckungen und Krämpfe, bestehen mehrentheils nur durch kurze Zeit, aber die Zufälle der örtlichen Reizung, die Entzündung und ihre Folgen durch mehrere Tage. — Werden die scharfen Mittel durch längere Zeit in etwas grossen Gaben angewendet, so stören sie den gesammten Bildungsprocess, bewirken Appetitlosigkeit, schlechte Verdauung, Neigung zur Zersetzung der Säfte, grosse Abmagerung, Mattigkeit, und im höchsten Grade selbst Faulfieber. Diese Wirkungen und Folgen treten nur langsam ein, sind aber gewöhnlich sehr anhaltend.

§. 307.

In den Cadavern von Thieren, welche durch übermässige Gaben von scharfen Mitteln getödtet worden sind, findet man gewöhnlich an dem Orte der Einwirkung, sowohl äusserlich wie im Magen oder im Darmkanal, Entzündung in verschiedenem Grade, Extravasate von Blut und sulzigem Faserstoff, Erosionen, aber selten einen festen Schorf. Eigenthümlich ist es, dass der Magen und der Dickdarm, und an dem letztern speciell der Mastdarm mehrentheils stärker afficirt sind, als der übrige Darmkanal. Oft sind diese Theile, und ebenso (aber seltener) die Harnwerkzeuge auf die angegebene Weise verändert, wenn auch die scharfen Mittel dem Körper an anderen Stellen einverleibt waren. Das Blut ist überall ganz dunkel, selbst in der linken Höhle des Herzens; die Venen des Gekröses und der übrigen Baucheingeweide sind mehrentheils mit solchem Blut sehr angefüllt; wenn aber heftiges Purgiren durch einige Zeit anhaltend bestand, findet man sie zuweilen auch ganz leer, selbst im ganzen Körper Blutmangel. Die Lungen und das Gehirn zeigen keine bestimmte Veränderungen; aber am hintern Ende des Rückenmarkes finden sich sehr oft blaue Flecke, und zwischen den Rückenmarkshäuten Extravasate von Blut.

§. 308.

Alle die verschiedenen Wirkungen der scharfen Mittel bestehen primär in einer Aufregung der Lebensthätigkeit, die sie bald an der Stelle der Anwendung, bald mittelbar an entfernteren Organen, und besonders an denen des Hinterleibes in verschiedenem Grade hervorrufen, und worauf stärkerer

Zufluss der Säfte, Ueberfüllung der Gefässe, besonders der Venen, vermehrte Absonderung und selbst Blutergiessung, sowie an anderen Stellen des Körpers Verminderung der Säfte, vermehrte Aufsaugung u. s. w. erfolgt. Obgleich bei jener primären Aufregung zuerst immer die Empfindlichkeit und Reizbarkeit erhöht wird, so ist dies doch keine wirkliche Stärkung der betroffenen Theile, sondern nur eine vorübergehende Reizung, welche bei sehr hohen Graden der Wirkung zuweilen durch Ueberreizung sogar eine Vernichtung jener organischen Grundkräfte herbeiführt. In dieser Eigenthümlichkeit beruht ein wesentlicher Unterschied zwischen der reizenden Wirkung der scharfen und der ätherisch-öligen Mittel, sowie auch in ihr die Ursache des eigenthümlichen (rothlaufartigen) Characters der Entzündung, des so häufigen Entstehens der Extravasate, der grossen Mattigkeit und selbst der Lähmung und des Brandes zu finden ist.

Die örtliche Reizung erfolgt nur durch chemisch-dynamische Einwirkung der scharfen Stoffe auf die lebenden Gebilde, und nicht (wie Manche glauben) auf chemische Weise allein; denn wenn das letztere geschähe, so müsste die Wirkung auch am todten Körper erfolgen, — was aber nicht der Fall ist. Die allgemeine Wirkung entsteht zum Theil *a)* durch dynamische Fortpflanzung der örtlichen Reizung mittelst der Nerven auf andere Organe, namentlich auf die grossen sympathischen Nerven, auf die Lungen-Magennerven, auf die Baucheingeweide und auf das Rückenmark; zum Theil aber auch *b)* durch den materiellen Uebergang der scharfen Stoffe in das Blut, und durch ihre wahrscheinliche Wiederausscheidung aus demselben in den Nieren, an den Schleimhäuten und anderen Organen, an denen sich eben eine veränderte Secretion zeigt. Die meisten scharfen Mittel zeigen hierbei eine specifische Richtung ihrer Wirkung auf einzelne Organe, z. B. auf den Magen, auf die Leber, auf den Dickdarm und auf die Harnwerkzeuge, und sie wirken daher bald vorzüglich als Brechmittel, bald als Purgirmittel, als urintreibende, oder als Auswurf befördernde Mittel. In dieser eigenthümlichen Richtung der Wirkung und in der, durch die Reizung erzeugten stärkeren Absonderung und Aufsaugung ist es begründet, dass die scharfen Mittel auch den Bildungsprocess im Organismus verändern.

§. 309.

Nach ihren verschiedenartigen Wirkungen können die scharfen Mittel bei verschiedener Anwendung mehrerlei Heilzwecken entsprechen. Bei äusserlicher Anwendung dienen sie hauptsächlich: *a)* zur Erweckung eines höheren Grades der Lebensthätigkeit, sowohl bei örtlichen Krankheiten der Haut (z. B. bei Räude), wie auch bei zu geringer Ernährung oder bei beginnender Lähmung in tiefer liegenden Gebilden (z. B. beim sogenannten Schwund); *b)* zur Verstärkung der Resorption und zur Zertheilung bei asthenischen torpiden Entzündungen, besonders fibröser und seröser Theile, bei Ausschwitzungen, Verdickungen und bei Verhärtungen, bei Extravasaten, bei Stollbeulen, Ueberbeinen, Gallen, Sehnenklapp, Lymphgefäss- und Venenentzündung (Aderfistel) und dergl.; oder *c)* zur Ableitung der Reizung und des Säfteandranges bei Entzündungen von Gebilden, welche mehr oder weniger tief unter der Haut liegen, wie z. B. des Gehirns, der Augen, des Kehlkopfes, der Lungen u. s. w.

Innerlich angewendet dienen sie zur Erregung der abnorm verminderten, torpiden Functionen der Verdauungseingeweide, zur Erzeugung des Erbrechens, des Purgirens, um schädliche Stoffe schnell aus dem Körper zu entleeren, oder um von anderen Organen das Blut abzuleiten und um eine stärkere Resorption anzuregen; — ebenso zur Erregung einer reichlichen Urinsecretion, um Krankheitsstoffe aus dem Blute zu entfernen oder auch um ergossene Flüssigkeiten schnell zu resorbiren.

§. 310.

Hiernach finden die scharfen Mittel innerlich eine nützliche Anwendung: 1) bei torpider Schwäche der Verdauungseingeweide, bei Appetitlosigkeit, bei Anhäufung unverdaulicher Futterstoffe im Magen und Darmkanal, bei Eingeweidewürmern, Neigung zur Leibesverstopfung; 2) bei Congestionen zum Gehirn, zu den Augen, dem Rückenmark und dergl., sowie bei Entzündungen dieser Theile und der Knochen, Muskeln, Sehnen, und der Weichgebilde in den Hufen, bei acutem und chronischem Rheumatismus; 3) bei Ansammlung von Flüssigkeiten in den Höhlen und im Zellgewebe (Wassersuchten, Dummkoller); 4) bei Lähmungen; 5) bei Flechten, bei Wucherungen und dergl.

§. 311.

Dagegen ist der innerliche Gebrauch dieser Mittel nachtheilig bei Entzündungen der Verdauungseingeweide (zum Theil auch der Harnwerkzeuge, z. B. Canthariden), auch bei jeder andern heftigen Aufregung der Empfindlichkeit in den Organen der Bauch- und Beckenhöhle, — und bei Cachexie mit grosser Schwäche.

Aeusserlich ist die Anwendung der meisten scharfen Mittel bei sthenischen erethischen und erysipelatösen Entzündungen der Haut nicht passend, weil leicht Verjauchung und Brand entsteht.

§. 312.

Ueber die Gabe und Form der Anwendung gestatten diese Mittel, wegen ihrer sehr grossen Verschiedenheit von einander, keine allgemeine Bestimmung.

1. Spanische Fliege, *Cantharis Geoffr.*, *Lytta vesicatoria Fabr.*, *Meloë vesicatorius L.*

§. 313.

Ein Käfer aus der Gattung Lytta und der Familie Meloidae, in den wärmeren Gegenden Europas zu Hause, in warmen Sommern aber auch in Deutschland häufig auf Eschen, Syringen, Weiden und Pappeln vorkommend. Der Käfer ist $^1/_2$—$^3/_4$ Zoll lang, glänzend grün, zuweilen ins Kupferrothe spielend, die Flügeldecken sind mit 2 feinen Längslinien versehen, und er hat einen specifischen, unangenehmen Geruch. Die spanischen Fliegen können nur im getrockneten Zustande pulverisirt werden; das Pulver ist gelbbraun, mit vielen kleinen glänzenden grünen Theilchen versehen.

Der wirksame Bestandtheil der Canthariden ist das *Cantharidin*, ein krystallisirbarer, farb- und geruchloser Stoff, der durch Weingeist oder Aether ausgezogen wird und in Aether und kochendem Weingeist, grösstentheils auch in ätherischen und fetten Oelen, aber nicht in Wasser oder kaltem Weingeist auflöslich ist.

Das Cantharidin bewirkt schon in der geringen Menge von $^1/_{100}$ Gran, mit einem Tropfen Oel gemengt und auf die Haut gebracht, binnen wenigen Minuten heftige Reizung, dann Ausschwitzung einer gelblichen, serös-lymphatischen Flüssigkeit unter der Oberhaut, Blasenbildung, und später, durch Vertrocknen der ausgeschwitzten Flüssigkeit, Schorfe, Ablösung der Oberhaut und zuweilen auch Ausfallen der Haare. Die letzteren wachsen aber immer bald wieder. Die Ausschwitzung erfolgt auf dünner Haut, bei kleinen und jungen Thieren, bei sehr reizbaren, vollsaftigen Thieren oft schon nach einer halben bis ganzen Stunde, entgegengesetzt aber tritt sie bei alten, torpiden Thieren, auf dicker Haut und bei Krankheiten, bei denen entweder die Lebensthätigkeit sehr gesunken ist oder wo eine übermässige Blutströmung zu inneren Organen besteht, oft erst nach 12—24 Stunden ein und sie ist unter den letzteren Verhältnissen gewöhnlich auch schwächer als unter den ersteren. — Bei recht concentrirter Anwendung und besonders nach mehrmaliger Wiederholung des Mittels auf eine Stelle entsteht heftige Entzündung der Cutis, Ulceration, selbst Brand. Dies ist zuweilen auch da der Fall, wo eine Disposition zu Rothlauf oder Faulfieber besteht. Es bleiben nach so tief greifender Wirkung gewöhnlich haarlose Flecke zurück.

Ganz so wie das Cantharidin wirken auch die Canthariden selbst, wenn sie in einer passenden Form mit der Haut oder mit einer Schleimhaut in dauernde Berührung gebracht werden; ihre Wirkung ist aber eine viel schwächere (man nimmt an, dass sie sich wie 1 zu 50 verhält). Am stärksten erscheint die blasenziehende Wirkung bei Pferden, etwas schwächer bei Schafen und Hunden, und noch schwächer bei Rindern und Schweinen.

In Wunden und Geschwüren erregen die Canthariden heftige Entzündung, darauf vermehrte Absonderung, aber nicht auffallende Umänderung oder Besserung des Secrets.

§. 314.

Die äusserliche Anwendung der Canthariden ist häufig auch mit allgemeiner Wirkung begleitet. Manche Thiere werden unruhig, suchen sich an der gereizten Stelle zu reiben, zu lecken oder auch zu beissen, und kratzen mit den Füssen; sind sie sehr empfindlich, so werden auch die Pulse schneller, die Wärme vermehrt, das Maul trocken, der Appetit unterdrückt, der Durst gross. Oft, besonders bei Anwendung auf grosse Flächen, entsteht eine Reizung der Harnwerkzeuge, die sich durch anhaltenden Drang zum Uriniren, wobei aber nur wenig Harn entleert wird, zu erkennen giebt; — und in einzelnen Fällen tritt selbst Entzündung dieser Organe oder Blutharnen, oder ein lähmungsartiger Zustand im Hintertheil ein (siehe: Brandes, Beitrag zur Kenntniss der Wirkung der Canthariden gegen Krankheiten der Hausthiere, im Magazin für Thierheilkunde, Bd. 3. S. 355 u. f.). Diese Zufälle sind jedoch nicht constant, und sie bleiben nicht selten ganz aus, wenn auch die äussere Wirkung im Umfange und in der Stärke sehr bedeutend erfolgt; sie werden aber fast immer sehr heftig, wenn eine bedeutende Quantität des Cantharidenpulvers auf eine wunde Fläche gebracht ist. Eine Drachme auf diese Weise bei einem Hunde angewendet, verursachte Unruhe, Angst, Appetitlosigkeit, mehrmals wiederholtes Erbrechen einer gelben, dicklichen Flüssigkeit, Schmerzen, Fieber, beschwerliches Athmen, Mattigkeit und den Tod. Letzterer trat bei einem Hunde nach 14, bei einem zweiten nach 32 Stunden ein. (Orfila, Toxikologie, Bd. 2. S. 82). — 10—20 Gran in eine Wunde gebracht, hatten keine nachtheiligen Folgen.

§. 315.

Von der innerlichen Anwendung der Canthariden in einzelnen kleinen Gaben, d. h. bei Pferden zu 4—10 Gran (0,24—0,6), bei Rindern zu 6—20 Gran (0,36—1,25), bei Schafen und Schweinen zu 1—3 Gran (0,06—0,18), bei Hunden zu 1/4—1 Gran (0,015—0,06), und an gesunden Thieren bemerkt man meistens keine bestimmten Erscheinungen; bei öfterer Wiederholung solcher Gaben und bei Thieren, die an asthenischen Krankheiten leiden, zeigt sich dagegen eine mässige Reizung, welche von der Schleimhaut des Verdauungskanals beginnt, sich über den ganzen Körper verbreitet, am stärksten gewöhnlich an den Harnwerkzeugen hervortritt und eine Steigerung fast aller Functionen zur Folge hat. Man sieht daher vermehrten Appetit, regelmässige Verdauung, grössere Munterkeit, munteren Blick, höheres Aufrichten des Kopfes und glatteres Haar entstehen; der kleine, schwache Puls wird voller, das Blut mehr gerinnbar, die sonst blassen Schleimhäute werden röther, der zu klebrige Schleim wird dünnflüssiger, der Urin reichlicher abgesondert, Anschwellungen der Lymphgefässe und Oedeme an den Füssen u. s. w. verlieren sich, Wurm und andere Geschwüre erhalten ein reines Ansehen und neigen zur Heilung. In einigen Fällen sah ich an gesunden Pferden bei fortgesetzter Anwendung kleine Bläschen und Geschwürchen auf der Haut entstehen.

Einzelne Gaben von mässiger Grösse, bei Pferden von 1/2 bis 1 Drachme (2,0—3,75), bei Rindern bis zu 3 Drachmen (11,0), bei Hunden von 3 bis 10 Gran (0,18—0,6), bewirken eine mässige Aufregung des Pulses, etwas beschleunigtes Athmen, und bei Hunden fast immer Erbrechen einer gelblichen Materie; manche Thiere werden nach einiger Zeit unruhig und uriniren oft, setzen jedoch mehrentheils nur kleine Portionen Harn ab; die Pferde wedeln dabei mit dem Schweif, Hunde rutschen auf dem Hintern, und zeigen aufgeregten Geschlechtstrieb. Der Urin ist im Anfange immer weisslich, späterhin mehr gelblich und bei einem höhern Grade der Wirkung röthlich, selbst mit Blut gemengt. Doch wird derselbe nicht immer in vermehrter, sondern auch oft in geringerer Menge abgesetzt; aber die Reizung zur Entleerung ist sehr andauernd. — Der Urin wird oft eiweisshaltig. Zuweilen hat man auch bei Pferden Anschwellung des Schlauches und der Eichel hierbei entstehen sehen. Manche Hunde werden traurig, matt, zittern, die Wärme nimmt ab, es tritt Lähmung ein, Convulsionen und nach 12—36 Stunden der Tod. Giebt man Hunden die Canthariden mit Wasser, so können 2—3 Gran schon tödtlich werden, und zwar ohne dass Irritation eintritt, sondern es zeigt sich gleich Adynamie. Der Tod erfolgt nach 6—18 Stunden. Die Section zeigt nur Blässe der Schleimhaut. — Nach grossen Gaben (bei Pferden und Rindern über 1/2 Unze [15,0], bei Schafen über 1 Drachme [4,0], bei Hunden über 1/2 Drachme [2,0]) entsteht gewöhnlich eine Entzündung der bezeichneten Organe, die selbst tödtlich werden kann. Muyschel sagt zwar hierüber: dass die so sehr gefürchteten Wirkungen der Canthariden auf die Harnwerkzeuge gar nicht existiren, ebenso auch nicht die Wirkungen auf die Geschlechtsorgane (Magazin für Thierheilkunde, Bd. IX. S. 407); aber, abgesehen von den vielen Beobachtungen Anderer über diese Wirkungen, so muss ich nach meinen Versuchen und Beobachtungen bestätigen: dass bei sämmtlichen Hausthieren von grossen und wiederholten Gaben der Canthariden eine Entzündung der Nieren, der Blase und der Harnröhre, ausserdem aber auch oft eine Entzündung des Magens und des Darmkanals eintritt, diese zuweilen aber auch ausbleibt. — Von 30—60 Gran des Pulvers starben Hunde schon nach 4—5 Stunden und Pferde von 1 Unze nach 18 Stunden. Morton sah ein Pferd sogar schon von 1 Drachme des Mittels sterben, ein anderes aber 4 Drachmen ohne üble Zufälle ertragen (*Abstract of the Proceedings of the veterinary medical association.* p. 42 und 60). In den Cadavern findet man die Blase klein, ihre Schleimhaut oft geröthet oder mit blutigen Streifen bedeckt. — Ueber Sections-Data und über Vermittelung der Wirkung siehe §§. 307—308.

§. 316.

Die Anzeigen zur innerlichen Anwendung der Canthariden sind bis jetzt von den Thierärzten noch nicht gehörig festgestellt, wahrscheinlich aus dem Grunde, weil diese Anwendung als mit Gefahr verbunden betrachtet und daher nur von Wenigen versucht worden ist. Seinen eigenthümlichen Wirkungen zufolge ist das Mittel passend, wo Schwäche, sehr verminderte Reizbarkeit und gesunkene Thätigkeit im Darmkanal oder in den Harnwerkzeugen besteht, dynamische Störungen vorhanden sind, und wo als Folgen der mangelhaften Verdauung und Assimilation, Verschleimung, Cachexie, Wassersucht, Abzehrung, allgemeine Schwäche oder wo Lähmungen entstanden sind; daher hauptsächlich: gegen veraltete Schleimflüsse (besonders aus der Nase, der Lunge und den Geschlechtstheilen), gegen atonisches Blutharnen, gegen atonische Harnruhr, gegen ödematöse Anschwellungen der Füsse und dergl., wenn dieselben blos aus allgemeiner Schwäche oder in Folge von katarrhalischen Krankheiten entstanden sind; gegen Wassersuchten, gegen bösartige Druse, gegen Rotz, Wurm, veraltete hartnäckige Mauke, und andere hartnäckige Hautkrankheiten; — ebenso gegen Lähmung des Blasenhalses und gegen das hiervon entstandene Unvermögen den Urin zu halten. Einige englische Thierärzte haben die Canthariden als eins der kräftigsten tonischen Mittel betrachtet und gegen mehrere der genannten Krankheiten mit gutem Erfolge angewendet (siehe: *Abstract* etc. im vor. §., und *The Veterinarian* 1830 u. f.); besonders hat R. Vines sie als das wirksamste stärkende und umstimmende Mittel bei abgematteten, durch Entkräftung in einen cachectischen Zustand versetzten, an bösartiger Druse, an Rotz und Wurm leidenden Pferden empfohlen (siehe: R. Vines, *practical Treatise on glanders and farcy in the Horse, etc.* London 1830. Aus dem Englischen übersetzt von L. Wagenfeld, unter dem Titel: R. Vines, prakt. Abhandlung über die Rotzkrankheit und den Hautwurm der Pferde. Danzig 1833). Muyschel hat von Gaben zu 15 Gran bis zu $2^1/_2$ Drachme (1,0—8,0), täglich zweimal gereicht, bei mehreren rotzkranken Pferden einen guten Erfolg gesehen. Es wurde aber mit den Canthariden zugleich Terpenthin, Terpenthinöl, Schwefel, Schwefelleber, Antimonium und dergl. gegeben. In anderen Fällen bewährte sich das Mittel nicht. Ich habe sie auch häufig, und gegen jene erstere Krankheiten oft mit dem grössten Nutzen gegeben, aber bei ausgebildetem Rotz und bei dem echten Wurm stets ohne Erfolg. Kersting hatte sie auch schon gegen diese Krankheiten angewendet, jedoch ebenfalls ohne Erfolg (dessen „Nachgelassene Manuscripte," 2. Aufl. S. 103 und 104, und in Schreber, cameralistische Sammlung 4. Theil, S. 365). Dagegen habe ich bei dem sogenannten unechten Wurm, eigentlich eine Entzündung der Lymphgefässe der Haut, mit nachfolgender Eiterung in kleinen, oft und schnell sich wiederholenden Abscessen, sehr günstige Wirkung des Mittels beobachtet.

Auch sind die Canthariden als prophylaktisches Mittel gegen die Wuthkrankheit nach dem Bisse wuthkranker Thiere gebraucht worden; ihr Nutzen hierbei ist aber noch zweifelhaft.

Ausserdem werden sie noch hin und wieder zur Erregung des Geschlechtstriebes, besonders bei Kühen, wenn die Thiere zur gehörigen Zeit nicht brünstig werden, angewendet. Bei Beobachtung der nöthigen Vorsicht wird der Zweck gewöhnlich ohne üble Folgen erreicht; oft wird aber hierbei Unfug getrieben und Schaden angerichtet.

Als Gegenanzeigen sind die im §. 311 bezeichneten Krankheitszustände zu betrachten.

§. 317.

Die Canthariden dürfen innerlich nur in kleinen oder mittelmässigen Gaben und stets nur in längeren Zwischenzeiten angewendet werden, nämlich bei Pferden von 0,24—1,25 (4—20 Gran), bei Rindvieh von 1,25—2,5 (1—2 Scrupel), bei Schafen und Schweinen von 0,12—0,48 (2—8 Gran), bei Hunden von 0,03—0,12 ($^1/_2$—2 Gran), täglich ein- bis zweimal. Man beginnt immer mit den kleinen Gaben, setzt nach zwei Tagen einen Tag aus, setzt das Mittel in jenen Gaben 6—8 Tage fort und verstärkt dann die Dosis um ein Paar Gran; nach zwölf- bis vierzehntägigem Gebrauch setzt man das Mittel durch 2—4 Tage ganz aus und giebt es dann wieder in kleinen Gaben. Immer muss man die Wirkungen genau beobachten. Man giebt sie am besten in Verbindung mit bitteren, aromatischen Mitteln in Pillen, in Latwerge, zuweilen auch in flüssiger Form. Die Pillen kann man in Papier wickeln und eingeben, ohne dass sie von den Thieren gekaut werden, und dass hierbei die Einwirkung des Mittels auf die Theile im Maule und in der Rachenhöhle vermieden wird; durch die flüssige Form wird dagegen die schnelle und gleichmässige Wirkung sehr begünstigt. Ratzeburg empfahl (Zoo-Pharmacologie, 2. Th. S. 7) 2 Unzen (60,0) spanischer Fliegen mit einem Nösel (ca. $^1/_2$ Quart oder 1$^1/_2$ Pfd.) weissen Weins durch 48 Stunden zu digeriren, und von der durchgeseihten Flüssigkeit den Pferden 1 Unze (30,0) mit einem schleimigen Absud als Trank oder auch als Clystir zu geben. Ebenso kann die gewöhnliche Canthariden-Tinctur (§. 320, *d*), die mit Weingeist bereitet und ziemlich von demselben Gehalte an spanischen Fliegen ist, angewendet werden; man darf sie aber nicht in so grossen Gaben, sondern für Pferde und Rinder nur von 4—8 Gramm, für Schafe und Schweine von 0,6—2,0 ($^1/_2$ Scrupel bis $^1/_2$ Drachme) und für Hunde von 1—4 Tropfen reichen.

Bei der innerlichen Anwendung der Canthariden setzt man ihnen zuweilen den Kampher hinzu, um durch ihn ihre heftig reizende Wirkung auf die Nieren zu mindern (§. 244).

Bei Vergiftungszufällen nach zu grossen Gaben von Canthariden sind bei Thieren, welche sich erbrechen können, in der ersten halben Stunde Brechmittel, nach vorausgegangener Anwendung von Schleim, Eiweiss oder

Mehltrank, — sonst aber innerlich schleimige Flüssigkeiten mit kleinen Gaben von Salpeter, Kampher, Bleizucker, Bilsenkraut, ein Aderlass, Einspritzungen schleimiger Mittel in den Mastdarm und in die Geschlechtstheile, und das Bedecken der Nierengegend mit einem schleimigen Brei oder mit einem Schaffell am nützlichsten. Dr. Dieu hat alkoholische Flüssigkeiten innerlich in jedem Stadium der Vergiftung empfohlen[1].

§. 318.

Zum äusserlichen Gebrauch sind die spanischen Fliegen ein unschätzbares Mittel, dessen genauere Kenntniss und zweckmässige Anwendung gegen sehr viele Thierkrankheiten einer der wichtigsten Fortschritte in der praktischen Thierarzneikunde der neuern Zeit ist. Sie sind äusserlich hauptsächlich für folgende Zwecke indicirt:

I. Zur Ableitung 1) bei Entzündungen wichtiger, besonders innerlicher Organe (mit Ausnahme von Entzündungen der Nieren und der Harnblase), ebenso auch bei Verwundungen der Gelenke, der Knochen, Knorpel und Sehnen, und bei zu heftiger Entzündung nach chirurgischen Operationen (z. B. nach dem Ausschälen grosser Stollbeulen und dergl.); 2) bei acutem und bei chronischem Rheumatismus und bei hierdurch bedingten Lahmheiten; 3) bei zurückgetretenen oder zu schnell unterdrückten Hautausschlägen und bei Metastasen nach inneren Theilen.

II. Um eine kräftige Erregung, Belebung, Resorption, Zertheilung, schnelle und feste Verwachsung glatter und beweglicher Wundtheile, auch um stärkere Contraction zu bewirken: 1) bei Nervenfiebern mit grossem Torpor; 2) bei Lähmungen; 3) bei dem Schwinden einzelner Theile, besonders nach vorausgegangenen Verletzungen und anderen örtlichen schmerzhaften Krankheitszuständen; 4) bei asthenischer, chronischer Entzündung, namentlich wenn sie mit plastischen oder serösen Ausschwitzungen, oder mit Ulceration verbunden ist, bei den meisten Fisteln, z. B. bei den sogenannten Aderfisteln[2]; 5) bei Ergiessungen von Blut und Serum in Folge von Quetschungen und Zerreissungen, z. B. dergleichen Genickbeulen, Widerristschäden[3], Brust- und Stollbeulen u. s. w.; 6) bei harten Geschwülsten, die als Folgen plastischer Ausschwitzungen entstanden sind, z. B. Stollbeulen, Kniebeulen, Piphacken, Sehnenklapp, bei Ueberbeinen; 7) bei Anhäufung von Serum in den Hirnhöhlen (z. B. bei dem Dummkoller), sowie bei Anhäufung von Flüssigkeiten in den Sehnenscheiden und Kapselbändern (d. i. bei Gallen); 8) bei grosser Ausdehnung und Erschlaffung der Bänder und Sehnen, z. B. nach vorausgegangenen Verrenkungen und Verstauchungen;

---

[1] Annal. de Thérap. 1847. Févr.

[2] Die Behandlung derselben mit Cantharidensalbe ist namentlich zuerst von Böther (Busch, teutsche Zeitschrift für die gesammte Thierheilkunde, Bd. II. 1832. Heft 4. S. 3) und Spinola (Vix und Nebel, Zeitschrift für Thierheilkunde etc. 1836) empfohlen, nachdem sie von einigen anderen Thierärzten und auch von mir vielfach mit dem besten Erfolge angewendet worden war. Es wird dadurch die Unterbindung der Vene fast immer entbehrlich gemacht.

[3] G. W. Schrader in Hamburg hat das Verdienst, dieses ausserordentlich nützliche Heilverfahren, mittelst welches man bei frischen, und selbst bei schon fluctuirenden Widerristschäden noch oft die Zertheilung bewirken, sonst aber die Eiterung vermindern und die Heilung sehr beschleunigen kann, zuerst empfohlen zu haben (Busch, teutsche Zeitschrift, Bd. I. S. 19).

9) zur Unterhaltung und Verstärkung der Eiterung in künstlichen Geschwüren, und in Wunden, welche durch den Biss von tollen Thieren entstanden sind; 10) bei Räude, besonders wenn sie veraltet und hartnäckig ist.

§. 319.

In mehreren hier genannten Krankheiten sind die Canthariden durch Fontanelle, durch Haarseile, durch das glühende Eisen und durch andere Reizmittel zu ersetzen; allein diese Mittel sind nicht gut auf einer so grossen Fläche anzuwenden wie die Canthariden, sie hinterlassen bemerkbare, zum Theil auch haarlose Narben, und sie besitzen auch nicht die specifische Reizkraft der Canthariden auf die Nieren, durch welche oft ausser der Localwirkung auch eine Harnkrise herbeigeführt wird. Doch kann diese Reizung auch zu früh eintreten und hierdurch die wirkliche Krisis stören.

Bei inneren Entzündungen, bei Rheumatismus und Metastasen erfolgt die Anwendung der Canthariden nahe dem leidenden Theile, und in allen übrigen Fällen an dem letztern selbst. — Bei heftigen Entzündungen müssen ihnen Blutentziehungen und innerlich angewendete entzündungswidrige Mittel vorausgehen, weil sie sonst das Fieber und selbst die Entzündung sehr verstärken. Bei Faulfieber, bei Rothlauf und bei starken ödematösen Anschwellungen ist die Anwendung dieses Mittels unzweckmässig, weil es unter diesen Umständen oft Hautbrand und zerstörende Verjauchung erzeugt.

§. 320.

Zur äusserlichen Anwendung werden die Canthariden *a*) in Pulverform, *b*) in Salben, Linimenten und als Oel, *c*) als Pflaster und Collodium, und *d*) als Tinctur benutzt.

a) Das Pulver dient nur zum Einstreuen in Bisswunden von wuthkranken Thieren, und in torpide, so wie in künstliche Geschwüre, auch zum Bestreuen der Senfbreie, um deren Wirkung zu verstärken.

b) Die Canthariden-Salbe *(Unguentum Cantharidum)*, das Canth.-Liniment *(Linimentum Cantharidum)* und das Canth.-Oel sind die gebräuchlichsten Formen, weil ihre Anwendung leicht ist und weil durch die Verbindung mit Fett und fettem Oel, wegen der Auflöslichkeit des Cantharidin in diesen Substanzen, die Wirkung sehr befördert wird.

Zu den Spanischfliegensalben giebt es eine Menge von Vorschriften; z. B. nach der Preuss. Pharmacopöe: man nimmt Baumöl (oder ein anderes fettes Oel) 8 Unzen, erhitzt es über Feuer und rührt 3—4 Unzen [1] gepulverte Canthariden hinzu; das Gemenge wird durch 12 Stunden warm gehalten, und dann mit 4 Unzen frisch geschmolzenen Wachses unter fleissigem Umrühren verbunden. Eine bei den grossen Thieren sehr wirksame Salbe erhält man, wenn man 3 Theile Votharid.-Pulver in 8 Theilen Rüböl durch 48 Stunden digerirt, dann 4 Theile dicken Terpenthin und 2 Theile geschmolzenes Wachs hinzusetzt. — Oder, nach der in der Thierarzneischule

---

[1] Nach der neuesten (6.) Ausgabe der Preussischen Pharmacopöe werden auf die angegebene Menge von Oel und Wachs nur 2 Unzen Canthariden genommen, — was aber zum thierärztlichen Gebrauch eine zu schwache Salbe giebt, welche man für die meisten Fälle durch Hinzuthun von 1—2 Drachmen Cantharidenpulver zu 1 Unze Salbe verstärken muss.

zu London gebräuchlichen Vorschrift, nimm: fein pulverisirte Canthariden und gemeinen Terpenthin, von jedem 1 Theil, Schweineschmalz 4 Theile; schmelze das Fett und den Terpenthin im Wasserbade zusammen, setze dann die Canthariden hinzu und rühre bis zum Erkalten der Masse fortwährend um. — Oder, man nimmt: Colophonium, gemeinen Terpenthin, von jedem 8 Theile, gelbes Wachs 1 Theil, Schweinefett 60 Theile, gepulverte Canthariden 16 Theile und mengt nach vorherigem Schmelzen der ersten Substanzen Alles zusammen. Diese Salben können nöthigenfalls durch Zusatz von Lorbeeröl, oder von Terpenthinöl mehr flüssig gemacht werden. — Manche Thierärzte verstärken die Cantharidensalbe mit gepulvertem Euphorbium, Crotonöl, Brechweinstein, mit Schwefelsäure, mit Sublimat und selbst mit Auripigment (siehe diese Mittel); diese Zusätze dürfen jedoch nur sehr vorsichtig, mit Berücksichtigung der Dicke der Haut und in kleinen Mengen gemacht werden, weil sonst die Salbe ätzend wirkt und dann von ihrer Anwendung mehrentheils haarlose Narben zurückbleiben. Durch blosses Zusammenmengen von 1 Theil spanischen Fliegen mit 2—4 Theilen Schweinefett oder grüner Seife kann man augenblicklich eine Salbe bereiten, welche jedoch nur mässig wirkt und bei etwas reichlichem Aufstreichen auf die Haut leichter zerfliesst, und dann eher über die Grenze der Anwendungsstelle hinauswirkt als eine solche Salbe, die etwas Wachs enthält. — Auch mit Theer bereitet man, durch blosses Zusammenmengen von etwa 4 Theilen desselben mit 1 Theil Cantharidenpulvers, eine Art scharfer Salbe, welche sich zwar nicht so gut einreiben lässt wie die mit Fett zusammengesetzten Salben, aber auch nicht so leicht wie diese zerfliesst. Dass die Wirksamkeit der Canthariden durch den Theer verstärkt würde, wie Manche behaupten, habe ich niemals gesehen.

Um die Anwendung der scharfen Salben zu erleichtern und ihre Wirkung zu befördern, ist es nöthig, die an der Applicationsstelle vorhandenen Haare recht nahe an der Haut abzuscheeren. Bei Schafen soll aber, nach der Angabe von Favre (*Journ. de méd. vétér. théorique et pratique*, Sept. 1831. p. 516), die blasenziehende Wirkung viel kräftiger erfolgen, wenn die Wolle nicht abgeschoren, sondern ausgerissen wird. Auch ist es bei allen Thieren zweckmässig, die Haut mit warmem Seifenwasser zu reinigen, oder warm zu bähen und dann mit wollenen Lappen oder mit einer Bürste während einiger Minuten tüchtig zu reiben. Hierauf wird die Salbe an der bestimmten Stelle überall gleichmässig gegen $^1/_2$—1 Linie dick auf die Haut gestrichen, mässig stark eingerieben, und, wenn die letztere sehr dick oder wenig empfindlich ist, nach etwa einer Stunde noch einmal eingerieben.

Der Umfang, in welchem die Salbe angewendet wird, richtet sich theils nach der Art, dem Grade und Sitze der Krankheit, theils nach der Thiergattung; z. B. bei Augenentzündungen der Pferde kann man einen gegen $2^1/_2$ Quadratzoll grossen Fleck an der Wange, — bei Lungenentzündungen dieser Thiere einen etwa 6—10 Quadratzoll grossen Fleck an jeder Seite der Brust einreiben; bei Aderfisteln wendet man die Salbe gegen 2 Querfinger breit in der ganzen Länge der entarteten Vene, — und bei Stollbeulen, Gallen und dergl. auf der ganzen äussern Fläche der Geschwulst an, bestreicht aber die nächste Umgegend mit Fett oder mit einfacher Wachssalbe, um diese Theile gegen die Salbe zu schützen.

Ob und wann die Einreibung wiederholt werden soll, ist von der Art und von der Hartnäckigkeit der vorhandenen Krankheit, so wie von der Wirkung der ersten Einreibung abhängig; die Wiederholung kann bei acuten Krankheiten und bei zu geringer Wirkung mit etwa 16—24 Stunden, in allen anderen Fällen aber am besten erst nach dem Abheilen der von der früheren Einreibung entstandenen Schorfe geschehen.

Das Einreiben oder eigentlich das Aufstreichen der einfachen Spanischfliegensalbe wird in der Regel mit der blossen Hand bewirkt, ohne dass hierdurch ein Nachtheil für die Person entsteht, die dasselbe verrichtet; will man aber recht vorsichtig sein, so kann hierbei die Hand mit einem alten Lederhandschuh oder mit einem Stück Blase bedeckt werden. Diese Vorsicht ist jederzeit nöthig, wenn die Salbe noch andere scharfe, besonders metallische scharfe Bestandtheile enthält, oder wenn die Hand des Einreibenden nicht frei von Verletzungen ist.

Bei dem Eintritt der reizenden Wirkungen suchen die meisten Thiere sich an der Einreibungsstelle zu lecken, zu beissen oder zu reiben; sie verletzen sich hierbei zuweilen an dieser Stelle bedeutend, und ausserdem entsteht gewöhnlich, wenn sie die Salbe mit den Lippen, mit der Zunge u. s. w. abwischen, eine heftige Entzündung dieser Theile. — Es ist daher stets nöthig, solche Thiere in der ersten Zeit unter Aufsicht zu lassen, sie kurz anzubinden, nöthigenfalls mit einem Maulkorb zu versehen, und wenn eine Einreibung an der innern Fläche eines Fusses geschehen, den andern Fuss mit Leinwand oder Stroh zu umwickeln, oder an der innern Fläche mit Lehmbrei zu bestreichen.

In Form eines Liniments können die Canthariden ganz auf dieselbe Weise wie in Salbenform angewendet werden. Da aber das Liniment selbst bei etwas langen Haaren leichter gründlich einzureiben ist, auch gewöhnlich etwas schneller, obgleich weniger anhaltend wirkt als die Salbe, so benutzt man es in solchen Fällen, wo man die Haare nicht abscheeren will, oder wo die Wirkung schnell erzeugt werden soll.

Die Bildung eines solchen Liniments kann in verschiedener Weise geschehen, je nachdem es weniger oder mehr heftig reizend sein soll. Von mässiger Wirkung ist es z. B., wenn man Baumöl 6—8 Unzen, und fein gepulverte Canthariden 1 Unze zusammengemengt in mässiger Wärme (am besten in einem Wasser- oder Sandbade) bei oftmaligem Umrühren so lange digerirt, bis $^1/_3$ des Ganzen verdampft ist. Giesst man das Oel ab, so erhält man das Canth.-Oel *(Ol. cantharidatum)*, aber in Verbindung mit dem Bodensatz ein Canth.-Liniment. Stärker reizend und augenblicklich fertig ist ein Gemenge aus: Terpenthinöl 2 Theilen, Lorbeeröl 1 Theil und Cantharidenpulver $^1/_2$ bis 1 Theil. — Zuweilen wird auch Euphorbium, Schwefelsäure und dgl. zugesetzt (siehe bei Schwefelsäure und Sublimat). — Das Canthariden-Liniment ist nicht officinell.

c) Canthariden-Pflaster *(Emplastrum Cantharidum s. vesicatorium)*. Sie sind in der Thierheilkunst wenig gebräuchlich, weil die Anwendung schwieriger und auch weniger wirksam ist, als die Anwendung der anderen Präparate. Denn die, nach den Vorschriften der Pharmacopöe bereiteten Cantharidenpflaster (1. *Emplastr. Cantharid. ordinarium* und 2. *Emplastr. Cantharid. perpetuum)* kleben nicht fest genug an der Haut, und fallen bei einer Erschütterung derselben durch den Hautmuskel, bei heftiger Bewegung der Thiere u. s. w. leicht ab; und festhaltende Bandagen sind nur an sehr wenigen

Stellen des Thierkörpers gut anzubringen. Man ist daher genöthigt, das Cantharidenpflaster zum thierärztlichen Gebrauch durch Zusatz von vielem Harz oder Pech recht stark klebend zu machen; hierdurch wird aber dasselbe hart und spröde, und muss deshalb vor der Anwendung jedesmal erst durch Erwärmen am Feuer flüssig gemacht werden, wobei aber durch einen zu hohen Grad der Hitze sehr leicht die Wirksamkeit der Canthariden leiden kann.

Ein vorzügliches Pflaster dieser Art ist dasjenige, welches unter dem Namen: scharfes Pflaster *(Emplastrum acre)*, englisches scharfes Pflaster oder schwarzes Pflaster bekannt ist, und welches nach seiner ursprünglichen Vorschrift aus folgenden Ingredienzien besteht: man nimmt Spanischfliegenpulver 13 Theile, Burgunderharz 11 Theile, Euphorbium 3 Theile, Mastix, Colophonium, Safranpflaster, gemeinen Terpenthin, schwarzes Pech, pulverisirten armen. Bolus, von jedem 6 Theile, und macht daraus nach den Regeln der Apothekerkunst ein Pflaster[1].

Bei der Anwendung dieses Pflasters wird die nöthige Menge in einem irdenen Gefäss über gelindem Feuer flüssig gemacht, dann mit einem Spahn oder mit einem Spatel auf den kranken, vorher von Haaren entblössten Theil gegen 2 Linien dick aufgestrichen, sogleich mit ganz kurz zerschnittenem Werg bestreut, und letzteres mit der flachen Hand gut angedrückt. Durch das Bestreuen mit Werg verhütet man am besten das Aufbersten und das theilweise zu frühe Abfallen des Pflasters.

Die Wirkung des letztern tritt gewöhnlich langsamer als von der Cantharidensalbe ein, ist aber mehr andauernd und gleichmässiger, als bei dieser; denn die von ihm bewirkte Ausschwitzung dauert zuweilen durch 14 Tage fort; hierbei erzeugt sich eine dicke Kruste, welche mit dem Pflaster zugleich in etwa 12—20 Tagen abfällt. Die ausgefallenen Haare wachsen bald wieder.

Das auf diese Weise angewendete Pflaster wird als ein sehr wirksames Mittel gegen Ueberbeine, verhärteten Sehnenklapp, Schale, Piephacken und dergl. chronische Leiden, recht vortheilhaft benutzt, steht aber bei acuten Krankheiten der Cantharidensalbe nach.

Statt Pflaster und Salben ist das in neuerer Zeit bekannt gewordene *Collodium cantharidatum*[2] bei sämmtlichen Haussäugethieren in allen Fällen, wo jene Präparate gebraucht werden, mit dem besten Erfolge angewendet worden. Da dieses Mittel ebenso schnell und fest antrocknet wie das einfache Collodium (§. 300), so gewährt es die Vortheile, dass man es auf sehr begrenzte Stellen, z. B. wie das Strichfeuer, und statt desselben, appliciren kann, ohne dass es über die bestimmten Grenzen sich verbreitet und auch, dass es von den Thieren nicht abgeleckt und ihr Maul u. s. w. nicht beschädigt werden kann.

Vor der Anwendung des *Collod.entharid.* müssen die Haare von der Hautstelle möglichst kurz abgeschoren, bei Rindern am besten abrasirt und

---

[1] Diese Zusammensetzung scheint zu complicirt und ist deshalb vielfältig abgeändert und vereinfacht worden; sie besitzt aber die beiden Eigenschaften, kräftig zu reizen und stark zu kleben, mehr als alle mir bekannten und von mir selbst versuchten einfacheren Compositionen dieses Pflasters.

[2] Ist in den Apotheken fast überall vorräthig. Es wird bereitet, indem man Schiessbaumwolle in Cantharidin-Aether (einem Auszuge des Cantharidin in Schwefeläther) auflöst.

die Haut selbst ganz trocken sein. Die Application geschieht am besten so, dass man das geöffnete Medicinglas mit seiner Mündung auf die betreffende Hautstelle hält und es langsam auf derselben hin und her führt, bis alle Punkte oder Streifen gehörig feucht geworden sind. Man kann aber auch dass Mittel mit einem Federbart aufstreichen. Dasselbe trocknet in wenigen Minuten fest an, während welcher Zeit der Theil ruhig gehalten und vor Berührung geschützt werden muss. Die Wirkung (Reizung, Entzündung, Blasenbildung) tritt gewöhnlich innerhalb 3—4 Stunden ein, und später, bis zu 8 Tagen erfolgt Schorfbildung.

Zu einer Application ist fast immer nur die Hälfte der Gewichtsmenge, welche von der Cantharidensalbe erforderlich sein würde, ausreichend. Hierdurch wird dieses Präparat das wohlfeilste Cantharidenmittel.

d. Canthariden-Tinctur (*Tinctura Cantharidum*) ist eine Auflösung und ein Auszug des Cantharidin in rectificirtem Weingeist. Sie wird nach den Vorschriften der verschiedenen Pharmacopöen in verschiedener Stärke bereitet, aber zum thierärztlichen Gebrauch am besten so, dass 1 Unze Cantharidenpulvers mit 1 Pfund Weingeist durch 3 Tage in der Wärme digerirt und dann filtrirt wird. Die Tinctur ist flüchtiger und durchdringender reizend, als die übrigen Präparate, aber sie verursacht bei nur einmaliger Anwendung auf dicker Haut gewöhnlich keine Blasen, wohl aber bei Wiederholung; sie eignet sich daher mehr zum Reizmittel bei Lähmungen, bei Rheumatismus, bei den chronischen Folgen der Verrenkungen, bei frischen Gallen und dergleichen, als zur Ableitung bei Entzündungen. Sie wird in die kranken Theile eingerieben, und zwar nach der Art und nach dem Grade der Krankheit, ein- bis zweimal in einem Tage, bald für sich allein, bald im verschiedenen Verhältniss mit Kampheröl, mit Ammoniak-Liniment, mit grüner Seife, mit Kampherspiritus, Terpenthinöl und dergl. Reizmitteln verbunden. (Canthariden in Substanz 1 Unze 5 Sgr., gr. pulv. 1 Unze 6 Sgr. 4 Pfg., fein pulv. 1 Drachme 10 Pfg.; *Ung. Cantharidum* 1 Unze 6 Sgr. 4 Pfg.; *Collodium cantharidat.* 1 Unze 7 Sgr.; *Tinct. Cantharid.* 1 Unze 5 Sgr.)

2) Maiwürmer, Maiwurmkäfer, *Meloë majales*, unrichtig *Vermes majales*. (o)

Käfer aus der Familie Meloidae. Auf trockenen Weiden, Aeckern und an Wegen im Frühjahre fast überall, oft gegen 1 Zoll lang, zuweilen aber auch kleiner.

§. 321.

Unter diesen Namen sind zwei einander ähnliche Insekten, der schwarzblaue Maiwurm, *Meloë proscarabaeus*, und der kupferrothe Maiwurm, *Meloë majalis*, bekannt, welche beide, wenn man sie berührt, aus ihren Gelenken einen gelblichen, sehr scharfen, blasenziehenden Saft geben, der von ähnlicher, aber etwas schwächerer Wirksamkeit ist wie das Cantharidin.

Nach Vitet (a. a. O. p. 423) bringt eine, aus den zerquetschten Käfern und Fett bestehende, Salbe auf die innere Seite des Dickbeins eines Pferdes gelegt, in 12 Stunden eine schmerzhafte Entzündungsgeschwulst, und in 36—48 Stunden Blasen hervor. — Innerlich in grossen Gaben oder anhaltend angewendet, wirken diese Insekten auf die Schleimhaut des Magens, des Darmkanals und auf die Harnwerkzeuge fast ebenso reizend, wie die Canthariden, und veranlassen Entzündungen dieser Theile, Drang zum Uriniren und Bluthamen.

Man kann sie innerlich und äusserlich wie die Canthariden, aber in etwas stärkeren Gaben und mehr concentrirt, anwenden; sie sind ein wohlfeiles Ersatzmittel der Canthariden, stehen aber, wie gesagt, denselben in der Stärke der reizenden Wirkung nach.

Anmerkung. Ehemals wurden sie als ein Specificum gegen die Wasserscheu sehr gerühmt, und als solches seit der Mitte des vorigen Jahrhunderts unter dem Namen der Maiwurm-Latwerge oder des Preussischen Mittels[1], in einer eigenthümlich zusammengesetzten Latwerge angewendet. Jetzt ist dieselbe veraltet und vergessen. Als einfacher und ebenso wirksam empfiehlt Ratzeburg (Zoopharmacologie, Band 2. Seite 6) folgende Zusammensetzung: Man nimmt 24 Maiwürmer (welche in Honig aufbewahrt gewesen), zerreibt sie in einem steinernen Mörser so fein als möglich und mischt 2 Unzen Theriak, $1^1/_2$ Unze Baldrianwurzelpulver, nebst so viel Honig dazu, dass eine Latwerge daraus wird, von der man einem vom tollen Hunde gebissenen Pferde und Rinde täglich einmal 3 Quentchen, Schafen, Schweinen, Hunden und dergleichen 1 Quentchen giebt und damit fortfährt, bis sich Reizung der Harnorgane zeigt; nun wird das Mittel, bis diese Reizung vorüber ist, ausgesetzt und dann wieder fortgebraucht, und so bis zum vierzigsten Tage fortgefahren. — Die zweckmässige Behandlung der Bisswunden (Reinigung derselben, Aetzen mit Kali caust., Unterhaltung der Eiterung durch 6 Wochen) darf dabei nicht unterbleiben.

3) Ameisen, *Formicae.* (o)

Insekten aus der Ordnung der Gradflügler und der Familie der Myrmiciden, Gatt. Formica Lin.

§. 322.

Ihr wirksamer Bestandtheil ist ein eigenthümlicher scharfer Stoff, den sie mit einer, der Essigsäure ähnlichen Säure, Ameisensäure (*Acid. Formicarum*), in kleinen Bläschen am Hinterleibe enthalten, und durch welchen sie bei innerlicher wie bei äusserlicher Anwendung reizend, aber nicht blasenziehend wirken. — Durch Auspressen der Ameisen erhält man einen bräunlichen Saft, in welchem jener scharfe Stoff zum grössten Theil enthalten ist.

Rysz gab einem ausgewachsenen Pferde 2 Loth dieses Ameisensaftes mit 1 Pfund Wasser verdünnt auf einmal und bemerkte eine Viertelstunde darauf Unruhe des Pferdes, vollen, etwas vermehrten Puls, vermehrte Wärme am ganzen Körper, angestrengteres Athmen; das Thier sah manchmal nach den Flanken und stampfte mit den Füssen. Nach einer Stunde waren alle diese Erscheinungen wieder verschwunden, das Pferd vollkommen ruhig, es setzte Harn ab, und verzehrte das ihm gereichte Futter mit dem grössten Appetit. — Ganz ähnlich wirkte die nämliche Gabe bei einem ausgewachsenen Ochsen (Rysz, Arzneimittellehre S. 22).

Man (besonders Vitet und Rysz) hat die Ameisen innerlich als reizendes, nervenstärkendes, krampfstillendes, schweiss- und urintreibendes Mittel gegen alle Krankheiten empfohlen, welche aus Schwäche und Reizlosigkeit, und von Stockungen in den Eingeweiden entstanden sind, oder den asthenischen Character an sich tragen, namentlich gegen sogenannte Nerven-

---

[1] Deshalb so genannt, weil Friedrich der Grosse es von dem Besitzer des Mittels erkaufen und zum allgemeinen Besten öffentlich bekannt machen liess.

fieber, Lähmungen, Starrkrampf, Wassersucht, Fäule und Egelkrankheit der Schafe und dergl.

Aeusserlich sind sie gleichfalls als reizendes, stärkendes und zertheilendes Mittel gegen Lähmungen, kalte Geschwülste, gegen ödematöse Anschwellungen, und gegen das Schwinden der Theile recht wirksam.

Die innerliche Anwendung ist jetzt fast ganz in Vergessenheit gekommen. Man kann hierzu die Ameisen entweder *a*) frisch zerquetscht, oder *b*) getrocknet und pulverisirt, oder *c*) den ausgepressten Saft, oder *d*) den Ameisenspiritus benutzen. — Von den frischen Ameisen nimmt man für Pferde und Rinder eine starke Hand voll, d. i. circa 45 Grm. (gegen $1^1/_2$ Unze), für Schafe 15 Grm. (= $^1/_2$ Unze), für Hunde 1,25—4,0 (1 Scrupel bis 1 Drachme), zerreibt sie in einem Mörser, versetzt sie mit aromatischen und anderen passenden Mitteln, und wendet sie als Latwerge oder in flüssiger Form täglich drei- bis viermal an. — Um die Ameisen pulverisiren zu können, lässt man sie zuerst in einem feuchten Sacke in einem Backofen bei mässiger Hitze trocknen, worauf man sie im Mörser zerstösst. Sie lassen sich in einem gut verschlossenen Gefäss leicht aufbewahren. Nach Vitet's Vorschrift soll man von ihnen den Ochsen und Pferden 90,0 (3 Unzen) bis zu $^1/_2$ Pfund, den Schafen 60,0—120,0 (2—4 Unzen), mit Hafer, mit Salz oder mit Kleien gemengt geben. — Der ausgepresste Ameisensaft ist zum Aufbewahren nicht gut geeignet, weil er leicht in Gährung übergeht; Rysz empfiehlt ihn für Pferde zu 15,0—22,5 (1 Loth bis 6 Drachmen) und für Rinder zu 30,0 bis 45,0. Der Ameisenspiritus (*Spiritus Formicarum*), bereitet durch Destillation oder durch blosses Digeriren von 2 Theilen frischer Ameisen mit 4 Theilen Weingeistes und ebenso viel Wasser, ist ein flüchtig reizendes, sehr wirksames Mittel, welches man Pferden und Rindern bei den vorhin genannten Krankheiten zu 30—90 Grm., Schafen und Schweinen zu 12—30 Grm., Hunden zu 2—8 Grm., in Verbindung mit aromatischen Mitteln giebt. Aeusserlich wird der Ameisenspiritus einfach, oder mit Kampherspiritus, Terpenthinöl und dergl. eingerieben.

Anmerkung. Zuweilen benutzt man die Ameisen auch so, dass man sie mit ihren Haufen (um zugleich die sogenannten Eier, d. h. die Puppen, zu erhalten) in einem Eimer oder Kübel mit kochendem Wasser übergiesst und dann die Flüssigkeit lauwarm als Bad oder zu Bähungen anwendet. Durch Zusatz von zerquetschten Wachholderbeeren und andern aromatischen Mitteln, lässt sich die Wirksamkeit eines solchen Aufgusses noch sehr verstärken.

4) Gauchheilkraut (rother Gauchheil, Hühnerdarm, rothe Miere), *Herba Anagallidis flore phoeniceo.* (o)

5. Kl. 1. Ordn. L., Familie der Primulaceen.

§. 323.

Diese kleine Pflanze lässt kaum durch ihren schwachen, bitterlich-scharfen Geschmack einen scharfen Stoff vermuthen, verursacht aber in etwas grossen Gaben dennoch scharf reizende Wirkungen, und in sehr grossen Gaben selbst den Tod. Im getrockneten Zustande wirkt sie heftiger als im frischen. Grognier sah von einem concentrirten Absud, und ebenso von mässig grossen Gaben des getrockneten Krautes bei Pferden fast jedesmal Zittern der Muskeln an den hinteren Gliedmaassen, krampfhafte Zusammenziehungen des Halses, und vermehrtes Uriniren erfolgen, und nach sehr grossen Gaben trat der Tod sicherer ein, als von Schierling und von anderen Pflanzengiften. Bei der Section fand sich die Schleimhaut des Magens entzündet. *(Compte rendu des travaux de la Soc. de méd. de Lyon.* 1810. p. 16 und *Annal. d'Agricult. franç. Tome* 40 und 44.) — Ein kräftiger Hund zeigte von 3 Drachmen des Extractes nach 10 Stunden Mattigkeit, nach 15 Stunden verminderte Empfindlichkeit und eine halbe Stunde später erfolgte der Tod. — 2 Drachmen dieses Extractes auf das Schenkelzellgewebe eines kleinen Hundes applicirt, bewirkten den Tod unter denselben Zufällen binnen 11 Stunden (Orfila, Toxikol. 2. Bd. S. 356).

Der Gauchheil wird jetzt nicht mehr therapeutisch benutzt, und verdient nur des grossen Rufes wegen, den er als Specificum gegen die Wasserscheu ehemals erhalten hatte, erwähnt zu werden. Er wurde besonders von Bourgelat und von Chabert sehr empfohlen *(Almanac vétér.* 1782. p. 129). Man gab das Pulver für Pferde und Rindvieh zu 4—8 Grm. (1—2 Drachmen, passender zu 1/2 Unze), für Schafe und Schweine die Hälfte, für Hunde den vierten Theil davon, täglich ein- bis zweimal und durch wenigstens 8 Tage, es wurde mit etwas Salz und rohem Alaun gemengt, auf Brod gestreut, oder auch in einem Infusum den Thieren eingegeben. Mit dem Infusum sollte zugleich die vorher gebrannte Bisswunde oft wiederholt ausgewaschen werden.

Das Mittel war auch gegen die Drehkrankheit der Schafe und gegen Wassersucht empfohlen, hat sich aber gegen diese Krankheiten ebenso wenig wie gegen die Wuth bewährt.

5) Gnadenkraut, Gottes-Gnadenkraut, Purgirkraut, Erdgalle, wilder Aurin, *Herba Gratiolae.*

Von Gratiola officinalis L., 2. Kl. 1. Ordn., Familie der Scrophularineen.

§. 324.

Das Kraut und die Wurzel dieser Pflanze enthalten einen bitter-scharfen Stoff (wahrscheinlich scharfes Harz), vermöge dessen sie beide stark reizend wirken, und besonders den Magen und Darmkanal afficiren. — Wenn Pferde von diesem Kraut auf Wiesen oder im Heu viel und fortgesetzt fressen, so purgiren sie darnach anhaltend, und werden sehr mager. Das Hornvieh rührt die Pflanze gewöhnlich nicht an, purgirt aber ebenfalls, wenn man ihm 2—3 Unzen (60—90 Grm.) des trockenen Krautes eingiebt. Bei Hunden und Schweinen verursacht das trockene Kraut in der Gabe von 2—4 Grm. (1/2—1 Drachme) Erbrechen und gelindes Purgiren, in grösseren Gaben heftiges Erbrechen, zuweilen mit Ausleerung blutiger Stoffe, dann Magen- und Darmentzündung und den Tod. — Orfila gab einem Hunde 13 Grm. (3 1/2 Drachmen) des Extractes; der Tod trat nach 24 Stunden, bei einem andern Hunde von 3 Drachmen des Extractes aber schon nach 12 Stunden ein, und bei der Anwendung derselben Quantität auf eine Wunde am Schenkel starb ein Hund nach 23 Stunden. — 20 Gran (1,25) des Extractes in 20 Grm. Wasser gelöst und in die Drosselvene eines Hundes gespritzt, erregten nach 6 Minuten Anstrengung zum Erbrechen und nach 28 Minuten 2 Darmausleerungen. Das Thier erholte sich am folgenden Tage. — 28 Gran (fast 2 Grm.) in 16 Grm. Wassers gelöst und auf dieselbe Weise angewendet, bewirkten nach 1 Stunde eine Darmentleerung, Schwindel, Unempfindlichkeit, und nach 2 Stunden den Tod.

Die Gratiola ist in kleinen Gaben als ein schleimauflösendes, urin- und wurmtreibendes Mittel, in grossen Gaben aber als Purgir- und Brechmittel, — gegen schlechte Verdauung, Verschleimung, Würmer, Gelbsucht, Wassersucht, und gegen die Bräune der Schweine empfohlen. — Sie wird jedoch selten angewendet, obgleich sie als inländisches und sehr kräftiges Mittel häufiger versucht zu werden verdiente.

Als auflösendes und urintreibendes Mittel kann man das trockene Kraut und die Wurzel für Pferde und Rindvieh zu 8—15 Grm., für Schafe und Schweine zu 1,25—2,5, für Hunde zu 0,3—0,6, täglich zweimal, — als Purgir- oder Brechmittel aber in der vier- bis sechsfachen Menge geben. Vom frischen Kraute kann die Gabe um die Hälfte stärker sein.

Die Anwendung (namentlich grosser Gaben) geschieht am besten im Decoct, und Schweinen giebt man das Pulver in Buttermilch oder in saure Milch gerührt.

In unreinen, torpiden Geschwüren erregt das Mittel stärkere Thätigkeit, und kann daher in dieselben als Pulver eingestreut oder als Decoct zum Waschen benutzt werden. — Das Extract ist (mit Unrecht) nicht gebräuchlich. (1 Unze 1 Sgr. 6 Pfg., fein pulv. 2 Sgr.)

6) Schöllkraut-Blätter und Wurzel, *Herba et Radix Chelidonii majoris*. (o)

Von Chelidonium majus L., 13. Kl. 1. Ordn., Familie der Papaveraceen. In ganz Europa einheimisch.

§. 325.

Der scharfe Stoff dieser Pflanze ist nur in ihrem frischen Zustande vorhanden, und vorzüglich an den gelben Milchsaft gebunden; getrocknet besitzt sie blos einen gelinden Bitterstoff. Daher sind auch die Wirkungen des frischen und getrockneten Schöllkrautes sehr verschieden von einander. — Pferde, Rindvieh und Schafe ertragen dasselbe auch im frischen Zustande in ziemlicher Menge; von den letzten sah ich oft, dass sie 3 —5 Hand voll des Krautes mit Appetit und ohne Nachtheil, überhaupt ohne bemerkbar eintretende Wirkung verzehrten; den ersteren aber gab ich es bis zu einem Pfunde, und sah blos vermehrtes Uriniren darnach erfolgen. Bei Hunden sind jedoch die Wirkungen sehr heftig; Orfila brachte in den Magen eines schwächlichen Hundes 12 Grm. (3 Drachmen) wässeriges Extract, wodurch nach 6 Minuten starker Reiz zum Erbrechen, nach 4 Stunden sehr verminderte Sensibilität, vermindertes Bewegungsvermögen, Verlust des Gesichts und des Gehörs und der Tod herbeigeführt wurden. — 120 Grm. (4 Unzen) des aus den Blättern gepressten Saftes wirkten ebenso und verursachten nach 10 Stunden den Tod. — Von 8 Grm. (2 Drachmen) des Extractes in Wasser gelöst und in eine Wunde am Schenkel eines Hundes gebracht, wurde derselbe nach 15 Stunden ganz gefühllos und starb bald darauf. Die Wunde war sehr entzündet, geschwollen und mit Blut und Serum infiltrirt.

In mässigen Gaben innerlich angewendet wirkt das frische Schöllkraut und seine Wurzel erregend auf die Verdauungsorgane, mit specifischer Beziehung auf die Leber, die Gallensecretion befördernd, Stockungen auflösend, urintreibend, und ist daher gegen Gelbsucht, Wassersucht, schlechte Ernährung, Drüsenverhärtungen und veraltetes Blutharnen empfohlen. Das trockene Schöllkraut wirkt sehr wenig erregend, sondern etwas tonisch, wie ein gelind bitteres Mittel, es ist deshalb in diesem Zustande nicht zu empfehlen.

Den grasfressenden Thieren kann man das frische Kraut unter das Futter geben, und zwar Pferden und Rindern jedesmal gegen $^1/_2$ bis 1 Pfd., Schafen gegen $^1/_4$—$^1/_2$ Pfd., Schweinen $^1/_6$—$^1/_2$ Pfd.; oder man giebt den ausgepressten Saft Pferden und Rindvieh zu 30—120 Grm., Schafen 30—90 Grm., Schweinen 15—60 Grm., und Hunden 2—4 Grm., täglich ein- bis zweimal.

Der Saft kann mit bitteren und anderen passenden Mitteln in Latwergen, in Pillen oder auch verdünnt mit einem aromatischen Infusum, in flüssiger Form angewendet werden. Ebenso benutzt man die Schöllkraut-Tinctur.

Aeusserlich wirkt das Schöllkraut bei Verhärtungen, chronischen Entzündungen, bei Hautausschlägen, und bei atonischen Geschwüren reizend, die Resorption und die Zertheilung befördernd, und kann daher zu Breiumschlägen, oder auch infundirt oder gelind gekocht zum Waschen und Bähen benutzt werden, wie es eben der Krankheitszustand erfordert. (Kersting's Waschwasser gegen die Räude oder den Grind, siehe unter Grindwurzel, S. 115.) Gegen Warzen der Pferde habe ich den Schöllkrautsaft stets ohne Erfolg angewendet. (In Drogueriehandlungen 1 Pfd. trocken 5 Sgr., pulv. 13 Sgr., 1 Loth $^3/_4$ Sgr.)

7) Sennesblätter, *Senna*, *Folia Sennae*.

Die Blätter von mehreren Species der Cassia L., namentlich von Cassia lenitiva, 10. Kl. 1. Ordn., Fam. der Hülsengewächse oder der Caesalpiniaceen, — Sträucher in südlichen Ländern, Ober-Aegypten, Tripolis, Indien u. s. w

§. 326.

Die Sennesblätter enthalten etwas Schleim ($^1/_{10}$), Extractivstoff, das Cathartin, das *Acidum catharticum* ($^1/_{100}$) und die Chrysophansäure. Als die hauptsächlich wirksamen Bestandtheile betrachtet man die cathartische Säure und das Cathartin (Purgirstoff, Sennastoff). Beide Stoffe sind in Wasser und Weingeist auflöslich, aber nicht in allen Arten der Sennesblätter gleichmässig vorhanden und das Mittel ist deshalb nicht immer von gleicher Wirksamkeit.

Für den Menschen und für die kleinen Hausthiere sind die Sennesblätter ein ziemlich kräftiges, reizendes Purgirmittel, für die grossen Hausthiere aber nicht. Vitet behauptet zwar (a. a. O. S. 160), dass Schafe von dem Aufguss auf 1—$2^1/_2$ Unzen (30—75 Grm.), Pferde und Ochsen aber von $1^1/_2$ bis zu 3 (45—90 Grm.), zuweilen erst von 4 Unzen (120 Grm.) laxiren; allein J. White[1] gab Pferden ein Infusum von 3 Unzen (90 Grm.) der Blätter mit 4 Unzen (120 Grm.) Glaubersalz versetzt, auf einmal, ohne dass hiernach die mindeste Affection des Darmkanals zu bemerken war. Bei einer siebenjährigen Kuh sah Gilbert[2] nach dem Eingeben eines Senna-

[1] Treatise on veter. med. Vol. II. p. 288; deutsch von Müller p. 438.
[2] Annal. d'agricult. franç. Tome III. p. 333 etc.

Infusums, das von 4 Unzen (120 Grm.) der Blätter bereitet und noch mit 6 Unzen (180 Grm.) Aloë versetzt war, nicht die geringste Veränderung erfolgen: das Thier fuhr fort zu fressen und zu saufen wie gewöhnlich. Bei einem dreijährigen Schaf erfolgte von 120 Grm. Sennesblätter mit 1 Pfund Wasser eingegeben, kein Purgiren, aber nach 14 Tagen der Tod. Der Labmagen und die Gedärme waren heftig entzündet. — Bei Schweinen wirken, nach Viborg's Angaben[1] und nach meinen eigenen Versuchen, 4 Drachmen (16 Grm.) Sennesblätter als abführendes Mittel, ohne dass widrige Zufälle davon entstehen; bei Hunden tritt die abführende Wirkung von 4—16 Grm., und bei Katzen von 2—8 Grm. der Blätter ein.

Drei Unzen einer Abkochung von 8 Grm. der Blätter in die Vene eines starken Hundes gespritzt, verursachten erst nach Verlauf einer Stunde geschwindere Respiration, Kollern im Leibe, heftige Anstrengung zum Erbrechen, Ausbrechen vieler Galle (binnen $1\frac{1}{2}$ Stunde viermal), Mattigkeit und Verlust des Appetits. Am dritten Tage kehrte Esslust und die vorige Munterkeit wieder zurück[2].

Von der Anwendung der Sennesblätter als Purgirmittel für Pferde und Wiederkäuer kann, nach den oben erwähnten Wirkungen des Mittels bei diesen Thieren, keine Rede sein; dagegen kann sie bei Schweinen, Hunden und Katzen mit gutem Erfolge gegen diejenige Verstopfung des Leibes Statt finden, welche in Erschlaffung und Reizlosigkeit des Darmkanals begründet ist, und die bei verschiedenen Krankheiten vorkommt.

Man giebt die Sennesblätter für diese Thiere in den oben bezeichneten Gaben, am besten mit der zwölffachen Menge kochenden Wassers infundirt, oder gepulvert und mit Honig oder Syrup zur Pille gemacht. Gewöhnlich versetzt man die Sennesblätter mit anderen Purgir- oder Laxirmitteln, weil man glaubt, hierdurch die purgirende Wirkung zu vermehren, zugleich aber weniger reizend zu machen. Delabere Blaine empfiehlt z. B. für einen kleinen Hund: Sennesblätter, Manna, von jedem $\frac{1}{2}$ Quentchen (2 Grm.), mit 2—3 Unzen (60—90 Grm.) kochenden Wassers übergossen, nach dem Erkalten und Abgiessen in der Flüssigkeit 1 Scrupel ($1\frac{1}{4}$ Grm.) englisches Salz aufgelöst und dieselbe auf einmal zu geben. Bei Entzündungskrankheiten sind die Sennesblätter schädlich, und im Ganzen betrachtet, sind sie entbehrlich. (*Folia* 30 Grm. 2 Sgr. 6 Pfg., geschnitten und grob pulverisirt 3 Sgr. 4 Pfg., fein pulverisirt 4 Sgr. 2 Pfg.)

8) Arnika, Wohlverleih- oder Fallkraut-Blumen, Wurzel und Blätter,
Flores, Radix et Herba Arnicae.

Von Arnica montana L., 19. Kl. 2. Ordn., Familie der Compositen, — eine auf mittleren Gebirgshöhen, auch in Deutschland einheimische Pflanze.

§. 327.

Die genannten Theile der Wohlverleihpflanze besitzen eine einander ähnliche, aber nicht ganz gleichartige Wirksamkeit.

Die Arnikablumen enthalten einen sogenannten scharfen Seifen-

---

[1] Anleitung z. Erzieh. und Benutzung des Schweines. S. 80.

[2] Scheele, die Transfusion des Blutes. Th. I. S. 191.

stoff (kratzenden Extractivstoff), scharfes Harz, Bitterstoff, Salze, ein wenig ätherisches Oel u. s. w. In der Wurzel ist adstringirender Seifenstoff vorherrschend (gegen $^1/_3$ des Ganzen), aber ebenfalls mit scharfem Harz und mit etwas ätherischem Oel verbunden; doch sind letztere beide Bestandtheile in geringerer Menge vorhanden, als in den Blumen. — Das Kraut ist der Wurzel ähnlich, seine wirksamen Bestandtheile sind aber in geringerer Menge vorhanden.

Bei der innerlichen Anwendung erscheint die Wirkung von den sämmtlichen Theilen der Arnika als eine eigenthümliche Reizung, welche vorzüglich die Verdauungs- und Respirationsorgane und deren Nerven betrifft; aber bei den Arnikablumen tritt diese Wirkung schneller ein und verbreitet sich (ähnlich wie von den aromatischen Mitteln) über die bezeichneten Organe hinaus, auf das ganze Gefäss- und Nervensystem, daher auch auf das Rückenmark und selbst auf das Gehirn, — obgleich sie an den Functionen des letztern verhältnissmässig nur wenig, an den Verdauungseingeweiden und an den Respirationsorganen aber stets am meisten sichtbar wird. Dagegen ist die reizende Wirkung der Arnikawurzel fast allein auf die Reproductionsorgane beschränkt, weniger flüchtig in der Entwickelung, aber mehr tonisch, ähnlich den adstringirenden Mitteln. — Die Wirkungen des Wohlverleihkrautes nähern sich denen der Blumen, sind aber sehr viel schwächer als diese.

§. 328.

a. Die Erscheinungen nach dem Eingeben von 30—90 Grm. der Arnikablumen sind bei gesunden Pferden mehrentheils unbedeutend und bestehen in etwas erhöhter Temperatur der Haut und im Maule, in einer geringen Vermehrung der Pulse, in etwas vermehrter Speichelabsonderung und reichlicherer Urinentleerung; zuweilen findet sich auch Zittern der Muskeln, Aussetzen des Pulses, Poltern im Leibe. Die Wirkung wird 10—15 Minuten nach dem Eingeben bemerkbar und dauert 2—4 Stunden; die Thiere behalten dabei ihr munteres Aussehen, fressen und saufen wie vorher. — Nach einer Gabe von 120 Grm. bis zu 1 Pfund der Blumen treten dieselben Zufälle ein, jedoch im stärkern Grade; das Haar wird gesträubt, der Puls voll und vermehrt; die Thiere zittern stark, gähnen oft, manche speicheln aus dem Maule, bekommen auch etwas Ausfluss aus der Nase, entleeren öfters Koth und Urin, und sehen sich zuweilen nach dem Leibe um; das Athmen wird auch oft, aber nicht immer, etwas beschleunigt; zuletzt erscheinen die Pferde matt. Diese Wirkung dauert gegen 6—8 Stunden. Ich gab einem gesunden Pferde, und ebenso einer Kuh auf einmal 2 Pfund Arnikablumen im Infusum und sah nur dieselben Erscheinungen. Viborg bemerkte[1], dass bei dämpfigen Pferden das Athmen nach dem Eingeben der Arnika sehr beschleunigt und angestrengt wurde; ich kann dies aus mehreren Versuchen auch an gesunden Pferden bestätigen. — Bei Hunden sind die Erscheinungen nach einer Gabe von 2—4 Grm. dieses Mittels ähnlich wie bei Pferden von 30—90 Grm.; von grösseren Gaben tritt aber fast immer Erbrechen ein.

Weit kräftiger und sogar ausgezeichnet heftig wirkt die Arnika, wenn sie als Infusum oder als Tinctur in die Venen gespritzt wird.

[1] Samml. von Abhandl. 4. Bd. S. 107 u. f. 4. bis 7. Versuch.

Viborg[1] machte hierüber die ersten Versuche, und benutzte dabei ein Infusum, aus 1 Drachme (4 Grm.) Arnikablumen mit 2 Unzen (60 Grm.) Wasser, durch zwölfstündiges Digeriren bei 60° R. bereitet, — oder eine aus 2 Drachmen (8 Grm.) Arnikablumen mit $3^1/_2$ Unzen (105 Grm.) Branntwein, ebenfalls durch Digestion bereitete Tinctur. — 4 Grm. des Infusums, mit 60 Grm. Wassers verdünnt in die Drosselvene eines alten, magern Pferdes gespritzt, verursachten gleich darauf etwas schnelleren Puls; das Pferd sah sich zuweilen nach dem Leibe um, kaute, und bekam ein feuchteres Maul, nach 10 Minuten Fieberzufälle, starkes Zittern, Sträuben der Haare, Aufheben bald des einen, bald des andern Hinterbeines, etwas beschwerliches Athmen; der Puls wurde voller, blieb aber nicht so schnell als vorher. Darauf erschien das Pferd träge und matt, stand mit herabhängendem Kopfe und halbgeschlossenen Augen und konnte sich kaum auf den Beinen erhalten; nach etwa einer Stunde seit Anfang des Versuchs fiel es um und streckte die Beine nach vorn und hinten aus; es konnte nicht aufstehen, sondern blieb matt und betäubt, mit allen Vieren gestreckt liegen und war gegen Nadelstiche ganz unempfindlich (ausgenommen im Nacken); die Zunge hing schlaff aus dem Maule, die Lippen waren ohne Muskelkraft, und die Beine behielten die Stellung, die man ihnen gab; die Augen matt, doch ohne Veränderung der Pupille; das Athmen langsam, beschwerlich, der Puls unmerklich, der Herzschlag nicht fühlbar. Nach einer Dauer von 15 Minuten verschwanden diese Zufälle so weit, dass das Pferd aufstehen konnte; es blieb aber noch Schwindel, taumelnder Gang, und mühsame Bewegung der Beine zurück. Entleerungen waren nicht erfolgt. Fresslust zeigte sich sogleich, als das Thier sein Bewusstsein wieder erhalten hatte. Zwei Stunden nach gemachter Einspritzung bemerkte man keine Wirkung mehr von derselben.

Bei anderen Pferden war gleich nach der Einspritzung von 8—30 Grm. des Aufgusses (ebenso der Tinctur) eine vermehrte Munterkeit zu bemerken, die jedoch nur kurze Zeit dauerte, und worauf die angegebenen Zufälle eintraten. Die Stärke und Dauer der letzteren war sehr verschieden und nicht immer im Verhältniss zur Grösse der Gabe; denn einzelne Pferde starben unter krampfhaften Zufällen von 8—16 Grm. des verdünnten Aufgusses, in Zeit von wenigen Minuten, während andere 24—32 Grm. ohne lebensgefährliche Zufälle ertrugen. Besonders wurde bei dämpfigen Pferden das Athmen sehr beschwerlich und vermehrt (zuweilen durch 24 Stunden anhaltend), und bei rotzigen wurde stets die Absonderung der Schleimhäute vermehrt. Das Blut gerinnt dabei schneller und bildet eine dünnere Speckhaut. — Einzelne Pferde sah ich stark aus dem Maule schäumen, andere ganz steif in den Gliedern werden. — Bei Kühen entstehen nach der Injection von 4—8 Grm. und bei Schafen von 0,36—0,6 des verdünnten Aufgusses ganz ähnliche Wirkungen wie bei Pferden. Bei Hunden findet sich aber von derselben Dosis noch ausserdem Erbrechen, und von 2 Grm. bis 3,75 erfolgt gewöhnlich der Tod.

In den Cadavern findet man die Gefässe der Bauch- und Brusteingeweide, des Gehirns und Rückenmarks strotzend voll von Blut, ohne sonstige organische Veränderungen.

Bei der Anwendung auf die äussere Haut wirkt die Arnika erregend,

---

[1] Samml. von Abhandl. 4. Bd. S. 116 u. f.

die Resorption befördernd und hierdurch asthenische Entzündungen und Anschwellungen von extravasirten Flüssigkeiten zertheilend.

§. 329.

Nach den vorstehenden Versuchen und nach praktischen Erfahrungen sind die Arnikablumen ein sehr kräftiges Reizmittel. Angezeigt erscheint ihre Anwendung nur da: wo torpide Asthenie, mit gesunkener Thätigkeit der Nerven und Blutgefässe besteht; wo der Puls klein, weich, leicht zu unterdrücken, die Respiration langsam oder etwas beschwerlich, die Temperatur ungleich verbreitet und das Auge matt ist, wo die Schleimhäute schmierig, die Kräfte sehr gesunken, und Zufälle von örtlicher oder allgemeiner Lähmung zugegen sind. Dagegen ist das Mittel überall schädlich, wo erhöhte Reizbarkeit, grosse Empfindlichkeit und Congestionen zu inneren Organen bestehen. — Man wendet es daher mit Nutzen an, innerlich: bei Faulfieber und bei Typhus mit Torpor; — bei Lähmungen, wenn sie den rein nervösen oder den rheumatisch-asthenischen Character an sich tragen und wenn das Uebel nicht in einer mechanischen Verletzung des Rückenmarks oder der Nerven begründet ist; ferner bei Krämpfen, bei dem Dummkoller der Pferde, bei veralteter Druse mit starkem Schleimfluss, überhaupt bei veraltetem Katarrh, bei Durchfall, wenn derselbe in Erschlaffung und Reizlosigkeit des Darmkanals begründet ist; bei veraltetem Rheumatismus, und besonders, wenn die Thiere in Folge desselben einen gespannten Gang behalten. Auch bei acutem Rheumatismus habe ich von der Arnika guten Erfolg gesehen; ich liess jedoch vorher durch Aderlässe die Intensität des Uebels mindern, und immer liess ich andere Diaphoretica (Fliederblumen, *Tart. stibiatus*, Opium oder Opiumtinctur) damit verbinden. Man hat auch die Arnika bei asthenischen Entzündungen (besonders bei solchen Lungenentzündungen), und bei heftigen Quetschungen, und hierbei entstandenen Erschütterungen und Blutaustretungen häufig angewendet, hier aber oft mehr geschadet als genutzt, indem die Anwendung auch dann geschah, wenn der oben bezeichnete torpide Character schon wieder beseitigt war, und daher die fernere Reizung nur nachtheilig sein konnte.

Aeusserlich werden die Arnikablumen (und die aus ihnen bereitete Tinctur) als zertheilendes Mittel bei asthenischen Zuständen überhaupt, z. B. bei solchen Entzündungen, bei und nach Quetschungen, Verrenkungen, Verstauchungen, Stockungen, Blutextravasaten, ödematösen Anschwellungen, torpiden Wunden und dergleichen Zufällen sehr häufig benutzt. Die Tinctur muss man sich aber selbst bereiten, weil dieselbe in den Apotheken unverhältnissmässig theuer ist[1].

§. 330.

Die Gabe von den Blumen ist für Pferde und Rinder von 30—60 Grm., für Schafe und Schweine 8—15 Grm., für Hunde 0,3—1,25 — alle 2—3 Stunden, bei gefährlichen Zuständen auch alle Stunden wiederholt, — am wirksamsten in einem Aufguss mit heissem Wasser (1 Pfund zu 30,0 der

[1] Die Bereitung geschieht sehr einfach, indem man 1 Thl. Arnikablumen mit 12 Thln. rectificirtem Weingeist durch 8 Tage digerirt und dann abfiltrirt.

Blumen), weniger wirksam in Latwergen und in Pillen. Nach Erfordern der Umstände setzt man Kampher, Weingeist, Terpenthinöl, aromatische Mittel und dergl. hinzu.

Aeusserlich werden die Blumen entweder im Aufguss (30,0 zu 360,0 kochenden Wassers), oder als Tinctur, zum Waschen und Bähen der kranken Theile, zuweilen aber auch als Breiumschlag angewendet, und zu dem Aufguss zuweilen, je nach den Krankheitszufällen, etwas Essig, oder Weingeist, Potasche oder Salmiak zugesetzt. Die Arnika-Tinctur (*Tinctura Florum Arnicae*) wird im concentrirten Zustande selten (nur bei grosser Torpidität) angewendet, sondern gewöhnlich mit Wasser in verschiedenem Verhältniss verdünnt, je nach der Empfindlichkeit der leidenden Theile (1 zu 1, 1 zu 2 u. s. w. bis 1 zu 24 Theilen Wasser), alle 1—2 Stunden einmal applicirt.

Die Injection in die Venen kann bei ähnlichen Krankheitszuständen, wo der innerliche Gebrauch der Arnika angezeigt ist, Statt finden. Viborg hat sie namentlich gegen Rheumatismen und Lähmungen versucht, und ich habe sie in mehreren Fällen gegen Dummkoller, wenn derselbe mit grossem Torpor bestand, mit gutem Erfolge angewendet. Man kann zu dieser Anwendung die oben (§. 328) bezeichnete schwächere Tinctur oder den wässerigen Aufguss für Pferde und Rinder in Gaben von 2—15 Grm., für Schafe 6 Tropfen mit oder ohne Verdünnung durch Wasser, gebrauchen. Es ist aber dabei grosse Vorsicht nöthig, und besonders dürfen die grösseren Gaben nur dann angewendet werden, wenn die Einspritzung kleinerer Quantitäten mit zu geringem Erfolge schon versucht worden ist.

§. 331.

b. Die Arnikawurzel wirkt bei innerlicher Anwendung (wie bereits im §. 327 angedeutet) tonisch und erregend, vorzüglich auf die Verdauungseingeweide, aber viel weniger allgemein erregend als die Blumen. Bei Injectionen eines, von der Wurzel bereiteten wässerigen Aufgusses oder einer weingeistigen Tinctur[1] in die Venen treten aber dieselben Erscheinungen ein, wie von Injectionen des Aufgusses der Arnikablumen.

Man benutzt die Arnikawurzel innerlich als stärkendes, zusammenziehendes und erregendes Mittel bei solchen Krankheiten, bei denen Schwäche, Erschlaffung, Reizlosigkeit, zu sehr vermehrte Ab- und Aussonderungen und Neigung zur Zersetzung der Säfte, den wesentlichen Zustand bilden, wie namentlich bei Typhus, fauligen und gastrischen Fiebern mit dem Character der Atonie, bei schlechter Verdauung und bei chronischem Durchfall aus torpider Schwäche der Eingeweide, bei dem feuchten, schleimigen Dampf, bei veralteter Druse und dergl. — Aeusserlich pflegt man die Wurzel nicht zu benutzen, sie kann aber ähnlich wie die Blumen angewendet werden; und namentlich hat Böhm in Hohenheim die aus ihr bereitete Tinctur gegen dieselben Uebel, bei welchen die Arnikablumen-Tinctur gebraucht wird, und ebenso wie diese angewendet (§. 329) als ein vortreffliches Heilmittel nachgewiesen (Hering, Repertor. Bd. 1. S. 61).

Gabe und Anwendung ist wie bei den Blumen; doch eignet sich die

---

[1] Diese Tinctur (*T. Arnicae e Radice*) wird aus 1 Theil der klein zerschnittenen Wurzel und 8 bis 12 Theilen Weingeist durch mehrtägiges Digeriren bereitet. Sie ist weniger reizend und auch weit weniger gebräuchlich als die Tinctur aus den Blumen.

Wurzel auch recht gut zur Anwendung in Pillen und Latwergen, und die Wiederholung der einzelnen Gaben kann nach grösseren Zwischenzeiten geschehen, als bei den Arnikablumen.

§. 332.

c. Das Arnikakraut wirkt viel schwächer als die Blumen, und ist deshalb fast ganz aus dem Gebrauch gekommen. Soll es im Nothfall statt der Blumen innerlich angewendet werden, so muss die Gabe wenigstens noch einmal so gross wie von diesen sein. Die Pflanze soll von den Schafen sehr gern gefressen, vom Rindvieh aber nicht angerührt werden (*Linn. flor. Suec.* p. 295). (*Flor. Arnic.* 30,0 1 Sgr. 4 Pfg., geschn. und grob pulv. 1 Sgr. 10 Pfg., fein pulv. 2 Sgr. 6 Pfg.; *Radix Arn.* 30,0 1 Sgr., grob pulv. 1 Sgr. 6 Pfg., fein pulv. 1 Sgr. 10 Pfg.; *Tinct. Arn.* 30,0 3 Sgr. 4 Pfg.)

9) Brechwurzel, Ruhrwurzel, *Radix Ipecacuanhae.*

Die Wurzel von der Kopfbeere, Cephaëlis Ipecacuanha Swartz, 5. Kl. 1. Ordn., Fam. der Rubiaceen, — einer in Brasilien und Neugranada einheimischen Pflanze, so wie auch von der Psychotria emetica, von der Viola Ipecacuanha.

§. 333.

Die Wurzel von der Cephaëlis wird als die ächte Ipecacuanha bezeichnet; sie ist braun oder röthlichgrau, in der Dicke eines Federkiels, mit erhabenen Querringen versehen, ungleich gebogen. Ihr wirksamer Bestandtheil ist das Emetin (Brechstoff) oder Cephaëlin, ein weisses, geruchloses, bitter schmeckendes Pulver, das im Wasser wenig, in Alkohol leicht, in Aether gar nicht löslich ist. Ausserdem enthält sie Gummi, Wachs, Extractivstoff u. s. w., unbedeutende Bestandtheile. Das Emetin ist in der Rinde der Wurzel am reichlichsten (16 Proc.) enthalten, in dem innern holzigen Theil nur 1,15 Procent, weshalb zum Pulverisiren die Rinde allein genommen wird.

Das Emetin bewirkt bei Hunden schon in sehr kleinen Gaben von 0,03 ($^1/_2$ Gran) starkes Erbrechen; nach Gaben von 0,06 entsteht langes Erbrechen, Schlafsucht und nach 12—15 Stunden der Tod. Die Section zeigt Entzündung der Schleimhaut des Magens, des Darmkanals und oft auch in den Lungen. Es wird in der Thierheilkunde nicht benutzt.

Die Brechwurzel selbst, in gehörig starken Gaben, d. h. bei Schweinen und Hunden zu 0,72—2,5, Katzen 0,3—0,6 (5—10 Gran) innerlich angewendet, verursacht leicht Erbrechen, mit allen Erscheinungen und Folgen, die mit demselben gewöhnlich verbunden sind (§. 38). Bei Pferden entsteht, Vitet's Versuchen zufolge[1], nach einer Gabe von 1—$1^1/_2$ Unzen (30,0—45,0) dieser Wurzel eine mässige Spannung der Bauchmuskeln, Flankenschlagen, schnellerer Puls, Unruhe, zuweilen Neigung zum Erbrechen. Nach 4—5 Stunden verschwinden diese Zufälle wieder. — Aber 3 Unzen (90,0) beunruhigen das Pferd sehr; es wirft sich nieder, stöhnt, schlägt mit den Flanken und bekommt Zuckungen. Zuletzt findet sich Purgiren, aber nicht so stark, wie von der Aloë. Wenn es hiernach stirbt, findet man den Magen stark aufgebläht, am Pförtner entzündet und die Blutgefässe strotzend voll.

---

[1] Vitet a. a. O. S. 138, 140 und 372.

Nach Bracy-Clark sind 3 Unzen stets tödtend[1]. Bei Rindvieh soll die Wurzel ähnliche Zufälle und ausserdem auch Neigung zum Erbrechen verursachen. — Wenn die bezeichneten Zufälle vorüber sind, geht gewöhnlich der Mist nach 24 Stunden etwas trockener und sparsamer ab, als vorher. Bei Schafen entsteht von $^1/_2$ Unze (15,0) der Wurzel fast dieselbe Wirkung, wie beim Rindvieh.

Ganz kleine Gaben wirken als ein specifisches tonisches und umstimmendes Mittel, welches bei kranken Thieren Krämpfe, Zuckungen, krampfhaftes Erbrechen, Ruhr und chronischen Durchfall beseitigt.

§. 334.

Die Brechwurzel wird fast nur bei Schweinen, Hunden und Katzen als Heilmittel angewendet, und zwar gewöhnlich:

a. in verhältnissmässig grossen Gaben, als Brechmittel in Krankheiten, wo Brechmittel überhaupt angezeigt sind, namentlich bei im Magen vorhandenen unverdaulichen oder giftigen Substanzen, bei Anhäufung von Schleim im Magen oder in der Luftröhre und ihren Zweigen in der Lunge (z. B. bei röchelndem Husten), bei gastrischem Fieber, bei der Staupe der Hunde, bei im Schlunde sitzenden fremden Körpern, bei asthenischer Bräune u. s. w. Die Ipecacuanha verdient hierbei den Vorzug vor dem Brechweinstein in den Fällen, wo man die abführende Wirkung vermeiden will.

b. In kleinen Gaben wirkt die Ipecacuanha krampfstillend, die Secretion in der Bronchial- und Verdauungsschleimhaut umstimmend. Sie wird deshalb als krampfstillendes und als sogenanntes anhaltendes, stopfendes Mittel bei der Staupe mit Krämpfen, bei Keuchhusten, heftiger Diarrhöe, Ruhr, veralteten Katarrhen (Schleimflüssen) und dergl. Krankheiten benutzt, jedoch mehrentheils nur bei den Thieren von mittlerer und geringerer Grösse, weil ihr Gebrauch bei den grossen Thieren durch die erforderliche Grösse der Gaben zu theuer ist.

Als Brechmittel giebt man sie den Schweinen zu 1,25 –2,0 (20—30 Gran), Hunden 0,6—2,5 (10 Gran bis 2 Scrupel), Katzen 0,24—0,75 (4—12 Gran). — Man giebt am besten das Pulver mit 15—30 Grm. lauwarmen Wassers gemengt, häufig auch, um ihre Wirkung zu verstärken, mit Brechweinstein, 0,12—0,3 (2—5 Gran) verbunden.

Als krampfstillendes und anhaltendes Mittel giebt man sie für Schweine zu 0,18—0,48 (3—8 Gran), für Hunde und Katzen zu 0,03—0,18 ($^1/_2$—3 Gran), alle 2—4 Stunden einmal, in jeder beliebigen Form und in Verbindung mit anderen passenden Mitteln, besonders mit Opium, mit Kampher, mit Baldrian, Kamillenblumen und dergleichen. (1 Grm. zerschnitten 7 Pfg., fein pulverisirt 10 Pfennige.)

10) Jalapenwurzel, Purgirwurzel, *Tubera s. Radix Jalapae s. Gialapac.*

Die Wurzelknollen von Ipomoea purga L., 5. Kl. 1. Ordn., Familie der Convolvulaceen, aus Mexico.

§. 335.

Ihre Bestandtheile sind scharfes Harz, und zwar: Hartharz (Rhodeoretin oder Jalapin, 7,8 Proc.), und Weichharz (3,2 Proc.), in Verbindung

[1] Pharmacopoea veterinaria. p. 38.

mit Gummi, kratzendem Extractivstoff (17,9 Proc.), mit Stärkemehl, Eiweiss, Farbestoff u. s. w. Das Hartharz, der wirksamste Bestandtheil, ist in Alkohol leicht löslich, aber nicht in Aether und in Wasser; das Weichharz ist im Aether löslich.

Bei den fleischfressenden Thieren und Schweinen bewirkt diese Wurzel, in hinreichender Gabe angewendet, starkes (drastisches) Purgiren, oft ohne üble Zufälle, oft aber auch mit blutigen Ausleerungen und mit Enteritis begleitet. Bei Pferden und Wiederkäuern verhält sich aber die Wirkung anders. Flormann[1] sah von $^1/_2$ Unze (15 Grm.) Jalapenwurzel bei einem dreijährigen Pferde, und Vitet[2] von 30 Grm. keine merkliche Wirkung; aber 60 Grm. gepulverte Jalape mit 2 Pfund Kleienwasser gemengt, erregten (nach Vitet) Flankenschlagen, Unruhe, Kolik, Zuckungen und den Tod. Beim Oeffnen fand sich der Magen sehr aufgetrieben und im Innern um den Pförtner entzündet. Ich habe Pferden 90—120 Grm. der Wurzel gegeben, darauf Kolik, Verlust des Appetits, gelindes Fieber, kein Purgiren, aber auch nicht den Tod erfolgen sehen. Viborg[3] bemerkte bei einem siebenjährigen Wallach nach einer Gabe von 60 Grm. keine andere Wirkung, als dass der Urin gelblich wurde; allein bei der am dritten Tage gemachten Oeffnung des getödteten Thieres fanden sich der Magen und Dünndarm entzündet und mit wässeriger Feuchtigkeit angefüllt, aber der Dickdarm und die in ihm enthaltenen Excremente unverändert. — Derselbe sah auch von 180 Grm., und J. White[4] sogar von 240 Grm. Jalape bei Pferden kein Purgiren entstehen. Bei dem Hornvieh soll aber, nach Viborg's Angabe, von 60 Grm. Jalape mit 120 Grm. Glaubersalz, — und bei Schafen (nach Daubenton's Versuchen[5]) von 20 Grm. blosser Jalape Purgiren erfolgen. Die Wirkung trat bei den letzteren nach 8—9 Stunden ein, und war so gelinde, dass sie nichts dabei zu leiden schienen, und selbst den Appetit nicht verloren. Diese Beobachtungen stehen aber mit denen von Vitet und von Gilbert im Widerspruch; Ersterer (a. a. O.) sah bei einem jungen Schafe von 30,0 Jalape, mit Milch und Salz eingegeben, durch 12 Stunden Auftreibung des Leibes, schnellen Puls und Hitze im Maule entstehen, aber den Mist weder feuchter werden noch häufiger abgehen, und bei Gilbert[6] starb ein Schaf binnen 15 Stunden nach dem Eingeben von 60,0 Jalape mit 1 Pfd. Wasser. Purgiren war nicht erfolgt. Die Section zeigte heftige Entzündung des zweiten, dritten und vierten Magens.

§. 336.

Aus dem Vorstehenden ergiebt sich: dass die Jalapenwurzel bei Pferden und Wiederkäuern als Purgirmittel nicht anzuwenden ist. Selbst wenn sie bei Wiederkäuern so wirkte, wie Viborg und Daubenton es angeben, so würde doch der sehr hohe Preis des Mittels den Gebrauch bei diesen Thieren

---

1 Viborg, Samml. Bd. 3. S. 182.
2 Vitet, Unterricht. Bd. 5. S. 140.
3 Dessen Samml. Bd. 4. S. 276.
4 Dessen Handbuch der Pferdearzneik. 2. Th. S. 269.
5 In den: Mémoires de la Soc. Royale de Médecine. An. 1780 u. 1781. — Deutsch in den auserlesenen Beiträgen zur Thierarzneik. Leipzig 1786. 1. Stück. S. 184.
6 Mémoires sur les effets des Médicamens dans les animaux ruminans. In den Annal. d'Agricult. franç. 1. Sér. Tome 3. p. 333.

und ebenso bei Schweinen verbieten. Doch kann man sie bei Schweinen, Hunden und Katzen als ein kräftiges, drastisches Abführungsmittel benutzen, wenn die Thätigkeit des Verdauungskanals kräftig erregt, Entleerungen durch den After befördert oder Ableitungen bewirkt werden sollen, z. B. gegen Leibesverstopfung aus Schwäche und Trägheit des Darmkanals, gegen Verschleimung desselben, gegen Würmer, gegen hartnäckige, auf Stockungen in der Pfortader beruhende Gelbsucht und Wassersucht, gegen veraltete Hautkrankheiten und dergl.

Die Gabe ist für Schweine 8—24 Grm., für Katzen und Hunde 0,6—4,0. Die Anwendung geschieht meistens in Pillen oder Bissen, welche man aus dem Pulver der Wurzel mit der nöthigen Menge von Syrup, Honig oder Seife bereitet; auch kann das Pulver mit warmem Wasser den Thieren eingeschüttet, oder, weniger zweckmässig, ihnen unter das Futter gemengt werden. — Zuweilen verbindet man die Jalape mit der Aloë, mit der Rhabarber, dem Kalomel und anderen Purgirmitteln.

Anmerkung. Als Präparate hat man 1) das Jalapenharz (*Resina Jalapae*); es wirkt wie die Jalapenwurzel, aber schneller und zugleich viel heftiger den Verdauungskanal reizend; von 2,0 (30 Gran) entsteht bei Hunden gewöhnlich schon innerhalb 15 Minuten starkes Purgiren, blutiger Durchfall, Darmentzündung und der Tod. Man darf es daher nur mit grösster Vorsicht, und nur in Gaben von 0,06—0,3 (1 Gran bis zu 5 Gran) bei Katzen und Hunden gebrauchen. Am besten in Pillen mit Seife.

2) Die Jalapen-Seife (*Sapo Jalapinus*), aus gleichen Theilen Jalapenharz und reiner Seife durch Auflösen in Weingeist und Wiederabdampfen des letztern bereitet, ist ein wirksames Präparat, welches man wie die Jalapenwurzel und in Gaben von 4 Gramm bei Schweinen und von 0,12—0,6 (2—10 Gran) bei Hunden und Katzen anwenden kann.

3) Die Jalapen-Tinctur (*Tinctura Jalapae*) (o), entweder durch Digeriren der Wurzel (1 Theil) mit Weingeist (4—5 Theile), oder durch Auflösen des Harzes im Weingeist (1 Theil zu 8 Theilen) bereitet, ist wenig gebräuchlich; Thierarzt Sörensen hat sie bei Pferden zu 2,0—8,0 ($\frac{1}{2}$—2 Drachmen) in die Venen gespritzt und hierdurch starkes Purgiren bewirkt. Bei Kühen trat aber selbst nach dem Einspritzen so grosser Gaben, dass die Thiere taumlig wurden, kein Abführen ein. Viborg hat diese Einspritzungen bei Pferden gegen Anhäufung des Kothes im Grimm- und Blinddarm vergeblich angewendet, dabei aber gefunden: dass 30 Gran (2,0) von der aus dem Jalapenharz bereiteten Tinctur ein Pferd tödten (Veter. Selskab. Skrift. 3. Decl. p. 505). (Die Wurzel grob pulv. 30,0 = 8 Sgr. 8 Pfg., fein pulv. 1,0 = 5 Pfg. — Das Harz 1,25 = 5 Sgr. — Jalapen-Seife 1 Gramm = 2 Sgr. 4 Pfg.)

11) Meerzwiebel, *Bulbus s. Radix Scillae s. Squillae.*

Die inneren Schuppen der zwiebelartigen Wurzel von Scilla maritima L. oder Urginea Scilla, 6. Kl. 1. Ordn., Fam. der Asphodeleen, einheimisch an den sandigen Ufern des mittelländischen Meeres, auch des Oceans in Spanien und Frankreich.

§. 337.

Die Zwiebel besitzt im frischen Zustande einen scharfen Geruch und eben solchen Geschmack, beide Eigenschaften gehen bei dem Trocknen grösstentheils verloren.

Ihre wirksamsten Bestandtheile sind (neben Gummi, Gerbstoff und dgl.) zwei, in chemischer Hinsicht noch nicht fest bestimmte Stoffe, das Scillitin und das Sculleïn, welche beide nicht medicinisch benutzt werden[1].

[1] Das Scillitin und das Sculleïn sind von Tabourin an Thieren versucht worden, namentlich durch Infusion in die Blutadern, wobei sich herausstellte, dass beide Substanzen

In mässigen Gaben wirkt die Meerzwiebel bei allen Thieren als ein kräftiges Reizmittel specifisch auf die Schleimhaut der Respirationsorgane und auf die Nieren, und vermehrt in diesen Organen die Absonderung sehr bedeutend, besonders aber die Urinsecretion. Mässig grosse Gaben ($^1/_4$—2 Gramm) bringen bei Schweinen, Hunden und Katzen Erbrechen, Diuresis, zuweilen auch Purgiren hervor. In zu grossen Gaben (45 Gramm, Orfila) verursacht die Wurzel Convulsionen, Betäubung, und zuweilen in kurzer Zeit den Tod, und wenn dieser nicht sehr schnell erfolgt, entsteht auch Entzündung der Darmschleimhaut und der Nieren. — Pferde und Rinder ertrugen das Mittel in Gaben bis zu 30 Gramm; sie urinirten hiernach sehr reichlich während 24 Stunden. Zwei Pferde starben nach Gaben von 60 Gramm am vierten Tage, — wogegen ein anderes 90 Gramm ohne tödtliche Folgen ertrug.

Ehemals wurde die Meerzwiebel häufig, theils als ein Schleim auflösendes und den Auswurf beförderndes Brustmittel, theils auch als urintreibendes Mittel angewendet; jetzt wird sie, wohl mit Unrecht, sehr wenig, etwa nur noch bei kleinen Thieren benutzt. Sie kann in ersterer Hinsicht bei Lungenentzündung, Bronchitis und Katarrhen, überall jedoch nur im Stadium der schon eingetretenen reichlichen Absonderung, und in anderer Hinsicht bei fast allen Wassersuchten angewendet werden.

Die Gabe ist für Pferde und Rinder 8—12 Gramm, für Schafe und Schweine $^1/_2$—2 Gramm, für Katzen und Hunde 6—30 Centigramm. Man wendet sie in Zwischenzeiten von 6—8 Stunden, in Latwergen- oder Pillenform an, und setzt ihr als Brustmittel Salmiak, Spiessglanz, Brechweinstein, Alant und dergl., — als urintreibendes Mittel aber Weinstein, Essig, Wachholderbeeren und andere Mittel zu.

Die von der Meerzwiebel in den Apotheken bereiteten Präparate, wie der Meerzwiebelhonig, Meerzwiebelessig, Meerzwiebelsauerhonig u. s. w. werden kaum benutzt. Delafond sah von der Einreibung des Meerzwiebelessigs um das kranke Auge bei Mondblindheit guten Erfolg. (*Bulbus Scillae* zerschnitten 30 Gramm 1 Sgr. 4 Pfg., fein pulv. 2 Sgr.)

12) Die Samen und die Wurzel der Herbstzeitlose, *Semen et Bulbus s. Radix Colchici autumnalis.*

Von der Pflanze desselben Namens, 6. Kl. 3. Ordn., Fam. der Colchicaceae. Auf feuchten Wiesen fast in ganz Europa.

§. 338.

Beide Theile dieser Pflanze enthalten als wirksamsten Bestandtheil ein Alkaloid, das Colchicin, ausserdem eine flüchtige Säure, fette Substanz, Gummi u. s. w. — Das Colchicin ist krystallinisch, von bitterm und scharf kratzendem Geschmack, ohne Geruch, im Wasser ziemlich leicht, in Alkohol sehr leicht löslich, bildet mit Säuren leicht auflösliche Salze. Die Wirkungen des Colchicins sind noch nicht gehörig erforscht; sie sind der Art nach mit

---

sehr heftige Wirkungen erzeugen und das letztere eine zehnfach stärkere Wirksamkeit besitzt als das erstere, wie auch, dass beide in ähnlicher Weise aber viel heftiger wirken als die Meerzwiebel selbst. Journ. de Médec. vétér. publié à l'école de Lyon. 1861. p. 5, 161, 412.

denen der Wurzel und Samen (und der ganzen Pflanze) übereinstimmend und schon von ganz kleinen Gaben sehr heftig.

Samen und Wurzel der Zeitlose haben im Wesentlichen gleiche Wirksamkeit. Letztere äussert sich nach mässigen Gaben des Mittels durch Reizung des Verdauungskanals und der Leber, durch specifische und starke Reizung der Nieren, sowie auch einigermaassen des Gehirns, und durch Herabstimmung der Herzthätigkeit. Die Wirkung auf den Verdauungsapparat äussert sich bei Thieren, welche sich erbrechen können, durch Ekel, Erbrechen und oft auch durch Purgiren; bei Pferden und Rindern entsteht letzteres von mässig grossen Gaben ebenfalls; sehr grosse Gaben erzeugen bei allen Thieren reichliches Speicheln aus dem Maule, Appetitlosigkeit (bei Wiederkäuern Aufhören der Rumination), Leibschmerzen, aussetzenden, langsamen Puls, Auftreibung der Flanken, Erbrechen, Diarrhöe mit blutigen, stinkenden Ausleerungen, Thränen der Augen, öfteres Uriniren oder Drängen hierzu, Blutharnen, bei Kühen zuweilen blutige Milch, Krämpfe, Zuckungen, beständiges Aufziehen der Hinterfüsse, schwankenden Gang und zuletzt Lähmung und den Tod.

In Gegenden, wo die Pflanze zahlreich wächst, kommen Vergiftungen durch ihren Genuss (auch von den im Heu enthaltenen trockenen Blättern) oft vor.

Die Section zeigt bald mehr bald weniger Entzündung der Schleimhaut des Magens, des Darmkanals, der Nieren und der Harnblase, oft auch Ueberfüllung der Blutgefässe des Gehirns.

Die in medicinischer Hinsicht wichtigste Wirkung des Colchicums ist die auf die Urinwerkzeuge; denn viele Beobachtungen und chemische Untersuchungen haben gezeigt, dass dasselbe nicht nur die Urinsecretion vermehrt, sondern auch qualitativ in der Art verändert, dass im Urin der Harnstoff um $^1/_4$—$^1/_3$, und die Harnsäure um die Hälfte vermehrt wird.

Die Indicationen für die thierarzneiliche Anwendung dieses Mittels sind noch nicht gehörig festgestellt. Im Allgemeinen dürfte es da passend sein, wo die Meerzwiebel nützlich ist, namentlich bei Wassersuchten, im Besonderen aber verdient es Beachtung bei acutem Rheumatismus und bei allen rheumatischen Entzündungen, weil es die Pulse an Zahl und Heftigkeit vermindert und die Harnkrise auffallend befördert. Ich habe mehrmals bei diesen Krankheitszuständen sowohl von der Wurzel wie auch von den Samen des Colchicums baldige Besserung gesehen, wenn zuerst durch Aderlass und Nitrum die Heftigkeit der Entzündung gebrochen war, aber der volle, schnelle Puls unverändert fortbestand. Murray, H. Bouley und Renal haben das Mittel mit sehr gutem Erfolg gegen periodische und andere heftige Augenentzündungen angewendet[1]. — Ausserdem ist dasselbe bei Tympanites sehr wirksam befunden worden.

Die Gabe von der gepulverten Wurzel oder den Samen ist für Pferde und Rinder 4—8 Gramm, für Schafe und Schweine 6 Centigramm bis 1,25, für Hunde und Katzen 6—30 Centigramm in Latwergen oder Infusum, letzteres mit der sechszig- bis hundertfachen Menge kochenden Wassers, — für sich allein oder auch in Verbindung mit Nitrum, Brechweinstein, Fliederblumen, Süssholz und dergl.

---

[1] Recueil de Méd. vétér. 1850. p. 760, 952, 953.

Von den Präparaten ist die aus den Samen mit rectificirtem Weingeist (1 Theil und 6 Theile) durch dreitägiges Digeriren bei 30 °R. bereitete *Tinc. sem. Colchici* am gebräuchlichsten und wird besonders bei der Tympanites der Wiederkäuer angewendet. Die Gabe von ihr ist fast homöopathisch klein: für Pferde 5—25 Tropfen, für Schafe und Schweine 5—10 Tropfen, für Hunde 2—10 Tropfen. — *Vinum radic.* oder *semin. Colchici* ist theurer und deshalb nicht gebräuchlich. (Die Wurzel zerschnitten 30 Gramm 1 Sgr. 6 Pfg.; Samen 30 Gramm 1 Sgr. 2 Pfg.; Tinctur 30 Gramm 4 Sgr. 2 Pfg.; *Vin. Colchic.* 30 Gramm 6 Sgr.)

13) Schwarze Nieswurz, Christwurz, *Rhizoma s. Radix Hellebori nigri s. Melampodii.*

Früher die Wurzel von Helleborus niger, jetzt (nach Vorschrift der Pharmacop. Boruss.) von Helleb. viridis L., 13. Kl. 5. Ordn., Fam. der Ranunculaceen.
An schattigen Stellen der höheren Gebirge in Deutschland, der Schweiz, Steiermark u. s. w.

§. 339.

Von beiden Pflanzen sind die Wurzeln mehrköpfige Wurzelstöcke (Rhizome) mit Aesten und mit einer Menge dünner Wurzelfasern, in denen eine grössere Wirksamkeit besteht, als in den mehr holzigen Stöcken. Die Farbe ist äusserlich schwarzbraun, im Innern weiss oder schmutzig weiss. Eine Querdurchschnittfläche des Wurzelstocks zeigt bei *H. viridis* 3—4 in einem Kreise stehende dunkle Flecke, bei *H. niger* sind deren 5—7 vorhanden. Die Wurzeln riechen nur im frischen Zustande widrig, getrocknet sind sie fast ohne Geruch; der Geschmack ist von *H. viridis* intensiv bitter, von *H. niger* etwas weniger bitter.

Die Bestandtheile in beiden Wurzeln sind: ein scharfes Harz, eine eigenthümliche scharfe Pflanzensäure (der Krotonsäure ähnlich), ein scharfes, fettes und ein flüchtiges Oel, ein bitterer Stoff, Wachs, Schleim, Eiweiss, Salze und zwei sogenannte Glycoside, Helleborin und Helleboracrin, welche man als die eigentlich wirksamen Stoffe betrachtet, dieselben aber bis jetzt nicht rein dargestellt hat. Die wirksamen Stoffe lösen sich im Wasser fast ebenso leicht in Weingeist und in Essig auf.

Die schwarze Nieswurz bringt (wenn sie echt und nicht zu sehr veraltet ist) bei allen Thieren und bei jeder Art der Anwendung sehr heftige und selbst in kleinen Gaben zuweilen tödtliche Wirkungen hervor.

Auf die unverletzte Haut als Waschmittel im Decoct, oder mit Fett zur Salbe gemacht, angewendet, bewirkt sie starke Reizung, Entzündung, und bei Hunden und Katzen zuweilen auch Erbrechen. Es ist aber zweifelhaft, ob letzteres entsteht, ohne dass die Thiere sich beleckt haben.

Zwei Drachmen (8 Gramm) des Pulvers in eine Wunde am Schenkel eines starken Hundes gebracht, erregten nach 6 Minuten heftiges Erbrechen, nach 45 Minuten Schwindel, Angst, Lähmung des Hintertheiles, worauf in $2^1/_2$ Stunde der Tod eintrat. Ein kleiner Hund starb sogar von 6 Gran (36 Centigramm) der Wurzel, welche ihm in eine Wunde gestreut waren (Orfila).

Die Wurzel in Substanz, nur zu 60 Centigramm bis 1,25 (circa 10—20 Gran) in Wunden unter die Haut gebracht, verursachte binnen 2—10 Stunden eine ziemlich heftige Entzündung mit sehr starker Ergiessung einer serösen Flüssigkeit ins Zellgewebe, und daher mit grosser Geschwulst. Hunde, und bei grüner Fütterung auch Wiederkäuer, zeigten dabei zuweilen Erbrechen. Blieb die Wurzel durch mehrere Tage liegen, so entstand Absterbung der Haut und des Zellgewebes, so dass von dem letztern ganze Stücke im verdickten und entarteten Zustande abgestossen wurden.

Innerlich angewendet entstehen bei Pferden nach dem Eingeben von $^1/_2$ Drachme bis 1 Unze (2,0—30,0) der gepulverten Wurzel, in Zeit von 2—4 Stunden eine geringe Aengstlichkeit, die sich mehr durch den Blick als durch Unruhe zu erkennen giebt; dann ungleiche, zuweilen etwas angestrengte Athemzüge, worauf nach 10—15 Stunden der Puls schneller und kleiner wird, und Purgiren erfolgt. Letzteres ist bei manchen Pferden nicht sehr, bei anderen aber ausserordentlich heftig, durch 4, 8—12 Stunden anhaltend; zuweilen wird der Koth ganz dünnflüssig, selbst blutig und stets sehr stinkend; später wird bei dem fortbestehenden Drängen blos etwas wässerige oder schleimige Flüssigkeit entleert. Hierzu finden sich oft Zuckungen an den Bauchmuskeln und am Halse, Zittern des Schwanzes und grosse Mattigkeit. Die Thiere verlieren den Appetit, werden im weitern Verlaufe unruhig, werfen sich nieder, schlagen mit den Beinen; die Schleimhäute werden bleifarbig, kalt, der Puls unfühlbar, die Haut ganz kalt, und unter diesen Zufällen erfolgt gewöhnlich in 40—50 Stunden, selten später, der Tod. — Einzelne überstehen die Wirkung; bei anderen sah ich dieselbe schon von 8—12 Gramm mit dem Tode enden. — Von 60—90 Gramm in einer Gabe treten die bezeichneten Zufälle mit grosser Heftigkeit ein; die Excremente werden jedesmal blutig; die Thiere geifern aus dem Maule, zeigen krampfhafte Zusammenziehungen des Halses, wie Anstrengungen zum Erbrechen; sie harnen viel, und sterben fast ohne Ausnahme. — Bei dem Rindvieh erfolgt von ähnlichen Gaben ganz dieselbe Wirkung, und bei Schafen und Ziegen tritt dieselbe von 4—12 Gramm in grösster Heftigkeit ein. — Schweine und Hunde erbrechen sich von 30 Centigramm bis 1 Gramm (5—15 Gran) der Wurzel ohne weitere üble Folgen, und ertragen sogar, wenn sie sich erbrechen können, das Mittel in der Gabe von 4—8 Gramm ohne Lebensgefahr; sie erleiden blos starkes Erbrechen und Purgiren, zuweilen mit Entleerung blutiger Excremente und mit gelinden Krampfzufällen; ist aber das Erbrechen durch irgend einen Umstand gehindert, und dadurch die längere Einwirkung der Wurzel auf den Verdauungskanal bedingt, so entstehen ausser der heftigen Anstrengung zum Erbrechen noch grosse Angst, Krämpfe, Schwindel, Lähmung, und in 30—48 Stunden der Tod. 15—30 Gramm der Wurzel im Decoct einem Hunde eingegeben, verursacht nach wenigen Minuten Erbrechen, Krämpfe am ganzen Körper, ruckweise eintretende Erstarrung und Unbeweglichkeit, abwechselnde Unterdrückung des Athmens, der Herz- und Arterienbewegung, Erbrechung, Lähmung, und nach 20—30 Minuten den Tod.

Ein Infusum von 1 Gramm (15 Gran) der Wurzel mit 8 Gramm heissen Wassers bereitet, einem Pferde in die Drosselvene gespritzt, brachte fast augenblicklich beschwerliches, krampfhaftes Athmen, heftiges Zittern am ganzen Körper, Drängen zur Kothentleerung, Krämpfe im Schlunde, Anstrengung zum Erbrechen, Schäumen und Geifern aus dem Maule und grosse Mattigkeit hervor. Diese Zufälle dauerten über 3 Stunden, worauf das Thier wieder ganz munter wurde. — Ein Infusum von 4 Gramm der Wurzel mit 30 Gramm Wasser bereitet und in die Vene gespritzt, tödtete ein starkes Pferd unter heftigen Krämpfen binnen 10 Minuten. — Bei einer gesunden Kuh erfolgte nach der Einspritzung des vierten Theils dieses Aufgusses Zittern, krampfhaftes Zucken der Muskeln am Halse, an der Brust und am Bauche, Rülpsen, und nach 4 Minuten wirkliches Erbrechen. Nach 2 Stunden war das Thier wieder im normalen Zustande.

Eine weingeistige Tinctur in gleicher Stärke wie der Aufguss bereitet, wirkte ganz wie dieser.

In den Cadavern der schnell gestorbenen Thiere findet man die Lungen, das Herz, die Leber und das Gehirn mit schwarzem Blut überfüllt; wo aber der Tod langsamer eintrat, ist die Schleimhaut des Magens und des Darmkanals, vorzüglich des Dickdarms, an einzelnen Stellen entzündet und mit Blut unterlaufen; auch am Gekröse finden sich zuweilen Extravasate von Blut. Die Entzündung ist jedoch nicht immer so heftig oder so ausgebreitet, dass man sie allein als Ursache des Todes betrachten könnte. Man ist daher, sowie auch aus den Erscheinungen und aus dem Verlaufe der Wirkungen an den lebenden Thieren genöthigt, die schwarze Nieswurzel nicht allein für ein scharf reizendes, sondern zugleich für ein narkotisches Mittel zu halten.

§. 340.

Die schwarze Nieswurz ist trotz ihrer heftigen Wirkung seit alten Zeiten gegen Thierkrankheiten benutzt worden, und zwar innerlich und äusserlich.

Grosse Torpidität in den Baucheingeweiden, asthenische Stockungen in den Blutgefässen daselbst, davon entstandene Wassersuchten und ödematöse Anschwellungen, Trägheit im Darmkanal und hierin beruhende Verstopfung; Koller und Schwindel, welche mit ähnlichen Zuständen der Verdauungseingeweide verbunden sind; Bräune der Schweine, Anhäufung von unverdaulichen Stoffen, von Schleim und von Würmern im Magen und Darmkanal, besonders bei Schweinen und Hunden — sind die vorzüglichsten Krankheiten, gegen welche man den innern Gebrauch dieser Wurzel empfohlen hat. D e r s e l b e d a r f j e d o c h s t e t s n u r m i t g r ö s s t e r V o r s i c h t in mässigen oder in kleinen Gaben, und mit Berücksichtigung der im §. 311 angedeuteten Gegenanzeigen geschehen,

In kleinen Gaben, nämlich für Pferde und Rinder von 1—2 Gramm, für Schafe und Ziegen von 30—60 Centigramm (5—10 Gran), für Schweine von 12—30 Centigramm (2—5 Gran), für Hunde von 3—30 Centigramm ($^1/_2$—5 Gran) und in Zwischenzeiten von 12 Stunden angewendet, wird das Mittel zur kräftigen Erregung der Nerventhätigkeit in den Baucheingeweiden, zur Beförderung der Absonderung und der Resorption, zur Auflösung von Stockungen, zur Erregung des Appetits und einer bessern Verdauung, — in grösseren Gaben aber als Brech- und Purgirmittel angewendet. Für letztere Zwecke sollte man für Pferde und Rindvieh 4—6 Gramm (1—1$^1/_2$ Drachme), für Schafe und Schweine 1—2 Gramm (20—30 Gran), und für Hunde 12—60 Centigramm (2—10 Gran) nicht überschreiten, um keine zu heftigen Zufälle zu erregen, die man zwar nicht so leicht bei Schweinen und Hunden, desto mehr aber bei Pferden und Wiederkäuern von grossen Gaben zu fürchten hat. Die Wiederholung darf deshalb erst nach 24 Stunden Statt finden.

Die Anwendung kann in Pulver, in Pillen, Latwergen und in flüssiger Form geschehen. Zu letzterer dient ein Aufguss mit heissem Wasser (15

Gramm zu 1 Pfund), oder (besonders bei Hunden und Schweinen) die gepulv. Wurzel blos in Milch, Wasser oder Kleientrank gerührt. Nur als Brechmittel giebt man die Nieswurz zuweilen in Pulverform (doch nicht bei Schweinen) für sich allein; als Purgirmittel verbindet man sie mit Aloë und selbst mit Salzen, und für die übrigen Zwecke mit bitteren, aromatischen und anderen passenden Mitteln.

Gegen die zu heftige Wirkung von grossen Gaben der Nieswurz gab ich bei einigen Pferden das essigsaure Blei mit sehr gutem Erfolge.

§. 341.

Aeusserlich benutzt man diese Wurzel:

a. um in künstlichen Geschwüren eine starke Reizung, grosse Geschwulst und reichliche Ergiessung von Säften schnell zu erzeugen. Sie übertrifft in dieser Wirkung fast alle anderen Reizmittel, und wird daher bei grosser Schwäche oder bei einem hohen Grade von Torpidität, besonders bei dem Rindvieh, mit ganz vorzüglichem Erfolge angewendet. Die Indicationen hierzu sind die gewöhnlichen (§. 309, *c*). Man legt entweder einige Wurzelfasern (circa $1^1/_2$ Gramm oder 25—30 Gran) in eine kleine Wunde unter die Haut (das sogenannte Nieswurz- oder Christwurzstecken) und erzeugt somit eine Fontanelle, — oder man nähet die Wurzel auf ein Band und applicirt dasselbe wie ein gewöhnliches Haarseil. Man sollte jedoch die Wurzel nicht über 2 Tage unter der Haut lassen (§. 339). — Die frische Nieswurz wirkt hierbei viel schneller als die getrocknete, und man pflegt deshalb die letztere vor der Anwendung durch etwa $^1/_4$ Stunde in Wasser einzuweichen. Das ehemals gebräuchliche Einweichen der Wurzel in Essig ist unzweckmässig, weil der letztere die wirksamen Bestandtheile auszieht. — Den Schweinen pflegte man früher ein Stückchen Wurzelfaser in ein in die Ohrmuschel gemachtes Loch zu stecken (das sogenannte Nieswurzstecken).

b. Als Heilmittel der Räude, und zum Tödten der Läuse. Für diese Zwecke wird die Wurzel sowohl im Decoct mit Wasser oder Essig (30,0 zu 1 Pfund Colatur), wie auch in Salben (aus 8 Gramm der gepulverten Wurzel und 30 Gramm Fett, Butter oder grüner Seife, zuweilen auch mit Zink oder *Cuprum sulphuric.* [8 Gramm] verstärkt, zusammengesetzt) mit gutem Erfolge jeden zweiten, dritten Tag einmal angewendet.

Zu Injectionen in die Blutadern ist bisher die schwarze Nieswurz äusserst selten benutzt worden; ich habe sie bei dummkollerigen Pferden mehrfältig, und zum Theil mit grossem Nutzen gebraucht, und glaube daher, dass sie auf diese Weise und gegen dieselben Krankheiten wie die weisse Nieswurz (siehe die folgenden §§.) angewendet werden könnte. Doch ist letztere milder und deshalb brauchbarer.

Anmerkung. Die Wurzeln der übrigen Nieswurzarten, namentlich von der stinkenden Nieswurz (*Helleborus foetidus*), besitzen ähnliche Kräfte wie die schwarze Nieswurz. Von allen sind die Blätter den Thieren sehr schädlich, und beim reichlichen Genuss selbst tödtlich. (Candel, im Repert. f. Thierheilk. 1845. S. 115.)

14) Weisse Nieswurz, weisser Germer, *Rhizoma s. Radix Veratri albi s. Hellebori albi.*

Der Wurzelstock von Veratrum album L., 6. Kl. 3. Ordn., Fam. der Colchicaceen De Candolle oder der Melanthaceen Brown.
Auf Alpenwiesen in Oesterreich, Tyrol, Schlesien, der Schweiz.

§. 342.

Die umgekehrt kegelförmige Wurzel ist äusserlich schwach geringelt, mit Narben von den abgeschnittenen Wurzelfasern versehen, schwärzlich oder graubraun, innen weisslich, auf Durchschnittsflächen viele dunkle Punkte zeigend.

Die wichtigsten Bestandtheile sind: ein Alkaloid, das Veratrin *(Veratrium)*, welches mit Gallussäure verbunden ist, ferner Gummi, Extractivstoff, eine fette Materie und etwas Stärkemehl. Das Veratrin, der hauptsächlich wirksame Bestandtheil, ist ein weisses, geruchloses Pulver, schmeckt brennend scharf, reagirt alkalisch, löst sich in Weingeist leicht, in Aether und Wasser schwer, erzeugt mit Säuren neutrale Salze.

Ein Atom von ihm in die Nase gebracht erzeugt ein heftiges Niesen, — auf die Haut als Auflösung oder Salbe applicirt, macht es heftiges, brennendes Jucken und Schmerz, und diese Zufälle treten von Zeit zu Zeit viel heftiger, gleichsam in electrischen Schlägen hervor. — Bei subcutanen Injectionen ertrugen[1] Pferde und Rinder 10—15 Centigramm, Hunde $^1/_2$—1 Centigramm in Lösungen von 1: 60. Ein einjähriger Bulle starb von 25 Centigramm binnen 8 Stunden, ohne andere Symptome als Erbrechen geäussert zu haben. Die örtliche Einwirkung war beunruhigend, schmerzhaft, selbst localen Schweissausbruch bedingend, aber stets nur eine leichte entzündliche Reizung und niemals Eiterung veranlassend. — Innerlich gegeben verursacht es bei Hunden in Gaben von $^1/_8$—$^1/_4$ Gran Erbrechen, Diarrhöe, aussetzenden Puls, — in grösseren Gaben Tetanus und den Tod. Dieselben Wirkungen entstehen nach Infusionen sehr kleiner Gaben dieses Stoffes in die Venen.

Die Wirkungen der weissen Nieswurz sind denen der schwarzen Nieswurz ähnlich, aber darin von ihnen verschieden, dass die weisse Nieswurz *a)* bei innerlicher Anwendung in mässigen Gaben nicht so leicht, und selbst in grossen Gaben nicht heftige Entzündung erregt; *b)* dass sie dagegen bei jeder Art der Anwendung das Nervensystem, und vorzüglich den grossen sympathischen und den Lungen-Magennerv schneller und heftiger afficirt, und *c)* dass sie im hohen Grade brechenerregend, höchst selten aber bei innerlicher Anwendung purgirend wirkt.

Pferden gab ich versuchsweise 4 Gramm bis 15 Gramm der gepulverten weissen Nieswurz, mit Mehl und Wasser zur Pille gemacht, und sah darauf in mehreren Fällen blos etwas Geifern aus dem Maule, nach 2 – 3 Stunden Verlust des Appetits, ganz geringe Zuckungen an den Halsmuskeln in der Nähe des Schlundes, zuerst eine Vermehrung der Pulse um 4—6 in jeder Minute, und etwas angestrengteres Athmen, späterhin aber in der Regel eine Verminderung der Pulse entstehen. Bei fortgesetzter Anwendung fand sich hierzu auch häufigeres Uriniren. — Nach 30 Gramm des Mittels auf dieselbe Weise angewendet, traten dieselben Zufälle ein, verschwanden aber nach

[1] Nach Gerlach, Lehrbuch der allgemeinen Therapie der Hausthiere. 2. umgearbeitete Auflage, S. 289.

10—15 Stunden wieder gänzlich. — J. White (a. a. O. S. 360) sah von $1/2$ Unze (15,0) bei einem Pferde gar keine Wirkung, und von 30,0 Gramm etwas Uebelbefinden und starken Speichelfluss entstehen. Viborg (Samml. Bd. V. S. 253) hat bei mehreren Versuchen gefunden, dass man Pferden 2 Loth (30,0) Nieswurz eingeben kann, ohne dass sie die geringsten Zufälle danach zeigen. — Waldinger (über Nahrung und Heilmittel der Pferde, S. 221) sagt: dass sie selbst zu 4 Loth gegeben, das Pferd nicht purgirt, sondern blos Kolikschmerzen erregt, die aber nach 3—4 Stunden wieder verschwinden, und dass das Thier viel speichelt, sich zum Erbrechen anstrengt, sein Mist fester und kleiner geballt wird. — Fast allen anderen Beobachtungen entgegen ist die von Rysz (Arzneimittellehre, S. 103), welcher von 1 Unze (30,0) bei einem Pferde nach $1/2$ Stunde Kolik, Zeichen von Darmentzündung, starkes Speicheln, öfteres Misten mit heftigem Drängen, und nach 8 Stunden den Tod erfolgen sah. Die Section zeigte heftige Darmentzündung. — Bei Kühen bemerkte ich von 8—15 Gramm der Wurzel fast gar keine Wirkung, von 20—30 Gramm aber ähnliche Zufälle, wie von derselben Gabe bei Pferden; ausserdem wurden die Thiere noch traurig, zeigten Schmerz im Hinterleibe und ihr Koth bekam eine weit blässere Farbe. Diese Zufälle dauerten 48 Stunden, gingen aber dann wieder in vollkommene Gesundheit über. E. Viborg (a. a. O. 254) sah nach 8 Gramm bei einer Kuh nicht die geringste Wirkung. Nach 12 Gramm am ersten Tage ebenso, nur der Mist schien etwas härter zu sein; am folgenden Tage der Appetit zu Futter und Getränk vermindert, Harnentleerung oft, aber in kleiner Menge. — 16 Gramm, welche ihr jetzt gegeben wurden, hatten dieselben Wirkungen und einen kleinen Puls zur Folge. — Ithen sah bei einer Kuh, welche eine Abkochung von $1/4$ Pfund weisser Nieswurz in 1 Maass Wasser erhalten hatte, Kolikschmerzen, Recken, unruhiges, ängstliches Geberden, wie bei Raserei, entstehen. Das Thier genas bei einer Behandlung mit Schleim, Oel und Milch. — In der Thierarzneischule zu Lyon gab man einer Kuh 3 Unzen (90,0) auf einmal; es entstanden davon zwar beschwerliche Zufälle, jedoch kein Purgiren; aber durch die enorme Gabe von 6 Unzen (180,0) wurden bei derselben Kuh Erbrechen, mit wirklichem Ausstossen von Futter, Durchfall mit Entleerung einer schwarzen, stinkenden Materie, und nach 3 Tagen der Tod herbeigeführt. Bei der Section fand sich heftige Entzündung des vierten Magens und der Därme[1].

Bei Schafen und Ziegen sah ich von 1,25—4,0 der pulverisirten Wurzel, mit Wasser (60,0) eingegeben, öfteres Aufstossen, Schäumen und Speicheln, — in einem Falle auch Aufblähung erfolgen. Diese Zufälle gingen nach 10—15 Stunden wieder vorüber. 8—15 Gramm bewirkten zuerst dieselben Zufälle, aber nach 2 Stunden starkes Würgen, Erbrechen mit Auswurf von Futter, und späterhin auch Abgang von weichem Koth.

Schweine erbrechen sich von 5—15 Gran (30 Centigramm bis 1,0) der Wurzel ziemlich stark, werden aber doch zuweilen davon so angegriffen, dass sie danach eine kurze Zeit wie todt liegen bleiben; indessen erholen sie sich bald wieder; bei Hunden und Katzen tritt das Erbrechen schon von $1/2$—1 Gran (3—6 Centigramm) ein. Grössere Gaben von 4—8 Gramm greifen zwar die Thiere sehr heftig an, verursachen aber selten Lebensgefahr, wenn

[1] Compte rendu des travaux de l'École vétér. de Lyon, année 1817. — Annal. de l'agricult. franç. Tome LXX. p. 262.

nur das Erbrechen frei und bald Statt findet; ist dies aber nicht der Fall, so sterben sie oft schon von 10 Gran und nach 6—12 Stunden unter heftigen Anstrengungen zum Erbrechen, unter Krämpfen und Lähmung. Dass schon 5—10 Gran (30—60 Centigramm) selbst für grosse Hunde tödtlich seien, wie Waldinger angegeben hat (Abhandlung über die Krankheiten der Hunde, S. 26), habe ich bei einer Menge von Versuchen niemals gesehen, wenn nicht das Erbrechen durch Zubinden des Schlundes verhindert war. Dagegen kann ich seine Angabe bestätigen: dass ein Aufguss von 1/2 Drachme (2,0) Nieswurz und 1 1/2 Unze (45,0) siedenden Wassers bereitet, nach dem Erkalten einem Hunde in den Mastdarm gespritzt, binnen wenigen Minuten Angst, heftiges Erbrechen, dann Purgiren mit Entleerung blutiger Excremente, und grosse Mattigkeit für mehrere Stunden verursachen kann.

Injectionen von 1/2 Drachme bis 1/2 Unze (2,0 15,0) Tinctur der weissen Nieswurz (oder eben so von einem Decoct) in die Drosselvene eines Pferdes verursachen (nach Viborg's zuerst hierüber angestellten [1] und von mir vielfältig wiederholten Versuchen) oft augenblicklich, zuweilen erst nach Verlauf von 2—3 Minuten schnelleres und beschwerliches Athmen; bisweilen stockt dasselbe periodisch auf einige Augenblicke; der Puls wird klein, oft unregelmässig und schnell, letzteres jedoch gewöhnlich nicht im Verhältniss zum Athmen; nach 2—7 Minuten entleert das Pferd Mist, oft mehrmals nach einander und später noch wiederholt; es sieht sich ängstlich nach dem Leibe um, scharrt mit den Füssen, zittert und legt sich zuweilen auch nieder; es erfolgen Zufälle des Erbrechens, krampfhafte Zusammenziehungen des Schlundes, der Hals- und Bauchmuskeln, zuweilen verbunden mit Rülpsen oder mit lautem Quieken oder Schluchzen; ebenso Kauen, starkes Speicheln, Auswurf von Schleim, und selbst von Futterstoffen; es findet sich Schweiss, zuweilen von gelber Farbe und oft so heftig, dass er förmlich von den Thieren herabfliesst; bei manchen zeigt sich auch Thränenfluss und öfteres Uriniren, und alle stehen während der Wirkung traurig und mit herabgesenktem Kopfe. — Die Stärke dieser Zufälle ist nach der individuellen Empfindlichkeit der betreffenden Thiere sehr verschieden, und die Dauer ist von 1/2 Stunde bis 12 Stunden ausgedehnt.

Nach Injectionen von 30 Gramm Nieswurz-Tinctur erfolgt sogleich Schwindel, Niederstürzen, sehr beschwerliches, schnelles Athmen mit krampfhaftem Oeffnen und Verschliessen des Maules, Convulsionen und nach einigen Minuten der Tod. Bei einem Pferde trat der letztere schon nach der Injection einer halben Unze der Tinctur ein.

Bei Kühen ist die Wirkung von der Einspritzung kleiner Gaben im Wesentlichen wie bei Pferden; aber von mässig grossen Gaben sah ich, wie auch schon E. Viborg, ausser den übrigen Erscheinungen fast jedesmal wirkliches Erbrechen eintreten, besonders wenn die Thiere grünes Futter erhielten. — Hunde starben von der Injection sehr kleiner Quantitäten (von 15—20 Tropfen) der Tinctur sehr schnell.

Bringt man einem Pferde ein Stück Nieswurz, etwa 1 Quadratzoll gross und 1/4 Zoll dick, in eine Wunde oder in das Zellgewebe unter die Haut, so entsteht in den meisten Fällen bald darauf Zittern der Muskeln, zuerst um die Luftröhre, später am ganzen Körper; nach 1—2 Stunden erfolgt angestrengtes unregelmässiges Athmen, Würgen, Neigung zum Erbrechen, Spei-

[1] Viborg, Sammlung. Bd. 3. S. 83 u. f.

cheln aus dem Maule, Poltern im Leibe, Entleerung von Koth und Urin. An der Wunde bildet sich binnen weniger Stunden Geschwulst, die beim Druck knistert und am ersten und zweiten Tage eine schäumende, seröse Flüssigkeit, und hierauf Eiter aussickert. Bei Grünfutter ist auch hier die Wirkung stets viel heftiger als bei trockenem Futter.

Das Waschen mit einer Abkochung von 8 Gramm der Wurzel mit 2 Pfund Wasser, verursachte bei Hunden und Katzen sehr häufig Angst, schnelles Athmen, Geifern aus dem Maule, Erbrechen; letzteres trat zuweilen fünf- bis zehnmal in einer Stunde ein. Diese Zufälle treten besonders dann heftig ein, wenn die Thiere sich lecken; sie dauern 1—5 Stunden und sind bei wiederholter Waschung geringer als bei der ersten. — Bei einem Schafe bemerkte man von dem Waschen mit einem etwas schwächeren Decoct keine Spur einer Wirkung, und ebenso war es bei Pferden nach der Anwendung einer sehr concentrirten Abkochung. Aber die Haut wird durch solche Waschungen bei allen Thieren sehr gereizt und selbst entzündet.

§. 343.

Als Heilmittel benutzt man die weisse Nieswurz:

a. Innerlich 1) als Emeticum bei Thieren, welche sich erbrechen können, und sie verdient als solches in den meisten Fällen den Vorzug vor anderen, da sie kräftiger wirkt und wohlfeiler ist als Ipecacuanha und Brechweinstein, und da sie nicht, wie die Gratiola, Purgiren erregt. — Sie ist angezeigt in allen Fällen, wo Brechmittel überhaupt nöthig sind; vorzüglich aber bei im Magen befindlichen unverdaulichen oder giftigen Stoffen, bei Verschleimung, sowohl im Magen wie in der Rachenhöhle und in der Luftröhre, bei Unverdaulichkeit und zu geringem Appetit, bei gastrischem, katarrhalischem Fieber, bei der Staupe der Hunde, bei der krankhaften Dickleibigkeit der Schweine, wenn der Appetit mangelt, bei der Bräune dieser Thiere, bei unregelmässigem Ausbruch der Pocken und dergl. Gegen die Bräune der Schweine wird die weisse Nieswurz von Vielen als ein Specificum betrachtet, und sowohl zur Verhütung wie auch zur Heilung angewendet. Ebenso als Prophylacticum gegen Anthrax-Pneumonie. Sie leistet auch wirklich für beide Zwecke viel, wenn sie früh genug, d. h. vor der völligen Ausbildung der Entzündung gegeben wird. Den grössten Nutzen sah ich von ihr beim Beginnen der Anthrax-Bräune und der rheumatischen Halsentzündung.

Die Gabe als Brechmittel ist für Katzen und Hunde $^1/_2$—2 Gran (3—12 Centigramm), für Schweine 5—15 Gran (30 Centigramm bis 1 Gramm). Die Anwendung geschieht als Pulver, als Lecksaft, oder in flüssiger Form, mehrentheils für sich allein, zuweilen auch mit Zusatz von Brechweinstein. Giebt man sie als Pulver, so ist es (besonders bei den kleinen Gaben für Katzen und Hunde) zweckmässig, etwas Zucker, als ein leicht auflösliches Vehikel, zuzusetzen; z. B. gepulv. weisse Nieswurz 1—2 Gran (0,06—0,12) pulverisirten Zucker 20 Gran (1,25), gut zusammengerieben und hiervon die Hälfte auf einmal gegeben; erfolgt binnen $^1/_4$ Stunde kein Erbrechen, so wendet man die zweite Portion an, worauf gewöhnlich die Wirkung bald eintritt. Zum Eingeben tupft man das Pulver auf einen feuchten Finger und streicht es ins Maul. Den Lecksaft bereitet man mit etwa 8 Gramm Honig oder Syrup. In die flüssige Form bringt man das Pulver mit etwas Wasser oder Milch (für Schweine auch in Buttermilch oder saurer Milch) durch blosses Zusammenrühren. Ein solches Gemenge kann zuweilen unter Umständen den Thieren zum eigenen Genuss überlassen werden, z. B. bei der prophylaktischen Behandlung einer grossen Anzahl von Schweinen, welche noch grosse Fresslust haben, und bei denen durch Verzug keine Gefahr entsteht. Doch muss man stets darauf sehen, dass jedes Thier seine Portion allein und ganz bekommt. 2) Als ein, die Häufigkeit der Herzbewegungen beschränkendes Mittel. Einige englische Thierärzte haben sie mit gutem Erfolge bei asthenischen Entzündungen, welche andauernd mit grosser Frequenz der Pulse begleitet sind, zur Minderung derselben angewendet (wie es gewöhnlich für diesen Zweck mit der Digitalis geschieht). 3) Beim Rindvieh hat Kreis-Thierarzt Rehrs sie in hartnäckigen Fällen der chronischen Unverdaulichkeit mit fast augenblicklich gutem Erfolg angewendet; er gab 5 Gramm mit 180,0 heissen Wassers auf einmal. Es trat hiernach Geifern, und nach 1 Stunde Erbrechen mit sehr reichlicher Ausleerung von Holzstengeln und dergl. ein, begleitet mit Zittern, Mattigkeit, kaltem Schweiss und sehr unregelmässig aussetzendem Pulse, und dann Genesung (Magazin für Thierheilkunde, Jahrgang VI. S. 73). Kreis-Thierarzt Schrader hat bei dieser Krankheit denselben Erfolg gesehen, jedoch 15,0 der Wurzel in 2 Gaben getheilt, in Zwischenzeit von 2 Stunden gegeben. Ebenso Kreis-Thierarzt Lindenberg, welcher jedoch pro dosi 45,0—60,0 von der Wurzel, täglich einmal, in einem aromatischen Infusum anwendete. Kreis-Thierarzt Bielefeld sah bei einer Kuh von 12 Gramm in 2 Gaben, von denen die zweite nach $^1/_4$ Stunde gereicht, Unruhe, Angst und nach 28 Minuten Erbrechen entstehen. — In früherer Zeit stand die Wurzel im Rufe eines Schutzmittels gegen die Rinderpest und wurde den Thieren zu 2 Gramm mit einer Hand voll Kochsalz gemengt gegeben, — aber ohne Nutzen. Ganz in derselben Weise zu geben hat sie der Landwirth Berlin als Heil- und Präservativmittel gegen die Lungenseuche des Rindviehes (in einer Schrift, Berlin 1845) empfohlen. Man soll täglich einmal 15 Gramm Nieswurzelpulver mit ebenso viel Kochsalz, durch 3 Tage fortgesetzt, geben. Versuche, von Thierärzten unternommen, zeigten zweifelhaften Erfolg. — Kuers empfahl die Wurzel als Heil- und Präservativmittel gegen den Blutschlag der Schafe, zu 60 Centigr. pro dosi zum innerlichen Gebrauch, wo das Mittel weniger heftig wirkt als dieselbe Quantität äusserlich applicirt (Kuers, Magazin von Beobachtungen u. s. w. 2. Jahrgang, 1. Heft).

b. Injectionen der Nieswurz-Tinctur in die Venen sind nützlich: bei allgemein abgestumpfter Sensibilität (Torpor), bei Unthätigkeit und Stockungen in den Verdauungseingeweiden, bei Unterdrückung der Hautausdünstung und bei den chronischen Folgen hiervon, bei Rheumatismus und dergl. Man kann sie daher, nach Viborg's Empfehlung, bei Pferden gegen den Dummkoller, gegen chronische Appetitlosigkeit, chronischen Rheumatismus, veraltete rheumatische Lahmheit, rheumatischen Starrkrampf, gegen zurückgetretene (sogenannte wandernde) Druse, — und bei Rindern gegen fieberlose Unverdaulichkeit, besonders wenn sie von Körnerfutter entstanden ist, mit Nutzen gebrauchen. Greve[1] heilte durch solche Einspritzungen von

[1] Erfahrungen und Beobachtungen über die Krankheiten der Hausthiere. 1. Bändchen. Oldenburg 1818. S. 117 u. f.

28 kollerigen Pferden 7 gänzlich, und 3 wurden gebessert; ich selbst habe sie in vielen Fällen mit dem besten Erfolge gegen Koller, gegen chronischen Rheumatismus und gegen die bezeichneten gastrischen Beschwerden angewendet, oft aber auch keinen heilsamen Erfolg davon gesehen. Man darf sie daher weder als ein unfehlbares Heilmittel betrachten, noch ganz verwerfen. Es scheint, dass sie bei dem Koller dann am meisten nützlich seien, wenn derselbe ursprünglich aus Fehlern der Verdauungseingeweide entstanden oder auch mit solchen Fehlern verbunden ist; wo aber organische Veränderungen im Gehirn bestehen, kann die Einspritzung der Nieswurz-Tinctur so wenig helfen, wie irgend ein anderes Mittel. Ueberhaupt muss man aber diese Einspritzungen nur als Reizmittel und als umstimmendes Mittel zur Einleitung und Unterstützung für die übrige Behandlung betrachten. — Bei dem Starrkrampf habe ich von ihnen niemals Nutzen, wohl aber durch die heftige Aufregung und durch die Congestionen zur Lunge und zum Gehirn oft sichtbare Verschlimmerung und selbst den Tod erfolgen sehen. E. Viborg empfahl die Injection auch bei dem Kalbefieber, bei welchem sie ebenso ein zweifelhaftes Mittel ist.

Die zu diesen Injectionen zu benutzende Tinctur (*Tinctura Veratri albi*) wird am besten nach Viborg's Vorschrift (a. a. O. p. 93) so bereitet: dass man 1 Drachme Nieswurz, von der äussern schwarzen Rinde befreit und in kleine Stücke zerschnitten, in einer Flasche mit einer Unze Kornbranntwein übergossen, auf einem warmen Ofen durch 3—4 Stunden digerirt, hierauf noch durch 24 Stunden stehen lässt und dann die Flüssigkeit durch Löschpapier filtrirt. — Hiervon nimmt man zu einer Einspritzung für ein ausgewachsenes Pferd oder Rind $^1/_2$—4 Drachmen (2—16 Gramm), und wendet sie entweder rein, oder verdünnt mit lauwarmem Wasser an. Eine ganz genaue Bestimmung der Gabe lässt sich niemals im Voraus machen, sondern es ist nöthig, die Injection mit kleinen Gaben zu beginnen, und erst nach dem Grade der hiernach entstandenen Wirkung die ferneren Gaben einzurichten. Sehr selten wird es nöthig sein, die bezeichnete grosse Gabe von 16 Gramm anzuwenden oder gar sie zu überschreiten. Statt der Tinctur kann ein Infusum, bereitet aus 1—$1^1/_4$ Gramm der pulverisirten Wurzel mit 30 Gramm kochenden Wassers, und gut filtrirt, mit gleichem Erfolge benutzt werden.

c. Aeusserlich wird die weisse Nieswurz für dieselben Zwecke und auf gleiche Weise wie die schwarze Nieswurz gebraucht (§. 341). Gegen die Staupe der Hunde hat Busse die ehemals von Jägern gewöhnlich angewendeten Waschungen des ganzen Körpers mit Nieswurz-Decoct (2 Unzen [60 Gramm] mit Bier 3 Pfund bis auf die Hälfte eingekocht) wieder empfohlen. Bei Schafen hatte Kuers sie in Fontanellen, wie auch innerlich, als das kräftigste Präservativ- und Heilmittel gegen den Blutschlag empfohlen. Hier soll das Veratrin schnell dem Blute mitgetheilt werden und erregend auf die Nerven wirken, so dass die beginnende Lähmung und Stockung beseitigt, und die Seuche von Stund an in der Heerde getilgt wird. 1—$1^1/_4$ Gramm sind zu einem Fontanell an der Vorderfläche der Brust hinreichend (Kuers, Magazin von Beobachtungen, Bd. 2. Heft 1). Bei der Anwendung als Fontanell muss man jedoch beachten, dass sie oft heftige Nervenzufälle erregt, und deshalb nicht unter allen Umständen wie das zuletzt genannte Mittel benutzt werden darf. Besonders muss man bei hochträchtigen Thieren sehr vorsichtig sein, da Beobachtungen lehren, dass zuweilen bei weissen Nieswurz-Fontanellen das Verwerfen erfolgt ist. — Ueber therapeutische Erfolge von subcutanen Injectionen liegen Erfahrungen noch nicht vor.

Gegen die Räude ist bei sämmtlichen Thieren diese Wurzel ein seit alten Zeiten gebräuchliches und wirksames Mittel. Man wendet sie hierbei entweder im Decoct mit Wasser oder Bier (30,0 zu 1 Pfund Colatur), oder in Salbenform an (§. 341 *b*), und setzt ihr zuweilen noch Schwefel, Spiessglanzleber, weissen Vitriol, Taback, Terpenthinöl und dergl. zu, z. B. *Sapon. viridis*, *Ol. Lauri ana* 30,0, *Pulv. rad. Veratr. albi* 15,0, *Pulv. nitr. crudi* 8,0. *M. fiat ung. DS.* Während 3 Tagen täglich einmal einzureiben, dann 5 Tage auszusetzen und hierauf wieder 2 Tage anzuwenden. (Zerschnittene Wurzel 1 Unze 1 Sgr. 2 Pfg., fein pulv. 1 Sgr. 10 Pfg.)

Anmerkung. Die Blätter der weissen Nieswurz sind allen Thieren sehr schädlich. Sie verursachen Entzündung des Magens und des Darmkanals, heftige Diarrhöe, Blutabgang mit dem Koth, heftige Leibschmerzen, Entkräftung und selbst den Tod[1].

15) Zaunrübe oder Gichtrübe, *Radix Bryoniae albae.* (o)

Von Bryonia alba und Bryonia dioica L., 21. Kl. 8. Ordn., Fam. der Cucurbitaceen. Beide Pflanzen finden sich an Zäunen, in Gebüschen u. s. w. häufig.

§. 344.

Diese dicken Wurzeln enthalten im frischen Zustande einen scharfen Milchsaft, haben einen bitter-scharfen Geschmack und ekelerregenden Geruch; sie werden, um besser zu trocknen, in Scheiben zerschnitten; getrocknet sind sie porös, der Geruch und Geschmack ist bedeutend schwächer geworden. Ihre Bestandtheile sind: Harz, Stärkemehl, Schleim u. s. w. und hauptsächlich ein bitter-scharfer Extractivstoff, Bryonin genannt. Derselbe ist nicht gebräuchlich.

Die Zaunrübe stand seit alten Zeiten in dem Rufe, ein kräftiges Purgirmittel für alle Thiere zu sein, und Ratzeburg (Zoopharmokologie, Bd. 2. S. 391) empfiehlt sie noch als solches für die grossen Thiere und im frischen Zustande in der Gabe von 60 - 250 Gramm, getrocknet aber nur zum achten Theil dieser Gabe; aber E. Viborg (Samml. Bd. 4. S. 286) gab verschiedenen Pferden die frische Wurzel pfundweise in Latwergenform, ohne darnach eine abführende Wirkung zu bemerken; ich habe sie frisch ebenfalls bei Pferden zu 2 Pfund, und getrocknet zu 180—250 Gramm auf einmal, in Latwergenform und als Decoct, mehrmals angewendet, aber ebenfalls kein Purgiren erfolgen sehen, sondern es traten Leibschmerzen, beschleunigtes Athmen, Verlust des Appetits, Fieber, grosse Mattigkeit und vermehrtes Uriniren ein. Bei einer Kuh wirkten 2 Pfund der frischen Wurzel, in einer Abkochung mit Wasser gegeben, fast ganz auf dieselbe Weise (*Annal. de l'Agric. franç. Tome* LXX. p. 260). — Orfila sah bei Hunden von 15,0 blos grosse Mattigkeit, und ohne weitere Zufälle den Tod innerhalb 24 Stunden erfolgen. Bei der Section fand man die Schleimhaut des Verdauungskanals an verschiedenen Stellen stark geröthet und mit einigen schwarzen Flecken besetzt. Nach dem Aufstreuen von 11 Gramm pulverisirter Zaun-

---

[1] Monatsschrift für Rindviehheilkunde von Michel und Ithen. 2. Halbjahrgang 1821. S. 71 und 79.

rübenwurzel auf das blossgelegte Zellgewebe am Schenkel eines Hundes entstand heftiger Schmerz und der Tod erfolgte nach 60 Stunden (Orfila, Toxicologie).

Aus diesen Versuchen ergiebt sich, dass die Rad. Bryoniae jedenfalls ein scharfes Mittel ist, dass sie aber als Purgirmittel keinen Werth hat. In kleinen Gaben (d. h. bei Pferden und Rindern zu 8—15 Grm., bei Schweinen zu 2 Grm., bei Hunden zu 30 Centigrm. bis zu 1,25) wirkt sie erregend-zertheilend, die Resorption befördernd, und kann daher bei Verschleimung, bei Stockungen in den Eingeweiden, bei chronischer Druse und bei ödematösen Anschwellungen benutzt werden; Kersting[1] hat sie auch (und ebenso das Zaunrübenkraut) selbst gegen Rotz und Wurm, gegen epileptische Zufälle u. s. w. angewendet; sie leistet aber hierbei so wenig wie andere Mittel. Lessona hat sie gegen die Bremsenlarven im Magen der Pferde empfohlen; 16—24 Gramm mit 1 Pfund lauwarmen Wassers und 2—3 Tropfen Mekonsäure pro dosi.

16) Coloquinten, Coloquintenäpfel, *Fructus s. Poma Colocynthidis.*

Die geschälten und getrockneten Früchte von Citrullus oder Cucumis Colocynthis, 21. Kl. 8. Ordn., Fam. der Cucurbitaceen.
In Aegypten, auf den griechischen Inseln u. s. w. wild wachsend, in Spanien angebaut.

§. 345.

Diese kugeligen Früchte von der Grösse eines Apfels sind im Innern fast gurkenähnlich gebildet, mit einem schwammigen, weisslichen Fleisch oder Mark und mit Samenkernen in 3 Fächern versehen.

Das Mark hat einen süsslich ekelhaften Geruch und einen äusserst bittern, scharfen Geschmack. Der letztere und die Wirksamkeit der Coloquinten entstehen von einem in Wasser auflöslichen, scharfen und ausserordentlich bittern Stoffe, dem Coloquintenbitter (Colocynthin). — Ausserdem finden sich in dem Mark noch bitteres Harz, Extractivstoff, Oel, Gummi, Pektinsäure, Salze und Pflanzenfaserstoff.

Die Coloquinten sind ein stark drastisches Purgirmittel, jedoch nicht für alle Thiere; denn Versuche (Viborg a. a. O. Bd. 4. S. 282) haben erwiesen: dass Pferde von 2—12 Loth = 30—180 Grm. der Coloquintenäpfel niemals Durchlauf bekommen. Nach einer Gabe von 12 Loth bemerkte man nach 24 Stunden nur stärkern Abgang eines loser geballten Mistes. Das Mittel erweckte die Fresslust, aber der Puls wurde kleiner und langsamer. Von 11 Loth = 165 Grm. des in den Früchten enthaltenen Markes oder des Coloquintenmusses, zeigte ein Pferd blos sehr starken Appetit.

Ein Schaf äusserte auf 1 Loth (15,0) der Coloquintenäpfel nicht die geringste Wirkung. Dagegen verursachte ein, von 4 Loth (60,0) des Coloquintenmarkes mit 2 Pfund Wasser bereiteter und gut ausgedrückter Aufguss bei einem dreijährigen Widder 12 Stunden nach dem Eingeben einen heftigen Durchlauf, der 2 Tage währte, dem Thiere alle Fresslust raubte, und starkes Flankenschlagen und allgemeine Schwäche erzeugte. Erst nach 3 Tagen fand sich Fresslust und Wohlbefinden wieder ein. Nach

[1] Manuscripte über die Pferdearzneiwissenschaft. S. 100 u. f.

dem Eingeben von 4 Loth (60 Grm.) Coloquintenkernen setzte ein anderes Schaf härteren Mist ab als vorher.

Schweine purgiren von 8 Grm., Katzen und Hunde von 10—30 Gran (60 Centigrm. bis 2 Grm.) des Coloquintenmarkes. Bei diesen Thieren tritt zuweilen auch starkes Erbrechen ein, und wenn dasselbe durch Unterbindung des Schlundes gehindert ist, so erfolgt nach grossen Gaben, z. B. von 8—12 Grm. gewöhnlich der Tod. Bei der Section findet sich der Grund des Magens schwarzroth, und der Dickdarm, zuweilen auch der Dünndarm entzündet.

Die Coloquinten können entweder in kleinen Gaben, als ein bitteres, erregendes Mittel bei Schwäche und Unthätigkeit der Verdauungseingeweide, — oder in grossen Gaben für Schweine, Hunde und Katzen als Purgirmittel gegen atonische Hartleibigkeit, gegen Verschleimung, Würmer und Wassersucht angewendet werden; sie sind aber für beide Zwecke entbehrlich und durch wohlfeilere Mittel zu ersetzen. Sollen sie aber als Purgirmittel gebraucht werden, so benutzt man am besten die in den Apotheken vorräthigen präparirten Coloquinten *(Colocynthides praeparatae)* in den vorhin bezeichneten Gaben entweder fein gepulvert in Pillen und Latwergen, oder auch im Aufguss mit heissem Wasser oder mit Bier (zu 4 Gramm 180—240 Gramm Flüssigkeit).

Die Coloquinten-Tinctur, die Extracte und die übrigen Präparate von diesem Mittel sind entbehrlich. (Colocynthis 1 Unze 2 Sgr. 10 Pfg., präparirt 5 Gramm 1 Sgr. 4 Pfg.)

17) a. **Krotonsamen, kleine Purgirkörner,** *Grana s. Semina Crotonis Tiglii s. Tilii, s. Grana Molucca* (o), und b. **Krotonöl,** *Oleum Crotonis.*

Die Samen von Croton Tiglium L. und von Croton Pavana (Hamilton), 21. Kl. 7. Ordn., Fam. der Euphorbiaceen. Baumartige Sträucher Ostindiens, besonders auf Ceylon, den Molukken u. s. w.

§. 346.

a. Die Krotonsamen, ziemlich in der Grösse der Kaffeebohnen, bestehen aus einem eiweisshaltigen Kern, der mit einer weisslichen Samenhaut und äusserlich mit einer gelblichen oder dunkelbraunen oder schwärzlichen, zerbrechlichen Schale überzogen ist. Die Schalen und Samenhäute betragen gegen 36 Proc. und enthalten wenig oder gar keine Schärfe. Letztere findet sich nur im Kern, aber ihr wirksames Princip ist noch nicht sicher bekannt. Man hat als solches die Krotonsäure angenommen, welche in der Menge von circa 27,5 Proc. vorhanden und besonders einem fetten Oel *(Ol. Crotonis)* anhängend ist; diese Annahme erscheint aber als unsicher, weil man die drastische Wirkung auch nach Entfernung der Krotonsäure erhält. Andere Bestandtheile der Samen sind noch das Krotonin (eine alkalische Basis), Stearin, Eiweiss, Wachs, Harz, Gummi, Stärke u. s. w. —

Ein Samenkorn wiegt circa 18 Centigramm (3 Gran).

b. Das Krotonöl wird entweder durch Auspressen aus den Samen oder durch Extraction mit Aether aus denselben, und durch nachheriges Abdestilliren des letztern, gewonnen. Es enthält in 100 Theilen 45 Theile jenes scharfen Stoffes, und 55 Theile reines, fettes Oel, dem Olivenöl ähnlich, und nicht purgirend. Die wirksamen Bestandtheile im Krotonöl verhalten sich somit zu denen der Samen ziemlich wie 9 zu $5^1/_2$. — Zwei Tropfen des Krotonöls wiegen reichlich 1 Gran.

§. 347.

a) Die Krotonkörner wirken bei jeder Art der Anwendung auf den Thierkörper scharf reizend, besonders und specifisch aber auf den Darmkanal, so dass sie schon in mässiger Gabe ein ziemlich starkes Purgiren, gewöhnlich auch etwas Fieber, Appetitlosigkeit, Trockenheit im Maule und Mattigkeit, — in etwas grosser Gabe aber leicht Darmentzündung, übermässig heftiges und andauerndes Purgiren und den Tod verursachen. Sie übertreffen in diesen Wirkungen alle andere Mittel und können unbedingt sowohl als das stärkste drastische Purgirmittel, wie auch überhaupt als das schärfste unter allen vegetabilischen Arzneimitteln betrachtet werden.

Schon von 60 Centigrm. (10 Gran) der pulverisirten Körner mit 15 Grm. Altheewurzelpulver und mit Wasser zur Pille gemacht, entstand bei Pferden fast immer in 3—4 Stunden nach dem Eingeben etwas Traurigkeit, kleiner, harter, vermehrter Puls (bis 55 in einer Minute) und schnelleres Athmen; aber nach Verlauf von 10—12 Stunden waren diese Zufälle wieder vorüber. — $1^1/_4$ Grm. (20 Gran) auf dieselbe Weise angewendet, verursachten binnen einigen Stunden nach dem Eingeben eine höhere Temperatur am ganzen Körper, Vermehrung der Pulse von 36 auf 50—65, und der Athemzüge von 9 auf 15—20 in 1 Minute; letztere geschahen mit stärkerer Anstrengung der Bauchmuskeln; nach 7 Stunden war die Zahl der Pulse in jeder Minute über 100 und die der Athemzüge über 45, die Schleimhäute dunkel geröthet, der Appetit vermindert, das Thier matt, es sah oft nach dem Leibe, und entleerte in Zwischenzeiten von 1 Stunde zweimal gut verdauten und fest geballten Mist. — Nach 18 Stunden minderte sich die Zahl der Pulse in kurzer Zeit bedeutend, und nach 25 Stunden erfolgte Purgiren, welches gegen 8 Stunden anhielt, und wobei 6—7 mal sehr dünner Mist entleert wurde. Nach Verlauf von 48 Stunden befand sich das Pferd wieder im normalen Zustande. — Andere Pferde zeigten von einer ebenso grossen Gabe zwar die angedeuteten Symptome der entzündlichen Reizung, aber es erfolgte nicht immer wirkliches Purgiren; dasselbe trat jedoch nach einer Gabe von $2—2^1/_2$ Grm. (30—40 Gran) bei jedem Pferde ein, und zwar oft schon nach 20 Stunden; die Excremente wurden hiernach oft ganz wässerig, graugrün, ein wenig übelriechend und dauerten sehr reichlich durch 1—2 Tage fort, während welcher Zeit die Pferde immer schnellen, kleinen Puls, verminderten Appetit, oft aber Durst, Hitze im Maule und dunkelrothe, zuweilen mit gelblicher Schattirung versehene Flecke an der Maulschleimhaut zeigten. Gewöhnlich verloren sich nach 2—3 Tagen diese Zufälle wieder. — 4 Grm. wirkten ähnlich, aber weit heftiger; das Purgiren dauerte 4—5 Tage und hinterliess eine grosse Schwäche des Darmkanals. Einzelne Pferde starben von dieser Quantität nach 5—6 Tagen. — 8 Grm. führten stets sehr heftiges Fieber, Kolikzufälle, grosse Schwäche, nach 6, 10—15 Stunden übermässiges Purgiren, unfühlbaren Puls, kalten Schweiss, und in 20—40 Stunden den Tod herbei. Bei schwachen Thieren erfolgte der letztere zuweilen schon nach 10 Stunden.

Bei Kühen ist von denselben Gaben die Wirkung etwas schwächer als bei Pferden; ich sah von 2—$3^1/_2$ Grm. (30 bis 60 Gran) der gepulverten Körner, mit 1 Pfd. Wasser eingegeben, eine geringe Vermehrung der Pulse, und nach 8 bis 10 Stunden ein mässiges Purgiren erfolgen; 6 Grm. ($1^1/_2$ Drachmen) bewirkten in derselben Zeit sehr heftiges Purgiren, heftiges Fieber, gänzliche Unterdrückung des Appetits und des Wiederkauens durch 3 Tage und grosse Mattigkeit; doch blieb das Thier am Leben.

Hunde bekamen von 30 Centigrm. (5 Gran) des Mittels, in Pillenform eingegeben, nach 5 bis 6 Minuten Erbrechen, durch welches die Pille wieder ausgeleert wurde; aber dennoch trat schon nach einer Stunde ziemlich starkes Purgiren ein; — 60 Centigrm. bis $1^1/_4$ Grm. (10 bis 20 Gran) bewirkten Erbrechen und sehr heftiges Purgiren, und wenn das erstere durch Unterbindung des Schlundes gehindert war, so erfolgten auf die vergeblichen Anstrengungen hierzu, Lähmung und nach 4 bis 7 Stunden der Tod [1].

Bei der Section der, durch innerliche Anwendung der Krotonkörner getödteten Thiere findet man, wenn der Tod schnell, d. i. bald nach den ersten 24 Stunden eintrat, gewöhnlich heftige Entzündung des Magens und Darmkanals, zuweilen Erosionen der Schleimhaut und Blutergiessungen in den Gedärmen; — in einzelnen Fällen schien auch die Lunge entzündet zu sein. Alle übrigen Organe waren normal. Erfolgte aber der Tod nach länger dauerndem Purgiren, so fand sich mehrentheils nur eine geringe, stellenweise entzündliche Röthung der Därme, die Schleimhaut mehr ins Graue spielend, der ganze Darmkanal schlaff, zusammengefallen, leer wie ausgewaschen, überall Blutmangel und das vorhandene Blut sehr flüssig; überall beginnende Auflösung, selbst Luftblasen in der Leber.

Vier Grm. (1 Drachme) Krotonpulver auf das Zellgewebe am Schenkel eines Hundes gebracht, verursachten nach 28 Stunden Unempfindlichkeit und Unbeweglichkeit, und nach 30 Stunden den Tod. Es fand sich äusserlich eine heftige, bis zur Brust ausgebreitete Entzündung, aber der Darmkanal war gesund (Orfila).

§. 348.

Die Krotonkörner sind, trotz ihrer heftigen Wirkung, doch als ein sicheres Purgirmittel, besonders für Pferde und anstatt der Aloë, empfohlen worden; allein, obgleich beide Mittel purgirend wirken, so sind sie doch in anderen Eigenschaften von einander verschieden, und die Krotonkörner können daher auch nicht unter allen Umständen die Aloë ersetzen; ich möchte ihre purgirende Wirkung eher mit der der schwarzen Nieswurz vergleichen. Aber die Krotonsamen haben ihre Vorzüge vor diesen Mitteln, denn sie wirken schneller und kräftiger als die Aloë, und sicherer, weniger tückisch als die Nieswurz. Sie können daher überall gebraucht werden, wo drastische Purgirmittel angezeigt sind, namentlich aber passen sie da, wo man eine reichliche Absonderung und Ausleerung wässeriger Säfte durch den Darmkanal bezweckt, wo jedoch die Aloë nicht wirksam genug ist, z. B. bei sehr phlegmatischen, torpiden Thieren, besonders Rindvieh, bei Dummkoller, bei grosser Trägheit und geringer Reizbarkeit des Verdauungskanals, bei Ansammlung grosser Futtermassen in demselben und bei Verstopfung, bei Ueberfütterungs-

[1] Es ist nicht nöthig, um den Tod herbeizuführen, dass man Hunden 12,0 (3 Drachmen) Krotonkörner giebt, wie Orfila es gethan. A. a. O. Bd. 2. S. 40.

und Verstopfungskolik ohne Entzündung, gegen Würmer, namentlich gegen den Bandwurm, gegen Augenentzündungen, Flechten und andere Hautleiden und gegen Wassersuchten. Ausserdem verdienen diese Samen noch deshalb unter geeigneten Umständen den Vorzug vor der Aloë, weil sie bedeutend wohlfeiler, und überhaupt das wohlfeilste Purgirmittel sind.

Krankheiten, bei denen die im §. 310 angedeuteten Verhältnisse bestehen, verbieten den Gebrauch dieses Mittels ohne Ausnahme, und überhaupt ist die grösste Vorsicht mit ihm nöthig.

Die Gabe von den fein pulverisirten Samen ist für Pferde $1^1/_2$ bis $2^1/_2$ Grm. (25 bis 40 Gran), für Rinder $2^1/_2$ bis $3^1/_2$ Grm. (40 bis 60 Gran) (**Hilmer** hat bei hartnäckiger Unthätigkeit des Magens 1 Unze [30 Grm.] in Pillen mit gutem Erfolg gegeben[1]), Hunden giebt man 18—36 Centigrm. (3 bis 6 Gran) — Schafen und Schweinen 36—60 Centigrm. (6 bis 10 Gran). Die Anwendung der pulverisirten Körner geschieht für Pferde, Hunde und Schweine zweckmässig in Pillen, zu deren Bereitung man Altheewurzelpulver, arabisches Gummi oder Mehl und Seife nimmt, — oder in einer schleimigen Flüssigkeit, z. B. in einem Decoct von Leinsamen und dergl. Bei dem Eingeben ist stets genau darauf zu sehen, dass das Thier die (am besten in Papier gewickelte) Pille ganz und vollständig verschlucke; auch kann man ihm nach dem Eingeben das Maul sogleich mit Wasser oder Mehltrank ausspülen, was besonders nützlich ist, wenn die Pille zerbissen sein sollte. Die Wirkung wird, wie bei andern Abführungsmitteln, sehr befördert, wenn man den Thieren vorher ein Futter entzieht und ihnen nach dem Eingeben reichlich Getränk und mässige Bewegung giebt. Vor Verlauf von 2 Tagen nach der ersten Gabe darf eine zweite Gabe nicht verabreicht werden.

§. 349.

b) Das **Krotonöl** wirkt ebenfalls, aber noch heftiger, scharf reizend und drastisch purgirend, wie die Krotonkörner. Reibt man dasselbe einem Thiere an irgend einer Stelle in die äussere Haut, so entsteht schon nach 2 bis 3 Stunden starke Entzündungsgeschwulst, es bilden sich Bläschen, die Oberhaut stirbt nach 30 bis 48 Stunden ab und vertrocknet zu Schorfen, welche nach ihrem Abgehen haarlose Flecke hinterlassen. Aber die Haare wachsen wieder. — Auch wenn das Oel in grosser Quantität in die Haut am Bauche eingerieben war, wirkt es nach 26 bis 36 Stunden mässig purgirend; es muss also wohl ein Theil desselben absorbirt werden. Bei Pferden war diese Wirkung nach einer Einreibung von 60 Tropfen, bei Schafen von 30 Tropfen und bei Hunden von 15 bis 20 Tropfen zu bemerken. Die Thiere zeigten dabei Fieber, und durch 1 bis 2 Tage verminderten Appetit.

Innerlich angewendet verursacht das Oel, bei Pferden in der Gabe zu 12 bis 20, beim Rindvieh von 20 bis 30 Tropfen nach 7 bis 12 Stunden etwas beschleunigten Puls, Traurigkeit, Durst, Hitze im Maule, Verminderung des Appetits, zuweilen auch etwas beschleunigtes Athmen, nach 18 bis 24 Stunden eine bald mehr bald weniger heftige Diarrhöe. Letztere trat selten vor 18, und ebenso selten nach 24 Stunden ein, und dauerte 24 bis 60 Stunden lang fort; die Excremente gehen dabei zuerst und zuletzt breiartig, in der mittleren Zeit aber wässerig ab. Die bezeichneten Störungen im Puls,

---

[1] **Vix**, Zeitschr. f. d. gesammte Thierheilk. Bd. XIV. S. 255.

Appetit u. s. w. mindern sich beim Eintritt des Purgirens und verlieren sich bis zum 3. oder 4. Tage wieder gänzlich. — Bei Hunden tritt dieselbe Wirkung von 5 bis 10 Tropfen oft schon nach $^1/_4$ Stunde ein; von 10 bis 20 Tropfen ist das Purgiren sehr heftig und durch 2 bis 3 Tage anhaltend, aber der Tod erfolgt hiervon nicht; von weniger als 5 Tropfen sah ich bei diesen Thieren niemals Purgiren entstehen; Andere behaupten, dass dasselbe schon nach einer Gabe von 2 Tropfen erfolge[1].

In die Vene gespritzt verursachen 8 Tropfen bei einem Pferde, und 2 Tropfen bei einem Hunde sehr heftige Krampfzufälle, und in kurzer Zeit den Tod.

Das Krotonöl wird innerlich als ableitendes und als Purgirmittel bei denselben Krankheiten angewendet, bei welchen auch die Krotonkörner benutzt werden. Pfannenstiel will es auch bei complicirten Koliken und selbst bei Darmentzündungen mit gutem Erfolge gegeben haben, und zwar Krotonöl 1 Scrupel (circa 36—38 Tropfen), mit Calomel 8 Grm.; er liess es dabei auch äusserlich mit Terpenthinöl verbunden in die Bauchdecken einreiben (Vix, Zeitschr. Bd. XIII. S. 160).

Die Gabe ist, wenn man es für sich allein giebt, für Pferde 12 bis 25, für Rindvieh 15—30, für Schafe 8 bis 12, für Schweine und Hunde 3 bis 10 Tropfen[2]. Man wendet es in Pillen oder in einer schleimigen Flüssigkeit an, ganz so und mit derselben Vorsicht wie die Krotonsamen. Als Zusatz zu Aloë oder zu *Natr. sulphuric.* sind für Pferde und Rindvieh 5 bis 6 Tropfen genügend.

Aeusserlich ist das Krotonöl als ein schnell wirkendes, sehr heftiges Reizmittel bei Lähmungen, bei Rheumatismen und Entzündungen zur Ableitung, z. B. bei heftiger Bräune, bei Brustfell- und Bauchfellentzündung, Darmentzündung u. s. w. eingerieben worden. Es zerstört aber, für sich allein angewendet, leicht die Haut und macht haarlose Flecke, daher ein Gemenge mit *Ol. Terebinth.* ($^1/_2$ bis 3 Tropfen zu 4 Grm.) oder mit Weingeist (ebenso), oder mit grüner Seife, oder mit Cantharidensalbe (zu 30 Grm. für Pferde 18 Tropfen, für Rindvieh 25—60 Tropfen) den Vorzug verdient.

Anmerkung 1. Der, nach dem Auspressen des Oels aus den Krotonkörnern verbleibende Rückstand, der sogenannte Krotonölkuchen (*Placenta granorum Crotonis*), enthält noch sehr viel scharfen Stoff und wirkt daher wie die Krotonkörner, aber bei gleichen Gaben schwächer als diese. Man rechnet von ihm 30 Centigrm. (5 Gran), von den Körnern aber schon 18 Centigrm. (3 Gran) einer Gabe von 4 Grm. Aloë in der Wirkung gleich, und die gewöhnliche Gabe für Pferde ist daher 2—3 Grm. Aber das Mittel ist oft verdorben, überhaupt von sehr ungleicher Wirksamkeit, und steht daher, obgleich es wohlfeiler ist, den Krotonkörnern nach. Die Anwendung geschieht wie bei diesen.

Anmerkung 2. Eine aus 1 Theil Krotonsamen mit 8 Theilen Weingeist oder noch

---

[1] z. B. Pope (Froriep's Notizen a. d. Geb. d. Nat.- u. Heilk. April u. Decbr. 1822, April 1824. Nr. 208, 244, 251, 257).

[2] Dittweiler schliesst aus einigen ungenauen Versuchen, dass das Krotonöl unsicherer wirke als die Samen, und dass man von ihm zu einer Gabe für das Pferd 30—60 Gran, oder 60—100 Tropfen bedürfe (Fuchs, thierärztl. Zeitung, 1844. Nr. 32). Siehe darüber: Sommer, im Magazin für Thierheilk. XII. 456. Fellenberg gab einem Pferde 40 Tropfen ohne Wirkung. Dagegen starb ein Pferd von $^1/_2$ Drachme oder circa 60 Tropfen. Sehr wahrscheinlich ist die ungleiche Wirksamkeit darin begründet, dass das Oel oft mit anderen fetten Oelen verfälscht ist.

besser mit Aether bereitete Tinctur zeigte sich in der Gabe von 30 Grm. bei einem Pferde innerlich angewendet, fast ebenso wirksam wie 2 Grm. der Körner in Pulverform; 60 Grm. erregten starkes Purgiren, Darmentzündung und den Tod in 12 Stunden. — 4 Grm. mit 30 Grm. Altheeschleim einem starken Hunde gegeben, brachten nach 3 Stunden starkes Purgiren hervor, welches durch 16 Stunden dauerte, ohne dass andere Zufälle eintraten. — Nach einer halben Unze starb ein Hund unter sehr heftigen Zufällen (starkem, blutigem Erbrechen, reichlichem Purgiren, zuletzt mit Abgang von Blut, Lähmung der hinteren Extremitäten) 8 Stunden nach dem Eingeben. 4 Grm. dieser Tinctur in die Drosselvene eines Pferdes gespritzt, tödteten dasselbe innerhalb 12 Minuten, nachdem Convulsionen, Erstickungszufälle und Lähmung sogleich nach der Injection eingetreten waren. — Man macht bis jetzt von diesen Tincturen fast gar keinen Gebrauch, obgleich sie noch wohlfeiler als das Krotonöl und von fast vielfacher Wirksamkeit desselben sind. (Die Samen in Droguerien das Pfund gegen 12 Sgr.; *Ol. Croton.* 1 Grm. 6 Pfg.)

18) Aloë, *Aloë lucida, A Socotrina, A. Capensis, A. Barbadensis.*

Der eingedickte Saft der Blätter von verschiedenen Species Aloë, wie Aloë vulgaris (Lamarck), A. Socotrina, A. arborescens, A. perfoliata und dergleichen, 6. Kl. 1. Ordn., Fam. der Asphodelieen, — strauch- und baumartige Gewächse der wärmeren Gegenden Afrika's, Asiens und Amerika's.

§. 350.

Die Aloë wird in verschiedener Weise gewonnen; entweder werden in die dicken, sehr saftigen Blätter Einschnitte gemacht, aus denen der Saft ausfliesst, der auf Blättern gesammelt und an der Sonne getrocknet wird; oder die Blätter werden zerschnitten, der Saft ausgepresst, geklärt und eingetrocknet. Sie ist eine grünlich dunkelbraune, harzig glänzende, in den besseren Sorten an den Rändern durchscheinende Substanz, macht beim Zerbrechen muschelige Flächen, ist in der Kälte zerreiblich, zerrieben grünlich gelb, schmeckt sehr bitter, riecht widrig, giebt mit kaltem Wasser eine trübe, mit heissem Wasser und mit Weingeist eine klare Lösung.

Man unterscheidet die Aloëtheils nach ihrem Aussehen, theils nach ihrem Vaterlande. In ersterer Hinsicht bringt man sämmtliche Sorten in zwei Abtheilungen: in durchsichtige und undurchsichtige. Zu jenen gehören die glänzende Aloë (*A. lucida*) vom Kap der guten Hoffnung, daher auch Kap-Aloë genannt, und die Socotrin-Aloë, von der Insel Sokotara; zu den nicht durchsichtigen Arten gehören: die Leber-Aloë (*A. hepatica*), die Barbados-Aloë, die Curaçao-Aloë und die Ross-Aloë (*A. caballina*). Die durchsichtigen Arten sind wirksamer als die anderen; die Rossaloë ist die schlechteste.

Gute Aloë enthält durchschnittlich gegen 55 Proc. Extractivstoff und Aloëbitter (*Aloïn*) und 35 Proc. Harz, 5 Proc. Feuchtigkeit. Das Harz bleibt beim Auflösen der Aloë in der zehnfachen Menge kalten Wassers ungelöst zurück.

Wenn die Aloë innerlich in kleinen Gaben angewendet wird, wirkt sie einigermaassen den bitteren Mitteln ähnlich, auf den Magen und Darmkanal gelind reizend, den Tonus vermehrend, und hierdurch den Appetit erregend, die Verdauung und die Resorption befördernd, die aus Schlaffheit entstandene übermässige Schleimsecretion des Darmkanals beschränkend. — In grossen Gaben verursacht sie in den sämmtlichen Baucheingeweiden und deren Blutgefässen, besonders aber im Dickdarm eine heftige, mit Wallung und Congestion des Blutes verbundene Reizung, und hierauf Purgiren; — und in zu grosser Gabe führt sie zuweilen auch Entzündung der Verdauungseingeweide und selbst den Tod herbei.

Die purgirende Wirkung der Aloë tritt bei den Thieren von verschiedener Gattung, und selbst bei Thieren von einer Gattung, nicht immer in gleicher Zeit und in gleicher Stärke ein; bei Pferden erfolgt das Purgiren nach einer Gabe von 30,0—45,0 in Zeit von 18, 24—36 Stunden fast ganz sicher, und nachdem während dieser Zeit gewöhnlich etwas schnellerer Puls, Trockenheit und vermehrte Wärme im Maule, und Kollern im Leibe zu bemerken war. Manche Pferde versagen auch das Futter, zeigen vermehrten Durst, Kolikzufälle (Kratzen mit den Füssen, Umsehen nach dem Leibe, öfteres Niederlegen und Wiederaufstehen), und reichliche Urinentleerung. Vor dem Eintritt des wirklichen Purgirens wird der Koth lockerer geballt und weicher, dann breiartig und selbst wässerig; er nimmt jedesmal einen eigenthümlichen Geruch an, den man in dieser Beschaffenheit nach anderen Purgirmitteln nicht wahrnehmen kann. Der Grad und die Dauer der ausleerenden Wirkung ist aber sehr verschieden; letztere bei manchen Pferden auf 2—3 Stunden beschränkt, bei anderen über 24 Stunden ausgedehnt; die Individualität, der Krankheitszustand und das diätetische Verhalten der Thiere, so wie die Beschaffenheit und Gabe der Aloë sind hierbei von sehr grossem Einfluss. — Nachdem das Purgiren wieder aufgehört hat, geht in den nächsten 24—48 Stunden der Koth seltener ab als im gesunden Zustande.

Bei Wiederkäuern wirkt die Aloë viel schwächer purgirend als bei Pferden und sehr oft bleibt diese Wirkung selbst nach grossen Gaben aus; ich sah zwar von 30—60 Grm. des Mittels, in $^1/_2$ Quart warmen Wassers gelöst und in kleinen abgetheilten Portionen (weil nur solche unmittelbar in den vierten Magen gelangen) eingegeben, fast jederzeit nach 18—24 Stunden, und oft unter ähnlichen Zufällen wie bei Pferden, den Koth weicher und öfter als vorher entleeren, aber niemals einen wässerigen Durchfall entstehen. Rysz (Arzneimittellehre, S. 14) giebt an: dass bei einem gesunden Ochsen von einer, aus 4 Loth Aloë mit Seife bereiteten Pille zuerst Traurigkeit, schneller, voller Puls, geschwindes Athmen, Verlust des Appetits und des Wiederkauens, Auftreibung des Hinterleibes, Kolikschmerzen, und endlich nach 15, 20, 24 und zuweilen erst nach 36 Stunden häufigeres dünnes Misten entsteht. Während des Purgirens zeigt das Thier heftigen Durst und die Fresslust kehrt nur allmälig wieder. — Viborg (a. a. O. Bd. 4. S. 274) gab 3 Loth (45 Grm.) des sogenannten gummösen Bestandtheils (des Extractivstoffs) der Aloë, in 3 Pfund Wasser gelöst, einem dreijährigen inländischen Widder; es entstand nach 12 Stunden Purgiren, welches 36 Stunden anhielt, so dass das Thier in 2 Tagen 9 Pfund Koth entleerte. — Ein anderer Widder, dem Viborg $^1/_2$ Loth (7,5 Grm.) des gummichten Theils der Aloë, in $1^1/_2$ Pfund Wasser aufgelöst, eingab, entleerte nach 12 Stunden weichen Koth, der seine birnförmige Gestalt verloren hatte und dieselbe erst nach 12 Stunden wieder erhielt. — Dagegen sah Viborg bei einem zweijährigen Büffelochsen nach dem Eingeben von 45 Grm. des gummichten Theils der Aloë in 3 Pfund Wasser, kein Abführen, sondern eine grössere Fressbegierde entstehen. In der Thierarzneischule zu Lyon gab man einer Kuh die Aloë bis zu 6 Unzen (180 Grm.) auf einmal, sowohl in Auflösung mit Wasser als auch in Latwergenform, worauf etwas Fieber, Beängstigung und Appetitlosigkeit, aber kein Purgiren erfolgte (*Compte rendu* in d. *Ann. de l'Agricult.*

Tome 70). Gilbert hatte gleichfalls einer Kuh 6 Unzen dieses Mittels, noch verstärkt durch ein Infusum von 4 Unzen Sennesblätter, desgl. 2 Schafen, jedem $1^1/_2$ Unzen Aloë eingegeben, ohne irgend eine Wirkung hiervon zu sehen; von 2 Unzen (60 Grm.) Aloë, mit Mehlteig zu Pillen gemacht, starb ein Schaf nach 27 Tagen, aber Purgiren war nicht erfolgt. (*Annal. de l'Agric. fr. Tome* 3.)

Schweine purgiren von 15 Grm. Aloë in Zeit von 20—24 Stunden, — Hunde von 4—12 Grm. in 6—10 Stunden.

Eine Auflösung von 4—16 Grm. Aloë in 60—180 Grm. Wassers oder schwachen Branntweins in die Drosselvene bei Pferden und Kühen gespritzt, verursachte nur mässige Vermehrung des Pulses, etwas schnelleres Athmen, Traurigkeit und zuweilen nach einer halben Stunde Drang zu Kothentleerung; Purgiren erfolgte niemals. Dieselben Erscheinungen sah auch Dupuy nach Injectionen von 30—60 Grm. in wässerigem Weingeist gelöster Aloë an einem Esel entstehen (*Journ. de méd. vétér.* 1836. p. 177).

J. Turner infundirte einem 15 Jahre alten Pferde 20 Grm. von der *Aloë barbad.* in 2 Pfund Wasser gelöst, in die Drosselvene, und zwar zuerst 180 Grm. der Flüssigkeit, und als nach $^1/_2$ Stunde keine Wirkung wahrgenommen wurde, ebenso viel, worauf ein beschleunigtes, unregelmässiges Athmen eintrat. Als er später dieselbe Menge infundirte, wurde das Athmen sehr geräuschvoll. Als nach 15 Minuten diese Erscheinung wieder vorüber war, infundirte er den Rest, worauf sich Ekel, Angst, angestrengte Respiration, Unruhe und Schweiss einstellten; 2 Stunden nach der Infusion zeigte das Thier Kolik. Blut, welches zwischen der dritten und vierten Stunde aus der Vene der andern Seite abgelassen wurde, schmeckte ganz bitter. Das Schwitzen liess nach, aber es trat Mistabgang reichlich, zum Theil unwillkürlich ein. Nach 12 Stunden erfolgte Laxiren ohne Schmerzen, welches am folgenden Tage fortdauerte. Nach 3—4 Tagen befand sich das Pferd wieder wohl.

Aeusserlich, auf Wunden und Geschwüre applicirt, bewirkt die Aloë, sowohl in Pulverform, wie auch im Weingeist aufgelöst (Aloë-Tinctur), eine gelinde Reizung, vermehrte Resorption, Zusammenschrumpfung und Verdichtung der Granulation, — Verbesserung, aber zugleich Verminderung des Eiters, und oft gänzliches Austrocknen einer eiternden Fläche. Zu anhaltend angewendet macht sie schwielige Verdickung und Verhärtung der Theile.

§. 351.

Die Aloë wird innerlich in kleinen Gaben, als gelind erregendes tonisches, die Secretionen der Schleimhäute, namentlich im Darmkanale, verbesserndes Mittel, in grossen Gaben aber als Purgirmittel benutzt, und zuweilen für beide Zwecke zugleich in getheilter grosser Gabe.

Zu ersterem Zwecke dient sie gegen Schwäche und Erschlaffung der Verdauungseingeweide, wenn die Reizbarkeit derselben weder zu sehr gesunken noch krankhaft erhöht ist. Unter diesen Umständen ist sie besonders bei Verschleimung, bei zu geringem Appetit, bei schlechter Verdauung, wenn der Koth zu locker, zu weich und mit Schleim umhüllt, abgeht, bei Diarrhöe mit reichlichem Abgange schleimiger Excremente, aber auch bei Leibesverstopfung in Folge von Torpidität, und bei Würmern eine ganz vortreffliche

Arznei, welche nicht immer durch die gewöhnlichen bitteren Mittel ersetzt werden kann, wie Manche glauben.

Seit alten Zeiten schreibt man ihr auch eine specifisch reizende, die Gallensecretion befördernde und verbessernde Wirkung auf die Leber zu, und wendet sie deshalb bei Stockungen in derselben, bei chronischer Gelbsucht, bei Leberegeln, bei Dummkoller mit gleichzeitiger Leberaffection, bei der weissen Ruhr der jungen Thiere und dergl. asthenischen Krankheiten mit Nutzen an.

Man giebt sie in allen solchen Fällen für Pferde zu $1/2$—1 Drachme (2,0—4,0), für Rindvieh zu 1—2 Drachmen (4,0—8,0), für Schafe und Schweine zu $1/2$ bis 2 Scrupel (60 Centigr. — $2 1/2$ Grm.), für Hunde zu 1—6 Gran (6—36 Centigrm.), täglich drei- bis viermal, in Verbindung mit aromatischen oder adstringirenden Mitteln, mit Ofenruss, Stinkasant und dergl.

§. 352.

Als Purgirmittel wird die Aloë am häufigsten angewendet und zu diesem Zwecke für Pferde in den meisten Fällen allen anderen Mitteln vorgezogen, weil bei richtiger Anwendung ihre Wirkung ziemlich sicher und verhältnissmässig mit der wenigsten Gefahr begleitet ist. Doch wird die Aloë vom Krotonsamen und vom Krotonöl an Schnelligkeit, Sicherheit und Stärke des Erfolges übertroffen, und deshalb zieht man bei grossem Torpor des Darmkanals die letzteren Mittel ihr vor. Bei Wiederkäuern ist allerdings (wie §. 350 gezeigt) diese Wirkung von der Aloë allein nicht so sicher und daher das Mittel weniger brauchbar, in Verbindung mit anderen Mitteln aber oft sehr nützlich. Bei Hunden wirkt Jalape, Gummi Guttae und Calomel viel sicherer purgirend.

Die Anzeigen zur Anwendung der Aloë in purgirender Gabe sind: Verstopfung des Leibes, entstanden aus Erschlaffung und aus Mangel an gehöriger Thätigkeit im Dickdarm, daher auch bei der sogenannten Verstopfungskolik der Pferde, wo sich im Grimmdarm und zuweilen auch im Mastdarm grosse Kothmassen anhäufen, welche durch Salze und andere Laxirmittel nicht, wohl aber durch die Aloë gut zu beseitigen sind. Wird dieselbe hierbei früh genug angewendet, so kann man sich auf ihre gute Wirkung verlassen. — Bei der chronischen Unverdaulichkeit des Rindviehes, wo die Grundkrankheit auf denselben Verhältnissen beruht, soll das Mittel (nach Cambran, *Journ. vétér. et agric. de Belgique,* 1844, p. 317) in Verbindung mit Glaubersalz ganz zuverlässig wirken. – Unter gleichen Umständen ist dies Mittel auch zur Entleerung von Eingeweidewürmern und von Darmsteinen am besten geeignet. Ebenso dient es auch häufig, um eine Ableitung von anderen Organen auf den Darmkanal zu bewirken, oder um die Resorption in anderen Theilen zu verstärken; daher bei Rheumatismen, bei asthenischen Augenentzündungen, bei Gehirnentzündungen und Dummkoller mit Ergiessung von vielem Wasser im Gehirn, bei ödematösen Anschwellungen am Bauche und an den Schenkeln, bei Metastasen, bei chronischen Hautausschlägen und dergl.

Ausserdem wird die Aloë sehr oft theils als ein prophylaktisches Mittel gegen verschiedene Krankheiten, die aus Vollblütigkeit entstehen könnten, z. B. bei Pferden, die viel Ruhe und gutes Futter erhalten, die zu Augenentzündungen, Dummkoller und dergl. eine Anlage haben, — theils auch gegen die zu grosse Fettigkeit benutzt. In letzterer Absicht auch bei dem Trainiren der Rennpferde.

Bei Entzündungen und bei heftigen Schmerzen in der Bauchhöhle ist die Aloë contraindicirt.

Die Purgirgabe ist für ausgewachsene Pferde auf einmal und wenn man die Aloë allein giebt, 24—45 Grm.[1], für Rindvieh 1—2 Unzen (30—60 Grm.), für Schafe $1/2$—$1 1/2$ Unzen (15—45 Grm.), für Schweine $1/2$ Unze (15 Grm.), für Hunde 1 Scrupel bis 1 Drachme (1,25—4,0)[2].

Die Anwendung geschieht bei Pferden und Schweinen am zweckmässigsten in Pillen, weil das Eingeben der bestimmten Gabe ohne Verlust auf einmal sicher geschehen kann. Auch glaubt man, dass bei der Anwendung in dieser Form weniger leicht Kolikzufälle entstehen, als nach der Anwendung in flüssiger Form. Dagegen ist die letztere bei Wiederkäuern fast allein brauchbar.

Die Aloë wird als Purgirmittel häufig mit anderen Mitteln verbunden, theils um sie, und namentlich ihren harzigen Bestandtheil, besser auflöslich zu machen, und hierdurch ihre eigene Wirksamkeit zu vermehren, — theils auch um die Wirkung durch jene Mittel, deren Eigenschaften gemäss, zu modificiren. Zu den Mitteln ersterer Art gehören das kohlensaure Kali (Potasche), weisse und grüne Seife, Seifenwasser und schwacher Branntwein; — zu den Mitteln der zweiten Art aber das Glauber- und Doppelsalz (bei Entzündungen, acuten Rheumatismen, gastrischen Leiden), das Kalomel (von Manchem zugesetzt, wenn Würmer ausgeführt werden sollen), — die schwarze Nieswurz, Krotonsamen, Krotonöl (bei grosser Reizlosigkeit, bei Wassersuchten), — die schwefelsauren Salze (bei Entzündungen, acuten Rheumatismen und bei Verstopfung, wenn der Koth vorher sehr trocken abging, und sehr zweckmässig auch in jedem Falle bei wiederkäuenden Thieren), — die Jalape, Jalapenharz (nur für Hunde), und die Enzianwurzel. Diese Wurzel in gleichen Theilen mit der Aloë verbunden, verstärkt (nach den Mittheilungen von Hurford[3], Howell[4], Westen[5]) die purgirende Wirkung der Aloë so ausserordentlich, dass 3—4 Drachmen (12—16 Grm.) von jedem dieser Mittel in einer Pille so viel leisten, wie 30 Grm. Aloë für sich allein, und die Wirkung tritt oft schon nach 10 Stunden ein; ich fand sie aber unsicher. In England, wo bei kranken und gesunden Thieren die Aloëpurgir-

---

[1] Traeger (siehe dessen: Füllenkrankheiten S. 42) hat öfters beobachtet, dass tragende Stuten leichter purgiren und deshalb kleinerer Gaben bedürfen als andere Pferde. — Für Füllen hat derselbe die Aloë im mittlern Durchschnitt, nach dem Alter ungefähr zu 5 Gran (30 Centigrm.) auf die Woche gerechnet, als brauchbare Gabe gefunden; so dass ein Füllen von 1 Woche diese Gabe, — von 2 Wochen 10 Gran (60 Centigrm.), — von 3 Wochen 15 Gran (1 Grm.) — von 1 Monat 20 Gran (1,25), — von 2 Monat 40 Gran ($2 1/2$ Grm.), — von 6 Monat 2 Drachmen (8 Grm.), — und von 1 Jahr $1/2$ Unze (15 Grm.) erhält. Man kann aber den älteren Füllen fast immer grössere Gaben reichen und zwar den 1—2 Jahr alten 5—6 Drachmen (20—24 Grm.) und den dreijährigen die obigen Gaben der ausgewachsenen Pferde.

[2] Morton (Manual of Pharmacy of veterin. med. p. 73) sagt: dass ein Hund so viel Aloë verträgt, als hinreichend sein würde, zwei erwachsene Menschen zu tödten. Bei dem kleinsten Hunde sei $1/2$ Drachme (2 Grm.) selten zu viel; 1 Drachme (4 Grm.) sei die gewöhnliche Gabe, und grosse Hunde ertrügen oft 2—3 Drachmen (8—12 Grm.).

[3] The Veterinarian, 1851 p. 598, und 1853 p. 361.

[4] Daselbst 1852 p. 520, 522.

[5] Daselbst 1853 p. 61.

pille (die sogenannte Physik) als das gewöhnlichste Arzneimittel und oft bis zum Missbrauch angewendet wird, setzt man ihr auch gern eine kleine Quantität Ingwer (*rad. Zingiberis*, etwa 4 Grm. zu einer Pille für Pferde) oder ätherisches Oel (namentlich Kümmelöl oder Pfefferminzöl) zu, in der Absicht, um die zu grosse Schwächung des Darmkanals, Kolikzufälle, und die zuweilen sehr reichliche Entwickelung der Blähungen zu verhüten.

Die Seife dient nicht allein zur Auflösung der Aloë, sondern zugleich auch als ein zweckmässiges Bindemittel, besonders bei der Bereitung der Pillen; z. B. man nimmt:

pulverisirte gute Aloë 6—10 Drachmen (24—40 Grm.),
geschabte weisse Seife 3 Drachmen bis $^1/_2$ Unze (12—15 Grm.),
lauwarmes Wasser, so viel wie nöthig ist (ca. 4 Grm.); —

reibt alles in einem Mörser zu einer gleichförmigen Masse zusammen und macht daraus eine Pille, die man einem Pferde auf einmal giebt.

Die grüne Seife scheint die Wirkung der Aloë mehr zu befördern als es die weisse Seife thut.

Zu der angegebenen einfachen Pillenmasse kann man, nach Bedürfniss der Umstände, noch Kalomel 4—8 Grm., — oder schwarze Nieswurz (1,0—2,0), — oder Krotonsamen oder Krotonöl 0,6 hinzusetzen.

Als sehr wirksam hat man auch die auf folgende Weise bereiteten Purgirpillen befunden: man nimmt:

pulv. Aloë 1 Pfd. (500 Grm.),
flüssiges kohlensaures Kali (d. i. eine concentr. Aufl. der gereinigten Potasche) 9 Unzen (270 Grm.).

Diese Ingredienzien werden in einem Topfe zusammengerührt, dann im sogenannten Wasserbade zu einer gleichförmigen Masse zusammengeschmolzen, worauf man von letzterer 1 Loth (15 Grm.) schwere Pillen macht, und diese in Papier gewickelt aufbewahrt. Man giebt davon Pferden und Kühen 2—3, Schweinen 1 Stück, und Hunden nach Verhältniss ihrer Grösse $^1/_4$, $^1/_2$—1 Pille.

Will man die Aloë in flüssiger Form anwenden, so ist blos nöthig, die bestimmte Gabe der pulverisirten Aloë mit 16—20 Theilen lauwarmen Seifenwassers zusammen zu reiben, oder auch mit letzterem in einer Flasche gut zusammen zu schütteln, oder man löst eine etwa vorhandene Aloëpille in warmem Wasser auf. Auch kann man, wie Viborg bei den oben angegebenen Versuchen, recht zweckmässig eine Auflösung der Aloë in warmem Wasser (auf 1 Theil 8—10 Theile) machen, nach dem Erkalten die Flüssigkeit von dem harzigen Bodensatz abseihen und erstere für sich allein anwenden; dieselbe enthält den Extractivstoff (den sogenannten gummichten Bestandtheil) der Aloë aufgelöst, und dieser wirkt, allen Versuchen zufolge, nur allein purgirend, während der harzige Bestandtheil blos eine schmerzhafte Reizung der Gedärme verursacht. Die Wirkung von einer solchen wässerigen Auflösung ist daher stets milder, aber deshalb nicht schwächer als von der ganzen Aloë[1]. Cambran empfiehlt bei der chronischen Unverdaulichkeit folgende Mixtur: Rp. *Aloës socotr.* 30 Grm., *Natri sulphuric.* 360 Grm., *Liquor.*

[1] Deshalb ist die beste Aloë stets diejenige, welche den meisten Extractivstoff besitzt, und da man diesen in der Leber-Aloë ebenso reichlich wie in der sokotrinischen findet, so ist es wohl unrichtig, wenn die letztere unbedingt als die beste bezeichnet wird. Siehe §. 354 Anmerkung.

Ammon. caust. 15 Grm., *Aquae comm.* 1440 Grm. Die Aloë wird zuerst in der Aetz-Ammoniakflüssigkeit gelöst, dann mit der Auflösung des Glaubersalzes verbunden, und hiernach die Flüssigkeit auf zweimal, in Zwischenzeiten von 2 Stunden, gegeben. Cambran versichert, dass selten eine Wiederholung nöthig sei.

Bei dem Gebrauch der Aloë als Purgirmittel ist bei allen Thieren, vorzüglich aber bei den Pferden, ein passendes diätetisches Verhalten nöthig, um die purgirende Wirkung zu erleichtern, so wie Kolik, Darmentzündung und andere widrige Zufälle zu verhüten. Erlaubt es die Zeit, so giebt man schon am Tage vor der Anwendung der Aloë den Thieren nur weiche, milde Nahrung (Pferden etwas Heu und Kleie, aber kein Körnerfutter) und auch nur in geringer Menge; dabei lässt man sie nach ihrem Belieben Kleienwasser saufen. In jedem Falle entzieht man ihnen wenigstens 6 12 Stunden vor dem Eingeben der Purganz das Futter gänzlich; nach dem Eingeben tränkt man sie von Zeit zu Zeit mit überschlagenem Kleienwasser, bedeckt sie mit einer warmen Decke und giebt ihnen bei der nächsten Futterzeit wieder nur wenig Heu und Kleie. 6—8 Stunden nach dem Eingeben kann man bei milder Witterung die Pferde durch eine Viertel- bis halbe Stunde herumführen oder mässig reiten lassen; bei kalter, unfreundlicher Witterung behält man sie lieber im Stalle. Diese Diät wird fortgesetzt, bis das Purgiren vorüber ist, wo man den Thieren nach und nach wieder ihre gewöhnliche Nahrung giebt.

§. 353.

Aeusserlich dient die Aloë *a*) als gelind reizendes austrocknendes Digestivmittel, bei schlaffen, unreinen, schlecht eiternden, mit lockerer Granulation oder mit Maden versehenen Wunden und Geschwüren, namentlich wenn Sehnen, Knochen und Knorpel mit ergriffen sind, wie z. B. bei Widerrüstschäden, bei Nackenfisteln, bei Knorpelfisteln, bei ausfallender Mauke, bei schlaffen Hufgeschwüren und dergl. Rysz und Greve behaupten zwar, dass die Aloë hierbei nichts leiste, dass sie die Abstossung der abgestorbenen Theile sogar hindere und die Heilung übereile; — allein diese Nachtheile hat sie nur dann, wenn sie zur Unzeit, zu früh und ohne Berücksichtigung des in den Wunden und Geschwüren bestehenden Characters der Lebensthätigkeit angewendet wird. Zur rechten Zeit gebraucht, ist sie ein sehr wirksames Heilmittel. Ausserdem dient sie *b*) als gelind erregendes, tonisches, die Resorption beförderndes Mittel zur Zertheilung asthenischer Augenentzündungen, welche mit Erschlaffung der Bindehaut, mit übermässiger Absonderung von Schleim und Thränen verbunden sind; ebenso auch bei Flecken und Verdunkelungen der Hornhaut.

Die äusserliche Anwendung geschieht zuweilen 1) in Pulverform, indem man sie entweder für sich allein, oder mit Kohle, Arsenik (z. B. in dem Oesterreichischen Krebsmittel), Kalmus, Eichenrinde und dergl. Mitteln versetzt, in Geschwüre einstreut; 2) in Salben, z. B. als Zusatz zur Terpenthinsalbe, oder als Augensalbe z. B. gegen Hornhautflecke (Honig oder Fett 2 Drachmen, fein pulverisirte Aloë 8 Gran); — 3) am häufigsten in Auflösung mit Weingeist als Aloë-Tinctur (*Tinctura Aloës)*, (nach Vorschrift der Preuss. Pharmacopöe 1 Theil Aloë zu 6 Theilen höchst rectificirten Weingeist), welche in torpide, unreine oder dem Vernarben nahe gekommene Wunden und Geschwüre, und ebenso auf Hornhautflecke gestrichen, — zuweilen auch zu Salben und aromatischen Augenwässern (1—2 Drachmen zu 3—4 Unzen) gesetzt wird. In Verbindung mit Myrrhen-Tinctur, Stinkasant-Tinctur und Terpenthinöl, bildet die Aloë-Tinctur den sogenannten Wundbalsam (S. 210).

§. 354.

Die Aloë darf bei Entzündungen des Magens und Darmkanals innerlich nicht angewendet werden, und auch äusserlich ist bei noch bestehender synochöser Entzündung, bei grosser Empfindlichkeit und Trockenheit in Wunden u. s. w., ihre Anwendung schädlich.

Anmerkung. Das wässerige Aloë-Extract (*Extractum Aloës aquosum s. gummosum*), — bereitet durch Auflösung der pulverisirten Aloë in 4 Theilen Wasser vermittelst Digeriren, dann Filtriren und Abdampfen bis zu einem trockenen Extract, — enthält nur den Extractivstoff und das Aloïn in zwei Modificationen. Es wirkt milder und gleichmässiger als die Aloë in Substanz. Manche Thierärzte gebrauchen deshalb dieses Extract statt der Aloë in fast allen Fällen, und zwar für Pferde als Purganz in der Gabe von 24—28 Grm., für Kühe zu 30 Grm., für grosse Hunde zu 1—2 Grm.[1]. In der Berliner Thierarzneischule wird es in kleineren Gaben (8—12 Grm.) jetzt vorzugsweise gegen sogenannte Verstopfungskolik angewendet. (Aloë 30,0 1 Sgr. 3 Pfg., grob pulverisirt 2 Sgr., fein pulverisirt 2 Sgr. 4 Pfg.; Drogueriepreis 1 Pfund 7 Sgr.; *Tinct. Aloës* 30,0 3 Sgr. 6 Pfg.; *Extract. Aloës* 1 Drachme 1 Sgr. 10 Pfg.)

19) Gummi-Gutti, *Gummi-resina Gutti s. Gummi Guttae.*

Der hart getrocknete gummi-harzige Saft einer noch nicht mit Sicherheit gekannten Pflanze, wahrscheinlich Garcinia Cambogia u. G. Stalagmites L., 11. Kl. 1. Ordn., Fam. der Guttiferen, in Siam, Ceylon, Borneo.

§. 355.

Das Gummigut kommt im Handel zu uns in orangengelben Stücken, welche zerreiblich, an den Rändern wenig durchscheinend, auf dem Bruch muschelig sind, zerrieben ein lebhaft gelbes Pulver geben, ohne Geruch, beim Kauen anfangs kaum merklich, hinterher süsslich und brennend schmeckend. Wasser giebt eine gelbe undurchsichtige Lösung (Emulsion), Weingeist löst bis zu 80 Proc. der Masse.

Es besteht aus 70—80 Proc. Harz, 20—25 Proc. Gummi, 5—10 Proc. Wasser und einigen Unreinigkeiten. Einige Chemiker haben auch eine specifische Säure, die Cambogiasäure, angenommen.

Innerlich in grossen Gaben gegeben erregt es bei allen Thieren starkes Purgiren, bei Hunden, Katzen und Schweinen auch Erbrechen. Das Purgiren erfolgt von etwas geringeren Gaben und etwas früher als von der Aloë, ist aber bei Pferden öfter als bei diesem Mittel mit heftigen Zufällen begleitet. — Einem Füllen im zweiten Jahre gab Flormann[2] 15 Gran (1 Grm.) Gummi-Gutti in 2 Nösel (etwa 2 Pfund) Wasser aufgelöst, durch die Nasenlöcher[3] ein, damit nichts verschüttet werden sollte. Eine Stunde

[1] The Farrier and Naturalist. 1828. p. 21 u. f.
[2] Viborg, Samml. Bd. 3. S. 182.
[3] Stets ein gefährlicher Weg, auf welchem man kein Medicament beibringen sollte, am wenigsten aber dann, wenn man durch Versuche erst die Wirkung der Mittel kennen lernen will.

darauf befand es sich unwohl, hatte schnelleren Puls, zog mit den Flanken, hob bisweilen den Schweif, kratzte mit den Füssen und bekam bisweilen kleine Zuckungen der Muskeln. Nach 3 Stunden schien der Bauch aufgedunsen, und die Zufälle verstärkten sich; nachdem es aber mehrere dünne Kothentleerungen gehabt, bekam es 5 Stunden nach dem Eingeben heftigen Frostschauer am ganzen Körper. Mit Verlauf von 7 Stunden zeigte es Fresslust und befand sich nachdem wieder wohl. — Dasselbe Füllen bekam von 30 Gran (circa 2 Grm.) des Mittels die nämlichen Zufälle, und innerhalb 5 Stunden mehrere Ausleerungen eines dünnen Kothes; es erholte sich aber erst 12 Stunden nach dem Eingeben wieder. — Ein fünfjähriges Reitpferd erhielt 2 Drachmen (8 Grm.) G.-G. in Pillen; es wurde darauf unruhig, wollte weder fressen noch saufen, hatte schnelleren Puls und entleerte nach 12 Stunden einmal, und dann noch ein paarmal Mist, der lockerer als gewöhnlich und heller von Farbe war. — Viborg (a. a. O. Bd. 4. S. 275) sah bei einem achtjährigen Pferde von 1 Unze im Wasser aufgelösten G.-G. keine merkliche Wirkung, — dagegen von derselben Gabe bei einem dreivierteljährigen Füllen innerhalb der ersten 5 Stunden elfmaliges Laxiren erfolgen. — Bracy-Clark[1] und Moirand[2] sahen von 6—12 Drachmen (24—48 Grm.) nur die Erscheinungen eintreten, welche die starken Purgirmittel nebenbei hervorrufen, aber keine weichen Ausleerungen.

Bei einer Kuh brachten $2^1/_2$ Unzen (75 Grm.) dieses Mittels in Wasser aufgelöst, fast gar keine Wirkung hervor; als man ihr aber die doppelte Quantität gab, traten augenblicklich Vergiftungszufälle ein, und am folgenden Tage entstand blutiger Durchfall, welcher 17 Tage dauerte. Nachdem alle Zufälle vorüber waren und das Thier sich wieder erholt hatte, gab man ihm 6 Unzen (180 Grm.) G.-G. in 12 Pfd. Wasser gelöst. Schon nach Verlauf von 2 Stunden trat starker, stinkender aber nicht blutiger, Durchfall, mässiges Fieber, Beängstigung und Mattigkeit ein; das Fieber verschwand bald, aber der Durchfall dauerte durch 13 Tage[3].

Einem gesunden Schafe gab Daubenton[4] 1 Gran (6 Centigr.) G.-G. in einer Pille; nach 24 Stunden erfolgte weiches Misten, ohne Zeichen von Schmerz. Dieselbe Gabe in Wasser aufgelöst wirkte auf dieselbe Weise bei einem andern Schafe in 23 Stunden. Es ist daher merkwürdig, dass nach seiner Angabe 2 Scrupel ($2^1/_2$ Grm.) dieses Mittels bei Schafen zuweilen gar nicht wirken. Von 4 Gramm hat derselbe das Purgiren niemals fehlen, aber auch keine widrigen Zufälle entstehen sehen; von 8 Gramm mit Honig eingegeben, starb dagegen ein Schaf in 9 Stunden. Viborg sah von 20 Gran (1,25) G.-G. in $^1/_2$ Pfd. Wasser aufgelöst, ein Schaf nach 48 Stunden purgiren. — Bei Schweinen wirken 4 Grm. G.-G. abführend, aber zuweilen auch brechenerregend. Viborg räth deshalb, es in mehreren kleinen Portionen einzugeben[5].

Diese ungleiche Wirkung ist, nach den Versuchen von Darasniewicz[6],

---

[1] Pharmacop. veter. p. 30.
[2] Matière médicale. p. 267.
[3] Compte rendu des travaux de l'école vét. de Lyon. Ann. 1817 Annal. de l'agricult. franç. Tome 70. p. 26
[4] Auserl. Beitr. z. Thierarzneik. 1. Stück Leipzig 1786. S. 184.
[5] Viborg, Anleit. z. Erziehung u Benutzung des Schweins. S. 80.
[6] Ueber Gummi-Gutt und Cambogiasäure. Dissert. inaugur. Dorpat 1858.

hauptsächlich von der Menge Fett und Galle im Darmkanal abhängig. Bei fettarmer Kost waren 20 Gran Cambogiasäure ohne Wirkung, wogegen 2--3 Gran in fettem Oel gelöst, heftig purgirten.

Ich sah bei zahlreichen, hierüber gemachten Versuchen Pferde von 15—30 Grm., Kühe von 30—45 Grm, Schafe von 60 Centigr. bis 1,25, Schweine von 2—4 Grm. und Hunde von 18 Centigr. bis 1,25 fast jedesmal purgiren, Schweine und Hunde aber auch häufig sich erbrechen. Letztere ertrugen (wie bei Orfila's Versuchen, 4—8 Grm. G.-G. ohne Nachtheil, wenn das Erbrechen nicht gehindert war; bei unterbundenem Schlunde starben sie aber von 8 Grm. in Zeit von 12—20 Stunden. Die Section zeigte dann Entzündung des Dickdarms.

Auf Wunden gebracht wirkt das G.-G stark reizend. Ein Hund starb nach der Anwendung von 8 Grm. des Mittels auf eine frische Wunde, die nur bis auf das Zellgewebe des Schenkels ging, binnen einigen Stunden.

§. 356.

Das Gummi-Gutti kann als Purgirmittel und zum Theil als Diureticum dienen, ist aber bisher nur bei wenigen Thierkrankheiten versucht worden; es ist theurer als die Aloë, reizt mehr als diese, und bei Pferden ist die purgirende Wirkung unsicher, bei Hunden dagegen sehr sicher. Das Mittel kann in allen Fällen, wo bei atonischen Zuständen vermehrte Ausleerungen, oder Ableitungen von anderen Organen nützlich sind, gebraucht werden. Besonders hat man es gegen Eingeweidewürmer und gegen wassersüchtige Zustände, daher auch gegen die Fäule und Egelkrankheit der Schafe (Daubenton) empfohlen. Ich habe es bei Pferden gegen Dummkoller, bei Hunden gegen Bandwurm, auch bei Leibesverstopfung, übermässiger Fettbildung, Flechten u. s. w. mit Erfolg gegeben. Bei gastrischen Krankheiten verdient aber die Aloë den Vorzug; entzündliche Reizung des Verdauungskanals verbietet den Gebrauch des G.-G. gänzlich.

Die Gabe ist nach den Andeutungen des §. 355 zu bestimmen. Anwendung in Pillen, Latwergen und in Auflösung mit Wasser, besser mit Seifenwasser, vielleicht auch in einem bittern Decoct. Hunden gebe ich in der Regel eine Pille aus 3—6 Gran (18—24 Centigr.) G.-G. mit ebenso viel Kalomel, und mit Honig q. s. zubereitet, und halte eine zweite solche Pille für den Fall, dass die erste ausgebrochen wird, in Bereitschaft. (30 Grm. 7 Sgr. 6 Pfg., grob pulv. 5 Sgr. 2 Pfg., fein pulv. 1 Grm. 5 Pfg.)

20) Ricinusöl, *Ol. Ricini, Ol. Palmae Christi, Ol. Castoris* (Castoröl).

Das fette Oel aus den Samenkernen des sogen. Wunderbaumes, Ricinus communis L., 21 Kl. 8. Ordn., Fam. der Euphorbiaceen, — einer in China, Ostindien und Afrika einheimischen, bei uns in Gärten gezogenen Pflanze.

§. 357.

Die Ricinussamen enthalten in ihrer äussern Schale ein geschmackloses Harz, Extractivstoff, Gummi und Holzfaser, — im Innern einen eiweiss- und stärkemehlhaltigen Kern und ein fettes Oel. Das Ricinusöl ist dickflüssig, farblos oder etwas gelblich, geruchlos, von mildem, hintennach etwas kratzendem Geschmack. Es ist in 1—2 Theilen höchst rectificirten Weingeist löslich; der Luft ausgesetzt wird es leicht ranzig, zähe und trocknet zuletzt ganz aus, zersetzt sich durch Alkalien in Ricinsäure, Ricinölsäure, Ricintalgsäure und Glycerin. Die drei Säuren sind sehr scharf, aber durch Fett- und Oelstoff in dem Oel eingehüllt und dadurch gemildert.

Das Ricinusöl wirkt auf die Schleimhaut des Verdauungskanals, insbesondere des Dickdarms specifisch reizend und hierdurch gelind purgirend, bei Hunden auch oft Erbrechen erregend. Die Wirkung ist jedoch bei den grossen Thieren unsicher und tritt nur nach grossen Gaben ein. Percivall gab einem Pferde des Morgens um 10 Uhr $1\frac{1}{2}$ Pfd. (circa 700 Grm.) dieses Mittels und setzte dann das Pferd zweimal in verschiedenen Zeiten in Bewegung Hierauf trat nach 7 Stunden Laxiren ein, welches den folgenden Tag fortdauerte und dann ohne weitere Folgen vorüberging Bei zwei anderen Pferden trat diese Wirkung nicht ein, wohl aber entstand bei dem einen davon Kolik (*The Veterinar.* 1845). — Bei dem Rindvieh verhält es sich ebenso. Schafe und Ziegen purgiren von 90 120 Grm., Schweine von 60--90 Grm., Hunde sicher von 15—60 Grm. Das Mittel ist wegen dieser grossen Gaben und mit Rücksicht auf seinen Apothekenpreis, fast nur bei den letztern beiden Thiergattungen brauchbar; es muss aber frisch und rein, unverfälscht sein, was es jedoch häufig nicht ist

Die Anzeigen zu seinem Gebrauch sind da vorhanden, wo man ausleeren will ohne die Verdauungseingeweide zu reizen (?), und auch da, wo in Folge von Trägheit und mangelhafter Absonderung in den Verdauungseingeweiden Verstopfung des Leibes und Kolikschmerzen bestehen, und wo feste, trockene Kothballen, Darmsteine, Würmer ausgeleert werden sollen, wie namentlich bei Verstopfung des Lösers der Wiederkäuer, — bei Entzündungen des Bauchfells, der Gebärmutter, der Nieren und Harnblase, oder wo man das Entstehen dieser Entzündungen befürchtet und es verhüten will, wie z. B. bei eingeklemmten Brüchen, nach Bruchoperationen und bei anderen Bauchwunden und dergl. Moiroud und Chambert haben das Oel auch bei dem sogenannten Magenkoller der Pferde mit Nutzen angewendet[1].

Die Gabe ist für Pferde und Rinder von 250 --1000 Grm.; einem Füllen mit hartnäckiger Verstopfung gab Schaak nur 64 Grm. mit gutem Erfolge[2]; für Schafe und Ziegen 64—150 Grm., für Schweine 30—90 Grm., und für Hunde 30 60 Grm.

Man giebt das Oel für sich allein oder auch in einem schleimigen Decoct, oder, kleinen Thieren, in einer Emulsion aus Gummi arabicum (4 Grm.) und Wasser (60 Grm.) zu 30 Grm. des Oels, in 24 Stunden einmal, höchstens zweimal

Anmerkung Die Ricinussamen (Wunderbaumsamen, grosse Purgirkörner, *Semina Ricini s Cataputiae majoris*) besitzen die purgirende und vomirende Wirkung des Ricinusöls in einem fast zehnfach stärkeren Grade und mit heftiger Reizung, bis zur Darmentzündung, so dass man sie zu den scharfen (drastischen) Purgirmitteln zählen muss. — Mehrere Pferde starben von 175 Grm dieser Samen, welche sie mit ihrem Hafer verzehrt hatten[3], und bei Hunden waren 6—12 Grm. tödtlich[4].

---

[1] Tabourin, Matière medicale. 2 Edit Tome II. p 296.
[2] Ebendaselbst.
[3] Pelletier, in den Annal. de la soc vétér du Finistère, 1841 p 48
[4] Orfila, Toxicologie. Tome II. p 117 5. Edit.

Man kann dennoch bei grossem Torpor der Verdauungseingeweide die Samen zu ungefähr 45—60 Grm. für Pferde und Rinder, 8—12 Grm. für Schweine und zu 1—2 Grm. für Hunde benutzen, jedoch nur in einer Emulsion mit der zwanzigfachen Menge Wassers und colirt. (Apothekenpreis: 30 Grm. 2 Sgr. Droguenpreis: 1 Pfd. 7 Sgr.)

21) Euphorbien- oder Wolfsmilch-Harz, *Euphorbium, Gummi s. Resina Euphorbiae.*

Der erhärtete Milchsaft aus den Zweigen verschiedener Euphorbienarten, besonders von Euphorbia officinarum L., 11. Kl. 3. Ordn. oder 21. Kl. 1. Ordn., Fam. d. Euphorbiaceen; — aus dem östlichen und westlichen Afrika

§. 358.

Das Euphorbium bildet erbsen- bis haselnussgrosse Stückchen von verschiedener Gestalt, schmutzig-gelblich aussehend, in der Kälte zerreiblich, das Pulver gelbgrau, ohne Geruch, von scharf-beissendem Geschmack, reizt heftig die Augen und die Nase, ist in Wasser und in Weingeist nur zum Theil löslich. Wirksame Bestandtheile sind ein scharfes Harz (über die Hälfte des Gewichts) und etwas ätherisches, scharfes Oel, nebenbei Wachs, Kali- und Kalksalze, Schleim und andere weniger wichtige Stoffe.

Es verursacht bei jeder Art der Anwendung an den betroffenen Stellen des Thierkörpers sehr heftige Reizung, jedoch ohne Blasenbildung, sondern mit papulösem Ausschlag, Entzündung, Ausschwitzung und Verschwärung; — bei innerlicher Anwendung auch heftiges Erbrechen, Purgiren, Leibschmerzen, und, nach etwas starken Gaben (d. i. bei Pferden nach 30—60 Grm. bei Hunden nach 4—12 Grm.) selbst den Tod. Ein Hund starb 39 Stunden nach dem Aufstreuen von 8 Grm. des pulverisirten Euphorbium auf eine Wunde am Schenkel. Bei der Section fand man die Entzündung von dem operirten Gliede bis zur fünften Brustrippe derselben Seite verbreitet; an der Wunde war kein Schorf entstanden und die inneren Organe waren nicht entzündet (Orfila, Toxicologie, Tome II. p. 102, 103).

Dieser heftigen Wirkung wegen wird das Euphorbium nur selten und nur äusserlich, bei denselben Krankheitszuständen und für dieselben Zwecke angewendet wie die Canthariden. Da es jedoch tiefer in die Haut einwirkt, die Haarzwiebeln mehr zerstört, und daher eher kahle Flecke hinterlässt als die Canthariden, so verdienen die letzteren fast immer, besonders aber bei feinen Pferden, den Vorzug vor ihm. Man benutzt es jetzt nur bei sehr hartnäckigen Uebeln, bei Thieren von gemeiner Raçe, und wo die Haut sehr dick und wenig empfindlich ist.

Die Anwendung geschieht mehrentheils in Salben, indem man das Euphorbium mit Fett oder mit einer Harzsalbe mengt, besonders aber als Zusatz zur Cantharidensalbe (4—8 Grm. fein pulv. Euphorbium zu 30 Grm. Salbe), um die reizende Wirkung derselben zu verstärken. Zu demselben Zwecke dient es auch als Bestandtheil in dem scharfen Pflaster (S. 267). Zuweilen benutzt man auch die aus 30 Grm. Euphorbiumpulver und 1 Pfd. Weingeist bereitete Euphorbium-Tinctur (*Tinctura Euphorbii*) zur Anwendung auf cariöse Geschwüre, oder zur Einreibung gegen Lähmung und Schwund, theils für sich allein, theils in Verbindung mit Canthariden-Tinctur, mit Terpenthinöl und dergl. — Ehemals wurde auch das pulv. Euphorbium zur Zerstörung der wuchernden Granulation und um die Abblätterung cariöser Knochen zu befördern, in Wunden und Geschwüre eingestreut; da aber hierbei oft sehr heftige Entzündung in den nahe liegenden gesunden Theilen entsteht, und da man zur Erreichung der bezeichneten Heilzwecke bessere Mittel hat, so wird es jetzt nicht mehr auf diese Weise gebraucht. (Grob pulv. 30,0 2 Sgr. 4 Pfg.; fein pulv. 3 Sgr. 2 Pfg.)

Anmerkung. Fast alle, und auch die in Deutschland wild wachsenden Species der Wolfsmilch (mit Ausnahme der süssen Wolfsmilch, *Euphorbia dulcis)* besitzen einen scharfen Stoff, der besonders in dem Milchsafte enthalten ist und der auf den Thierkörper ähnlich wirkt, wie das Euphorbiumharz. Diese Pflanzen werden von den Thieren höchst selten gefressen; sie erzeugen Aufblähen, Unruhe, Leibschmerzen, Diarrhöe und führen selbst den Tod herbei. — Orfila gab einem starken Hunde $^1/_2$ Pfd. ausgepressten Saft von der kreuzblätterigen Wolfsmilch *(Euphorbia Lathyris)* und unterband den Schlund; nach $^3/_4$ Stunden waren Neigung zum Erbrechen, 3 Darmentleerungen, Mattigkeit, — nach 27 Stunden convulsivische Bewegungen und nach 28 Stunden der Tod eingetreten. Beim Oeffnen fand man die Lungen livid, derb, mit Blut angefüllt, den Mastdarm hin und wieder geröthet, den übrigen Darm gesund. Ganz ähnlich wirkten bei einem andern Hunde 150 Grm. des Saftes von der Cypressen-Wolfsmilch *(Euphorb. Cyparissias)*. — Miguel sah von Stückchen der Wolfsmilchpflanzen jeder Species, wenn er sie in kleine Wunden unter die Haut legte, binnen wenigen Stunden heftige Anschwellung und dann Eiterung entstehen. Er benutzt daher die Stengel, nachdem die Haut abgeschabt, als Reizmittel in Fontanellen und Haarseilen ganz so, wie die schwarze Nieswurz. Die Stückchen dürfen nur 1—2 Tage liegen bleiben (Journ. de méd. vétérin. de Lyon. Tome XIV. p. 16).

Ehemals wurden die Samen der kreuzblätterigen Wolfsmilch unter dem Namen: Springkörner, Purgirkörner *(Semina Cataputiae minoris)* als Purgirmittel benutzt, sie sind aber ganz aus dem Gebrauch gekommen.

§. 359.

Zu den scharfen, aber jetzt nicht mehr gebräuchlichen und grösstentheils veralteten Arzneimitteln gehören noch folgende:

a) Die Kelleresel, Asseln, Kellerasseln *(Millipedes)*, ehedem als urintreibendes Mittel (60—100 Stück für ein Pferd) benutzt, bei wirklichen und bei blos angenommenen, auch äusserlich in die Vorhaut gebracht. — *b)* Die Eselsgurke, Eselskürbis *(Momordica Elaterium)*, von den alten griechischen und anderen Thierärzten als Purgirmittel gebraucht, aber nach Viborg's Versuchen (an Pferden) zu 1—$1^1/_2$ Pfd. gegeben, ganz ohne Wirksamkeit. — *c)* Die Haselwurzel *(Radix Asari)*, bitterlich-scharf, im frischen Zustande brechenerregend und purgirend, aber getrocknet und alt meistens wenig wirksam, ehemals (z. B. von Kersting) gegen Verschleimung und dergl. benutzt. In einem Falle, wo eine Kuh 90 Grm. in 2 Gaben erhalten hatte, war heftige Entzündung der Eingeweide eingetreten[1]. — *d)* Zwerghollunder, Attichkraut, Wurzel und Beeren *(Herba, Radix et Baccae Ebuli)*, ekelhaft bitter-scharf, brechenerregend, purgirend, urintreibend, daher gegen Wassersucht empfohlen. Auch der eingedickte Saft der Beeren *(Extract. Bacc. Ebuli)* ist hierzu empfohlen, in Gaben von 30—60 Grm. für die grossen Thiere. — *e)* Johanneskraut nebst Blumen *(Herba et Flores Hyperici)*, bitterlich balsamisch und etwas scharf, ehemals ein sehr gerühmtes Wundheilmittel, und ebenso das von ihm bereitete gekochte Johannesöl (*Oleum Hyperici coctum*). — *f)* Kreuzdornbeeren *(Baccae Rhamni cathartici s. Spinae cervinae)*, als Purgirmittel (z. B. bei Hunden zu 15 Grm. der frischen Beeren) ziemlich wirksam. In England ist auch der ein-

[1] Arch. Schweiz. Thierärzte. Bd. 4. S. 369.

gedickte Saft (das sogenannte Saftgrün) für diesen Zweck noch gebräuchlich. — *g)* Küchenschelle, das Kraut *(Herba Pulsatillae nigricantis)*, specifisch die Gangliennerven der Bauch- und Beckenhöhle erregend, scharf reizend, Entzündung, Erbrechen und Purgiren erzeugend, wird besonders gegen Augenkrankheiten (schwarzen Staar) und asthenische Entzündungen, von den Homöopathen gegen stinkende Durchfälle, chronische und unregelmässige Druse, chronischen Husten, katarrhalische Lungenentzündung, Entzündung der Gebärmutter, Zurückbleiben der Nachgeburt, Verhärtung der Hoden, Harnverhaltungen, Oedeme, hartnäckige Geschwüre und dergl. benutzt. — *h)* Mauerpfefferkraut, kleine Hauswurz *(Herba Sedi minoris)*, sehr reizend, brechenerregend, purgirend, urintreibend. — *i)* Sabadillsame *(Semen Sabadillae)*, vermöge eines eigenthümlichen Alkaloids *(Sabadillin)* scharf reizend, sehr ähnlich der weissen Nieswurz, früher zur Vertreibung des Ungeziefers benutzt, wirkt specifisch gegen dasselbe und gegen Milben, daher gegen Räude, — in Abkochung *(Sem. Sabad.)* 8 Grm. zu 150 Grm. *Colat.*, oder in Salben, z. B. *Pulv. Sem. Sabad.* 8 Grm. zu 60 Grm. *Sapo viridis.* — *k)* Seifenkraut, die Wurzel und das Kraut *(Radix et Herba Saponariae)*, schleimig, bitterlich-scharf, ehedem als auflösendes, speichelerregendes, urintreibendes Mittel benutzt. — *l)* Skammonium *(Scammonium)*, drastisch purgirend, jedoch nur in grösseren Gaben als man gewöhnlich vorschreibt. — *m)* Stephanskörner, Läusesamen *(Semen Staphisagriae)*, bitter, brennend-scharf, brechenerregend, ehemals gegen Ungeziefer häufig benutzt[1].

SIEBENTE KLASSE.

Betäubende oder narkotische Mittel. *(Medicamenta narcotica.)*

Begriff, Wirkung und Anwendung dieser Mittel im Allgemeinen.

§. 360.

Betäubende oder narkotische Mittel sind diejenigen, welche, bei der Anwendung in gehörig grosser Gabe, im thierischen Organismus die Functionen des Nervensystems, vorzüglich die Sensibilität vermindern, stören, selbst Betäubung (ἡ ναρκή, *Narcosis*) und Lähmung verursachen.

In dieser, die Thätigkeit des Nervensystems vermindernden und störenden Wirkung kommen aber die hierher gerechneten Arzneimittel nur im Allgemeinen überein; denn im Einzelnen zeigen sie hinsichtlich der besondern Art, der Richtung und Ausdehnung ihrer Wirksamkeit auf verschiedene Abtheilungen des Nervensystems eine grosse Verschiedenheit.

---

[1] Siehe: Michel und Ithen, Monatsschrift der Rindviehkunde. 2. Halbjahr. S. 97; — Arch. d. Schweiz. Thierärzte. B. V. S. 166; — Oekon. Neuigkeiten 1836. S. 209—216; — Henke, Zeitschrift der Staatsarzneikunde. Bd. 28. S. 283; — Lindenberg, Magaz. f. Th. 1845. S. 449.

§. 361.

Hinsichtlich der Bestandtheile ist zuerst zu bemerken: dass es einen gemeinschaftlichen, d. h. einen in allen narkotischen Mitteln gleichartigen betäubenden Stoff nicht giebt, und dass selbst die in den narkotischen Pflanzen enthaltenen Alkaloide, von denen der grösste Theil der Wirksamkeit abhängig ist, in jeder Pflanze specielle Eigenschaften besitzen. Da ausserdem die Alkaloide von fixer Natur sind, das narkotische Princip sich aber auch durch den betäubenden Geruch der meisten dieser Mittel, besonders in ihrem frischen Zustande, zu erkennen giebt, so ist es sehr wahrscheinlich, dass neben den Alkaloiden auch noch andere Bestandtheile zur Erzeugung der narkotischen Wirkung wesentlich beitragen.

§. 362.

Hinsichtlich der Verschiedenheit in der Art der Wirkung lehrt die genaue Beobachtung: dass nicht ein narkotisches Mittel dem andern völlig gleich wirkt, sondern dass jedes von ihnen eine specifische Wirkung erzeugt. Diese Eigenthümlichkeit in der Wirkung der einzelnen narkotischen Mittel wird vorzüglich dadurch bedingt, dass nicht ein jedes das ganze Nervensystem in einem gleichen Umfange afficirt, sondern dass die einzelnen Mittel zu einem begrenzten Theil dieses Systems eine besondere Beziehung haben und daselbst die Thätigkeit zuerst oder vorherrschend in specifischer Weise umstimmen, vermindern u. s. w.; so z. B. wirkt das Opium vorherrschend auf das grosse Gehirn und auf die Sinnesorgane, — die Tollkirsche auf die sogenannten Vierhügel und auf die Sehnerven und dann erst auf das Gehirn, — die Blausäure auf das verlängerte Mark, die Respirationsnerven und dann erst auf das ganze Gehirn und Rückenmark, — die Brechnuss auf das Rückenmark, — Digitalis auf die Herznerven, das verlängerte Mark und Gehirn u. s. w. Dabei erscheint die Wirkung bei manchen narkotischen Mitteln vorwaltend als Herabstimmung, selbst Lähmung der Thätigkeit, bei anderen aber als Krampf, als specielle Erregung und Verstimmung der Gehirn- und Sinnesthätigkeit. Ausserdem wird aber die Wirkung noch dadurch modificirt, dass sie bei mehreren narkotischen Mitteln rein auf das Nervensystem gerichtet, bei anderen aber zugleich mit örtlicher Reizung verschiedener Organe (namentlich der Lungen, des Herzens und des Verdauungskanals) verbunden ist. Nach den letztern Eigenschaften unterscheidet man die Mittel in rein narkotische, und in scharfe narkotische. — Es ist bemerkenswerth, dass bei den grossen Hausthieren die meisten narkotischen Mittel, wenn sie in grossen Gaben angewendet werden, auf die letztere Weise wirken, und dass sogar bei diesen Thieren die örtliche Reizung oft deutlicher hervortritt, als die narkotische Wirkung. — Auch örtlich wirken einige dieser Mittel, wie z. B. Blausäure, Belladonna, Bilsenkraut, Akonit, die Sensibilität herabstimmend, andere aber, wie Taback, Digitalis, bringen an der Anwendungsstelle eine Reizung hervor.

Die Verschiedenheit im Grade und in der Dauer der Wirkung der narkotischen Mittel, ist besonders von der Empfänglichkeit der einzelnen Thiere für das eine oder das andere Mittel, von der Grösse der Gabe und von dem Orte und von der Art der Anwendung abhängig. — 1) Der Grad der Empfänglichkeit der Thiere hat fast bei keinen anderen Mitteln einen so grossen Einfluss auf die Wirkung, als gerade bei den narkotischen; denn man sieht hier von einem und demselben Mittel, nach Verschiedenheit der Thiergattung, des Alters, der Gewohnheit, des Gesundheitszustandes u. s. w. die grössten Abweichungen erfolgen. Thiere von einer Gattung ertragen ein Mittel in sehr grossen Gaben, ohne bemerkbare Wirkung, während dasselbe Mittel bei Thieren von anderer Gattung sehr heftige Zufälle erregt (so z. B. soll das Bilsenkraut dem Schweine, Schierling den Ziegen unschädlich sein, den übrigen Thieren sind aber diese Mittel in grossen Gaben sehr nachtheilig). Doch sind über diesen Gegenstand noch nicht hinreichend sichere Beobachtungen gemacht, und man kann nur im Allgemeinen annehmen, dass die Wirkung der meisten narkotischen Mittel bei Pferden und bei Wiederkäuern verhältnissmässig schwächer, als bei Hunden und Katzen erfolgt. — Junge und sehr reizbare Individuen werden von diesen Mitteln stets viel heftiger ergriffen, als alte und torpide, und je öfter ein narkotisches Mittel bei einem Thiere angewendet worden ist, um desto mehr wird die Empfänglichkeit für dasselbe gemindert, und um desto schwächer erscheint nach und nach die Wirkung. — 2) Kleine Gaben der narkotischen Mittel verursachen gewöhnlich bei gesunden Thieren nur sehr geringe, oft kaum wahrnehmbare Erscheinungen in den Functionen der Centralorgane des Nervensystems; ist aber die Sensibilität krankhaft erhöht, so zeigen sie durch die erfolgende Herabstimmung derselben oft eine unverkennbare Wirksamkeit. — Selbst von mittelmässigen Gaben scheint bei gesunden Thieren die Thätigkeit des Nervensystems nicht viel zu leiden, und man bemerkt von ihnen gewöhnlich nur eine abnorme Erweiterung oder Unbeweglichkeit der Pupille, etwas Abstumpfung der Empfindlichkeit, zuweilen auch Trägheit oder Unregelmässigkeit bei der Bewegung. — Von grossen Gaben werden aber die Verrichtungen des Nervensystems sehr bemerkbar gestört, und zwar zuerst nach der Eigenthümlichkeit der einzelnen Mittel (wie oben angedeutet); im weitern Verlaufe verbreitet sich die Störung über einen grössern Theil, oder über das ganze Nervensystem, so dass oft der specifische Character der Wirkung verschwindet, namentlich wenn die Gabe übermässig gross war. Man bemerkt hiernach Erweiterung der Pupille, immer mehr zunehmende Abstumpfung der Sinne, Verlust der Empfindlichkeit, Zuckungen, Schwindel, Unvermögen zu gehen und zu stehen, zuweilen auch Raserei, Bewusstlosigkeit, Schlafsucht, Lähmung, und nach sehr grossen Gaben erfolgt auch der Tod, entweder schnell durch Schlagfluss oder auch langsam durch eine typhöse Entzündung innerer Organe. — 3) Unter gleichen übrigen Umständen erfolgt die Wirkung der narkotischen Mittel am schwächsten bei der Anwendung derselben auf die äussere Haut, viel stärker bei der Anwendung auf das subcutane Bindegewebe und überhaupt auf Wunden und in den Mastdarm, noch stärker und schneller bei der innerlichen Anwendung in dem Magen und Darmkanal, und am stärksten und schnellsten bei der Injection in die Blutadern. Von einzelnen dieser Mittel kann man bei den grossen Hausthieren fast nur auf die letztere Weise eine vollständige narkotische Wirkung erzeugen.

§. 363.

Die Wirkung der innerlich gegebenen narkotischen Mittel äussert sich bei den meisten nicht sogleich durch Symptome von verminderter Nerventhätigkeit, sondern es entsteht vielmehr nach der Anwendung zuerst eine Aufregung in dem Blutgefäss- und Nervensystem, nämlich schnellerer, oft auch mehr gespannter und mehr voller Puls, dunklere Röthung der Schleimhäute, Congestion des Blutes zu verschiedenen Organen, besonders auch zu denjenigen Theilen des Nervensystems, zu welchen die einzelnen Mittel eine specifische Beziehung haben, und etwas höhere Temperatur. Diese Erregung ist hinsichtlich des Characters, der Stärke und der Dauer nicht immer gleich; sie dauert gewöhnlich nur kurze Zeit, und vermindert sich bei oder nach dem Eintritte der Nervenzufälle wieder, so dass dann die Arterien selbst langsamer pulsiren, kleiner und weicher werden, als im normalen Zustande, und die Temperatur etwas sinkt. — Nach kleinen und mittelmässigen Gaben der narkotischen Mittel ist die Wirkung auf die Blutgefässe oft nur allein, oder wenigstens ohne auffallende Störungen im Nervensystem, zu bemerken. — Ausser diesen Wirkungen bringen die narkotischen Mittel auch eine Veränderung des Blutes hervor; dasselbe wird dunkler und dünnflüssiger (nur bei Blausäure wird es heller); und durch kleine Gaben von einigen dieser Mittel wird bei kranken Thieren die Verdauung erregt, und von den meisten werden die Absonderungen vermindert (ausgenommen von Digitalis und Taback).

§. 364.

Bei der Section der Thiere, welche nach zu grossen Gaben narkotischer Mittel gestorben sind, findet man zwar nicht immer constante pathologische Veränderungen, aber mehrentheils sind doch das grosse und kleine Gehirn, das Rückenmark und selbst die Nervenscheiden blutreicher, als im normalen Zustande; besonders sind die Venen sehr voll von Blut; das letztere ist (ausgenommen bei Blausäure) dunkel, oft selbst in den Arterien schwarz, und mehrentheils dünnflüssig, nach manchen Mitteln mehrentheils ungleichmässig geronnen. An den Brust- und Baucheingeweiden findet sich nach schnell eingetretenem Tode gewöhnlich keine bedeutende Veränderung; aber nach langsamem Verlauf der tödtlichen Wirkung sieht man, besonders von den scharfen narkotischen Mitteln, an diesen Organen fast immer Spuren von Entzündung und Blutextravasate, — ähnlich wie von der Wirkung der scharfen Mittel.

§. 365.

Eine physiologische Erklärung über das Entstehen der narkotischen Wirkung ist nicht zu geben. Jedoch geht aus dem Gange und der Art der Erscheinungen an lebenden, und aus den pathologischen Veränderungen in den Cadavern der nach zu grossen Gaben der narkotischen Mittel gestorbenen Thiere hervor: *a)* dass die wirksamen Bestandtheile resorbirt werden und mit dem Blute [1] zu den Centraltheilen des Nervensystems und zu den einzelnen Nerven gelangen und hier grösstentheils durch directe Einwirkung der narkotischen Stoffe ihre Wirkung erzeugen [2]; *b)* dass aber auch von den narkotischen Mitteln das Blut und die Herzthätigkeit aufgeregt, hierbei, besonders in den ihnen entsprechenden Theilen des Nervensystems, starke Anfüllung, selbst Ueberfüllung der Blutgefässe (Orgasmus des Blutes) bewirkt und hierdurch ein zu starker, ungewohnter und ungleicher Druck auf das

[1] Man hat im Blute Blausäure, in der Leber Nicotin und Coniin, im Urin auch Coniin wieder erkannt.

[2] Strychnin auf das entblösste Rückenmark eines Frosches gebracht, erzeugt Tetanus ganz so wie bei der innerlichen Anwendung.

Gehirn, oder auf das Rückenmark u. s. w. verursacht wird; *c)* dass das Blut auch chemisch umgewandelt, mit Kohlenstoff überladen wird, und dadurch umändernd und betäubend auf das Gehirn und die übrigen Theile des Nervensystems wirkt, — und *d)* dass dann in Folge dieses Druckes die freien Aeusserungen der Nervenkraft noch mehr vermindert, die Zufälle der Betäubung, der Lähmung u. s. w. aber stärker und anhaltender werden.

In dem sub *d)* erwähnten Umstande verhält sich die Entstehung der narkotischen Wirkung sehr ähnlich der Entstehung der Betäubung von zu grossen Gaben des Kamphers und der spirituösen Mittel (§§. 239, 282) und besonders dem Aether und Chloroform (§§. 295, 301); aber der primäre Zustand der Wirkung bedingt bei diesen verschiedenen Mitteln doch einen grossen Unterschied.

§. 366.

Die Anwendung der narkotischen Mittel ist in der Praxis eine vielseitige, wenngleich nicht immer eine rationelle, sondern oft ganz empirische, symptomatische; und sie sind häufig nur Palliativmittel. Indicirt sind sie im Allgemeinen bei denjenigen Krankheiten, bei welchen die Nerventhätigkeit einseitig, d. h. über die Thätigkeit im Blutgefässsystem zu sehr erhöht ist, und besonders wo übermässige Empfindlichkeit (Schmerz), und Unregelmässigkeiten in der Bewegung (Zuckungen, Krämpfe, Schwindel) bestehen. Wo Schmerzen oder Krämpfe in Congestionen oder in activer (synochöser) Entzündung des Gehirns, des Rückenmarkes und anderer nervenreicher Gebilde, oder in chronischen Reizungen und in Verletzungen derselben begründet sind, passen diese Mittel nicht. Dagegen benutzt man sie häufig mit dem besten Erfolge bei den sogenannten erethischen Entzündungen, wenn dieselben übrigens einen asthenischen Character haben, und kein Orgasmus im Blute besteht. Einzelne dieser Mittel werden auch bei den Uebergängen und Folgen von heftigen Entzündungen (z. B. die Digitalis bei acuter Brustwassersucht, Bauchwassersucht, Dummkoller und dergl.), — andere auch bei Krankheiten der Verdauungseingeweide, der Ab- und Aussonderungsorgane, angewendet (z. B. Opium, Krähenaugen bei Durchfall, bei Milchfehlern die Belladonna). — Bei der Anwendung dieser Mittel müssen jedoch stets die verschiedenen specifischen Eigenschaften derselben berücksichtigt werden.

§. 367.

Bei acuten Entzündungen, bei heftigem Entzündungsfieber, überhaupt bei Orgasmus und bei Congestionen des Blutes zu inneren Organen, bei der wahren Erschöpfungsschwäche, bei Typhus und fauliger Zersetzung der Säfte, dürfen diese Mittel nicht angewendet werden.

§. 368.

Die Gabe und die Art der Anwendung ist bei den einzelnen narkotischen Mitteln nach ihren Eigenschaften, nach Verschiedenheit des Heilzwecks u. s. w. sehr verschieden, und es lässt sich daher im Allgemeinen nur bemerken: 1) dass in der Regel mässige Gaben zur Erreichung des Heilzweckes hinreichend sind, und dass man daher innerlich niemals solche Gaben reicht, welche Betäubung und die höheren Grade der Wirkung herbeiführen; — 2) dass man, wenn der Gebrauch dieser Mittel durch längere Zeit nöthig ist, allmälig die Gaben verstärkt und dann zuweilen durch einen oder mehrere Tage die Anwendung aussetzt, weil sich bei dem anhaltenden Gebrauch eines narkotischen Mittels die Empfänglichkeit des Organismus für dasselbe sehr vermindert.

1) Mohnsaft, Opium, *Opium s. Meconium.*

Der aus Einschnitten in unreife Mohnköpfe in südlichen Ländern (Klein-Asien, Aegypten u. s. w.) gewonnene, an der Luft getrocknete Saft von Papaver somniferum L., 13. Kl. 1. Ordn., Fam. der Papaveraceen.

§. 369.

Das Opium kommt im Handel zu uns in kuchenförmigen Massen, die äusserlich hart, braun, innerlich weicher, aus Körnchen (Thränen) zusammengesetzt und gelb sind; der Geruch ist betäubend, der Geschmack bitter. Das Opium wird beim Kneten mit den Fingern weicher, es enthält noch Feuchtigkeit und muss deshalb zum Pulverisiren bei gelinder Wärme (30 °C.) getrocknet werden; es ist in Wasser und ebenso in Weingeist nur zum Theil, am meisten in verdünntem Weingeist und in süssen Weinen löslich.

Die chemische Analyse hat im Opium mehrere alkaloidische Stoffe, eine eigenthümliche Säure und einige indifferente Substanzen als Bestandtheile ergeben[1], nämlich:

1) Morphin oder Morphium, ein Alkaloid, krystallisirt in rhombischen, farblosen Prismen, ist in kaltem Wasser, in Aether und Chloroform kaum löslich, in warmem Wasser nur vorübergehend, aber in Weingeist (40 Th.) vollständig lösbar. Mit Säuren bildet es Salze. Es ist der wirksamste Bestandtheil, aber bald mehr bald weniger reichlich (3—15 Proc.) vorhanden. Gutes Opium soll mindestens 10 Proc. enthalten.

2) Narcotin oder Opian, ein Alkaloid, krystallisirt in feinen Schuppen oder Nadeln, löst sich in Wasser schwer (in 7000 Th.), in 300 Th. Weingeist, und in Aether und Chloroform leicht. Es macht mit Säuren Salze, die sehr schwer krystallisiren.

3) Thebaïn, Paramorphin, Alkaloid, in schneeweissen Blättchen, löst sich in Wasser (200 Th.) schwer, aber leicht in Weingeist und Aether, wird durch Schwefelsäure blutroth gefärbt.

4) Codeïn, Alkaloid, löslich in 8 Th. Wasser, auch leicht in Aether in Weingeist und Aetzammoniak.

5) Narceïn, Alkaloid, krystallisirt in weissen, seidenglänzenden feinen Nadeln, ist nicht in kaltem Wasser, auch nicht in Aether löslich, wohl aber in Weingeist oder bei Zuthun einiger Tropfen Kalilauge.

6) Papaverin, schwach alkalisch, macht weisse spitzige Krystalle, in Wasser kaum löslich, wohl aber bei Zusatz einiger Tropfen Salzsäure, macht mit Säuren Salze.

7) Meconsäure, sie bildet silberglänzende Schuppen, ist in Wasser und Weingeist löslich, zersetzt sich beim Kochen.

Die übrigen Stoffe, wie Pseudomorphin, Porphyroxin, Opianin, Metamorphin, Meconin, Kautschuk, Harz, Gummi u. s. w. erscheinen für die Wirksamkeit des Opiums von untergeordneter Bedeutung.

---

[1] Hauptsächlich nach Mulder (Pharmac. Centr.-Blatt 1837. Nr. 36), zum Theil nach Wiggers, Merk, Wittstein u. A.

§. 370.

Diese Bestandtheile finden sich in den verschiedenen Sorten des Opiums, je nach dem Klima, der Zeit und Art der Gewinnung u. s. w., in verschiedener Quantität, und es wird hierdurch die Stärke und die Art der Wirkung des Mittels oft etwas modificirt. Je reicher an Morphium, um so stärker wirkt das Opium die Functionen des Sensoriums und des ganzen Nervensystems umstimmend, besonders die Sensibilität vermindernd, und grosse Gaben führen auch Schlafsucht herbei. Die Wirkungen erstrecken sich jedoch auch auf das Blutgefässsystem, auf die Verdauungs- und Absonderungsorgane, besonders auf die Hautausdünstung, und sie sind nach der Verschiedenheit der Thiergattung, der Grösse der Gabe, der Art der Anwendung u. s. w. etwas verschieden.

Auf der unverletzten Haut erzeugt das Opium keine deutlich erkennbare Wirkung; in Wunden und Geschwüren macht es zuerst etwas Erregung (Gefühl von Jucken, Röthung und vermehrte Wärme); aber nach kurzer Zeit zeigt sich die Empfindlichkeit ein wenig vermindert, ein etwa vorhandener Schmerz gemildert. Diese Wirkungen sind jedoch von mässigen Gaben nur in einem sehr geringen Grade bemerkbar. Sehr grosse Gaben erzeugen aber ausserdem noch Schwäche der Muskeln, selbst Convulsionen und den Tod. Letzterer erfolgte bei einem Hunde von $2^1/_2$ Drachmen (10 Grm.) Opium-Extract, welches in Wasser gelöst in eine Wunde am Schenkel applicirt worden war, nach 45 Minuten, und in einem anderen Falle von ähnlicher Application einer halben Drachme (2 Grm.) nach $5^1/_2$ Stunden (Orfila, Toxicologie). Diese Länge der Zeit beweist: dass die Wirkungen des Opiums hauptsächlich durch Resorption und nur wenig durch directe Einwirkung auf die Nerven erfolgen.

Innerlich gegeben, hat man bei gesunden Pferden von 1 Drachme (4 Grm.) Opium oft gar keine Wirkung, zuweilen aber Trockenheit im Maule, volleren, härteren Puls, und vermehrten Appetit wahrgenommen. Nach 2—4 Drachmen (8—16 Grm.) des Mittels fand man diese Erscheinungen deutlicher; auch wurden die Thiere etwa 1 Stunde nach dem Eingeben munterer, der Blick zuweilen wild und stier; die Pulse wurden bei manchen Pferden in dieser Zeit um 3—10 in einer Minute vermehrt und voller, dann aber wieder vermindert, später auch klein und schwach; nach 2—3 Stunden wurde die Pupille etwas erweitert; die erhöhete Munterkeit verlor sich nach 4—6 Stunden, und es traten später keine anderen Zufälle ein, als dass in den nächsten 24—36 Stunden der Koth härter und der Urin reichlicher als sonst abging. Bei manchen Pferden wurde auch die Hautausdünstung vermehrt. — Vitet (a. a. O. S. 133) will selbst von Gaben bis zu 2 Unzen (60 Grm.) keine anderen Wirkungen gesehen haben; ich habe jedoch bei mehreren Pferden nach dem Eingeben einer Unze (30 Grm.) Opium in 1 Pfund heissem Wasser aufgelöst, ausser den und nach den Zufällen der Erregung, welche schon nach $^1/_2$ Stunde eintraten und nur gegen $1^1/_2$ Stunde dauerten, auch noch sehr verminderte Empfindlichkeit, grosse Erweiterung der Pupille, tiefes Herabhängen des Kopfes, Verlust des Appetites, schwankenden, stolpernden Gang, Drängen nach vorwärts, langsameren Puls als vor dem Versuch, und Verzögerung der Darmexcretionen erfolgen sehen. Diese Wirkung dauerte über 12 Stunden und die Pferde zeigten sich selbst am folgenden Tage noch etwas matt. Von $2^1/_2$ Unzen (75 Grm.) starb ein Pferd nach 20

Stunden, nachdem ganz dieselben Zufälle vorausgegangen waren, unter heftigen Krämpfen. Dagegen ertrugen allerdings mehrere Pferde $^1/_2$—1 ganze Unze dieses Mittels, ohne dass diese starke Wirkung eintrat.

Bei Wiederkäuern zeigt das Opium noch geringere narkotische Wirksamkeit als bei Pferden. Ich gab es Kühen bis zu 1 Unze (30 Grm.), Schafen bis zu $^1/_2$ Unze (15 Grm.) und bemerkte darauf blos Trockenheit des Maules, volleren, nicht schnelleren Puls, grössere Wärme der Haut, Auftreibung des Leibes, grössere Consistenz des Mistes, träge Ausleerung desselben, und mässige Verminderung der Milch erfolgen. Gilbert (*Annal. de l'Agric. franç. Tome* 70) gab einer dreijährigen Kuh 1 Unze Opium in 2 Pinten Wasser, und bemerkte nur geringe Wirkung; aber ein zweijähriges Schaf, dem er 4 Drachmen (15 Grm.) Opium in einer Latwerge eingegeben hatte, starb nach 17 Tagen und nachdem das Thier blos etwas Ekel gezeigt hatte. Vitet gab dagegen einem Hammel 1 Unze (30 Grm.) Opium in Wein aufgelöst mit dem unbedeutenden Erfolge, dass das Thier mehr Heu frass, als es in gesunden Tagen zu fressen pflegte.

Schweine werden, wenn man ihnen das Opium zu 1—2 Drachmen eingiebt, zuerst munterer, nachher matt und schläfrig; ihre Augen werden röther, die Haut heiss, der Koth geht seltener und trockener ab (Viborg, Anleit. z. Erzieh. u. Benutz. d. Schweins).

Bei Hunden ist es oft schwer, zu bestimmten Resultaten über die Wirksamkeit dieses Mittels zu gelangen, weil ihr Magen eine ausserordentliche Empfindlichkeit gegen dasselbe zeigt, und es gewöhnlich bald nach dem Eingeben wieder ausgebrochen wird; giebt man aber bald nach dem Erbrechen eine zweite Gabe, so wird diese mehrentheils ertragen. Manche Hunde erbrechen sich fast augenblicklich, andere erst 1—5 Stunden nach dem Eingeben des Opiums. Von 5—10 Gran (30—60 Centigr.) dieses Mittels, in Pillen eingegeben, sah ich sehr selten eine deutliche Wirkung; Charvet[1] hat dagegen von 30 Centigr. Opiumextract, nach Verlauf von 30 Min., Traurigkeit, Mattigkeit, Zittern der Glieder, häufige Herzschläge, — nach 2 Stunden Zittern des ganzen Körpers, schwankenden Gang, — später starke und langsame Herzschläge, langsame Respiration, Steifheit der Gliedmaassen und Betäubung, aus welcher aber der Hund durch das mindeste Geräusch erweckt werden konnte, entstehen sehen. Die Wirkung dauerte gegen 10 Stunden, worauf das Thier wieder völlig munter wurde. Selbst von 20 Gran bis zu 1 Drachme (1,25—4,0) Opium in einer Gabe sah ich (mit Schubarth[2] übereinstimmend) bei manchen Hunden nur sehr geringe, bei anderen aber ziemlich starke Wirkung, deren Zufälle den eben beschriebenen ganz ähnlich waren, erfolgen; bei mehreren verlor sich auch durch 2—4 Stunden das Gefühl gänzlich, so dass die Thiere von Nadelstichen nicht die geringste Empfindung zeigten; die Pupillen wurden erweitert, der Gang taumelnd, und die Hinterfüsse fast immer, aber bald mehr, bald weniger gelähmt; die meisten Hunde lagen während der Wirkung viel auf dem Bauche und hatten Neigung zu schlafen; völlige Betäubung war damit nicht verbunden, denn man konnte die Thiere ohne grosse Mühe aus dem Schlaf erwecken. —

[1] Die Wirkung des Opiums und seiner constituirenden Bestandtheile auf die thier. Oekonomie. A. d. Franz. Leipzig 1827. S. 42.

[2] Beiträge zur nähern Kenntniss der Wirkungsart der Arzneimittel und Gifte. — in Horn's Archiv 1823.

8—12 Grm. Opium oder wässeriges Opiumextract erregten ähnliche Zufälle im hohen Grade, Convulsionen, auch wirkliche Betäubung, Lähmung des Hintertheils und den Tod. — Die Zeit, in welcher die Symptome eintraten, war bei den einzelnen Versuchen sehr verschieden: zuweilen bemerkte man nach 5 Minuten schon die beginnende Wirkung (besonders wenn die Anwendung in flüssiger Form geschah), in anderen Fällen gingen 2—3 Stunden vorüber, ohne dass eine deutliche Spur der Wirkung sich zeigte. Ebenso war die Dauer der letztern sehr verschieden, von 3—15 Stunden ausgedehnt.

Die durch 1—2 Tage fortgesetzte Anwendung mässiger Gaben des Mittels erzeugt bei allen Thieren Trockenheit im Maule, etwas Auftreibung des Leibes und Verstopfung desselben. Dies deutet eine auffallende Verminderung in der Absonderung der Schleimhäute und in der peristaltischen Bewegung an. In die Ausscheidungssäfte geht das Opium (und Morphium) wenig über. In dem Harn konnte man Morphium erst nach langem Gebrauch des Mittels entdecken; die Milch von Ziegen zeigte nach dreiwöchentlicher Fütterung mit Opium und Morphium keine Wirkung auf Kaninchen (Lewald).

Eine wässerige Auflösung von 4 Grm. des Opiums in den Mastdarm gespritzt, scheint, nach Orfila's Versuchen[1] an Hunden, viel kräftiger zu wirken, als bei innerlicher Anwendung; Pferden brachte ich auf diese Weise eine halbe bis ganze Unze des Mittels bei, ohne dass hierauf eine merkliche Wirkung entstand.

Einspritzungen einer Auflösung von 2—8 Grm. Opium oder Opiumextract in 30—120 Grm. Wasser in die Drosselvene eines Pferdes, verursachen nach wenigen Minuten härteren, vollen, schnellen Puls, munteren Blick, dunklere Röthung der Schleimhäute, öfteres Wiehern mit heller Stimme, Scharren mit den Füssen, angestrengteres Athmen, grössere Wärme der Haut; nach 8—12 Minuten Verminderung der Zahl der Pulse und der Athemzüge, Erweiterung der Pupille, stieren, selbst etwas wilden Blick, schwankenden Gang, Taumeln, Niederstürzen; zuweilen verschwindet nach 20—40 Minuten das Vermögen zu sehen, und die Thiere laufen mit dem Kopfe gegen Wände und dergl.; auch drängen sie dann beständig vorwärts und benehmen sich ähnlich wie bei dem Dummkoller; manche Pferde sind durch 1—2 Stunden völlig unempfindlich und bewusstlos, bei anderen zeigt sich aber die Wirkung nicht in diesem hohen Grade. Die Excretionen des Kothes und des Urins erfolgen in der ersten Zeit seltener als sonst, aber später, d. h. nach 4—8 Stunden tritt oft sehr reichliches Uriniren ein und zuweilen folgt auch Schweiss. Die Dauer der ganzen Wirkung ist sehr verschieden, von 4 bis auf 12 und mehrere Stunden ausgedehnt, und in einigen Fällen bemerkte man noch am zweiten Tage eine Schwäche der Gliedmaassen. — Tabourin sah nach wiederholter Injection einer Auflösung des Opiumextractes bei einem Pferde eine tödtliche Indigestion entstehen.

Bei Hunden entstanden nach der Infusion von 18—30 Centigr. Opium, welches in 12—20 Gramm Wasser gelöst war, ganz ähnliche, aber mehrentheils stärkere Zufälle wie bei Pferden; besonders ist die Abgestumpftheit, die Neigung zu schlafen, und die lähmungsartige Schwäche der Hinterfüsse immer sehr deutlich wahrzunehmen. Die Wirkung tritt fast

[1] Toxicologie. Bd. 2 S. 150.

augenblicklich ein, dauert 2—6 Stunden und geht mehrentheils in völlige Gesundheit über; nach einer Infusion von 8—10 Gran Opium erfolgt aber gewöhnlich der Tod, jedoch zuweilen erst nach 24 Stunden (bei Orfila's Versuchen einmal sogar erst nach 8 Tagen).

Im Cadaver der, von zu grossen Gaben des Opiums gestorbenen Thiere findet man die Blutleiter, die Venen der weichen Hirnhaut, des Gehirns und des Rückenmarkes voll von schwarzem Blut, — die Lungen blassroth und knisternd, aber mit schwarzen, derben Flecken versehen, — das Herz mit schwarzem Blut erfüllt, — den Magen oft mit Futter angefüllt, oft leer, oder eine bräunliche, nach Opium riechende Flüssigkeit enthaltend, an seiner innern Fläche gewöhnlich blass, oft mit einer Schicht von grauem Schleim bedeckt, den Darmkanal ohne Entzündung, die Harnblase mit Urin erfüllt.

§. 371.

Die Anwendung des Opiums als Heilmittel gegen Krankheiten der Thiere ist durch gültige Erfahrungen noch nicht so begründet, dass man durchaus bestimmte Regeln dafür angeben könnte; man muss sich daher in der Hauptsache hierbei an die, im §. 367 im Allgemeinen bezeichneten Anzeigen und Gegenanzeigen halten, mit Rücksicht auf die Eigenthümlichkeiten der Wirkung dieses Mittels. Manche Thierärzte haben das Opium für unwirksam in Thierkrankheiten erklärt, weil es von gesunden Thieren in so grossen Gaben ertragen wird, ohne dass es Schlaf macht; sie sind aber im grossen Irrthum. Denn Beobachtungen an kranken Thieren beweisen: dass hier das Opium in viel geringerer Dosis wirkt und dass es bei nervöserethischen Krankheiten, wo also gesteigerte Empfindlichkeit, Reizbarkeit und Beweglichkeit ohne primäre Aufregung des Gefässsystems besteht, namentlich bei Schmerz und bei Krämpfen mit diesem Character, bei nervöser, nicht mit Congestion oder Orgasmus verbundener Unruhe, Aufregung und Schlaflosigkeit, bei örtlicher nervöser Reizbarkeit in den Augen, in den Schleimhäuten u. s. w., besonders wenn sie mit beständigem Reiz zum Husten, mit zu reichlichen, wässerigen und anderen Absonderungen und mit zu schneller peristaltischer Bewegung, daher mit Diarrhöe, mit starkem Drängen zur Koth- und Urinentleerung, mit Erbrechen und dergl. verbunden ist, ein ganz vortreffliches Beruhigungs-, Linderungs- und Heilmittel. Ebenso ist es, vermöge seiner Eigenschaft: die Blutthätigkeit zu erhöhen, zu erhitzen, Hautkrampf zu beseitigen, ein diaphoretisches Mittel, welches bei frisch entstandenen Rheumatismen sich oft sehr nützlich gezeigt hat. Im Besondern ist über die Krankheiten, in denen es angewendet wurde, Folgendes zu bemerken:

1) Bei Schmerzen. Schmerz ist Symptom sehr verschiedener Krankheitszustände, im Allgemeinen aber dadurch bedingt, dass *a)* die Empfindlichkeit eines Theiles allein bis zum Uebermaass erhöht ist, oder *b)* dass zugleich eine Blutreizung oder Entzündung in ihm Statt findet, — oder *c)* dass zugleich mechanische Reizungen bestehen. Nur bei Schmerzen der erstern Art vermag das Opium etwas zu leisten; bei denen der zweiten ist es oft zweifelhaft und bei denen der dritten Art bleibt es ohne günstigen Erfolg und zuweilen wirkt es sogar entgegengesetzt, mehr reizend.

2) Bei dem Starrkrampf der Pferde, Schweine und Hunde habe ich das Opium oft versucht, aber nur dann nützlich befunden, wenn die Krankheit

als reines Nervenleiden bestand, und wenn noch kein Fieber und kein Schweiss eingetreten war. Laubender[1] empfahl es hierbei nach der sogenannten Stütz'schen Methode, abwechselnd mit *Kali carbon.* zu gebrauchen und zwar so, dass man einem Pferde zuerst 1 Scrupel (1,25) kohlensaures Kali, in der folgenden Stunde 1 Scrupel Opiumtinctur, in der dritten Stunde $1\frac{1}{4}$ Scrupel (1,50) Kali, in der vierten Stunde ebenso viel Opiumtinctur, in der fünften Stunde $1\frac{1}{2}$ Scrupel (2,0) Kali und in der sechsten Stunde ebenso viel Opiumtinctur giebt, — die folgenden Gaben aber in demselben Verhältniss vermindert und also in der zehnten Stunde wieder nur 1 Scrupel von der Tinctur, mit Kamillen-Infusum anwendet. Dabei müssen Bäder oder wenigstens Waschungen von warmer Kalilauge gemacht werden. — Die bezeichneten Gaben sind zu klein; ich habe aber von dieser Methode, selbst wenn ich die Gaben verdoppelte, keinen so ausgezeichneten Erfolg gesehen, wie Laubender. Zuweilen schien die Verbindung des Opiumpulvers mit Stinkasant, mit Hirschhornöl und bei Hartleibigkeit auch mit Glaubersalz nützlich zu sein.

3) Bei clonischen Krämpfen mit zu grosser Empfindlichkeit, namentlich bei heftiger Krampfkolik (besonders wenn sie aus Erkältung entstanden ist), bei krampfhafter Harnverhaltung, bei Zuckungen und Convulsionen, z. B bei der Staupe der Hunde und dergl. Bei der bezeichneten Kolik der Pferde habe ich die heilsame Wirkung des Opiums sehr oft, wo die Heftigkeit der Zufälle allen anderen Mitteln hartnäckig widerstand, ganz unverkennbar eintreten sehen. Bei Darmentzündung, bei Ueberfütterungs- und bei Verstopfungskolik ist aber von dem Opium kein Nutzen zu erwarten. Ich gebe es bei jenen krampfhaften Zuständen mehrentheils mit aromatischen Mitteln, namentlich bei Krampfkolik mit Kamillenbrühe, oder auch, wenn die Ausleerungen anhaltend unterdrückt sind, in einer schleimigen oder schleimig-fetten Flüssigkeit.

4) Gegen den Schwindel und die Epilepsie der Pferde ist Opium (auch Hyoscyamus und Belladonna) von specifischer Wirksamkeit, wenn das Uebel nicht offenbar mit Blutandrang zum Gehirn verbunden ist. Die Stärke und das volle Aussehen des Körpers entscheidet hierüber nichts, sondern nur die Beschaffenheit des Pulses, die Fülle oder die Leere der Venen am Kopfe und die Farbe der Schleimhäute an demselben zur Zeit des Paroxysmus. Man giebt hier das Opium am besten mit Baldrian, Hirschhornöl, Hirschhornsalz, Kampher u. a. erregenden Mitteln.

5) Gegen asthenische, sehr schmerzhafte Lungenentzündungen. Das Opium scheint hier besonders dann nützlich zu sein, wenn durch vorausgegangene Blutentziehungen und kühlende Salze die eigentliche Phlogosis des Blutes in der Hauptsache beseitigt ist, die zu grosse Reizbarkeit der kranken Theile aber noch fortbesteht. Es wird hierbei, je nach den übrigen Zufällen, mit Bleizucker, Digitalis, Brechweinstein, Calomel und dergl. angewendet.

6) Bei schmerzhaftem und krampfhaftem Husten, welcher nicht durch Entzündung bedingt ist. Hier leistet es gute Dienste in Verbindung mit Schleim, Brechweinstein, Salmiak, Schwefel und dergl. Mitteln.

7) Bei Ruhr und anderen heftigen Durchfällen, auch wenn dieselben durch zu grosse Gaben von Abführungsmitteln entstanden sind, hauptsächlich

[1] Theoret.-prakt. Handb. d. Thierheilk. 1. Bd.

aber, wenn hierbei der oben bezeichnete Character der **nervösen** Reizbarkeit besteht, ist das Opium eins der wirksamsten Mittel, und wird theils für sich allein, theils in Verbindung mit schleimigen, oder mit bitteren, selbst mit aromatischen Mitteln, mit Rhabarber und dergl., je nachdem der Grad der Reizbarkeit und der Schwäche es verlangt, innerlich und in Clystiren angewendet.

8) Bei geschwächten Verdauungseingeweiden und bei daher verminderter Fresslust hat es **Rysz** empfohlen; — hier leisten aber andere Mittel stets bessere Dienste.

9) Bei der Gelbsucht der Schweine empfiehlt **Viborg**[1] das Opium in Verbindung mit Salmiak, mit bitteren Mitteln und mit weisser Seife in einer Mehlpille; — es ist aber hier durch Salze (Weinstein, Glaubersalz), mit bitteren Mitteln, und vorzüglich durch die Aloë zu ersetzen.

10) Beim Vorfall des Mastdarms der Schweine, wenn der herausgetretene Theil sehr roth und schmerzhaft ist, soll man, ebenfalls nach **Viborg**, 1 Drachme (4,0) Opium in 1/2 Pfund (250,0) Oel aufgelöst, auf einmal eingeben. Auch hier giebt es bessere Mittel zur Heilung des Vorfalles, aber das Opium vermindert den Reiz zum Drängen und wird dadurch nützlich.

11) Gegen das Verwerfen der trächtigen Sauen, wenn dieselben sehr mager und schwächlich sind, empfahl **Viborg** bei den ersten Erscheinungen 1/2 Drachme (2,0) Opium auf solches Futter zu geben, welches sie gerne fressen (damit die mit dem Eingeben verbundene Anstrengung vermieden werde).

12) Gegen den Milzbrand wollen es **Ithen**[2], **Laubender** u. A. mit Nutzen gebraucht haben, es ist aber hier ganz unpassend, und gewiss ist es durch bessere Mittel zu ersetzen.

Aeusserlich wendet man das Opium an:

1) Bei dem Wundstarrkrampf, zum Verbinden der Wunden, — entweder eine concentrirte wässerige Auflösung (4 Grm. Opium auf 30—45 Grm. lauwarmes Wasser), oder eine Verbindung mit einem milden Oel (in denselben Verhältnissen), — seltener die Tinctur. Die Erfahrungen über den Nutzen stehen noch nicht fest.

2) Gegen schmerzhafte (erethische) Augenentzündungen asthenischer Art, besonders wenn schmerzhafte Geschwüre auf der Hornhaut bestehen. Desgleichen bei inneren Augenentzündungen der bezeichneten Art, und wenn Blut oder ausgeschwitzter Faserstoff in die vordere Augenkammer ergossen ist. — Man wendet bei diesen Zuständen in der ersten Zeit mehrentheils das Opium in Verbindung mit schleimigen Flüssigkeiten an, indem man z. B. 1 Pfund einer Malvenkrautabkochung mit 2—4 Grm. Opiumpulvers gut abreibt; später benutzt man es in Verbindung mit Aufgüssen von aromatischen Kräutern, und dann auch wohl die einfache Opiumtinctur, von welcher man 8—15 Grm. zu 1 Pfund Colatur setzt.

3) Bei Verdunkelung und bei Flecken der Hornhaut, wenn sie noch nicht zu sehr veraltet, nicht ganz weiss und glänzend sind, ist das Opium ein sehr wirksames, die Resorption beförderndes Mittel; es wird hier bald als Pulver zu Salben gesetzt, z. B. zur grauen Mercurialsalbe, zur rothen Präci-

---

[1] Erzieh. und Benutz. d. Schweins. S. 125. 139. 141. 154.

[2] **Teufel's** Magaz. S. 284.

pitatsalbe (2—4 Grm. zu 30 Grm. Salbe), bald als Tinctur, entweder diese für sich allein, oder in Verbindung mit Auflösungen von Zinkvitriol, von Sublimat und dergl. angewendet.

Als Clystir bei schmerzhaftem Durchfall, besonders wenn die Thiere anhaltend heftig auf den Mastdarm drängen und wo dieser selbst sehr gereizt oder vorgefallen ist, bei Vorfall der Gebärmutter, bei Blasenkrampf und dgl. benutzt man das Opium mit schleimigen Mitteln; z. B. für ein Pferd 1—$1^1/_2$ Grm. Opiumpulver, abgerieben mit 180—250 Grm. Leinsamenschleim.

§. 372.

Die Gabe von dem Opium in Substanz und zur innerlichen Anwendung ist für Pferde 1—6 Grm., für Rindvieh 2 - 8 Grm., für Schafe 1,25—4 Grm., für Schweine 30 Centigr. bis 1,0, für Hunde 6—60 Centigr. Bei jungen Thieren darf die Gabe stets nur sehr klein sein. Die Wiederholung richtet sich nach der Stärke und Dauer der Zufälle und kann z. B. bei heftiger Kolik in Zwischenzeiten von einer Stunde, bei dem Starrkrampf, bei Husten, bei Diarrhöe und dergl. anhaltenden Krankheiten, in Zwischenzeiten von 3—4 Stunden geschehen. — Die flüssige Form ist die zweckmässigte. Ueber die Verbindung mit anderen Mitteln, so wie über die äusserliche Anwendung ist das Nöthige im vorigen §. angegeben. (Preis: fein pulverisirt 1 Grm. 2 Sgr. 6 Pfg.)

§. 373.

Ueber die wichtigsten Präparate des Opiums ist in Kürze zu bemerken:

1) Das einfache Morphium (*M. purum*, §. 369) ist wegen seiner schweren Löslichkeit fast gar nicht gebräuchlich. Es wirkt wie Opium, zuerst etwas erregend, aber bald vermindert es die Empfindlichkeit, auch die Pulsfrequenz und macht in grossen Gaben tiefen Schlaf, während welchem die Thiere alles Reactionsvermögen verloren haben. Die tödtliche Gabe ist noch nicht festgestellt, und ebenso ist die Grösse der zur Erzeugung der verschiedenen Wirkungsgrade bei den einzelnen Thieren erforderlichen Gaben noch nicht gehörig ermittelt. Nach einigen von mir gemachten Versuchen wirkt es ungefähr dreimal stärker, als Opium; daher sollte die Gabe etwa ein Drittheil von diesem sein. Von den Morphiumsalzen ist das salzsaure Morphium, *M. hydrochloratum*, das schwefelsaure, *M. sulphuricum*, und das essigsaure Morphium, *M. aceticum*, gebräuchlich. Die beiden ersteren halten sich in Auflösungen am längsten. Ihre Wirkung tritt schneller ein als von *M. purum*. Gabe für Pferde innerlich 1 Grm., — zu subcutanen Injectionen 60 bis 120 Centigr., — für Hunde 3—6 Centigr. in 30—60 Th. dest. Wasser gelöst.

Die Anwendung kann innerlich in Pillen, Latwergen oder in schleimigen Flüssigkeiten geschehen. Bei einem an Tetanus leidenden Pferde, welchem das Maul bereits gänzlich verschlossen war, wurden in zwei Haarseilwunden, in jede derselben 12 Gran (72 Centigr.) *Morphium aceticum* gebracht, worauf bald deutliche Besserung und nach 9 Tagen Heilung erfolgte. In einem andern Falle wurden 36 Centigr. *Morphium muriaticum* in 30,0 dest. Wasser in kleine Fontanelltaschen ins Zellgewebe, an der Brust, den Schultern und den Hinterbacken, in kleine Portionen getheilt, täglich mehrmals eingegossen; dies 8—10 Tage fortgesetzt, allmälig bis täglich 48 Centigr. gestiegen, mit gutem Erfolg. Bei Krampfkolik und bei schmerzhaften rheumatischen Leiden habe ich in einigen Fällen sowohl von der innern Anwendung des *M. hydrochlorati*, wie auch von den subcutanen Injectionen auffallenden Erfolg gesehen. (Preis von *Morph. hydrochl.* 1 Decigramm 2 Sgr. 10 Pfg.)

2) Die übrigen Bestandtheile des Opiums sind nicht gebräuchlich. Narcotin soll, nach Magendie und Brera, das aufregende Princip im Opium sein. 30 Gran brachten bei Hunden heftige Gehirn- und Rückenmarksaffection und in einzelnen Fällen den Tod. — Codeïn ist der Wirkung des Morphium sehr ähnlich; erst nach 2 Grm. (circa 30 Gran) erfolgte bei einem Hunde der Tod. — Narceïn hat sich bei Menschen in Gaben von 2—3 Gran unwirksam gezeigt; Hunden zu $^1/_4$ Gran in die Vene injicirt, erzeugte es Zittern, erschwertes Athmen, Unempfindlichkeit im Hintertheil, aber keine Betäubung, und die Hunde erholten sich bald wieder. — Meconin war an Hunden innerlich zu 3—5 Gran, und bei der Injection eines ganzen Grans in die Vene, ohne Wirkung. — Meconsäure ebenso. — Das über Opium destillirte Wasser, welches die flüchtigen Riechstoffe des Opiums enthält, brachte in der Gabe von $2^1/_2$ Unzen bei Hunden keine Wirkung hervor.

3) Wässeriges Opium-Extract (*Extractum Opii aquosum*). Sein Gehalt an Morphium ist nicht bekannt, seine Wirkung der des Opiums ähnlich. Man giebt es wie dieses, aber nur bei kleinen Thieren, und weil es in Wasser auflöslich ist, wird es zuweilen als Zusatz zu Augenwässern gebraucht. Für allgemeine Anwendung ist es zu theuer. (1 Grm. 5 Sgr. 4 Pfg.)

4) Einfache Opium-Tinctur (*Tinctura Opii simplex s. Tinctura Thebaica*), nach Pharmacop. Boruss. 4 Th. Opium in 19 Th. rectificirtem Weingeist und 19 Th. Wasser 8 Tage macerirt, dann ausgepresst und filtrirt). Sechzehn Tropfen wiegen 10 Gran und enthalten die auflöslichen Bestandtheile von circa 1 Gran Opium; da sich aber nicht Alles auflöst, so ist die Wirkung gewiss mehr als zehnmal schwächer wie die des Opiums. Hiernach müssten die Gaben das Zehnfache der Gaben des Opiums sein. Deshalb ist dieses Mittel bei grossen Thieren wenig benutzt; es kann aber überall wie Opium selbst gebraucht werden; insbesondere hat es sich (1 Th. zu 4 Th.) mit *Tinctura Rhei* gegen Durchfall der Absatzkälber nützlich gezeigt. (1 Grm. 7 Pfg.)

5) Safranhaltige Opium-Tinctur, Sydenham's flüssiges Laudanum (*Tinctura Opii crocata s. Laudanum liquidum Sydenhami*), (16 Th. Opium, 6 Th. Safran, 1 Th. Gewürznelken, ebenso viel Zimmt mit 152 Th. Madeirawein 8 Tage macerirt u. s. w.). Der Gehalt an Opium und die Stärke der Wirkung ist wie bei der einfachen Tinctur. Das Mittel ist theurer, noch weniger im Gebrauch als das vorige. (1 Grm. 10 Pfg.)

6) Dower'sches Pulver (*Pulvis Doweri, s. Ipecacuanhae opiatus*), besteht aus 8 Th. gepulvertem schwefelsauren Kali, 1 Th. gepulverter Brechwurzel und 1 Th. Opium. Es enthält also von dem letztern $^1/_{10}$, wirkt beruhigend, krampfstillend, diaphoretisch, leistet bei heftigen rheumatischen Affectionen und Krämpfen der Hunde gute Dienste und wird bei denselben in Gaben zu 5—20 Gran angewendet. (1 Grm. 7 Pfg.)

Anmerkung 1. Die in unseren Gegenden gebauten Mohnpflanzen enthalten in den grünen Stengeln, in den Blättern und vorzüglich in den unreifen Samenkapseln (den Mohnköpfen), einen Saft, der in seinen Bestandtheilen und Wirkungen dem orientalischen Opium sehr ähnlich, aber viel schwächer ist, und aus welchem man auch wirkliches Opium gewonnen hat. Man kann daher die Blätter und die unreifen Mohnköpfe (*Capita Papaveris immatura*) entweder frisch, oder vorsichtig getrocknet, in allen Fällen, wo man Schmerz, Krämpfe, heftige Reizung oder erethische Entzündung beseitigen will, innerlich und äusserlich als ein wohlfeiles Ersatzmittel des Opiums benutzen. Pferden und Rindern giebt man von den frischen Mohnköpfen 8—10, von den getrockneten 10—20 Stück in einer concentrirten Abkochung mit $^1/_2$ Quart Wasser; für grosse Hunde sind von den frischen Köpfen $^1/_2$—1 ganzer, von den trockenen 1—2 Stück zu 3 Unzen Colatur und für eine Gabe hinreichend. — Aeusserlich gebraucht man die zerschnittenen und gekochten Mohnköpfe zu Clystiren, zu Breiumschlägen, zu Bähungen und dergl.

Anmerkung 2. Der wilde Mohn oder die sogenannte Klatschrose *(Papaver Rhoeas)* besitzt ähnliche narkotische, aber mehr aufregende Wirkungen, wird aber als thierärztliches Heilmittel nicht benutzt. Die Pflanze hat sich im frischen Zustande mehrfältig, besonders für Rindvieh, sehr giftig gezeigt. Es waren nach dem Genuss von Grünfutter, in welchem sie sich in Menge befand, zuerst Unruhe, Brüllen, selbst Tobsucht, stierer Blick, grosse Erweiterung der Pupille, harter voller Puls, gänzliche Appetitlosigkeit, Aufblähung, späterhin Betäubung, schlafsüchtige Zufälle, trockenes, kaltes Flotzmaul, Kälte der Ohren und Füsse und dergl. eingetreten. Die Section zeigte Entzündung der Schleimhaut im ersten und zweiten Magen, der Nieren u. s. w. Als Gegenmittel hierbei dienen: in der ersten Periode Essig, Neutral- und Mittelsalze in grossen Gaben, Sturzbäder von kaltem Wasser, bei sehr heftigen Zufällen selbst Aderlässe; späterhin schwarzer Kaffee und ebenfalls Sturzbäder. (Siehe: Magaz. f. Thierheilk. v. Gurlt und Hertwig, Bd. 4. S. 518; Bd. 25. S. 461; — *Recueil de méd. vétér.* p. 99; — und Archiv d. Schweiz. Thierärzte, 1844.)

2) Schwarzes Bilsenkraut und dessen Samen, *Folia et Semen Hyoscyami nigri.*

Die getrockneten Blätter von dem Hyoscyamus niger L., 5. Kl. 1. Ordn., Fam. d. Solaneen. In ganz Europa, an Zäunen u. s. w.

§. 374.

Die Wirksamkeit dieses Mittels ist hauptsächlich von einem ihm eigenthümlichen Alkaloid, dem Hyoscyamin abhängig [1], welches sich in Verbindung mit Aepfelsäure, neben Harz, Schleim und Extractivstoff in den Blättern und Samen vorfindet und auch in dem Bilsenkrautextract enthalten ist. Das Alkaloid ist leicht auflöslich in Wasser, Weingeist, Aether und fetten Oelen. Es wird nicht benutzt.

Die Kenntniss der Wirkungen des Bilsenkrautes auf gesunde und kranke Thiere ist zum Theil noch unsicher. Manche behaupten, dass junge Gänse und andere Vögel, hauptsächlich vom Hühnergeschlecht, von dieser Pflanze getödtet, wilde Schweine aber gelähmt werden; nach Anderen soll es dagegen Kühen, Ziegen, Schafen und Schweinen unschädlich sein, und die Schafe sollen es gern fressen [2]. Gohier [3] bemerkte bei den Pferden, denen er 90 bis 120 Grm. Bilsenkraut im Decoct gegeben, blos eine grosse Erweiterung der Pupille, Zuckungen an den Lippen, unregelmässigen, vermehrten Puls (von 35 Schlägen bis auf 60, selbst 72 in der Minute), zuweilen auch Zuckungen am Halse. Diese Zufälle dauerten 3—5 Stunden, und die Pferde waren darauf völlig munter. — Rafn und Viborg (Samml. Bd. 3. S. 143) gaben einem Pferde von der frischen Wurzel 2 Pfund; das Thier zeigte darauf Widerwillen gegen Futter, wurde aufgetrieben und in der folgenden Nacht unruhig. Der Puls war nicht verändert, und am folgenden Tage zeigte sich

[1] Heusinger fand, dass eine grosse Erweiterung der Pupille entstand, welche bis zum siebenten Tage dauerte, wenn man 1 Gran Hyoscyamin in 1 Drachme Wasser gelöst, und hiervon einige Tropfen ins Auge gebracht hatte. Diese Wirkung ist übereinstimmend mit der von Atropin und Daturin, aber schneller eintretend, stärker und dauernder.

[2] Viborg, Samml. Bd. 2. S. 304.

[3] Observations et Expérienc. sur le Pain moisi, et sur quelques Poisons etc. p. 42.

das Pferd wieder ganz wohl. — Von $1^1/_2$ Pfund des ausgepressten Saftes entstand bei einem Eselhengst am ersten Tage keine Veränderung, ausser dass die Fresslust vermehrt wurde; am folgenden Tage war der Puls von 34 bis auf 60 und 70 Schläge in einer Minute vermehrt, das Athmen schneller und angestrengter. Am dritten Tage bestand derselbe Zustand, am vierten war das Thier wieder wohl. — Ein 16 Jahre alter Wallach, dem man 1 Pfd. des halbreifen Samens gegeben, zeigte schon nach einer halben Stunde eine Vermehrung der Pulse von 34 bis auf 60 in einer Minute, heftiges Flankenschlagen und ausserordentlich grosse Fresslust. Am folgenden Morgen war der Puls natürlich, aber gegen Mittag wurde das Thier plötzlich rasend, warf sich nieder, sprang umher und hatte starkes Flankenschlagen; nach einer Stunde wurde es wieder ruhig, hatte aber 60 Pulse und zeigte grossen Appetit zu Futter und Getränk. Der Puls blieb noch bis zum sechsten Tage vermehrt, am siebenten war aber der normale Zustand völlig wieder eingetreten.

Bei mehreren anderen Pferden sah Viborg von gleichen Gaben der Bilsenkrautsamen blos vermehrten Appetit, schnellere Pulse und etwas Aufgetriebenheit des Leibes entstehen; ich habe Pferden und Kühen das frische und trockene Kraut, die Wurzel und den Samen in Gaben von 6—12 Unzen (180—360 Grm.) und das Extract von 8—30 Grm. versuchsweise gegeben und hiernach nur dieselbe Wirkung, wie Viborg bei seinen Versuchen, entstehen sehen.

Eine Kuh, welche eine unbestimmte Quantität frisches Bilsenkraut im Anfange des Frühjahres gefressen hatte, fiel hierauf nach 2 Stunden plötzlich nieder und machte verschiedene unregelmässige Bewegungen; die Pupille war sehr erweitert, die Conjunctiva injicirt und blauroth gefärbt, die Carotiden pulsirten so heftig, dass man es sehen konnte. Als man die Kuh am Vordertheile unterstützte, machte sie heftige Anstrengungen zum Aufstehen, was aber nur sehr schwer gelang. Bei dem Versuch, einige Schritte zu gehen, stürzte sie sogleich wieder nieder, indem sie mit dem Kopfe gegen die Erde stiess. Es traten Convulsionen ein, das Athmen ward krampfhaft und laut röchelnd, vor das Maul trat dicker Schaum, Darmausleerungen fanden fast in jedem Augenblicke Statt. Das aus der Schwanzarterie gelassene Blut floss zuerst in einem sehr dünnen Strahl und hatte die Farbe der Mistjauche, es wurde aber bald heller, der Strahl dicker, dabei die Pupille enger, und alle Zufälle minderten sich (siehe Cruzel, im *Journ. pr. de méd. vétér.* 1828. p. 44).

Ein kleiner Hund ertrug 60 Grm. des frischen, aus den Blättern gepressten Bilsenkrautsaftes ohne bemerkbare Folgen. Das Extract verursachte in der Gabe von 2—4 Grm. bei einigen Hunden gar keine Wirkung, aber ein Hund bekam nach dem Eingeben von 45 Gran ($2^3/_4$ Grm.) desselben Erbrechen und Mattigkeit, nach 6 Stunden aber sehr aufgeregten Geschlechtstrieb und sehr reichliches Uriniren. Diese Zufälle gingen bald wieder vorüber. 8 Grm. Extract verursachten bei einem Hunde, dem nach dem Eingeben der Schlund zugebunden wurde, zuerst nach $^1/_4$ Stunde Unruhe, Neigung zum Erbrechen, unregelmässigen, schnellen Herzschlag, Erweiterung der Pupille. Diese Symptome nahmen binnen 5 Stunden zu, minderten sich dann und waren nach 8 Stunden fast ganz verschwunden (Schubarth a. a. O.). — Ein Decoct von 45 Grm. der Wurzel mit 90 Grm. Wasser bereitet, bewirkte bei einem Hunde Winseln, Anstrengung zum Erbrechen, Unempfindlichkeit, Convulsionen und den Tod (Orfila).

Injectionen von 8—16 Grm. einer Bilsenkrauttinctur (aus 8 Grm. trockenen Krautes mit $5^1/_2$ Grm. rectificirtem Weingeist, durch Digestion, wie die Nieswurztinctur bereitet) in die Drosselvene, verursachen bei Pferden sogleich Unruhe, ängstliches Trippeln mit den Füssen, schnellen, vollen, harten, zuweilen aussetzenden Puls, schnelles, tiefes Athmen; dann Zittern am ganzen Körper, stieren Blick, Erweiterung der Pupille, Mattigkeit, verminderte Empfindlichkeit, Senken des Kopfes, Taumeln, unregelmässige Stellung. Oft wechselt der Zustand mit mehrmaligem Nachlassen und mit Wiederkehr der Symptome; zuweilen tritt momentan Raserei ein; Koth und Urin werden mehrmals und mit vieler Anstrengung entleert. Die Wirkung ist 5 bis 20 Stunden bemerkbar, und am längsten dauert die Erweiterung der Pupille. — 30 Grm. dieser Tinctur einem Pferde in die Venen gespritzt, verursachten schreckliches Toben, völlige Bewusstlosigkeit, profusen Schweiss, Convulsionen und nach 2 Stunden den Tod. — Ein Hund zeigte nach Injection einer Auflösung von 60 Centigrm. des Extractes in 8 Grm. Wasser, sogleich Taumel, sehr grosse Erweiterung der Pupille, Unempfindlichkeit, Schlaf, nach $2^1/_4$ Stunden Erbrechen und Kothentleerung; nach 4 Stunden war er wieder völlig munter. — Eine Gramme des Extractes erzeugte die nämlichen Zufälle; aber die Injection von fast 3 Grm. desselben führte (bei Orfila's Versuchen) den Tod binnen 3 Minuten herbei. — Die Application von 8—16 Grm. des Extractes auf Wunden, verursachte ganz ähnliche Erscheinungen wie bei der innerlichen Anwendung, und nach 4—5 Stunden erfolgte der Tod.

Die Section der, auf eine oder die andere Weise durch Bilsenkraut getödteten Thiere zeigt: Ueberfüllung der Hirnvenen mit schwarzem Blut, die Lungen bald ganz normal, bald mit schwärzlichen Flecken besetzt, die rechte Hälfte des Herzens mit schwarzem, die linke Kammer aber mit hellrothem Blut angefüllt; Magen und Darmkanal ganz gesund, und besonders niemals entzündet.

§. 375.

Aus diesen Thatsachen ergiebt sich: dass das Bilsenkraut auf gesunde Thiere bei innerlicher Anwendung in mässigen, selbst in ziemlich starken Gaben fast allein eigenthümlich erregend auf die Lebensthätigkeit des Blutes wirkt, namentlich in kleinen Gaben die Zahl der Pulse vermindert, in sehr grossen Gaben aber dieselbe bald darauf wieder abnorm steigert, rein narkotische Wirkungen eigenthümlicher Art erzeugt, besonders die Vorstellungen und das Bewusstsein der Thiere verwirrt, und die Sensibilität im hohen Grade vermindert. — Das letztere findet schon nach mässigen Gaben Statt, wenn die Empfindlichkeit krankhaft zu sehr aufgeregt ist. Das Bilsenkraut erscheint fast als das reinste Narkoticum, weil es keine Spur einer Entzündung, weder an den Stellen der unmittelbaren Einwirkung noch an anderen Organen erzeugt.

§. 376.

Als innerliches Arzneimittel ist das Bilsenkraut bisher nur sehr wenig von den Thierärzten angewendet worden, und specielle Indicationen für seinen Gebrauch sind in den thierärztlichen Lehrbüchern nicht enthalten.

Selbst die meisten Schriftsteller über thierärztliche Arzneimittellehre gehen schnell oder verachtend über dieses Heilmittel weg. Moiroud meint, dass es wie die übrigen narkotischen Mittel angewendet werden könne, dass es aber vor der Belladonna und dem Opium keinen Vorzug verdiene. Am rechten Orte gebraucht, hat es aber wohl einen Vorzug vor diesen Mitteln; denn es erregt stark die Blutthätigkeit ohne örtlich zu reizen, und hierauf gründet sich die Haupt-Indication für seinen Gebrauch, nämlich: dass man es da anwendet, wo die Blutthätigkeit zu sehr vermindert und dabei die Nerventhätigkeit einseitig über sie erhöht, namentlich aber, wo die Sensibilität der Theile zu überwiegend ist. Greve[1] empfahl es gegen das Blutharnen des Rindviehes, im Zustande der wahren Schwäche, als das beste und am schnellsten wirkende Mittel; aber bei dem Blutharnen im Entzündungszustande vermehrt es das Uebel. Auch benutzte er das Kraut und das Extract in kleinen Gaben beim Nerven- und Faulfieber und in der Windkolik. Er hat jedoch die Art des Nervenfiebers nicht näher bezeichnet; aber das Mittel passt hier gewiss nicht unter allen Umständen. — Ich habe es bei dem atonischen Blutharnen, bei der Harnruhr mit demselben Character, bei sehr schmerzhaften asthenischen Entzündungen, besonders bei solchen Lungen- und Brustfellentzündungen, bei dem sog. feuchten Dampf, bei schmerzhaftem Husten und bei dem Dummkoller, wenn derselbe mit keinen Congestionen begleitet war, sehr oft mit dem grössten Nutzen angewendet.

Aeusserlich dient es bei allen schmerzhaften asthenischen Entzündungen, bei dergleichen Verhärtungsgeschwülsten, und bei schmerzhaften Wunden, besonders sehniger Gebilde, beim eingetretenen Wundstarrkrampf, bei schmerzhafter Mauke und dergleichen.

§. 377.

Die Gabe von dem getrockneten Kraut[2] ist für Pferde und Rinder 15—90 Grm., — für Schafe, Ziegen und Schweine 8—30 Grm., — für Hunde 60 Centigrm. bis 4 Grm., — täglich zwei- bis dreimal.

Die Anwendung geschieht in Latwergen, Pillen, oder im gelinden Decoct; äusserlich entweder gleichfalls im Decoct zu Waschungen und Bähungen, oder auch in Form von Breiumschlägen.

Man giebt das Mittel für sich allein, oder nach Bedürfniss mit anderen versetzt. Als ganz vortrefflich habe ich bei dem Blutharnen und bei der Harnruhr die Verbindung des Bilsenkrautes mit dem Bleizucker kennen gelernt.

Anmerkung. Die Wurzel des Bilsenkrautes ist von einigen Thierärzten gegen dieselben Krankheiten, gegen welche das Kraut gebräuchlich ist, angewendet worden. Sie soll stärker wirkend sein als dieses und wird deshalb nur in der Hälfte der Gabe desselben gegeben. Entscheidende Versuche hierüber fehlen.

Die Bilsenkrautsamen sollen umstimmend auf den ganzen Ernährungs- und Bildungsprocess wirken und werden deshalb den Pferden zu 16—24 Grm., Rindern zu 15—30 Grm., Schafen zu 8 Grm., Hunden zu 1—$2^1/_2$ Grm. pro dosi, täglich dreimal, durch 14 Tage fortgesetzt, bei alten Geschwüren, veralteter Druse u. s. w. gereicht.

---

[1] Wahrnehmungen am Rindvieh. S. 65.

[2] Sechs bis 7 Theile frischer Blätter geben 1 Theil trockene. Im ersten Jahre ihres Wachsthums ist die Pflanze sehr wenig wirksam, und auch im zweiten Jahre leistet sie nicht viel, wenn sie vor der Blüthe gesammelt wird; erst mit der Blüthe wird sie vollkommen wirksam, daher das Kraut am besten von der zweijährigen Pflanze gesammelt wird.

Das Bilsenkraut-Extract *(Extractum Hyoscyami)* wird Hunden zu 6—18 Centigrm., täglich drei- bis viermal in Pillen, Latwergen und Auflösungen gegeben, äusserlich 6—12 Centigrm. zu 30,0 Flüssigkeit oder 1,0 zu 15 Grm. Fett, Mercurialsalbe und dergl. in Salbenform bei erethischen Augenentzündungen angewendet.

Die Tinctur (durch Digeriren von 10 Theilen Bilsenkraut in 18 Theilen wässerigem Weingeist bereitet) ist bisher nur versuchsweise bei dem Dummkoller der Pferde in Gaben von 1—3 Drachmen zu Injectionen benutzt worden.

Das Bilsenöl oder gekochte Bilsenkrautöl *(Oleum Hyoscyami infusum s. coctum)*, ist als ein reizmilderndes Mittel innerlich bei schmerzhaftem Husten, bei Kolik und dergl. (für Pferde zu 90—120 Grm., für Hunde 8—15 Grm.), und äusserlich bei schmerzhaften Wunden, bei Ohrenzwang der Hunde u. s. w. zu benutzen, — aber besser ersetzt man es, wenn man Bilsenkrautextract 1 Theil mit 25—30 Theilen Glycerin mengt. — Das aus dem Samen gepresste Oel wirkt blos wie jedes andere fette Oel. *(Fol. Hyoscyami conc.* 30 Grm. 2 Sgr., grob pulverisirt 2 Sgr. 2 Pfg., fein pulverisirt 2 Sgr. 10 Pfg.; Extract 1 Grm. 2 Sgr. 2 Pfg.)

3) Tollkirsche, Wolfskirsche, Tollkraut, Waldnachtschatten (Kraut und Wurzel), *Folia s. Herba et Radix Belladonnae.*

Die getrockneten Blätter von Atropa Belladonna L., 5. Kl. 1 Ordn., Fam. der Solaneen. In schattigen Laubwäldern Deutschlands und des südlichen Europa.

§. 378.

Alle Theile der Pflanze enthalten als wirksamen Bestandtheil ein Alkaloid, das Atropin *(Atropium s. Atropinum)*; doch sind nur die Blätter und die Wurzel im arzneilichen Gebrauch.

Das Atropin ist in den Blättern an eine eigenthümliche Säure (Atropasäure) gebunden, etwa $1^1/_2$ Procent und in der Wurzel ein wenig mehr enthalten. Im reinen Zustande löst es sich in 300 Theilen kalten, in 54 Theilen heissen Wassers, auch leicht in Weingeist auf; mit Säuren bildet es neutrale Atropinsalze, die in Wasser und Säuren leicht löslich sind und daher auch im Thierkörper leicht absorbirt werden und so zu ihrer specifischen Wirkung kommen. Am schnellsten zeigt sich dieselbe an der Pupille, welche binnen 15 bis 20 Minuten sehr erweitert wird, wenn ein Tropfen einer Lösung von 6 Centigrm. Atropin in 500 Tropfen Wasser oder von 1 Theil schwefelsauren Atropins in 1000 Theilen Wasser auf das Auge gebracht worden ist. Das Mittel durchdringt hierbei die Cornea und kommt in Berührung mit den Ciliarnerven, welche momentan gelähmt werden und daher Erschlaffung der Kreisfasern der Iris zur Folge haben, während die Radialfasern, die vom *n. sympathicus* Zweige erhalten, durch das Mittel in einen gereizten Zustand versetzt sind. Auch bei innerlicher Anwendung dieses Stoffes tritt die Erweiterung der Pupille, so wie Erschlaffung aller Kreisfasern in Muskeln, daher besonders aller Schliessmuskeln, auch im Darmkanal und in den Arterien, als eine wesentliche Wirkungserscheinung ein; jedoch nicht im Auge der Vögel, weil die Iris hier nur animalische Fasern enthält.

Die örtliche Einwirkung des Atropin ist zuert eine reizende; am Auge, noch mehr in Wunden macht es Brennen, selbst Schmerz, der aber allmälig wieder verschwindet und wonach eine Verminderung der Sensibilität in verschiedenem Grade folgt.

Belladonnablätter, Wurzel und die Extracte wirken ganz ähnlich; es ist jedoch die Wirksamkeit der einzelnen Theile der Belladonna bei den verschiedenen Hausthieren noch nicht genügend erforscht. Viborg[1] gab einem 8 Jahre alten Wallach 1 Pfund der frischen Blätter ohne merkliche Wirkung. Greve[2] versichert, dass ein Pferd, dem er in einem Tage 2 Pfund frisch gepulvertes Kraut, in zwei Gaben vertheilt gegeben, blos ein wenig mehr Munterkeit zeigte, als sonst. Gohier[3] gab ohne üble Folgen einem Pferde ein Decoct von 3 Kilogrm. (6 Pfd.) frischer Belladonna; und in der Thierarzneischule zu Alfort hat man bis zu 150 Grm. der trockenen Blätter gegeben ohne die Pferde zu vergiften. Von $^3/_4$ Pfund der frischen Beeren wurde ein Pferd blos etwas aufgetrieben, ein anderes, welches über 1 Pfund Beeren, mit Mehl zu Pillen gemacht, erhalten hatte, wurde in 2 Stunden nach dem Eingeben ebenfalls aufgetrieben, der Puls unregelmässig und die Fresslust geringer. Am folgenden Tage war von dieser Wirkung nichts mehr zu spüren. — Die Wurzel gab Pilger[4] Pferden bis zu 4 Unzen (120 Grm.) ohne Nachtheil. Münch sagt[5]: dass Ziegen die Wurzel dieser Pflanze pfundweise und dass Schafe die Blätter mit Begierde fressen. — An einem Hunde sah Viborg von 3 Loth (45 Grm.) frischer Wurzel keine Wirkung, von 4—6 Loth (60—90 Grm.) aber Erbrechen, Unruhe, trübe, thränende Augen, Erweiterung der Pupille. Diese Zufälle waren nach 3—4 Tagen wieder verschwunden.

Mit diesen Angaben über die geringe Wirksamkeit so sehr grosser Gaben vom Kraut und von der Wurzel der Belladonna, stimmen meine Beobachtungen nicht überein[6]; denn ich bemerkte bei mehr als 20 verschiedenen Pferden, denen ich 120—180 Grm. des trockenen, pulverisirten Krautes, mit Mehl und Wasser zur Latwerge gemacht, in 4 Gaben getheilt, binnen 4—8 Stunden eingegeben hatte, zuerst eine Erweiterung der Pupillen und etwas langsameren Puls, dann aber zuweilen schon nach 5—6 Stunden, mehrentheils jedoch erst am folgenden Tage Traurigkeit, Mattigkeit, Erweiterung der Pupille, starren, sehr ängstlichen Blick, vermehrte Wärme im Maule, dunkle Röthung und Trockenheit der Schleimhaut der Nase und des Mauls, sehr grosse tympanitische Auftreibung des Bauches, pochende, schnelle, bis gegen 90 in einer Minute vermehrte Herzschläge, ebenso viele kleine, harte und kaum fühlbare Pulse der Arterien, beschleunigtes, kurzes Athmen, mit starkem Spiel der Nasenläppchen, Appetitlosigkeit, Abgang einzelner harter Kothballen, später gänzliche Verstopfung des Leibes. Bei einzelnen Pferden fanden sich ausserdem noch gelinde Kolikschmerzen, bei anderen sehr grosse Schwäche der hinteren Extremitäten hinzu. Diese Zufälle wurden gewöhnlich durch 8—20 Stunden nach ihrer Entstehung immer heftiger, und endeten in mehreren Fällen mit dem Tode, der etwa 30—50 Stunden nach dem ersten Eingeben erfolgte; in den übrigen Fällen minderten sie sich all-

---

1 Samml. III. S. 146.

2 Erfahr. u. Beobacht. Bd. I. S. 163.

3 Mém. sur la méd. et la chirurg. vétér. T. II.

4 Versuche, durch den Galvanismus die Wirkung verschiedener Gifte und Arzneimittel auf die erhöhte oder verminderte Reizbarkeit der Nerven zu prüfen. Giessen 1801.

5 J. H. Münch, prakt. Anleit. wie Belladonna bei den Thieren anzuwenden ist. Stendal 1787.

6 Die verschiedene Wirksamkeit hängt grösstentheils von der Zeit des Einsammelns der Blätter und der Wurzel ab. Schroff hat durch Versuche nachgewiesen, dass beide Theile im Juli ihre grösste Wirksamkeit besitzen und fast doppelt so stark wirken wie im Mai und October (Zeitschr. d. Gesellsch. d. Aerzte zu Wien. 8. Jahrg. S. 211 u. f.).

mälig, nachdem Leibesöffnung eingetreten war, und die Thiere erschienen nach 36—48 Stunden wieder gesund.

Die trockene Wurzel verursachte ganz dieselben Zufälle wie das Kraut; sie waren aber von gleichen Gaben viel heftiger und zeigten sich mehrentheils schon von 60—90 Grm., welche in Gaben von 30 Grm. und in Zwischenzeit von je einer Stunde gereicht wurden. 180 Grm. der Wurzel waren bei meinen Versuchen den meisten Pferden tödtlich.

Bei Kühen verhielt sich die Wirksamkeit des Krautes und der Wurzel in der Art der Erscheinungen ganz wie bei Pferden, und ausserdem wurde die Milch sehr wässerig; — aber dem Grade nach war die Wirkung stets viel heftiger als bei den letzteren. Ich sah schon von 30 Grm. der Wurzel und von 60 Grm. der Blätter, in 2 Gaben getheilt und in Zwischenzeiten von 3 Stunden mit 1 Pfd. Wasser eingegeben, Auftreibung des Leibes, schnelleren Puls, Kälte der Ohren, der Hörner und des Flotzmauls entstehen. Von 60—90 Grm. der Wurzel waren die Wirkungen sehr stark und dauerten fast immer 48 Stunden, bei einigen Versuchen auch bis zum dritten Tage. Mehr als 120 Grm. der Wurzel habe ich keiner Kuh gegeben, weil die Zufälle von dieser Gabe schon mit Lebensgefahr verbunden zu sein schienen. Hierbei muss ich gegen Greve[1] ausdrücklich bemerken, dass der Koth stets trockener als im gesunden Zustande war, und dass niemals Purgiren eintrat.

Sowohl bei Pferden wie bei Kühen erschien zur Zeit des höchsten Grades der Wirkung die Empfindlichkeit etwas vermindert, aber wirkliche Betäubung und Bewusstlosigkeit sah ich in keinem Falle, selbst kurz vor dem Tode nicht entstehen. Stets wurde der Puls sehr klein, die Arterie eng zusammengezogen, und das zur Zeit der Wirkung abgelassene Blut gerann sehr schnell zu einer festen Masse[2].

Bei Hunden bemerkte ich nach dem Eingeben von 2—3 Grm. des trockenen Krautes oder der Wurzel schon nach Verlauf von 15—20 Minuten Unruhe, Winseln, nach 30 Minuten Erweiterung der Pupille, fast immer in einem solchen Grade, dass von der Iris keine Spur mehr zu sehen war, und dieselbe auch bei dem hellsten Licht unempfindlich blieb. Zuweilen trat Erbrechen ein. Das ängstlich klingende Winseln dauerte fast anhaltend fort, es fand sich dazu Trockenheit und grosse Hitze des Mauls und der Nase, schwankender Gang, später (nach 50—70 Minuten) wirkliche Lähmung des Hintertheils; die Sehkraft war oft gänzlich verschwunden, aber das Gehör und die Empfindlichkeit nicht; manche Hunde waren sogar sehr aufgeregt. — Nach $1^1/_2$—$2^1/_2$ Stunden nahmen die Zufälle wieder ab, die Hunde zeigten jetzt Neigung zu schlafen, und nach 12—15 Minuten waren sie recht mun-

[1] Wahrnehmungen am Rindvieh. S. 94. Wahrnehmung 521.

[2] Zur Beseitigung der zu heftigen Wirkungen dient, bei Thieren, welche sich erbrechen können, zuerst ein Brechmittel, oder sogleich eine Lösung von Jod (3 Theile) und Jod-Kali (6 Theile) in 2000 Theilen Wasser, um das Atropin unlöslich zu binden; und dann Aderlassen, innerlich schleimige Mittel mit grossen Gaben von Mittelsalzen, oder auch *Zincum sulphuricum* in Gaben von 2—4 Grm. für Pferde, schleimige Clystire, Reiben des Leibes und Bewegen des Thieres. Reichlicher Abgang von Koth und von Blähungen ist das Zeichen der eintretenden Besserung. — Nach vielen Angaben soll zwischen Atropin und Morphium ein Antagonismus bestehen, in der Art, dass durch letzteres die Wirkungen des ersteren aufgehoben oder wenigstens sehr gemindert werden; J. Reese hat dieses bei seinen Versuchen nicht bestätigt gefunden (Schmidt, Jahrb. d. gesammt. Medic. Bd. 150. Jahrg. 1871. Nr. 6. S. 267).

ter; aber etwas Erweiterung der Pupille und verminderte Reizbarkeit der Iris bestand noch nach 24 Stunden. — $2^1/_2$—$3^1/_2$ Grm. des Extracts wirkten stets auf dieselbe Weise. Bei Orfila's Versuchen starb ein Hund von 16 Grm. des Extracts unter ähnlichen Zufällen nach $3^1/_2$ Stunden, ein anderer erst nach 31 Stunden.

Kaninchen, welche wochenlang nur mit Belladonnablättern gefüttert wurden, blieben munter, zeigten aber Erweiterung der Pupille und in ihrem Urin fand sich Atropin.

Einspritzungen in den Mastdarm von einem Decoct von 15 Grm. des Krautes zu 180 Grm. Colatur täglich drei- bis viermal wiederholt, führten bei einigen Pferden, ausser einem mässigen Grade der bei der innerlichen Anwendung des Mittels entstehenden Zufälle, auch einen lähmungsartigen Zustand des Mastdarms herbei, so dass der After beständig offen stand. Diese Wirkung dauerte 1, auch 2 Tage hindurch fort. — Bei Hunden entsteht von dem Einspritzen einer Auflösung des Extracts ($1^1/_4$—2 Grm. in der zehnfachen Menge Wassers) oder eines Decocts von 4 Grm. der Blätter nach 10 bis 12 Minuten eine auffallende Erweiterung der Pupille und Schwäche im Hintertheil, aber das Sehvermögen bleibt ungestört.

Nach Injectionen von 8—16 Grm. einer Tinctur (bereitet durch Digestion von 8 Grammes des trockenen Krautes mit 45 Grm. Weingeist) in die Drosselvene an Pferden, entsteht sogleich Unruhe, kleiner, sehr beschleunigter Puls (100 Schläge und mehr in einer Minute), ängstliches, beschwerliches Athmen, grosse Erweiterung der Pupille, stierer Blick, Zittern, Zuckungen am ganzen Körper, Betäubung mit Verlust aller Sinne; dann unregelmässige Stellung, Neigung nach vorwärts zu fallen. Zuweilen scheinen die Thiere wie aus dem Schlaf zu erwachen, erschrecken, taumeln, sehen nach dem Leibe, schlagen mit den Füssen gegen denselben, entleeren mit Stöhnen und unter starker Anstrengung Urin und Koth; im höchsten Grade der Wirkung fangen manche an zu toben, gehen wie blind gegen Wände, bekommen stärkere Zuckungen und stürzen nieder. Die Dauer dieser Zufälle erstreckt sich bei einzelnen Thieren von 8 bis gegen 10 Stunden, und nach Injection von 24 Grm. der Tinctur endeten sie bei dem Pferde gegen Ende der zweiten Stunde mit dem Tode.

Bei Hunden wirkte die Injection von 30 Tropfen dieser Tinctur, oder einer Auflösung von 36 Centigrm. des Extractes ganz ähnlich, wie die innerliche Anwendung einer zehn- bis zwölffachen Menge des letztern; die Wirkung zeigte sich mehrentheils schon nach 2—5 Minuten, zuerst durch grosse Erweiterung der Pupille u. s. w., und ging nach 5—7 Stunden wieder vorüber. Orfila sah nach Injection von 2—$2^3/_4$ Grm. des Extractes Hunde sterben.

Auf den Augapfel eines Thieres applicirt, erzeugt ein Tropfen von einer Auflösung des Atropins, oder des Extractes, oder des Decoctes schon nach 2—3 Minuten eine sehr grosse Erweiterung der Pupille, welche, ohne irgend andere Störungen zu machen, oft 12 Stunden andauert.

Auf die gesunde Haut applicirt, erzeugt Belladonnaextract und Decoct eine kaum bemerkbare Wirkung, wo aber Theile von der Epidermis entblösst sind, wird durch diese Mittel die Sensibilität bedeutend vermindert; und subcutane Injectionen wirken ebenso auf die Applicationsstelle, doch ist die Wirkung schwächer als von Chloroform und von Morphium. Von 8 Grm.

des Extractes in das subcutane Bindegewebe gebracht, starben Hunde sehr schnell (Orfila, Toxicologie, II. p. 390).

§. 379.

Am Cadaver der durch Belladonna getödteten Thiere findet man das Gehirn und seine Häute sehr blutreich; besonders in der Gegend der Vierhügel; oft sogar Blutextravasate; die Hirnkammern oft ganz ohne Serum; die Lungen derb, an manchen Stellen Extravasate von schwarzem Blut; im Herzen und in den grossen Gefässen viel zersetztes Blut, ähnlich wie bei dem Typhus; die Schleimhaut des Magens (bei Pferden nicht immer) dunkel geröthet, oder mit dunkelrothen Flecken besetzt; den Darmkanal bei Hunden ganz, bei Pferden bis über die Hälfte des Leerdarms gesund, aber bei letzteren den übrigen Dünndarm und den ganzen Dickdarm übermässig stark von Luft aufgetrieben und an vielen Stellen dunkelroth oder blauroth und sehr mürb; die Blutgefässe der Baucheingeweide strotzend voll von schwarzem Blut; selbst das Netz, das Gekröse und das Bauchfell oft an mehreren Stellen dunkelroth und sehr mürb.

§. 380.

Nach den vorliegenden Beobachtungen wirkt Belladonna *(Atropin)* weniger schlafmachend als das Opium und Bilsenkraut, sie stumpft aber die Sensibilität mehr ab, erzeugt lähmungsartige Schwäche und Erschlaffung in allen kreisförmigen Muskelfasern, und sie verändert in eigenthümlicher Weise die Beschaffenheit des Blutes und der Secretionen in den drüsigen Organen und in den Schleimhäuten. Diese Wirkungen beginnen mit einer Irritation, welche an der Stelle der Application sehr bald verschwindet, aber im Gehirn (besonders in den Vierhügeln) und am grossen sympathischen Nerven über 24 Stunden dauert und woraus die anderweitigen Wirkungserscheinungen hervorgehen.

§. 381.

Die Anwendung der Belladonna bei kranken Thieren kann mit Beachtung der, für die Anwendung der narkotischen Mittel im Allgemeinen gültigen Indicationen und Contra-Indicationen (§§. 366 und 367) geschehen; die besonderen Krankheitsverhältnisse, für welche sie vor anderen Mitteln angezeigt ist, sind jedoch noch nicht gehörig ermittelt. Man hat sie innerlich gebraucht:

1) Gegen den Koller der Pferde. Münch hat hier das trockene Kraut innerlich, und Greve[1] bei 2 Pferden die Tinctur als Injection in die Venen mit gutem Erfolge angewendet; ich habe das trockene Kraut und die Wurzel sehr oft mit gutem Erfolge gegeben. Letzterer zeigte sich am meisten dann, wenn die kollerkranken Pferde vermehrte Empfindlichkeit, Schreckhaftigkeit und Drehen nach einer Seite zeigten. In vielen Fällen wurde aber keine Besserung erreicht.

2) Gegen den Schwindel (sogenannter Sonnenkoller) der Pferde habe ich bei längere Zeit fortgesetztem Gebrauch des Mittels sehr guten Erfolg gesehen.

[1] Erfahrungen und Beobachtungen. 1. Theil. S. 112.

3) Gegen Epilepsie. Bei diesem, auf verschiedenen pathologischen Verhältnissen beruhenden Uebel ist sie zuweilen nützlich. Ebenso bei der sog. Dummkrankheit der Schweine und bei Vergiftung mit Heringslake.

4) Gegen den Starrkrampf ist das Mittel vielfältig versucht und in neuerer Zeit von Falke (Nebel und Vix, Zeitschr. für Thierheilk. Bd. 4. S. 309) als hilfreich gerühmt worden. Ich habe es hier innerlich (so lange dies der Grad des Trismus gestattete) und in Clystiren sehr oft angewendet und in mehreren Fällen dabei die Genesung erfolgen sehen, ich schreibe aber die letztere nicht unbedingt dem Mittel zu.

5) Gegen die Staupe der Hunde. Die Belladonna ist hier, besonders wenn Nervenzufälle (zu grosse Reizbarkeit, epileptische Anfälle und Zuckungen) eintreten, ein recht wirksames Mittel.

6) Bei der Dreh- und Gnubberkrankheit der Schafe soll sie im Anfange sich (nach Fink) nützlich gezeigt haben (wahrscheinlich wohl nur bei Gehirnreizung; — denn gegen den Coenurus und seinen Druck kann die Belladonna nichts helfen).

7) Gegen katarrhalisch-nervöse Bräune, gegen Schlingbeschwerde, gegen Giehmen und krampfhaften Husten, wenn zu grosse Reizbarkeit der Organe besteht, z. B. nach Strengel, Bräune, und nach der chronischen Lungenseuche des Rindviehes; ich habe hier von dem Mittel bei Pferden, bei Kühen und Hunden oft grosse Milderung eintreten sehen.

8) Gegen Krampfkolik, selbst wenn schon Symptome von Darmentzündung hinzugetreten sind, ist die Belladonna ein sehr hilfreiches Mittel.

9) Ebenso bei krampfartiger Brucheinklemmung, bei krampfhafter Verschliessung des Afters, des Blasenhalses, und bei derselben Verengerung oder Verschliessung des Muttermundes bei manchen schweren Geburten.

10) Gegen den Rotz der Pferde ist die Belladonna oft, und namentlich von Sander (Hannöv. Mag. 1770. S. 714), von Münch u. A. als ein Specificum angepriesen. Viborg (Samml. Bd. 2. S. 417) fand aber die heilsamen Wirkungen nicht bestätigt, und ich muss ihm darin völlig beistimmen; denn obgleich bei mehreren Pferden durch einige Zeit eine Verminderung der Symptome eintrat, so erfolgte doch niemals eine wirkliche Heilung.

11) Bei fehlerhafter Absonderung der Milch, wenn dieselbe bei sonst gesunden Kühen, blau, klümprig, schleimig oder zäh abgesondert wird; — ebenso bei dem sogen. Blutmelken ist die Belladonna ein vielgelobtes Mittel. Es ist aber noch eine nähere Bestimmung der Zustände nöthig.

12) Bei rheumatischen Augenentzündungen, bei Mondblindheit und bei den Folgen derselben, bei Ausschwitzungen an der Iris, bei zurückgebliebener zu grosser Reizbarkeit u. s. w., hat die innerliche und die äusserliche Anwendung der Belladonna sich sehr nützlich gezeigt.

13) Ebenso bei Verdichtung, sogenannter Verhärtung der Drüsen, selbst bei Scirrhus und Krebs.

14) Gegen die Hundswuth war die Belladonna zur Verhütung und zur Heilung bei Menschen und Thieren schon lange gebräuchlich, vorzüglich aber von Münch[1] empfohlen; hin und wieder ist ihr Gebrauch selbst von den Landesregierungen vorgeschrieben worden[2]. Das Mittel hat aber oft

---

[1] S. dessen in §. 378 angeführte Schrift.

[2] Z. B. im Preuss. Viehseuche-Patent v. 2. April 1803.

gar nichts geleistet. Bei seiner Anwendung darf die örtliche Behandlung der Bisswunde niemals unterlassen werden.

15) Auch hat man sie als Vorbeugungsmittel und als Heilmittel gegen die Rinderpest, gegen die Schafpocken und andere ansteckende und seuchenartige Krankheiten empfohlen; aber gewiss ohne Grund und ohne Nutzen.

Ausser der innerlichen Anwendung wird die Belladonna auch örtlich an die leidenden Theile applicirt, wo Reizung, Krampf oder Schmerz besteht, wie namentlich bei Mondblindheit, oder wo sonst die Iris sehr verengert, oder wenn starke Ausschwitzungen und Blutextravasate im Innern des Auges zugegen sind, — ferner bei Krampf des Blasenhalses und bei der hierdurch erzeugten Harnverhaltung, bei krampfhafter Verengerung des Muttermundes und hierdurch verursachten schweren Geburten und dergleichen.

Ganz besonders nützlich ist die Anwendung auf die Augen, um die Pupille zu erweitern, hierdurch Adhäsionen der Iris zu trennen, oder wenn man für den Zweck einer gründlichen Untersuchung die hintere Augenkammer in ihrem ganzen Umfange sichtbar machen, oder wenn man Operationen in derselben unternehmen will.

§. 382.

Die Gabe von dem getrockneten Kraut ist für Pferde und Rinder 12 bis 30 Grm., für Schafe und Schweine 2—12 Grm., für Hunde 20 Centigrm. bis 1 Grm.; — von dem frischen Kraut giebt man die drei- bis vierfache Menge, aber von der trockenen Wurzel $^1/_3$ weniger als von dem trockenen Kraut. — Das Extract eignet sich seines Preises wegen zum innerlichen Gebrauch nur bei Hunden und Katzen, und kann hier in Gaben von 6—30 Centigrm. angewendet werden. Wegen der langen Dauer der Wirkung reicht man die Belladonna und ihre Präparate täglich nur in 2—3 Gaben, nach Zwischenzeiten von 5—8 Stunden.

Die innerliche Anwendung des Krautes und der Wurzel geschieht in Latwergen, in Pillen oder im Aufguss mit kochendem Wasser (30,0 zu 1 Pfd. Colatur) oder ebenso im Decoct, entweder für sich allein oder in Verbindung mit bitteren, mit aromatischen u. a. Mitteln; besonders habe ich bei Pferden oft das Glaubersalz hinzugesetzt, um die so leicht entstehende Verstopfung des Leibes zu verhüten. Metallsalze und adstringirende Mittel schwächen die Wirksamkeit der Belladonna; vom Calomel, das ich oft mit ihr zugleich anwendete, habe ich diesen Nachtheil nicht gesehen.

Aeusserlich ist das Belladonnakraut ganz so wie das Bilsenkraut zu Breiumschlägen, oder im Decoct zum Befeuchten der leidenden Theile, zu Einspritzungen in den Mastdarm oder in die Vagina zu benutzen. An den Augen, am After, Mittelfleisch, Muttermunde und am Euter kann man auch das Extract in Auflösung (1 : 60 Wasser), oder in Verbindung mit Oel, Fett, Glycerin, oder mit grauer Mercurialsalbe (1 : 10), zuweilen auch mit Calomel (siehe dieses) anwenden.

Anmerkung. Das einfache Atropin und das schwefelsaure Atropin (*A. sulphuric.*) wirken innerlich ungefähr wie 1 zu 80 der Belladonnablätter. Beide Präparate werden hauptsächlich äusserlich bei den in §. 381 bezeichneten Augenleiden gebraucht, in Solution von 6 Centigrm. in 60,0 destillirtem Wasser, einfach oder mit Zusatz von 8 Grm. Glycerin oder 2—4 Grm. arabischem Gummi. Hiervon wird täglich ein- bis zweimal ein Tropfen zwischen die Augenlider gebracht; — oder in Salben, einfach mit Fett (12 Centigrm. zu 30 Grm.), oder mit Zusatz von Jod, 6 Centigrm., früh und Abends so viel wie eine

Erbse einzureiben. — Zu subcut. Injectionen für Pferde 6—12 Centigrm., für Hunde 3—6 Centigrm., in der 30- bis 60fachen Menge Wassers. Bei Pferden sind 12 Centigrm. schon von der stärksten Wirkung; grosse Hunde ertragen aber absolut so viel wie ein Pferd (Gerlach[1]). (Preis: *Fol. concis.* 30 Grm. 1 Sgr. 10 Pf., fein pulv. 2 Sgr. 6 Pf.; *Radix* 1 Sgr. 6 Pf., pulv. 2 Sgr. 2 Pf.; von d. Extract 1 Grm. 1 Sgr. 10 Pf.; *Atropin. sulphuric.* 1 Centigrm. 9 Pf.)

4) Stechapfel-Blätter, *Folia s. Herba Stramonii.* (o)

Die getrockneten Blätter von Datura Stramonium L., 5. Kl. 1. Ordn., Fam. der Solaneen. In ganz Europa, an Wegen, Schutthaufen u. s. w. häufig.

§. 383.

Der wirksame Bestandtheil in der Stechapfelpflanze ist ein eigenthümliches Alkaloid, das Daturin. Dieses Alkaloid ist in seinen chemischen Eigenschaften und in seinen Wirkungen als höchst ähnlich dem Atropin befunden worden; es soll aber dem Grade nach noch stärker wirken als das Atropin. Es ist nicht gebräuchlich.

Auch die Wirkungen der Stechapfelpflanze sind mit denen der Belladonna fast übereinstimmend, jedoch noch nicht genügend erforscht. — Viborg (Samml. Bd. 3. S. 140) bemerkte an einem fünfjährigen kleinen Pferde, dem er 1 Pfund der frischen Blätter in Mehlpillen eingegeben hatte, nach $1/2$ Stunde blos etwas schnellern Puls und Erweiterung der Pupille. Diese Zufälle verloren sich aber bald wieder. — Ein altes ausgehungertes Pferd zeigte sich nach dem Fressen von 2 Pfund der abgeblühten Pflanze etwas aufgetrieben, die vorher schon bestandenen Fieberzufälle nahmen zu, und es schien oft stallen zu wollen. Als man es 2 Tage darauf tödtete, fand man Entzündung in den Gedärmen, so weit wie die Pflanze gekommen war. — $1/2$ Pfund frisches Kraut mit 3 Pfund kochenden Wassers infundirt, verursachte bei einem siebenjährigen Pferde ausser öfterem Uriniren keine Zufälle. — Von $1/2$ Pott (circa 1 Pfund reichlich) ausgepressten Saftes bekam ein einjähriges Füllen nach einer Stunde schnellern Puls und Erweiterung der Pupille; am folgenden Tage zeigte es sich krank, war unruhig, wollte nicht fressen; am dritten Tage waren diese Zufälle wieder vorüber. — $2^1/_4$ Pfund des reifen Samens verursachten bei einem neunjährigen Pferde sogleich schnellern und kleinern Puls, Verlust des Appetits, Auftreibung des Leibes. Diese Zufälle nahmen durch 24 Stunden zu, und am folgenden Tage zeigte das Pferd grosse Unruhe, Niederwerfen, Zusammenstellen der vier Füsse unter dem Leibe, Hervordrängen des Mastdarms, Herabhängen des Kopfes, heftiges Athmen; am dritten Tage dieselben Zufälle; während dieser Zeit erfolgte nur eine Kothentleerung. 52 Stunden nach dem Eingeben warf sich das Pferd rücklings über und starb unter Zuckungen. Bei der Section war das Wichtigste: Ergiessung von röthlichem Wasser in die Bauchhöhle, Ausdehnung des Magens und der Gedärme von Luft, und einige Theile des Darmkanals entzündet.

Eine Ziege ertrug 1 Pegel (circa 240 Grm.) des ausgepressten Saftes ohne merkliche Wirkung; ein Widder zeigte nach derselben Gabe schnelleres Athmen und häufiges Uriniren.

Ein $1/4$ Jahr alter Pudel wurde $1/2$ Stunde nach dem Eingeben von

[1] Lehrbuch der allgem. Therapie der Hausthiere. 2. Aufl. S. 289.

4 Unzen (120 Grm.) des Saftes unruhig und winselte sehr; nach einer Stunde erbrach er sich dreimal, zitterte stark, und fuhr fort zu winseln bis zum Verlauf von 4 Stunden, wo er wieder munter wurde und Appetit zeigte. — Ein Loth (15 Grm.) der Samen und $^1/_2$ Loth ($7^1/_2$ Grm.) der frischen Wurzel blieben bei zwei anderen Hunden ganz ohne Wirkung. — Von 16 Grm. des Extractes bekam (bei Orfila) ein Hund ähnliche Zufälle wie von einer gleichen Gabe des Belladonnaextractes, aber die Sinne blieben frei; der Tod erfolgte nach 7 Stunden. 8 Grm. Extract ins Zellgewebe applicirt waren bei Hunden stets tödtlich.

Pferden spritzte ich in die Drosselvene ein Infusum, welches für die verschiedenen Versuche von 2—8 Grm. des trockenen Krautes, oder von ebenso viel Samen mit 60—90 Grm. kochenden Wassers bereitet war, und bemerkte darauf: Vermehrung und Härte der Pulse, beschleunigtes Athemholen, Zittern der Muskeln, Erweiterung der Pupille, zuerst muntern, nach 20—30 Minuten aber sehr stieren Blick, eine geringe Abstumpfung der Sinne, schleichenden Gang, zuweilen Schweiss, ungestörte, aber auch nicht vermehrte Koth- und Urinentleerung. — Injectionen von 8—16 Grm. einer Stechapfeltinctur (bereitet wie Bilsenkrauttinctur) erregten dieselben Zufälle, aber in etwas stärkerem Grade; besonders war die Abgestumpftheit grösser und das Athmen viel beschwerlicher als nach Injection einer gleichen Quantität von dem Infusum; manche Pferde zeigten Schwindel, Krämpfe in den Halsmuskeln, sehr starkes Geifern aus dem Maule, Gähnen. Greve[1] sah auch starken Durchfall entstehen; ich bemerkte diesen niemals. — Hunde ertrugen von dem Infusum fast ebenso viel wie die Pferde, und verhielten sich im Wesentlichen wie diese. Die Wirkung trat in 4—5 Minuten nach der Injection ein und dauerte 2—6 Stunden.

§. 384.

Specielle Indicationen zur Anwendung des Stechapfels gegen bestimmte Krankheiten der Thiere lassen sich nicht angeben, weil das Mittel bis jetzt von den Thierärzten nur selten angewendet worden ist. Man hat vom Kraut, noch mehr aber von den Samen schmerzlindernde, beruhigende Wirkungen gesehen und diese Mittel mit gutem Erfolge gegen schmerzhafte Uebel, namentlich gegen schmerzhaften Rheumatismus, auch gegen Krämpfe und dgl. angewendet. — Gegen Dummkoller und gegen Tetanus habe ich das getrocknete Stechapfelkraut innerlich bei Pferden zu 60 Grm., täglich viermal ohne besondern Erfolg gegeben. Die Injection der Stechapfeltinctur habe ich gegen Koller und Rheumatismus in vielen Fällen ohne Erfolg, aber in mehreren Fällen mit Erleichterung der Zufälle gemacht, und bei einigen Pferden den Koller und den Rheumatismus geheilt. — Bei dem Starrkrampf der Pferde habe ich auch das wässerige Infusum der Stechapfelblätter und des Samens, und ebenso die Tinctur oft zu Injectionen in die Venen benutzt, jedoch mehrentheils vergeblich; denn unter acht so behandelten Patienten wurde nur einer geheilt.

Aeusserlich habe ich bei schmerzhaften rheumatischen Augenentzündungen und bei der sogenannten Mondblindheit ein Infusum der Blätter und auch der Samen (15 Grm. zu 180 Grm. Colatur) zum oft wiederholten Befeuchten,

[1] Erfahr. u. Beobacht. Bd. 1. S. 121.

bei schmerzhaften Entzündungen anderer Theile die Blätter mit kochendem Wasser zum Breiumschlag gemacht, mit Nutzen gebraucht. (Preis: geschnittene Blätter 30 Grm. 1 Sgr. 8 Pf.; gepulv. 2 Sgr. 4 Pf.)

5) Strychnos-Samen, Brechnüsse, Krähenaugen, *Semina Strychni s. Nuces vomicae.*

Die getrockneten Samen von Strychnos Nux vomica L., 5. Kl. 1. Ordn., Familie der Strychnaceen. Ein auf der Küste von Koromandel, auf Ceylon und Malabar einheimischer Baum.

§. 385.

Die kreisrunden, fast platten, äusserlich mit einem gelblich-grauen, aus feinen Härchen bestehenden Ueberzuge bedeckten, im Innern aus einem hornartig harten, weissen Eiweisskörper bestehenden Samen schmecken sehr bitter und enthalten als wesentlichsten Bestandtheil das Strychnin, ein Alkaloid, welches in ihnen mit dem Brucin, dem Igasurin, mit viel Extractivstoff, Fett- und Pflanzensäuren verbunden ist. Es wird durch nicht schwierige chemische Behandlung der zerkleinerten Samen erhalten, krystallisirt in vierseitigen, farblosen Säulen, löst sich im wasserhaltigen Alkohol am meisten (5 Proc.) auf, im heissen Wasser weniger, im kalten noch weniger, im Alkohol gar nicht; mit Säuren bildet es leicht auflösliche Salze; schmeckt intensiv bitter. Seine chemische Formel ist $C_{21}H_{22}N_2O_2$.

Die Wirkungen des Strychnins und der Krähenaugen sind durch eine grosse Anzahl von Versuchen als ganz gleichartig erkannt. Sie bestehen bei der Anwendung gehörig grosser Gaben in einem plötzlich, und zuweilen mit einem Ruck oder Stoss nach vorwärts eintretenden heftigen Krampf aller willkürlichen Muskeln, wobei der Rumpf, der Hals, die Ohren, die Gliedmaassen und der Schwanz ganz starr und steif werden (*Tetanus toxicus*), so dass man nicht im Stande ist, während dieses Krampfes den Thieren ein Gelenk zu beugen. Oft wird dabei der Körper nach vorwärts, zuweilen auch etwas nach rückwärts gekrümmt. Das Maul ist fest verschlossen (Trismus), der Augapfel ganz schief verzogen, die Pupille ist oft, aber nicht immer erweitert, und zuweilen tritt Zittern an verschiedenen Theilen des Körpers ein. Der Krampf ist jedoch nicht wie bei dem wirklichen Starrkrampf gleichmässig fortdauernd, sondern er lässt nach 1—3 Minuten entweder ganz oder grösstentheils nach, kehrt aber nach kurzer Zeit wieder, und so wechselt der Zustand bis zum gänzlichen Verschwinden der Wirkung oder bis zum erfolgenden Tod. Die wiederkehrenden Krampfanfälle treten immer zuerst mit einem kurzen Ruck oder Stoss ein, der sich mehrmals wiederholt, ganz ähnlich wie von electrischen Schlägen. — Gleich beim Eintritt der Wirkung wird das Athmen kurz, angestrengt und ängstlich; während des Krampfes setzt es zuweilen durch einige Secunden ganz aus, und es ist wahrscheinlich, dass bei dem höhern Grade der Wirkung auf diese Art der Tod durch Erstickung erfolgt. Die Pulse werden schneller und härter; die Schleimhaut der Nase und des Mauls erscheint bläulich; der Urin geht zuweilen unwillkürlich ab, aber Darmentleerungen finden selten Statt, und höchst selten erfolgt bei Thieren, die sich erbrechen können, eine Neigung hierzu; wirkliches Erbrechen sah ich niemals eintreten. — Die Empfindlichkeit ist während der ganzen Wirkung nicht vermindert, sondern in der Regel sehr vermehrt; denn die Thiere sehen es, wenn man ihnen droht, sie hören auf leises Anrufen, erschrecken vor Geräusch und fühlen jede Berührung ihres Körpers. Durch solche Einwirkungen, so wie durch festes Auftreten auf den Fussboden, — zuweilen sogar durch blosses Anhauchen der Thiere, können die Krampfanfälle neu hervorgerufen werden. Merkwürdig ist es, dass die Zufälle fast ganz gleichartig durch eine kurze Zeit fortdauern, nachdem den Thieren der Kopf abgeschnitten ist.

Gaben von mittlerer Grösse erzeugen nach einer Viertel- bis nach einer halben Stunde zuerst Zuckungen in den Muskeln des Gesichts, des Halses und der Schenkel, dann einen mässigen Grad von Steifigkeit, wobei die Thiere noch gehen können, — grosse Empfindlichkeit, etwas kürzeres Athmen, aber keine Störung in der Circulation, im Appetit, in den Secretionen, und keine Erweiterung der Pupille.

Von sehr kleinen Gaben bemerkt man bei gesunden Thieren kaum eine narkotische Wirkung, sondern nur, dass der Appetit mehr erregt, der Koth härter, in kleineren Massen und in manchen Fällen auch öfter entleert wird; bei kranken Thieren sieht man die Verdauung gebessert und Durchfälle gestillt werden.

§. 386.

Diese Wirkungen der Brechnuss erfolgen bei Thieren aus verschiedenen Klassen und von verschiedener Gattung, und ebenso bei jeder Art der Anwendung im Wesentlichen gleichartig, sie sind aber unter diesen verschiedenen Umständen etwas modificirt in der Stärke, in der Zeit ihres Eintrittes und in ihrer Dauer. Vögel ertragen verhältnissmässig die grössten Gaben, wie dies Desportes' Versuch zeigt, in welchem einem einjährigen Huhn innerhalb 20 Tagen 1114 Gran (circa $65^1/_2$ Grm.) zerstückelte Krähenaugen in steigender Dosis, aber in den ersten 12 Tagen fast ganz ohne Wirkung gegeben wurden. Erst durch die letzten sehr grossen Gaben (164 Gran [circa $9^2/_3$ Grm.] auf einmal) wurden heftige Krämpfe und der Tod verursacht (Orfila 2. Bd. S. 372). — Bei Wiederkäuern ist die Brechnuss innerlich gegeben schwächer als bei Pferden; und auch Schweine sollen grosse Gaben des Mittels ohne Nachtheil ertragen [1]. Ein 5 Monate altes Schwein zeigte von Gaben bis zu 3 Drachmen (12 Grm.) kaum bemerkbare Wirkung, von $3^1/_2$ Drachmen (14 Grm.) aber sehr heftige Zufälle, welche aber nach Anwendung der Opiumtinctur am folgenden Tage wieder verschwunden waren [2]. Am heftigsten wirkt Brechnuss auf Hunde und Katzen.

Das Mittel wirkt nur nach Uebergang ins Blut durch Absorption, daher bei innerlicher Anwendung in Form eines groben Pulvers, oder in Pillen und Latwergen viel schwächer und langsamer, als von einer gleichen Gabe in flüssiger Form oder bei der Anwendung auf eine andere Stelle. Ich gab einem Pferde 15 Grm. des Mittels in einer Mehlpille und sah erst nach einer Stunde mässigen Krampf eintreten, der durch 6 Stunden bestand, und mit Genesung endete; als ich aber nach 4 Tagen demselben Pferde eine gleiche Gabe mit 1 Pfd. Wasser gekocht eingab, zeigten sich schon nach 15 Minuten sehr heftige Krämpfe, die ebenfalls 6 Stunden anhielten. Ein anderes Pferd überstand die Wirkung von 40 Grm. Krähenaugen, in einer Pille gegeben,

[1] Lossius, de nuce vomica. §. 24.
[2] Tabourin, Matière médic. 2. Edit. Paris 1866. Tome II. p. 14.

aber es starb innerhalb 2 Stunden, als 3 Tage später dieselbe Gabe im Decoct angewendet wurde. — Ein Schaf starb von 30 Grm. in einer halben Stunde nach dem Eingeben[1]. Eine zweijährige Ziege erhielt in 11 Tagen nach einander folgende Quantitäten von Krähenaugenpulver mit Brot zusammengeknetet: am ersten Tage 48 Centigrm.; am zweiten Tage 66 Centigrm.; am dritten Tage 1 Grm.; am vierten Tage 1,25; am fünften Tage 1,50; am sechsten Tage 2 Grm.; am siebenten Tage 2,5; am achten Tage 3 Grm.; am neunten Tage 4 Grm.; am zehnten Tage 5 Grm.; am elften Tage $6^1/_4$ Grm.; — in Summa 26 Grm. oder 440 Gran, — ohne dass eine Wirkung zu spüren war[2]; und in Lyon hatte man einer Ziege 250 Grm. ($^1/_2$ Pfund) geben müssen, um Vergiftungszufälle zu erzeugen. — Bei mittelgrossen Hunden erfolgt gewöhnlich in der ersten halben Stunde keine bemerkbare Wirkung, wenn man ihnen 60—120 Centigrm. Krähenaugen mit Fleisch gemengt oder in einer Pille giebt; erst nach dieser Zeit treten Krämpfe ein und die Thiere sterben nach 2—3 Stunden; giebt man ihnen aber dieselbe Menge im Decoct, so erfolgt schon nach 5—6 Minuten sehr heftige Wirkung und in 15—25 Minuten der Tod[3].

Bei Injectionen in die Blutadern tritt an Thieren jeder Art die Wirkung fast augenblicklich in grösster Heftigkeit ein, und von 6 Centigrm. des aufgelösten Extractes oder von 12 Centigrm. Krähenaugen im Decoct, erfolgte bei Hunden der Tod schon innerhalb einer Minute und meistens mit wenig Krampf, anscheinend durch augenblickliche Lähmung.

Fast ebenso schnell wirkt das Mittel, wenn man es in die Brusthöhle, etwas weniger schnell, wenn man es in die Bauchhöhle, und noch etwas langsamer, wenn man es in eine äussere Wunde applicirt; doch tritt auch hier der Tod in 15—20 Minuten mit Tetanus ein.

§. 387.

In den Cadavern der durch Brechnuss getödteten Thiere findet man die Venen in den Häuten des Gehirns und des Rückenmarks sehr voll von Blut, Magen und Darmkanal innerlich geröthet, aber ohne wirkliche Entzündung, zuweilen die Schleimhaut des erstern an einzelnen Stellen selbst etwas corrodirt, — alle übrige Organe aber gesund. — Waren die Krähenaugen in Substanz, gepulvert oder in Pillen eingegeben worden, so findet man gewöhnlich die ganze Gabe im Magen wieder.

§. 388.

Die Erscheinungen nach grossen Gaben der Brechnuss zeigen, dass dieses Mittel vorherrschend und eigenthümlich die Functionen des Rückenmarks

[1] Compte rendu de l'école vétér. de Lyon 1812. p. 12 u. 13.

[2] Genzken, in der Zooiasis von Lux. 2. Bd 1. Heft. S 39.

[3] Sichere Gegengifte gegen Strychninvergiftung giebt es bis jetzt nicht. Zu versuchen ist bei Thieren, die erbrechen können, ein möglichst schnell gegebenes Brechmittel, dann Tannin, nach Paljute die Tracheotomie, und das Einathmen des Chloroforms, des Aethers, diese Mittel auch innerlich, so wie das Eingeben des Chlorwassers, der Opiumtinctur, *Morphium aceticum* oder *Morphium sulphuricum*. Das letztere hat aber bei den Versuchen von J. Reese den Eintritt der von Strychnin erzeugten Krämpfe und den Tod nicht aufhalten können (Schmidt's Jahrb. der gesammten Medic. Bd. 150. Jahrgang 1871. S. 268).

und der von ihm entstehenden Nerven in sehr hohem Grade aufregt, eine erhöhte Reflexthätigkeit und zuletzt Lähmung erzeugt, in kleinen Gaben aber als ein erregendes und tonisches Mittel auf den Verdauungskanal (wahrscheinlich zuerst auf die Gangliennerven in der Bauchhöhle) und hierdurch auch stärkend auf den ganzen Organismus wirkt.

Diesen Eigenschaften gemäss ist die Anwendung der Brechnuss angezeigt: *a*) bei solchen Krankheiten des Rückenmarks (und der mit ihm in Verbindung stehenden Nerven), welche in torpider Schwäche, Unregelmässigkeit oder Unterdrückung des Reactionsvermögens dieser Theile begründet sind, wie namentlich bei Lähmungen (Paraplegien und Hemiplegien), bei Lähmung des Blasenhalses und *Incontinentia urinae*, bei dem Kalbefieber (nach Köhne[1]), bei Krämpfen, bei der Epilepsie und bei dem Starrkrampf; und *b*) bei Schwäche der Verdauungsorgane und deshalb fehlendem Appetit, bei Krampf, bei Krampfkolik, und bei unregelmässiger, zu reichlicher Absonderung in den Verdauungseingeweiden.

Dagegen ist das Mittel zu vermeiden, wenn in den genannten Theilen krankhaft erhöhte Lebensthätigkeit, und besonders zu grosse Empfindlichkeit und Reizbarkeit, oder wenn Congestion zu denselben besteht; es ist daher auch nicht passend, wenn die Lähmungen als Folge von mechanischen Verletzungen des Rückenmarks entstanden sind, oder wenn der Starrkrampf mit synochösem Fieber oder mit Congestionen zur Lunge begleitet ist.

Bei der lähmungsartigen Schwäche, bei den Zuckungen und Lähmungen, welche so häufig nach der Staupe der Hunde am Hintertheil zurückbleiben, habe ich die Brechnuss recht oft mit gutem Erfolge angewendet; ebenso mehrfältig bei rein nervösen Kreuzlähmungen und bei dem Starrkrampf der Pferde, oft aber auch ohne Erfolg.

Gegen zu geringen Appetit, mangelhafte Verdauung, Lecksucht, zu viel Säurebildung, Koliken, chronischen Durchfall, selbst gegen Ruhr und dergl. Krankheiten der Verdauungseingeweide in Folge von Torpor und Erschlaffung, gegen Würmer und Gastruslarven in den Gedärmen, ist *Nux vomica* (auch homöopathisch) ein vortreffliches Heilmittel und ebenso ein gutes Prophylacticum. — Gegen Rotz und Wurm, wo das Mittel gleichfalls gerühmt wird, habe ich es ganz ohne Nutzen durch längere Zeit angewendet. — Eck hat es auch zur Besserung des Heilprocesses in alten, atonischen Widerristfisteln, und äusserlich gegen Läuse mit Erfolg gebraucht[2].

§. 389.

Die Brechnuss wird den Pferden in einzelnen Gaben von 2—12 Grm., beim Rindvieh 2—15 Grm., bei Schafen, Ziegen und Schweinen von 1—4 Grm. und den Hunden von 6—60 Centigr., — jede Gabe in Zwischenzeiten von 6—8 Stunden verabreicht. — Da die Wirkung bei einzelnen Thieren in sehr ungleichem Grade eintritt, so darf man stets nur mit kleinen Gaben anfangen, und nur allmälig, d. h. nach Zwischenzeit von circa drei Tagen, zu grösseren Gaben übergehen, jedoch höchstens nur bis gelinde Zuckungen entstehen, und nach 2—3 Tagen muss das Mittel wieder 1—2 Tage ausgesetzt werden, besonders, wenn dasselbe als Pulver, oder in Latwergen oder in Pillen gegeben worden ist.

[1] Magaz. für Thierheilk. v. Gurlt u. Hertwig. Jahrg. XXI. S. 34, 35.
[2] Magaz. für Thierheilk. v. Gurlt u. Hertwig. Jahrg. XVII. S. 305, 308.

Die Anwendung der pulverisirten Krähenaugen kann in Latwergen, in Pillen oder im Decoct (1 zu 16 Th. Wasser), für sich allein oder mit bitteren und aromatischen Mitteln geschehen. Köhne empfiehlt bei dem Kalbefieber: *Pulv. nuc. vomic.* 30 Grm., *Tart. stibiat.* 15 Grm., *Natr. sulphuric.* 1 Pfd., *Natr. muriatic.* 120 Grm., mit 12 Pfd. Wasser $^1/_4$ Stunde gekocht, hiervon stündlich $^1/_2$ Weinflasche eingegeben. Bei Trockenheit des Mistes wird der ersten Gabe 30 Tropfen Crotonöl zugesetzt. Es ist stets zu beachten (wie bereits im §. 386 angegeben), dass das Mittel im Decoct viel schneller und stärker wirkt, als in anderen Formen. — Aeusserlich gegen Läuse sollen 30 Grm. fein pulverisirt in $^1/_2$ Pfd. Thran gerührt, mit eine Bürste auf die Haut applicirt werden. (Preis: grob. pulv. 30 Grm. 1 Sgr. 6 Pfg., fein pulv. 5 Grm. 5 Pfg.)

Präparate. 1. Das reine Strychnin (*Strychnium purum*) und seine Salze, von denen das salpetersaure Strychnin (*Strychnium nitricum*) am meisten gebräuchlich ist, wirken sämmtlich äusserst heftig und werden daher leicht giftig, tödtend. Beim Pferde treten von 7—8 Gran ($^1/_2$ Grm.) bald nach dem Eingeben Krämpfe ein und oft auch der Tod. Letzterer erfolgt bestimmt von 13—15 Gran (78—90 Centigr.). — Ins Zellgewebe gebracht, wird es schnell absorbirt, schon 2 Gran (12 Centigr.) erzeugen bei Pferden heftige Krämpfe und Steifigkeit, 4—5 Gr. tödten; — und in die Venen injicirt, führt 1 Gr. (6 Centigr.) augenblicklich Lebensgefahr herbei. Bei einer Kuh sah Tabourin[1] von $1^1/_2$ Grm. (circa 24 Gr.) des salzsauren Strychnins innerlich gegeben, keine Wirkung, während ins Zellgewebe gebracht, 10 Centigr. (circa $1^3/_4$ Gr.) schon sehr heftig, und 20 Centigrm. binnen 5 Minuten tödtlich wirkten. Hunde sterben sicher von $^1/_4$ Gr. Strychnin, ja ich sah in einzelnen Fällen bei kleinen und jungen Hunden den Tod von $^1/_{25}$ Gr. erfolgen. Therapeutisch kann das *Strychnium nitric.* in allen Fällen statt Brechnuss gegeben werden, und zwar: Pferden 2—4 Gr. (12—24 Centigr.), Rindvieh 3—6 Gr. (18—36 Centigr.), Schafen und Ziegen $^1/_2$—1 Gr. (3—6 Centigr.), Schweinen $^1/_4$—$^1/_2$ Gr. ($1^1/_2$—3 Centigr.), Hunden $^1/_{60}$—$^1/_{30}$ Gr. (1—3 Milligr.) täglich zweimal, am besten in Auflösung; z. B. *Rec. Strychn. nitric.* 0,06, *Aq. dest.* 15,0, *Solv. Det. in vitro bene claus.* Hiervon enthalten 12 Tropfen $^1/_{60}$ Gr. (1 Gr. 8 Pfg.)

2. Das wässerige Brechnuss-Extract, *Extractum semin. Strychni aquosum, Extr. nucum vomicarum aquosum*, — durch Ausziehen aus den Samen mit kochendem Wasser u. s. w. bereitet, enthält 2 Proc. Strychnin und 2 Proc. andere Strychnosalkaloide (also zusammen in 1 Grm. 24 Centigr), — ist im trocknen Zustande ein gelblich braunes Pulver, im Wasser löslich mit grünlich weisser Farbe. Dosis: $^1/_6$ des Pulvers. In den Apotheken wird stets dieses Extract gegeben, wenn nicht ausdrücklich das (mehr giftige) *Extr. spirituosum* verordnet ist. (Preis: 1 Grm. 6 Pfg.)

3. Das weingeistige Brechnuss-Extract (*Extract. semin. Strychni s. Nuc. vomic. spirituosum*), aus den Samen mit rectificirtem Weingeist u. s. w. gewonnen, enthält 5—6 Proc. Strychnin und ebenso viel andere Strychninalkaloide, macht mit Wasser trübe, mit Weingeist klare Lösung. Es wirkt zehnfach stärker als die Samen und kann in allen Fällen, wo diese empfohlen sind, in verschiedenen Formen gebraucht werden. Pferden und Rindvieh 4—10 Gr., Hunden $^1/_{10}$—$^1/_4$ Gr. Ein ganzer Gran ist für letztere meist tödtlich. (Preis: 1 Decigr. 5 Pfg.)

4. Die Brechnuss-Tinctur (*Tinct. sem. Strychni s. Nucis vomicae*), bereitet durch Maceration von 5 Th. Brechnuss in 24 Th. rectificirtem Weingeist, kann wie das wässerige Extract gebraucht werden.

5. Das arsenigsaure Strychnin (*Strychnium arsenicosum*) ist von den Professoren Ercolani und Bassi angeblich mit ausgezeichnetem Erfolg gegen Rotz- und Wurmkrankheit angewendet worden[2]. Die in Lyon, Paris, Wien, Berlin u. s. w. gemachten Versuche haben aber diese gute Wirkung nicht bestätigt[3]. Das Mittel, welches ebenso

---

[1] Matière médicale etc. vétérin. 452.

[2] Il medico veterinario. Giornale della reg. Scuola veter. di Torino. Oct. bis Decbr. 1860. Jan. und Febr. 1861.

[3] Journ. de médec. vétérin. de Lyon. 1861. 305, u. a. a. O

heftig wirkt wie *Strychn. nitric.*, wurde in steigender Gabe von 10—40 Centigr. täglich zweimal, auf einem Stückchen Brot gegeben.

6. Die Vorsicht gebietet, alle Strychnin-Medicamente als „Gift" zu bezeichnen und sicher aufzubewahren

6) Rothes Fingerhutkraut, Digitalis, *Folia s. Herba Digitalis purpureae.*

Die getrockneten Blätter von Digitalis purpurea L., 14. Kl. 2. Ordn., Familie der Scrophularineen. Im mittlern Europa auf sonnenreichen waldigen, bergigen Orten wild wachsend, auch viel in Gärten als Zierpflanze gezogen.

§. 390.

Unter den Bestandtheilen dieser Pflanze ist das Digitalin, ein eigenthümliches Alkaloid, der wichtigste. Dasselbe ist eine gelbliche, blasse, geruchlose, stark bittere, nicht krystallisirbare Substanz, in Alkohol leicht, in Wasser und Aether schwer löslich, bildet mit Säuren keine Salze. Es zeigt gleiche Wirkung wie die Blätter und macht nach den Versuchen von Bouchardat, Sandrat u. A. örtlich eine Reizung und innerlich in sehr kleinen Gaben, z. B. bei Kaninchen 4 Milligr. (ca. $^1/_{20}$ Gran) eine Verlangsamung der Pulse, also eine Veränderung der Herzthätigkeit, und führt in etwas grösseren Gaben eine Hemmung der Circulation und den Tod durch Lähmung des Herzens herbei. Die Substanz ist bisher nur zu Versuchen benutzt.

Die Digitalis ist ein narkotisch-scharfes Mittel von ausgezeichneter Wirksamkeit, welche letztere jedoch fast nur allein an Pferden und Hunden einigermaassen erforscht ist. — Für Pferde kann man die Digitalis hinsichtlich der Intensität ihrer Wirksamkeit, ausser den Krähenaugen, als das heftigste unter den narkotischen, und neben den Krotonsamen und der schwarzen Nieswurz als das heftigste unter den vegetabilischen Mitteln überhaupt betrachten; denn 1 Unze (30 Grm.), in einzelnen Fällen sogar nur 24 Grm. (6 Drachmen) der pulverisirten trockenen Blätter, in einer Mehlpille einem noch kräftigen Pferde gegeben, verursachte bei meinen vielen Versuchen fast jedesmal nach Verlauf von 3—10 Stunden Appetitlosigkeit, zuweilen in der ersten Zeit etwas vermehrten vollen Puls, öfteres Uriniren, zuweilen auch dünneres Misten, bald Trockenheit, bald vermehrte Schleimabsonderung im Maule; späterhin einen kleinen, langsameren, ungleichen, zuweilen auch aussetzenden Puls, starken, unregelmässigen Herzschlag, Eingenommenheit des Kopfes, Verminderung der Sinnesthätigkeit, unregelmässigen Stand, grosse Mattigkeit, Verminderung der Temperatur, Verengerung, zuweilen aber auch Erweiterung der Pupille, Kälte der Ohren u. s. w. und nach 12—16 Stunden den Tod. Bracy Clark[1] sah einen Esel schon nach 12 Stunden von einer halben Unze (15 Grm.) des trockenen Krautes sterben, ohne dass andere Zufälle dabei eingetreten waren, als eine Viertelstunde vor dem Tode grosse Schwäche und etwas Ausfluss von dickem Schleim aus dem Maule. — Dagegen hat angeblich ein Pferd 4 Unzen (120 Grm.) von grünen Blättern ohne die geringste darauf erfolgende Wirkung ertragen (was nach allen anderen Beobachtungen unglaublich erscheint); aber 1 Pfund dieser frischen Blätter verursachten demselben Pferde etliche Stunden nach dem Eingeben kalte Ohren, kalte Beine, sehr starke Verengerung der Pupille, sehr langsamen Puls, kalten Schweiss, worauf Kälte am ganzen Körper, Lähmung der

[1] Pharmacopoea Equina. London 1823. 4. pag. 10.

Hinterlippe und der Tod unter heftigen Convulsionen eintrat. — Bei Dupuy's Versuchen starb ein Pferd unter ähnlichen Erscheinungen nach einer Gabe von 210 Grm. (7 Unzen) binnen einigen Stunden; und ein anderes starb von der übermässigen Menge von etwas über 6 Pfund noch schneller, unter Zufällen von grösster Erschöpfung der Kräfte und von Lähmung[1].

Fast auf ganz gleiche Weise, aber langsamer, wirkt die Digitalis bei Pferden, wenn man ihnen dieselbe in kleineren Gaben etwas anhaltend reicht. Ich gab mehreren kräftigen Pferden täglich dreimal à 4—6 Grm. durch 4 Tage nach einander, und bemerkte dabei oft schon am zweiten Tage den Puls unregelmässig, aussetzend, und um 3—6 Schläge in der Minute verringert, auch die Munterkeit und den Appetit zum Futter und Getränke vermindert werden. Am dritten und vierten Tage nahmen diese Zufälle zu, die Thiere zeigten sich sehr abgestumpft, die Pupille verengert, der Gang schwankend, die Respiration beschwerlich; zuweilen trat Durchfall ein; das aus der Ader gelassene Blut war schwarz und wenig gerinnbar; bei rotzigen Pferden wurde der Ausfluss aus der Nase sehr vermehrt und die ausgeathmete Luft höchst widrig riechend; mehrentheils wurde jetzt der Puls bedeutend schneller (in manchen Fällen bis 140 Schläge in einer Minute), die Temperatur wechselte oft und verringerte sich immer mehr, bis der Tod, stets unter heftigen Convulsionen, erfolgte.

Hunde ertragen das Mittel verhältnissmässig in viel grösseren Gaben, und zeigen von zehn und zwanzig Gran auf einmal gegeben, mehrentheils kaum eine wahrnehmbare Wirkung. Orfila (a. a. O. Bd. 2. S. 325) hat bei einem Hunde selbst von 6 Grm. des pulverisirten Krautes bis zum folgenden Tage keine auffallende Wirkung bemerkt; — ich habe aber von solchen Gaben in Zeit von $^3/_4$ bis $1^1/_2$ Stunde nach dem Eingeben heftiges Erbrechen, Unruhe, Winseln, Verengerung der Pupille, Verminderung der Zahl der Pulse von 95 auf 80, selbst bis 70 in einer Minute, Mattigkeit, zuweilen wirkliche Betäubung, anhaltendes Liegen auf dem Bauche, dann Diarrhöe, und durch 2—3 Tage sehr auffallende Schwäche entstehen sehen. Von 8 Grm., und noch mehr von 12 Grm. Digitalis traten diese Zufälle jedesmal ein und endeten gewöhnlich mit dem Tode, wenn den Thieren durch Zubinden des Schlundes das Ausbrechen des Mittels unmöglich gemacht worden war. — 8 Grm. wässeriges Extract erzeugten bei einem Hunde nach $7^1/_2$ Stunden nur Abgeschlagenheit; der Puls blieb wie vorher 125, und gleichmässig; nach $14^1/_2$ Stunden zeigte sich leichter Schwindel, der Puls wie früher, und 2 Stunden darauf der Tod. — Dieselbe Gabe harziges Extract einem Hunde beigebracht und ihm der Schlund unterbunden, verursachte nach 10 Minuten Drang zum Erbrechen, irreguläre, langsame Pulse; nach 16 Minuten noch Drang zum Brechen, Verminderung der Pulse von 90 auf 50 in 1 Minute; nach $2^1/_2$ Stunden dieselbe Wirkung, nach 5 Stunden den Tod.

Von 12 Grm. des Pulvers auf eine wunde Stelle am Schenkel eines kleinen Hundes applicirt, entstand nach 3 Stunden Erbrechen, Schaum vor dem Maule, nach $8^1/_2$ Stunden Schwindel, und eine Stunde darauf erfolgte der Tod (Orfila).

In die Venen gespritzt, wirkt die Digitalis verhältnissmässig schwächer als andere narkotische Mittel. Ein Infusum, bereitet aus 8 Grm. des Pulvers

---

[1] Dupuy, Journ. pratique de méd. vétér. 1830. p. 449 u. f.

mit 120 Grm. kochenden Wassers, und in Gaben von 15—60 Grm. verschiedenen Pferden in die Drosselvene injicirt, verursachte nach 10—12 Minuten etwas schnelleren, zugleich aber aussetzenden, unregelmässigen Puls, stieren Blick, dunklere Röthung der Schleimhaut in der Nase und im Maule, geringe Mattigkeit bei der Bewegung. Nach 5—7 Stunden waren die Wirkungen vorüber. — Hunde zeigten nach der Injection von 2 Grm. dieser Flüssigkeit ähnliche Symptome im mässigen Grade, starben aber von 4 Grm. unter hinzugetretenen Convulsionen. — Injection eines Infusums von 12 Grm. Digitalis in die Jugularis eines Hundes, verursachte nach 5 Secunden einen Stillstand des Herzens bei Fortdauer der Respiration und bald darauf den Tod[1]. — Von der nach der Preussischen Pharmacopöe bereiteten einfachen Fingerhutkraut-Tinctur (*Tinctura Digitalis simplex*) spritzte ich Pferden 8—15 Grm. in die Vene, ohne dass hiernach eine deutlich wahrnehmbare Wirkung erfolgte; von 24—30 Grm. zeigte sich die letztere fast ganz so wie nach der Injection von 30 Grm. des wässerigen Aufgusses.

Bei Wiederkäuern und Schweinen ist die Wirkung des Fingerhutkrautes noch wenig erforscht. Kühen gab ich dasselbe von $1^1/_4$—8 Grm. täglich zweimal mit $^1/_2$ Pfund heissem Wasser, aber stets nur durch einen Tag, und bemerkte hierauf 2—3 Stunden nach dem Eingeben eine Minderung der Stärke und der Schnelligkeit der Pulse und der Herzschläge (von 60 oder 56 auf 55—50 in der Minute), Trockenheit des Nasenspiegels, keine Veränderung der Pupille, und auch keine andere Zufälle. Jene Wirkung dauerte gewöhnlich bis zum zweiten Tage fort.

Auf das Haus-Federvieh soll die Digitalis, nach Bonjean's vielen Versuchen, keine giftige Wirkung äussern. Er gab die frischen Blätter oft bis 120 Grm., ohne dass eine Wirkung eintrat (Journ. de Pharmacie, Juli 1843). — Auch Bladig fand, dass das Mittel den Hühnern keinen Nachtheil brachte (Oesterr. med. Wochenschrift 1844, 1. Quart. S. 121). Ich sah dagegen, dass 10 junge Puten nach dem Genusse der blühenden Pflanze betäubt wurden, Schwindel, Lähmung und Krämpfe bekamen. Essig minderte diese Zufälle und stellte in 16 Stunden die Thiere wieder her.

§. 391.

Am Cadaver der durch die Digitalis getödteten Pferde findet man fast immer den Bauch stark aufgetrieben, den Magen ebenso, zugleich äusserlich seine Gefässe sehr mit schwarzem, dünnflüssigem Blute angefüllt, im Innern an verschiedenen Stellen entzündet, die Schleimhaut dunkel geröthet, leicht trennbar; am Dünndarm nur starke Anfüllung der Venen, den Dickdarm entzündet, bald gleichmässig in einem weiten Umfange, bald an vielen kleinen Stellen, oft auch Extravasate von Blut in Gestalt kleiner schwarzer Flecken unter der serösen Haut und innerlich unter der Schleimhaut; Netz, Gekröse und Bauchfell ebenfalls an verschiedenen Stellen entzündet; die Blutgefässe injicirt; die Lungen mässig mit Blut erfüllt, an ihrer Oberfläche oft mit einigen schwarzen Flecken versehen; in den Bronchien blutiger Schaum; das Herz zeigt bald nach dem Tode sehr wenig Reizbarkeit, hat äusserlich an mehreren Stellen, vorzüglich im Verlaufe der Kranzgefässe schwarze Extravasate von verschiedener Grösse, die Fasern dunkelroth, sehr mürb, die

[1] Blake, in Edinb. med. Journ. 1839. p. 342.

Höhlen leer, oder mit flüssigem Wasser erfüllt. Letzteres ist, wenn der Tod langsam erfolgte, in der Regel schwärzlich, aber nach schnell erfolgtem Tode (daher nach sehr grossen Gaben) ist gewöhnlich die eine oder die andere Herzkammer mit hochrothem Blute erfüllt. Gehirn, Rückenmark und die Häute dieser Organe sind sehr blutreich.

§. 392.

Aus den angegebenen Erscheinungen ist zu erkennen: *a)* dass die Digitalis zuerst örtlich auf die von ihr betroffenen Theile, und daher bei innerlicher Anwendung auf die Verdauungseingeweide, scharf reizend wirkt; *b)* dass der wirksame Stoff resorbirt wird, hiernach narkotische Wirkungen auf das Gehirn, das verlängerte Mark und auf den von dem letztern entspringenden *Nerv. vagus* ausübt, welche ebenfalls oft zuerst mit Reizung beginnen, dann aber specifisch mit Verminderung der Schnelligkeit und der Stärke der Herzbewegung begleitet sind; und *c)* dass sehr grosse Gaben des Mittels selbst eine vollständige Lähmung der Herznerven, daher einen Stillstand der Herzbewegung, in kurzer Zeit herbeiführen können. Ob diese Verminderung und Lähmung der Herzthätigkeit direct oder als Folge einer Ueberreizung eintritt, — ist noch nicht entschieden festgestellt.

§. 393.

Die Indicationen zur therapeutischen Benutzung der Digitalis sind hauptsächlich auf die, die Schnelligkeit und Stärke der Herzbewegung herabstimmende, sedative Wirkung, — ausserdem auch auf die diuretische Wirkung des Mittels gegründet. In ersterer Hinsicht wird dasselbe als beruhigendes Mittel, als Antiphlogisticum oder (nach Rasori) als Contrastimulans überall angewendet, wo eine übermässige Erregung des Herzens und der Blutgefässe mit erethischem Character besteht, wo die Herzschläge schnell, kurz, die Arterienpulse mässig schnell, kräftig, die Schleimhäute geröthet, die Temperatur erhöht sind; dagegen contraindicirt ist Digitalis überall, wo die Lebensthätigkeit im Allgemeinen, besonders aber im Blutgefässsystem sehr gesunken ist, wo grosse Blässe der Schleimhäute, verminderte Wärme, sehr kleiner, langsamer Puls, pochender, langsamer Herzschlag, dünnflüssiges Blut, Cachexie besteht. Ebenso ist das Mittel unpassend bei Entzündungen und Fiebern, deren Grund in einer Reizung der Baucheingeweide liegt, oder wenn bei Entzündungen bedeutende gastrische Complicationen bestehen. Ihre vorzüglichste Anwendung findet Digitalis bei Entzündungen des Herzens, des Herzbeutels, der Lungen und des Brustfells; daher auch bei Influenza der Pferde in dieser Form (und ohne Typhus), und bei plastischen und serösen Exsudaten dieser Entzündungen, wenn und so lange der Erethismus im Blutgefässsystem besteht. Bei heftigen Entzündungen mit sehr hartem Pulse und mit Trockenheit der Schleimhäute muss stets dieser hohe Grad erst durch Blutentziehungen gemindert sein. Bei Berücksichtigung dieser Umstände habe ich von der Digitalis, allerdings mehrentheils neben anderen Mitteln, gegen jene Entzündungen sehr häufig den besten Erfolg gesehen, selbst bei der Lungenseuche des Rindviehes; seltener war dies der Fall bei heftigen rheumatischen, mit Fieber begleiteten Augenentzündungen, bei rheumatischen Gelenk- und Hufentzündungen. — Gegen Gehirnentzündung ist das Mittel auch versucht worden, jedoch mit keinem besondern Erfolge, — was sich wohl aus dem, mit der narkotischen Wirkung verbundenen Blutandrange zu dem Gehirn, erklären lässt.

Ausser den Entzündungen des Herzens ist Digitalis auch bei anderen, mit Erethismus verbundenen Affectionen dieses Organs und der Respirationsorgane, besonders bei dem sogenannten Herzpochen, bei Hypertrophie und bei Fehlern der Herzklappen, und ebenso bei chronischem Husten angewendet worden. Bei dem ersteren Zustande, dessen Sitz und Ursache noch unbekannt ist, erscheint die Digitalis als ein zweifelhaftes Mittel, und bei den letzteren Zuständen kann natürlich ihre Hilfe nur eine vorübergehende Minderung der Zufälle sein. Gegen den chronischen Husten der Hunde scheint das Mittel hauptsächlich dann etwas zu leisten, wenn derselbe in Herzbeutel-Wassersucht oder in Lungenödem begründet ist.

Als diuretisches Mittel ist die Digitalis fast allgemein gegen Wassersuchten im Gebrauch; ich habe jedoch nur bei frisch entstandenen acuten Brust- und Bauchwassersuchten, bei denen Gefässerregung bestand, eine wirkliche Besserung von ihr gesehen, dagegen bei chronischen, torpiden, sogenannten kalten Wassersuchten nutzte sie wenig, oft auch gar nichts, obgleich sie auch hier in den meisten Fällen eine vermehrte Urinabsonderung verursachte. — Gegen die Wasseransammlung in den Hirnhöhlen bei dem Dummkoller der Pferde, versuchte ich das Mittel sehr oft vergeblich; bei einzelnen Pferden wurde zwar nach seinem Gebrauch (auch durch denselben?) die Abstumpfung etwas geringer und das Drehen nach einer Seite hörte auf, aber bei keinem wurde der Koller gänzlich geheilt, und in mehreren Fällen musste das Mittel wegen schnell eingetretener Appetitlosigkeit und wegen sichtbar vermehrter Schwäche sehr bald wieder ausgesetzt werden. — Gegen diejenige Drehkrankheit der Schafe, welche von einer geringen, in der Regel asthenischen Hirnentzündung entstanden ist, war Digitalis in Verbindung mit Calomel, Aloë und dergl. Mitteln mehrmals nützlich. — Gegen ödematöse Anschwellung der Füsse habe ich sie bei mehreren Pferden ganz vergeblich angewendet.

§. 394.

Man darf die Digitalis nur in kleinen Gaben verabreichen, nämlich bei Pferden und Rindvieh von 4—8 Grm., Schafen und Schweinen 40—80 Centigr., Hunden 10—25 Centigr., und nur in Zwischenzeiten von 5—7 Stunden. Auch gebietet es die Vorsicht, das Mittel nur durch etwa 2 Tage anhaltend zu gebrauchen und es dann durch 24 Stunden wieder auszusetzen, um die Wirkung zu beobachten (welche oft erst am folgenden Tage bemerkbar wird) und um die, von dem länger fortgesetzten Gebrauch zuweilen entstehenden üblen Zufälle zu verhüten. Diese Vorsicht ist am meisten bei Pferden nöthig; und wenn während des Gebrauches der Digitalis der vielleicht noch in einem gewissen Grade vorhanden gewesene Appetit sich verliert, oder wenn der Puls anfängt aussetzend zu werden, so halte ich es stets für zweckmässig, den fernern Gebrauch sogleich zu unterlassen.

§. 395.

Die innerliche Anwendung des Fingerhutkrautes geschieht in Latwergen, Pillen oder in einem, mit kochendem Wasser gemachten Aufguss. Selten giebt man es allein, sondern gewöhnlich mit anderen Mitteln, welche dem kranken Zustande entsprechen, versetzt, wie namentlich mit Salpeter, mit Glaubersalz, Doppelsalz, Weinstein, Calomel, Brechweinstein, Salmiak, kohlensaurem Kali, nach Morton selbst mit Aloë und dergl. Um für grosse Thiere die nöthige Masse, besonders bei der Anwendung der Digitalis in Pillen und Latwergen zu erhalten, und um ihre nachtheilige örtliche Einwirkung auf die Verdauungseingeweide zu verhüten, ist in den meisten Fällen der Zusatz von schleimigen Mitteln, von Süssholzwurzel oder auch von Enzianwurzel am zweckmässigsten. Gewürzhafte und geistige Mittel schwächen die herabstimmende Wirkung der Digitalis auf die Blutgefässe und passen daher nicht, wenn eben nur diese Wirkung bezweckt wird; ihr Zusatz kann aber geschehen, wenn man die Resorption und die Harnabsonderung befördern will, wie z. B. bei atonischen Wassersuchten. Bei hartnäckigen rheumatischen Affectionen schien die Verbindung der Digitalis mit Kampher oder mit Sublimat gute Dienste zu leisten. — Aeusserlich ist von Morton ein Infusum gegen heftige Augenentzündungen empfohlen.

Präparate: 1) Das Digitalin (nicht officinell) ist bisher in der Thierheilkunde nur zu einigen Versuchen zu subcutanen Injectionen angewendet worden. Gerlach spritzte 6 Centigr. (1 Gran) in 8 Grm. dest. Wassers gelöst unter die Haut ein. Es entwickelte sich eine örtliche Entzündung langsam, dieselbe trat aber mit dem dritten Tage stark hervor, es folgte Necrotisirung des Bindegewebes, starke Verjauchung und Eiterung. Peters injicirte 4 Milligr. ($^1/_{15}$ Gran) um Harnerisis zu erregen, mit gutem Erfolge.

2) Das Extract *(Extractum Digitalis)* und die Tinctur *(Tinct. Digit.)* sind wenig gebräuchlich, sie haben qualitativ die Wirkung der Blätter. Gabe von dem Extract für Pferde 30—60 Centigr., für Schafe 6—30 Centigr., für Hunde 3—6 Centigr. — Von der Tinctur das Vierfache. (Preis: Fol. fein pulv. 2 Grm. 2 Sgr. 6 Pf. Extract 1 Sgr. 10 Pf.

Anmerkung. Gegengifte gegen Digitalis sind nicht bekannt. Man sucht die allgemeinen Zufälle durch erregende Mittel zu beseitigen.

7) Taback, Tabacksblätter, Tabackskraut, *Folia s. Herba Nicotianae s. Tabaci.*

Die getrockneten Blätter von Nicotiana Tabacum L., 5. Kl. 1. Ordn., Fam. d. Solaneen, in Florida und Mexico einheimisch, bei uns in manchen Gegenden reichlich angebaut.

§. 396.

Die Bestandtheile des Tabacks sind: Nicotin, Nicotianin, bitterer Extractivstoff, Gummi, Satzmehl, Eiweiss u. s. w. — Das Nicotin ist ein flüssiges, farbloses, an der Luft bräunlich werdendes Alkaloid, welches mit Säuren schwer krystallisirbare Salze bildet, nach Tabak riecht, scharf schmeckt und sehr giftig wirkt. Vier Tropfen tödteten einen Hund in 1—4 Minuten, 1 Drachme in 30 Secunden unter heftigen Krämpfen und Lähmung, Erweiterung der Pupille. Es löst sich in Aether und Alkohol leicht, in Wasser ziemlich leicht. — Das Nicotianin ist eine zweifelhafte Substanz, wirkt schwächer und macht keine Erweiterung der Pupille.

Der Taback gehört zu den scharfen narkotischen Arzneistoffen und ist der Digitalis darin ähnlich, dass er wie diese (sehr oft, aber nicht immer) die Bewegungen des Herzens und der Blutgefässe langsamer macht und zugleich die Resorption befördert; aber der Taback scheint die Empfindlichkeit in sympathischen Nerven zu vermindern und umzustimmen. Beide Mittel sind aber in einigen Nebenwirkungen wie auch im Grade der Stärke von einander unterschieden; denn der Taback macht eine schwächere örtliche Einwirkung und wird, wenigstens von Pferden, in viel stärkeren Gaben ertragen als die Digitalis.

Ich habe sehr oft gesunden Pferden 4—8 Grm. pulverisirten Taback in einer Pille täglich drei- bis sechsmal und durch 2—3 Tage nach einander gegeben, aber niemals irgend eine Wirkung hiernach gesehen; von 15—30 Grm. in einer Gabe erfolgte zuweilen schon nach 1—2 Stunden eine Verminderung der Pulse um 3—10 Schläge pro Minute; wurde solche Gabe nach Zwischenzeiten von 1 Stunde zwei- bis viermal wiederholt, so trat diese Verminderung der Pulse um desto sicherer nach der zweiten Gabe ein. Gewöhnlich wird der Puls zuerst unregelmässig, aussetzend, dann gleichmässig langsamer. Die Wirkung dauert 6, 8—12 Stunden, und verschwindet dann wieder gänzlich; an der Pupille[1] und am Athmen konnte ich dabei keine Veränderung wahrnehmen; zuweilen schien die Munterkeit der Pferde etwas vermindert zu sein, aber der Appetit bestand gut fort, der Koth ging etwas reichlicher, aber gut verdaut ab, und ebenso wurde der Urin etwas reichlicher entleert. — Von 180 Grm. des trockenen pulverisirten Krautes auf einmal, und täglich zwei- bis dreimal (also in 1 Tage bis $1^1/_2$ Pfund) gegeben, sah ich im Wesentlichen nur dieselbe Wirkung; bei einem Pferde wurde jedoch nicht allein die Zahl der Pulse von 38 auf 27, sondern auch die der Athemzüge von 9 auf 5 vermindert, und die Wirkung dauerte gegen 40 Stunden. — Von den frischen Blättern der *Nicotiana Tabacum* und ebenso von der *Nicotiana rustica* vor der Blüthe und während derselben, gab ich verschiedenen Pferden 2—6 Pfund auf einmal, in Pillen und Latwergen, und bemerkte hiernach die angegebenen Wirkungen in einem sehr geringen Grade, zugleich aber durch einige Stunden Verlust des Appetits und reichlichen Abgang des Urins. — Von dem aus *Nicotiana rustica* gepressten Saft wurde 1 Pfund einem 9 Jahre alten Pferde eingegeben, worauf innerhalb einer Stunde eine Vermehrung der Pulse um 3 Schläge pro Minute, und innerhalb $2^1/_2$ Stunden viermaliges Misten und öfteres Harnen erfolgte. Die Wirkung war damit vorüber. 2 Pfund dieses Saftes am folgenden Tage demselben Pferde eingegeben, wirkten auf ganz gleiche Weise und nur ebenso stark. — Ein Aufguss und ebenso ein Decoct von 30—90 Grm. trockenen Tabackskrautes zu 1—2 Pfd. Colatur, als Clystir bei Pferden in den Mastdarm gespritzt, erregte immer in kurzer Zeit mehrmalige Koth- und Urinentleerung, ohne dass weitere Zufälle eintraten.

Das Einspritzen von 15 Grm. Tabacks-Infusum (bereitet aus 15 Grm. trockenen Krautes und 180 Grm. heissen Wassers) in die Drosselvene eines kräftigen Pferdes, verursachte zugeich schnelleres, beschwerliches Athmen, sehr schnellen Puls, heftiges Zittern am ganzen Körper, dunklere Röthung der Schleimhaut in der Nase und Mattigkeit. Diese Symptome minderten sich nach 1 Stunde und verschwanden nach 3 Stunden gänzlich. — Die Injection von 30 Grm. dieses Aufgusses in die Vene desselben Pferdes, aber 4 Tage später gemacht, war mit ganz gleichen, aber viel heftigeren Zufällen begleitet, welche jedoch ebenfalls nur kurze Zeit bestanden. Das Pferd zeigte bald

[1] Zuweilen war bei den stärkeren Graden der Wirkung die Pupille enger als im gesunden Zustande: eine Eigenthümlichkeit, wie sie bei keinem andern narkotischen Mittel vorkommt.

darauf guten Appetit und die Entleerungen des Mistes und des Urins waren normal. — Als wieder 4 Tage später 60 Grm. dieses Aufgusses injicirt wurden, entstand sogleich höchst angestrengtes, ängstliches Athmen, das Thier schien ersticken zu wollen, taumelte, fiel nieder, versuchte unter grosser Angst wieder aufzukommen, konnte sich aber nicht auf den Beinen erhalten, sondern stürzte wieder nieder; der Puls sehr schnell, deutlich fühlbar, der Herzschlag stark pochend, krampfhafte Zusammenziehungen der Bauchmuskeln, Neigung zum Erbrechen, Umsehen nach dem Leibe. Nach 10 Minuten liessen diese Zufälle sehr nach, das Pferd stand auf, ging aber schwankend; Puls und Athem blieben noch gegen 5 Stunden beschleunigt und die Fresslust durch 2 Tage vermindert, dann war der Zustand wieder normal. — Die Pupille erschien fortwährend unverändert und ebenso die Entleerung des Kothes und Urins.

Einer gesunden Kuh von mittlerer Grösse wurden 90 Grm. pulverisirten Tabacks mit $1^1/_2$ Pfd. warmen Wassers gemengt, in 3 Theilen zusammen in der Zeit von 2 Stunden eingegeben. Schon nach der zweiten, noch mehr aber nach der dritten Gabe entstand bedeutend erhöhte Temperatur der Haut, Vermehrung der Pulse von 65 auf 70, beschleunigtes, etwas angestrengtes Athmen, dann Kälte der Hörner, der Ohren und Füsse, mässige Erweiterung der Pupille, und heftiger Schweiss, der bis in die Nacht fortdauerte. Am folgenden Tage frass das Thier schlechter und war etwas traurig, am dritten war es ganz wohl. — Bei Wiederholungen dieses Versuches, auch mit nur 60 Grm. Taback trat ganz dieselbe Wirkung ein, aber bei einer andern Kuh blieb sie selbst nach einer Gabe von 130 Grm. aus. — Das durchgeseihte Infusum (3 Pfund) von derselben Menge Taback brachte auch bei der ersten Kuh keine Wirkung hervor, aber der Rückstand von diesem Aufguss verursachte erhöhte Temperatur des ganzen Körpers.

Zwei trächtige Kühe frassen auf der Heimkehr einige Maulvoll trockener Tabacksblätter und dann noch im Stalle eine Schnurvoll dieses Krautes. Einige Stunden später zeigten sie kolikartige Zufälle, trippelten hin und her, und stampften mit den Füssen furchtbar. Dann trieb der Hinterleib auf; die Thiere wurden betäubt, hatten hervorstehende Augen, wilden Blick, bewegten den Kopf viel und hoben ihn merkwürdig hoch auf; später zitterten sie, fielen zur Erde, lagen betäubt mit ausgestreckten Füssen und aufgestütztem Kopfe; die Zunge hing hervor und Geifer floss aus dem Maule. Alle Mühe, die Thiere aufzurichten, war vergeblich. Sie wurden geschlachtet, wonach blos etwas Entzündung der Magen und des Darmkanals und die Blase mit Urin erfüllt gefunden wurde. Letzteres deutet darauf: dass die Ausleerung der Blase während jenes Zustandes aufgehört hatte (Schmager, in der thierärztl. Ztg. 1844, No. 21, S. 81). — Ein Ochse verzehrte gegen 4 Pfd. trockene Blätter von Landtaback. Bald darauf zeigte er grosse Unruhe, Zähneknirschen, Stöhnen, Auftreibung des Leibes, legte sich mit ausgestreckten Beinen, bekam stinkende Diarrhöe, der Nasenspiegel wurde kalt, das Maul aber war heiss und schleimig, der Körper wurde kalt und es traten Zuckungen ein; von Zeit zu Zeit stand das Thier auf, trippelte mit den Beinen, und stöhnte; Appetit und Wiederkauen waren gänzlich verschwunden. Unter Convulsionen trat nach 11 Stunden der Tod ein. Section: Im Wanst noch die bezeichnete Menge Tabacksblätter, seine Schleimhaut dunkelroth und da, wo die Blätter gelegen, mit kleinen Erosionen versehen, im Leerdarm ebenso, die übrige Schleimhaut sehr blass, das Blut sehr dunkel, sonst nichts Abnormes (sehr ähnliche Beobachtungen von Schiller, Magazin für Thierheilkunde XV. 254).

Ziegen fressen gern Taback, auch Schnupftaback. Einer gesunden Ziege wurden 15 Grm. pulverisirten Tabacks in Latwergenform, in 3 Theile getheilt, innerhalb 3 Stunden eingegeben. Bei der dritten Gabe erschienen die Pulse um 6 und die Athemzüge um 2 in der Minute vermindert, das Thier etwas aufgetrieben, aber munter. Die Wirkung dauerte gegen 7 Stunden. — Von 30 Grm. des Mittels, auf dieselbe Weise angewendet, entstand eine enorme Aufblähung des Leibes, blaurothe Färbung der Schleimhäute, ein geringer Grad von Betäubung und Krämpfe. Nach einem Aderlass minderten sich die Zufälle und am folgenden Tage zeigte sich das Thier wieder munter. — Dieselbe Menge Taback auf einmal gegeben, tödtete die Ziege unter ähnlichen Zufällen, welche gegen 10 Stunden dauerten. — Bei einer zweiten Ziege trat diese tödtliche Wirkung nach 60 Grm. Taback ein.

Ueber die Wirkungen dieses Mittels an Schafen und Schweinen sind sichere Beobachtungen nicht bekannt; Schweine sollen sich von ihm erbrechen.

Einem kräftigen Hunde gab man 4 Grm. pulverisirten Taback, mit Mehl und Wasser zur Pille gemacht; nach 5 Minuten wurde die Pille wieder ausgebrochen, dennoch erfolgte nach 50 Minuten eine Verminderung der Pulse von 87 auf 49; die Arterie war weich und voll; das Athmen, die Pupille, die Bewegung der Glieder und die Ausleerungen blieben unverändert und nach 5 Stunden zeigten sich auch die Pulse wieder in normaler Zahl. Orfila (a. a. O. S. 312) brachte mittelst der Oesophagotomie in den Magen eines starken Hundes 25 Grm. pulverisirten Taback. Nach einigen Minuten bemerkte man Drang zum Erbrechen, nach $6^1/_2$ Stunde Schwindel, langsamen Gang, Zittern der hinteren Extremitäten, das Athmen etwas beschleunigt, die Sinnesorgane schienen gesund. Nach 8 Stunden lag das Thier auf der Seite und konnte sich nicht mehr auf den Füssen erhalten, obgleich es bisweilen Versuche dazu machte; der Kopf zitterte beständig, die Physiognomie drückte Abstumpfung aus; es folgten Zuckungen der Nackenmuskeln, Schlaffheit der Glieder, schnelle, beschwerliche Respiration, schnelle, starke Herzschläge, und mit 9 Stunden der Tod.

Ein Decoct, von 2 Grm. Taback zu 15 Grm. Colatur, einem kräftigen Hunde in den After gespritzt, verursachte sogleich Aeusserungen von Schmerzen im Leibe und Drang zur Kothentleerung, wobei der grösste Theil des Decocts wieder abging. Dennoch wurde bald darauf der Gang schwankend, der Herzschlag aussetzend, das Athmen angestrengt, und der Hund fiel nach 6 Minuten betäubt nieder; nun folgte heftiges Erbrechen, das binnen einer halben Stunde mehrmals wiederkehrte, und worauf die übrigen Zufälle nach 3 Stunden wieder verschwanden. — Ein anderer Hund, dem die doppelte Menge eines solchen Decoctes in den After gespritzt worden war, starb binnen 10 Minuten unter Zufällen von Lähmung.

Auf die unverletzte äussere Haut wirkt Taback örtlich reizend, macht Jucken, und bei verletzter Epidermis, z. B. bei Hautausschlägen, sogar im hohen Grade. Ausserdem wird aber auch der wirksame Stoff auf der Haut reichlich absorbirt. — Waschungen mit einer starken Abkochung von Taback bei 20 Kühen wegen Läusen unternommen, verursachten bei 4 Stücken den Tod noch an demselben Tage; die übrigen kränkelten, 1 Stück starb nachträglich noch. Bei der Section soll sich nichts Krankhaftes gezeigt haben (Albrecht, im Magaz. f. d. gesammte Thierheilk. Bd. XI. S. 108). Schmager beobachtete bei einer sehr zurückgekommenen Kuh, die ebenfalls wegen Läusen mit einer sogenannten Tabackssauce aus einer Tabacksfabrik gewaschen worden, 2 Stunden später ein Zittern am ganzen Körper, Kälte der Hörner, der Ohren und Nase, Verlust des Appetits und des Wiederkauens, Auftreibung des Leibes, stieren Blick, Angst, Unruhe, sehr beschleunigten, dabei aber öfters ganz aussetzenden Puls und Herzschlag. Als das Thier mit Wasser abgewaschen worden und innerlich zuerst alle Stunden, später alle 2 Stunden $1^1/_2$ Schoppen schwarzen Kaffee mit $^1/_2$ Schoppen Oel erhalten hatte, verloren sich die Zufälle bald wieder, aber Fresslust und Wiederkauen stellten sich erst am zweiten Tage wieder ein (thierärztl. Ztg. 1845. Nr. 21). — Bei einer Kuh verursachte eine solche, aus derselben Ursache unternommene Waschung die fürchterlichsten Zufälle; deshalb schlachtete man das Thier. Man fand in ihm die Schleimhaut des Pansen mit Brandflecken, die des Laab mit Erosionen versehen, die Blutgefässe der Lungen, das Herz und die Aorta mit geronnenem Faserstoff erfüllt (Eppele, in Hering's Repertor. 3. Jahrg. S. 43. — Ueber eine gleiche Wirkung an 4 Kühen s. Bartel's Organ, S. 556).

Waschungen mit einem Decoct von 2 Unzen Taback zu 2 Pfund Colatur, verursachten bei mehreren Hunden etwas Mattigkeit und Traurigkeit, aber keine anderen Zufälle.

In Wunden oder in das subcutane Bindegewebe gebracht, wirkt Taback sehr heftig. Acht Grm. pulv. Taback mit ebenso viel Wasser auf das Zellgewebe am Schenkel eines Hundes gebracht, erzeugten Neigung zum Erbrechen, Zittern, Schwäche der Gliedmaassen, Schwindel, Lähmung und nach 9 Stunden den Tod. Orfila sah dieselbe Wirkung schon von 80 Centigr. Taback, auf dieselbe Art applicirt, erfolgen.

Nicotin subcutan injicirt wirkt ebenso. Von 8—16 Tropfen in 15 Grm. Wasser gelöst, war die allgemeine Wirkung sehr heftig, und nach der grossen Dosis entstand immer Entzündung, Necrosis des Bindegewebes und nachhaltige Eiterung (Gerlach, allg. Therapie, S. 290).

Bei der Section der Thiere, welche durch innerliche Anwendung des Tabacks getödtet sind, findet sich die Schleimhaut des Magens mehr als gewöhnlich geröthet, der Darmkanal gewöhnlich stark contrahirt aber sonst gesund, und überhaupt im ganzen Körper wenig verändert.

§. 397.

Der Taback ist sowohl innerlich, wie auch zu Clystiren und äusserlich gegen verschiedene Krankheiten der Thiere mit Nutzen angewendet worden, jedoch grösstentheils nur empirisch und ohne solche Indicationen, die sich auf seine specifischen Wirkungen gründen.

a. Bei seiner innerlichen Anwendung muss wohl die doppelte Wirksamkeit des Tabacks als scharfes und als narkotisches Mittel in Betracht kommen. In ersterer Hinsicht kann er besonders bei mangelhaften Secretionen, bei Verstimmung und Verlust des Appetits, bei atonischer Leibesverstopfung, bei torpiden Wassersuchten und bei Unthätigkeit der Lymphdrüsen nützlich werden. — In der zweiten Eigenschaft erscheint die umstimmende, die Lebensthätigkeit vermindernde (selbst lähmende) Wirkung, welche er auf das ganze Nervensystem, specifisch aber auf den *Nervus sympathicus* zeigt, fast noch wichtiger, und der innerliche Gebrauch des Tabacks ist hiernach angezeigt: gegen krankhaft erhöhte und unregelmässige Nerventhätigkeit überhaupt, speciell aber gegen krankhaft gesteigerte Sensibilität, namentlich in den Brust- und Baucheingeweiden und gegen die hiermit verbundenen Störungen; daher z. B. gegen Störungen in den Gehirnfunctionen (Dummkoller [?]) bei gleichzeitig erhöhter Empfindlichkeit[1], gegen Krämpfe und Starrkrampf unter ähnlichen Verhältnissen, gegen anhaltenden Reizhusten und nervöse Dämpfigkeit, gegen Krampf- und Windkolik, Trommelsucht, krampfhafte Harnverhaltung und dergl.; — ferner gegen Erethismus der Blutgefässe bei und nach Entzündungen, wenn dieselben entweder durch die längere Dauer von selbst oder durch antiphlogistische Mittel den synochösen Character verloren haben.

§. 398.

b. Zu den Clystiren benutzt man das Mittel auf zwiefache Weise, nämlich entweder: 1) mit Wasser gekocht in flüssiger Form, oder 2) den Rauch vom brennenden Taback. — Die Wirkung der Abkochung ist im Clystir ganz wie bei innerlicher Anwendung und bei Pferden und Rindvieh nur dem Grade nach etwas schwächer; in den Tabacksrauchclystiren erhält sie aber durch den Rauch und durch das bei dem Verbrennen des Tabacks erzeugte empyreumatische Oel[2] eine stärker reizende Nebenwirkung, welche jedoch grösstentheils örtlich auf den hintern Theil des Darmkanals beschränkt zu bleiben scheint. Zugleich dehnt der Tabacksrauch den Mastdarm mehr und gleichmässiger aus, als eine eingespritzte Flüssigkeit dies thut.

Die Clystire von Tabacksdecoct sind bei Krämpfen, bei dem Tetanus, vorzüglich aber bei krampfhaften Reizungen der Hinterleibseingeweide, wie namentlich bei Krampfkolik, bei krampfhafter Harnverhaltung, bei eingeklemmten Brüchen und bei ähnlichen Zuständen sehr nützlich. Die Tabacksrauchclystire können bei denselben Krankheiten gebraucht werden, passen aber mehr da, wo neben dem Krampf zugleich Schwäche und Reizlosigkeit der Fasern besteht; daher vorzüglich bei Windkolik, bei Tympanites, bei der ächten atonischen Verstopfungskolik, auch bei hartnäckiger atonischer Verstopfung ohne Kolik und dergl. Selbst bei Entzündungskolik, besonders wenn dieselbe (wie häufig) mit hartnäckiger Verstopfung verbunden ist, hat man sowohl das Decoct, wie auch den Rauch vom Taback als Clystir mit gutem Erfolg angewendet, und ich kann aus eigener Erfahrung diesen Erfolg bestätigen. Andere Thierärzte haben das Mittel nicht so nützlich gefunden. Bei Entzündungen des Mastdarms oder selbst nur bei zu grosser Trockenheit in demselben ist aber der Tabacksrauch durch seine örtlich reizende Einwirkung mehr schädlich als nützlich.

---

[1] Ein Krankheitszustand, der bisher nicht gehörig beachtet wurde, dessen Beachtung aber in diagnostischer und therapeutischer Hinsicht von Wichtigkeit ist. Siehe: Encyclopäd. Wörterb. d. med. Wissenschaften. Herausgegeben von den Professoren der med. Facult. zu Berlin. 20. Bd. Artikel: „Koller der Pferde".

[2] Im Tabacksrauch ist Nicotin, Kohle, Kohlenoxydgas, Kohlensäure, Ammoniak und verdunstetes brenzliches Oel u. s. w. enthalten.

§. 399.

Die Gabe zum innerlichen Gebrauch ist für Pferde und für Rindvieh 30—90 Grm., für Ziegen und Schafe 4—8 Grm., für Schweine 2—4 Grm., für Hunde 60 Centigr. bis 2 Grm. täglich drei- bis viermal. — Man giebt den Taback in Latwergen, Pillen, oder im Decoct, und setzt ihm zuweilen noch andere Mittel zu, z. B. bei schmerzhaftem Husten das Calomel, bei krampfhafter Verstopfung des Leibes das Glaubersalz, bei Wassersucht den Weingeist, Essig und dergl. entsprechende Mittel. — Zu flüssigen Clystiren dient dieselbe Quantität wie zum innerlichen Gebrauch; bei Hunden darf man jedoch nicht mehr als $1^1/_4$ Grm. trockenen Taback mit 30 Grm. Wasser gekocht, zu einem Clystir nehmen. Man wiederholt solche Clystire nach Bedürfniss der Zufälle alle halbe bis ganze Stunden. Die Rauchclystire können, so lange die heftigen Zufälle dauern, ziemlich anhaltend fortgebraucht werden, und es lässt sich daher die Menge des hierzu erforderlichen Tabacks für jeden Fall nicht genau bestimmen; indessen sind doch für die grossen Hausthiere 30—60 Grm., für die kleinen 15—30 Grm. gewöhnlich hinreichend[1].

§. 400.

c. Aeusserlich dient der Taback im Decoct als Waschmittel gegen juckende Hautausschläge, Flechten, Räude, den sogenannten Rattenschweif der Pferde, und gegen Läuse und anderes Ungezіefer. Ich habe ihn gegen diese Uebel bei allen Hausthieren stets mit gutem Erfolge[2] angewendet, jedoch auch gefunden, dass er oft gegen Räude weniger leistet als die schwarze und weisse Nieswurz. Bei Hautausschlägen ist eine Abkochung in Wasser (1 Th. zu 8—10 Th. des letztern), bald für sich allein, bald mit Zusatz von Schwefelsäure oder von Schwefelleber oder Kochsalz, Kupfervitriol, Potasche, Sublimat, Glanzruss und dergl. reizenden, austrocknenden Mitteln, — oder eine Abkochung in Aschenlauge (in dem vorigen Verhältniss) zu benutzen; dagegen ist zum Tödten der Läuse eine Abkochung mit Essig von ausgezeichneter Wirksamkeit. Immer gebietet es die Vorsicht, besonders da, wo die Oberhaut an vielen oder grösseren Stellen fehlt, die Waschungen mit Taback nicht auf einmal am ganzen Körper zu machen. In der Regel muss die Anwendung nach 8 Tagen noch zweimal wiederholt werden. — Manche Schäfer kauen den Taback und mit dem auf diese Weise imprägnirten Speichel (mit der sogenannten Gose) befeuchten sie die räudigen Stellen; das Decoct verdient jedoch den Vorzug.

Anmerkung. Der sogenannte Tabackssaft oder Tabackssabber, der sich in den Abzügen der Tabackspfeifen sammelt und das empyreumatische Oel mit etwas Speichel enthält, wirkt sowohl bei innerlicher Anwendung, wie auch bei dem Einspritzen in den Mastdarm und bei dem Aufstreichen auf wunde Stellen an Hunden und anderen kleinen Thieren sehr giftig und oft in wenigen Minuten tödtend. Die hierzu erforderliche Quan-

---

[1] Das Einbringen des Tabacksrauchs in den Mastdarm geschieht am besten vermittelst einer besondern Tabacksrauchclystir-Maschine, im Nothfalle aber vermittelst einer Tabackspfeife, von der das Rohr, nachdem sie mit Taback gestopft und angezündet ist, in den After gesteckt wird. Gewöhnlich raucht die Pfeife von selbst aus; zuweilen muss man dies aber durch Blasen von aussen her befördern.

[2] Bourgelat (mat. médicale) will hiervon Zurücktreten der Räude und tödtliche Metastasen auf die Baucheingeweide haben entstehen sehen, was aber wohl auf einem Irrthum in der Erklärung beruht.

tität ist jedoch nicht immer gleichmässig, weil das Präparat oft von sehr verschiedener Stärke ist. Bei mehreren Versuchen starben Hunde von 1 Loth, innerlich gegeben oder in den Mastdarm gespritzt, und Tauben oft von 2—4 Tropfen. (Zerschnittene Blätter 30 Grm. 3 Sgr. 2 Pfg., pulv. 3 Sgr. 6 Pfg.)

8) Schierlingskraut (Erdschierling, gefleckter Schierling), *Herba Conii maculati s. Cicutae terrestris.*

Das getrocknete blühende Kraut von Conium maculatum L., 5. Kl. 2. Ordn., Fam. der Umbelliferen, — einer einheimischen, an schattigen Orten, auf Schutt, an Gräben u. s. w. ziemlich häufigen Pflanze.

§. 401.

Der wirksame Bestandtheil dieser Pflanze ist das Coniin, ein eigenthümlicher, alkalisch reagirender Stoff, der als eine farblose Flüssigkeit erscheint, welche einen widrigen Geruch und brennenden Geschmack besitzt, in Wasser wenig, in Alkohol und Aether leicht löslich ist und mit Säuren zum Theil krystallisirbare Salze giebt. Das Coniin hat eine heftige, giftige Wirksamkeit; mittelgrosse Hunde starben von 12 Tropfen in 5 Minuten, und von 24 Tropfen schon in 2 Minuten (Orfila, Toxicologie 1837). Kaninchen starben von 1 Tropfen, den man ihnen ins Auge gebracht hatte. Immer entstanden tonische und clonische Krämpfe und das Athmen hörte auf, während die Herzbewegung noch einige Zeit fortdauerte, — also der Digitaliswirkung entgegengesetzt.

Die Wirkungen des Schierlings selbst auf die verschiedenen Hausthiere sind noch nicht genügend erforscht. — Die meisten Schriftsteller haben blos die Angabe des Lucretius nachgeschrieben[1], und selbst Linné[2] sagt von der Pflanze: „Schafe und Rindvieh lassen sie auf der Weide stehen, doch schadet sie den Kühen nicht, wenn sie dieselbe getrocknet mit anderem Heu unter dem Futter erhalten; die Ziegen fressen sie gern und ohne Schaden; Wölfe, Füchse und Maulesel können sie ohne merklichen Nachtheil ertragen; Hunden, Gänsen, Schweinen und Kaninchen aber ist sie tödtlich und die Pferde werden davon taumlig oder schwindlig.“ — An diese Angaben schliessen sich folgende Versuche: Mehreren Pferden gab ich das frische Kraut von 180 Grammen bis $1^1/_2$ Pfund, und das trockene von 60 bis 180 Grm. auf einmal, konnte aber keine sichtbare Veränderung hiernach wahrnehmen. Viborg (Samml. Bd. 2. S. 420) hat sogar einem Pferde 1 Pfund Schierlingsblätter und Samen, mit 1 Pfund Saft von der Pflanze zu Pillen gemacht, eingegeben, ohne dass man hierauf eine Störung an diesem Pferde bemerkte. Moiroud (Arzneimittellehre, S. 400) gab einem jungen, starken Zugpferde gegen $3^1/_2$ Pfund des Krautes auf einmal zu fressen und bemerkte an ihm keine sonderliche Beschwerde. — In mehreren Fällen, wo ich bei gesunden und bei, mit verschiedenen Krankheiten behafteten Pferden das (trockene) Kraut täglich zweimal zu 30—45 Grm., und Hunden zu 8 Grm. durch mehrere Tage nach einander gab, fand sich um den dritten,

[1] Quippe videre licet pinguescere saepe cicuta barbigeras pecudes, homini quae est acre venenum.

[2] Linné, Pflanzensystem. 6 Theil S. 59. Nürnberg 1780. 8.; — und dessen: Westgöta resa. p. 150.

vierten Tag Abgang von weichen, breiartigen Excrementen, wobei die Thiere übrigens munter blieben. — Ich gab einer Kuh bei verschiedenen Versuchen 180 Grm. bis 3 Pfund des frischen, zweijährigen Krautes vor dem Abblühen[1] abgeschnitten, zerquetscht und mit Mehl zur Latwerge gemacht, und sah hierbei nur von den bezeichneten grossen Gaben eine mässige Auftreibung des Bauches entstehen. -- Das Decoct von 3 Pfund des frischen Krautes wirkte auf gleiche Weise. — Von dem gut getrockneten und sehr kräftig riechenden Kraut gab ich einer andern Kuh zu verschiedenen Zeiten 60, 120, 180 bis 250 Grm., sowohl mit Wasser infundirt wie auch gekocht, und bemerkte von Gaben bis zu 120 Grm. fast gar keine Wirkung, von 180 bis 250 Grm. aber eine starke Aufblähung des Leibes, welche 2—3 Stunden nach dem Eingeben entstand und gegen 12 Stunden fortdauerte. Die Pupille, der Puls, die Schleimhaut in der Nase und im Maule, die Ausleerungen des Kothes und des Urins waren dabei nicht verändert und das Wiederkäuen bestand gleichmässig fort; nur das Athmen war erschwert und das Thier stöhnte oft ganz laut. — Holford hat aber beobachtet, dass 25 Kühe auf einer Weide erkrankten und wahrscheinlich sich durch Genuss von Schierling vergiftet hatten. Die Erscheinungen waren: langsamer Puls, Betäubung, Erweiterung der Pupille, Unempfindlichkeit der Iris gegen Licht, Schlafsucht u. s. w. Nach Tränken mit Zusatz von *Ammon. carbon.* und *Spirit. nitr. aeth.* genasen sie wieder[2]. — Ein vierjähriger Schafbock frass durch fünf Tage gleichmässig frisches Schierlingskraut (wie viel?), ohne dadurch zu leiden; er ging jedoch an dieses Futter nur vom Hunger getrieben und zeigte weniger Widerwillen gegen die Stengel als gegen die Blätter[3]. Dagegen vergiftete Dr. Pöhlmann einen Bock mit Schierling (wie viel?). Leblanc und Read sahen ebenfalls Schafe von Schierling sterben[4]. — Hunde ertrugen nach Harder den Saft der Pflanze bis zu 90 Grm., und ein Fuchs 180 bis 250 Grm.; er erbrach sich aber[5]. — Orfila (Bd. 2. S. 233) liess einem Hunde circa 400 Grm. frisch ausgepressten Saft eingeben und den Schlund unterbinden. Nach $1/4$ Stunde erfolgte Würgen zum Erbrechen, Schwindel, Zittern der hintern Extremitäten, — nach 3 Stunden der Tod. — Ein anderer Hund starb schon nach 240 Grm. dieses Saftes. Ein Hund von mittlerer Grösse zeigte in $1/2$ Stunde nach dem Eingeben von 4 Grm. Schierlingsextract einen traurigen Blick, legte sich nieder, hörte nicht auf den Zuruf, und sah beständig starr auf einen Gegenstand; wenn er aufstand, blieb er mit gesenktem Kopfe längere Zeit auf einer Stelle stehen. Nach $2^1/_2$ Stunden nahmen diese Symptome wieder ab und nach 3 Stunden waren sie völlig verschwunden (Schubarth, in Horn's Arch., 1824). — Von 30 Grm. des Extracts traten bei einem Hunde ähnliche Zufälle, zugleich aber auch flüssige Darmentleerungen ein; nach 30 Minuten war das Thier sinnenlos und nach 41 Minuten erfolgte der Tod (Orfila). — In der Thierarzneischule zu Lyon

[1] Nach mehreren Beobachtungen ist das zu einer andern Zeit gesammelte und besonders das jüngere Kraut fast ganz unwirksam; Standort, Klima u. s. w. sind vielleicht ebenfalls von Einfluss.

[2] The Veterinarian, 1841 Oct., und Magazin für Thierheilk. 1843. S. 379.

[3] Compte rendu des travaux de l'Ecole vét. de Lyon, ann. 1817. Annal. de l'agricult. franç. Tom. 70. p. 258.

[4] Mémoire de la Soc. d'agric. de Paris 1821. p. 92; und Recucil de méd. vétér. 1847. p. 651.

[5] v. Haller, Materia medica. Aus d. Franz. Leipzig 1782. 1. Theil. S. 234.

starb ein Hund von 10 Grm. des Pulvers[1]. Galen hatte behauptet: die Staare fressen das Kraut und den Samen ohne Schaden; Dr. Rossi tödtete aber einen solchen Vogel durch 1/2 Tropfen Coniin in 1/2 Minute *(Dissert. inaug. de Effectu Conii.* Marburg 1844).

Bei der Anwendung des Schierlings durch Injection in die Blutadern wirkt er verhältnissmässig viel heftiger als innerlich. Ich spritzte einem starken, mit Rotz behafteten Pferde ein Infusum, bereitet von 2 Grm. des trockenen Krautes und 15 Grm. kochenden Wassers, in die Drosselvene, und bemerkte augenblicklich Schwindel, Blässe der Schleimhaut in der Nase und im Maule, sehr beschwerliches Athmen, Zittern der Muskeln, Zuckungen an den Lippen und sehr kleinen Puls. Nach 15 Minuten waren diese Zufälle vorüber. Von 30 Grm. desselben Infusi erfolgte bei einem sehr munteren Pferde ganz dieselbe Wirkung, aber in solcher Heftigkeit, dass das Thier nach kaum 8 Minuten starb. — 4 Grm. des wässerigen Extractes in 45 Grm. Wassers aufgelöst und einem kräftigen Pferde injicirt, wirkten ähnlich; ausser den genannten Zufällen fand sich aber noch Schwanken im Gehen, Taumeln, so dass das Pferd niederstürzte, dann ganz ruhig lag und gelähmt zu sein schien; die Zunge hing wie abgestorben aus dem Maule; die Herzschläge waren von 35 bis über 100, die Athemzüge über 60 in einer Minute vermehrt. Nach 15 Minuten fingen diese Zufälle an sich zu mindern, aber erst nach 12 Stunden waren sie ganz vorüber. — Hunde zeigten nach Injection von 25—50 Centigrm. des Extractes, in 8—12 Grammen Wasser gelöst, dieselben Symptome, und die Wirkung dauerte 16—20 Stunden. — Bei Orfila starb ein Hund nach der Injection von 2 Grm. des Extractes binnen 2 Minuten.

Bei subcutanen Injectionen starb ein Hund von 5 Tropfen Coniin; 30 Tropfen mit 6 Grm. destillirten Wassers verdünnt hatten bei Pferden nach einer starken, aber nicht lebensgefährlichen allgemeinen Wirkung eine sehr starke Entzündung an der Injectionsstelle, mit Verjauchung des Zellgewebes zur Folge.

Im Cadaver der durch Schierling getödteten Thiere findet sich zuweilen die Schleimhaut im Magen und Darmkanal an einzelnen Stellen roth gefleckt, das Blut im Herzen bald geronnen, bald flüssig, und überhaupt wenig ausgezeichnete pathologische Veränderungen.

§. 402.

Die im Vorstehenden angegebenen Versuche zeigen: dass das Schierlingskraut innerlich bei den pflanzenfressenden gesunden Thieren angewendet, selbst in grossen Gaben nur schwach auf das Nervensystem wirkt, dass es aber bei Hunden (wahrscheinlich bei allen Fleischfressern) narkotische Zufälle erzeugt. Wenn es durch längere Zeit in mässigen Gaben angewendet wird, soll es die Assimilation und Reproduction auf eigenthümliche Weise umstimmen, namentlich das Blut sehr verdünnen, die Thätigkeit der Venen, der Lymphgefässe und Lymphdrüsen vermehren, und daher auch die Resorption verstärken. Man hat deshalb den Schierling als ein auflösendes, zertheilendes und umstimmendes Mittel innerlich gegen Rotz und Wurm, gegen bösartige Druse, gegen Lungenknoten, gegen Verhärtungen, besonders

[1] Nouvelles Recherches sur le principe actif de la ciguë, etc. par Devay et Guillermond. Lyon 1852. p. 38.

in drüsigen Organen, deshalb hauptsächlich gegen Scirrhus, Krebs, Wassersuchten, und ödematöse Anschwellungen in Folge der zu geringen Thätigkeit der Venen und Lymphgefässe und dergleichen benutzt, auch besonders gegen Entzündung und Verhärtung der Euter empfohlen; und äusserlich hält man ihn häufig für specifisch heilsam bei verhärteten schmerzhaften Geschwülsten, besonders in drüsigen Gebilden, bei Scirrhus und Krebs, bei Flecken und Verdunkelungen der Hornhaut, und selbst gegen Ausschwitzungen und Verdunkelungen im Innern des Auges. Es ist leicht einzusehen, dass er bei diesen hartnäckigen, und mehrentheils allen anderen Mitteln widerstehenden Krankheiten nicht in jedem Falle die Genesung herbeiführen kann; indessen habe ich doch mehrmals, besonders bei dem Hautwurm der Pferde und bei Verhärtungen im Euter der Kühe, ganz vortreffliche Wirkung von ihm gesehen.

§. 403.

Das trockene Kraut kann den grossen Hausthieren zu 30—90 Grm., Schafen und Ziegen zu 45 Grm., Hunden zu 1—4 Grm. in einer Gabe (das frische Kraut oder der ausgepresste Saft in der doppelten Menge), und täglich zweimal gegeben werden. Die Anwendung geschieht in Pillen, in Latwergen oder im Decoct, und mehrentheils in Verbindung mit anderen entsprechenden Mitteln, besonders mit Spiessglanz, Quecksilber, Thierkohle und dergleichen.

Aeusserlich benutzt man sowohl das trockene wie das frische Kraut zu Breiumschlägen und das Decoct zum Bähen der verhärteten oder schwärenden Theile, ähnlich wie das Bilsenkraut.

Anmerkung 1. Das aus dem Erdschierling bereitete Extract (*Extr. Conii maculati*) ist in der Thierarzneikunde nicht gebräuchlich, es kann aber bei den oben genannten Krankheiten den Ziegen, Schafen, Schweinen und Hunden zu 0,6—2,0 gegeben und äusserlich bei den Drüsenleiden und Augenfehlern recht gut, sowohl für sich allein (in Auflösungen, 1 Theil zu 30—40 Theilen destillirten Wassers) oder als Zusatz zur rothen und grauen Merkurialsalbe u. s. w. benutzt werden.

Anmerkung 2. Der Wasserschierling (*Cicuta virosa s. aquatica*) ist als Arzneimittel nicht gebräuchlich, wirkt weit kräftiger und giftiger als der Erdschierling auf alle Hausthiere, so dass 1 Pfund dieser Pflanze hinreichend ist zum Tödten eines Pferdes. Die Zufälle hierbei waren: Unruhe, Krämpfe, stierer Blick, Erweiterung der Pupille, unwillkürliches Kauen, Unvermögen zu stehen, bläuliche Färbung der Schleimhaut und dergl. (siehe Krause in Gurlt und Hertwig, Magazin der Thierheilkunde, Bd. 3. S. 338; und Viborg, Samml. Bd. 3. S. 153). (Preis: Gepulv. Kraut 30 Grm. 1 Sgr. 10 Pf.)

9) Die Blausäure, Cyanwasserstoffsäure, Preussische Säure,

Acidum hydrocyanatum s. hydrocyanicum, s. zooticum, s. Borussicum. (o)

§. 404.

Die Blausäure ($C_2NH{=}HCy$) ist eine aus Cyan (Blaustoff, $C_2N{=}Cy$, — eine Verbindung von Kohlenstoff und Stickstoff) und Wasserstoff bestehende farblose, durchsichtige Flüssigkeit, von starkem Bittermandelgeruch, höchst flüchtig, daher leicht verdunstend, in Wasser und in Weingeist leicht löslich, durch andere Substanzen (besonders Metallsalze und Schwefelalkalien, auch durch das Licht) leicht zersetzbar. Dieselbe findet sich vorbereitet in einzelnen Theilen der Pflanzen aus den Familien der Amygdaleen und

Pomaceen (den Blüthen und Kernen der bitteren Mandeln, Aprikosen, Pfirsichen, Pflaumen, Kirschen, den Blüthen und Blättern der Traubenkirsche, den Blättern und der Rinde des Kirschlorbeers) und wird aus denselben durch Destillation mit Wasser gewonnen [1], oder sie wird mittelst verschiedener chemischer Processe aus stickstoffhaltigen thierischen Substanzen erzeugt. Je nach der Bereitungsart ist die Blausäure entweder rein (concentrirt) oder wasserhaltig (verdünnt) und sowohl hiernach wie auch nach der Art der Aufbewahrung und nach dem Alter ist sie mehr oder weniger wirksam.

Im wasserfreien Zustande (z. B. nach Gay-Lussac bereitet) besitzt die Blausäure eine äusserst schnelle und heftige, giftige Wirksamkeit, so dass selbst von ausserordentlich kleinen Gaben augenblicklich die heftigsten Zufälle und selbst der Tod entstehen. Ein Tropfen dieser Blausäure einem Hunde auf die Zunge gebracht, verursacht sogleich einige tiefe, schnelle und röchelnde Athemzüge und den Tod. Dieselbe geringe Menge ins Auge, oder auf die Nasenschleimhaut, oder auf eine frische Wunde applicirt, tödtet einen Hund binnen 1 Minute unter denselben Zufällen. Von einem Tropfen, der mit 4 Tropfen Weingeist verdünnt in die Vene gespritzt wurde, starb ein Hund augenblicklich, wie vom Blitz getroffen (Magendie, Vorschriften über die Bereitung und Anwendung einiger neuen Arzneimittel, S. 59). Bei Pferden erfolgte der Tod durch innerliche Anwendung von 12—20 Tropfen dieser Säure ebenfalls so schnell und unter gleichen Zufällen.

In diesem concentrirten Zustande ist die Blausäure als Arzneimittel nicht zu gebrauchen, weil sie ausserordentlich flüchtig und leicht zersetzbar ist, und weil ihre Anwendung sowohl für die kranken Thiere, wie auch für die Personen, die das Eingeben bewirken, mit Vergiftungsgefahr verbunden ist. — Man benutzt deshalb zum arzneilichen Gebrauch eine verdünnte Blausäure, welche aber in den verschiedenen Ländern nach verschiedenen Vorschriften bereitet wird, und daher von sehr abweichender Stärke ist. Von der nach Ittner's Methode bereiteten (von welcher 3 Tropfen einen Gran [6 Centigrm.] wiegen und 100 Theile, mit Reagentien behandelt, 3 Theile Berlinerblau geben) [2] entstand bei mehreren Pferden von 20 Tropfen dieser Säure, mit 2—3 Unzen (60—90 Grm.) kalten Wassers verdünnt eingegeben, keine bemerkbare Wirkung. — 30 Tropfen ohne Wasser verursachten bei denselben Pferden binnen 1 Minute ein gering beschleunigtes Athmen, der Puls blieb unverändert; nach wenigen Minuten war die Wirkung vorüber. — Von 50 Tropfen ohne Wasser wurden sogleich die Athemzüge etwas beschwerlicher, schneller und tiefer, der Puls etwas beschleunigt, die Pupille erweitert. Nach 5 Minuten war Alles wieder vorüber. — Von 80 Tropfen dieselben Symptome, aber das Athmen wurde stöhnend, fünfzehn- bis sechzehnmal in einer Minute mit besonderer Anstrengung der Bauchmuskeln ausgeübt, der Puls auf 52 Schläge vermehrt, anfangs voll und weich, dann klein und unregelmässig;

---

[1] In diesen Pflanzen besteht die Blausäure nicht fertig, sondern sie bildet sich erst aus dem in ihnen enthaltenen Amygdalin bei der Einwirkung des Emulsin und des Wassers.

[2] Die Blausäure, welche nach der bisher in der Preuss. Pharmacopöe enthalten gewesenen Vorschrift bereitet wird, ist etwas stärker und giebt aus 100 Theilen mit Wasser verdünnt durch Hinzuthun einer Lösung von salpetersaurem Silberoxyd 4 Theile Berlinerblau oder 9—10 Gran Cyansilber, oder 2 Theile wasserfreie Blausäure. — Wegen der Unsicherheit und Gefährlichkeit des Mittels soll dasselbe nicht mehr officinell sein.

Zittern der Gliedmaassen, Unsicherheit im Stehen. Die Wirkung dauerte 15 Minuten. — 100 Tropfen (33 Gran oder 2 Grm.) verursachten dieselben Zufälle im höhern Grade, und namentlich war die Unruhe, die Aengstlichkeit und das Zittern deutlicher ausgesprochen (Schubarth a. a. O.). — 4 Grm. (180 Tropfen) bewirkten sogleich beschwerliches, fast röchelndes und bis auf 25 Züge in einer Minute vermehrtes Athmen, Sträuben der Haare am ganzen Körper, sehr rothe Färbung der Bindehaut der Augen und der Schleimhaut in der Nase und im Maule[1], Erweiterung der Pupille, Vermehrung der Pulse von 37 bis auf 60, wobei die Arterie voll und gespannt, der Herzschlag stark fühlbar war; Zittern der Gliedmaassen, Taumeln. Der Athem roch stark nach Blausäure. Nach 20 Minuten schien die Wirkung vorüber zu sein; nur der Puls war etwas schneller, zugleich aber kleiner und weicher als vorher. — 8 Grm. erzeugten dieselben Zufälle in einem so hohen Grade, dass die Pferde unter sehr ängstlichem röchelndem Athmen nach kaum 1—2 Minuten niederstürzten, die Augen verdrehten und Zuckungen bekamen; aber nach 6—10 Minuten erholten sie sich wieder, standen auf, und nach 1 Stunde waren sie wieder ganz munter. — Von 15 Grm. trat die Wirkung fast augenblicklich mit denselben Zufällen ein; das Pferd stürzte nach einer Minute, sehr kurz und angestrengt athmend und taumelnd, nieder, bekam Krämpfe in allen Muskeln, so dass die Augen verdreht, das Maul aufgezogen, der Hals nach rückwärts gekrümmt, die Bauchmuskeln stark gegen den Rücken gezogen, und die Beine convulsivisch bewegt wurden; nach 15 Minuten trat Ruhe ein, die Beine und die Zunge waren ganz schlaff, die Empfindlichkeit zeigte sich bei angebrachten Stichen u. s. w. ganz erloschen; die, bis 120 in einer Minute vermehrten Herzschläge wurden so stark pochend, dass man sie hören konnte; dagegen nahm das früher heftige Athmen immer mehr ab, so dass nach Verlauf von 18 Minuten nur zweimal in einer Minute und nach 22 Minuten nur einmal in einer Minute mit aufgesperrtem Maule tief eingeathmet wurde. Mit 25 Minuten erfolgte der Tod ganz ruhig. Das Herz schlug noch durch 3—6 Minuten, die Schläge wurden aber immer langsamer, unregelmässiger und schwächer, und mit 28 Minuten blieben sie ganz aus. Die Arterien pulsirten kaum fühlbar, aber dennoch spritzte, als man sie zerschnitt, das Blut stossweise aus ihnen, und zwar in mehreren Fällen noch 8—12 Minuten nach dem Aufhören des Athmens.

Manche Pferde wieherten etwa $^1/_2$—1 Minute nach dem Eingeben der Blausäure ganz laut; und wenn die Wirkung tödtlich wurde, so ging der Urin unwillkürlich ab. Zuweilen erfolgte vor dem Tode eine Art Starrkrampf, wobei der ganze Körper mit grösster Heftigkeit nach rückwärts gestreckt wurde. — Macht man während der Wirkung einen Aderlass, so erscheint das Venenblut stets heller roth, dem Arterienblut ähnlich, und es gerinnt schnell und gleichmässig; später wird es dunkler und zersetzt sich leicht. Das Arterienblut zeigt im Anfange der Wirkung keine Abweichung von seiner normalen Beschaffenheit, späterhin wird es aber etwas dunkler gefärbt, — wie es scheint, in Folge der mangelhaften Respiration.

---

[1] Ich habe diese Röthe der Schleimhäute ganz constant nach kleineren und grösseren Gaben und bei allen Thieren beobachtet; sie zeigt, dass die Blausäure, so wie andere narkotische Mittel, auch besonders umändernd auf das Blut und auf das Gefässsystem wirkt, aber in anderer Art als die übrigen narkotischen Mittel.

An Schafen und Ziegen hat C. Viborg[1] mit Blausäure 6 Versuche angestellt, aus denen sich ergiebt: dass bei diesen Thieren die Erscheinungen der Wirkung im Wesentlichen dieselben sind, wie bei Pferden und Hunden; — dass 25—30 Tropfen einem 9 Monate alten Ziegenbock durch ein Clystir beigebracht, oder dieselbe Gabe einem 6 Monate alten Schafe durch das Maul eingegossen, den Tod nicht verursachten; — dass 40 Tropfen einem 2 Monate alten Lamme in die Mutterscheide gespritzt, heftige Zufälle hervorbrachten, die aber nach und nach wieder verschwanden, und dass jenes Schaf durch 1 Drachme, der Ziegenbock aber durch 2 Drachmen getödtet wurden.

An Hunden ist die Ittner'sche Blausäure vielfältig versucht worden. 2—6 Tropfen innerlich gegeben verursachen gewöhnlich nur etwas dunklere Röthung der Schleimhaut, Husten, zuweilen auch kurzes, schnelleres Athmen, — doch nur für wenige Minuten; — von 10—15 Tropfen entsteht nach etwa einer halben Minute schnelles, krampfhaftes, ängstliches Athmen, Zittern der Glieder, Röthung der Schleimhäute, manchmal Neigung zum Erbrechen, oder wirkliches Erbrechen, Taumeln, selbst Niederstürzen, schnellerer Puls, Erweiterung der Pupille, Krampf in allen Muskeln. Diese Symptome bestehen durch 3—5 Minuten, nehmen dann allmälig ab und verschwinden mit 6—10 Minuten gänzlich. Je früher das Erbrechen eintritt, um desto gelinder sind die Zufälle und um desto kürzer ist ihre Dauer. — 20—30 Tropfen wirken auf gleiche Weise, führen aber sehr oft den Tod schnell herbei, und von 40 bis 60 Tropfen erfolgt der letztere jederzeit nach etwa einer halben Minute. Bei der Einspritzung von 10—15 Tropfen dieser Blausäure in den Mastdarm oder in frische Wunden tritt die Wirkung mit ganz ähnlichen Zufällen, jedoch ein wenig langsamer als bei innerlicher Anwendung ein.

Noch heftiger und schneller wirkt aber das Mittel, wenn es in die Vene gespritzt wird. Pferde werden hierbei von 20—30 Tropfen schon nach $^1/_4$ Minute schwindlig und fallen nieder, die Schleimhaut im Maul und in der Nase wird hierbei zuerst für kurze Zeit etwas dunkler roth, dann aber ganz blass, das Athmen sehr angestrengt, die Pupille erweitert, es tritt Starrkrampf, Lähmung und der Tod ein.

Ebenso schnell wirkt die Blausäure, wenn man sie durch eine gemachte Oeffnung in die Luftröhre giesst. Selbst durch blosses Einathmen der verdunstenden Blausäure, z. B. wenn man ein mit ihr gefülltes Gläschen einem Thiere in die Nasenlöcher hält, ist der Tod unter obigen Zufällen bald zu bewirken.

Auch subcutane Injectionen wirken ähnlich; Pferde bekamen von 100 Tropfen heftige Krämpfe, und ihre Temperatur ging einige Grade herab. — 4 Tropfen erzeugten bei einem mittelgrossen Hunde heftige Zufälle, während diese Gabe innerlich ohne Wirkung blieb. 12 Tropfen tödteten einen mittelgrossen Hund in 10 Minuten unter Zufällen wie oben.

§. 405.

An den Cadavern der durch Blausäure getödteten Thiere bemerkt man: dass sie in kurzer Zeit nach dem Tode ganz steif werden, — dass der Glanz der Hornhaut ziemlich lange besteht, — dass die Nerven und Muskeln noch

---

[1] Acta nova Soc. med. Havn. Vol. VI. Kopenh. 1821.

durch 15—20 Minuten für den Galvanismus sehr empfänglich sind[1], — dass die wurmförmige Bewegung des Darmkanals ebenso lange besteht, — das Gehirn und oft das Rückenmark sehr blutreich ist, — das Blut schwarzbraun, zuweilen bläulich, schmierig erscheint und dass zuweilen bald im Magen und Darmkanal (bei Wiederkäuern vorzüglich im vierten Magen), bald im Herzen oder im Gehirn und Rückenmark ein Geruch nach Blausäure (jedoch in der Regel nur für kurze Zeit) wahrzunehmen ist, woraus sich ergiebt: dass Blausäure in das Blut übergeht. Andere pathologische Folgen, z. B. Röthung der Schleimhaut des Magens u. s. w., welche sich in einzelnen Cadavern finden, sind nur zufällige Erscheinungen; und selbst der Blausäuregeruch ist von zufälligen Umständen, z. B. von dem Liegen des Cadavers während kurzer oder längerer Zeit an trockenen oder feuchten, an hellen oder dunklen Orten und dergleichen abhängig.

§. 406.

Aus den angegebenen Wirkungserscheinungen geht hervor: dass die Blausäure zuerst auf das Gehirn und verlängerte Mark und unmittelbar hiernach auf das ganze Rückenmark wirkt und in grösster Schnelligkeit das Bewusstsein, das Empfindungs- und Bewegungsvermögen vermindert, lähmt. Fast specifisch ist diese Wirkung auf den Theil des verlängerten Marks, in welchem die Respirationsnerven wurzeln; denn immer sieht man als erste und als heftigste Erscheinung die Störung der Respiration, und bei tödtlicher Wirkung hat die letztere längst aufgehört, während die Herzbewegung noch fortbesteht. Sehr wahrscheinlich ist die bei der Blausäurewirkung gefundene Veränderung des Blutes grösstentheils die Folge des gestörten Athmens.

§. 407.

Die Anzeige zum Gebrauch der Blausäure gegen Krankheiten der Thiere ist da, wo erhöhte Sensibilität die Haupterscheinung der Krankheit ist, aber das Wirkungsvermögen noch fortbesteht, wo also bei grosser Empfindlichkeit (Schmerz) wohl noch Krämpfe, oder abnorme Secretionen bestehen. Hiernach hat man die Blausäure gegen erethische Entzündungen, besonders der Respirationsorgane, des Rückenmarks und der Baucheingeweide, gegen Krämpfe und Schmerzen, Reizhusten, Brustkrampf, Koliken, Erbrechen und zu grosse Sensibilität des Magens, wo andere Mittel stets sogleich wieder weggebrochen werden, gegen Epilepsie, Starrkrampf, gegen Stockungen im Pfortadersystem, bei Anschwellungen und Verhärtungen drüsiger Gebilde und dergl. bald mit mehr, bald mit weniger heilsamem Erfolge angewendet.

Ich habe das Mittel bei dem sogenannten nervösen Dampf der Pferde, wo das beschwerliche Athmen ohne vorausgegangene Entzündung in kurzer Zeit entstanden, und bei jedem Athemzuge mit krampfhafter Zusammenziehung der Stimmritze und mit einem lauten, mehrentheils pfeifenden Tone verbunden war, mit sehr gutem Erfolge oft gebraucht. — Bei dem chronischen Reizhusten der Hunde, der meistens die Thiere Tag und Nacht quält,

---

[1] Wenn ich über diesen Punkt fast allen anderen Angaben widerspreche, so geschieht dies nur auf Grund meiner sehr zahlreichen Untersuchungen.

habe ich von keinem andern Mittel so schnell Erleichterung und in manchen Fällen selbst wirkliche Heilung erfolgen sehen, wie von der Blausäure. — Gegen Epilepsie und gegen die Convulsionen bei und nach der Staupe der Hunde hat es in den meisten Fällen nichts geleistet[1]. — Bei der Wuthkrankheit der Hunde auch nicht. Bei dem Starrkrampf der Pferde hat es zwar in einigen Fällen nach jedesmaliger Anwendung ein fast augenblickliches Nachlassen des Krampfes, jedoch nur vorübergehend erzeugt, selbst wenn mit der Application des Mittels bei dem Wiedereintritt des Krampfes fleissig fortgefahren wurde; kein Pferd wurde damit geheilt; in den meisten Fällen schien es, selbst bei vorsichtiger Anwendung die, ohnedies durch den anhaltenden Krampf so sehr in Anspruch genommenen, Kräfte zu schnell zu vermindern. — Gegen den Dummkoller, selbst wenn er mit Erethismus verbunden war, habe ich das Mittel vergeblich angewendet. — Gegen Darmentzündung versuchte ich es bei einigen Pferden mit gutem Erfolge; es wurden aber zugleich Blutentziehungen und schleimige Mittel benutzt. — Bei der Lungenseuche des Rindviehes habe ich es sehr oft und in verschiedenen Gaben ganz ohne Nutzen angewendet. Dass, wie Ritter behauptet[2], die Blausäure bei activen Entzündungen und acuten Rheumatismen der Thiere wirklich das beste Mittel, und dem Salpeter und anderen Salzen vorzuziehen sei, kann ich nicht bestätigen. Gegen veraltete rheumatische Lähmungen wendete sie C. Viborg (a. a. O.) vergeblich an.

Aeusserlich angewendet hat die verdünnte Blausäure bei juckenden und schmerzhaften Zuständen der verschiedensten Arten, besonders aber bei dem Hautjucken und schmerzhaften Flechten, augenblickliche Linderung, aber keine Heilung verschafft. — In neuerer Zeit hat man sie subcutan injicirt gegen heftige Schmerzen einzelner Körpertheile, ebenso gegen Krämpfe, und selbst gegen Typhus (zur Minderung der Fieberhitze) mit gutem Erfolge angewendet.

Die Gegenanzeigen gegen die Anwendung der Blausäure sind im Wesentlichen die im §. 367 angedeuteten krankhaften Zustände.

§. 408.

Die richtige Bestimmung der, bei den verschiedenen Thieren für jeden Fall angemessenen Gabe ist bei der Blausäure schwieriger, als bei vielen anderen Mitteln, theils, weil das Präparat häufig von sehr verschiedener Stärke ist (§. 403), theils auch, weil die individuelle Empfänglichkeit für die Blausäure bei den einzelnen Thieren (selbst bei denen von gleicher Gattung, von gleichem Alter u. s. w.) sich in sehr verschiedenen Abstufungen zeigt. Der in dieser Beziehung durch die verschiedenen Krankheiten bedingte Unterschied ist noch gar nicht bekannt. Die mittlere Gabe ist von der, nach der Preuss. Pharmacopöe bereiteten Blausäure (S. 363 Anmerk. 2) für Pferde und Rinder 2—4 Grm. oder 90—180 Tropfen, für Schafe 30—50 Centigrm. oder 15—24 Tropfen, für kleine Hunde 1—2, für grosse 4 Tropfen. — Diese Gabe darf nur mit Vorsicht verstärkt werden. Die Wiederholung findet bei

[1] Levrat theilt mit (Recueil vét. 1841, p. 686): dass ein Hund, der mit Epilepsie behaftet war, durch eine grosse Gabe Blausäure getödtet werden sollte, zwar hiervon betäubt wurde und niederstürzte, sich aber wieder erholte und dann von der Krankheit befreit blieb.

[2] Vom Verkaufe und Kaufe der nützlichsten Hausthiere. Mannheim 1821.

acuten Krankheiten in Zwischenzeiten von 2—4 Stunden, bei chronischen Krankheiten nach 8—12 Stunden Statt.

Die innerliche Anwendung geschieht am besten in flüssiger Form, mit 20—40 Theilen kalten destillirten Wassers (auch Flusswasser oder Regenwasser) verdünnt, oder mit ebenso viel von einer einfach schleimigen Flüssigkeit versetzt; z. B. man macht eine Auflösung von 2 Grm. pulverisirtem arabischen Gummi mit 15 Grm. gemeinem destillirten Wasser, und setzt hinzu: Blausäure 6—10 Tropfen. Davon giebt man einem mittelgrossen Hunde alle 4 Stunden den vierten Theil, das ist gegen 60—70 Tropfen auf einmal und verbraucht das Ganze in einem Tage, weil das Mittel bei längerer Aufbewahrung leicht zersetzt und unwirksam wird. Für die grossen Thiere muss man die bestimmte einzelne Gabe der Blausäure unmittelbar vor dem Eingeben zu dem Vehikel setzen[1]. Je grösser die Menge des letztern ist, um desto schwächer ist die Wirkung von einer bestimmten Gabe, im Vergleich zu derselben Gabe, wenn das Mittel rein, d. h. für sich allein gegeben wird. — Zur Anwendung in Pillen und Latwergen ist die Blausäure nicht geeignet, weil sie bei der Zubereitung dieser Arzneiformen grösstentheils verdunsten würde.

Auch eignet sie sich nur sehr wenig zu Verbindungen mit anderen Arzneimitteln, weil sie durch viele Stoffe theils leicht zersetzt, theils in ihren Wirkungen sehr modificirt wird; am meisten nachtheilig sind die Zusätze von Metalloxyden, von geschwefelten Kalien und Erden, von Säuren und von Brechweinstein[2].

Zu Clystiren wendet man dieselbe Menge ebenso verdünnt mit einer kalten Flüssigkeit an. Zu subcutanen Injectionen dürfen die Gaben nicht grösser sein als zum innerlichen Gebrauch, sondern $^1/_4$—$^1/_3$ weniger als hierbei; also für Pferde 1—3 Grm. u. s. w. nach obiger Angabe, ebenfalls mit kaltem Wasser verdünnt, täglich 1—2 mal. Aeusserlich 4—6 Grm. auf $^1/_2$ Pfund Wasser, täglich mehrmals zum Befeuchten der schmerzhaften Stellen. (1 Drachme 10 Pfg.)

Anmerkung 1. Das blausaure Kali, Cyankalium *(Kalium cyanatum s. Kali hydrocyanicum)* (o) ist im Wasser leicht, im Weingeist wenig, im Alkohol fast gar nicht löslich, zerfliesst an der Luft und wird durch die Kohlensäure derselben, unter Entwickelung von Blausäure, zersetzt. — Dieses Salz wirkt ganz wie ziemlich concentrirte Blausäure, örtlich aber etwas mehr reizend. Pferde starben von 4—8 Grm. gewöhnlich in etwa 20 Minuten, Hunde von 24—30 Centigrm. in derselben Zeit. Man kann das Cyankali statt der Blausäure in allen Fällen benutzen, wo diese empfohlen ist; es ist wohlfeil, von mehr gleichartiger Wirksamkeit und in allen Formen anzuwenden. Gabe für Pferde und

[1] Das Eingeben der Blausäure bei den grossen Thieren muss immer vom Thierarzt selbst geschehen und der letztere darf die für ein Pferd oder Rind zu einer vollständigen Gabe erforderliche Menge dieses heftigen Mittels im unverdünnten Zustande Niemandem anvertrauen. Dieser Umstand, die Ungleichheit in der Stärke des Mittels, die leichte Zersetzbarkeit und grosse Flüchtigkeit desselben, die hierdurch erschwerte Anwendung in anderer als in flüssiger Form, — Alles dieses wird stets die Benutzung der Blausäure in der Thierarzneikunde sehr beschränken. Man kann aber auch bei den allermeisten Krankheitszuständen ohne dieses heroische Mittel auskommen.

[2] In diesen Mitteln, so wie im Salmiakgeist (eingegeben und eingeathmet), im Chlorwasser und im Einathmen von Chlordämpfen, im Terpenthinöl u. s. w. hat man Gegenmittel gegen die Wirkungen der Blausäure finden wollen; die Erfahrung hat jedoch gelehrt, dass diese Wirkungen, einmal entstanden, kaum durch ein Mittel zu beseitigen sind. Am meisten nützlich waren kalte Begiessungen.

Rinder 60 Centigrm. bis 1.25, für Schafe 6—18 Centigrm., für Hunde 2—6 Centigrm. Die Anwendung am besten in 10—20 Theilen destillirtem Wasser gelöst. Aeusserlich ebenso, oder als Salbe, 1 Theil mit 20 Theilen Fett. (Preis: 30,0 3 Sgr.)

Anmerkung 2. Die bitteren Mandeln (*Amygdalae amarae*) enthalten Gummi, Zucker, fettes Oel, Amygdalin, Emulsin oder Synaptas und dergl. Sie entwickeln bei Zutritt von Wasser aus dem Amygdalin und Emulsin zusammen Blausäure und wirken hierdurch, wenn sie in grosser Menge genossen werden, giftig, während diese Stoffe einzeln nur wie schleimige Mittel wirken. Auf die grossen Thiere ist allerdings die Wirkung nur schwach. Ein Pferd zeigte nach dem Eingeben von 1/4 Pfund bitterer Mandeln einen kleinen, schnellen Puls, heftiges Flankenziehen, Stöhnen, Aechzen, öfteres Misten. Diese Zufälle dauerten gegen 1/2 Stunde. Dieselbe Gabe bald darauf wiederholt, wirkte ähnlich, aber schwächer, und als sie nach Verlauf von 6 Stunden dem nämlichen Pferde nochmals gegeben wurde, konnte man blos Mattigkeit und einen kleinen Puls bemerken (Viborg, Samml. Bd. I. S. 317). Ich gab einem starken Hunde 10 Stück bittere Mandeln in Pillen; nach 2 Minuten wurde das Athmen beschwerlich, schnell, das Thier lief ängstlich herum, zitterte, taumelte, fiel nach 5 Minuten nieder, bekam Erbrechen, wobei die sämmtlichen Pillen wieder ausgeleert wurden; es erholte sich aber nach 10 Minuten wieder so, dass es aufstand und nach einer halben Stunde ganz wohl war. — Orfila sah einen Hund von 20 bitteren Mandeln nach 6 Stunden sterben; und bei einem andern erfolgte der Tod von 6 zerquetschten Mandeln, die man ihm in eine Wunde gelegt hatte.

Man kann die bitteren Mandeln bei schmerzhaftem Husten, bei Krampf- und Entzündungskolik, bei Ruhr und dergl. benutzen; für Pferde und Rinder zu 30—60 Grm., für Schafe zu 2—4 Grm., für Hunde zu 1—2 1/2 Grm. auf einmal, — am besten, indem man sie durch Zerreiben mit 12 Theilen Wasser zur Emulsion macht.

Anmerkung 3. Das ätherische Bittermandelöl (*Oleum amygdalarum amararum aethereum*) enthält im rohen Zustande 8—14 Proc. Blausäure, wirkt wie diese, aber sehr ungleich, ist sehr theuer (1 Grm. 8 Sgr.) und wird in der Thierarzneikunde nicht gebraucht.

Anmerkung 4. Das Bittermandelwasser (*Aqua amygdalarum amararum*); 24 Tropfen von ihm sollen einen Tropfen Ittner'scher Blausäure enthalten; es kann daher in verhältnissmässig verstärkter Gabe gebraucht werden, ist jedoch seines Preises wegen nur bei kleinen Thieren zu benutzen, übrigens aber durch die Blausäure zu ersetzen. (30 Grm. 3 Sgr.)

Anmerkung 5. Die Kirschlorbeerblätter (*Folia Lauro-Cerasi*) (o) zeigen nach Verschiedenheit ihres Alters, der Zeit des Einsammelns u. s. w. einen sehr verschiedenen Gehalt an Blausäure und daher sowohl in Substanz wie auch in den aus ihnen dargestellten Präparaten einen verschiedenen Grad der Wirksamkeit; am stärksten scheint letztere zu sein, wenn die Blätter nach ihrer völligen Ausbildung im Spätsommer gesammelt und noch frisch sind. In grossen Gaben erzeugen sie ganz ähnliche Zufälle wie die Blausäure. Ein thierärztlicher Gebrauch ist bisher von ihnen nicht gemacht worden.

Anmerkung 6. Das aus diesen Blättern bereitete ätherische Kirschlorbeeröl (*Oleum Lauro-Cerasi aethereum*) stimmt im Wesentlichen mit dem Bittermandelöl überein, ist aber etwas reicher an Blausäure; es wird nicht angewendet. — Das destilirte Kirschlorbeerwasser (*Aqua Lauro-Cerasi destillata*) ist dem Bittermandelwasser ähnlich, doch mehrentheils etwas stärker als dieses, und wird durch das letztere ersetzt.

§. 409.

Zu den narkotischen Mitteln rechnet man auch noch folgende:

1) *Aconiti radix* (Eisenhut, Sturmhut). Alle Species dieser Pflanze haben scharf-narkotische Bestandtheile, am meisten *Aconit. Lycoctonum*, *A. Ferox* und *A. Napellus*. Es besteht jedoch über die Wirksamkeit der verschiedenen Species in den Angaben der Autoren keine Sicherheit. Die besonders wirksamen Bestandtheile sind das Aconitin und die Aconitsäure; 1/2 Gran des ersteren tödtete einen 20 Pfund schweren Hund in 65 Minuten; aber die Resultate der mit diesen Stoffen gemachten anderen Versuche sind wenig übereinstimmend. Man hält sich deshalb hauptsächlich an die Beobachtungen über die Wirksamkeit der Wurzel. Viborg (Samml. Bd. 3,

S. 296) sah bei einem Pferde von 16 Loth (½ Pfund) der frischen Wurzel und der im Frühjahr hervorsprossenden Wurzelblätter des wahren Eisenhutes (*Aconit. Napellus*) sogleich Aufstossen, beständiges Bewegen der Zunge, und nach 1½ Stunde Speichelfluss und schnelles, starkes Athmen entstehen, worauf das Thier niederfiel, beständig nach dem Leibe sah, sich zum Erbrechen anstrengte, mit den Zähnen knirschte, schnellen krampfhaften Puls hatte, nach 3 Stunden dünnen, mit Schleim gemengten Mist häufig entleerte, dann besser zu werden schien, nach 6 Stunden wieder aufstand, aber noch schwach und taumelnd war und keinen Appetit zeigte. Am folgenden Tage war es wieder ganz wohl. Man gab ihm nun ¾ Pfund des Mittels; es traten dieselben Zufälle und nach 14 Stunden der Tod ein. Der Magen und Dünndarm fand sich entzündet. Viborg sagt auch, dass Schweine von dem Eisenhutkraut sterben (dess. Anleit. z. Erzieh. und Benutzung des Schweins, S. 76). Bei Ziegen sah ich nach dem Genuss dieser Pflanze schmerzhafte Aufblähung des Leibes, Krämpfe, stieren Blick und den Tod erfolgen. Bei dem Rindvieh wirkt sie ebenso nachtheilig. Für Hunde, Füchse, Wölfe, Katzen u. s. w. ist der Eisenhut eins der heftigsten Gifte; erstere sterben schon von 4—8 Grammen der Wurzel. Nach allen Beobachtungen mindert das Mittel die Energie des Herzens. In der homöopathischen Medicin gilt Aconit als Hauptmittel gegen Entzündungen mit acutem Character und im Anfange; allöopathisch wird es wenig benutzt; ich habe es mit sehr gutem Erfolge gegen acuten und chron. Rheumatismus, gegen rheumatische Entzündungen der Augen, des Herzens und der Gelenke innerlich, bei rheumat. Augenentzündungen auch äusserlich benutzt. Schenk empfahl es gegen Krampf des Zwerchfells; Stahl gegen den Wurm der Pferde, — es hat sich aber nicht bewährt. Collaine[1] versuchte gegen diese Krankheit das Eisenhut-Extract täglich zu 45 Grm., welches sie, aber ohne vortheilhaften Erfolg, sehr abgemattet hat. Die Gabe der Wurzel für Pferde und Rinder ist 4—8 Grm., für Hunde 12—18 Centigrm. Aeusserlich vertreibt eine Abkochung die Läuse.

2) *Aethusa cynapium* (Hundspetersilie, Gartengleisse) und

3) *Chaerophyllum sylvestre, temulum et bulbosum* (Kälberkropf) sind dem gefleckten Schierling (§. 401) verwandt; beide sind wohl weniger wirksam als der Wasserschierling, aber von dem Genuss der ersteren Pflanze in grösserer Menge starben doch ein paar Kühe[2]. Als Heilmittel werden beide nicht benutzt.

4) *Semina Cocculi* (Kockelskörner), von *Menispermum Cocculi*, wirken auf alle Thiere stark betäubend, in grossen Gaben Krämpfe erregend; ebenso die Ignatiusbohne. Beide sind als thierärztliche Heilmittel nicht gebräuchlich.

5) *Crocus* (Safran) wirkt gelind narkotisch, zugleich erregend, ist aber grösstentheils noch nicht genügend in seinen Wirkungen erforscht. Bei der Staupe der Hunde, bei Mangel an Wehen zur Zeit der Geburt ist der Safran als Arzneimittel empfohlen, aber zu theuer und durch andere Mittel zu ersetzen. (4 Grm. 9 Sgr. 4 Pf.)

6) *Faba St. Ignatii* (Ignatiusbohne). Ihre Wirkung ist in der Art und im Grade fast ganz mit der der Brechnuss (§. 385) übereinstimmend.

---

[1] Glücklicher Versuch, den Rotz und Wurm der Pferde zu heilen. A. d. Franz. v. Gerike. Braunschweig 1811. S. 19 u. 20.

[2] Wegener, im Magazin für Thierheilk. Jahrg. 35, Heft 2.

7) *Lactuca virosa* (Giftlattich) wirkt auf Menschen und Hunde stark betäubend, in grossen Gaben (z. B. 12 Grm. des Extractes) die letzteren auch tödtend; bei Pferden und den übrigen Thieren ist die Wirkung nicht ermittelt. Als Arzneimittel dient der Lattich in der Thierheilkunst nicht.

8) *Ledum palustre* (Porsch, Sumpfporsch, Porst, wilder Rosmarin) wirkt erregend-betäubend. Ziegen sollen das Kraut ohne Nachtheil fressen. In manchen Gegenden steht es im Ruf, ein kräftiges Heilmittel gegen bösartige Druse und selbst gegen Rotz zu sein; ich gab es sowohl frisch als getrocknet den rotzigen Pferden zu 60—180 Grm. täglich zweimal und durch 4 Wochen, und bemerkte wohl eine Verminderung der Symptome, aber keine völlige Heilung. Dagegen ist das Waschen der Thiere mit einer Abkochung dieses Krautes (60 Grm. zu 1 Pfund Collatur) ein sehr sicheres Mittel zum Tödten und Vertreiben der Läuse.

9) *Paris quadrifolia* (Einbeere), Kraut und Beeren sollen scharf narkotisch wirken und den Hühnern giftig sein; Hunde zeigten von 15 Beeren gar keine Wirkung, von 20 Stück aber Anstrengung zum Erbrechen (Schubart a. a. O.).

10) *Secale cornutum* (Mutterkorn), ein in den Aehren des Roggens, des Mais und anderer Grasarten wachsender Schwamm (*Sclerotium clavus s. Sphacelia segetum*), enthält eine eigenthümliche Substanz, das Ergotin, etwas Fett, Schwammzucker und dgl. Dem Ergotin wird hauptsächlich die Wirkung des Mutterkorns zugeschrieben, es wird jedoch nicht thierärztlich benutzt. — Das Mutterkorn in gehörig grossen Gaben angewendet, wirkt im Allgemeinen wie ein scharf-narkotisches Mittel, jedoch in ganz specifischer Weise; es erzeugt zuerst Ekel, selbst Erbrechen (wo dies möglich ist), bei fortgesetzter Anwendung auch immer mehr zunehmende Mattigkeit, Auflösung des Blutes, und als Eigenthümlichkeit findet sich Lähmung der vom Herzen entfernt liegenden Theile, oder oft sogar Absterbung derselben, wie der Endglieder der Extremitäten, des Schwanzes, der Ohren, bei Hühnern auch des Kammes (bei Menschen die sogenannte Kriebelkrankheit). Von sehr grossen Gaben erfolgt der Tod zuweilen durch Darmentzündung in kurzer Zeit, ehe jene anderweitigen Wirkungen sich entwickeln[1]. Ebenfalls als specifische Wirkung hat man beobachtet, dass das Mittel starke Contractionen des Uterus und seiner Gefässe hervorruft, besonders bei trächtigen Thieren. Dieser Wirkung wegen wird es 1) als Hilfsmittel zur Beförderung der Geburt in solchen Fällen angewendet, in denen bei gehöriger Geburtszeit die Wehen zu schwach sind oder ganz ausbleiben, wo aber ein mechanisches Hinderniss nicht besteht; 2) bei dem Zurückbleiben der Nachgeburt in Folge von Reizlosigkeit und Schwäche der Gebärmutter; und 3) als Blutstillungsmittel bei atonischen Blutungen und Schleimflüssen aus dem Uterus, besonders nach dem Gebären. — Die Gabe ist für Pferde und Rinder 15—45 Grm., für Schafe, Ziegen und Schweine 4—12 Grm., für Hunde und Katzen 60 Centigrm. bis 4 Grm. Die Wirkung auf den Uterus tritt schnell, d. i. gewöhnlich mit etwa 20 Minuten ein und dauert gegen 1 Stunde. Hiernach ist nöthigenfalls die Wiederholung zu bestimmen. Bei zu schneller Wiederholung hat man zuweilen bemerkt, dass die Zusammenziehungen des Uterus

[1] Loriuser, Vers. u. Beobacht. über die Wirkung des Mutterkorns. Berlin 1824. Revue médic. 1831, Juillet.

nicht wehenartig, abwechselnd mit ruhigen Pausen, sondern andauernd und zu heftig waren und dass die Geburt hierbei nicht befördert wurde. — Man giebt das Mutterkorn frisch pulverisirt am besten mit warmem Bier oder einer aromatischen Flüssigkeit gemengt. (30 Grm. 4 Sgr. 10 Pf.)

11) *Solanum Dulcamara* (Bittersüss, Alpranken), gebräuchlich die Stengel, *Stipites Dulcamarae*; sie wirken schwach betäubend, jedoch nur in grossen Gaben; bei Pferden sah ich von 250—360 Grm. der frischen so wie der trockenen Stengel — und Viborg (Samml. Bd. 3, S. 148) von 16—80 Beeren bei Hunden, und von 12 Beeren bei einem Haushahn keine deutliche Wirkung. Dänische Thierärzte wollen die Stengel gegen den trockenen Dampf, täglich zu 180—360 mit Nutzen angewendet haben (*Veter. Selsk. Skrift. Deel* 1, S. 312. *Deel* 3, S. 506).

12) *Solanum nigrum* (Nachtschatten); die ganze Pflanze wirkt schwach betäubend und etwas scharf. Nach Viborg's Versuchen (Viborg, Samml. Bd. 3, S. 149) sind weder die Blätter noch die Beeren dieser Pflanze für Pferde, Esel, Hunde und Hühner so giftig, wie man geglaubt hat. Dagegen ist die Pflanze den Schweinen und Kühen schädlich, verursacht bei letzteren Unruhe, Schmerz, Auftreibung des Leibes, stieren Blick, harten, vollen Puls und selbst den Tod; andere Kühe, die auf diese Weise litten, wurden durch Aderlassen und schleimige Mittel gerettet (*Vet. Selsk. Skrift. Deel* 2, S. 420). Das Kraut ist äusserlich als schmerzlinderndes Mittel benutzt worden.

13) *Taxus baccata* (Eibenbaum, Taxus); die Blätter (Nadeln) und Zweige wirken scharf narkotisch und sind, Viborg's Versuchen zufolge (Samml. Bd. 2, S. 49), für alle Hausthiere ein heftiges Gift. Pferde zeigen Widerwillen dagegen und sterben, wenn sie 240—360 Grm. der Blätter ohne Zumischung von anderm Futter fressen, gewöhnlich in Zeit von einer Stunde, sehr plötzlich und ohne vorausgehende andere Zufälle; sie ertragen aber noch grössere Gaben ohne Nachtheil, wenn sie das Mittel mit Hafer gemengt verzehren, oder wenn sie allmälig an dasselbe gewöhnt werden. Ein Widder zeigte nach dem Genuss von 250 Grm. der Blätter in den ersten 4 Stunden keine Wirkung, dann aber Betäubung, kleinen Puls, geschwinderes Athmen, Drang zum Erbrechen, Rülpsen, Auftreibung des Leibes. Endlich fiel er nieder und starb unter Zuckungen, 12 Stunden nach dem Verschlucken des Giftes. Eine Ziege ertrug 120 Grm. ohne Schaden; aber sie starb von 360 Grm. unter ähnlichen Symptomen wie jener Widder. Ein halbjähriger Eber wurde von 75 Grm. zerstossener Blätter getödtet, ohnerachtet er vorher 4 Pfund Fleisch gefressen hatte. — Hunde und Katzen erbrachen sich von 30—45 Grm. der Blätter sehr heftig, blieben aber am Leben. — Die Taxus-Beeren wirken ähnlich, aber weit schwächer. Als Arzneimittel wird vom Taxus für Thiere kein Gebrauch gemacht.

14) Calabar-Bohne; specif. Wirkung auf Verengerung der Pupille bei örtlicher Anwendung (Bestreichen des Auges mit einer Auflösung des Extracts); bei schwarzem Staar, Schwindel u. a. Nervenleiden empfohlen. (Magaz. 32. Bd., S. 368 und Repertor. d. Thierheilk., Jahrg. 32, Heft 2, S. 125.)

ACHTE KLASSE.

Chemisch-einfache Arzneistoffe.

§. 410.

Die wenigen Arzneimittel, die man mit einigem Grunde als chemisch-einfache Stoffe betrachten kann, und die sich nach unserer Eintheilung der Arzneimittel unter keine Klasse bringen lassen, sind: der Schwefel, der Phosphor, das Chlor, das Jod, das Brom, Lithium und einigermaassen auch (als Vehikel des Kohlenstoffes) die Kohle.

Diese Stoffe sind sich in mehreren Eigenschaften einander ähnlich, und in ihren Wirkungen auf den Thierkörper kommen sie mit einander darin überein, dass sie vorherrschend die Bildungsthätigkeit und die Mischung der Stoffe verändern; aber in der Art, wie sie dieses thun und überhaupt in der Art ihrer Wirkung weichen sie doch wieder bedeutend von einander ab, so dass sich in pharmako-dynamischer und in therapeutischer Hinsicht gemeinschaftlich geltende Angaben über sie nicht gut machen lassen.

1) Schwefel, *Sulphur*, *Sulfur*. (Chemisches Zeichen S.)

§. 411.

Der Schwefel ist eine chemisch-einfache Substanz, die sich massenhaft in der Erde, theils gediegen, theils in Mineralien, in geringer Menge auch in Thieren und Pflanzen findet und aus den ersteren im Grossen gewonnen wird. Er kommt im Handel in zweierlei Formen vor, nämlich entweder in cylindrischen 1—1½ Zoll dicken Stücken von krystallinischem Gefüge als Stangenschwefel, *Sulphur citrinum*, *S. in baculis*, oder in Form eines lockeren Pulvers, aus kleinen rhombischen Krystallen bestehend, als Schwefelblumen oder sublimirter Schwefel, *Flores sulphuris*, *Sulphur sublimatum*.

Der Schwefel ist gelb, fast geruch- und geschmacklos, im Stangenschwefel hart, spröde, leicht pulverisirbar; in der Hitze von 111° C. schmilzt er, und bei 420° C. lässt er sich sublimiren; er brennt mit blauer Flamme und mit Erzeugung schweflig-saurer, erstickend riechender Dämpfe. Sein spec. Gewicht ist circa 2,000. Er ist in Wasser unlöslich, in fetten und flüchtigen Oelen, Weingeist, Aether, Chloroform in geringer Menge löslich, bei Mitwirkung von Wärme etwas mehr, am meisten in Schwefelkohlenstoff und ätzenden Alkalien. In der Schmelzhitze verbindet er sich mit den fixen Alkalien zu Schwefelkalien (Schwefellebern) in verschiedenen Schwefelungsstufen des Kaliums, mit Sauerstoff zu Schwefelsäuren von verschiedener Vollständigkeit, mit Wasserstoff zu Schwefelwasserstoffsäure, und mit den meisten Metallen zu Schwefelmetallen.

Der ursprünglich gewonnene oder sogenannte rohe Schwefel (*Sulph. crudum*) enthält immer fremdartige Theile, Erde, Metalle u. dgl. und wird durch Umschmelzen oder Sublimiren gereinigt und zu Stangenschwefel oder Schwefelblumen gemacht. Diese enthalten gewöhnlich etwas Schwefelsäure, welche durch wiederholtes Waschen mit destillirtem Wasser entfernt und hierdurch der gereinigte Schwefel, *Sulph. depuratum*, dargestellt wird.

§. 412.

Wird der Schwefel in kleinen Gaben und nur einmal einem Thiere eingegeben, so verursacht er gewöhnlich keine bemerkbare Wirkung, wird aber seine Anwendung in mässig starken Gaben durch einige Zeit fortgesetzt, so nimmt die Hautausdünstung nach 2—3 Tagen bei Thieren von jeder Art einen eigenthümlichen Geruch nach Schwefel an; doch ist dieser Geruch nicht immer dem reinen Schwefel, sondern häufig mehr dem der schwefeligen Säure, oder auch dem des Schwefelwasserstoffgases ähnlich. Nach dem letztern riechen dann auch die abgehenden Blähungen und der Koth, und nicht selten auch die ausgeathmete Luft. Die Beschaffenheit des Pulses, die Schleimhäute, die Schleimabsonderung und die Urinsecretion lassen hierbei an gesunden Thieren keine Veränderung erkennen, und die Hautausdünstung wird nicht (wie Manche glauben) bis zum Schweiss gesteigert, sondern es scheint vielmehr, dass nur die sogenannte unmerkliche Ausdünstung verstärkt von statten geht. Dabei sieht man nach mässigen Gaben oft (namentlich bei Pflanzenfressern) die Verdauung besser werden; der Koth erscheint kleiner, fester und weniger reichhaltig an Säure. — Grosse Gaben des Schwefels vermehren die Absonderung der Darmsäfte, vorzüglich des Schleims, und verursachen Laxiren, stören aber den Appetit nicht. — Von sehr grossen Gaben entsteht zuweilen auch eine Entzündung der Schleimhaut des Magens und Darmkanals, die jedoch mehrentheils nur oberflächlich bleibt und sehr schleichend, ohne heftige Zufälle verläuft. Ein mit Rotz behaftetes, mässig starkes Pferd, 9 Jahre alt, erhielt am ersten Tage 30 Grm. (1 Unze), am zweiten Tage 60 Grm. u. s. w. in demselben Verhältniss steigend, so dass es am 16. Tage 1 Pfund, also im Ganzen etwas mehr als 2800 Grm. (136 Unzen) bekam. Am siebenten Tage stellte sich Durchfall ein, der bis zum siebzehnten Tage fortdauerte; die Fresslust wurde niemals getrübt, die Urinsecretion nie verändert; die Hautausdünstung roch am dritten Tage deutlich nach Schwefel, wurde aber während der ganzen Zeit nicht bis zum Schweiss vermehrt; ein ihm aufgelegtes, mit Bleiessig bestrichenes weisses Papier erschien am vierten Tage grau; die Absonderung des Schleims und Eiters in der Nase vermehrte sich täglich, während die früher sehr stark angeschwollenen Lymphdrüsen im Kehlgange immer kleiner wurden. Das Pferd magerte bei gutem Futter sichtbar ab, wurde täglich kraftloser, so dass es am sechzehnten Tage nicht mehr allein von der Streu aufstehen konnte; die Färbung der Schleimhaut in der Nase und im Maule erschien in der ersten Zeit gar nicht verändert, später mehr blass; Puls und Athem war bis zum letzen Tage normal; Kolikschmerzen traten nicht ein; vom zehnten Tage an wurde das Blut immer dunkler, und zuletzt selbst in den Arterien fast schwarz; dabei war es sehr dünnflüssig und langsam gerinnend. Als am siebzehnten Tage das Pferd getödtet und secirt wurde, fand sich die Schleimhaut in der rechten Hälfte des Magens und im Blind- und Grimmdarme bläulichroth gefärbt, aufgelockert und sehr mürbe; eine Menge Schwefel fand sich noch im Darmkanal; letzterer, und ebenso die übrigen Baucheingeweide und selbst die Lungen und zum Theil auch die Muskeln rochen sehr stark nach Schwefelwasserstoff, aber das ganz schwarze und dünnflüssige Blut hatte diesen Geruch nicht. — Ausserdem waren die pathologischen Veränderungen nur wie sie bei dem Rotz gewöhnlich sind. — In anderen Fällen war der Urin stets reicher an schwefelsauren Salzen geworden, wenn man Schwefel durch einige Tage gegeben hatte. — Waldinger[1] fand bei Schafen, die bis zum Missbrauch wöchentlich 3 mal eine mit Schwefel versetzte Lecke erhalten hatten, das Fleisch so stark nach diesem Stoffe riechend, dass es für den Genuss ekelhaft war.

Bei der Anwendung des Schwefels auf die Haut entsteht nach kurzer Zeit ebenfalls ein Schwefelgeruch, weisse Haut wird etwas geröthet, ihre Empfindlichkeit bleibt unverändert und der übrige Körper scheint gar nicht davon afficirt zu werden.

§. 413.

Aus dem Vorstehenden lässt sich annehmen: dass der Schwefel als ein eigenthümliches Umänderungsmittel des Vegetationsprocesses auf den thierischen Organismus in der Art wirkt, dass er die kleineren, absondernden und aufsaugenden Gefässe, die Lymphgefässe, die Venen, die Lymphdrüsen und die Schleimhäute, vielleicht auch die äussere Haut zu vermehrter und veränderter Thätigkeit anregt, die Secretionen dieser Gebilde vermehrt und verändert, aber auf die Thätigkeit der grossen Gefässe und des Nervensystems keinen unmittelbaren Einfluss zeigt. Auch ergiebt sich als sehr wahrscheinlich, dass er theils unverändert in die Materie des Körpers übergeht, theils aber durch die im Verdauungskanal (besonders bei pflanzenfressenden Thieren) stets vorhandenen Säuren, durch alkalische Substanzen u. s. w. in schwefelige Säure und in Schwefelwasserstoff (oder doch in etwas Aehnliches) umgewandelt wird, und in dieser veränderten Beschaffenheit auch anders auf den Thierkörper wirkt, besonders die arterielle Blutbildung, die Plasticität der Säfte und den Reproductionsprocess beschränkt, und dass er, wenn die Einwirkung sehr reichlich Statt findet, sehr vermehrte Absonderung im Darmkanal und hierdurch Laxiren, bei anhaltender Anwendung aber eine abnorme Verflüssigung der thierischen Materie erzeugt. Wahrscheinlich wirkt er auch nur in diesem chemisch veränderten Zustande in grossen Gaben so reizend auf die Schleimhaut des Verdauungskanals, dass eine asthenische Entzündung derselben entsteht. — Ausserdem ergiebt sich auch aus dem vorigen §., dass die Wirkungen des Schwefels nur langsam erfolgen, dass derjenige Theil von ihm, der in die Materie des Körpers eingegangen ist, grösstentheils durch vermehrte Haut- und Lungenausdünstung wieder ausgeschieden wird, dass aber der Schwefel kein eigentlich schweisstreibendes Mittel ist.

§. 414.

Die Indicationen für die Anwendung des Schwefels sind nur schwach begründet.

a) Die innerliche Anwendung erscheint im Allgemeinen angezeigt: bei Krankheitszuständen, die in gehemmten Ab- und Aussonderungen, besonders aus der Haut, aus den Lungen oder aus dem Darmkanal und der Pfortader, — in zu reichlicher Blutbildung, — in venösen Congestionen, — und in zu geringer Thätigkeit der Venen und Lymphgefässe begründet, oder mit Stokkungen in diesen Gefässen und in den Lymphdrüsen verbunden sind. — Dagegen ist die Anwendung unzweckmässig, wenn heftige, active Entzündung,

---

[1] Abhandlung über den Schwefel und seine Verbindungen u. s. w. Wien und Triest 1820. S. 36.

oder wenn schon weit vorgeschrittene Entmischung der Säfte zugegen ist. Die besonderen Krankheitszustände, bei denen man den Schwefel angewendet hat, sind:

1) Asthenische Entzündungen, besonders der Brust- und Baucheingeweide. Ein wahres antiphlogistisches Mittel ist der Schwefel wohl nicht, und seine entzündungswidrige Heilkraft so wie auch die Art der Entzündungen, bei der er nützlich ist, bleibt noch näher zu untersuchen. Skelett[1] empfiehlt ihn beim Rindvieh gegen eine äussere Brustentzündung, die er als Anticor bezeichnet, und gegen Entzündung des dritten Magens und der Gedärme, neben dem Aderlass als das Hauptmittel, besonders wenn Verstopfung des Leibes zugegen ist. Ich habe diese, in Deutschland nicht gewöhnliche Behandlungsweise der Entzündungskrankheiten mehrmals bei rheumatischen Lungenentzündungen, jedoch immer erst nachdem die Heftigkeit der Entzündung durch einen gemachten Aderlass gemildert war, bei Pferden und Rindern mit gutem Erfolge versucht. Nach gehobener Entzündung, wenn Husten mit zu geringem Auswurf besteht, ist der Schwefel ein vortreffliches Mittel.

2) Milzbrand. Gegen diesen ist der Schwefel von mehreren Thierärzten, namentlich von Rysz (Arzneimittellehre) gegen das sogenannte Rücken- und Lendenblut des Rindviehes und der Schafe, als nützlich befunden worden; es fehlt jedoch die genauere Bezeichnung der Umstände, unter denen die Anwendung geschah, und bei der bekannten Verschiedenheit derselben ist das Mittel gewiss nicht überall passend; besonders ist wohl bei einem schnellen Verlaufe des Anthrax nichts von ihm zu erwarten.

3) Katarrhalische und rheumatische Krankheiten, sowohl im frischen, wie auch im chronischen Zustande, — Druse, Strengel, Bräune, Husten, Lungenkatarrh, selbst Lungenknoten, Rehe und andere rheumatische Lahmheiten. Der Schwefel ist bei diesen Krankheiten mehrentheils nützlich, aber es ist ebenfalls noch nicht gehörig ermittelt, wo er nöthig ist, und wo er entbehrt werden kann.

4) Hautkrankheiten, besonders Flechten, Räude, Nesselsucht und Mauke; sie sind die vorzüglichsten Uebel, bei denen das Mittel angewendet wird und wo es vielleicht noch am meisten nützlich ist. Bei der Mauke (wo es Rysz empfiehlt), und ebenso bei der Räude ist es jedoch immer zu entbehren.

5) Rotz und Wurm. Collaine[2] wollte gegen diese Krankheit vom Schwefel ganz ausserordentlich günstigen Erfolg gesehen haben; bei meinen zahlreichen Versuchen hierüber ist es mir nicht gelungen, nur ein rotziges Pferd zu heilen, und gegen Wurm schien das Mittel nur dann etwas zu leisten, wenn wenige Wurmbeulen zugegen waren und wenn dieselben zugleich örtlich zweckmässig behandelt wurden. Schwefelspiessglanz, Terpenthinöl u. dgl. zeigten sich viel wirksamer.

6) Ausserdem wird der Schwefel noch von Manchen als Präservativmittel, bei Schafen gegen die Fäule, gegen Räude und gegen die nachtheiligen Folgen der Waldhutung, namentlich gegen milzbrandartige Uebel, besonders das

---

[1] A practical Treatise on the parturation of the cow. Lond. 1822. p. 226, 227, 236, 241 u. f.

[2] Compte rendu d'une expérience tentée contre la morve et le farcin. Paris 1811. — Glücklicher Versuch, den Rotz und Wurm der Pferde zu heilen. Aus d. Franz. von Gerike. Braunschweig 1811.

Rückenblut, und gegen eine eigenthümliche venöse und typhöse Entzündung der Gebärmutter, die bei Schafen nach dem Lammen eintritt und oft in 24—30 Stunden tödtet, — und bei Hunden gegen die Staupe und andere Krankheiten angewendet. Sein Nutzen für diese Zwecke ist nicht erwiesen.

b) Aeusserlich wird der Schwefel gegen Räude und Flechten, gegen das sogenannte Teigmal oder Teigmaul der Kälber und Lämmer, und gegen Mauke angewendet; er ist jedoch hierbei von sehr geringer Wirksamkeit und entbehrlich. — Bei der Räude wird er jetzt von den deutschen Thierärzten mehrentheils durch wirksamere Mittel ersetzt.

§. 415.

Gabe und Verbindung zum innerlichen Gebrauch ist nach Verschiedenheit des Heilzweckes etwas verschieden; als abführendes Mittel bei Entzündungen und bei dem Milzbrande u. s. w. muss man den Schwefel immer in grossen Gaben, nämlich für Pferde zu 250—300 Grm., für Rindvieh zu 300—400 Grm., für Schafe zu 30—90 Grm., für Schweine 15—30 Grm., für Hunde 4—24 Grm. in einer Gabe und nur einmal, in Verbindung mit Salpeter, oder Glaubersalz, oder Weinstein und dergl. anwenden. — Soll aber der Schwefel eine allmälige Umstimmung im Blute und im Lymphgefässsystem bewirken, die Hautausdünstung, den Lungenauswurf und die Resorption befördern, z. B. bei veralteten katarrhalischen und bei anderen chronischen Krankheiten, so giebt man ihn immer nur in mässigen Gaben, nämlich Pferden und Rindvieh 15—30 Grm., Schafen 8—15 Grm., Schweinen 2—4 Grm., Hunden 30 Centigr. bis 1 Grm., täglich 1—2 mal und durch längere Zeit anhaltend; man versetzt ihn hier mit aromatischen Mitteln, mit Kampher, Terpenthinöl, Ofenruss, Schierling und dergl., aber nicht mit Metallpräparaten, weil er fast ohne Ausnahme deren Wirkung sehr schwächt. — Gegen Rotz und Wurm gab Collaine das Mittel in steigender Gabe, indem er gewöhnlich mit 120 Grm. pro Tag anfing und bei einzelnen Pferden bis zu 1½ Pfd. damit stieg, ohne dass heftige Wirkungen eintraten (a. a. O. S. 23); manche Pferde wurden jedoch hierdurch so geschwächt, dass sie durch 3—4 Tage, ohne aufstehen zu können, auf der Erde lagen.

§. 416.

Die Anwendung kann in Pulverform, als Zusatz zu sogenannten Drusenpulvern, zu Lecken (für Schafe), oder besser in Pillen oder Latwergen geschehen; auch kann man den pulverisirten Schwefel, mit einer schleimigen Flüssigkeit gemengt und gut umgeschüttelt geben; aber unzweckmässig ist es, den Thieren ganze Stücke des Schwefels in das Trinkwasser zu legen; denn er löst sich bekanntlich im Wasser nicht auf und kann daher demselben auch keine Heilkraft mittheilen.

Aeusserlich wird der Schwefel am zweckmässigsten in Form einer Salbe oder eines Linimentes angewendet. Die erstere bereitet man gewöhnlich durch blosses Zusammenreiben von 1 Theil pulverisirtem Schwefel mit 2 Theilen Schweineschmalz oder Butter (einfache Schwefelsalbe, *Unguentum sulphuratum simplex*), oder noch besser statt des blossen Fettes mit ebenso viel grüner Seife; um die Wirksamkeit zu erhöhen, setzt man oft noch pulverisirten Salmiak oder Zinkvitriol, Terpenthinöl, stinkendes Thieröl, Lorbeeren, Nieswurzel und dergl. zu (z. B. in der Jasser'schen Krätzsalbe, *Unguent. contra Scabiem Jasseri:* 2 Theile Schwefel, ebenso viel Zinkvitriol, pulv. Lorbeeren und 8 Theile Fett; oder in der Englischen Krätzsalbe: Schwefelblumen 180 Grm., höchst fein pulv. weisse Nieswurz 60 Grm., Salpeter 1 Grm., schwarze Seife 180 Grm. und 560 Grm. Schweineschmalz).

Zum Liniment nimmt man 1 Theil pulverisirten Schwefel und 2 Theile grüne Seife, und so viel heisses Wasser oder, bei grosser Reizlosigkeit, Terpenthinöl, dass das Ganze eine halbflüssige Consistenz erhält. Man reibt die Salbe und ebenso das Liniment täglich einmal, und durch 3—4 Tage nach einander auf die kranken Stellen der Haut ein, reinigt dann letztere mit warmem Seifenwasser und setzt nach einer Pause von 2 Tagen das Mittel auf gleiche Weise bis zur Heilung fort. — Waldinger empfahl auch den Schwefel als Zusatz zu dem Walz'schen Waschwasser gegen Schafräude (S. 224), — und Rysz ein Pulver von gleichen Theilen Schwefel und Kohle zum Einstreuen in feuchte Maukegeschwüre.

Ausserdem ist der Schwefel als ein wirksames Desinfectionsmittel zur Zerstörung von flüchtigen Contagien in Ställen auf die Weise zu benutzen, dass man ihn pulverisirt auf glühende Kohlen streut und durch sein Verbrennen schwefeligsaure Dämpfe erzeugt, mit welchen man den ganzen Raum erfüllen muss. Dieselben vernichten das Leben in Schimmel- und anderen Pilzen[1], auch in den Fermenten, und sie zersetzen das Schwefelwasserstoffgas. Bei dieser Anwendung dürfen jedoch wegen der zu befürchtenden Erstickungsgefahr keine lebenden Thiere sich im Stalle befinden. (Preis: *Sulphur depuratum* 30 Grm. 1 Sgr. 6 Pfg.)

Anmerkung 1. Zum thierärztlichen Gebrauch ist überall der obenbezeichnete Stangenschwefel, wenn derselbe nur nicht zu sehr durch andere Bestandtheile verunreinigt ist, vollkommen ausreichend; der theurere gereinigte Schwefel oder die Schwefelblumen *(Sulphur depuratum s. sublimatum s. Flores Sulphuris)*, und ebenso der Schwefel-Niederschlag oder die Schwefelmilch *(Sulphur praecipitatum s. Lac Sulphuris)* sind zu entbehren.

2. a) Der sogenannte einfache Schwefelbalsam oder das geschwefelte Leinöl *(Balsamus Sulphuris simplex s. Oleum Lini sulphuratum)*, durch Auflösen von 1 Th. Schwefel in 4 Th. heissem Leinöl bereitet — ist äusserlich als gelindes Digestivmittel bei atonischen Geschwüren und als auflösendes Mittel bei Verhärtungen, innerlich bei Lungenknoten, bei trockenem Husten, beim Blutharnen und bei Gries und Sand im Urin ehemals gebraucht worden, jetzt aber fast ganz vergessen. Gabe für grosse Hausthiere 30 bis 90 Grm., für kleinere im Verhältniss weniger. — b) Von dem terpenthinhaltigen Schwefelbalsam ist bereits S. 209 das Nöthige gesagt. (Schwefelleber s. bei den Salzen, Schwefelmetalle bei den Metallen.)

2) Phosphor, *Phosphorus.* (Chemisches Zeichen P = 196,155.)

§. 417.

Der gewöhnliche, ordinäre Phosphor, oder wegen seiner officinellen Form in kleinen Stäben auch Stangen-Phosphor genannt[2] ist ein in Thieren,

[1] Das dem Weinstock so höchst schädliche Oidium (Cryptogame) konnte nicht durch Chlor, sondern nur durch das Bestreuen mit Schwefelblumen, aus denen sich dann an der Luft ebenfalls schwefelige Säure entwickelte, vernichtet werden.

[2] Von ihm unterscheidet man den von Pr. Schrötter in Wien entdeckten amorphen oder rothen Phosphor, der durch Aussetzen des gewöhnlichen Phosphors an das Licht

Pflanzen und Mineralien sehr häufig vorkommender Grundstoff, der an der Luft sich von selbst entzündet, dabei leuchtende, nach Knoblauch riechende Dämpfe ausstösst, in feuchter Luft das Ozon erzeugt, sich im Wasser nicht, wohl aber im Aether, Weingeist, Chloroform, in fetten und ätherischen Oelen auflöst. Er wird im Grossen aus den Knochen dargestellt, und muss unter Wasser in einem gläsernen Gefäss und gegen das Licht geschützt, vorsichtig aufbewahrt werden. Mit Sauerstoff bildet er ein Oxyd und 3 Säuren, mit dem Wasserstoff verbindet er sich mittelbar in einem Verhältniss, auch mit den Metallen, mit dem Kohlenstoff und dem Stickstoff.

Die Wirksamkeit des Phosphors auf den Thierkörper ist qualitativ eine ganz eigenthümliche, dabei quantitativ in kleinen Gaben eine schleichende, gleichsam tückische, in mässig grossen Gaben eine sehr acute, giftig-tödtliche. Pferde ertrugen in der Regel nur 48 bis höchstens 70 Centigrm., Hunde 3—10 Centigrm., einzelne selbst bis 24 Centigrm. Phosphor in Baumöl aufgelöst, ohne dass hiernach eine Veränderung am Pulse und Herzschlage u. s. w. wahrzunehmen war; wurden aber diese Gaben verdoppelt oder noch mehr verstärkt, so erschien das Athmen etwas lebhafter, die ausgeathmete Luft und ebenso die Haut wärmer, der Puls nach 30—60 Minuten etwas voller und um 5—10 Schläge in einer Minute vermehrt, die Schleimhaut der Nase und des Maules dunkler geröthet; — diese Wirkung erfolgte jedoch weder ausgezeichnet schnell noch in besonderer Art. Aber es entstand von diesen grösseren Gaben immer eine Vergiftung specifischer Art, die sich bei Pferden ohne auffallende Symptome äusserte, und wobei oft ganz unerwartet nach 10—15 Stunden, zuweilen aber auch erst nach 48 Stunden der Tod erfolgte. Bei Lowag's Versuchen trat an einem rotzigen Pferde nach Anwendung von 48 Centigrm. Phosphor mit 180,0 Leinöl pro dosi, früh und Abends während 3 Tagen gereicht, am 4ten Tage der Tod plötzlich ein, nachdem blos der Appetit etwas vermehrt und der Nasenausfluss dünnflüssiger geworden war. Zwei andere Pferde ertrugen durch einige Tage grössere Quantitäten, starben aber, als sie 60—72 Centigrm. pro dosi täglich zweimal erhalten hatten. (Magaz. f. Thierheilk. Bd. VII. S. 443.) Ein Pferd, welches 2 Gramm Phosphor in einer gegen die Ratten aufgestellten Latwerge gefressen, zeigte erst nach $3^1/_2$ Tagen Bauchschmerzen, Fieber, Zuckungen, Verdrehen der Augen und Geifer; es stürzte nieder und starb 3 Stunden später [1]. — Einige Hunde und Schweine starben schon nach Gaben von 3—9 Centigrm. in Zeit von 2—5 Tagen; in dieser Zeit waren sie gewöhnlich etwas traurig, matt und ohne Appetit, einzelne zeigten auch Erbrechen, Unruhe und Winseln. — Hühner und Enten starben nach dem

---

oder an die Wärme entsteht, indem hierbei ganz einfach die Atome des letzteren sich verändern und derselbe hierdurch seine giftigen und feuergefährlichen Eigenschaften verliert. Lassaigne hat über die erstere Eigenschaft Versuche angestellt (*Recueil de Méd. vétérin.* 1854, p. 550—557), aus denen im Wesentlichen hervorgeht: 1) dass der amorphe Phosphor in Gaben bis zu 5 Grm. (circa $1^1/_2$ Drachme) auf Hunde nicht giftig wirkt; 2) dass bei Sperlingen circa $^1/_2$ Gran unwirksam ist; 3) dass er selbst auf die von ihm berührten Schleimhäute ohne Wirkung ist; 4) dass auch die aus diesem Phosphor fabricirten Zündhölzchen weder für Hunde noch für Vögel giftig sind, während der ordinäre Phosphor und die von ihm bereiteten Zündhölzchen sehr giftig wirken. Er darf daher nicht mit dem gemeinen Phosphor verwechselt werden.

[1] Haubner, Bericht über das Veterinärwesen im Königreich Sachsen für das Jahr 1860. S. 117.

Genuss von $^1/_8$ Gran Phosphor, und nachdem sie blos Traurigkeit gezeigt hatten.

Bei der Section der durch Phosphor getödteten Thiere fand man die Schleimhaut des Magens bald nur an einzelnen Stellen, bald in einer grössern Ausdehnung abnorm geröthet, zuweilen auch so im Schlunde und im Darmkanal; wo das Mittel in ganzen Stückchen gegeben worden, fand sich auch oberflächliche Anätzung und um dieselbe etwas Auflockerung. War der Tod in kurzer Zeit erfolgt, so zeigten sich beim Aufschneiden des Magens phosphorige, nach Knoblauch riechende, im Dunkeln leuchtende Dämpfe, die Lungen zusammengefallen, oft ihre Oberfläche mit schwarzen Flecken besetzt; das Blut dunkel, dünnflüssig, ganz ohne Gerinnbarkeit. In anderen Fällen konnte man kaum die Spur einer krankhaften Veränderung finden.

Injectionen des in Oel aufgelösten Phosphors (24 Centigrm. in 8 Grm.) verursachen zuerst beschwerliches, schnelleres Athmen, Ausstossen phosphoriger im Dunkeln leuchtender Dämpfe durch Maul und Nase, grosse Angst, zuweilen Bluthusten, Erstickungszufälle und den Tod in sehr kurzer Zeit.

Wird in Baumöl vollständig aufgelöster Phosphor äusserlich in die Haut eingerieben, so erfolgt bald darauf zum Theil seine Verdampfung, zum Theil aber seine Absorption; denn es wird die von dem Thiere ausgeathmete Luft nach phosphoriger Säure, knoblauchartig riechend, und im Dunkeln leuchtend; zuweilen wird die Zahl der Pulse um einige vermehrt, andere Symptome von allgemeiner Erregung sind nicht zu bemerken; aber er verursacht an der Haut dunklere Röthung, vermehrte Wärme, grössere Empfindlichkeit, und bei wiederholter Anwendung auch Ausschwitzung einer serösen Flüssigkeit, sehr ähnlich wie es nach dem Einreiben des Kampherliniments der Fall ist. — In Substanz, oder als Pulver, oder in unvollständiger Lösung auf die Haut oder in Wunden gebracht, bewirkt er fast augenblicklich heftigen Schmerz und Anätzung (Verbrennung), die letztere dringt tief ein, erzeugt Verjauchung, keine gute Eiterung; ein Theil des Phosphors wird absorbirt, es entsteht Appetitlosigkeit, grosse Schwäche und nach 6—8 Tagen erfolgt der Tod.

§. 418.

Der Phosphor ist hin und wieder als ein flüchtig reizendes, belebendes Mittel empfohlen, bei solchen Krankheitszuständen, in denen die Lebensthätigkeit zu erlöschen droht, und wo das Nerven- und das Gefässsystem gleichmässig an gesunkener Thätigkeit leidet, namentlich unter solchen Umständen gegen Starrkrampf, Nervenfieber mit grosser Abstumpfung, Lähmungen, heftigen Rheumatismus und dergl. Er ist jedoch, und ganz mit Recht, von den Thierärzten äusserst selten angewendet worden und wird am besten innerlich gar nicht angewendet; denn es finden sich (ausser einem Fall von Hutchinson, der ihn bei einem Pferde gegen Erschöpfung der Kräfte nach der Influenza anwendete[1], nirgends Beobachtungen über seinen Nutzen. Ich habe ihn in mehreren Fällen gegen Starrkrampf, Lähmung und Rheumatismus innerlich und äusserlich versucht, aber keinen besonderen Erfolg davon gesehen. — Vielleicht könnte er aber wegen seiner, das Blut

[1] The Veterinarian 1837. p. 407.

verdünnenden Wirkung bei Krankheiten mit übermässiger Plasticität, wie z. B. bei Lungenseuche des Rindviehes, passend sein.

Ich muss bei diesem Mittel die grösste Vorsicht empfehlen, weil seine innerliche Anwendung mit Schwierigkeiten und mit der oben angedeuteten Gefahr verbunden ist; man darf es nur in flüssiger Form, möglichst vollständig aufgelöst in Weingeist, Aether, einem fetten Oel, Glycerin oder Terpenthinöl geben[1], und zwar: Pferden und Rindvieh nicht mehr als höchstens 24—36 Centigrm., Schafen nur 6—10 Centigrm., Schweinen 1—6 Centigrm., Hunden 1—3 Centigrm. auf einmal und nur in Zwischenpausen von 8—12 Stunden. — Vor der Anwendung muss die Phosphorlösung noch mit einer schleimigen Flüssigkeit in dem Verhältniss gemengt werden, dass auf 6 Centigrm. Phosphor wenigstens 30 Grm. von der letztern kommt. Sind andere Arzneimittel nöthig, so werden diese am besten in den Zwischenzeiten gegeben, weil aus chemischen Gründen ihre Verbindung mit dem Phosphor nicht zweckmässig erscheint.

Aeusserlich benutzt man zum Einreiben in die Haut das sogenannte Phosphoröl oder Phosphor-Liniment *(Ol. s. Linimentum phosphoratum)*, eine Auflösung von 60—72 Centigrm. Phosphor in 30 Grm. warmem Baumöl (oder Mohnöl und dergl.), bei Tetanus, Rheumatismus, Lähmungen und ähnlichen Zuständen. Dr. Tavignot hat, wie er angiebt[2], eine Auflösung von 1 Theil Phosphor in 100 Theilen süssen Mandelöls als ein fast sicheres Mittel zur Heilung der Cataracte der Pferde befunden. Die Auflösung soll täglich 1—5mal auf das Auge getröpfelt und damit längere Zeit fortgefahren werden.

Bei der Anwendung des Liniments (und ebenso der übrigen Zusammensetzungen des Phosphors) muss man die Annäherung brennender Körper an die Thiere (und an die geöffneten Medicingläser) vermeiden, weil sonst Feuersgefahr entstehen könnte.

Anmerkung. In neuerer Zeit ist der Phosphor als ein Mittel zum Tödten der Ratten und Mäuse vielfältig benutzt und selbst obrigkeitlich empfohlen worden[3]. Er eignet sich hierzu allerdings sehr gut, da er, wie es scheint, für diese Thiere einen angenehmen Geruch (Witterung) hat, lieber als der Arsenik von ihnen gefressen wird und sicherer noch als dieser tödtet. Man wendet ihn für diesen Zweck in der sogenannten Phosphor-Latwerge an, welche folgendermaassen bereitet wird: 2 Quentchen Phosphor werden in einem Mörser in 6 Loth warmem Wasser geschmolzen, hierzu schnell 9 Loth Weizenmehls gerührt, und nach dem Erkalten noch 8 Loth geschmolzener Butter und 4 Loth pulverisirten Zuckers gerührt. — Mit dieser Latwerge bestreicht man Holzspäne, Papier- oder Leinwandlappen und legt sie in die Mauselöcher u. s. w. — Ist in der Latwerge der Phosphor recht fein zertheilt, so hat man nicht zu fürchten, dass sie sich an der Luft entzündet, selbst wenn sie mit Stroh und anderen brennbaren Substanzen in Berührung kommt, — wie ich dies durch Versuche ermittelt habe.

Gegengifte gegen den Phosphor sind bis jetzt nicht bekannt; Salpetersäure, Eisen-, Mangan-, chlorsaures Kali, Schwefel, Schwefelleber, Magnesia usta, leisteten nichts, daher blos Schleim, Eiweiss, Gallerte, rechtzeitig, und bei Brechvermögen ein Vomitiv. (5 Grm. 1 Sgr.)

---

[1] Es lösen sich von dem Phosphor in 100 Theilen Schwefeläthers nur 1—1,3 Theile, in 100 Theilen Weingeist nur 1 Theil, in 100 Theilen Mohnöls oder anderer fetter Oele 2—3 Theile, in Terpenthinöl 4 Theile vollständig auf.

[2] Recueil de Médec. vétérin. 1870. p. 33.

[3] Durch Circ.-Rescript d. Preuss. Minist. d. geistl., Unterrichts- u. Med.-Angelegenheiten vom 7. April 1843.

3) Chlor, Chlorine, Chloringas, *Chlorum, Gas chloreum.*

§. 419.

Dieses eigenthümliche Gas wurde ehemals unrichtig für eine, an Sauerstoff überreiche Säure gehalten und oxydirte, oder oxygenirte, auch dephlogistisirte Salzsäure (*Acidum oxymuriaticum s. Acidum muriaticum oxygenatum*), oder oxydirt-salzsaures Gas (*Gas oxymuriaticum*), und Halogen (*Halogenium*) genannt. Es kommt in der Natur nicht frei bestehend vor, sondern in Verbindung mit anderen Stoffen, namentlich mit Metallen und mit Wasserstoff, und es muss daher künstlich durch gegenseitige Zersetzung aus Kochsalz und anderen sauerstoffreichen Körpern, z. B. Manganüberoxyd und Schwefelsäure dargestellt werden.

Dasselbe ist ein gelblich-grünes Gas, welches einen unangenehmen, erstickenden Geruch und einen zusammenziehenden kratzenden Geschmack hat, schwerer ist als die atmosphärische Luft (spec. Gew. 2,4103) und sich daher immer gegen die Erde senkt. Es hat zum Wasserstoff eine grosse chemische Verwandtschaft, so dass es sich überall mit ihm vereinigt, hierdurch die meisten Verbindungen dieses Stoffes mit anderen Stoffen zersetzt und deshalb sehr viele organische Substanzen, besonders Farben, Krankheitsproducte und dergl. auch ganz zerstört; dabei bildet es aber mit diesem Stoff die Chlorwasserstoffsäure oder Salzsäure (siehe IX. Klasse bei den Säuren). Mit den Metallen geht es ebenfalls innige Verbindungen ein und bildet dadurch mehrere sehr wichtige Arzneimittel, z. B. Chlor-Eisen, Chlor-Quecksilber *in minimo* und *maximo*, Chlor-Spiessglanz und Chlor-Zink (siehe XII. Klasse). — Das Wasser nimmt durch Absorption mehr als sein eigenes Volumen beträgt, nämlich $1^1/_2$—2 Raumtheile vom gasförmigen Chlor auf, bildet so, wie es scheint, als blosses Gemenge die Chlorflüssigkeit oder das oxydirt-salzsaure Wasser, welches im Wesentlichen dieselben physikalischen Eigenschaften wie das Chlorgas besitzt und aus dem sich auch das letztere ganz unverändert sehr leicht wieder entbindet, besonders bei etwas erhöhter Temperatur. Mit den Alkalien und Erden verbindet sich das Chlor, wie es scheint, ebenfalls hauptsächlich durch blosse Absorption; denn die hierdurch entstandenen Präparate, von denen vorzüglich der Chlorkalk und das Chlornatron als Arzneimittel dienen, — zeigen im Wesentlichen auch die Eigenschaften des Chlors unverändert und entbinden dasselbe sehr leicht bei der Einwirkung von atmosphärischer Luft oder von anderen Gasarten, und noch mehr bei der Einwirkung von Säuren.

Da das Chlor alle Wasserstoffverbindungen zerstört und sich dabei selbst in Chlor-Wasserstoffsäure umwandelt, so enthalten alle Zusammensetzungen desselben mit anderen Arzneistoffen oder mit Vehikeln nicht mehr reines Chlor, sondern bald mehr, bald weniger verdünnte Salzsäure; und da auch selbst dann, wenn man das reine Chlor zur Anwendung bringt, durch die Berührung desselben mit den feuchten Schleimhäuten u. s. w. dieselbe Veränderung erfolgt, so hat man, hierauf gestützt, behauptet: die innerliche Anwendung des Chlors als solches sei unmöglich und dasselbe habe als innerliches Arzneimittel niemals Nutzen gestiftet, sondern der ihm hierbei ertheilte Ruhm gebühre eigentlich der Salzsäure. Allein, obgleich jene chemischen Ansichten richtig sind, so muss man doch auch zugeben, dass durch die Einwirkung des Chlors auf die organischen Säfte und Gebilde ganz andere Mischungsverhältnisse in denselben entstehen als von der Einwirkung der verdünnten Salzsäure, indem sowohl bei der schnellen Umwandlung der organischen Säfte durch das Chlor, wie auch bei dem Freiwerden anderer Stoffe aus denselben, und bei seiner Zersetzung der Act der Erzeugung der Salzsäure selbst weitere wichtige Umstimmungen in den Functionen zur Folge haben muss. Auch zeigt die Erfahrung, dass die Veränderungen im Thierkörper, besonders in den Secretionen, nach Anwendung des Chlors von anderer Art sind als nach der Anwendung der Salzsäure.

Da nun das wirksame Princip im Chlorwasser, im Chlorkalk, im Chlornatron u. s. w. dasselbe ist wie im Chlorgas, so ist es zweckmässig, diese Arzneistoffe hier neben einander zu betrachten.

A. Chlorgas, *Gas oxymuriaticum s. Chlori s. Gas Acidi muriatici oxygenati.*

§. 420.

Wenn Thiere der Einwirkung des reinen concentrirten Chlorgases unterworfen sind, so entsteht zunächst und hauptsächlich eine heftige Reizung der Respirationsorgane, Husten, beschwerliches Athmen und bei reichlicher Anwendung selbst Erstickung durch Krampf und Verschliessung der Stimmritze. Bei der Section findet man dann das Blut im ganzen Körper dünnflüssig und schwarzroth, selbst in den Arterien. Wenn aber das Gas, wie es bei seiner Entwickelung und bei der Anwendung fast immer geschieht, mit atmosphärischer Luft gemengt ist, so verursacht es zwar ebenfalls zuerst Reizung des Kehlkopfes, der Bronchien und der Nase, trockenen Husten, vermehrte Absonderungen der Schleimhaut, und oft reichliches Thränen der Augen, aber Erstickungszufälle treten nicht ein und das Athmen wird überhaupt nur wenig beschwerlicher. — Auf die äussere Haut wirkt das Gas ebenfalls reizend, besonders wenn dieselbe vorher feucht war; es entsteht Jucken, weisse Haut wird geröthet, es bilden sich kleine Bläschen. Das Herz und die grossen Gefässe so wie das Gehirn scheinen gar nicht unmittelbar von ihm afficirt zu werden. Ich habe das Gas in engen Ställen anhaltend und sehr reichlich entwickelt und es so, mit atmosphärischer Luft gemengt, von Menschen, Pferden, Rindern, Schafen, Ziegen, Hunden, Katzen und Vögeln durch mehrere, selbst 24 Stunden athmen lassen, aber keine anderen unmittelbaren Folgen als die angegebenen hiervon entstehen sehen; bei länger fortgesetzter Einwirkung wird jedoch die gute Mischung des Blutes verändert, namentlich die Plasticität vermindert und die Farbe dunkler; auch wird dabei die Urinsecretion vermehrt, die Schleimhaut in der Nase und im Maule ganz blass und die Thiere magern binnen kurzer Zeit sehr ab. Wahrscheinlich wird also ein Theil des Gases beim Einathmen von dem Blute absorbirt, und hierdurch eine chemische Zersetzung des letztern (und der organischen Materie überhaupt) bewirkt, indem das Chlor auf die bereits erwähnte Weise (§. 419) alle Wasserstoffverbindungen zersetzt. Zugleich wird aber auch die Thätigkeit der meisten Absonderungsorgane, hauptsächlich der Schleimhaut in den Athmungsorganen vermehrt und wohl auch qualitativ umgestimmt, wodurch dann mittelbar weitere Veränderungen im Vegetationsprocess (in dem Lymphgefässsystem) herbeigeführt werden.

Auf Wunden und Geschwüre wirkt das Chlorgas stark reizend; die Empfindlichkeit wird grösser, die Färbung dunkler, die abgesonderte Flüssigkeit consistenter und, wenn letztere irgend einen hervorstechenden Geruch hatte, so wird derselbe bedeutend vermindert oder auch ganz beseitigt.

Injectionen des Gases in die Venen bewirken nach 2 bis 3 Minuten den Tod unter apoplektischen Zufällen.

§. 421.

Das Chlorgas ist wegen seiner Form als Heilmittel nur für wenige Krankheiten anwendbar, deshalb auch wenig benutzt, und es lassen sich daher bestimmte Indicationen für seine Anwendung nicht angeben; es scheint jedoch da nützlich zu sein, wo das Blut eine zu kohlenstoffreiche, brandige, wohl auch eine zu faserstoffreiche, und eine dyskrasische Beschaffenheit hat. Es ist mit Nutzen bei dem sogenannten brandigen Strengel, bei Lungenbrand und Lungenverjauchung, und bei typhösen Fiebern angewendet worden. Bei Lungenverjauchung, sowohl wenn dieselbe acut nach Entzündungen, wie auch besonders wenn sie als Folge von erweichten Tuberkeln bestand, habe ich bei Pferden, Rindvieh und Hunden von dem Einathmen des Chlorgases vortreffliche Wirkung gesehen. Von Leblanc und einigen anderen französischen Thierärzten ist es auch zur Heilung des Rotzes sehr gerühmt worden. Man soll mittelst einer eigenen Vorrichtung (siehe *Journ. théorique et prat. de médec. vétér.* 1831, *Mars;* 1834, *Janvier;* — und *Recueil de méd. vétér.* 1831, *Juillet)* das Gas in die Nase leiten, was jedoch auch mittelst jeder Flasche geschehen kann. Andere haben von dieser Heilmethode den gerühmten Erfolg nicht gesehen, und ich habe dieselbe ebenfalls bei mehreren Pferden vergeblich angewendet. Als Gegengift bei Vergiftungen durch Blausäure ist Chlor (auch Chlorwasser und Chlorkalk) mehrfältig empfohlen worden; ich habe aber bei zahlreichen Versuchen hierüber weder mit dem Gas noch mit den anderen Präparaten die Wirkungen der Blausäure sehr vermindern, und bei gehöriger Gabe der letztern niemals den Tod verhüten können.

Dagegen dient das Chlorgas als das wirksamste Mittel zur Zerstörung von Miasmen und Contagien, welche in der Luft oder an irgend einer andern Materie haften; zur Reinigung der Ställe, in denen Thiere mit ansteckenden Krankheiten sich befinden oder früher befunden haben, oder, wo durch krankhafte Ab- und Aussonderungen, z. B. durch Jauche aus brandigen Geschwüren, durch die stinkende Ausdünstung bei Faulfieber und Typhus, durch stinkende Excremente bei Diarrhöe u. s. w. die Luft verdorben ist, obwohl es nicht immer sogleich den fauligen Gestank gänzlich beseitigt. Es nutzt auch bei dem Blauwerden[1] der Milch in solchen Fällen, wo dasselbe durch ein Miasma (mikroskopische Schimmel- und andere Pilzsporen) im Milchkeller oder in den Milchgefässen bedingt ist, welches der Erfahrung zufolge in manchen Fällen ausserordentlich fest haftet und durch die gewöhnlichen Reinigungsmittel nicht zu zerstören ist. Gegen Schädlichkeiten dieser Art leistet das Chlorgas sehr viel; aber gegen diejenigen unbekannten Miasmen, welche in einer eigenthümlichen Constitution der Atmosphäre selbst begründet sind, wie es

[1] Nicht zu verwechseln mit dem Blaumelken, welches vom Genuss von Pflanzen mit blauen Säften oder von Krankheiten der Milchthiere herrührt.

bei Epizootien oft der Fall ist, scheint es wenig wirksam zu sein. — Die desinficirende Wirkung des Mittels ist eine rein chemische, indem es die (ursprünglich organischen) der Luft und anderen Gegenständen anhängenden Krankheitsstoffe dadurch zerstört und unwirksam macht, dass es ihnen den Wasserstoff schnell entzieht. (§. 419.)

§. 422.

Für die bezeichneten Zwecke, nämlich zur Zerstörung der Ansteckungsstoffe und der Stall-Miasmen, z. B. bei Influenza, Typhus, Milzbrand, Blutseuche der Schafe, Rotz, Wurm und dergl. kann man das Chlorgas auf mehrfache Weise entwickeln, und zwar: 1) am einfachsten und billigsten, indem man in einem gläsernen, porcellanenen oder irdenen Gefäss eine Quantität grob pulverisirten Braunsteins (Manganhyperoxyd) mit einer hinreichenden Menge roher Salzsäure übergiesst. Die Entwickelung des Chlors beginnt sogleich reichlich und sie dauert, je nach der Menge der verwendeten Substanzen, mehrere Stunden fort. Durch Erwärmen des Gefässes wird die Entwickelung verstärkt. 2) Als sogenannte oxydirt-salzsaure oder Morveau'sche[1] Räucherungen *(Fumigationes oxymuriaticae, Fumigationes cum Chloro s. Fumigationes chloratae secund. Guyton-Morveau)*, aus einer Mischung von 1 Theil fein pulv. Braunstein, mit 3 Theilen trockenem Kochsalz und mit 2 Theilen roher Schwefelsäure, welche letztere noch mit 2 Theilen Wassers verdünnt wird[2]. Nach Zengerle sind dies jedoch nach der chemischen Aequivalenten-Lehre nicht die richtigen Mengen der Bestandtheile, indem hiernach auf 4 Theile Kochsalz wenigstens 6 Theile Schwefelsäure und 3 Theile Braunstein genommen werden müssen. Man mengt diese Ingredienzien erst dann, wenn das Gas entwickelt werden soll, in einem irdenen, porcellanenen oder gläsernen flachen Gefässe, z. B. in einer Schüssel zusammen und stellt sie in den zu reinigenden Stall. Das Chlor entweicht sogleich sehr reichlich in Gestalt gelblich-grüner Dämpfe, nach einiger Zeit aber immer schwächer, und kann man dann durch Umrühren mit einem hölzernen oder gläsernen Stäbchen die Entwickelung von neuem etwas befördern. Setzt man die Schwefelsäure nach und nach zu dem Braunstein und Kochsalz, so erfolgt die Entbindung des Chlors auch verhältnissmässig langsamer und schwächer, was zu beachten ist, wenn man die Räucherungen in solchen Ställen unternimmt, in denen sich noch lebende Thiere befinden oder wo Menschen sich beschäftigen. Auch hier wird durch mässiges Erwärmen des Gefässes, in welchem die Ingredienzien zusammengemengt sind, die Entwickelung des Gases sehr befördert; will man aber das Erwärmen vermeiden, und doch binnen kurzer Zeit viel Gas erzeugen, so kann man die Schwefelsäure unver-

---

[1] Bourgelat hat, ohne das Chlor zu kennen (indem es erst später entdeckt wurde), schon im Jahre 1765, also lange vor Guyton-Morveau (1798) ähnliche Räucherungen, aber in einer mehr zusammengesetzten Formel empfohlen (Matière médic. Formel Nr. 395), und Huzard, der dieses mit Recht zu den Verdiensten Bourgelat's rechnet, sagt darüber: „que Guyton-Morveau n'a fait, sans rien changer aux bases, que simplifier la formule de Bourgelat et en entendre l'application.“ (Procès-verbal de l'École vét. de Lyon, ann. 1812; — Annal. d'agricult. franç. Tome 51. pag. 95.)

[2] Für einen Stall, der 20 Fuss lang und ebenso breit ist, sind 15 Grm. Braunstein, 45 Grm. Kochsalz und 30 Grm. Schwefelsäure hinreichend.

dünnt auf den Braunstein und das Kochsalz tröpfeln. — Ist der zu reinigende Stall ganz leer von Thieren, so lässt man das Gas reichlich in ihm entwickeln und verschliesst dabei durch 24 Stunden alle seine Oeffnungen; nach der Zeit aber lässt man ihn ebenso lange ganz offen stehen und von der Luft durchströmen.

3) Die Entwickelung des Chlorgases kann auch aus dem Chlorkalk (eigentlich chlorichtsaurer Kalk) und aus dem Chlornatron geschehen. Beide Präparate lassen schon, wenn sie der Luft ausgesetzt sind, das Gas entweichen, was zwar langsam geschieht, aber auch nur sehr geringe Reizung der Respirationsorgane verursacht; die Entwickelung wird durch Befeuchten oder Auflösen der Mittel mit Wasser, noch mehr aber durch den Zusatz der verdünnten Schwefelsäure, oder besser, Salzsäure, oder auch durch das Zusammenmengen des Chlorkalkes mit gleichen Theilen des sauren schwefelsauren Kali sehr verstärkt. Die Entwickelung des Gases aus diesen Substanzen ist etwas schwächer, auch etwas theurer, aber bei dem zuletzt bezeichneten Gemenge aus Chlorkalk und saurem schwefelsauren Kali vermeidet man die üblen Folgen, welche bei den Morveau'schen Räucherungen bei dem nicht recht vorsichtigen Gebrauch der Schwefelsäure entstehen können. Deshalb verdient dasselbe besonders dann den Vorzug, wenn man die Ingredienzien zu den Chlorräucherungen über Land verschicken oder unkundigen Personen anvertrauen muss. Die genannten beiden Substanzen müssen fein gepulvert sein und dürfen erst zusammengemengt werden, wenn man eben das Gas entbinden will. Für einen 20 Fuss langen und ebenso breiten Stall sind 45 Grm. von jeder dieser Substanzen erforderlich, um ihn mit Chlor anzufüllen.

4) Auch aus dem flüssigen Chlor (§. 423) ist, wenn dasselbe im Stalle ausgesprengt oder in weiten Gefässen der Luft ausgesetzt wird, das Gas zu entwickeln; dieses Verfahren ist jedoch verhältnissmässig am theuersten und am wenigsten wirksam.

B. Chlorwasser, flüssiges Chlor, *Chlorum solutum, Liquor Chlori, Aqua chlorata,* — oxydirt-salzsaures Wasser, oxydirte Salzsäure, *Aqua oxymuriatica, Acidum muriaticum oxygenatum.*

§. 423.

Das flüssige Chlor ist ein mit Chlorgas gesättigtes gelblich-grünes, klares Wasser, welches man dadurch erhält, dass man das, auf die eine oder die andere Weise bereitete Chlorgas aus einem Kolben durch ein Glasrohr in Flaschen leitet, welche mit destillirtem kalten Wasser halb angefüllt sind; das letztere absorbirt hierbei 2 Volumen des Gases, und durch tüchtiges Schütteln der Flasche wird das Gas mit dem Wasser inniger gemischt. Es soll wenigstens 0,366 Procent Chlor enthalten und in kleinen, stets vollgefüllten, mit Glasstöpseln verschlossenen Gläsern, gegen Luft und Licht geschützt, aufbewahrt werden, weil es sich sonst zersetzt und in Salzsäure umbildet.

Das Chlorwasser besitzt, mit Ausnahme der veränderten Form, die Eigenschaften des Chlorgases und wirkt auch auf den lebenden Thierkörper ganz wie dieses, aber bedeutend milder. Pferde und Kühe ertrugen es bei meinen Versuchen bis zu 3 Pfund, Hunde bis zu 90,0 auf einmal, ohne dass besondere Zufälle entstanden. — 60,0 einem Pferde in die Vene gespritzt, verursachten sogleich Mattigkeit, ängstlichen Blick, Senken des Kopfes, Zittern der Haut und der Füsse, häufiges Bewegen des Kiefers und der Zunge, etwas schnelleres Athmen, volleren, aber nicht schnelleren Puls. Nach 2 Stunden war die Wirkung vorüber. — Von 150,0 innerlich angewendeten flüssigen Chlors starb bei Orfila ein Hund nach einigen Stunden; es war ihm aber der Schlund unterbunden worden. — Durch seine Form eignet sich das flüssige Chlor zur innerlichen und äusserlichen therapeutischen Anwendung viel mehr als das Gas; es ist aber wenig gebräuchlich. — Ich habe es innerlich gegen brandige Entzündungen, namentlich gegen dergleichen Lungenentzündungen, und ebenso bei verschiedenen Formen des Anthrax, besonders auch bei dem Carbunkel an der Zunge der Pferde, mit dem besten Erfolge gegeben. Es scheint unter diesen Umständen eigenthümlich die Blutmischung zu verbessern und entgiftend auf das Blut zu wirken. Bei Rotz und Wurm und gegen eiternde Lungenknoten bei Pferden habe ich es ziemlich häufig versucht und in einigen Fällen scheinbare Besserung, bei 1 rotzigen und 2 wurmigen Pferden aber auch wirkliche und bleibende Heilung hiernach erfolgen sehen; die Besserung des Zustandes zeigte sich immer erst nach 8 Tagen, die Heilung nach 4 Wochen, und während und nach der Kur magerten die Thiere bedeutend ab. — Charlot hat die alkalischen Chlor-Präparate (Chlornatron, Chlorkalk) als das beste Mittel zum Zersetzen, Neutralisiren und Verdichten des Gases bei dem Aufblähen der wiederkäuenden Thiere empfohlen[1], das Chlorwasser dürfte für diesen Zweck ebenfalls zu benutzen sein, ist aber viel theurer als diese Mittel. Dagegen ist es bei Hunden gegen den Vipernbiss sehr zu empfehlen; ebenso bei Typhus.

Die Gabe ist für Pferde 120 Grm., und allmälig steigend bis 250 Grm., für Rindvieh ebenso; für Schafe, Ziegen und Schweine 60—120 Grm., für Hunde 8—30 Grm., täglich 2—3 mal. Nach den ersten Gaben können die folgenden etwas vergrössert werden. — Aeusserlich habe ich es gegen kalten Brand, Milzbrand, Räude, Flechten, Mauke und andere Geschwüre, welche einen asthenischen, putriden Character hatten, zwar mit gutem, aber nicht mit besonders ausgezeichnetem Erfolge angewendet; denn die Heilung erfolgte überall nicht schneller als bei dem Gebrauche anderer passender Mittel. Dabei ist zu bemerken: dass alle Säuren, Salze und viele Vegetabilien das Chlorwasser leicht zersetzen und dass es daher für sich allein gegeben und allenfalls für kleine Thiere nur mit destillirtem Wasser verdünnt, oder kurz vor der Anwendung mit etwas reinem Syrup oder mit Schleim versetzt werden darf. — Wegen dieser leichten Zersetzbarkeit wird das Mittel bei äusserlicher Anwendung gewöhnlich nicht viel anders als eine schwache Salzsäure wirken, und es kann deshalb zu dieser Anwendung mehrentheils durch die letztere ersetzt werden. — Als desinficirendes Mittel ist es zum thierärztlichen Gebrauch zu theuer, und weit besser durch eine Auflösung von Chlorkalk zu ersetzen. (Mit destillirtem Wasser bereitet: 30 Grm. 1 Sgr.)

---

[1] Recueil de méd. vétér. 1831. p. 143. Er gründet seine Ansicht auf die Beschaffenheit des Gases im Magen der aufgeblähten Rinder; denn nach Thenard's Chemie (Tome IV. p. 541) besteht dasselbe aus 8 Theilen Schwefelwasserstoff, 15 Theilen Kohlenwasserstoff und 5 Theilen Kohlensäure. Bei chronischem Aufblähen ist mehr Schwefelwasserstoff vorhanden. Diese Gase werden allerdings durch das Chlor zersetzt und hierdurch in ein kleineres Volumen gebracht.

C. **Chlorichtsaurer Kalk oder Chlorkalk**, *Calcaria hypochlorosa s. chlorata, Calcaria oxymuriatica;* auch: *Chloretum Calcariae, Chloris s. Subchloris calcicus, Calcaria chlorinica, Chlorum Calcariae s. calcareum.*

§. 424.

Der Chlorkalk besteht aus einem Gemenge von unterchlorigsaurer Kalkerde, Chlorcalcium und Kalkerdehydrat neben etwas freiem Wasser; er ist ein schmutzig weisses Pulver, wird an der Luft feucht, riecht schwach nach Chlor, schmeckt zusammenziehend und scharf, reagirt alkalisch, mit Säuren begossen oder Kohlensäure aus der Atmosphäre anziehend entwickelt er reichlich Chlor, und er ist zum grössten Theile in 10—12 Th. Wassers löslich, wobei Kalkhydrat zurückbleibt. Er soll wenigstens 10 Proc. Chlor ausgeben. Seine Bereitung geschieht fast allgemein im Grossen in den chemischen Fabriken, wo er auch als Nebenproduct gewonnen wird.

Die Wirkung des Chlorkalks ist einerseits bedingt durch seinen Gehalt an Chlor und daher grösstentheils wie die Wirkung des Gases; aber hierzu tritt noch die des Aetzkalkes, und deshalb ist wenigstens die örtliche Einwirkung an den vom Chlorkalk betroffenen Stellen mit viel stärkerer Reizung verbunden, als bei dem Chlorgas und bei dem flüssigen Chlor. Ich sah oft, wenn Pferde den in Latwergen oder in Pillen eingegebenen Chlorkalk nicht verschluckten, sondern durch einige Zeit im Maule behielten, heftige Reizung, Entzündung und selbst Excoriationen der Maulschleimhaut, Geschwulst der Zungeund der Lippen, Geifern aus dem Maule und Verhinderung im Fressen, — bei äusserlicher Anwendung aber lebhaftere Röthung, grössere Empfindlichkeit, verminderte und weniger stinkende Absonderung an Geschwürflächen und bei etwas starker Anwendung selbst Entzündung und Anätzung der gesunden Haut entstehen. Diese reizende örtliche Wirkung erfolgt aber am Magen und Darmkanal in viel geringerem Grade, und die Thiere ertragen, nach meinen vielfältig wiederholten Versuchen, den Chlorkalk innerlich in sehr grossen Gaben, ohne unmittelbare üble Folgen hiervon zu erleiden; denn ich gab zum Versuch gesunden Pferden und Kühen das Mittel von 30 Grm. bis zu 2 Pfund, Schafen und Ziegen von 4 bis 30 Grm. und Hunden von 2—15 Grm., sowohl in Latwergen und Pillen (zu deren Bereitung auf 30 Grm. Chlorkalk 8 Grm. Altheewurzelpulver und das nöthige Wasser genommen wurden), als auch in wässerigen Auflösungen (zu 30 Grm. 1 Pfund Wasser) — und bemerkte nach den kleinen Gaben sehr oft kaum eine Spur von Wirkung, nach grossen Gaben aber etwas schnelleren Puls, beschwerlicheres Athmen, vermehrte Wärme im Maule, Thränen der Augen, sehr reichliches Uriniren und zuweilen auch öfteres und reichlicheres Misten, wobei aber der Koth fast gar nicht von der normalen Beschaffenheit abweichend zu sein schien; der Urin machte stets einen starken, weissen Bodensatz und verbreitete oft einen eigenthümlichen Geruch, der dem des Chlors ähnlich war, zugleich aber dem der Blausäure sich etwas näherte. — Bei Pferden trat die angedeutete geringe Veränderung am Puls und Athmen nach 20—30 Minuten ein und dauerte durch 2—4 Stunden; am Koth und Urin zeigte sich die Wirkung über 24 Stunden. Wenn nicht das Maul durch das Eingeben des Mittels auf die oben bemerkte Weise litt, so wurde selbst durch sehr grosse Gaben des Chlorkalkes der Appetit nicht gestört, oft aber der Durst stark erregt. Hunde zeigten (wie so häufig auch nach anderen Mitteln) Erbrechen, aber keine anderen Zufälle. Das Blut zeigte nach der Anwendung des Chlorkalkes bei keinem Thiere eine sehr bemerkbare Veränderung; alle magerten aber sehr ab, wenn man ihnen das Mittel durch einige Zeit anhaltend in grossen Quantitäten eingab.

Eine Auflösung von 8 Grm. Chlorkalk in 60 Grm. Wasser bei gesunden Pferden in die Halsvene injicirt, verursacht sogleich eine Vermehrung von 6—10 Pulsen in der Minute und etwas schnelleres und beschwerlicheres Athmen, jedoch nur für die Zeit von 1—2 Stunden; alle übrigen Functionen scheinen ungestört zu bleiben. — Von 30 Grm. der Injection einer unvollständigen und nicht filtrirten Auflösung aus Chlorkalk in 120 Grm. Wasser wurde der Puls sogleich sehr voll, langsam, unregelmässig, das Athmen ängstlich, sehr angestrengt, es entstand Schwindel, Niederstürzen, Erweiterung der Pupille, Blässe der Schleimhaut der Nase und des Mauls, und in Zeit von 30—50 Minuten der Tod. Bei der Section fand man das Blut auch in den Arterien schwarzroth und ganz flüssig.

In der Eigenschaft, der fauligen Zersetzung entgegen zu wirken und den Gestank in Geschwüren u. s. w. zu beseitigen, übertrifft der Chlorkalk die übrigen Chlorpräparate und alle anderen bis jetzt bekannten Mittel.

§. 425.

Die Indicationen zu der innerlichen Anwendung des Chlorkalks sind noch nicht für alle Fälle begründet. Er ist versucht worden wie das Chlorwasser, hauptsächlich bei zu geringer Thätigkeit und bei Stockungen in den Lymphgefässen, in den Lymphdrüsen und anderen drüsigen Organen, bei Verschleimung, bei Verhärtungen, bei Tuberkeln, bei stinkenden Secretionen, bei Cachexien; zur chemischen Zersetzung und zur Einsaugung des Gases im Wanste der aufgeblähten Wiederkäuer (nach Charlot), zur Zerstörung contagiöser miasmatischer Stoffe, und ebenso zur Zerstörung des Gestanks von fauligen u. a. Effluvien. Er verdient aber in den meisten Fällen vor den übrigen chlorhaltigen Mitteln den Vorzug, weil er leichter und vielseitiger zu benutzen, auch wirksamer und wohlfeiler ist als sie.

Französische Thierärzte versuchten ihn innerlich zuerst gegen Rotz und Wurm, und zwar angeblich mit gutem Erfolge; ich habe ihn gegen diese Krankheiten ganz mit demselben Erfolge angewendet, wie das flüssige Chlor (§. 423). — Ich habe ihn, wie Mandt[1], Ivart, Gerlach u. a. mit Nutzen gegen den Milzbrand, namentlich gegen die Blutseuche der Schafe als Heilmittel und als Präservativmittel mit dem besten Erfolge gegeben, selbst da, wo die Anthrax-Dyskrasie in den Heerden in dem Grade bestand, dass bei kaum bemerkbaren äusseren Ursachen fortwährend fast täglich Sterbefälle eintraten. Der Chlorkalk hat sich hierbei als das kräftigste Entgiftungsmittel gezeigt[2]. — Bei veralteter, hartnäckiger Druse und bei verjauchenden Lungenknoten war er in vielen Fällen nützlich; bei dem Aufblähen, besonders wenn dasselbe durch schlechtes, verdorbenes Futter entstanden war, leistete er auf der Stelle die besten Dienste. Arensberg gab ihn mit bitteren Mitteln gegen

---

[1] Praktische Darstellung der wichtigsten ansteckenden Epidemien und Epizootien in ihrer Bedeutung für die medicinische Polizei. Berlin 1826. S. 602.

[2] Magaz. für Thierheilk. Bd. XI. S. 426. Auch bei Anthrax-Infectionen am Menschen hat sich der Chlorkalk und das Chlorwasser sehr nützlich gezeigt.

das Wollfressen erwachsener Schafe, nachdem er hiergegen schwefelsaure Salze vergebens gebraucht hatte (Veter. Sanit. Bericht der Königl. Regierung zu Königsberg, 1. Quart. 1841). — Bei einer Kuh, welche von einer Viper in die Zunge gebissen worden und darnach heftige Geschwulst und blaurothe Färbung dieses Organs, grosse Hitze, schnellen Puls, starken Herzschlag, trübe Augen, Geifern aus dem Maule, Kälte der Hörner und Ohren, und trockenes Flotzmaul zeigte, bewirkte der Chlorkalk, innerlich und örtlich angewendet, baldige Linderung und Heilung (Oesterreich. Mediz. Jahrbuch, Bd. 23, Stück 1, S. 11). Bei den Versuchen gegen die Lungenseuche des Rindviehes, bei Faul- und Nervenfieber, und bei stinkender Diarrhöe nutzte er mehrentheils nichts. Dagegen soll er bei der Lecksucht des Rindviehes und gegen das Wollfressen der Schafe nützlich sein. — Aeusserlich hat das Mittel gegen Räude und Flechten bei Pferden, Kühen und Hunden, und ebenso gegen die stinkenden Geschwüre im äussern Gehörgange bei den letzteren, — bei dem bösartigen Klauenweh und gegen die Mauke der Pferde gute Dienste geleistet; vorzüglich wirksam war es bei der sogenannten brandigen oder ausfallenden Mauke. Bei dem Strahlkrebs und Knorpelfisteln bewirkt der Chlorkalk in kurzer Zeit eine äusserliche Besserung der Geschwüre und schnelle Vernichtung des Gestanks, aber keine gründliche Heilung, — und auf gleiche Weise zeigte sich die Wirksamkeit bei cariösen Geschwüren. In neuerer Zeit hat jedoch Eichbaum den Strahlkrebs von diesem Mittel gründlich heilen sehen (Magaz. für Thierheilk. 12, S. 272). Gegen Verdunkelung der Hornhaut war das Mittel in einigen Fällen recht wirksam, in anderen leistete es nichts.

§. 426.

Man giebt den Chlorkalk innerlich Pferden und Rindvieh von 15,0 – 60,0, Schafen, Ziegen und Schweinen 2—6 Grm., Hunden 1—2 Grm. auf einmal und täglich 2—3 mal; die Anwendung kann in Pillen, Latwergen oder Auflösungen, und in Verbindung mit bitteren und aromatischen Mitteln geschehen. Latwergen sollten stets nur in geringer Quantität angefertigt und in einem Tage verbraucht werden, weil das Mittel schnell seine Wirksamkeit verliert. Als Bindemittel ist hier Mehl besser als Altheewurzelpulver; letzteres giebt eine bröckliche Masse. — Bei dem Aufblähen giebt man ihn nur in Auflösungen mit kaltem Wasser, 15,0 Chlorkalk zu 1/2 Pfund des letztern. Gerlach lässt ihn als Präservativmittel gegen die Blutseuche der Schafe folgendermaassen in Auflösung anwenden: des Abends, wenn die Schafe von der Weide in den Stall kommen, wird ihnen etwas Viehsalz zum Lecken, aber kein Saufen gegeben; am andern Morgen wird auf 100—125 Schafe 1 Pfund Chlorkalk in so viel Wasser aufgelöst, als die Heerde ungefähr aussäuft. Dabei muss das Wasser fortwährend umgerührt werden. Das erste Mal wollen die Schafe das Getränk gewöhnlich nicht gern saufen, aber später thun sie es, und es ist dann auch nicht mehr nöthig, ihnen des Abends vorher noch Salz zu geben. Bei vorhandener Anthrax-Dyskrasie fahre man so 8 Tage lang fort; bis dahin hat sich die Krankheit gewöhnlich vermindert, und man kann einige Tage aussetzen, dann aber wieder 2—3 Tage fortfahren u. s. w., bis keine Sterbefälle mehr erfolgen.

Aeusserlich wendet man ihn in Pulverform an, oder mit Wasser zum Brei gemacht, oder am häufigsten in Auflösungen mit Wasser, die man nach Verschiedenheit der Empfindlichkeit der betreffenden Theile, oder nach Verschiedenheit des Grades der fauligen Zersetzung und des Gestanks mehr oder weniger concentrirt macht; zu einer sehr starken Auflösung nimmt man auf 1 Theil Chlorkalk 10—12 Theile, zu einer schwachen Auflösung 30—40 Theile des Wassers. Man benutzt solche Flüssigkeiten zum Waschen und Verbinden der kranken Theile, zu Einspritzungen und zu Fussbädern, täglich 2—4 mal. Zur gründlichen Reinigung der Klauen bei dem bösartigen Klauenweh benutzt man, um die Anwendung des Mittels schnell und leicht bei der ganzen inficirten Heerde zu bewirken, eine Auflösung von 1—2 Pfund Chlorkalk mit 2 Eimern Wasser als Fussbad, und zwar auf die Weise, dass mit der Chlorkalkauflösung eine wasserdichte Krippe gegen 4 Zoll tief angefüllt und die letztere vor die Stallthür, durch Horden von beiden Seiten begrenzt, so gestellt wird, dass die aus oder in den Stall getriebenen Schafe auf einer Strecke von etwa 8 Fuss lang durch die Flüssigkeit gehen, und ihre Klauen chemisch reinigen müssen. Ist die Zahl der durchgehenden Schafe sehr gross, so muss die Flüssigkeit von Zeit zu Zeit erneuert werden; ebenso wenn sie schmutzig geworden ist. — Zum Verbinden der Klauengeschwüre nach gründlichem Ausschneiden der Klauen benutzt man einen Brei, der aus Chlorkalk und destillirtem oder Regenwasser durch Zusammenreiben in einem Mörser gebildet ist und mit einem Pinsel auf die ganze offene Fläche gestrichen wird. Dies geschieht täglich wiederholt, bis die Flächen trocken geworden sind (siehe: Günther, in der Zeitschr. für Thierheilk. und Viehzucht von Nebel u. Vix, Bd. 1, S. 85 u. f.). Ebenfalls in Breiform soll man ihn nach Eichbaum bei dem sogenannten Strahlkrebs anwenden, nachdem man die überflüssigen Horn- und Weichgebilde, jedoch ohne Blutung zu erregen, mit dem Messer weggenommen hat. Auf den Brei von Chlorkalk legt man eine Schicht von Aetzkalk und dann einen Lederschuh auf den ganzen Huf. Bei sehr profuser Jauchenabsonderung verbindet man den Chlorkalk mit ebenso viel Eichenrindenpulver, und wendet das Gemenge trocken an, so lange, bis die Menge der Jauche sich bedeutend vermindert hat, worauf man zu dem Verbinden mit dem Chlorkalkbrei übergeht. Zuweilen habe ich den Chlorkalk auch in Pulverform, theils für sich allein, theils mit Kohlenpulver, mit Kalmuswurzelpulver und dgl. versetzt, bei anderen stark jauchenden Geschwüren mit recht gutem Erfolge eingestreut; man darf jedoch nur kleine Quantitäten von solchen Pulvern zubereiten, weil sie in der Luft in kurzer Zeit unwirksam werden.

§. 427.

Als desinficirendes Mittel wird der Chlorkalk auf verschiedene Weise benutzt, hauptsächlich aber, indem man entweder zur Reinigung der Luft und zum Durchräuchern von inficirten Ställen und Utensilien das Chlorgas auf die eine oder die andere, im §. 422 bezeichnete Weise aus ihm entwickelt; — oder indem man die Stallwände, die Krippen, Raufen u. s. w. mit starken Auflösungen von ihm übertüncht, und die Decken, das Lederzeug, das Putzzeug und andere Gegenstände, welche mit ansteckend kranken Thieren in Berührung gekommen sind, mit schwächeren Auflösungen wäscht. Zu dem Uebertünchen des Stalles macht man aus 1 Pfund Chlorkalk und etwa 12 Pfund (4 Quart) Wasser eine Art Kalkmilch, die man mittelst eines Mauerpinsels oder im Nothfalle mittelst eines an einen Stock befestigten Strohwisches gut aufträgt. Es entwickelt sich dabei sehr viel Chlor, durch welches die Augen und die Brust des Arbeiters für einige Minuten etwas belästigt, vorhandene Ansteckungsstoffe aber auch ganz sicher zerstört werden, so dass man nach dem völligen Austrocknen des Stalles gesunde Thiere ganz ohne Gefahr wieder in denselben hineinbringen kann. Will man aber recht vorsichtig sein, so kann man Krippen und Raufen nach dem Uebertünchen vorher noch einmal mit heissem Wasser abwaschen und dann den Stall mit Chlorgas ausräuchern (§. 422). — Zum Reinigen der Decken, des Lederzeuges u. s. w. ist eine Auflösung von 30 Grm. Chlorkalk auf 360—600 Grm. Wasser hinreichend stark. Dabei ist aber zu bemerken, dass gefärbte Decken und Chabraken mit einer Auflösung von Chlorkalk nicht gewaschen werden dürfen[1], weil sie dadurch ihre Farbe verlieren, und dass alle andere Gegenstände nach dem Waschen in jener Auflösung sogleich in Wasser rein ausgespült werden müssen, um die fressende Wirkung des Chlorkalkes zu verhüten; metallische Gegenstände müssen sogleich ganz trocken abgerieben und das Lederzeug, nachdem es halb trocken geworden, mit Fett oder Oel eingeschmiert werden.

Wenn in Ställen der Urin keinen gehörig freien Abfluss hat, und daher beständig ein scharfer ammoniakalischer Geruch besteht, so ist zur Unterdrückung des letztern das Befeuchten des Fussbodens und der Abzugrinnen mit einer etwas starken Chlorkalk-Auflösung das beste Mittel. (Preis in den Apotheken: 30 Grm. 10 Pfg., 250 Grm. 5 Sgr. In Fabriken viel wohlfeiler.)

D. Chlor-Natrum oder Chlor-Soda, *Chlorum Natri, Chloruretum Sodii s. Chloruretum de protoxydo Sodii.* (o)

§. 428.

Das Chlornatron wirkt örtlich und allgemein fast ganz wie der Chlorkalk, in einer etwas concentrirten Auflösung aber örtlich stärker reizend als der letztere, so dass nach seiner Anwendung in Wunden und Geschwüren heftige Entzündung und selbst starke Ausschwitzung von plastischer Lymphe erfolgt. Dabei muss jedoch bemerkt werden, dass das Chlornatron auf verschiedene Weise bereitet wird, und sowohl in flüssiger als auch in fester Gestalt besteht; dass aber jene stärkere Reizung von dem festen oder krystallisirten weniger auffallend wahrzunehmen als von dem flüssigen. — Das Chlornatron ist ebenfalls erst seit kurzer Zeit als Heilmittel benutzt und, besonders von französischen Thierärzten, gegen dieselben Krankheiten empfohlen worden, in denen der Chlorkalk für nützlich gehalten wird; namentlich will man gegen den Rotz und Wurm der Pferde heilsame Wirkungen von ihm gesehen haben. Es leistet jedoch gegen diese und gegen andere cachectische Krankheiten nichts mehr als der Chlorkalk und steht dem letztern noch darin nach, dass es viel theurer ist und fast nur allein in flüssiger Form angewendet werden kann. — Auch verlangt das Chlornatron seiner schärfern Wirkung wegen eine grössere Vorsicht, und darf nur in mässigen Gaben, z. B. für Pferde und Rinder von 8 Grm. allmälig steigend bis zu 30 Grm., für Schafe zu 2—4 Grm., für Hunde von 30 Centigr. bis 1,0

[1] Dagegen schadet solchen Sachen das Durchräuchern mit Chlorgas sehr wenig.

verordnet werden; auch darf die Anwendung nur täglich zweimal, nur in sechs- bis achtfacher Verdünnung mit Wasser, oder mit Zusatz eines schleimigen Mittels geschehen. Zusätze von anderen Mitteln erträgt das Chlornatron nicht gut.

Aeusserlich ist dasselbe in flüssiger Form wie der Chlorkalk zu benutzen.

Das Chlornatron ist auch als desinficirendes Mittel, im Wasser aufgelöst zum Auswaschen von Krankenställen u. s. w. benutzt und von Labarraque[1] sehr empfohlen worden; allein es hat für diesen Zweck ebenfalls keinen Vorzug vor dem Chlorkalk, sondern steht demselben des höhern Preises wegen sehr nach. — Ueberhaupt dürfte es wohl in der Thierarzneikunde zu entbehren sein.

Anmerkung. Das Chlor-Kali *(Chlorum Kali s. Kali chloricum)* wirkt ähnlich wie das Chlornatrum, wird aber fast gar nicht als Arzneimittel benutzt. Charlot empfahl es vorzugsweise vor den übrigen Chlormitteln gegen Trommelsucht und Windkolik. Die Gabe ist für Pferde und Rinder 2 Esslöffel voll in einem Quart kalten Wassers. Es ist aber zu theuer (30 Grm. 4 Sgr.).

4) Das Jod oder die Jodine, *Jodum, Jodium, s. Jodina*, und Jodkalium, *Kali jodatum s. Kali hydrojodicum.*

§. 429.

Das Jod (J) ist ein einfacher metalloidischer Stoff und Haloid (Wasserstoffsäurebilder), der in der Natur sehr verbreitet vorkommt, überall aber nur in geringer Menge, am meisten noch in Seepflanzen (Fucus - Ceramium- und Ulva-Arten), aus denen es durch chemische Bearbeitung gewonnen wird. Es kommt im Handel als Englisches oder unreines Jod, und als Französisches, gereinigtes oder bisublimirtes Jod vor. Letzteres ist in der Pharmacopöe vorgeschrieben. Dasselbe bildet dunkelblaue Blättchen mit Metallglanz, dem Graphit ähnlich, hat einen dem Chlor ähnlichen Geruch und einen scharfen Geschmack; es verdunstet schon bei gewöhnlicher Temperatur, bei 107 C. schmilzt es und bei 180 C. kocht es und verwandelt sich dabei in einen sehr schweren Dampf von dunkelvioletter Farbe. Es löst sich in Aether und in Weingeist (in 10 Th.) leicht, in Wasser schwer (in 7000 Th.) auf, wenn aber das Wasser salpetersaures oder salzsaures Ammonium oder Gerbsäure enthält, so erfolgt eine leichtere Lösung. Es färbt das Stärkemehl blau, und bildet mit Wasserstoff eine Säure, welche sich mit Kalien zu auflöslichen Salzen und mit Metallen verbindet.

Die Wirkungen des Jods und seiner Präparate ähneln denen des Quecksilbers und der Kalien, sie sind aber doch in der Hauptsache von ganz eigenthümlicher Art. Bei der äusserlichen Anwendung auf die Haut verursacht das Jod und seine Präparate bei oberflächlicher Einwirkung nur eine gelbliche Färbung und mässig starke Reizung, welche letztere aber zuweilen bis zur oberflächlichen Entzündung steigt, und mit vermehrter Resorption in den unter der Haut liegenden Theilen begleitet ist. An allen drüsigen Or-

---

[1] Labarraque, De l'emploi des chlorures d'oxyde de sodium et de chaux. Paris 1825. — Recueil de médec. vétér. 1825. S. 255. 1829. S. 190 etc. — Froriep's Notizen aus dem Gebiete der Natur- und Heilkunde. Bd. 11. S. 359.

ganen, besonders aber in den Schilddrüsen und am Euter scheint auf eine specifische Weise selbst die Ernährung (die Vegetation) sehr beschränkt zu werden, denn sie verkleinern sich bei dem fortgesetzten Gebrauche des Jods sehr auffallend. — Innerlich in einzelnen mässigen Gaben angewendet, wirkt dasselbe zunächst als ein Reiz auf die Schleimhaut der Verdauungseingeweide, und erregt etwas den Appetit, verursacht aber in einzelnen solchen Gaben keine bemerkbaren allgemeinen Zufälle; wird aber die Anwendung durch einige Zeit fortgesetzt, so zeigt sich nach und nach eine immer stärkere Abmagerung im ganzen Körper, aber vorherrschend in den bezeichneten drüsigen Organen. Veränderungen an den Blutgefässen, am Athmen und in den Ab- und Aussonderungen bemerkt man dabei nicht; auch am Blute hat man bisher einen Einfluss der Wirkung nicht deutlich nachgewiesen, obgleich seine Beschaffenheit sich gewiss verändert. — In etwas grossen Gaben verursacht das Jod übermässige Reizung der Verdauungsschleimhaut, Störung des Appetites, Erbrechen (bei Thieren die erbrechen können), vermehrte Harnentleerung und sehr oft auch Diarrhöe; — von sehr grossen Gaben erfolgt Entzündung und Anätzung des Magens und der Tod in 4—7 Tagen. Letzterer erfolgt aber nicht jedesmal, sondern manche Thiere erholen sich noch, selbst wenn schon bedenkliche Zufälle eingetreten sind. Orfila (Toxicol., Bd. 1. S. 116) sah z. B. einen Hund wieder genesen, der nach dem Eingeben von 4 Grm. und 72 Centigrm. Jod bereits an heftigem Erbrechen und Schluchzen litt. Ich machte dieselbe Beobachtung an einem Hunde nach dem Eingeben von 6 Grm. des Jodes. — Von 60—90 Centigr. sah ich bei mehreren Hunden, und von $2^1/_2$—4 Grm. bei Pferden täglich zweimal und durch 14 Tage gegeben, blos schwachen Durchfall (mit Entleerung von schwärzlich gefärbten Excrementen), bei den ersteren auch mässiges Erbrechen und starke Abmagerung erfolgen; aber 8—12 Grm. in einer Gabe tödteten jeden Hund.

Injectionen in die Drosselvene von 4 Grm. Jod in 30 Grm. schwachem Weingeist gelöst, brachten bei Pferden Taumeln, Betäubung, zuweilen selbst Niederstürzen, schnelles, kurzes Athmen, schmerzhaften Husten, schnellen, harten Puls, wilden Blick mit Erweiterung der Pupille, Auftreibung der Gefässe am Kopfe, erhöhte Temperatur, dann Aengstlichkeit, Mattigkeit hervor. Nach $1^1/_2$ Stunden waren diese Zufälle verschwunden; der Appetit wurde sehr gut! — Bei mehreren Versuchen der Art variirten die Zufälle etwas, aber der Husten war bei allen Pferden constant. — Injectionen von 8 Grm. Jod in 60 Grm. Branntwein gelöst, erzeugten ähnliche, aber weit stärkere Zufälle, die 4 Tage dauerten. — 4 Grm. Jod in 30 Grm. Schwefeläther gelöst und in die Drosselvene injicirt, verursachten sogleich Erstickungszufälle und den Tod. Diese Wirkung ist jedoch mehr dem Aether als dem Jod zuzuschreiben (Observation von Patu, im *Journ. de méd. vétér.* 1835. p. 229).

Aeusserlich angewendet bewirkt das Jod (ebenso die Tinctur und das Jodkali) eine Reizung der Haut, selbst eine geringe Entzündung und zuweilen Ausgehen der Haare an der Anwendungsstelle. Dabei wird die Resorption in und unter der Haut sehr vermehrt.

Bei jeder Art der Anwendung des Jods fand sich stets eine Menge desselben in dem reichlich entleerten Urin.

§. 430.

Den angedeuteten Wirkungen und den an kranken Thieren gemachten Beobachtungen zufolge ist das Jod ein sehr kräftiges, die resorbirende Thätigkeit der Gefässe beförderndes, daher die Resorption vermehrendes, die Ernährung beschränkendes Mittel. Als solches ist es in kleinen und mässigen Gaben angezeigt: bei krankhafter, übermässiger Ernährung, Vergrösserung und Verhärtung drüsiger Organe, besonders aber bei solchen Zuständen der Schilddrüsen (bei dem echten Kropf, *Struma*), des Euters und der Hoden; ebenso bei zu grosser Fettbildung in einzelnen Theilen oder im ganzen Körper und bei den hieraus entstehenden nachtheiligen Folgen, z. B. bei dem chronischen, äusserst hartnäckigen Husten, der die zu gut genährten Stubenhunde zuweilen befällt und in zu grosser Fettigkeit des Herzens begründet ist. Das Mittel hat sich bei diesen Krankheiten, nach den Beobachtungen von Prevost u. A.[1], sowie bei meinen Versuchen, sehr wirksam gezeigt. Ich habe es auch in der Lungenseuchekrankheit des Rindviehes, bei Wassersuchten und gegen chronische Druse in einigen Fällen nützlich befunden. Dagegen sah ich es gegen Rotz und Wurm bei sehr vielen Pferden, obgleich ich es anhaltend und in einzelnen Fällen auf verschiedene Weise anwendete, ganz ohne günstigen Erfolg. Patu (siehe vorhergehenden §.) versuchte gegen den Wurm der Pferde Einspritzungen von Jod in die Drosselvene, jedoch ebenfalls ohne Nutzen, obgleich jedes Pferd 16—18 Injectionen in Zeit von 4 Wochen erhielt. Ich habe es auch gegen Füllenlähme, Rhachitis der Hunde, innerlich und äusserlich mit Erfolg gegeben.

Prof. Dick hält das Jod für ein vortreffliches Mittel in den meisten Fällen der Harnruhr und in der Brustwassersucht des Pferdes (*The Veterinarian* 1844. S. 412), und ich kann die gute Wirkung bei beiden Krankheitszuständen bestätigen.

Gegenanzeigen gegen den Gebrauch des Jods sind: active, frisch entstandene Entzündungen, Entzündungsfieber und Orgasmus des Blutes. Bei schleichenden, chronischen Entzündungen, bei plastischen Ausschwitzungen und Verhärtungen nach Entzündungen wird aber das Jod örtlich oft sehr gut ertragen. Dies gilt jedoch nicht von Augenentzündungen, und besonders von der Mondblindheit, wo mir das Mittel zur Beförderung der Resorption ganz angezeigt zu sein schien, aber fast gar nichts leistete. Ueberhaupt erträgt das Auge nicht gut das Jod, sondern es wird selbst von kleinen Quantitäten immer sehr gereizt (z. B. von 12 Centigrm. mit 15 Grm. Fett zur Salbe gemacht). — Bei Gallen, Piephacken, Sehnenklapp, Ueberbeinen, Drüsenverhärtungen und dergl. Zuständen ist dagegen die äusserliche Anwendung oft recht nützlich; aber sie muss durch einige Zeit fortgesetzt geschehen.

§. 431.

Das reine Jod wird selten benutzt, weil man es für schwächer wirkend hält als die Tinctur und das Jodkali; doch giebt man es den Pferden zu 60 Centigr. bis $1^1/_2$ Grm., dem Rindvieh 1—2 Grm., Schafen 30—60 Centigrm., Schweinen 12—30 Centigrm., Hunden 6—12 Centigrm. in Latwergen, Pillen oder mit einer schleimigen Flüssigkeit. Aeusserlich wendet man die aus Jod

[1] Journal prat. de méd. vét. 1827. p. 239. — Recueil de méd. vét. 1829. p. 104 etc.

(1 Theil) mit Fett (12—20 Theile) bereitete Salbe als zertheilendes Mittel bei Verhärtung und Vergrösserung drüsiger Organe, namentlich des Euters, bei Verdickung der Haut, des Zellgewebes, der Sehnen, bei Gallen, Piephacken und dergl. hypertrophischen Bildungen mit Nutzen an, wenn die Haut noch mässig empfindlich ist. Auch gegen Räude, besonders die Symbiotesräude an den Füssen der Pferde hat sie sich sehr wirksam gezeigt. Zuweilen wird, wenn die Salbe als Zertheilungsmittel dienen soll, Kampher, Terpenthinöl oder auch Jodkali zugesetzt.

Präparate:

a. Die Jod-Tinctur (*Tinctura Jodi*) ist eine Auflösung von 1 Theil Jod in 10—12 Theilen alkoholisirten Weingeist, so dass 30 Grm. der Tinctur 3 Grm. Jod enthalten. Sie wirkt wie das Jod, aber an den Berührungsstellen etwas mehr reizend, bei reichlicher oder bei wiederholter Anwendung auf die Haut selbst Entzündung, Ausschwitzung und oberflächliche Schorfe erzeugend; auch färbt sie die Haut und Haare für lange Zeit braungelb[1]. Das Mittel wird innerlich bei denselben Zuständen, wo das Jod selbst empfohlen ist, gebraucht, und zwar gewöhnlich in etwas steigender Gabe, bei Pferden von 20—200 Tropfen, bei Schafen, Ziegen und Schweinen 5—12 Tropfen, bei Hunden und Katzen 2—10 Tropfen, täglich ein- bis zweimal, stets mit 12—20 Theilen destillirtem Wasser verdünnt, am besten ohne andere Zusätze. — Mehr als innerlich wird die Jod-Tinctur äusserlich überall da angewendet, wo das Jod gebraucht wird, wo man schleichende, besonders dyskratische Entzündungen, plastische und andere Entzündungen, krankhafte Neubildungen auflösen, zertheilen will; daher z. B. gegen Vergrösserung und Verhärtung der Lymphdrüsen, bei chronischer Druse und bei Wurm, bei denselben Zuständen der Schilddrüsen (dem Kropfe der Hunde), der Milchdrüsen, gegen Gallen, Piephacken, Sehnenverdickung und dergl. Auf haarlose oder fein behaarte Theile kann man die Tinctur mit einem Federbart oder Pinsel aufstreichen, an dichthaarigen Theilen wird sie eingerieben, zweckmässig nachdem die Haare abgeschoren sind. Die Anwendung geschieht auf zarter Haut täglich einmal, auf dicker Haut zwei- bis dreimal; gewöhnlich während 2—4 Tagen, bei hartnäckigen Uebeln nach einer Pause von etwa 6—8 Tagen wiederholt.

Eine besondere Art der äusserlichen Anwendung ist die (nach dem Vorgange des berühmten Chirurgen Velpeau an Menschen) zuerst von Leblanc an Hunden mit gutem Erfolge gemachte Einspritzung der Jod-Tinctur in die Balggeschwulstsäcke am Halse, und dann bei Pferden in die künstlich geöffneten Sehnen- und Gelenkgallen[2]. Die hiernach in den französischen Thierarzneischulen[3] und von vielen Praktikern wiederholten Versuche haben gelehrt (was man schon vorher sicher erwarten konnte), dass, wenngleich bei vielen Gallen die Einspritzungen der Jod-Tinctur mehr leisten als jede andere Kur, doch in manchen Fällen hierbei äusserst heftige Gelenk- und Sehnenentzündung, Anschwellung des ganzen Schenkels, die grössten Schmerzen, Reizfieber und — zuweilen selbst der Tod herbeigeführt werden; und ferner, dass oft in den Fällen, welche günstig enden, die Kur über 14

[1] Ebenso beim Menschen.

[2] U. Leblanc, Cliniq. vétér. 1844 u. f.

[3] H. Bouley, Recueil de méd. vétér. 1847, 1849 u. s. w. Rey, Journal de méd. vétér. de Lyon 1847. — Lafosse, Journal des Vétérin. du Midi 1849 u. f.

Tage dauert und nicht selten doch eine Verdickung an den kranken Stellen zurückbleibt. Cambon[1], Verrier[2], Poret[3] und Gerlach[4] haben in neuerer Zeit fast nur günstige Fälle mitgetheilt; dennoch beschränken vorsichtige Thierärzte diese Injectionen nur auf die Sehnenscheidengallen. Die Anwendung geschieht mittelst einer kleinen Spritze, nachdem an dem niedergelegten Pferde die Galle mittelst eines dünnen Troikars oder mit einem spitzigen Bistouri geöffnet und ihr Inhalt ausgedrückt ist. Die Tinctur wird, je nach der Empfindlichkeit der Thiere, vorher mit $^3/_4$ oder $^2/_3$ oder mit gleichen Theilen Wassers verdünnt, bei geringer Empfindlichkeit auch unverdünnt angewendet (Gerlach benutzt 1 Th. Jodtinctur mit 3 Th. Jodkaliumlösung [1 Th. Jodkalium auf 6 Th. Wasser], bei grosser Torpidität selbst gleiche Theile beider Flüssigkeiten zusammengemengt).

b. Das Jodkali oder jodwasserstoffsaure Kali (*Kalium jodatum s. Kali hydrojodicum*), oder Jodkalium (*Jodetum Kalii, s. Jodetum kalicum*). Es löst sich im Wasser und Weingeist auf, lässt sich auch mit Fett zur Salbe machen, wirkt wie das Jod, örtlich aber milder als die Tinctur. Doch können nach den Versuchen von Maillet beim Pferde 16 Grm. und bei Hunden 2 Grm. den Darmkanal heftig reizen und eine tödtliche Blutung aus demselben erzeugen[5]. In vielen anderen Versuchen hat sich aber diese heftige Wirkung nicht gezeigt. Man wendet das Jodkali bei denselben Krankheiten an, wo das Jod und die Tinctur gebraucht wird, und giebt es *a)* innerlich den grossen Hausthieren von 2 Gramm in steigender Gabe bis zu 8 Gramm, Schafen von 30 Centigrm. bis 1 Grm., Hunden von 6—30 Centigrm., täglich ein- bis zweimal und in der zwanzig- bis dreissigfachen Menge Wassers (wozu nicht gerade destillirtes nöthig ist) aufgelöst. Auch kann man eine schleimige oder eine aromatische Flüssigkeit zur Aufnahme des Jodkalium benutzen, mit anderen Mitteln ist es aber aus chemischen und therapeutischen Gründen nicht gut zu verbinden. — *b)* Aeusserlich benutzt man das Jodkalium entweder 1) in Auflösung von gemeinem Wasser (1—2 Grm. zu 30 Grm.) — oder 2) als Salbe, 2—4 Grm. mit 30 Grm. Fett zusammengerieben. Das *Unguentum Kali hydrojodici* der Preuss. Pharmacopöe besteht aus Jodkalium 4 Grm., kohlensaurer Magnesia 36 Centigrm., die mit einigen Tropfen dest. Wassers abgerieben und dann mit 30 Grm. Schweinefett zusammengemengt werden. Sehr wirksam ist auch die Jodseife, welche man folgendermaassen bereitet: Rp. *Sapon. domest.* 90 Grm., *Alkohol vini* $1^1/_2$ Pfd., *Kalii jodati* 45 Grm. Die Seife wird mit Hilfe der Wärme im Alkohol gelöst, und dann das Jodkali hiermit durch Zusammenreiben vereinigt. Sie kann bei harten Drüsengeschwülsten, Stollbeulen, Sehnenklapp, Ueberbeinen, Piephacken und dergl. Zuständen eingerieben werden. Wo noch mehr ein rein entzündlicher Character besteht, benutzt man besser das Jodkali in Verbindung mit der grauen Merkurialsalbe (2—4 Grm. zu 30 Grm.), wozu ich oft noch *Kali carbonicum* oder *Sapo virid.* setze. Sowohl die Salben, wie auch die Auflösungen werden noch weit wirksamer, wenn man etwas reines Jod (1—2 Grm. zu 30 Grm.) hinzufügt. Die einfache Auflösung hat sich gegen

---

[1] Annal. vétérin. belg. 1852. pag. 48. 1853. p. 57.
[2] Recueil de médec. vétérin. 1857. p. 542 u. 598.
[3] Daselbst 1859. p. 576.
[4] Jahresbericht der Königl. Thierarzneischule zu Hannover für 1869. S. 114.
[5] Recueil de médec. vétérin. 1836. p. 520.

Milbenräude und gegen Flechten sehr wirksam gezeigt. — Sowohl die Salbe als auch die Auflösung des Jodkaliums werden täglich ein- bis zweimal angewendet.

Anmerkung. Das Jod und seine Präparate sind theure Arzneimittel, ihre Anwendung muss meistens durch einige Wochen fortgesetzt werden, ehe der Zweck erreicht wird, — aber bei kleinen Thieren darf man selbst mit mässigen Gaben nicht zu anhaltend fortfahren, sondern man muss nach drei- bis viertägigem Gebrauch des Mittels wieder einen Tag dasselbe aussetzen, um üble Zufälle zu vermeiden; und — bei äusserlicher Anwendung des Jods muss man die Personen, welche dieselbe bewirken, auf die hierbei entstehende Gelbfärbung der Hände aufmerksam machen und zu deren Verhütung beim Einreiben der Jodsalbe oder der Jodtinctur ein Stück Schweinsblase oder einen alten Handschuh benutzen. (Jodkupfer, Jod-Quecksilber, siehe Metalle.) (Preis: Jodum 1 Grm 10 Pfg., *Kali jod.* 1 Grm. 9 Pfg.; *Tinct. Jodi* 30 Grm. 4 Sgr.)

5) Kohle, *Carbo;* und zwar: Pflanzenkohle oder Holzkohle, *Carbo vegetabilis s. ligni;* und thierische Kohle, *Carbo animalis.*

§. 432.

Die verschiedenen Arten der Kohle enthalten als vorherrschenden Bestandtheil den Kohlenstoff; derselbe ist in ihnen aber niemals rein und allein vorhanden, sondern nach Verschiedenheit ihres Ursprunges, bald an thierische, bald an vegetabilische oder an mineralische Substanzen gebunden und mit Salzen, Erden und metallischen Stoffen, auch mit Sauerstoffgas, Wasserstoffgas, Stickstoffgas und dergl. verunreinigt. Von diesen fremden Bestandtheilen kann zwar die vegetabilische und die thierische Kohle durch Auskochen mit Wasser und darauf erfolgendes Ausglühen in einem bedeckten Schmelztiegel befreit und zur reinen Kohle (*Carbo purus s. praeparatus*) gemacht werden; aber dennoch bleibt einiger Unterschied zwischen thierischer und vegetabilischer Kohle und bei letzterer selbst zwischen der von verschiedenen Gewächsen bereiteten.

Die frisch ausgeglühte vegetabilische, und ebenso die thierische Kohle besitzt zwei ausgezeichnete Eigenschaften, nämlich: 1) das Vermögen, in ihren Poren verschiedene Gasarten in bedeutender Menge einzusaugen und zu verdichten, und 2) verschiedene in Flüssigkeiten aufgelöste Substanzen, vorzüglich organische färbende, riechende und schmeckende Stoffe aus Flüssigkeiten auszuscheiden. — In diesen physikalischen Eigenschaften ist der grösste Theil der Wirksamkeit der Kohle begründet, und auf ihnen beruht auch hauptsächlich ihre Benutzung zu therapeutischen Zwecken. Doch ist es auch nicht zu verkennen, dass die Kohle im lebenden Thierkörper noch auf eine andere, noch nicht genügend erklärte Weise wirken müsse, da sie nicht allein an den Stellen der unmittelbaren Berührung, z. B. an brandigen Wunden und fauligen Geschwüren, oder im Magen und Darmkanal, sondern im ganzen Körper dem fauligen Zersetzungsprocesse entgegen wirkt, zugleich den Tonus der Gefässe allmälig vermehrt, die geschwächte Verdauung und Assimilation bessert, und krankhafte Absonderungen vermindert und ebenfalls verbessert. Innerlich in zu grossen Gaben angewendet, verursacht jedoch die Kohle fast immer Störung der Verdauung und mehr weiche, zuweilen selbst flüssige Darmexcremente. Man schreibt dies der fast gänzlichen Unauflöslichkeit des Mittels und der dadurch bedingten mechanischen Reizung der Verdauungseingeweide durch dasselbe zu. Doch habe ich bei meinen Versuchen hierüber niemals eine deutlich erkennbare Reizung, und noch weniger eine Entzündung der betroffenen Theile, weder innerlich noch äusserlich, selbst von sehr reichlicher Anwendung des Kohlenpulvers gesehen. — Wie und durch welche Kräfte jene Wirkungen entstehen, namentlich ob sie durch einige Theilchen des Kohlenpulvers, welche in die Säfte übergehen (wie Oesterlen, Zeitschrift f. rat. Heilk. V. Bd. 3. Heft, und Leuthold [Traube], Berliner klin. Wochenschrift, 3. Jahrg. 1866, Nr. 3. S. 21, gefunden haben), direct erzeugt werden, oder ob aus dem Kohlenpulver unter dem Einfluss der Körperwärme und der in den Verdauungseingeweiden vorhandenen Flüssigkeiten Kohlensäure entsteht und hierdurch weitere Wirkungen erzeugt werden, ist bis jetzt nicht erforscht. — Bei der Thierkohle wird durch die kohlensaure und phosphorsaure Kalkerde und blausaure Salze, welche diese ausser dem Kohlenstoff noch bald mehr bald weniger besitzt, sicher eine grössere und mehrseitige Wirksamkeit bedingt, als sie die Pflanzenkohle besitzt; und die Beobachtungen der praktischen Aerzte und Thierärzte zeigen auch, dass die Thierkohle viel mehr den gestörten Bildungsprocess, namentlich in drüsigen Organen, günstig umstimmt und tiefer eindringt als die Pflanzenkohle.

§. 433.

Die innerliche Anwendung der Kohle hat sich nützlich gezeigt: bei beständig wechselndem, unregelmässigem Appetit, wenn dabei ein fauliger Geruch aus dem Maule besteht, die Verdauung schlecht ist, ferner bei heftigen Durchfällen, wenn die Excremente aashaft stinkend sind, bei jauchenden Lungenknoten, bei veralteter Druse und bei dem Hautwurm der Pferde, bei Krebsgeschwüren und bei Faulfieber. Waldinger[1] hatte den innerlichen Gebrauch der Kohle bei solchen Pferden empfohlen, welche dem Anschein nach gesund sind, aber öfters in der Fresslust wechseln, sehr mager bleiben, einen aufgeschürzten Bauch haben und nicht gehörig abhaaren (und bei denen man nach dem Tode häufig Anschwellungen der Lymphdrüsen im Netz und Gekröse findet), — desgleichen bei erhärteten Drüsen im Kehlgange, und überhaupt in Krankheiten des Lymphsystems. Derselbe empfahl auch zuerst, bei dem sogenannten Strengel, bei gutartiger und verdächtiger Druse, und wo immer an Pferden ein Verdacht erregender Ausfluss aus der Nase sich zeigt, Kohlenpulver entweder durch ein Rohr in die letztere einzublasen, oder noch besser, von den Pferden selbst einathmen zu lassen; es wird dadurch oft in kurzer Zeit der Ausfluss gebessert und vermindert, und die Zertheilung der etwa vorhandenen Drüsenanschwellungen sehr befördert. Selbst bei dem frisch entstandenen Rotz will man von der örtlichen Einwirkung des Kohlenpulvers diese günstige Wirkung und Heilung der Geschwüre gesehen haben[2], was aber wohl auf einem Irrthum in der Diagnosis der Krankheit beruht hat. — Gegen verjauchende Lungenknoten und gegen chronische Druse kann ich die heilsame Wirkung bestätigen. Waldinger hielt bei letzterer Krankheit das Einathmen des Kohlenpulvers zugleich für ein Prüfungsmittel darüber, ob Heilung noch zu erwarten sei oder nicht; denn wenn nach 8—10

[1] Ueber Nahrungs- und Heilmittel der Pferde. S. 290.

[2] Z. B. Giesker, in Veterinär-Selskabets Skrifter. 3 Deel. S. 299.

Tagen keine auffallend günstige Veränderung erfolgt, oder wenn auch der Ausfluss durch 1 oder 2 Tage vergeht, später jedoch wieder erscheint, so schwindet die Hoffnung auf Heilung. Die Erfahrung lehrt aber, dass solche Veränderungen von verschiedenen Umständen abhängig sind, und dass also diese Prüfung unsicher ist. — Dr. Garrod will gereinigte Thierkohle mit gutem Erfolge gegen vegetabilische Gifte angewendet haben, weil sie das Strychnin, ebenso Morphium aus einer Auflösung der Salzsäure, die in gleicher Stärke, wie dieselbe im Magensaft besteht, niederschlägt. Auch Arsenik soll durch diese Kohle neutralisirt werden. Spätere Versuche haben diese Wirksamkeit nicht bestätigt.

Aeusserlich benutzt man häufig das Kohlenpulver als ein Eiter und stinkende Flüssigkeiten absorbirendes und gelind erregendes Mittel bei unreinen, stark jauchenden, stinkenden Wunden und Geschwüren, besonders bei dergleichen Widerristschäden, Satteldrücken, Wurmbeulen, Krebsgeschwüren, bei dem kalten Brande u. s. w.

§. 434.

Man giebt innerlich das Pulver der frisch ausgeglühten Kohle für Pferde von 15,0—30,0, für Rindvieh von 30,0—60,0, für Schafe und Schweine von 4,0—12,0, und für Hunde von 0,5—4,0, — in Zwischenzeiten von 2—4 Stunden. Die Anwendung geschieht in Pillen und Latwergen, bei Schafen auch in Lecken und bei Schweinen im Getränk. Nach Umständen setzt man der Kohle noch bittere, aromatische oder adstringirende Mittel, Schwefel, Kochsalz, narkotische und andere Mittel zu.

Um den Kohlenstaub einathmen zu lassen, schüttet man 180,0—360,0 von frisch geglühter und fein pulverisirter Kohle in einen nicht zu dichten Futtersack oder Fressbeutel, und hängt denselben des Tages zwei- bis dreimal, jedesmal durch $1/2$—1 Stunde lang so an den Kopf des Thieres, dass dieses sich mit der Nase und dem Maule in dem Sacke befindet und in demselben athmen muss. Obgleich das Kohlenpulver schon durch den Luftstrom bei jedem Athemzuge bewegt und der Luft mitgetheilt wird, so ist es doch gut, dasselbe von Zeit zu Zeit etwas in dem Beutel aufzulockern; auch muss es wenigstens an jedem Tage einmal erneuert werden.

Aeusserlich wird das Kohlenpulver entweder für sich allein, oder in Verbindung mit bitteren, aromatischen und zusammenziehenden Mitteln, mit Kampher, Zinkvitriol, rothem Präcipitat und dergleichen eingestreut (siehe z. B. bei Eichenrinde §. 170).

Anmerkung 1. Alles hier über die Anwendung Gesagte gilt ziemlich gleichmässig auch von der thierischen Kohle; dieselbe wird jedoch zum innerlichen Gebrauch bei Drüsenleiden, Scirrhus, Krebs, scrophulösen Leiden u. s. w. für wirksamer als die vegetabilische Kohle betrachtet.

2. Die Schwammkohle oder der gebrannte Schwamm *(Carbo Spongiae s. Spongia usta)* unterscheidet sich von den übrigen Kohlenarten sehr wesentlich dadurch, dass sie ausser anderen Bestandtheilen noch Jod in verschiedenen Verbindungen enthält, und durch dasselbe auch ähnlich aber milder wirkt als das Jod selbst. Sie wurde ehemals gegen krankhafte Vergrösserung der Schilddrüsen (gegen sogenannten wahren Kropf) angewendet, ist aber ein theures Mittel und seit der Entdeckung des Jod fast ganz aus dem Gebrauch gekommen.

3. Die Preuss. Pharmacopöe hat als ein besonderes Präparat noch *Carbo Panis* (Brotkohle), aus scharf getrocknetem, pulverisirtem und dann in einer Kaffeetrommel zu Kohle gebranntem Brot. Die Wirkung ist wie von anderer vegetabilischer Kohle.

4. Mineralische Kohle *(carbo mineralis)*, zu welcher vorzüglich der Graphit oder das Reissblei *(Graphites)* gehört, ist in ihren Wirkungen auf die Thiere nicht bekannt. Dieselbe scheint jedoch der Wirkung der Kohle überhaupt ähnlich zu sein. Als Heilmittel ist sie bisher wenig benutzt; man hat den fein gepulverten Graphit (1 Theil) mit Fett (4 Theile) zur Salbe gegen veraltete Mauke empfohlen. *(Carbo praeparatus* 30 Grm. 2 Sgr. 6 Pfg.; *Carbo vegetab. subtiliss. pulv.* 30 Grm. 1 Sgr.)

NEUNTE KLASSE.

Säuren, saure Mittel. *(Medicamenta acida.)*

Begriff, Wirkung und Anwendung dieser Mittel im Allgemeinen.

§. 435.

Als Säuren bezeichnete man sonst diejenigen Substanzen, welche sauer schmecken, blaue Pflanzensäfte roth färben, mit Alkalien und Metalloxyden Salze bilden, und zum Hauptbestandtheil den Sauerstoff enthalten. Die neuere Chemie hat jedoch den Begriff von Säure viel weiter ausgedehnt, indem sie die Verbindungen einer sogenannten säurefähigen Grundlage (z. B. des Kohlenstoffes, des Stickstoffes, des Wasserstoffes, des Schwefels u. s. w.) mit einem elektro-negativen Stoffe (z. B. mit Sauerstoff, mit Chlor, Jod) als Säuren betrachtet und daher ausser den Sauerstoffsäuren (wie es z. B. die Schwefelsäure, Salpetersäure, Kohlensäure, Essigsäure ist) auch Wasserstoffsäuren, d. h. solche annimmt, in denen der Wasserstoff durch Chlor, Jod und dergl. und mehrentheils unter Zersetzung von vorhandenem Wasser gesäuert wird, wie es in der Salzsäure, Jodwasserstoffsäure, Hydrothionsäure, Blausäure u. a. der Fall ist.

Die chemische Zusammensetzung der Säuren zeigt sich aber nicht allein in der Art ihrer Bestandtheile, sondern auch in dem Mengeverhältniss derselben verschieden; denn 1) besitzen manche Säuren (z. B. Schwefelsäure, Salpetersäure, Salzsäure) nur eine einfache, — andere aber (z. B. Essigsäure, Weinsteinsäure) eine mehrfache säurefähige Grundlage, und 2) nehmen auch die Grundlagen von dem Sauerstoff, von dem Chlor u. s. w. unter verschiedenen Verhältnissen ein verschiedenes Quantum auf, so dass oft mit einer und derselben Grundlage mehrerlei Säuren von verschiedener Vollkommenheit gebildet werden, z. B. mit dem Schwefel die Schwefelsäure, schweflige Säure, Unterschwefelsäure und unterschweflige Säure.

Ausserdem wird noch eine für den Grad der Wirksamkeit wichtige Verschiedenheit der Säuren durch ihren Gehalt an Wasser (ihre Concentration) bedingt, da sie von dieser Flüssigkeit bald nur sehr wenig oder gar nichts enthalten und somit im concentrirten Zustande bestehen, bald wieder durch sie in mannigfachen Verhältnissen verdünnt sein können.

§. 436.

Die Säuren werden theils aus den, ihnen zum Grunde liegenden Elementarbestandtheilen künstlich zusammengesetzt, mehrentheils kommen sie aber fertig gebildet (aber fast immer an verschiedene andere Substanzen gebunden) in den drei Reichen der Natur vor. In letzterer Hinsicht werden sie im gewöhnlichen Sprachgebrauche nach ihrem häufigsten Vorkommen a) als thierische Säuren *(Acida animalia)*, — b) als vegetabilische oder Pflanzensäuren *(Acida vegetabilia)*, — und c) als Mineralsäuren *(Acida mineralia)* bezeichnet. Zu den beiden ersteren gehören fast alle Säuren mit mehrfacher, zu den Mineralsäuren aber diejenigen mit einfacher Grundlage. Es ist jedoch zu bemerken, dass diese Unterscheidung nicht durchgehend fest begründet ist, da einige Säuren, z. B. die Phosphorsäure und die Kohlensäure, in zwei Naturreichen fast in gleicher Häufigkeit gefunden werden.

§. 437

Von der grossen Anzahl der jetzt bekannten Säuren sind nur wenige als Arzneimittel für Thiere gebräuchlich, und zwar von den Mineralsäuren die Schwefelsäure, die Salpetersäure, die Salzsäure und die bei den brenzlichen Mitteln beschriebene Carbolsäure — und von den vegetabilischen die Essigsäure (als Essig und Holzessig). — Thierische Säuren werden (mit Ausnahme der bereits bei den narkotischen Mitteln betrachteten und nicht hierher gehörenden Blausäure) gar nicht benutzt.

§. 438.

Die genannten Säuren zeigen in ihrer Wirkung auf den Thierkörper zum Theil grosse Aehnlichkeit unter einander; im Einzelnen betrachtet weichen sie aber nach den angedeuteten Verschiedenheiten ihrer Elementarbestandtheile, und nach dem Grade der Concentration bedeutend von einander ab, und es ist deshalb nöthig, bei einer allgemeinen Darstellung ihrer Wirkungen, wenigstens den gebräuchlichen Unterschied zwischen Mineralsäuren und vegetabilischen Säuren (oder vielmehr zwischen Säuren mit einfacher und mit mehrfacher Grundlage), und die Concentration zu berücksichtigen.

A. Die Mineralsäuren.

1) Im concentrirten Zustande wirken sie (mit Ausnahme der Kohlensäure) zerstörend und ätzend auf alle Theile des Thierkörpers, indem sie ihnen die Feuchtigkeiten begierig entziehen und dadurch die organische Substanz auf chemische Weise so verändern, dass sie nicht mehr lebensfähig ist. Die Substanz wird an den unmittelbar betroffenen Stellen zuerst etwas erweicht und dann in einen schwärzlichen, sehr festsitzenden Schorf umgewandelt. — Diese Wirkung ist mit vielem Schmerz, mit Entzündung, mit starker Zusammenschrumpfung und mit Verdichtung der Weichgebilde an dem berührten Theile und unter demselben verbunden; — bei innerlicher Anwendung der Säuren endet sie sehr oft mit dem Tode, welcher bald nach 30 bis 60 Minuten, bald erst nach ebenso viel Stunden erfolgt, je nachdem die in den Eingeweiden verursachten Störungen mehr oder minder gross sind. Bei der Section findet man (je nach der speciellen Säure) schwarze, gelbe oder weisse Flecken im Maule, Schlunde, im Magen u. s. w., auch Anfressung und selbst Durchfressung des Schlundes und des Magens, schwarze Färbung und zähe Consistenz des Blutes, und die Empfindlichkeit für den Galvanismus ist ganz vernichtet.

In die Blutadern injicirt, verursachen die concentrirten Mineralsäuren augenblicklich schwarze Färbung, feste Gerinnung und Unbeweglichkeit des Blutes, zunächst in dem betreffenden Blutgefäss, oft aber auch bis zum Herzen, worauf der Tod schnell erfolgt, in den meisten Fällen ehe noch Entzündung sich bilden kann.

Die nach äusserlicher Anwendung dieser Säuren entstandene Entzündung geht langsamer als nach andern Ursachen in Eiterung über, und der Eiter selbst ist dünn, oft mehr jauchig, und die nachfolgende Granulation gewöhnlich etwas träg.

§. 439.

2) Im gehörig verdünnten Zustande und in mässig grosser Gabe innerlich angewendet, wirken die Mineralsäuren zuerst wirklich kühlend, so dass eine Verminderung der Temperatur an der ausgeathmeten Luft und an der Haut (zuweilen bis um 3 Grad R.) zu bemerken ist; gleichzeitig mindern sie den Durst (besonders den krankhaften bei bestehenden Fiebern), erregen eine vermehrte Absonderung von Schleim und Serum im Maule, im Schlunde, im Magen und Darmkanal, und befördern somit das längere Feuchtbleiben dieser Organe; dabei verursachen sie aber auch eine stärkere Zusammenziehung und grössere Spannung der Fasern in den unmittelbar berührten Theilen, daher vermehrte wurmförmige Bewegung im Darmkanal und etwas lebhaftere Verdauung; aber der Puls wird kleiner, härter und etwas langsamer, der Herzschlag weniger stark fühlbar; das aus der Ader gelassene Blut erscheint etwas dunkler[1], mehr gerinnbar und etwas weniger warm, die Schleimhaut in der Nase und im Maule blässer, die Ausdünstung der Haut (und anscheinend auch die der Lunge) vermindert, aber die Urinsecretion zuweilen für eine kurze Zeit vermehrt. — Im Urin finden sich nicht selten deutliche Spuren von den eingegebenen Säuren, theils frei, theils an Basen gebunden als Salze. — Nachdem die bezeichneten Erscheinungen durch einige Zeit, bald mehr bald weniger deutlich bemerkbar, gedauert haben, wird der Puls wieder voll, die Temperatur erhöht, und die Röthung der Schleimhaut wieder lebhaft, ja zuweilen noch dunkler als im normalen Zustande.

Werden die verdünnten Mineralsäuren anhaltend durch längere Zeit eingegeben, so wird auch die arterielle Thätigkeit immer mehr vermindert; die Arterien erscheinen anhaltend zusammengezogen und klein, die Temperatur wechselnd, die Färbung der Schleimhaut blass, der Appetit und die Verdauung unregelmässig und geschwächt, und das Blut wird immer dunkler; es entsteht allgemeine Schwäche, bedeutende Abmagerung, schlechte Mischung der Säfte mit vorwaltender Säure im Chylus, im Magensaft und im Urin (bei Schwefelsäure bilden sich mehr schwefelsaure Salze), bei Milchkühen auch in der Milch. Zuletzt entsteht nicht selten ein heftiger Durchfall und der Tod erfolgt durch Entkräftung. — Bei der Section findet man die Muskeln und das Herz sehr blass, den Magen und Darmkanal sehr zusammengezogen, die Häute dieser Organe verdickt, das Blut in geringer Menge vor-

[1] Die häufig ausgesprochene Behauptung: „dass die Säuren das Blut heller röthen," — habe ich bei sehr zahlreichen Versuchen nur allein von der Salpetersäure und von der Blausäure bestätigt gesehen, besonders wenn ich dieselbe als Gas einathmen liess; alle übrige Säuren machen das Blut bei jeder Art der Anwendung dunkler, was auch geschieht, wenn man dasselbe ausserhalb des Thierkörpers mit Säuren in irgend einem Verhältniss zusammen bringt.

handen, schwarz, und von dickflüssiger Consistenz, die Reizbarkeit ganz erloschen.

Uebermässig grosse Gaben der verdünnten Mineralsäuren verursachen Störung des Appetits und der Verdauung, oft Durchfall, Schmerz und Krampf in den Verdauungseingeweiden, zuweilen auch Entzündung derselben, Störung der Respiration, und zuweilen den Tod.

Nach Einspritzungen mässiger Gaben von verdünnten Mineralsäuren in die Blutadern, entsteht kleiner, harter, zuweilen auch etwas langsamerer Puls, etwas schnelleres Athmen, matter, ängstlicher Blick, Mattigkeit, Unruhe, Trippeln mit den Füssen, Umsehen nach dem Leibe, blasse Färbung der Schleimhaut, Zittern, Verminderung der Wärme. Nach 15—20 Minuten wird das Athemholen tiefer und langsamer, die Schleimhaut dunkler geröthet und die Wärme wieder zum normalen Grade erhöht.

Alle diese Wirkungen bestehen bei den verschiedenen Hausthieren ziemlich gleichartig, dem Grade nach aber bei den Pferden am heftigsten, und es scheint, dass die Verdauungseingeweide dieser Thiere besonders für grosse Gaben der Säuren sehr empfindlich seien.

Aeusserlich angewendet, wirken die sehr verdünnten Mineralsäuren fast rein örtlich, kühlend, zusammenziehend, das Zellgewebe verdichtend, die Gefässe verengend, daher und zum Theil auch durch Gerinnung des Blutes blutstillend, die Absonderungen vermindernd und die Resorption befördernd.

§. 440.

B. Die vegetabilischen Säuren im concentrirten Zustande bewirken keine schnelle und tiefe Zerstörung, sondern blos eine Zusammenschrumpfung und Reizung der betroffenen Weichgebilde, so dass nur zuweilen eine oberflächliche Entzündung und darauf folgende Abschilferung der Oberhaut oder des Epitheliums entsteht. Bei Einspritzungen in die Venen wirken sie in diesem Zustande auf das Blut fast ganz so wie die concentrirten Mineralsäuren.

Im verdünnten Zustande innerlich eingegeben, wirken sie primär noch mehr als die letzteren kühlend und den Durst mindernd, wobei der Puls weicher, schwächer und kleiner, das Athmen langsamer, die Schleimhäute blasser werden. Diese Erscheinungen sind von kleinen Gaben nur im geringen Grade wahrnehmbar, von ganz kurzer Dauer, und ohne weitere Folgen; von grossen Gaben bemerkt man aber, dass nach einiger Zeit das Athmen etwas schneller und angestrengter, die ausgeathmete Luft und die Haut etwas wärmer wird, so dass zuweilen selbst Schweiss eintritt; oft folgt auch vermehrtes Uriniren. — Das Blut wird verhältnissmässig noch dunkler, aber viel weniger consistent als von den Mineralsäuren. In den abgesonderten Säften, und namentlich im Urin, finden sich nur selten deutlich erkennbare Spuren von den angewendeten vegetabilischen Säuren, dagegen aber ein grösserer Reichthum an Kohlensäure. Das letztere giebt einen ziemlich sichern Beweis, dass sie dem Verdauungs- und Assimilationsprocesse unterworfen sind, und hierbei umgewandelt werden.

Uebermässig grosse Gaben wirken auf die Verdauungswerkzeuge fast ganz so nachtheilig, wie zu grosse Gaben der Mineralsäuren, und ebenso sind die Wirkungen bei zu lange fortgesetztem Gebrauche denen der letzteren sehr ähnlich, aber mit weit schnellerem Eintreten und Ueberhandnehmen der allgemeinen Schwäche und der schlechten Mischung der Säfte verbunden.

Aeusserlich, und überhaupt örtlich wirken die vegetabilischen Säuren mehr kühlend, aber schwächer zusammenziehend und weniger die betreffenden Theile verdichtend als die mineralischen; sie regen daher weniger auf, schwächen aber die Irritabilität mehr, als die letzteren es thun.

§. 441.

Der generelle Unterschied zwischen den Wirkungen der Pflanzen- und Mineralsäuren besteht, den angegebenen Erscheinungen zufolge, hauptsächlich darin: dass die ersteren milder und örtlich weniger eingreifend sind; — dass sie die Contraction und die Spannung der Weichgebilde an der Berührungsstelle nur wenig, durch allgemeine Wirkung aber fast gar nicht vermehren (was aber die Mineralsäuren bei mässigem Gebrauche thun), sondern im Gegentheil den Tonus und die Irritabilität der Muskeln und Gefässe sehr vermindern, und somit wirklich schwächend wirken; — dass sie verdaut und assimilirt werden, aber die Mineralsäuren (mit Ausnahme der Salpetersäure) nicht; — dass sie das Blut mehr als die letzteren es thun, carbonisiren, aber weniger verdichten, — und dass sie durch alle diese Einwirkungen beim anhaltenden Gebrauche die Entmischung der Säfte schneller herbeiführen, als es die Mineralsäuren thun.

§. 442.

In ihren Wirkungen zeigen die Säuren einige Aehnlichkeit mit denen der adstringirenden Mittel, der Kälte und der Neutralsalze. Den ersteren scheinen sie in der zusammenziehenden und fäulnisswidrigen Wirkung verwandt zu sein; allein sie unterscheiden sich von einander darin, dass die adstringirenden Mittel hauptsächlich und zuerst die Contractilität und den Tonus der organischen Gebilde vermehren, die letzteren verdichten, erst durch den Verdauungsprocess und verändert in die Säfte übergehen, deren Mischung verbessern und das Blut heller röthen (§§. 161 und 162); dass dagegen die Säuren vorherrschend auf das Blut wirken, dessen Gerinnung befördern, dabei kühlen, und bei längerer Anwendung zuletzt allgemeine Schwäche und Verderbniss der Säfte verursachen. — Die Kälte wirkt nur von aussen her durch Entziehung der Körperwärme kühlend, zusammenziehend, die Thätigkeit der Arterien beschränkend, zeigt aber wenig oder gar keinen Einfluss auf die Mischung des Blutes, während die Säuren diese Wirkungen von innen her, durch vermehrte Gerinnbarkeit und durch Verminderung der Expansion des Blutes erzeugen. — Die Neutralsalze sind nur in der kühlenden Wirkung, die einige von ihnen besitzen, den Säuren ähnlich, aber wieder darin von diesen abweichend, dass sie das Blut heller röthen, dasselbe nicht verdicken, sondern dünnflüssiger machen, überhaupt die Plasticität der Säfte mindern, und dass ihre Wirkung vorherrschend auf die Arterien, bei den Säuren aber mehr auf die Venen gerichtet ist.

§. 443.

Die Anwendung der Säuren muss sich nach der, durch ihre Art und Concentration oder Stärke bedingten Verschiedenheit der Wirkungen richten, und es lassen sich daher nur in Beziehung auf diese generellen Unterschiede allgemeine Indicationen angeben.

A. Die Mineralsäuren, und zwar:

1) Im concentrirten Zustande können nur äusserlich zur Erregung einer heftigen Entzündung und Ausschwitzung, oder zur Zerstörung von Krankheitsgiften in Wunden und Geschwüren, und ebenso zur Zerstörung krankhafter, wuchernder, sehr lockerer Gebilde, z. B. der zu üppigen Granulation in Geschwüren, der Polypen, Warzen, der Balggeschwülste, Stollbeulen und dergleichen, oder auch um eine Zusammenschrumpfung sehr erschlaffter, ausgedehnter Theile zu bewirken, z. B. bei Nabel- und Flankenbrüchen angewendet werden; sie wirken hier, besonders bei den Pseudoorganisationen, nicht allein durch unmittelbare Zerstörung nützlich, sondern auch durch eine eigenthümliche Umstimmung der Bildungsthätigkeit in diesen Erzeugnissen, indem sie dieselbe allmälig so sehr vermindern oder selbst vernichten, dass das abnorme Gebilde zusammenschrumpft, abstirbt, und sich von der umgebenden gesunden Masse leicht trennen lässt. Bei blosser üppiger Granulation verdienen jedoch die trockenen Aetzmittel den Vorzug vor den Säuren, weil letztere nicht gut zu handhaben sind, und weil sie sich leicht über die Grenze der Anwendung verbreiten. — Vegetabilische Säuren im concentrirten Zustande werden als Heilmittel nicht benutzt.

2) Für die verdünnten Mineralsäuren kann man als allgemeine Anzeige zur innerlichen Anwendung betrachten: jeden putriden oder solchen Krankheitszustand, der mit vermehrter Expansion des Blutes, mit Neigung zur Verflüssigung, mit Entmischung und fauliger Zersetzung der organischen Materie, mit übermässigen (profusen) Ab- und Aussonderungen, und gleichzeitig mit Atonie und Erschlaffung der festen Theile verbunden ist. Sie sind unter solchen Umständen bei asthenischen Fiebern (besonders in Faulfiebern), bei Typhus, bei Anthrax, bei venösen und passiven Congestionen, bei Blutflüssen, daher auch bei dem Blutharnen, bei Gastricismus, und bei Dyskrasien und Cachexien nützlich, — und zwar, wenn diese Krankheitszustände in vorwaltender Alkalescenz der Säftemasse begründet sind.

Aeusserlich können die verdünnten Mineralsäuren bei heftigen Quetschungen, Zerrungen (Ausdehnungen), Brüchen, Gallen, Blutungen, Extravasaten, asthenischen Entzündungen und dergl. mit Nutzen angewendet werden.

Ausserdem werden die concentrirten oder die mit 5—10 Theilen Wasser verdünnten Mineralsäuren als desinficirende Mittel bei und nach ansteckenden Krankheiten, zum Bestreichen des Holzwerkes, der Wände u. s. w. in den inficirten Ställen mit Nutzen gebraucht.

B. Die vegetabilischen Säuren sind im Allgemeinen bei denjenigen Krankheiten angezeigt, wo zwar ebenfalls die Expansion des Blutes vermehrt, der Puls voll und häufig, die Venen aufgetrieben, der Durst und die Hitze gross, die äussere Haut und die Schleimhaut im Maule trocken, überhaupt die Absonderungen vermindert, das Blut dickflüssig, zähe, aber keine schon weit gediehene Entmischungen der Säfte zugegen sind, und ferner bei zu geringer Thätigkeit der Nieren.

Sie dienen daher bei und nach Entzündungsfiebern, bei acuten Exanthemen, bei Faul- und Nervenfiebern mit entzündlichem, oder erethischem Character, bei Anthraxkrankheiten mit demselben Character, bei activen Congestionen, namentlich wenn dieselben zu dem Gehirn oder Rückenmark erfolgen, daher auch bei dem Koller mit Raserei, und bei narkotischen Vergiftungen, bei Wassersuchten und dergl. — Aeusserlich sind sie theils bei denselben Krankheiten, vorzüglich aber bei Ausdehnung, Quetschung, Reizung und Entzündung, wenn Ueberfüllung der Blutgefässe, Ergiessung und Stockung zugegen sind, nützliche Heilmittel.

Dagegen ist der Erfahrung zufolge die Anwendung der Säuren nicht passend bei sehr geschwächter Verdauung, bei grosser Empfindlichkeit und Reizbarkeit der Verdauungseingeweide, bei Verhärtungen innerer Organe, besonders in der Bauchhöhle, bei sehr hohen Graden synochöser Entzündungskrankheiten, besonders der Respirationsorgane und zur Zeit der Krisis, — ebenso bei chronischen, mit Husten verbundenen Krankheiten der Respirationsorgane.

§. 444.

Die Art der Anwendung der Säuren findet, je nach den angedeuteten Umständen, in verschiedener Weise statt. 1) Die concentrirten Mineralsäuren werden am besten mit einem Pinsel (am besten von Asbest), oder mit einem Glas- oder Holzstäbchen auf den kranken Theil aufgestrichen, nachdem die etwa vorhandenen Haare kurz abgeschoren worden sind, weil man so die Grösse der Stelle, welche berührt werden soll, und die Menge der Säure, welche zu dem oberflächlichen oder tiefen Einwirken nöthig ist, noch am sichersten abmessen kann. Doch muss man stets darauf sehen, dass die angewendete Säure sich nicht auf gesunde Theile verbreite. Das Aufstreichen darf deshalb nur in einer dünnen Schicht geschehen, so dass sich nirgends Tropfen bilden; ausserdem schützt man die umliegenden Theile durch Bestreichen mit Fett, mit Wachssalbe, oder mit einem Mehl- oder Lehmbrei, und lässt die Thiere festhalten, bis die Säure eingetrocknet ist.

2) Die verdünnten Säuren können innerlich in flüssiger Form (im Getränk[1] oder als Einguss) und in Latwergen, äusserlich ebenfalls in flüssiger Form (als Clystir, als Einspritzung, als Waschmittel) oder als Zusatz zu Breiumschlägen, oder auch in Gas- oder Dampfgestalt angewendet werden. — Die Verdünnung muss immer in dem Grade geschehen, dass die Flüssigkeit angenehm sauer schmeckt und keine zu starke Zusammenschrumpfung der Haut erzeugt. Man benutzt sie entweder für sich allein, oder nach Bedürfniss der Umstände mit schleimigen, bitteren, aromatischen, adstringirenden und spirituösen Mitteln in Verbindung, und zuweilen setzt man ihnen selbst metallische Stoffe zu (z. B. bei der eisenhaltigen Salzsäure); mit den letzteren muss man aber sehr vorsichtig sein und ihre chemischen Eigenthümlichkeiten kennen. Reine Kalien und Erden, Schwefelkalien, kohlensaure Salze und Blausäure soll man aus Gründen der Chemie nicht mit Säuren verbinden, wenn nicht etwa ein besonderer Zweck dadurch erreicht werden soll.

Zum äusserlichen Gebrauch benutzt man die verdünnten Säuren entweder für sich allein, oder mit aromatischen Infusionen, mit adstringirenden Decocten, mit Weingeist, mit Kochsalz, Salmiak und dergl. Mitteln versetzt.

---

[1] Nur wenige Thiere saufen etwas stark gesäuertes Getränk von selbst, und es ist daher in der Regel nöthig, ihnen die bestimmte Menge Säure einzuschütten.

1) Schwefelsäure, Vitriolöl, Schwefelsäurehydrat, *Acidum sulphuricum s. Oleum vitrioli.*

§. 445.

Sie ist eine innige Verbindung des Schwefels mit dem Sauerstoff und wird in den Schwefelsäurefabriken auf verschiedene Weise im Grossen gewonnen.

Die rohe Schwefelsäure *(Acid. sulphuric. crudum)* enthält oft fremdartige Bestandtheile, ist gelbbräunlich und von ungleicher Stärke, weshalb sie zum medicinischen Gebrauch durch Destillation gereinigt (rectificirt) wird. Die rectificirte Schwefelsäure *(Acid. sulphuric. destillatum s. rectificatum)* ist eine klare, geruch- und farblose, saure, stark ätzende Flüssigkeit von der Consistenz eines dünnflüssigen fetten Oels, sie enthält 80 Procent wasserfreie Säure; ihr specifisches Gewicht ist 1,84, ihre chemische Bezeichnung SO^3HO. Sie hat eine grosse Verwandtschaft zum Wasser, zieht dasselbe auch aus der Atmosphäre in Form von Dämpfen an sich (daher rauchende Schwefelsäure). Mit Alkalien und Metallen geht sie vielfältige Verbindungen ein und bildet dabei verschiedene Salze.

In den Apotheken hält man vorschriftsmässig noch eine verdünnte Schwefelsäure (1 Theil mit 5 Theilen destillirten Wassers). *Acid. sulphuric. dilutum* [1].

Im concentrirten Zustande wirkt diese Säure, wie es von den Mineralsäuren im Allgemeinen angegeben (§. 438), die thierischen Gebilde ätzend, zerstörend, wobei dieselben zuerst gelb, dann roth, braun, und zuletzt schwarz gefärbt werden [2]; je mehr sie aber mit destillirtem Wasser verdünnt ist, um desto mehr vermindert sich auch ihre ätzende Kraft, und bei hundertfältiger Verdünnung verschwindet dieselbe gänzlich. In diesem verdünnten Zustande entwickelt sie die allgemeinen Wirkungen der Mineralsäuren (§. 439) am reinsten und am gleichmässigsten, und sie wird auch von den Verdauungseingeweiden ziemlich gut ertragen; sie wirkt mehr zusammenziehend und anhaltender als die Salzsäure und die Salpetersäure, besitzt aber nicht die erregende Wirkung der erstern auf das Nervensystem und die der letztern auf die Blut- und Lymphgefässe.

§. 446.

Für die Anwendung der Schwefelsäure gelten die im §. 443 sub 1 und 2 für die Mineralsäuren im Allgemeinen angedeuteten Indicationen.

Die concentrirte Säure wendet man nur äusserlich an, bei bösartigen, fressenden, mit sehr üppiger Granulation versehenen oder einen Ansteckungsstoff erzeugenden Geschwüren, z. B. bei dem sogenannten spanischen Klauenweh der Schafe, bei dem Strahlkrebs der Pferde, bei Feigwarzen, Warzen, Polypen und Gallen. Bei letzteren kann man, wie beim Brennen derselben, Striche oder Punkte appliciren. Die Anwendung hierbei geschieht entweder

[1] Bei Mischungen mit Wasser ist das letztere zur Säure zu tröpfeln, da sonst ein Spritzen der Flüssigkeiten entsteht.

[2] Bei Vergiftung durch innerliche Anwendung concentrirter Schwefelsäure findet man die genannten örtlichen Wirkungen auch an den betroffenen Stellen des Maules, des Schlundes und des Verdauungskanals, ausserdem aber noch zuweilen fettige Degeneration an Muskeln.

auf die im §. 444 bezeichnete Weise ein- oder mehrmal, in Zwischenzeiten von 12 Stunden bis zu 3 Tagen, so lange bis ein fester Schorf gebildet ist oder bis nach dem Abfalle des Schorfes gute Granulation sich zeigt. — Bei dem hartnäckigen Klauenweh der Schafe wendet man die Säure (15,0) mit 60,0 Terpenthinöl [1] und starkem Branntwein (360,0) gemengt, zum Einpinseln in die Geschwüre, täglich zweimal an. — Als ein kräftiges und schnell wirkendes Ableitungsmittel asthenischer Entzündungen torpider Thiere, z. B. bei der Bräune der Schweine hat man sie (3 Theile) mit Baumöl oder einem andern fetten Oel (4 Theile) gemengt (das in England sogenannte schwarze Oel), mittelst einer Bürste auf den Hals von einem Ohr bis zum andern aufgestrichen, in vielen gefahrdrohenden Fällen mit Nutzen gebraucht. — Bei Nabelbrüchen an Füllen, Kälbern und anderen Thieren wird diese Säure auf die Weise gebraucht, dass man in den ersten 2—4 Tagen des Morgens und des Abends, dann aber in den nächsten 2 Tagen nur einmal täglich die vorher von den Haaren befreite äussere Fläche der ganzen Bruchgeschwulst damit bestreicht, bis eine ganz harte Kruste entstanden ist, den fünften Tag oder später diese Fläche mit einem Gemenge von Leinöl (60,0) und Terpenthinöl (15,0—30,0) einreibt und dies, nach geschehener Reinigung mit lauwarmem Wasser, täglich einmal, bis zum zehnten oder zwölften Tage wiederholt. Die Heilung des Bruches erfolgt mit 16—20 Tagen ganz vollständig [2].

Gegen alte Stollbeulen, wenn sie in schwammigen (aber nicht in speckartigen oder knorpeligen, verhärteten) Massen bestanden, hat sich dasselbe Verfahren als wirksam erwiesen, aber noch kräftiger und fast specifisch wirksam gegen solche Stollbeulen, verhärtete Brustbeulen und ähnliche krankhafte Neubildungen kenne ich folgendes (chemisch unrichtige) Mittel: Man mengt Aetz-Sublimat 4 Grm., pulverisirte Canthariden und Euphorbiumharz von jedem 8 Grm. in einem irdenen Gefäss, welches etwa den zehnfachen Raum dazu hat [3], zusammen, giesst dann rauchende Salpetersäure 12 Grm., concentrirte Schwefelsäure 24 Grm., welche beide vorher zusammengemischt sind, tropfenweise zu den Pulvern, rührt das Ganze gut um (wobei die Masse kochend heiss wird, heftig aufbraust und grüne Dämpfe ausstösst), und diese frisch bereitete Masse streicht man mit einem Spatel von Holz oder Eisen gegen 1 Linie dick auf die von Haaren befreite Haut der Beule und drückt sie auf derselben fest. Vor der Anwendung müssen die benachbarten Theile mit Fett bestrichen, und nachher die Thiere am Lecken verhindert werden. Das Mittel wird auf der Haut binnen 1—2 Stunden ganz trocken. Es bildet sich hiernach nur geringe Ausschwitzung, ein trockener Hautschorf, der sich vom Rande her nach 6—8 Tagen, bei fernerer schwacher Ausschwitzung zu lösen beginnt und allmälig ganz abstösst. Bei recht grossen und hartnäckigen Beulen ist zuweilen eine Wiederholung nöthig; doch darf man sich hiermit

---

[1] Wenn Mischungen der concentrirten Schwefelsäure mit Terpenthinöl durch plötzliches Zusammengiessen gemacht werden, so erfolgt eine Erhitzung der Flüssigkeit bis zum Brennen in heller Flamme. Man darf deshalb nur mit der grössten Vorsicht bei der Mischung zu Werke gehen und muss bei dem obigen Mittel zuerst die Säure mit dem Weingeist mengen.

[2] Von Dayot ist für denselben Zweck die Salpetersäure empfohlen worden.

[3] Bei dem Zusammenrühren der Säuren mit den Pulvern erhitzt sich die Masse, braust stark auf und tritt aus kleinen Gefässen leicht heraus.

nicht übereilen und sie, selbst bei anscheinend schwacher Wirkung der ersten Application, vor 14 Tagen nicht unternehmen. Die Thiere können dabei fortwährend, und selbst schon einige Stunden nach der Anwendung des Mittels, arbeiten. Die Verkleinerung der Geschwulst erfolgt durch Resorption ganz allmälig, und es scheint, dass nach länger als 4 Wochen die Wirkung des Mittels noch fortdauert.

Die verdünnte Schwefelsäure ist im Faulfieber, im Nervenfieber, im Typhus, in den verschiedenen Formen des Milzbrandes bei allen Arten der Hausthiere, angeblich in der Lungenseuche des Rindviehes und anderen Krankheiten, wenn sie den im §. 443 sub 2 angedeuteten Character an sich trugen, innerlich mit Nutzen angewendet worden. v. Ehrenfels hat sie als Prophylacticum und als Heilmittel gegen die Rinderpest empfohlen. Sie war hierzu bereits vor 70—80 Jahren, und späterhin von Mitchel, Reich, Walz, Sauter u. A. nach theoretisch-chemischen Ansichten empfohlen und gebraucht worden, hat sich aber nicht bewährt.

Aeusserlich ist die mit gleichen Theilen Wassers verdünnte Schwefelsäure bei Caries das wirksamste Mittel zur Beförderung der Abblätterung, täglich einmal und durch 3—4 Tage wiederholt; mit mehr Wasser oder mit Branntwein oder mit einem aromatischen Infusum dient sie als tonisirendes und umstimmendes Mittel bei Erschlaffung und Ausdehnung der Weichgebilde, z. B. bei kleinen Brüchen, bei Gallen, auch als Blutstillungsmittel, ganz besonders aber als wohlfeiles Heilmittel der Räude. Für letzteren Zweck wird sie sehr gut in einem Tabacksdecoct, 15,0—30,0 concentrirte Säure (je nach der Empfindlichkeit der Haut) zu 1 Pfund Decoct, täglich ein- bis zweimal durch 3—4 Tage angewendet.

§. 447.

Zum innerlichen Gebrauch rechnet man von der concentrirten Schwefelsäure für Pferde 2,0—4,0, für Rinder 4,0—15,0, für Schafe, Ziegen und Schweine 1,0—4,0, für Hunde 0,3—0,6 auf eine Gabe, stets mit der nöthigen Menge Wassers verdünnt, so dass die Flüssigkeit erträglich sauer schmeckt. Hierzu ist gewöhnlich für 4 Grm. der Säure circa 1 Pfund Wasser nöthig, also etwa 100—125 Theile Wasser zu 1 Theil concentrirter Säure. Eine gehörige Verdünnung muss auch dann geschehen, wenn man die Säure in Latwergen anwendet. Letzteres ist aber wenig zweckmässig, weil man zur Bindung und Einhüllung der grossen Menge Flüssigkeit eine grössere Quantität trockener Substanzen bedarf, als für eine Gabe passend ist. Morton hat deshalb empfohlen, in passenden Fällen statt der Säure ein schwefelsaures Salz, namentlich Eisenvitriol zu gebrauchen. — Die Wiederholung der Gaben richtet sich nach der Art und dem Grade der Krankheit und kann in Zwischenzeiten von 1 Stunde (namentlich so bei dem Milzbrande) bis zu 4 Stunden geschehen.

Bei grosser Empfindlichkeit des Darmkanals setzt man der verdünnten Säure etwas Mehl, Stärkemehl oder Altheewurzelpulver, Althee- oder Leinsamenschleim zu; bei Neigung zu Durchfall giebt man sie mit bitteren oder aromatischen Mitteln, bei grosser Schwäche und bei Nervenzufällen ebenfalls mit aromatischen Mitteln, mit Weingeist und anderen erregenden Mitteln versetzt.

Anmerkung 1. Die Haller'sche saure Mixtur oder das saure Elixir (*Mixtura sulphurico-acida*, *Elixirum acidum Dippelii*, *Acidum Halleri*, *Liquor acidus Halleri*, *Elixir. acidum Halleri*) bestand ursprünglich aus gleichen Theilen concentrirter Schwefelsäure und rectificirtem Weingeist, wird aber nach der neuesten Preuss. Pharmacopöe aus 1 Theil rectificirter Säure mit 3 Theilen höchst rectificirten Weingeistes bereitet. — Eine ähnliche Mischung von 1 Theil Säure mit 5 Theilen Weingeistes ist unter dem Namen Rabel's Wasser (*Aqua Rabelli*) bekannt. Diese Flüssigkeiten enthalten den Weingeist und die Schwefelsäure theils im unveränderten Zustande, theils ätherartig umgewandelt; sie sind einigermaassen dem Schwefeläthergeist ähnlich, flüchtig erregend, zugleich aber stark zusammenziehend, und zwar letzteres um so mehr, je mehr sie Säure enthalten. Sie können daher innerlich bei denselben Krankheiten, wo die Schwefelsäure passend ist, angewendet werden, besonders wenn die Empfindlichkeit und Reizbarkeit sehr vermindert ist, wie z. B. Milzbrand. Kreisthierarzt Lehnhardt in Wittenberg gab das *Elixir. Halleri* bei dem nervösen Kalbefieber, wo die Kuh schon ganz erschöpft 36 Stunden flach auf der Seite gelegen hatte, mit so günstigem Erfolge, dass sich das Thier nach 10 Stunden wieder auf die Brust legen und noch etwas später wieder aufstehen konnte. Die Gabe ist von der nach der Preuss. Pharmacopöe bereiteten sauren Mixtur für Pferde und Rindvieh 8,0—30,0, für Schafe und Schweine 4,0—12,0, für Hunde 0,5—2,0 mit Wasser oder in bitteren Pflanzendecocten oder aromatischen Infusen bis zum erträglich sauren Geschmack verdünnt, und in Zwischenzeiten von 1—4 Stunden. Man kann bittere und aromatische Mittel damit verbinden. — Aeusserlich wurden diese sauren Mischungen, namentlich das Rabel'sche Wasser als blutstillende Mittel, und bei Gelenkwunden um die Synovia zum Gerinnen zu bringen und ihren Ausfluss zu hemmen, ausserdem auch bei Gallen- und Sehnenklapp, und im verdünnten Zustande als austrocknendes und heilendes Mittel bei Flechten u. s. w. benutzt, sind aber jetzt kaum noch gebräuchlich.

Anmerkung 2. Die saure Wundmischung, oder Theden's Schusswasser, Theden'sche Arquebusade (*Mixtura vulneraria acida*, *Aqua vulneraria Thedenii*) wird nach der Preuss. Pharmacopöe aus rohem Essig (6 Theile), rectificirtem Weingeist (3 Theile), verdünnter Schwefelsäure (1 Theil) und abgeschäumtem Honig (2 Theile) zusammengesetzt; sie wirkt zusammenziehend, reizend, daher bei Erschlaffung zertheilend, blutstillend, und wurde äusserlich bei Quetschungen, Quetsch- und Schusswunden, bei Blutunterlaufungen, Blutungen u. s. w., ehemals mehr als jetzt, angewendet. Ich habe sie bei frischen Quetschungen, namentlich bei dergleichen Sehnenklapp, Piephacken, Stollbeulen, Druckschäden, Verstauchungen, auch bei Gallen, sehr wirksam gefunden, indem ich sie mit 2—3 Theilen Wassers verdünnt, täglich sechs- bis achtmal anwendete. (*Acid. sulphuric. crud.* 30 Grm. 6 Pfg.; *rectificat.* 30 Grm. 1 Sgr. 4 Pfg.; *dilut.* 30 Grm. 3 Pfg.; *Mixt. sulphur. acid.* 30 Grm. 1 Sgr. 8 Pfg.; *Mixtura. vulnerar. acida* 30 Grm. 10 Pfg.)

2) Salpetersäure, *Acidum nitricum*, **Salpetersäurehydrat, saurer Salpetergeist, Azotsäure, Scheidewasser**, *Spiritus nitri acidus*, auch wohl: *Aqua fortis*, *Acidum zooticum*.

§. 448.

Die Salpetersäure, aus Sauerstoff, Stickstoff und Wasser bestehend, wird durch Destillation des Salpeters mit Schwefelsäure in Fabriken als rohe oder rauchende Salpetersäure (*Acidum nitricum crudum, Acid. nitric. fumans*) gewonnen, und diese wird durch nochmalige Destillation rectificirt und zur officinellen reinen Salpetersäure gemacht. Die rohe Säure hat ein gelbliches Ansehen, sie ist mit salpetriger Säure vermischt und erzeugt bei der Einwirkung der Luft einen weissen Dampf, indem ihr Dunst die Feuchtigkeit der Luft condensirt. Die reine Salpetersäure ist eine klare, farblose, flüchtige, nicht rauchende Flüssigkeit von eigenthümlich saurem scharfen Geruch und stark saurem Geschmack; sie soll nach der Preuss. Pharmacopöe wenigstens 25 Proc. wasserfreie Säure enthalten; zum Wasser hat sie eine grosse Anziehung, mischt sich mit demselben in allen Verhältnissen und macht mit Alkalien und Metallen Salze. Der Sauerstoff, ihr überwiegender Bestandtheil (beinahe 74 Proc.), ist nur locker mit dem Stickstoff verbunden, so dass er sich leicht von demselben trennt, worauf beide Bestandtheile mit anderen Stoffen Verbindungen eingehen. Die Salpetersäure ist daher leichter zersetzbar als die übrigen Mineralsäuren; sie zersetzt aber auch andere, namentlich alle thierische Stoffe sehr leicht, und färbt bei gelinder Einwirkung die letzteren gelb, bei stärkerer Einwirkung aber wandelt sie dieselben in eine weiche, breiige Masse und dann in einen Schorf um. Ihre Wirkungen im concentrirten Zustande sind also mit denen der concentrirten Mineralsäuren überhaupt (§. 438) übereinstimmend.

Im verdünnten Zustande besitzt die Salpetersäure zwar zum Theil die, von den verdünnten Mineralsäuren im Allgemeinen angegebenen Wirkungen; sie zeichnet sich jedoch dadurch aus: *a)* dass sie örtlich viel stärker reizt als jede andere, mit einer gleichen Menge Wassers verdünnte Säure, und dass sie daher auch noch in einer solchen Verdünnung, in welcher andere Säuren ganz ohne Nachtheil ertragen werden, bei innerlicher Anwendung leicht zu heftige, schmerzhafte Irritation der Verdauungseingeweide, selbst Magen- und Darmentzündung erzeugen kann; — *b)* dass sie weniger adstringirend, und noch weit weniger kühlend und durststillend als die Schwefelsäure und weniger specifisch erregend auf die Gangliennerven wirkt, als die Salzsäure; dass sie aber *c)* in der ersten Zeit die Thätigkeit der Blutgefässe, der Lymphgefässe und fast aller drüsigen Organe vermehrt, und *d)* dass sie beim anhaltenden Gebrauche schneller und stärker als die übrigen Säuren eine saure Beschaffenheit der Säfte (?), grosse Schwäche, Abmagerung und die im Allgemeinen (§. 439) bezeichnete Uebelsäftigkeit erzeugt.

Diese Eigenthümlichkeiten der Salpetersäure werden höchst wahrscheinlich durch deren reichlichen Gehalt an Sauerstoff, durch ihre leichte Zersetzbarkeit, durch den Uebergang des Sauerstoffes in die Säfte und durch die Assimilation des Stickstoffes bedingt.

§. 449.

Die concentrirte Salpetersäure kann äusserlich als ein sehr kräftiges Aetzmittel zur Zerstörung wuchernder Fleischauswüchse, ebenso bei Warzen, bei unreinen, callösen Geschwüren, bei Bisswunden von wuthkranken Thieren und dergl. (§. 443) angewendet werden. Morel de Vinde und von Ehrenfels haben sie (nach gehörigem Beschneiden der kranken Klauen) als das vorzüglichste Mittel gegen das bösartige Klauenweh der Merinoschafe sehr empfohlen. Letzterer wendete zuerst diese Säure und gleich darauf das Hirschhornöl auf die Klauengeschwüre an (S. 222). Dayot[1] hat sie gegen Nabelbrüche als ein Specificum empfohlen, und zwar so, dass man die rohe Salpetersäure mittelst einer kleinen Kugel von Baumwolle, in einer Pincette gehalten, auf die von Haaren befreite Bruchgeschwulst aufstreicht, respective einreibt und dies nach einer Stunde noch einmal, selbst wohl noch einmal, wenn die Haut dick ist, wiederholt. Es tritt in 2—24 Stunden Entzündung, grosse Anschwellung, Absterbung der Haut, Schorfbildung, Eiterung und in circa vier Wochen die Heilung ein.

Die mit 4—6 Theilen gemeinen Wassers verdünnte Salpetersäure ist bei der Räude aller Thiere, bei Flechten, dem Teigmal der Kälber und Läm-

[1] Recueil de médec. vétér. 1848. p. 778.

mer und bei der veralteten Mauke der Pferde ein sehr wirksames und wohlfeiles Heilmittel, welches man mit einem Schwamm oder mit einem wollenen Lappen sanft in die schwärende Fläche einreibt, nachdem erst die vorhandenen Schorfe erweicht und entfernt sind. Die Wiederholung kann nach 1—3 Tagen geschehen. — Bei dem bösartigen Klauenweh hat man von der täglichen Anwendung der, mit 3—4 Theilen Wassers verdünnten Salpetersäure sehr gute Wirkung gesehen.

Innerlich wird die Salpetersäure mit Recht fast gar nicht benutzt, weil man ihre nachtheiligen Wirkungen nicht immer ganz vermeiden kann. Auch sind die besonderen Indicationen für ihren innerlichen Gebrauch noch nicht gehörig festgestellt. Grzedziewski empfiehlt sie nach paracelsisch-chemischer Ansicht bei sogenannter Oxalurie der Wiederkäuer, wo bei Unverdaulichkeit u. s. w. mit dem Urine eine Menge Erdphosphate abgehen und auf dem blassen Urin sich bald ein blauschillerndes Häutchen bildet[1]. Manche wollen sie bei dem Rotze und Wurm und bei ödematösen Anschwellungen mit gutem Erfolge gegeben haben; aber gewiss wird man die ersteren beiden Krankheiten, wenn sie vollkommen entwickelt sind, mit der Salpetersäure auch nicht heilen, und für die ödematösen Anschwellungen giebt es weniger gefährliche Mittel. Will man jedoch diese Säure versuchen, so kann man sie für Pferde und Rinder von 4,0—12,0, für Schafe und Schweine von 1,0—2,0, für Hunde von 0,05—0,3, und stets wenigstens mit der 100fachen Menge Wassers verdünnt, täglich zwei- bis dreimal eingeben. Zusätze von anderen Mitteln erträgt die Salpetersäure nicht gut; am besten noch den Weingeist.

§. 450.

Eine besondere Art der Anwendung der Salpetersäure ist die in Gas- oder Dampfgestalt, als sogenannte salpetersaure Räucherungen, welche zuerst der Engländer Smith empfohlen hat und die deshalb auch nach ihm als Smith'sche Räucherungen (*Fumigationes nitricae Smithianae*) bezeichnet werden. Man bereitet sie, indem man auf gereinigten, gröblich pulverisirten Salpeter in einem nicht erwärmten irdenen, gläsernen oder porzellanenen Gefässe nach und nach reine, aber mit der Hälfte Wassers verdünnte Schwefelsäure tröpfelt (auf 30,0 Salpeter 8,0 Säure), und von Zeit zu Zeit die Mischung mit einem hölzernen oder gläsernen Stabe umrührt. Es entwickeln sich dabei zuerst violette, dann weissliche Dämpfe, in denen die aus dem Salpeter ausgetriebene Salpetersäure, jedoch im zersetzten Zustande, nämlich als Sauerstoffgas und Salpetergas oder salpetrige Säure enthalten ist. Letzteres ist um so mehr der Fall, wenn man zur Bereitung dieser Dämpfe die concentrirte Schwefelsäure benutzt; man darf dieselbe nur (wie es hier angegeben) mit Wasser verdünnt auf den Salpeter bringen; denn das Salpetergas wirkt, wenn es in Menge eingeathmet wird, sehr nachtheilig auf alle Thiere, während das Sauerstoffgas und die reine gasförmige Salpetersäure als kräftige Reizmittel bei passenden (asthenischen) Zuständen recht wohlthätig wirken können, indem sie in das Blut übergehen, es schneller und vollständiger decarbonisiren und überhaupt die Ausscheidung verbrauchter Stoffe befördern.

Man hat die salpetersauren Dämpfe als Heilmittel gegen den Rotz,

[1] Magaz. f. Thierheilk. v. Gurlt u. Hertwig. Jahrg. 27. S. 61 u. f.

gegen die Rinderpest, typhöse Fieber, Milzbrand und andere Krankheiten, — vorzüglich aber zur Reinigung der Luft in Krankenställen, zur Zerstörung der Contagien, empfohlen, und ihnen selbst vor den Chlordämpfen einen Vorzug gegeben, weil sie weniger als diese die Respiration belästigen sollen. Dieser Vorzug ist jedoch nicht gehörig erwiesen, und überhaupt ihre therapeutische Benutzung noch nicht sicher begründet. — Bei dem Rotz habe ich von den salpetersauren Dämpfen keinen guten Erfolg, sondern in mehreren Fällen schnellere Vergrösserung der chancrösen Geschwüre, oft Blutungen aus denselben und sogar Bluthusten entstehen sehen.

Anmerkung. Als ein nicht officinelles Arzneipräparat von der Salpetersäure hat man die oxygenirte Salbe *(Unguent. oxygenat.)*, welche aus 8 Th. Schweineschmalz und 1 Th. Salpetersäure durch blosses Zusammenrühren bereitet wird. Sie wirkt gelind reizend, und ist bei der Räude, besonders bei der sogenannten trockenen, — bei Flechten, bei dem Maulgrind der Kälber und Lämmer, bei der Mauke und bei verhärteten Drüsen ein wirksames Heilmittel, welches man täglich ein- bis zweimal anwenden kann. *(Acid nitr. crud.* 30 Grm. 10 Pfg.; *deparat.* 1 Sgr. 2 Pfg.; *Acid. nitric. fumans* 30 Grm. 2 Sgr. 8 Pfg.)

3) **Salzsäure**, *Acidum hydrochloratum s. muriaticum*, **Salzgeist**, *Spiritus salis acidus*; **Chlorwasserstoffsäure**, *Acidum hydrochloricum.*

§. 451.

Die Salzsäure ist eine Wasserstoffsäure (§. 435) und kann sowohl im gasförmigen, wie auch im flüssigen Zustande bestehen. Im ersteren ist sie blos aus gleichen Raumtheilen Chlorgas und Wasserstoffgas zusammengesetzt, und erscheint somit als Chlorwasserstoffgas; dieses wird aber vom Wasser sehr begierig aufgenommen, und wenn dasselbe von ihm vollkommen gesättigt ist, stellt es die concentrirte flüssige Salzsäure dar. Es giebt eine rohe und eine gereinigte Salzsäure. Die rohe wird in Fabriken aus Kochsalz und Schwefelsäure durch Destillation gewonnen, sie ist eine gelbliche, an der Luft Dämpfe ausstossende, saure, ätzende Flüssigkeit. Die gereinigte Salzsäure *(Acid. hydrochloratum purum)* ist eine farblose, wasserhelle Flüssigkeit, welche an der Luft kaum oder wenig raucht, einen ätzend sauren Geschmack und einen eigenthümlichen stechenden Geruch besitzt; sie enthält 25 Proc. wasserfreie Säure und ihr spec. Gewicht ist 1,124.

Die Wirkung der concentrirten (reinen und rohen) Salzsäure auf den Thierkörper ist ätzend, zuerst mit Entfärbung der betroffenen Theile; sie steht jedoch an Intensität der Schwefel- und Salpetersäure etwas nach. — Gehörig verdünnt bringt die Salzsäure bei innerlicher Anwendung solche Wirkungen hervor, welche zwar denen der verdünnten Mineralsäuren überhaupt entsprechen (§. 439), sich aber dadurch von den übrigen unterscheiden: a) dass die Salzsäure mehr als jede andere Säure die Functionen der von den Gangliennerven abhängigen Organe erregt, namentlich in den Verdauungseingeweiden sowohl die Energie der Bewegungen vermehrt, als auch die Empfindlichkeit erhöht, und zugleich die Absonderungen befördert; — und b) dass sie auch den Tonus in den Blutgefässen steigert, jedoch ohne das Blut so sehr gerinnbar zu machen, wie es die Schwefelsäure thut.

Alle diese erregende Wirkungen zeigt die Salzsäure jedoch nur bei einer nicht zu lange fortgesetzten Anwendung; denn wenn die letztere stattfindet, treten auch die nachtheiligen und schwächenden Folgen ganz so ein, wie von den übrigen Mineralsäuren (§. 439), und wie von dem Chlor (§. 420). Mit dem letztern muss die Salzsäure um so mehr eine Verwandtschaft in den Wirkungen zeigen, da sie ihm ihre Eigenschaften und Kräfte verdankt.

§. 452.

Die concentrirte Salzsäure kann so wie concentrirte Salpetersäure als Aetzmittel benutzt werden. Die Anwendung der verdünnten Salzsäure ist zwar bei den im §. 443 bezeichneten Krankheitszuständen angezeigt, es ist aber wohl zu beachten: dass sie bei acuten Krankheiten nicht für alle Stadien derselben gleichmässig passend ist, sondern den grössten Nutzen zu der Zeit leistet, wenn die entzündliche Reizung in den asthenischen oder asthenisch-nervösen Zustand übergeht. An diesem Scheidepunkte, der bei vielen Krankheiten sehr deutlich bemerkbar ist, ist die Salzsäure oft ein unübertreffliches Mittel, während sie dagegen in einem früheren Zeitraume zu sehr reizt, in den späteren aber, wenn Colliquationen schon eingetreten sind, oft entweder nicht mehr wirksam genug ist oder auch selbst nicht gut ertragen wird.

Ohne jene, im §. 443 angedeutete Krankheiten, bei denen die Salzsäure als Heilmittel dienen kann, hier wieder zu nennen, ist nur zu bemerken: dass sie sich vorzüglich bei der Rinderpest und bei der chronischen Unverdaulichkeit der Wiederkäuer einen Ruf erworben hat.

Gegen die Rinderpest ist sowohl die einfache, wie auch von Pessina die eisenhaltige Salzsäure oft gebraucht worden, und zwar die letztere in Oesterreich und Ungarn mit glücklichem Erfolge [1]; Hausmann [2] versichert ebenfalls, 1814 im Grossherzogthum Baden einen günstigen Erfolg von ihr gesehen zu haben, und Bojanus [3] empfiehlt sie als ein Mittel, durch welches im Durchschnitt gegen zwei Dritttheile der Kranken gerettet werden sollen. Schmiederer [4] sah dagegen von 51 Rindern, welche mit dieser Säure behandelt wurden, nicht ein Stück genesen, und ebenso wenig ein Stück gegen die Ansteckung geschützt werden; er behauptet, dass die in Pessina's Schrift angegebenen glücklichen Erfolge Uebertreibungen enthalten, und dass Pessina in allen Orten, wo nur ein Stück Vieh von der Pest ergriffen war, alle übrigen noch gesunden Thiere als gerettet angegeben habe, als ob sie nothwendig alle hätten erkranken müssen und als ob die Salzsäure wirklich alle präservirt hätte, — auch, dass er jedes Rind, welches zu jener Zeit nur im mindesten sich unwohl gezeigt, als pestkrank und dann von der Pest geheilt betrachtet habe, wenn die letztere auch nicht vorhanden war. Daher

---

[1] Anleitung zur Heilung der Rinderpest mit der eisenhaltigen Salzsäure. 3. Aufl. Wien 1812. kl. 8.

Reich, richtige und gewissenhafte Belehrung für den Landmann über die Rindviehseuche, Nürnberg 1797; und G. R. Frank, über die Rinderpest und über die Mittel, sie zu heilen und auszurotten, Berlin 1802, — waren Pessina vorausgegangen; allein ersterer ohne praktische Beweise, und Frank hatte die oxygenirte Salzsäure, d. h. Chlorwasser benutzt (S. 85 in Frank's Schrift).

[2] André, Oekonomische Neuigkeiten. 1829. Nr. 12. S. 89.

[3] Anleit. z. Erkenntniss u. Behandl. d. wichtigsten Seuchen. 2. Aufl. Wilna 1821.

[4] Archiv für Thierheilkunde, von einer Gesellschaft schweizerischer Thierärzte. 1. Bd. 1. Heft. S. 59. Aarau 1816.

erscheinen in den, der Schrift angehängten, Tabellen manche Rinder schon am folgenden Tage als genesen. —

Wenn man auch die Wahrheit von Pessina's Angaben nicht auf diese Weise bestreiten will, so muss man doch bekennen, dass die Salzsäure bei den meisten Rinderpestseuchen, die in späterer Zeit vorgekommen sind, das nicht geleistet hat, was Pessina von ihr gerühmt. Zur Erklärung dieses Widerspruchs giebt Veith[1] einen ganz richtigen Fingerzeig, indem er darauf deutet, dass theils jene, von Pessina beobachtete Seuche eine gelinde Form hatte, noch mehr aber, dass es wahrscheinlich meistens ungarisches Schlachtvieh war, an welchem Pessina das Mittel zuerst versuchte, und bei welchem der Erfahrung zufolge, die Rinderpest stets einen mildern Verlauf macht, als bei dem einheimischen Vieh. Ausserdem bemerke ich noch, dass in manchen Jahren die Seuche auch bei unserem inländischen Rindvieh einen milderen Character annimmt, so dass viele erkrankte Stücke ohne alle Kunsthilfe genesen. Dies scheint besonders dann sich zu ereignen, wenn die Krankheit durch mehrere Jahre in einer Gegend bestanden hat (was jetzt nicht mehr stattfinden soll) oder wenn sie oft wiederholt in derselben aufgetreten ist.

Bei der chronischen Unverdaulichkeit des Rindviehes, wenn dieselbe in Schwäche und Unthätigkeit der Magen (wahrscheinlich in mangelhafter Absonderung des Magensaftes) begründet ist, ist die Salzsäure von schweizerischen Thierärzten und besonders von Meier[2] mit ausgezeichnet heilsamem Erfolge selbst in solchen Fällen gegeben worden, wo die Thiere dem Tode anheimgefallen zu sein schienen, und wo alle übrigen Mittel unzulänglich waren. Späterhin hat Rychner diese gute Wirkung bestritten, J. Wirth sie aber bestätigt, obgleich das Mittel, wie Letzterer richtig bemerkt, kein Universalmittel bei der chronischen Unverdaulichkeit ist (Archiv für Thierheilk. v. d. Gesellsch. schweiz. Thierärzte. Neue Folge. Bd. VI. S. 225). Die Zufälle, welche die genannte Krankheit characterisiren und bei denen er das Mittel so nützlich fand, waren: völlige Appetitlosigkeit, Verlust der Milch, grosse Schwäche, matte Augen, Kälte der Ohren, der Hörner, des Maules und der Gliedmaassen, langsames Athmen, weicher, kleiner, nicht zu geschwinder Puls, stark fühlbarer Herzschlag, erhöhte Empfindlichkeit im Verlaufe der Wirbelsäule, voller, gespannter Bauch, gänzlich unfühlbare Bewegung des Pansen in der linken Hungergrube, stinkende Excremente. Er bemerkte, dass die Thiere gleich nach dem Eingeben der Salzsäure den Kopf schütteln, die Luft stark durch die Nase ausstossen, das Maul durch einige Zeit abwechselnd offen halten, und aus demselben geifern; beim Befühlen der linken Hungergrube zeigt sich statt der frühern Ruhe eine deutlich wahrnehmbare Bewegung, die Ab- und Aussonderungen werden regelmässiger, die Wärme gleichmässig erhöht; nach dem dritten oder vierten Einguss der Säure findet sich das Wiederkäuen und auch bald darauf die Fresslust wieder ein, und die Thiere genesen schnell. — Bei derjenigen Unverdaulichkeit, welche in Folge von Entzündung der Verdauungseingeweide besteht, erscheint die Salzsäure als ein zweifelhaftes Mittel; in verschiedenen

[1] Handbuch der Veterinärkunde. 3. Aufl. Wien 1831. 2. B. S. 441.

[2] Archiv für Thierheilkunde von einer Gesellschaft schweizerischer Thierärzte. 1. Bd. 4. Heft. S. 58.

anderen asthenischen Leiden der Verdauungseingeweide bei den Wiederkäuern habe ich sie aber stets sehr wirksam gefunden.

§. 453.

Die Gabe von der Salzsäure kann grösser sein als von der Schwefelsäure, und weit grösser als von der Salpetersäure, nämlich für Pferde 8,0—15,0, für ausgewachsene Rinder 15,—30,0, für ein jähriges Kalb 4,0—8,0, für ein Saugkalb 2,0—4,0, — für Schafe, Ziegen und Schweine 2,0—6,0, — für Hunde 0,3—1,2. Es ist hier immer die concentrirte Salzsäure gemeint, welche vor dem Eingeben nothwendig mit so viel Wasser verdünnt werden muss, dass die Flüssigkeit mässig sauer schmeckt. Hierzu sind gewöhnlich etwa 50—60 Theile Wasser für 1 Theil der Säure hinreichend; aber Pessina benutzte eine viel grössere Verdünnung, nämlich 1 Loth Säure mit 1 Maass (d. i. 4 Pfund medic. Gewicht oder 1 Theil zu 96 Theilen) Wasser, und nur beim höchsten Grade der Rinderpest 1—1 $^{1}/_{2}$ Loth Säure auf $^{1}/_{2}$ Maass Wasser; und viele Thierärzte sind dieser Vorschrift gefolgt. Das zur Verdünnung benutzte Wasser soll weder warm noch ganz kalt sein. — Die Wiederholung der einzelnen Gaben richtet sich nach der Art, der Dauer und dem Grade der Zufälle; bei der chronischen Unverdaulichkeit und bei anderen gastrischen, sowie allen nicht schnell verlaufenden Krankheiten ist alle 3—4 Stunden eine Gabe hinreichend, während dagegen bei der Rinderpest, nach Pessina's Vorschrift, jungen Thieren 8—12, alten aber 15—20 Gaben in einem Tage, d. h. vom Morgen bis zum Abende, oder vom Mittage bis durch die Nacht (also jede Stunde wenigstens eine Gabe) beigebracht werden sollen, so dass in der angegebenen Zeit für ein ausgewachsenes Rind 20—30 Loth Säure verbraucht werden. Nach dieser Vorschrift soll man ferner in den nächsten 24 Stunden das Mittel aussetzen und blos Mehltrank geben; wenn aber am 3ten Tage die Besserung der Thiere nicht deutlich eingetreten ist, soll man die Hälfte jener Gaben wiederholen.

Bei der Rinderpest und bei allen Krankheiten, welche mit örtlicher Reizung oder nur mit grosser Empfindlichkeit der Brust- und Baucheingeweide verbunden sind, ist die Anwendung der Salzsäure mit Wasser oder mit einer schleimigen Flüssigkeit am nützlichsten; wo aber Unthätigkeit oder Torpor in diesen Eingeweiden oder auch im ganzen Organismus besteht, ist der Zusatz von Weingeist, von aromatischen, bitteren oder adstringirenden Mitteln zweckmässig; z. B. gegen die chronische Unverdaulichkeit nach Meier's Vorschrift (a. a. O.): Salzsäure 120,0, Weingeist 180,0 und Wasser 240,0, wovon der 4te Theil mit einem Schoppen Wasser verdünnt alle 3—4 Stunden eingegeben wird. — Wenn Durchfall bei jenen Krankheiten zugegen ist, hat man die Salzsäure in Verbindung mit Opium als nützlich befunden.

§. 454.

Aeusserlich kann die concentrirte Salzsäure als Aetz- und Zerstörungsmittel dienen, wie dies von den übrigen concentrirten Säuren angegeben ist. Die verdünnte Salzsäure wird als ein erregend-zertheilendes, zusammenziehendes, entzündungswidriges und austrocknendes Heilmittel, sowie auch als ein reinigendes, Krankheitsstoffe zerstörendes Mittel benutzt, und zwar: 1) zu Waschwässern gegen die ödematösen und emphysematösen Geschwülste, welche sich asthenischen Krankheiten, z. B. bei der Rinderpest, bei Faulfiebern u. s. w. zuweilen entwickeln; — 2) ebenso gegen Räude, Flechten, Mauke, Klauenweh, gegen bösartige, faulige Geschwüre, ganz besonders auch gegen Warzen beim Rindvieh (1 Th. conc. Säure, 5 Th. Wasser täglich zweimal, einige Zeit fortgesetzt, worauf die Oberfläche vertrocknet und die Warze abfällt); — 3) zu Maulwässern gegen asthenische Halsentzündungen, gegen das Maulweh, bei dem Zungenkrebs und bei stark jauchenden Wunden oder Geschwüren im Maule; — 4) bei Bisswunden von wuthkranken Thieren, und gegen kalten Brand; und 5) nach Pessina auch zu Clystiren bei einem sehr hohen Grade der Rinderpest. — Meier hat die verdünnte Salzsäure als chemisch auflösendes Mittel der Kalkerde in den Knochen auch gegen Spath empfohlen; ich habe sie hier und bei anderen Knochenauftreibungen versucht, aber stets ohne Erfolg, selbst wenn diese Uebel noch in der Entwickelung begriffen waren.

Zu den Waschwässern nimmt man nach Verhältniss der Reizbarkeit der betreffenden Theile 30,0 der concentrirten Säure zu 480,0—600,0 Wasser, und macht die Waschung täglich zwei- bis sechsmal. — Als Maulwasser kann eine ähnliche Verdünnung mit Wasser, entweder ganz einfach, oder mit Zusatz von 60,0—100,0 Honig und mit etwas Mehl dienen; zuweilen nimmt man auch statt des Wassers ein aromatisches Infusum, z. B. von Salbei, und setzt ihm ausser der Säure gleichfalls Honig und Mehl bei. — Zu den Clystiren dient für Rinder 15,0 Säure mit 500,0 Wasser verdünnt. (*Acidum hydrochloric. crud.* 30,0 6 Pfg.; *depurat.* 30,0 1 Sgr. 6 Pfg.)

Anmerkung 1. Die sogenannte eisenhaltige Salzsäure, deren Anwendung von Pessina und Bojanus als vorzüglich wirksam gegen die Rinderpest empfohlen ist, wird bereitet, wenn man 1 Quentchen (4 Grm.) Eisenfeile, oder noch besser, fein pulverisirtes Eisen in 4 Pfund Salzsäure bei offener oder nur locker verstopfter Flasche[1] auflöst, dann aber die braungelb gewordene Flüssigkeit gut verwahrt. Gabe und Anwendung ist wie bei der gewöhnlichen Salzsäure.

Anmerkung 2. Die salzsauren Dämpfe (durch Aufgiessen von Schwefelsäure auf Kochsalz in einem warmen Gefässe entwickelt) wirken einigermaassen wie Chlordämpfe, belästigen aber mehr als diese die Respirationsorgane, und sind daher zur Zerstörung der Ansteckungsstoffe u. s. w. besser durch die Chlordämpfe zu ersetzen.

4) Essig, *Acetum* (gewöhnlicher oder roher Essig, *Acetum commune s. Acetum crudum*).

§. 455.

Der Essig enthält als wesentlichen Bestandtheil die Essigsäure (*Acidum aceticum*) mit Wasser verdünnt und häufig noch mit etwas Schleimzucker, oder mit Kleber, zuweilen auch mit Weingeist, mit Weinsteinsäure, Apfelsäure und dergl. verunreinigt. Er ist das Product der sauern Gährung, kann daher aus allen Substanzen bereitet werden, welche fähig sind, in diese Gährung überzugehen, und erhält gewöhnlich nach derjenigen Substanz, aus welcher er dargestellt ist, einen Beinamen, z. B. Weinessig, Bieressig, Fruchtessig, Obst- oder Cideressig, Holzessig u. s. w. Als der beste wurde bisher gewöhnlich der Weinessig (*Acetum vini*) betrachtet; indessen ist in der neuern Zeit die Essigbereitung so vervollkommnet worden, dass man ihn durch guten Fruchtessig vollkommen ersetzen kann. — Der Bieressig (*Acetum cerevisiae*) enthält gewöhnlich viel fremdartige Bestand-

[1] Die fest zugestopfte Flasche kann wegen Anhäufung des salzsauren Gases leicht zerspringen.

theile, und weniger Säure als der Wein- und Fruchtessig, kann aber für die meisten Heilzwecke, besonders äusserlich, ganz brauchbar sein.

Anmerkung. Der reine oder destillirte Essig oder die verdünnte Essigsäure *(Acetum purum s. destillatum, Acidum aceticum dilutum)*[1], — der verstärkte oder concentrirte Essig, auch concentrirte Essigsäure *(Acetum concentratum, Acidum aceticum concentratum)* genannt[2], — und ebenso die reine Essigsäure oder der höchst concentrirte Essig *(Acidum aceticum purum, Acetum concentratissimum)*[3] werden als Arzneimittel für Thiere nicht benutzt, theils weil diese Präparate örtlich die zu starken Wirkungen der concentrirten Pflanzensäuren erzeugen (§. 440), und deshalb nicht gut ertragen werden, hauptsächlich aber, weil sie zu theuer und durch den gemeinen Essig zu ersetzen sind.

§. 456.

Der Essig wirkt bei innerlicher und äusserlicher Anwendung so, wie es von den vegetabilischen Säuren im Allgemeinen (§. 440) angegeben, und es gilt von ihm auch Alles, was über den Unterschied zwischen Pflanzen- und Mineralsäuren (§. 441) und über die Vermittelung der Wirkungen (§. 442) in Beziehung auf die Pflanzensäuren gesagt ist. Bemerkenswerth erscheint es aber, dass der concentrirte Essig den Faserstoff, und noch mehr das Eiweiss (auch im Chylus und im Blute) auflöst und deshalb auch die Eiterkügelchen in kleine Theile zertheilt.

Seine innerliche Anwendung kann bei den, im §. 443 sub *b* bezeichneten Krankheitszufällen Statt finden, im Ganzen benutzt man ihn aber nicht häufig, besonders bei Pferden, weil man von ihm nachtheilige Wirkungen auf die Verdauungseingeweide fürchtet[4]; ich habe jedoch Essig von der Stärke, welche die Pharmacopöe vorschreibt, Pferden in Gaben von 180,0—360,0, Kühen bis zu 1 Kilogrm., Schafen und Schweinen von 15,0—60,0, Hunden 8,0—30,0 auf einmal, und in Zwischenzeiten von 3—4 Stunden täglich dreimal eingegeben, ohne dass nachtheilige Folgen hiervon entstanden sind. Die Thiere zeigten blos nach dem Eingeben etwas vermehrte Schleimabsonderung im Maule und in der Nase, und dann die gewöhnlichen Wirkungen der Pflanzensäuren. Grössere Gaben verursachten allerdings bei Pferden oft Kolik, Störung des Appetits und der Verdauung, und bei Hunden Unruhe, schmerzhaftes Gewinsel, Erbrechen und darauf grosse Traurigkeit; aber alle diese Zufälle gingen immer in etwa einer Stunde wieder vorüber.

Ausser den Entzündungsfiebern, den gastrischen (biliösen), nervösen und typhösen Fiebern mit entzündlichem Character, dem Milzbrande u. s. w. müssen noch drei Krankheitszustände, bei denen der innerliche Gebrauch des Essigs nützlich ist, besonders erwähnt werden, nämlich die Aufblähung oder Trommelsucht bei den Wiederkäuern, die narkotischen Vergiftungen, und die Vergiftungen mit ätzenden Alkalien.

In der Trommelsucht habe ich den Essig als ein ganz vortreffliches Mittel kennen gelernt, wenn sie mehr einen chronischen als acuten Character

---

[1] Nach der Preuss. Pharmacopöe sollen von dem rohen, und ebenso von dem destillirten Essig 100 Theile 5 Theile wasserfreier Essigsäure enthalten und 16 Theile sollen 1 Theil kohlensauren Kalis sättigen.

[2] Enthält in 100 Theilen 24—25 Theile wasserfreier Essigsäure.

[3] Mit 84—85 Proc. wasserfreier Essigsäure.

[4] Daum, etwas über den innern Gebrauch des Essigs bei Pferden. In Busch und Daum's Archiv, 4. Bändchen, S. 56. — Schon v. Sind hatte (im 3. Bd. seines Unterrichts S. 93) gesagt: den Essig darf man bei Pferden nicht wohl gebrauchen, weil er ihnen Angst zu machen pflegt.

hatte, namentlich wenn sie durch unverdaute, im Wanst liegende Substanzen, aus wirklicher Gährung derselben entstanden ist, und wenn durch letztere die Gasentwickelung längere Zeit unterhalten, und das Aufblähen durch mehrere Tage dauernd wird, oder wenn dasselbe, nachdem es durch den Troikar und andere Mittel beseitigt ist, bald darauf wieder entsteht. Das letztere verhindert der Essig ganz vorzüglich, indem er den Gährungsprocess unterdrückt; aber er ist nicht immer vermögend, die schon vorhandene, plötzlich zu einem hohen Grade entwickelte Aufblähung schnell genug zu beseitigen, um die aus ihr entstehenden, oft lebensgefährlichen Zufälle (Berstung der Eingeweide, Schlagfluss, Erstickung) zu verhüten, und er macht daher in dringenden Fällen den Troikar oder die Schlundröhre auch nicht entbehrlich.

Gegen die üblen Wirkungen von zu grossen Gaben narkotischer Mittel oder nach dem zu reichlichen Genuss narkotischer Pflanzen, ist der Essig schon lange als eins der wirksamsten Mittel anerkannt, obgleich man auch behaupten wollte, dass er die Auflöslichkeit und die Wirksamkeit der narkotischen Alkaloide befördere, wenn dieselben noch im Verdauungskanal vorhanden seien, und dass er daher nur dann angewendet werden dürfe, nachdem diese Stoffe durch Erbrechen wieder entfernt worden, oder wenn sie schon in das Blut übergegangen sind. Da aber das Erbrechen nicht bei allen Thieren möglich, auch jene Behauptung über die Verstärkung der narkotischen Wirkungen nicht allgemein richtig ist, so verdient der Essig bei diesen Vergiftungen immerhin als Hauptmittel betrachtet, und allgemein verwendet zu werden, da er wohlfeil, fast überall zu haben ist, und die schon eingetretene narkotische Wirkung sehr sichtbar vermindert. Bei Hunden, Katzen und Schweinen schickt man jedoch seiner Anwendung recht zweckmässig ein Brechmittel voraus, wenn es wahrscheinlich ist, dass ein Theil des Giftes sich noch im Magen befindet.

Gegen die schädliche Wirkung der ätzenden Alkalien und Erden, des Aetzkalkes u. s. w. ist der Essig (innerlich und äusserlich) ebenfalls das wirksamste Mittel, wenn diese Stoffe noch im oder am Körper vorhanden sind, und wenn nicht schon zu heftige Entzündung und Aetzung entstanden ist.

§. 457.

Die Gabe vom Essig ist nach Verhältniss seiner grösseren und geringeren Concentration, nach der Heftigkeit der Krankheitszufälle u. s. w. für Pferde 120,0—240,0, für Rindvieh 360,0—1000,0, für Schafe, Ziegen und Schweine 30,0—90,0, für Hunde 8,0—15,0, in Zwischenzeiten von $^1/_2$—3 Stunden. Die bezeichneten grossen Gaben dienen besonders bei Vergiftungen mit narkotischen Stoffen oder mit ätzenden Alkalien, ebenso bei Trommelsucht. Die Anwendung geschieht am besten in flüssiger Form, entweder blos mit Wasser verdünnt, oder mit schleimigen Flüssigkeiten versetzt; letzteres besonders dann, wenn die Brust- oder Baucheingeweide sehr gereizt erscheinen. Ehemals empfahl man auch zu solchen Flüssigkeiten den Honig zuzusetzen; derselbe ist aber entbehrlich und etwa nur da zu benutzen, wo man ihn als Hausmittel ohne Kosten erhalten kann, und wenn man Thieren den Essigtrank zum freiwilligen Genuss überlässt. — Zusätze von erregenden Mitteln sind in der Regel da nicht passend, wo der innerliche Gebrauch des Essigs angezeigt ist, und mit Alkalien, Kalkwasser und Seife darf er nicht zusammengebracht werden, weil er mit diesen Stoffen chemische Verbindungen eingeht, und dabei seine Wirksamkeit aufgehoben wird; Neutralsalze, besonders Kochsalz, Salmiak und Salpeter schwächen aber die letztere nicht.

§. 458.

Aeusserlich benutzt man den Essig:

1) Am häufigsten als kühlendes, auch zugleich als gelind zusammenziehendes, zertheilendes Mittel gegen Entzündungen, besonders solche, welche mit Quetschung, mit Ausdehnung der Theile, mit Blutunterlaufung oder mit grosser ödematöser Geschwulst verbunden sind; daher bei Quetschungen, bei frisch entstandenen Genickbeulen, bei dergleichen Satteldrücken, Widerristschäden, Sehnenklapp, Piephacken, Gallen, bei und nach Verrenkungen, bei dem Verbällen und dergl. — Man wendet ihn hierbei auf verschiedene Weise an, und zwar entweder a) bloss mit Wasser verdünnt und kalt, zum Waschen oder zu Umschlägen, wenn die Zufälle noch einigermaassen auf einen synochösen Character der Entzündung deuten; — oder b) mit Wasser verdünnt und mit Glaubersalz, Salmiak, Salpeter und dergl. versetzt, als sogenanntes einfaches Oxykrat *(Oxycratum simplex)*, das aus Salmiak 30,0, Essig und Wasser, von jedem 480,0, bereitet wird, und bei dem Zusatze von 60,0 Kamphergeist das zusammengesetzte Oxykrat *(Oxycratum compositum)* giebt; — oder in Form der Schmucker'schen kalten Umschläge, die aus: Essig 480,0, Wasser 1440,0, Salmiak und Salpeter von jedem 30,0 gemacht werden. — c) Mit Lehm oder Thon zu einem dünnen Brei zusammengemengt, welchen man gegen $1/2$—$3/4$ Zoll dick auf die leidenden Theile gleichmässig aufstreicht, und entweder durch fleissiges Begiessen beständig feucht erhält oder so oft erneuert, als er anfängt trocken zu werden. Ein solcher Lehmbrei ist besonders nützlich, wenn bei den oben bezeichneten Zuständen grosse und hartnäckige Geschwulst besteht. — d) Als Zusatz zu Aufgüssen von aromatischen Kräutern, zu Waschungen, Umschlägen und Breiumschlägen, welche mehrentheils warm und dann angewendet werden, wenn die Zufälle auf Torpidität deuten, oder wenn Eiterung oder Brand droht.

2) Als blutstillendes Mittel, bei Blutflüssen aus der Nase, den Genitalien u. s. w., auch bei Verwundungen wird der Essig unverdünnt angewendet; er kann aber nur gegen Blutungen aus kleinen Gefässen und gegen sogenannte parenchymatöse Blutung etwas leisten. Viborg rühmt gegen Lungenblutsturz bei Pferden Essigdämpfe, welche selbst dann noch wirksam waren, wenn die Thiere schon ausgestreckt lagen, nicht mehr aufstehen und kaum noch athmen konnten[1]. — Nach seiner Vorschrift entwickelt man diese Dämpfe durch Aufgiessen des Essigs auf ein erwärmtes (nicht glühendes) Stück Eisen, nahe unter der Nase des Pferdes, und so lange, bis der ganze Stall mit einem Nebel von essigsauren Dämpfen angefüllt ist. — Ich habe dieses Verfahren gegen den Lungenblutsturz in mehreren Fällen stets vergebens angewendet; die Pferde wurden durch die Dämpfe zum Husten gereizt und hierbei trat die Blutung immer wieder heftiger ein. Dagegen

[1] Veter. Selskab. Skrifter. Deel 1. u. 2. S. 421. — Magaz. f. theoret. u. prakt. Thierheilk. von Teuffel. 1. Bd. 2. Heft. S. 253.

haben sich diese Dämpfe bei dem bösartigen Katarrh des Rindviehes (den ich für Typhus halte), wo Rychner sie empfohlen, mehrfältig bewährt.

3) Zu Maulwässern, bei dem gutartigen Maulweh, bei Entzündungen und Verletzungen der Zunge u. s. w., ganz wie die Salzsäure.

4) Zu Clystiren bei narkotischen Vergiftungen, bei Entzündung und Vorfall des Mastdarms, bei Entzündungs- und Verstopfungskolik. Mehrentheils benutzt man hierzu mässig verdünnten Essig; bei der Kolik sollen aber nur einige Löffel voll Essig mit der nöthigen Menge recht kalten Wassers zu einem Clystire genommen werden[1].

5) Gegen das Hautjucken, welches als krankhafte Steigerung der Sensibilität, aber nicht als Folge von Unreinigkeit entstanden ist.

6) Ausserdem dient der Essig noch gegen Ungeziefer als sehr wirksames Waschmittel, namentlich in Verbindung mit Tabacksdecoct.

7) Zur Bereitung der Senfbreie, wo er aber entbehrt werden kann, da er die Wirksamkeit des Senfs nicht vermehrt.

8) Zum Räuchern bei zu lange eingeschlossener oder durch stinkende Effluvien verdorbener Luft. Zu letzterem Zwecke sind die Essigdämpfe gewiss nicht unpassend. Das Chlor, welches sie in neuerer Zeit fast ganz verdrängt hat, kann den Essig in dieser Hinsicht nicht ganz entbehrlich machen. (*Acid. acetic. dilutum* 30,0 1 Sgr. 4 Pfg. Der Essig wird vom Kaufmann entnommen.)

5) Holzsäure, Holzessig, brenzlicher Holzessig, *Acidum s. Acetum pyro-lignosum.*

§. 459.

Die rohe Holzsäure (*Acidum pyro-lignosum crudum*), ein sehr zusammengesetztes Product der trockenen Destillation des Holzes, besteht aus Wasser, viel Essigsäure, essigsaurem Ammoniak, brenzlichem Oel, Brandharz, aus einem stickstoffhaltigen Extractivstoff, aus brenzlichem Holzessiggeist und aus Kreosot. Die Verhältnisse dieser Bestandtheile und daher auch die Wirksamkeit der Säure sind nach Verschiedenheit der, zu ihrer Bereitung benutzten Holzarten u. s. w. etwas verschieden. Sie hat ein braunes Ansehen, einen essigartigen, zugleich aber theer- und rauchähnlichen Geruch und Geschmack; ihr spec. Gewicht ist 1,02; 15—16 Theile sättigen gewöhnlich 1 Theil kohlensaures Kali. Die durch nochmalige gelinde Destillation von den gröberen brenzlichen Bestandtheilen befreite, sogenannte rectificirte Holzsäure (*Acidum pyro-lign. rectificatum*) ist weniger wirksam als die rohe, weshalb letztere in den meisten Fällen den Vorzug verdient.

Die brenzliche Holzsäure ist bereits im grauen Alterthume bekannt gewesen[2], aber erst in neuerer Zeit wieder beachtet, und hinsichtlich ihrer Wirkung auf lebende Thiere, sowie auf todte thierische Substanzen mehrfältig geprüft worden. — Berres[3] gab einem Haushahn durch drei Tage nach einander täglich 4 mal klein geschnittenes Brot, jedesmal mit $1^1/_2$ Loth (24 Grm.) Säure getränkt, ein; das Thier wurde gleich nach dem ersten Eingeben

---

[1] Taschenbuch für Hausthierärzte und Oekonomen, von J. F. Niemann. 1. Bändchen. S. 76.

[2] Plinius, Hist. nat. pag. 244. §. 21.

[3] Ueber die Holzsäure und ihren Werth. Wien 1823. S. 39 u. f.

betäubt, wankte hin und her, schäumte aus dem Schnabel und die Federn wurden buschig aufgerichtet, später wurden letztere schmutzig gelb, der Kamm blauroth, der Kopf angeschwollen, die Respiration beschwerlich, röchelnd, und am vierten Tage erfolgte der Tod unter Erstickungszufällen. — Andere Hühner, denen man 2 Quentchen (8 Grm.) der Säure für sich allein eingab, bekamen sogleich Zuckungen, Erbrechen, dunkelblaue Farbe des Kammes und schon nach 2 Minuten erfolgte der Tod. — 1 Loth (15 Grm.) des Mittels einem Hahn in den After gespritzt, verursachte ähnliche Zufälle, und in 2 Stunden den Tod. — Katzen stürzten augenblicklich nach dem Eingeben eines halben bis eines ganzen Quentchens (2—4 Grm.) der Säure zusammen, bekamen Convulsionen am ganzen Körper, schrieen, schäumten an dem Maule, erbrachen sich, die Augen wurden hervorgedrängt, die Pupille sehr erweitert, der Urin ging unwillkürlich ab, und der Tod erfolgte nach $1^1/_2$—2 Minuten. Selbst zehn Tropfen waren bei diesen Thieren hinreichend, ähnliche Zufälle und den Tod zu veranlassen, welcher letztere jedoch erst am dritten Tage nach dem Eingusse erfolgte (a. a. O. S. 43). — 6 Quentchen (24 Gramm) in den Mastdarm einer Katze gespritzt, tödteten dieselbe in 6 Stunden. — Bei einem Hunde entstand von 4 Grm. innerlich gegebener Säure zuerst Drang zum Erbrechen, Ausfluss von Schaum aus Maul und Nase, nach 1 Stunde wirkliches Erbrechen mit Entleerung einer, nach Holzsäure riechenden Substanz, dann Traurigkeit und Sträuben der Haare. Nach 10 Stunden waren alle Zufälle wieder verschwunden und der Hund völlig hergestellt. — 12 Grm. einem grossen Hunde gegeben, verursachten binnen kurzer Zeit eine Mattigkeit in einem so hohen Grade, dass die Füsse das Thier nicht mehr ordentlich tragen konnten; nach 6 Stunden struppiges Haar, funkelnde Augen, Zittern, Ausfluss eines weissen Schaumes aus Maul und Nase, dumpfer Husten, gänzlicher Verlust des Appetites; nach 12 Stunden bemerkte man ausser den genannten Zufällen noch Stumpfheit der Sinne, beschwerliche Respiration, heiseren Husten; nach 24 Stunden waren der Schaumausfluss geringer, der Husten sparsamer, übrigens dieselben Zufälle, jedoch im höheren Grade, und noch in den nächsten 24 Stunden steigend. Es waren alle Zeichen einer Lungenentzündung zugegen; erst am siebenten Tage fand sich etwas lockerer Auswurf, Besserung und Appetit, und am zwölften Tage war das Thier völlig wieder hergestellt. — Ein anderer Hund starb von einem Loth Holzsäure am vierten Tage nach dem Eingeben, und nachdem ähnliche Zufälle entstanden waren, ganz ruhig.

Mit diesen Angaben stimmen auch die Erfolge der Versuche überein, welche sowohl von Schubart[1] wie auch von mir gemacht worden sind; nur muss ich bemerken: dass, wenn ich den Holzessig vermittelst der Oesophagotomie und durch eine Röhre in den Magen brachte, die Zufälle stets viel milder waren, als von einer gleichen Gabe, welche durch das Maul eingegeben wurde; mehrere Hunde ertrugen auf erstere Weise 30 Grm. des Mittels ohne lebensgefährliche Folgen.

Bei Schafen sah ich nach Gaben von 15,0—30,0 ähnliche Zufälle wie bei Hunden, besonders auch Lungenentzündung entstehen, und von 60,0 pro dosi den Tod erfolgen. — Kühe und Pferde ertrugen dagegen das Mittel bis zu 360,0 in einer Gabe ganz ohne Nachtheil; 90,0—120,0 verursachten bei

---

[1] In Horn's Archiv, 1824. S. 59.

diesen Thieren oft kaum bemerkbare Veränderungen; von grösseren Gaben entstand zuerst vermehrte Schleimsecretion im Maule und in der Nase, dann grössere Wärme im Maule, nach 15—30 Minuten gesträubtes Haar, und zuweilen Frostschauder, kleinerer, etwas (um 8—12 Schläge) vermehrter Puls, schnelleres, etwas beschwerliches Athmen, Verminderung des Appetits, etwas Mattigkeit, kalte Ohren, und — nach 4—6 Stunden sehr reichliches, oft wiederholtes Uriniren; — in einzelnen Fällen wurde auch der Koth weicher, und einige Pferde zeigten mässige Leibschmerzen. Nach 8—10 Stunden war die Wirkung wieder vorüber.

Bei äusserlicher Anwendung wirkt der brenzliche Holzessig auf die betroffenen Gebilde reizend, zusammenschrumpfend; schlaffe, blasse Granulation wird derber und dunkler geröthet, die Secretion in Wunden und Geschwüren vermindert und mehr plastisch.

Todte Weichgebilde, auf welche der Holzessig durch einige Zeit eingewirkt hat, werden hierdurch gegen Fäulniss geschützt.

§. 460.

Bei den gestorbenen Thieren fand sich fast übereinstimmend in allen Fällen: die Cadaver in kurzer Zeit ganz steif, die Schleimhaut des Magens und des Darmkanals an verschiedenen Stellen dunkler geröthet, selbst entzündet (wenn der Tod nicht gleich nach dem Eingeben erfolgt war); der Inhalt des Verdauungskanals oft stark nach Holzsäure riechend, die übrigen Baucheingeweide gesund, die Luftröhre gewöhnlich mit Schaum erfüllt, die Lungen stets sehr blutreich, oft mit schwarzen Flecken versehen; das Herz in der rechten Seite mit schwarzem, flüssigem Blute ganz angefüllt, die grossen Venenstämme desgleichen; die linke Hälfte des Herzens leer; Hirn- und Rückenmark sehr blutreich, aber ohne weitere Veränderung.

Aus den sämmtlichen Erscheinungen ergiebt sich: dass der Holzessig bei allen Thieren als eine sehr reizende, die Sensibilität und Irritabilität eigenthümlich erregende und umstimmende Substanz wirkt, und dass er (wie es scheint durch Ueberreizung) in etwas grossen Gaben, selbst Lähmung und den Tod herbeiführt.

§. 461.

Man hat die brenzliche Holzsäure zwar häufig als Heilmittel angewendet, aber bisher für ihren innerlichen Gebrauch keine bestimmten Indicationen festgestellt. Im Allgemeinen erscheint das Mittel, seinen reizenden Wirkungen gemäss, da angezeigt: wo die Lebensthätigkeit im Gefäss- und Nervensystem zugleich gesunken ist, wo die Schleimhäute erschlafft, die Secretionen übermässig reichlich und von zu dünner, seröser Qualität erscheinen; — daher im Besondern bei fauligen, typhösen und cachectischen Leiden, wenn dieselben auf torpider Atonie beruhen; bei Wassersuchten, Schleimflüssen und Blutungen, wenn sie denselben atonischen Character an sich tragen.

Ich habe das Mittel gegen asthenisch-nervöse Fieber, gegen ödematöse Anschwellungen und gegen Trommelsucht des Rindviehes mit Nutzen, — dagegen bei Rheumatismus und rheumatischen Fiebern, bösartiger Druse und Rotz, bei chronischer Diarrhöe, welche nach einer zu grossen Gabe Aloë zurückgeblieben war, in mehreren Fällen ganz ohne günstigen Erfolg angewendet.

Die Gabe darf, wie die mitgetheilten Versuche lehren, für die kleinen Thiere nur sehr gering sein, nämlich für Hühner und Katzen 1—3 Tropfen, für Hunde 10—20, für Schafe, Ziegen und Schweine 20—40 Tropfen, täglich ein- bis dreimal; Pferden und Rindern kann man dagegen ebenso oft 60,0—180,0 geben.

Man giebt sie entweder in einer schleimigen Flüssigkeit, oder mit anderen Mitteln verbunden, in Latwergen.

Aeusserlich habe ich die Holzsäure bei Maukegeschwüren, besonders bei der sogenannten ausfallenden oder Brandmauke, nachdem die erste Entzündung vorüber war, mit ausgezeichnetem Erfolge angewendet; ebenso bei anderen atonischen Geschwüren, bei Widerristschäden u. s. w., wenn die Granulation schlaff und üppig ist; — bei Strahlkrebs und in Knorpelfisteln minderte sie die Absonderung, bewirkte aber die Heilung nicht; bei dem epizootischen Klauenweh war sie nützlich, bei dem bösartigen Klauenweh der Merinos hat sie aber nur hin und wieder das Vertrauen bestätigt, welches man nach Rödiger's günstigen Angaben[1] von ihr hatte; bei Flechten und bei Räude war sie sehr wirksam; bei dem kalten Brande hat sie oft zur Heilung beigetragen.

Man benutzt sie bei den genannten Krankheiten zum Auspinseln oder zum Verbinden der Geschwüre, täglich ein- bis dreimal, — und zum Waschen der räudigen Stellen, täglich oder jeden zweiten Tag einmal. Mehrentheils ist sie für sich allein wirksam genug; bei grosser Reizlosigkeit der Geschwüre und gegen Brand habe ich sie aber auch in Verbindung mit Kampher (4,0 auf 120,0 Säure) und mit Kamphergeist (zu gleichen Theilen) angewendet. *(A. pyrolign. crud.* 30,0 6 Pfg., *rectificat.* 30,0 1 Sgr. 4 Pfg.)

§. 462.

Ausser den ausführlich betrachteten Säuren sind auch folgende noch in Kürze zu erwähnen:

Die Phosphorsäure *(Acidum phosphoricum)*, im concentrirten Zustande dickflüssig, aber mit Wasser in allen Verhältnissen mischbar, ist weit milder als die übrigen Mineralsäuren, dabei mehr stärkend und den Reproductionsprocess fördernd. Sie verdiente bei asthenischen Leiden mit gesunkener Bildungsthätigkeit mehr angewendet zu werden. Ich habe sie in Verbindung mit bitter-aromatischen Mitteln, und abwechselnd mit Kalkwasser gegen Knochenerweichung bei Ziegen und Hunden ganz vortrefflich wirkend gefunden. Die Gabe kann wie bei der Schwefelsäure und selbst etwas grösser als bei dieser sein.

Die Kohlensäure *(Acidum carbonicum)* wird im reinen, gasförmigen Zustande nicht angewendet, sondern nur in kohlensauren Salzen (kohlensaurem Kali, Natron, Magnesia, Kreide) und zuweilen in den Bierhefen, welche letztere von Manchen als ein wirksames Mittel bei hartnäckiger Verstopfung der Pferde und des Rindviehes (1 Quart mit dem Gelben von drei Eiern auf einmal gegeben) betrachtet werden. Die Kohlensäure verhindert

---

[1] Erfahrungen über die bösartige Klauenseuche der Schafe. Chemnitz 1822. S. 39.

am todten Fleisch die Fäulniss, benimmt faulendem Fleisch den üblen Geruch, wirkt auf lebende Thiere erregend, in grossen Gaben sogar berauschend und treibt das Blut stark gegen die äussere Peripherie des Körpers. Daher kann sie bei asthenisch-nervösen Zuständen, z. B. bei dergleichen Krampf, Kolik u. s. w., mit Nutzen angewendet werden. Im Faulfieber der Pferde habe ich sie oft mit ausgezeichnetem Erfolge gebraucht. Man erhält sie in einem gut moussirenden Bier, bei kleinen Thieren auch in Form des sogenannten Brausepulvers, *Pulv. aërophorus*, indem man z. B. für einen Hund mittlerer Grösse 0,5 saures kohlensaures Natron mit 1 Esslöffel voll Wasser und gleich darauf 1 Esslöffel voll schwachen Essig giebt, oder in Form des sogenannten englischen Brausepulvers (weinsteinsaures Kali-Natron [Seignette-Salz] 8,0 und säuerliches kohlensaures Natron 2,5 zusammengemischt, und 2,0 gepulverte Weinsteinsäure für sich gleich darnach eingegeben).

Die Wein- oder Weinsteinsäure *(Acidum tartaricum)* wird gleichfalls nur in weinsteinsauren Salzen zuweilen benutzt. — Säuerliche Früchte aller Art können für pflanzenfressende Thiere, wenn im Sommer Seuchen mit entzündlichem Character herrschen, statt des Essigs benutzt werden, indem man sie zerquetscht ins Getränk giebt.

Der Sauerkohl oder das Sauerkraut *(Brassica fermentata)* enthält Essig, Kohlensäure und dergleichen, ist innerlich auf ähnliche Weise zu gebrauchen; äusserlich wird er zuweilen als ein Hausmittel zu kühlenden, gelind zusammenziehenden Umschlägen bei Verbällung, Hufentzündung, bei unreinen fauligen Geschwüren und dergleichen benutzt.

ZEHNTE KLASSE.

Reine Alkalien und Erden, oder alkalische und erdige Mittel.

(Alcalia et Terrae, Medicamenta alkalica et terrea.)

Begriff, Wirkung und Anwendung dieser Mittel im Allgemeinen.

§. 463.

Die Alkalien und Erden wurden früher für chemisch-einfache Körper gehalten, bis Davy bewies, dass sie Verbindungen sehr leicht oxydirbarer Metalle, sogenannter Metalloide mit Sauerstoff, also wahre Oxyde sind. Sie kommen in den drei Reichen der Natur häufig vor, jedoch selten rein, sondern in mannigfachen Verbindungen, meistens als Salze.

Nach dem Grade ihrer Löslichkeit im Wasser unterscheidet man die hierher gehörigen Substanzen schon seit älteren Zeiten: 1) in eigentliche Alkalien, 2) in alkalische Erden, und 3) in eigentliche Erden.

1) Die Alkalien, früher auch Laugensalze genannt, sind im Wasser sehr leicht löslich, besitzen einen eigenthümlichen, brennenden, laugenhaften Geschmack, färben den blauen Veilchensaft grün, das gelbe Pigment der Curcumawurzel und der Rhabarber braun; mit thierischen Stoffen verbinden sie sich in eigenthümlicher Art und wirken auf sie auflösend, zerstörend, wes-

halb man sie ätzend oder kaustisch nennt; nach C. G. Mitscherlich[1] geben die Kali-, Natron- und Ammoniakverbindungen mit den thierischen Flüssigkeiten keine Niederschläge; sie ändern Fette und Oele in eigenthümliche Säuren um, und bilden mit ihnen die Seifen; mit den Säuren verbinden sie sich überall sehr begierig, und bilden mit ihnen die sogenannten Neutral- und Mittelsalze.

Zu den Alkalien gehören das Kali, das Natron, das Lithion (letzteres in der Thierheilkunde bisher nicht arzneilich benutzt) und das Ammoniak. Obgleich das Ammoniak in seiner chemischen Zusammensetzung von den übrigen Alkalien sehr abweicht, so muss es doch zu ihnen gezählt werden, weil es alle andere wesentlichen chemischen Eigenschaften mit denselben gemein hat, und sich von ihnen nur dadurch unterscheidet, dass es einen Geruch besitzt und bei gewöhnlicher Temperatur gasförmig ist, während die übrigen selbst die Glühhitze ertragen. Man nennt deshalb die letzteren auch fixe Alkalien, das Ammoniak aber flüchtiges Alkali oder Laugensalz.

2) Die alkalischen Erden sind weniger leicht löslich als die Alkalien, besitzen aber alle chemischen Eigenschaften derselben, jedoch in einem geringeren Grade. — Es sind die Kalkerde, die Talkerde, die Baryt- und die Strontianerde; nur die beiden ersteren werden im reinen Zustande arzneilich benutzt, sowie auch ihre Salze und die Salze der Baryterde.

3) Die eigentlichen Erden (Thonerde, Beryll-, Ytter- und Zirkonerde) sind nebst ihren kohlensauren und neutralen Salzen im Wasser ganz unlöslich. Sie ätzen nicht. Arzneiliche Anwendung macht man nur von der Thonerde und ihren Salzen.

Die metallischen Grundlagen der Alkalien und Erden verbinden sich, wie die übrigen Metalle, auch mit Schwefel und bilden damit die sogenannten Schwefellebern, die man früher für hydrothionsaure Oxydsalze hielt, die aber nach der jetzigen Chemie einfache Schwefelmetalle sind. Da diese Verbindungen hinsichtlich ihrer arzneilichen Wirkung den Alkalien und Erden sehr nahe kommen, so finden sie auch hier ihren schicklichsten Platz.

§. 464.

Die Wirkungen der reinen Alkalien und der alkalischen Erden sind im Allgemeinen einander sehr ähnlich, sie treten jedoch mit etwas verschiedenen Erscheinungen und in verschiedenem Grade ein, je nach dem Grade der Concentration, in welcher diese Stoffe angewendet werden.

a) Im concentrirten Zustande, d. h. trocken oder nur in sehr wenigem Wasser gelöst, zerstören sie unter heftigem, brennendem Schmerz die Textur und Mischung der von ihnen berührten thierischen Weichgebilde und verwandeln dieselben in eine schmierige, seifenartige Masse, welche später zu einem Schorfe vertrocknet. Sie wirken also ätzend, verdichten aber dabei in der ersten Zeit die organische Materie nicht wie es die Säuren thun), sondern verflüssigen sie und lockern sie auf. — An der Grenze und unter der bewirkten Zerstörung entsteht Entzündung und Eiterung, und durch letztere die gänzliche Abstossung des Abgestorbenen. Bei innerlicher Anwendung in diesem Zustande entsteht Auflockerung, Anschwellung und Zerstörung des Epitheliums und der Schleimhaut selbst, sehr vermehrte Schleimsecretion,

[1] Med. Zeit. des Vereins für Heilk. in Preussen. 1841. Nr. 43—46.

Anätzung, Entzündung, selbst Brand der Eingeweide und mehrentheils der Tod.

b) In mässig starker Auflösung erregen diese Mittel innerlich wie äusserlich an den Stellen der Berührung eine schmerzhafte (erethische) Entzündung, welche oft seröse Ausschwitzung, zuweilen auch jauchende Eiterung herbeiführt. Bei innerlicher Anwendung entstehen dabei oft heftige Zufälle, Convulsionen, Kolik, blutige Diarrhöe, bei Thieren, die sich erbrechen können, auch Erbrechen, und zuweilen der Tod durch Magen- und Darmentzündung. Aeusserlich erfolgt mehrentheils nach der Entzündung eine Abschuppung der Haut.

c) In sehr schwacher Auflösung wirken sie örtlich die Epidermis und das Epithelium auflockernd, bei länger dauernder Einwirkung selbst in eine weiche, schleimige Masse umwandelnd, die sich leicht abwischen lässt; sie reizen gelind und vermehren die Bildungsthätigkeit der Haut, lösen plastische Ablagerungen auf, befördern mächtig die Resorption in der Haut, unter derselben und in Drüsen und sie sind daher bei Ausschwitzungen, Stockungen und Verdickungen vortreffliche Zertheilungsmittel.

Bei innerlicher Anwendung wirken die sehr verdünnten Alkalien zunächst eigenthümlich erregend auf die Schleimhaut des Verdauungskanals; sie verursachen daselbst hauptsächlich eine Veränderung der Absonderungen, binden auf chemische Weise die etwa vorhandene Säure, machen den Darmschleim flüssiger und absorbiren Gasarten, die sich im Magen oder im Darmkanal angehäuft haben. Diese Wirkungen verbreiten sich dann weiter, und zwar theils als Folge der veränderten Digestion und Assimilation, theils auch, indem die Alkalien materiell in den Chylus, in das Blut und selbst in die abgesonderten Säfte übergehen. Es wird die Gerinnbarkeit des Faser- und Eiweissstoffes und der Gallerte im Chylus, in der Lymphe, im Blute u. s. w. vermindert; Dünnflüssigkeit aller Säfte, leichtere Circulation und vollkommenere Respiration[1], Auflockerung und leichtere Zersetzbarkeit der organischen Materie bedingt und zugleich die Resorption derselben sehr begünstigt; die Absonderungen, namentlich die der serösen Flüssigkeiten, erfolgen reichlicher, und besonders wird der Urin in grösserer Menge und von mehr wässeriger Beschaffenheit entleert; zugleich verlieren die abgesonderten Säfte ihren Gehalt an Säure und werden zuweilen sogar vorwaltend alkalisch. Letzteres ist vorzüglich wahrnehmbar am Urin, mit welchem ein grosser Theil der eingegebenen alkalischen Stoffe, jedoch mit Kohlensäure und anderen Säuren zu Salzen umgewandelt, wieder aus dem Körper ausgeschieden wird, daher sich in ihm auch gewöhnlich ein starker Bodensatz von diesen Stoffen bildet.

Werden die alkalischen Mittel im verdünnten Zustande durch längere Zeit in reichlicher Gabe angewendet, so stören sie die Verdauung und Assimilation, vermindern den Appetit, verursachen Durchfall, wässerige Beschaffenheit und dunklere Färbung des Blutes, Aufgedunsenheit des Zellgewebes, Schlaffheit, Mürbigkeit und Schwäche in den Muskeln und Blutgefässen, und Verminderung der Irritabilität. Zuletzt folgt eine allgemeine Uebelsäftigkeit, Faulfieber, und zuweilen der Tod. — Eine eigenthümliche und directe Wirkung auf das Nervensystem, die man den Alkalien im Allgemeinen auch zu-

---

[1] Grzedziewski, Magaz. für Thierheilk. XXVII. S. 439.

schreibt, habe ich von ihrer innerlichen Anwendung bei Thieren nur allein von Ammoniak bemerken können.

Bei Injectionen in die Venen wirken diese Mittel in ähnlicher Weise wie bei innerlicher Anwendung, aber viel schneller und heftiger, und grosse Gaben verursachen durch schnelle Zersetzung des Blutes und durch Ueberreizung oft sehr plötzlich den Tod.

Die reinen Erden besitzen wegen ihrer fast gänzlichen Unauflöslichkeit auch fast nur eine örtliche Wirkung an den Stellen des Thierkörpers, mit denen sie in Berührung kommen. Sie verursachen daselbst eine schwache Zusammenschrumpfung der Fasern und Einsaugung oder selbst chemische Bindung der vorhandenen Flüssigkeiten. Hierdurch können sie allerdings auch Veränderungen in den Absonderungen, in dem Verdauungsprocess u. s. w. auf mittelbare Weise erzeugen. Grosse Gaben der reinen Erden wirken, als unverdauliche Substanzen, durch ihre Masse belästigend und störend. Aetzend wirken sie, selbst bei concentrirter Anwendung, nicht.

§. 465.

Die innerliche Anwendung der reinen Alkalien und Erden gegen Krankheiten der Thiere ist bisher nur wenig gebräuchlich gewesen, daher auch weder die Wirkungen dieser Mittel zu verschiedenen Krankheitszuständen, noch die Indicationen zu ihrer Anwendung vollständig erforscht sind. Es lässt sich jedoch hierüber aus den im vorigen Paragraph angegebenen positiven Wirkungen und mit Berücksichtigung einiger praktischen Beobachtungen im Allgemeinen Folgendes feststellen:

1) Als stärkster Gegensatz der Säuren dienen diese Stoffe als kräftige säurewidrige Mittel überall, wo Säure in übermässiger Menge erzeugt wird, es mag dieses durch einen Gährungsprocess in den Verdauungseingeweiden, oder durch abnorme Secretionen von zu sauren Säften an irgend einem Orte im Thierkörper geschehen; daher namentlich bei unregelmässigem, wechselndem Appetit, bei schlechter Verdauung, bei Abmagerung u. s. w., wenn der Darmkoth scharf sauer riecht, das Lackmuspapier stark röthet und mit Schleim umhüllt ist; ebenso bei Durchfall, wenn die Excremente diese Beschaffenheit zeigen; bei der Lecksucht (die sich vorzüglich bei Rindvieh in einem hohen Grade zeigt, und wobei die Thiere oft aus Instinkt Erde, Thonscherben, Kalk und dergleichen fressen); bei Harnsteinen und bei Sand in der Blase und in den Nieren, wenn der Urin viel Säure oder auch viel Schleim, Gallerte und andere thierische Bestandtheile enthält, wie auch, wenn er in zu geringer Menge abgesondert wird. — Nach ungeschickter Anwendung von Säuren dienen die Alkalien und Erden als die wirksamsten Gegenmittel zur Verhütung und Beseitigung der entstehenden üblen Zufälle.

2) Vermöge ihrer Eigenschaft, kohlensaures Gas in grosser Menge zu absorbiren, sind diese Mittel gegen Aufblähung des Magens und des Darmkanals, daher bei der Trommelsucht der Wiederkäuer und bei der Windkolik der Pferde sehr nützlich, besonders wenn die Aufblähung durch den Genuss von frischem Klee oder von anderem saftigen Grünfutter, von gefrornen Rüben und dergl. Nahrungsmitteln entstanden ist.

3) Durch ihren Einfluss auf die Verdauung und Assimilation, durch die Veränderung der chemischen Bestandtheile der Säfte, so wie durch die grössere Verflüssigung derselben und durch die Verstärkung der Resorption (§. 464)

wirken die Alkalien und alkalischen Erden als sehr kräftig auflösende, zertheilende, umändernde und urintreibende Mittel bei allen Zuständen, die auf harnsaurer Diathese beruhen oder mit abnorm vermehrter Harnsäurebildung verbunden sind, oder in denen ein krankhafter Bildungsprocess mit erhöhter Plasticität, mit gerinnbarer Ausschwitzung, mit Stockung, mit Gerinnung, Verdichtung und Verhärtung besteht; und besonders haben sie sich bei dergl. Krankheitszuständen der Lymphgefässe, der drüsigen Organe und der Schleimhäute, bei und nach asthenischen Entzündungen mit starker Ausschwitzung, bei dergl. Bräune, bei bösartiger Druse, bei dem Hautwurm, bei Verhärtungen der Drüsen, bei Tuberkeln, bei Hautausschlägen, bei der Egelkrankheit der Schafe, bei Verschleimung des Verdauungskanals und der Lunge, und bei chronischen Schleimflüssen aus der Nase und aus den Geschlechtstheilen nützlich gezeigt.

4) Bei Nieren- und Blasenstein-Dyskrasie, aus übermässiger Harnsäure entstanden.

Auch haben sich diese Mittel (besonders das Ammoniak und die Schwefellebern) der Beobachtung zufolge gegen Krämpfe nützlich gezeigt; es ist jedoch noch nicht recht klar, bei welcher Art von Krämpfen sie eigentlich passend sind und wie ihre heilsame Wirkung dabei erfolgt.

Als Gegenanzeigen, die die innerliche Anwendung der Alkalien verbieten, sind grosse Schwäche und Erschlaffung der Weichgebilde und besonders des Verdauungskanals, — asthenisches Fieber im hohen Grade, namentlich Faulfieber, — stinkender, colliquativer Durchfall, dergl. Schweiss, und sehr reichlicher Abgang des Urins zu betrachten.

§. 466.

Zum innerlichen Gebrauche dürfen die reinen Alkalien, die alkalischen Erden und die Schwefellebern nur in einem so verdünnten oder so fein zertheilten Zustande angewendet werden, dass sie nicht ätzend auf den Magen und Darmkanal wirken können. Die flüssige Form ist deshalb für sie die schicklichste; weniger zweckmässig geschieht die Anwendung in Latwergen und Pillen, und am wenigsten in Pulvern. Pillen und Pulver, welche alkalische Mittel enthalten, verderben auch sehr leicht, indem sie viel Feuchtigkeit und Kohlensäure aus der Luft anziehen. — Man verbindet diese Mittel, um ihre örtliche reizende Einwirkung auf die Verdauungseingeweide möglichst zu vermindern, besonders bei vermehrter Empfindlichkeit der letzteren, am besten mit schleimigen Mitteln; dagegen aber mit bitteren oder selbst mit aromatischen Arzneien, wenn Schwäche des Magens und Darmkanals und Unverdaulichkeit vorhanden ist. — Mit Säuren, mit Metalloxyden und mit den meisten Metallsalzen darf man die reinen Alkalien, die alkalischen Erden und die Schwefellebern nicht gemeinschaftlich anwenden, wenn man die vollständige Wirkung dieser Mittel haben will; denn dieselben zersetzen sich gegenseitig durch ihre chemischen Kräfte.

§. 467.

Aeusserlich, und zwar A. im concentrirten Zustande, wird von diesen Mitteln das reine Kali, zuweilen auch der reine Kalk, und, obgleich seltener, auch das flüssige Ammoniak als Aetzmittel zum Zerstören der stark wuchernden Granulation, sowie der Callositäten in Wunden und Geschwüren, der Warzen und Feigwarzen, und der in Wunden gedrungenen Ansteckungstoffe (besonders des Wuthgiftes) benutzt. Die genannten Mittel werden für diese Zwecke entweder ganz rein oder auch mit nur wenig Wasser aufgelöst, angewendet.

B. Im verdünnten Zustande sind diese Mittel (ausgenommen die Thonerde) vermöge ihrer, die Vegetation der Haut erregenden, ihrer auflösenden, die Resorption und die Zertheilung befördernden Wirkungen sehr nützlich: a) bei chronischen Hautausschlägen, namentlich bei Räude und Mauke; b) bei schlaffen, unreinen Geschwüren, die eine Neigung zu Verhärtungen (Callositäten) zeigen, — c) bei Geschwülsten, in denen Anhäufung von gerinnbaren Flüssigkeiten, Blutunterlaufung oder Verdichtung und Verhärtung des organischen Gewebes, aber nur ein geringer Grad von Entzündung besteht, daher auch bei Verdunkelung der Hornhaut unter solchen Umständen; und — d) das Ammoniak als reizendes, ableitendes, zertheilendes Mittel bei tiefer sitzenden Entzündungen, Rheumatismen, Verhärtungen und Lähmungen.

Man benutzt hierbei die Mittel am besten im Wasser aufgelöst zum Waschen der betreffenden Theile und zu Umschlägen.

1) Reines Kali, Aetzkali, *Kali purum, K. causticum, K. hydricum.*

§. 468.

Das Aetzkali wird dargestellt, indem man zu einer Lösung des kohlensauren Kali gebrannten Kalk oder Kalkerdehydrat hinzuthut und hierdurch dem Kali die Kohlensäure und das Wasser entzieht. Es bildet sich kohlensaurer Kalk, der als unlöslich zu Boden fällt, und in der Flüssigkeit (Aetzlauge) bleibt das Aetzkali in verdünnter Lösung. Wird dieselbe so abgedampft, dass 4 Gewichtstheile einen Raum von 3 Gewichtstheilen Wasser erfüllen, so ist sie das in der Preuss. Pharmacopöe bezeichnete *Kali hydricum solutum, Liquor kali hydrici, Liquor kali caustici*, die officinelle Aetzkalilösung oder Aetzkalilauge, — eine etwas gelbliche, klare, ätzende Flüssigkeit. Dieselbe bis zur Trockenheit abgedampft, giebt das trockene Aetzkali, *Kali hydricum siccum, Kali causticum siccum, Alkali causticum.* Dieses erscheint, je nach der Behandlung, entweder als ein grobes, weisses Salzpulver oder in weissen Stücken. Es ist ein Kalihydrat ($KaO + HO$), im reinen Zustande frei von fremden Substanzen, löst sich in Wasser sehr leicht (2 Theile in 1 Theil Wasser), auch in Weingeist, zieht an der Luft begierig Wasser und Kohlensäure an, wird weich und zum Theil zerfliesst es und verliert an Wirksamkeit; auf die meisten Thier- und Pflanzenstoffe wirkt es verändernd oder ätzend, zerstörend [1]; mit Säuren bildet es Salze.

Um das Mittel zur Anwendung für chirurgische Zwecke geschickter zu machen, erhitzt man es in einem silbernen Gefäss so lange, bis es fliesst wie Oel und giesst es dann in Röhrchen von Eisen, aus denen man es nach dem

[1] Wegen dieser Eigenschaften muss Kali causticum in fest verstopften Flaschen an trocknen Orten aufbewahrt werden; und um die Berührung des Aetzsteins mit den Fingern zu vermeiden, überzieht man die Stäbchen mit einer dünnen Schicht von geschmolzenem Siegellack, welche man beim Gebrauch mehr oder weniger entfernen kann.

Erkalten als circa 2 Linien dicke, weisse Stäbchen nehmen kann. Es stellt nun das geschmolzene Kalihydrat, das Aetzkali in Stangen, den chirurgischen Aetzstein, *Kali hydricum fusum, Kali causticum fusum, Hydras kalicus fusus, Lapis causticus Chirurgorum* dar, mit allen Eigenschaften des Kali caustici.

Unter den alkalischen Mitteln ist das Aetz-Kali das reinste und kräftigste, und es gilt daher Alles, was über die Wirkungen dieser Mittel im Allgemeinen (§. 464) gesagt ist, von ihm ganz besonders. — Ein Pferd starb von 8 Grm. Aetz-Kali, welche in 180,0 Wasser aufgelöst eingegeben worden, unter heftigen Kolikzufällen 32 Stunden nach dem Eingeben. Orfila beobachtete bei einem Hunde von 2,0 des Mittels heftiges Erbrechen, wimmerndes Geheul, Schaum vor dem Maule, gehinderte Respiration, grossen Schmerz, — am folgenden Tage bedeutende Schwäche, und am dritten Tage den Tod. — Die Section zeigte die Schleimhaut des ganzen Verdauungskanals sehr geröthet, mit schwarzen Flecken, selbst mit Löchern versehen. Bei jenem Pferde fand ich ganz ähnliche Veränderungen im Magen und Darmkanal, und selbst im Maule.

Injectionen von aufgelöstem Aetz-Kali in die Blutadern verändern die Mischung des Blutes gewaltsam, und vernichten zugleich die Reizbarkeit des Herzens. Hunde bekamen nach der Injection von 0,3 Aetz-Kali, in 4 Grm. Wasser aufgelöst, sogleich Zittern der Rumpfmuskeln, und starben nach 2 Stunden, ohne das geringste Zeichen von Schmerz oder Convulsionen vorher gegeben zu haben. Die Section zeigte: das Herz voluminös, die Herzkammern mit dunklem, geronnenem Blute angefüllt; die Lungen gesund, die Muskeln zitternd (Orfila). — Ich sah von der Injection einer ebenso starken Auflösung bei einem Hunde augenblicklich sehr beschwerliches Athmen, grosse Aufregung, Angst, bald darauf aber Mattigkeit, unfühlbaren Puls, Lähmung, und nach 40 Minuten den Tod erfolgen; und bei der Section fand ich das Blut im Herzen und in den grossen Gefässen flüssig und schwarzbraun. Aehnliche Wirkungen beobachtete ich bei Pferden nach Injectionen von 2,0 Aetz-Kali, welche in 60,0 Wasser gelöst waren. Dagegen überstanden einige Pferde das Einspritzen einer Auflösung, welche aus 0,7—1,2 des Mittels und 60,0 Wasser bestand; sie wurden etwas munterer, die Wärme vermehrt, die Schleimhaut im Maule dunkler geröthet, der Puls klein und schnell; das Athmen etwas angestrengt; es fand sich Gähnen, Recken und Dehnen der Gliedmaassen, Umsehen nach dem Leibe, Drang zum Uriniren; nach $^1/_2$—1 Stunde erschienen die Thiere matt und traurig, aber nach 3—5 Stunden war die Wirkung wieder vorüber.

§. 469.

Innerlich wird das Aetz-Kali seiner heftig reizenden und ätzenden Wirkung wegen höchst selten angewendet, und zwar mit Recht, da es durch das mildere Kalkwasser und durch das auch mildere kohlensaure Kali (Potasche) zu ersetzen ist. — Abildgaard versuchte gegen den Rotz eine kaustische Lauge, die aus 15,0 ätzendem Laugensalz mit 2 Pfund Wasser bereitet war (also in 30,0 Flüssigkeit 45 Centigrm. Aetz-Kali enthielt). Die Einspritzung dieser Lauge in die Nase bewirkte stärkern Ausfluss des Eiters, und von ihrer innerlichen Anwendung in Gaben zu 120,0 entstand Speichelfluss (wahrscheinlich nur durch die örtliche Einwirkung auf die Maulschleimhaut), aber übrigens blieb der Gang der Krankheit unverändert[1].

Will man das Mittel gegen eine, im §. 465 angedeutete Krankheit innerlich anwenden, so darf es nur in sehr geringen Gaben, nämlich bei Pferden von 0,9—1,0, bei dem Rindvieh von 1,0—2,0, bei Schafen und Schweinen von 0,25—0,35, und bei Hunden von 6—24 Centigrm., und nur in einer so verdünnten Auflösung geschehen, dass man letztere im Munde ertragen kann. Hierzu sind 30,0 Wasser oder andere Flüssigkeit auf 10 Centigrm. Aetz-Kali nöthig. — Zusätze von anderen Mitteln macht man nach Anleitung des §. 466. — Die Wiederholung geschieht in Zwischenzeiten von 10 bis 12 Stunden, und nach drei- bis viertägigem Gebrauche lässt man das Mittel durch einen oder zwei Tage aussetzen.

§. 470.

Aeusserlich benutzt man das Aetz-Kali im concentrirten Zustande als Aetzmittel zur Zerstörung der wuchernden und unreinen Granulation, der Warzen, und der schwieligen Verhärtungen in Wunden und in Geschwüren, des Ansteckungsstoffes in Bisswunden von wuthkranken Thieren und dergl. (§. 467 A.). Es verdient für diese Zwecke in den meisten Fällen zum thierarzneilichen Gebrauche den Vorzug vor den übrigen Aetzmitteln, weil es wohlfeil ist und in die Tiefe eindringt; allein da es bei der Anwendung begierig Feuchtigkeit anzieht und deshalb sehr leicht zerfliesst, so hat es auch wieder den Nachtheil, dass es seine zerstörende Wirkung oft viel weiter verbreitet, als es nöthig ist. Auch ist wohl zu beachten (was schon §. 464 angegeben), dass das Aetz-Kali die betroffenen Theile zuerst erweicht, auflockert, und in eine breiige Masse auflöst, und dass der hierauf sich bildende Schorf längere Zeit etwas feucht bleibt und niemals so fest wird, wie nach dem Aetzen mit Säuren oder mit dem Höllenstein; doch haftet er fester und sitzt tiefer als der von letzterem Mittel. Man darf es daher als Aetzmittel da nicht anwenden, wo Erschlaffung, starke ödematöse Geschwulst, ein fauliger Character und Neigung zum Brande besteht, oder wenn wichtige, zarte Organe in der Nähe liegen; dagegen ist das Aetz-Kali sehr gut geeignet zur Zerstörung thierischer Gifte (Contagien) in Wunden und Geschwüren, besonders aber ist es, nach den Empfehlungen Mederer's v. Wuthwehr, zur Vernichtung des Wuth-Contagiums in Bisswunden von tollen Hunden u. s. w., das beste Mittel.

Das Aetzen geschieht am besten mit dem trockenen Kali, welches man nach Verhältniss der Dicke der kranken Gebilde durch $^1/_2$—2 Minuten anhaltend mit den letzteren in Berührung bringt, nachdem dieselben mit einem Schwamme von der überflüssigen Feuchtigkeit befreit worden. Weniger zweckmässig ist es, Stückchen von Kali in unreine Geschwüre und Aftergebilde zu legen. — Zuweilen wendet man auch eine concentrirte Auflösung von 0,5—1,0 Aetz-Kali in 30,0 Wasser (als sogenannte Aetzlauge) oder eine ähnliche Auflösung in Weingeist, bei Fisteln und bei tief eingedrungenen unreinen Bisswunden an, nachdem man die Ränder derselben etwas ausgeschnitten oder wenigstens scarificirt und nach dem Ausbluten völlig gereinigt hat.

---

[1] Viborg, Samml. von Abhandl. 2. Bändchen. S. 419.

Um dem Aetz-Kali die Eigenschaft des schnellen Zerfliessens und des weitern Umsichgreifens der Aetzung zu nehmen, hat man unter der Benennung: „Wiener Aetzpulver“ ein Gemenge von ihm (5 Theile) mit Aetz-Kalk (6 Theile) empfohlen, welche man als Pulver einstreuen, oder mit etwas Wasser oder Weingeist zu einem Teige (einer Pasta) gemacht, auf die kranken Stellen appliciren kann. Die ätzende Wirkung erfolgt hiernach genau begrenzt, fast ohne Schmerz, und ebenso schnell wie von dem reinen Kali, so dass oft schon nach einer halben Stunde ein Schorf entstanden ist. Auch lässt sich das trockene Gemenge in gut verschlossenen Gläsern aufbewahren; frisch bereitet ist es jedoch am wirksamsten. — Sehr ähnlich wirkend und bequem anwendbar ist auch die folgende Aetzpasta: 3 Theile trocknes Aetz-Kali werden in einem eisernen Gefäss geschmolzen und hierzu allmälig 1 Thl. höchst fein pulv. Aetz-Kalk gemischt. Die geschmolzene Masse wird in Formen wie das geschmolzene Aetz-Kali gegossen und die erhaltenen Stengel werden aufbewahrt und gebraucht wie dieses.

Im verdünnten Zustande, d. i. in Auflösungen von 0,05—0,2 Aetz-Kali in 30,0 Wasser, hat sich das Mittel zum Waschen bei Räude, Flechten und Mauke, und ebenso zum Waschen oder zu Umschlägen bei Stockungen, Verhärtungen und dergl. (§. 467 B.) sehr wirksam bewiesen. Die Anwendung kann bei den ersteren Krankheiten täglich ein- bis zweimal, bei den letzteren aber sechs- bis achtmal wiederholt werden. (*Kali hydric. fus.* 30 Grm. 4 Sgr. 2 Pfg.; *siccum* 30 Grm. 3 Sgr. 10 Pfg.; *solutum* 30 Grm. 1 Sgr. 10 Pfg.)

Anmerkung. Das Aetz-Natrum oder das ätzende mineralische Laugensalz, die reine Soda, Natronhydrat (*Natrum causticum s. purum*, *Sal Alcali minerale causticum, Oxydum Natri hydratum)*, kommt in den Wirkungen mit dem Aetz-Kali ganz überein, ist nur etwas milder und zerfliesst nicht so an der Luft wie das Kali. Es kann ganz wie das letztere benutzt werden; seine Anwendung ist aber nicht gebräuchlich.

2) Aetzammoniakflüssigkeit, *Ammoniacum causticum solutum. Liquor Ammoniaci causticus*, **Aetz-Ammonium, flüchtiges Alkali, flüchtiges Laugensalz**, *Sal volatile ammoniatum, Sal volatile*, **Salmiakgeist**, *Spiritus salis ammoniaci causticus.*

§. 471.

Das Ammoniak (pharmaceutisch gewonnen durch Zersetzung des Salmiaks vermittelst des Kalkhydrats) besteht bei gewöhnlicher Temperatur nur als ein Gas, welches aber vom kalten Wasser begierig absorbirt wird und mit demselben das flüssige Ammonium (*Ammon. caustic. solutum)*, oder die Aetz-Ammoniakflüssigkeit, den sogenannten Salmiakgeist bildet. Diese (nach der Preuss. Pharmacopöe bereitete) Flüssigkeit enthält 10 Proc. reines Aetz-Ammoniak und hat ein specifisches Gewicht von 0,960. In Fabriken wird häufig ein sogenannter doppelter Salmiakgeist mit einem Ammoniakgehalt von circa 20 Proc. bereitet.

Der Salmiakgeist ist eine wasserklare, farblose, stark nach Ammoniak riechende, die Augen und die Nase reizende Flüssigkeit von scharf laugenhaftem Geschmack, welche auf die lebenden thierischen Gebilde örtlich sehr stark und durchdringend reizend, entzündend und selbst ätzend, in letzterer Hinsicht aber schwächer und weniger tief eindringend wirkt als das Aetz-Kali; auch macht sie weit weniger als dieses einen trockenen, festen Schorf, sondern sie bildet mit den thierischen Substanzen flüssige Verbindungen. — In die Haut eingerieben, bewirkt der Salmiakgeist heftige Reizung, Entzündung mit seröser Ausschwitzung und mit Bläschen, oft auch Zerstörung der Oberhaut und Ausgehen der Haare, die jedoch in kurzer Zeit wieder wachsen.

Die reizende Wirkung verbreitet sich bei innerlicher Anwendung sehr schnell fast durch den ganzen Organismus, tritt aber am deutlichsten in den Ganglien- und Rückenmarksnerven, in den Respirationsorganen, im Herzen und in den kleinen Gefässen der Schleimhäute, der Drüsen und der Haut hervor; sehr grosse Gaben scheinen auch das Rückenmark und das Gehirn, letzteres aber weniger als ersteres, zu afficiren. — Bei dem Eingeben des Mittels entsteht fast jedesmal zuerst starker Husten, veranlasst durch die unmittelbare Einwirkung des, in der Wärme des Mauls stark verdunstenden Ammoniaks. Die übrigen Erscheinungen nach dem Eingeben der concentrirten Flüssigkeit in mässiger Gabe (z. B. von 8,0 bei Pferden und Rindvieh, von 8—12 Tropfen bei Hunden) sind: Geifern aus dem Maule, munterer Blick, erhöhte Wärme der Haut und der ausgeathmeten Luft, lebhaftere Röthung der Schleimhaut im Maule und in der Nase, etwas vollerer, schnellerer Puls, schnelleres Athmen, bei Hunden zuweilen Erbrechen, grosse Unruhe; — später vermehrte Hautausdünstung, vermehrte Absonderung an den Schleimhäuten, oft auch reichliches Uriniren; nicht selten bemerkt man auch Anätzungen der Schleimhaut im Maule. Jene Wirkungen dauern $^1/_2$ bis 2 Stunden. — Von grossen Gaben entstehen ausser den angegebenen Zufällen oft auch Krämpfe (Tetanus), vorzüglich in den Muskeln des Halses, wobei derselbe stark nach rückwärts gezogen wird, Fieber, Entzündung des Magens und Darmkanals, zuweilen auch der Lunge, und mehrentheils folgt der Tod. Bei Orfila's Versuchen starb ein Hund nach dem Eingeben von 2,16 reiner Aetz-Ammoniakflüssigkeit in 23 Stunden, ohne dass Lähmung oder Convulsionen entstanden waren. — Pferde ertrugen bei meinen Versuchen das Mittel bis zu 15,0 ohne gefährliche Folgen; aber von 30,0 starb ein Pferd in Zeit von 16 Stunden an Darmentzündung, und ein anderes von 90,0 schon nach 50 Minuten unter heftigen Krämpfen und unter Erstickungszufällen.

In die Venen gespritzt, verursacht der Salmiakgeist dieselben Zufälle sehr schnell und weit heftiger. Ein Hund zeigte nach der Injection von 3,75 augenblicklich Starrkrampf, unwillkürlichen Abgang des Urins, heftige Convulsionen, und starb nach 10 Minuten (Orfila). Bei Pferden von verschiedener Constitution sah ich nach Injectionen von 4,0 des Mittels mit 30,0 Wasser verdünnt nur eine sehr geringe Beschleunigung der Pulse, ohne anderweitige Veränderungen eintreten; nach Injectionen von 8,0—15,0 des unverdünnten Mittels bekamen sie einen munteren Blick, etwas schnelleres Athmen, stärker fühlbaren und viel schnelleren Herzschlag und Puls der Arterien, erhöhte Temperatur der Haut und zuweilen selbst Schweiss. Krämpfe traten niemals ein. — Nach Injectionen von 30,0 des Mittels entstanden dieselben Zufälle in stärkerem Grade und oft noch in der ersten Minute auch Schwindel, zuweilen bis zum Niederstürzen, und Krämpfe, die aber nach 4—6 Minuten wieder verschwanden. — Von 60,0 starb ein Pferd unter heftigen Krämpfen unmittelbar nach der Einspritzung.

Im verdünnten Zustande wirkt der Salmiakgeist bei der verschiedenen

Anwendung ganz in derselben Art, aber verhältnissmässig milder, besonders örtlich, und er wird daher auch in diesem Zustande bei innerlicher Anwendung in grösseren Gaben, als die oben bezeichneten sind, ertragen.

Neben der flüchtigen Reizung bringt das Aetz-Ammoniak (besonders bei fortgesetzter Anwendung) dieselbe Wirkung auf die Säfte u. s. w. hervor, wie die übrigen Alkalien (§. 464). C. G. Mitscherlich (a. a. O.) giebt jedoch aus seinen Versuchen an Kaninchen noch folgende Resultate über die eigenthümlichen Wirkungen dieses Mittels: Es bildet bei der Aetzung flüssige Verbindungen und führt bei innerlicher Anwendung selbst in grossen Gaben nicht ab; es wird resorbirt, da man sowohl im Magen wie auch in Wunden nach seiner Anwendung sehr wenig von ihm wiederfindet; das Blut wird dünnflüssiger und gerinnt langsamer, zeigt aber keine alkalische Beschaffenheit, ebenso der Harn, daher zu schliessen ist, dass das Ammoniak nach seiner Resorption Verbindungen eingeht, die nicht mehr alkalisch reagiren[1]. Auf den Dünndarm wirkt es specifisch; denn auch von Wunden her zerstört es, unter starker Schleimbildung, das Epithelium desselben. Es wird nicht blos von den Gefässen aufgenommen, sondern dringt auch in gerader Richtung durch die Gewebe, — und es tödtet (in grossen Gaben) vom Magen und von Wunden aus auf gleiche Weise, unter denselben Erscheinungen und mit gleicher Zerstörung des Dünndarms, jedoch wahrscheinlich erst nachdem es resorbirt ist und eine Blutveränderung hervorgebracht hat.

§. 472.

Die innerliche Anwendung des Salmiakgeistes kann zwar nach denselben Indicationen geschehen, welche für die Kalien überhaupt gelten (§. 465); indessen ergiebt sich doch von selbst, dass seine flüchtig reizende Wirkung noch eine besondere Berücksichtigung verdienen muss. Er kann in dieser Hinsicht gegen solche asthenische Nervenleiden, bei denen gleichzeitig die Sensibilität und die Irritabilität sehr vermindert sind, und wo in Folge der verminderten Nervenkraft die Bewegungen und die Absonderungen unregelmässig geschehen, auch wo die Mischung des Blutes durch mangelhafte Entkohlung leidet, wie z. B. bei Schlagfluss, bei Lähmungen, Nervenfieber mit Torpor, bei der Staupe der Hunde mit Krämpfen und mit grosser Abstumpfung, bei Krämpfen überhaupt, besonders bei krampfhafter Harnverhaltung, bei Anthrax und speciell bei der Blutstaupe der Schafe, und dergl. ein wirksames Heilmittel sein; allein er wird gegen diese Krankheiten, und überhaupt innerlich nur selten benutzt, theils weil er bei dem Eingeben, selbst im verdünnten Zustande, oft starken Husten und andere Beschwerden erregt, theils auch, weil er durch das milde kohlensaure Ammoniak und Hirschhornsalz in den allermeisten Fällen zu ersetzen ist.

Vortreffliche Dienste leistet der Salmiakgeist, vermöge seiner chemischen Wirkung auf das kohlensaure Gas und andere saure Gase, und zugleich vermöge seiner reizenden Wirkung auf den Magen und Dünndarm, gegen das Aufblähen der Wiederkäuer, besonders wenn das Aufblähen erst frisch entstanden und durch den Genuss von Grünfutter ver-

---

[1] Sollte es vielleicht zersetzt werden?

ursacht ist[1]. Sehr oft sah ich hier unmittelbar nach dem Eingeben des Mittels die Flanken beträchtlich zusammenfallen. Der Salmiakgeist verbindet sich sowohl mit der im Magen vorhandenen Kohlensäure, wie auch mit dem Schwefelwasserstoffgas, und indem er dieselben in dichtere Substanzen umwandelt, vermindert er ihren Umfang sehr bedeutend. Wegen dieser Wirkung auf das zuletzt genannte Gas hat er den Vorzug vor dem Kalk und dem Kalkwasser; dagegen hebt er die fernere Entwickelung dieser Gase aus den noch in fortdauernder Gährung befindlichen Nahrungsmitteln nicht auf, und seine Anwendung muss deshalb in manchen Fällen wiederholt werden. Bei einem sehr hohen Grade der Aufblähung leistet er nicht genug, und er macht unter solchen Umständen den Troikart nicht entbehrlich. Ebenso nützlich ist er gegen Windkolik der Pferde.

In neuerer Zeit ist das Mittel auch bei Vergiftungen mit Blausäure als Gegengift empfohlen worden; es hat sich aber nicht im mindesten bewährt.

Gegen Betäubung durch übermässigen Genuss spirituöser Substanzen (z. B. bei Fütterung einer nicht völlig abdestillirten Branntweinschlempe) ist der mit Wasser verdünnte Salmiakgeist innerlich, so wie als Waschmittel angewendet, nützlich gewesen[2]. Man kann ihn in solchen Fällen auch als Clystir appliciren.

Hayne (Arzneimittellehre) empfiehlt ihn auch gegen plastische Ausschwitzungen bei und nach Entzündungen, als auflösendes Mittel innerlich zu gebrauchen. Die Erfahrung hat hierüber noch nicht entschieden; es scheint aber, dass das Mittel, wenngleich es die bezeichnete Wirkung besitzen mag, der mildern und wohlfeilern Potasche in diesem Gebrauche nachstehen muss.

Einspritzungen des verdünnten flüchtigen Alkali in die Drosselvene empfahl Royo gegen den Rotz[3]; ich habe sie bei mehreren mit dieser Krankheit behafteten Pferden wiederholt angewendet, aber in keinem Falle Nutzen davon gesehen.

§. 473.

Die Gabe von Salmiakgeist ist für Pferde 8,0—15,0, für Rinder das Doppelte und bis zu 60,0, für Schafe und Schweine 1,0—8,0, für Hunde 5—15 Tropfen. Die Wiederholung geschieht in Zwischenräumen von 20 Minuten (z. B. bei schneller Wiederkehr des Aufblähens) bis zu 2 Stunden, je nachdem die Zufälle es verlangen. Man giebt das Mittel nur in flüssiger Form, und stets sehr verdünnt, so dass ein Theil desselben mit 40 bis 50 Theilen anderer Flüssigkeit, z. B. mit kaltem Wasser, mit einem schleimigen oder bittern Decocte und dergl. zusammengesetzt wird. Dr. Ruprecht empfahl gegen Anthrax als Specificum eine Verbindung mit der Cochenille[4] (Coccionella) unter dem Namen: *Liquor Ammoniaci coccionellinus* oder *coccionellatus* (bereitet aus *Liqu. ammon. caust.* 48,0 und *Coccionella pulv.* 2,0), von welchem einem Kalbe 10—20 Tropfen, einem zweijährigen Rinde 20 bis

---

[1] Vollständiges Handbuch der Vieharzneikunst von Chabert, Flandrin und Huzard. S. 124 u. 125.
[2] Journ. de méd. vétér. 1835. p. 114.
[3] Domingo Royo, Llave de Albeyteria. Madrid 1714.
[4] Der getrocknete weibliche Körper von Coccus Cacti, Ilicis u. a. Species.

40 Tropfen, ausgewachsenen starken Rindern 40—80 Tropfen in kaltem Wasser, alle 5—10 Minuten wiederholt, gegeben werden. Die Anwendung soll gleich beim Eintritt der ersten Symptome geschehen. Die Erfahrung hat aber gezeigt, dass das Mittel oft versagt. Ammoniak in gehöriger Gabe leistet oft mehr. Ein Zusatz von Weingeist (Branntwein) oder Kampher zum Ammoniak ist bei grossem Torpor meist sehr nützlich. Das Mittel darf nur kalt, oder höchstens lauwarm eingegeben werden, um das starke Verdunsten des Ammoniaks, Schwächung der Wirksamkeit und Husten zu vermeiden. Säuren, saure Salze, erdige und metallische Salze, und narkotische Tincturen dürfen mit dem Mittel nicht verbunden werden.

§. 474.

Aeusserlich ist der reine Salmiakgeist zur Zerstörung des Giftes in Bisswunden von tollen Hunden, von giftigen Schlangen und dergl. empfohlen. Sehr häufig dient er als ein reizendes, ableitendes und krampfstillendes, bei Verhärtungen und Stockungen auflösendes, zertheilendes Mittel bei Nierenentzündung u. a., bei schleichenden asthenischen Entzündungen unter der Haut, bei Bräune, bei veralteter Buglahmheit und Verstauchung, bei chronischem Rheumatismus und bei hiervon entstandenen Lahmheiten, bei Stockungen und Verhärtungen, daher bei zu Verhärtung neigenden Stollbeulen, Piephacken und Sehnenklapp, bei Krämpfen und Lähmungen. Bei Bienen- und Wespenstichen auf den leidenden Theil gestrichen, bewirkt er augenblickliche Minderung der Schmerzen.

Die Anwendung geschieht bei diesen Zuständen gewöhnlich in Verbindung mit 2—4 Theilen eines fetten Oels, wodurch das sogenannte Ammonium-Liniment, flüchtige Liniment oder die flüchtige Salbe (*Linimentum s. Oleum ammoniatum, Linimentum volatile*), eine Art flüssiger Seife entsteht. — Zuweilen setzt man hierzu noch 1—2 Theile Kampheröl (§. 251 f.), und erhält so das flüchtige Kampher-Liniment (*Linimentum ammoniato-camphoratum*), welches etwas mehr erregend wirkt als das vorige; und noch stärker reizend wird das Liniment durch den Zusatz von Kampher-Spiritus, z. B. bei Nierenentzündung, mit Terpenthinöl, Steinöl, von CanthARIDENTINCTUR oder auch von CanthaHRIDENPULVER bei Rheumatismus u. s. w. Will man aber mehr gelind auflösen und zertheilen, so ist die Verbindung des Ammonium-Liniments mit der grauen Quecksilbersalbe, oder auch mit grüner Seife in verschiedenem Verhältniss, sehr zweckmässig. Auch mit 1 bis 6 Theilen Weingeist oder Kampherspiritus verbunden, benutzt man den Salmiakgeist bei Lähmungen, Rheumatismus u. s. w., z. B. als schmerzlinderndes Mittel bei rheumatischer Spannung der Muskeln und Sehnen nimmt man an: *Liquor. ammon. caust.* 120,0, *Spirit. vini rectific.* 90,0, *Spirit. camphor.* 30,0 bis 60,0. — Zum stärkern Reizen und Blasenziehen: *Liquor. Ammon. caust. part.* 5, *Tinct. Cantharid. part.* 2. Letztere Mischung muss etwas reichlich auf den Theil gebracht werden. Dagegen geschieht die Anwendung der erstern Mittel, je nachdem es der Grad des Uebels erfordert, täglich ein- bis dreimal durch gelindes oder starkes Einreiben in die Haut auf den kranken Theilen und in deren Umgebung. Es ist aber dabei zu beachten, dass durch wiederholte Anwendung, bei Pferden mit zarter Haut nicht selten schon durch die erste Einreibung starke Entzündung der Haut, Ausschwitzung und später Ausfallen der Haare entsteht. Letztere wachsen jedoch bald wieder. (Preis: 30,0 1 Sgr.)

3) Aetzkalk, Calcium-Oxyd, reiner, gebrannter oder lebendiger Kalk, *Calcaria usta, Calcium oxydatum s. Oxydum calcicum, Calx viva s. caustica;* **und Kalkwasser,** *Calcaria soluta, Aqua Calcis, s. Aqua Calcis vivae s. ustae, s. Aqua Calcariae.*

§. 475.

Der Aetzkalk wird, wie allgemein bekannt, durch das vollständige Ausglühen (das sogenannte Brennen) des Kalksteins, wobei er die Kohlensäure verliert, gewonnen. Seine Eigenschaften sind, je nachdem er im reinen, concentrirten Zustande oder mit Wasser verbunden besteht, etwas verschieden. Wird Kalkerde mit etwa der Hälfte ihres Gewichts mit Wasser zusammengebracht, so erhitzt sie sich bedeutend und zerfällt in ein weisses Pulver, gelöschter Kalk, Kalkhydrat (*Hydras calcicus*), welches zwar noch ätzend, aber doch etwas milder ist als der trockene Aetzkalk. Dieses Hydrat löst sich in etwa 600—700 Theilen kaltem, oder in etwa 1200—1300 Theilen heissem Wasser auf und bildet das Kalkwasser; mit weniger Wasser löst es sich unvollkommen und stellt eine trübe, milchweisse Flüssigkeit, die Kalkmilch dar.

a) Der Aetz-Kalk in concentrirtem Zustande erzeugt örtlich starke Reizung, Entzündung und Aetzung, jedoch weniger tief eindringend als das Aetz-Kali. Die Ursache dieser geringen Wirksamkeit beruht zum grossen Theil in der schweren Löslichkeit des Kalkes und in seiner bald erfolgenden Sättigung mit Kohlensäure, indem er dieselbe überall begierig an sich zieht und dadurch gemildert wird. — Ausserdem ist die Wirkung des Kalkes noch darin eigenthümlich, dass sie mit mehr Austrocknung und Zusammenschrumpfung der betroffenen Theile verbunden ist, als die Wirkung der übrigen alkalischen Mittel.

Innerlich gegeben, wirkt der Aetz-Kalk ebenfalls weniger scharf auf die betroffenen Theile, als das Kali und Ammoniak, und er wird daher auch in etwas grösseren Gaben ertragen, ohne dass lebensgefährliche Zufälle entstehen, bei grossen Gaben bleiben diese jedoch nicht aus, und bei fortgesetzter Anwendung derselben entstehen sie oft sehr plötzlich im hohen Grade.

Ein Hund, dem Orfila (Toxikologie, Bd. 1. S. 189) 10,0 Aetzkalk eingegeben, brach nach 10 Minuten eine Menge Nahrungsmittel aus, hatte Schaum vor dem Munde und äusserte Schmerz. Am folgenden Tage hatte er sich wieder erholt. Als ihm aber am fünften Tage 12,0 des Mittels eingegeben wurden, erbrach er sich nach 2 Minuten, wurde schwach und starb 3 Tage darauf, ohne eine Spur von Schwindel, Convulsionen und dergl. — Die mit dem Kalke in Berührung gewesenen Theile zeigten sich entzündet, alle übrigen Organe aber gesund.

Viborg (Sammlung von Abhandlungen, 4. Bdchn. S. 254) gab einem alten gesunden Pferde auf das Futter täglich 4 Loth (60,0) pulverisirten Kalk durch 14 Tage, ohne dass man eine Wirkung davon bemerken konnte; das Pferd frass auch sein Futter mit dem gewöhnlichen Appetit. Es wurden ihm hierauf 8 Loth (120,0) von diesem Kalke auf das Futter gegeben, und als dies durch 14 Tage geschehen, hatte der Mist eine weiche Consistenz angenommen, war aber gut verdaut. Dieselbe Quantität des Mittels wurde nun noch 14 Tage hindurch täglich mit dem Futter gegeben, ohne dass davon eine nachtheilige Folge für die Gesundheit des Pferdes entstand. Als man hierauf den Kalk aussetzte, wurde nach einigen Tagen der Koth hart, klein und geballt, und dunkel gefärbt. Uebrigens gingen alle Verrichtungen des Pferdes wie im gesunden Zustande vor sich. — Viborg schliesst aus diesen Versuchen: dass der ungelöschte Kalk nicht die gefährliche Wirkung auf die Verdauungseingeweide des Pferdes habe, wie man gewöhnlich glaubt; dass er vielmehr den Darmkanal reize, die Verdauung befördere, die Absonderungen an der inwendigen Fläche des Darmkanals vermehre und hierdurch den Mist dünner mache; dass er aber in zu grossen Gaben oder bei zu langem Fortgebrauche eine Ueberreizung und Schwäche bewirke, und dass, wenn man unter solchen Umständen plötzlich damit aufhört, Kolikzufälle aus Mangel der Verdauung entstehen müssen.

Ich habe diese Versuche mit dem Aetz-Kalk auf dieselbe Weise an mehr als 20 Pferden wiederholt und kann die bezeichneten Wirkungen, so weit sie den Magen und Darmkanal betreffen, bestätigen, muss aber hinzufügen, dass viele Pferde gleich von dem Genuss des ersten, mit frisch pulverisirtem Aetz-Kalk gemengten Futters (1—3 Loth Kalk mit 1 Metze Hafer und Häcksel) an einzelnen Stellen im Maule, an der Zunge, den Lippen u. s. w. Entzündung und Corrosionen der Schleimhaut, Geschwulst dieser Theile und Ausfluss von zähem Speichel aus dem Munde bekamen [1]; — dass manche Pferde zwar das mit Kalk gemengte Futter ganz begierig frassen, viele aber nach dem einmaligen Genuss desselben es in Zeit von 2—3 Tagen nicht wieder berührten, sondern lieber hungerten; — und dass einzelne bei dem, durch 3—4 Wochen fortgesetzten reichlichen Kalkfüttern plötzlich in ein asthenisches Fieber verfielen, dabei beschwerliches Athmen, ödematöse Anschwellung des Kopfes und der Beine, Kolikzufälle und grosse Schwäche zeigten und unter allen Erscheinungen eines acuten Faulfiebers in 2 bis 4 Tagen starben.

Von dem auf dieselbe Weise gegebenen sogenannten Mehlkalk oder Kalkmehl (d. i. der an der freien Luft zu einem Pulver zerfallene, durch Aufnahme von Kohlensäure und von Wasser viel milder gewordene Kalk) entstand nur sehr selten eine Spur von ätzender Einwirkung auf das Maul.

§. 476.

b) Das Kalkwasser ist im reinen Zustande eine vollkommene Auflösung von 1 Theil Kalkhydrat in etwa 600—700 Theilen Wassers [2], und wird nach Vorschrift der Preuss. Pharmacopöe bereitet, indem man 1 Theil Aetz-Kalk mit 30 Theilen kalten Wassers ablöscht und dann, nachdem die unaufgelösten Kalktheile sich auf den Boden gesenkt, die obere, klare Flüssigkeit zum Gebrauch abgiesst und in gut verstopften Gläsern aufbewahrt.

Es wirkt bei innerlicher Anwendung selbst in grossen Gaben (z. B. zu 6 Pfund bei Pferden, zu 9 Pfund bei Rindern und zu 1 Pfund bei Hunden) auf die Schleimhaut des Verdauungskanals nicht ätzend, sondern reizend, zugleich aber gelind zusammenziehend, den Tonus erhöhend, stärkend, die Absonderungen beschränkend, die zu grosse Reizbarkeit vermindernd, — ausserdem auch im vorzüglichen Grade Säuren und kohlensaures Gas absorbirend.

---

[1] Dieselbe örtliche Wirkung sah ich bei 2 Pferden, welche die, vor 6 Stunden mit frisch gelöschtem Kalk übertünchten Stallwände beleckt hatten, entstehen.

[2] Zuweilen enthält das Kalkwasser auch etwas aufgelöstes Aetz-Kali, wodurch es viel mehr reizend, selbst ätzend wird.

— Die stärkenden Wirkungen verbreiten sich weiter auf die drüsigen Organe, auf die Lymphgefässe, auf die Schleimhaut der Respirationsorgane und vorzüglich auf die Urinwerkzeuge; es wird der ganze Vegetationsprocess umgestimmt und die Absonderungen werden nicht allein in der Menge vermindert, sondern auch qualitativ verändert.

Bei Injectionen von 60—180 Grm. Kalkwassers in die Drosselvene an Pferden sah ich die Herzschläge schwächer, aber um 6—8 in der Minute vermehrt werden und reichliches Uriniren entstehen. Andere Erscheinungen traten nicht ein.

Auf die unverletzte Haut wirkt das Kalkwasser nur schwach reizend und gelind zusammenziehend. — In Wunden und Geschwüren wirkt es auf dieselbe Weise, aber etwas tiefer eindringend; es verbessert bei einem asthenischen Zustande derselben die Eiterung und Granulation, mindert beide, wenn sie zu reichlich von statten gehen, und man betrachtet es daher als ein reinigendes, auflösendes und austrocknendes, antiseptisches Mittel.

Die sogenannte Kalkmilch erzeugt dieselben Wirkungen wie das Kalkwasser, aber in einem weit stärkern Grade, und namentlich ist die örtliche Reizung und Zusammenziehung an wunden Stellen viel heftiger. Von den Schleimhäuten der Verdauungseingeweide wird aber die Kalkmilch ohne Nachtheil ertragen. — Auch dieses Mittel muss in gut verstopften Gläsern aufbewahrt oder am besten vor dem Gebrauch erst frisch bereitet werden.

§. 477.

Die innerliche Anwendung des reinen Aetz-Kalkes im concentrirten Zustande ist niemals nothwendig und darf bei keiner Thiergattung, auch selbst bei Pferden nicht, empfohlen werden, obgleich Viborg's Versuche die Anwendung bei den letzteren als fast ganz gefahrlos darstellen[1].

Dagegen kann eine Auflösung und sehr verdünnte Mengung mit Wasser, am besten das Kalkwasser, innerlich bei allen Krankheiten, welche im §. 465 angedeutet sind, als das passendste alkalische Mittel benutzt werden, und zwar, seiner tonischen Wirkung wegen vorzüglich dann, wenn diese Krankheiten in Erschlaffung und Reizlosigkeit der Schleimhäute des Verdauungskanals, der Harn- und Geschlechtsorgane und der Luftröhre, oder in Atonie der Lymphgefässe und Lymphdrüsen begründet sind. — Eine Wiederholung der Namen dieser Krankheiten scheint unnöthig, und es verdient nur noch bemerkt zu werden: dass das Kalkwasser, wegen seiner Eigenschaft, das kohlensaure Gas reichlich zu absorbiren, gegen das Aufblähen der Wiederkäuer nach dem Genuss von Grünfutter, besonders von frischem Klee, am häufigsten unter allen absorbirenden Mitteln, und sehr oft mit dem besten Erfolge gebraucht wird; — dass es von Viborg (Anleit. z. Erzieh. u. s. w. des Schweins S. 107) gegen die Borstenfäule der Schweine — und von manchen Thierärzten als ein Heilmittel gegen den Rotz empfohlen

[1] Nur Pferdehändler benutzen zuweilen den ungelöschten Kalk, um ihre Pferde schnell wohlbeleibt zu machen, indem sie ihn in kleinen Quantitäten unter das Futter mengen, oder noch besser, ihn im Getränk mit Mehl, Schrot oder Kleie geben. Mehrentheils gebrauchen sie aber den milderen Mehlkalk. Solche aufgeschwemmte Pferde sind aber sehr weichlich und erkranken sehr leicht nach geringen Ursachen.

worden ist, aber nur in äusserst seltenen Fällen eine gute Wirkung gezeigt hat.

§. 478.

Man giebt das Kalkwasser den Pferden zu 2—6 Pfund, den Rindern zu 3—9 Pfund, Schafen, Ziegen und Schweinen 120,0—500,0, Hunden 15,0—90,0, — und wiederholt diese Gaben bei chronischen Krankheiten täglich zwei- bis dreimal, aber bei dem Aufblähen in Zwischenzeiten von $^1/_2$—1 Stunde, so oft es nöthig ist. Am besten ist es, das Kalkwasser unmittelbar vor der Anwendung frisch zu bereiten, weil das durch einige Zeit aufbewahrte, durch die Einwirkung der Kohlensäure der Atmosphäre, oft unwirksam geworden ist. Man nimmt dann von dem Kalke zu einer Gabe für die grossen Hausthiere 15,0—30,0, für Schafe, Ziegen und Schweine 4,0—12,0, für Hunde 0,5—2,0, übergiesst ihn nach und nach mit der 30—50fachen Menge Wassers, rührt die Flüssigkeit einigemal um und giebt dieselbe entweder sogleich ein, oder man giesst, nachdem sie durch einige Minuten ruhig gestanden, den obern klaren Theil ab und benutzt diesen allein in den oben bezeichneten Gaben. In den meisten Fällen ist es zweckmässig, mit dem Kalkwasser zugleich bittere oder aromatische Mittel, bei grosser Reizlosigkeit auch Weingeist, Terpenthinöl und dergl. anzuwenden; aber adstringirende Mittel, Salze, Säuren und Quecksilberpräparate sind, der entstehenden Zersetzung wegen, zum innerlichen Gebrauch ganz unpassende Zusätze (§. 466).

§. 479.

Aeusserlich kann man den Aetzkalk entweder als Pulver eingestreut oder mit wenig Wasser zum Brei gemacht als Aetzmittel gebrauchen, was ehemals mehr als jetzt geschehen ist, indem man ihn gern zum Zerstören des sogenannten wilden Fleisches, der Feigwarzen und Warzen benutzte; er wird jetzt in vielen Fällen besser durch das Aetz-Kali, den Höllenstein u. s. w., oder durch das Messer und das glühende Eisen ersetzt, ist aber dennoch ein vortreffliches Mittel dort, wo man oberflächlich ätzen und zugleich austrocknen will. Aehnlich aber tiefer eingreifend wirkt er in Verbindung mit dem Aetz-Kali als sogenanntes Wiener Aetzpulver und in der Aetzpaste (§. 471). — Das Kalkwasser wird bei Wunden und Geschwüren, in denen wegen Atonie die Absonderung zu reichlich und von dünner jauchiger Beschaffenheit, oder die Granulation zu weich und üppig ist, — ebenso bei dergleichen Brandwunden, bei sehr nässenden, flechtenartigen Hautausschlägen, bei eben solcher Mauke, besonders bei der Mauke des Rindviehes nach dem Füttern mit Kartoffelschlempe, bei übermässiger Schleimabsonderung in der Nase, oder in der Scheide, besonders wenn gleichzeitig Geschwüre vorhanden sind, — bei dem epizootischen Klauenweh, wenn sich nässende Geschwüre bilden, und dergl., — häufig mit Nutzen gebraucht. Es dient, nach Beschaffenheit dieser Krankheiten, zum Verbinden, zum Einspritzen oder zum Waschen, theils für sich allein, theils mit anderen Mitteln verbunden; so z. B. mit Terpenthinöl oder Terpenthin, als sogenanntes Digestivwasser — (S. 201), um gute Eiterung zu befördern, daher vorzüglich bei Wunden und Geschwüren, in denen zu geringe irritable Thätigkeit besteht; — mit Kupfervitriol oder Grünspan (als sogen. Blauwasser und grünes Wasser), um auszutrocknen und zu verdichten, — mit Sublimat oder Kalomel (als sogen.

gelbes und schwarzes phagedänisches Wasser), um gelinder auszutrocknen und zugleich die Reizung zu mindern, — auch mit Bleiessig oder mit Baumöl zu demselben Zwecke. Die letzteren beiden Mittel geben ein sehr mild wirkendes Präparat, welches bei Excoriationen, bei schmerzhaften Flechten, und vorzüglich bei in Eiterung übergegangenen Verbrennungen sehr nützlich ist.

Ein Brei von Kalk und Wasser oder Oel, oder in angemessener Verbindung mit anderen Mitteln kann auch als ein sogenanntes Depilatorium oder haarablösendes Mittel benutzt werden, — obgleich dies in der Thierheilkunst selten nöthig ist. Die meisten Depilatorien bestehen aus ungelöschtem Kalk, kohlensaurem Kali oder Natron und schwefelsaurem Arsenik, und sie erregen leicht tief gehende Schwärung und sichtbare Narben. Dr. Wilson hat aber als ein unschädliches Haarvertilgungsmittel folgende Composition empfohlen: Nimm gebrannten Kalk 4 Grm., kohlensäuerliches Natrum und Stärkemehl, von jedem 8 Grm. Menge genau zusammen und mache mit Wasser einen Brei, den man auf den behaarten Theil legt und denselben wieder abwäscht, sobald er trocken geworden ist (siehe auch bei Kalkschwefelleber).

Kalk in Verbindung mit Bleiglätte giebt ein Mittel zum Schwarzfärben der Haare (siehe Blei); — und Kalk mit Eiweiss, oder auch mit weissem Käse zusammengerieben, giebt einen festen Kitt, den man zum Ausfüllen der Hornspalten benutzen kann. Derselbe muss jedoch gleich nach Bereitung angewendet werden, weil er schnell hart wird.

Concentrirte Kalkmilch dient als desinficirendes Mittel zum Uebertünchen der Wände, des Fussbodens u. s. w. in Ställen, in welchen Thiere mit ansteckenden Krankheiten gestanden, sowie auch zum Ueberstreuen der Cadaver von solchen Thieren. Das Mittel steht aber für solche Zwecke dem Chlorkalk nach. (*Aqua calc.* 30 Grm. 2 Pfg.; *Calc. usta* pulv. 30 Grm. 8 Pfg.)

4) Reine Bittererde, Talkerde, reine, gebrannte oder ätzende Magnesia, Magnium-Oxyd,

Magnesia pura, Magnesia usta s. calcinata, Magnium oxydatum, Oxydum magnesicum.

§. 480.

Die aus der kohlensauren Bittererde durch starkes Ausglühen gewonnene gebrannte Magnesia ist in ihren Wirkungen unter allen rein alkalischen Mitteln am mildesten, erzeugt selbst in grossen Gaben weder Aetzung noch starke Reizung, absorbirt aber die im Magen und Darmkanal vorhandene freie Säure, und scheint auch in geringem Grade, ähnlich wie die übrigen alkalischen Mittel, auf den ganzen Organismus und speciell auf die Säfte zu wirken.

Sie leistet als Heilmittel sehr gute Dienste in solchen gastrischen Krankheiten, welche mit übermässiger Säureentwickelung und zugleich mit erhöhter Reizbarkeit des Verdauungskanals verbunden sind, wie namentlich bei dergleichen heftigem Durchfall und Erbrechen, wenn dabei Kolikzufälle zugegen sind; ebenso bei dem Aufblähen und dergl. Das Mittel wird jedoch selten und fast allein bei jungen oder bei kleinen Thieren gebraucht, weil es bei den grossen Thieren in den meisten Fällen durch das wohlfeilere Kalkwasser, durch Kreide, Potasche und dergl. Mittel ersetzt werden kann. Wenn nicht Ansammlung von Kohlensäure in den Eingeweiden zugegen ist, benutzt man auch oft statt der reinen die kohlensaure Bittererde.

Besonders nützlich wirkt sie bei Arsenikvergiftung, denn sie bindet arsenige und Arseniksäure, belästigt den Magen weniger als das Eisen und führt gelind ab. Gegen Sublimat, Kupfersalze leistet sie weniger und gegen Phosphor gar nichts.

Die Gabe ist für die grossen Hausthiere 12,0—30,0, für Schafe und Schweine 4,0—8,0, für Hunde 0,5—2,0, am besten in einem schleimigen Decoct, zuweilen auch mit Zusatz von Enzian, Opium, Brechnuss, Rhabarber und dergl. Mitteln, welche die krankhafte Empfindlichkeit herabstimmen und die übermässige Secretion beschränken. (30 Grm. 3 Sgr. 10 Pfg.)

5) Reine Thonerde, Alaunerde, Alumium-Oxyd, *Alumina, Argilla pura, Alumium oxydatum.* (o)

§. 481.

Die Thonerde verursacht an den Theilen, mit denen sie in Berührung kommt, keine Aetzung, sondern nur schwache Reizung und gelinde Zusammenschrumpfung; zugleich zieht sie begierig Feuchtigkeiten an sich und zersetzt oder bindet vorhandene Säuren. Sie wirkt daher gelind tonisch, austrocknend und säurewidrig und kann innerlich bei ähnlichen Krankheitsverhältnissen der Verdauungseingeweide angewendet werden, bei denen das Kalkwasser empfohlen ist (§. 477); sie steht aber dem letztern, obgleich sie milder ist, darin nach, dass sie fast allein örtlich wirkt, indem sie wenig oder gar nicht in die Säfte übergeht, ferner, dass sie in grossen Gaben den Magen eher belästigt, und dass sie theurer ist als das Kalkwasser. Aus diesen Gründen wird die Thonerde selten als Heilmittel benutzt. Die Anwendung kann in denselben Gaben und auf dieselbe Weise geschehen, wie bei der Bittererde.

Anmerkung. *a)* Der rothe oder armenische Bolus *(Bolus rubra s. armena, Argilla rubra)*, eine natürliche Verbindung der Thonerde mit Kieselerde und etwas Eisenoxyd, und *b)* der weisse Bolus *(Bolus alba)*, dieselben Bestandtheile und zugleich Kalkerde enthaltend, — wurden ehemals als gelind adstringirende, stärkende, blutstillende, stopfende und einsaugende Mittel innerlich z. B. gegen Durchfälle, gegen Blutharnen, besonders aber gegen Harnruhr oder Lauterstall, — äusserlich gegen Gallen, Sehnenklapp und dergl. Uebel angewendet. Zum äusserlichen Gebrauch sind sie jedoch zu theuer und unnöthig, da sie für diesen Zweck durch den ihnen sehr ähnlichen Thon (Töpferthon) und Lehm ersetzt werden können. (Bolus wird vom Kaufmann entnommen.)

6) Reines Schwefel-Kalium, Schwefel-Kali, Hydrothion-Schwefel-Kali, gemeine oder Kali-Schwefelleber, *Kalium s. Kali sulphuratum, Kali sulphurat. hydrogenatum, Hepar Sulphuris vulgare s. salinum s. alcalinum.*

§. 482.

Die gewöhnliche reine Schwefelleber ist durch Zusammenschmelzen von 2 Theilen gereinigtem Kali carbonicum mit 1 Theil gereinigtem Schwefel bereitet und besteht aus Fünffach-Schwefelkalium (KS_5), unterschwefligsaurem

Kali und etwa 3 Proc. unzersetztem kohlensauren Kali. Sie ist eine gelblichgrüne oder (wenn sie bei starker Schmelzhitze bereitet worden) eine bräunliche, harte, krümliche, bitter und alkalisch-schwefelig schmeckende Masse, die im ganz trockenen Zustande fast geruchlos, meist aber nach Schwefelwasserstoffgas riechend ist, alkalisch reagirt, sich in 2 Th. Wasser auflöst und dabei eine gelbe Flüssigkeit bildet, welche sich chemisch wie die Schwefelleber selbst verhält. Bei der Einwirkung der atmosphärischen Luft, des Wassers, der Säuren und Salze zersetzt sich die Schwefelleber sogleich und entwickelt dabei das nach faulen Eiern stinkende Schwefel-Wasserstoffgas, die sogen. Hydrothionsäure oder die hepatische Luft[1].

Die Schwefelleber in concentrirter Auflösung mit gleichen Theilen Wasser bewirkt örtliche starke Reizung, heftiges Jucken, Entzündung, Auflösung und Absterbung der Epidermis und auf den Schleimhäuten ebenso des Epitheliums, an Wunden selbst gelinde Aetzung; auch wird ein Theil des Mittels resorbirt und in den Kreislauf gebracht. Eine schwache Auflösung reizt die Haut gelind. Weisse Haare und weisse Haut werden von Schwefelleber gelblich gefärbt.

Bei innerlicher Anwendung entstehen von mässigen Gaben der Schwefelleber (z. B. von 8,0—15,0 bei Pferden und Rindern, von 0,25 bei Hunden), bei keinem Thiere im gesunden Zustande sehr auffallende Veränderungen; nur die Schleimhaut im Maule und in der Nase wird etwas blässer, der daselbst abgesonderte Schleim weniger zähe, der Puls weicher und etwas langsamer, das Blut dunkler und viel ärmer an Faserstoff[2], der Urin reichlicher und oft auch dunkler gefärbt; die ausgeathmete Luft riecht während einer kurzen Zeit nach Schwefelwasserstoffgas; Hunde zeigen Ekel oder selbst etwas Erbrechen, aber der Appetit und die Verdauung werden nicht gestört; der Koth erscheint mehr trocken, dunkel, und oft mit einer zähen Schleimhaut umhüllt, und bei Pferden weniger sauer riechend.

Wenn bei dem Eingeben des Mittels von demselben etwas durch einige Zeit im Maule verbleibt, so entsteht hierdurch eine örtliche Reizung der Schleimhaut, und als Folge hiervon findet sich zu jenen Erscheinungen häufig auch noch Geifern und Schäumen aus dem Maule, zuweilen auch etwas schnelleres und beschwerliches Athmen.

Nach Gaben von 30,0—60,0 sah ich bei Pferden und Rindvieh die angeführten Zufälle in sehr hohem Grade, zugleich aber stieren Blick, beschleu-

---

[1] Dieses Gas ist zwar kein unmittelbarer Bestandtheil der Schwefelleber (wie man früher glaubte), sondern es entsteht durch die Einwirkung der Kohlensäure der Luft und des Sauerstoffes von den zersetzten Feuchtigkeiten; — es ist aber dennoch für die Wirksamkeit dieses Mittels von der grössten Bedeutung, weil es sich bei jeder Art seiner Anwendung entwickelt, daher stets mitwirkend ist, und schon für sich allein den Organismus heftig afficirt. Vögel starben in einer Luft, welche mit $^1/_{1500}$ dieses Gases versetzt war; und enthielt sie $^1/_{800}$ davon, so tödtete sie auch in kurzer Zeit einen Hund (Orfila, Toxicologie générale II. pag. 479). — 9 Quart dieses Gases in den After eines Pferdes injicirt, tödteten dasselbe in einer Minute, und ein Kaninchen, dessen Haut blos dem Gase ausgesetzt war, starb in 10 Minuten (Chaussier, im Journ. de méd. von Sedillot, XV. Bd. pag. 28. 34). Ich spritzte 60,0 destillirtes Wasser, welches mit dem Gase sehr reichlich imprägnirt war, in die Drosselvene mehrerer Pferde und sah darauf schnelles, beschwerliches Athmen, grosse Angst und Schwindel entstehen, die Thiere aber lebend bleiben.

[2] Bei mehreren Versuchen zeigte sich das in 1—4 Stunden nach dem Eingeben der Schwefelleber bei Pferden aus der Ader entnommene Blut um $^3/_4$, ja selbst um $^4/_5$ ärmer an Faserstoff als vor der Anwendung des Mittels.

nigtes, beschwerliches Athmen, Unregelmässigkeit des Pulses, Poltern und Schmerzen im Leibe, Unruhe, Angst, lähmungsartige Schwäche im Hintertheil, schwankenden Gang, entstehen. Die Wirkung dauerte 1—3 Stunden und nicht selten blieb Appetitlosigkeit durch einen Tag anhaltend zurück. Eine Veränderung der Milch bei Kühen war auch nach so grossen Gaben nicht zu entdecken.

Hunde ertrugen das Mittel in Gaben bis zu $^1/_2$ Drachme (2,0), ohne dass der Tod hiernach erfolgte, wenn es in Pillenform angewendet wurde, obgleich es in solchen und selbst in kleineren Gaben fast immer Erbrechen, Aufblähung des Leibes, Schmerzen in demselben, Husten, schnellen und kleinen Herzschlag, Angst, Unruhe und Mattigkeit durch 2—4 Stunden verursachte.

Grössere Gaben als die bezeichneten wirken sehr heftig und in den meisten Fällen tödtlich. Ein Hund, dem ich 1 Drachme (3,75) Schwefelleber in 1 Unze (30,0) destillirten Wassers gelöst, in den Schlund gespritzt und darauf letzteren unterbunden hatte, zeigte nach 5 Minuten Anstrengung zum Erbrechen, welche auch später noch wiederkehrte, grosse Mattigkeit, Zittern, nach 10 Minuten Unempfindlichkeit, später heftigen Schmerz im Leibe, Lähmung des Hintertheils, und nach 2 Stunden erfolgte der Tod. — Eine Auflösung von $6^1/_2$ Drachmen (25,0) Schwefelleber in 4 Unzen (120,0) Wasser, welche Orfila (Toxicologie, Bd. 2. S. 166) einem robusten Hunde mittelst der Oesophagotomie in den Magen brachte, führte in 2 Minuten Erstickungszufälle und Keuchhusten, dann Steifwerden der Glieder, Convulsionen, und in 7 Minuten den Tod herbei.

Das Einspritzen einer Auflösung von 5 Gran (30 Centigrm.) Schwefelleber in $^1/_2$ Unze (15,0) dest. Wasser in die Drosselvene eines Pferdes verursachte sogleich etwas schnelleren Puls, schnelleres Athmen und Unruhe. Die ganze Wirkung dauerte aber nur 6 Minuten. — Von einer halben Drachme (2,0) des Mittels mit $^1/_2$ Unze (15,0) Wasser auf dieselbe Weise angewendet, entstanden augenblicklich die nämlichen Zufälle in stärkerem Grade; die Respiration wurde sehr beschwerlich und ängstlich, die ausgeathmete Luft roch stark nach Schwefelwasserstoffgas, das Thier zitterte, stürzte nieder, schlug mit den Beinen; nach 10 Minuten war die Wirkung vorüber und das Thier ganz munter. — Ebenso, aber noch weit heftiger, wirkte die Injection von 1, $1^1/_2$—2 Drachmen (3,75, 5,5—7,5) des Mittels; bei der letztern Gabe trat augenblicklich Lebensgefahr durch Erstickungszufälle und Lähmung ein; aber das Thier erholte sich dennoch in Zeit von 15 Minuten nach der Injection. — Ein Hund bekam (bei Orfila's Versuchen) nach Einspritzung einer Auflösung von 8 Gran (48 Centigrm.) Schwefelleber in 6 Drachmen (22,5) Wasser auf der Stelle die heftigsten Convulsionen, welche aber nach 3 Min. nachliessen; am andern Tage war er wieder ganz wohl. — Die Injection von 22 Gran (1,3) in 1 Unze (30,0) Wasser gelöst, tödtete ihn in 2 Minuten unter heftigen Convulsionen.

Wenn der Tod durch innerliche Anwendung der Schwefelleber eingetreten ist, findet man bei der Section zuweilen die Schleimhaut des Magens und Dünndarms mit einer gelben, zähen Materie bedeckt, auch entzündet und zuweilen selbst mit kleinen, runden Geschwüren und mit schwarzen Flecken von extravasirtem Blut versehen. Nach schnell eingetretenem Tode riecht der Inhalt des Magens stark nach Schwefelwasserstoffgas. An den übrigen Organen ist die Schleimhaut blass, die Lungen mit schwarzem Blut angefüllt.

§. 483.

Die Wirkungen der Schwefelleber sind gewiss zum Theil (besonders bei grossen Gaben) durch das Schwefelwasserstoffgas bedingt, zum Theil aber auch von denen des Schwefels und des Aetzkali abhängig und daher denselben ähnlich, aber doch nicht gleich. Oertlich ist die Schwefelleber viel stärker reizend, schneller und tiefer eindringend als der Schwefel, aber weniger scharf und die Organisation weniger tief und schnell zerstörend als das Aetz-Kali. Die allgemeine Wirkung erfolgt durch den Uebergang der Bestandtheile des Mittels und des Schwefelwasserstoffs in das Blut, wodurch nicht nur die Mischung und die Bindung der Bestandtheile desselben geändert, insbesondere die Plasticität bedeutend vermindert, sondern auch, namentlich von grossen Gaben des Mittels, die Nerventhätigkeit schnell und in hohem Grade herabgestimmt, selbst Lähmung und der Tod herbeigeführt wird.

§. 484.

Die innerliche Anwendung der Schwefelleber ist, den angedeuteten Wirkungen und Waldinger's[1], so wie meinen eigenen u. A. Erfahrungen zufolge, bei kranken Thieren angezeigt:

1) Bei sogenannten brandigen Entzündungsfiebern, beim Milzbrande und bei Lungenentzündungen, wo in Folge des hypercarbonisirten Blutes die Schleimhaut im Maule und in der Nase dunkelroth oder blau und sehr trocken erscheint, die Sensibilität unterdrückt, der Herzschlag unfühlbar, der Puls klein, hart, das Athmen im Verhältniss zur Zahl der vermehrten Pulse übermässig schnell und mit grosser Anstrengung der Bauchmuskeln geschieht, und wo das aus der Ader gelassene Blut sehr schwarz ist und schnell zu einer gleichmässigen Masse gerinnt.

2) Bei Bräune, besonders wenn die Anschwellung der Schleimhäute in der Rachenhöhle sehr gross, das Röcheln und überhaupt die Athembeschwerden sehr bedeutend sind.

3) Bei acuter Brustwassersucht mit plastischer Ausschwitzung verbunden.

4) Bei Kolik, wenn dieselbe aus gestörter Verdauung, aus Gährung des Futters im Magen und Darmkanal, durch unverdauliches, blähendes oder saures Futter entstanden, oder mit starker Aufblähung (Windkolik), mit Säureentwickelung, mit Anstrengung zum Erbrechen, oder auch mit einem brandigen Entzündungsfieber (wie unter 1 angedeutet) verbunden ist.

5) Bei dem Aufblähen der Wiederkäuer, besonders wenn die eben bezeichneten Verhältnisse dabei bestehen.

6) Bei dem Starrkrampf der Pferde, wenn ein Entzündungsfieber sich hinzugesellt und das Athmen in sehr kurzen, schnellen Zügen geschieht.

7) Bei Vergiftungen durch Arsenik, Blei und Quecksilber, besonders jedoch dann, wenn die Vergiftungszufälle durch nicht sehr grosse Gaben dieser Stoffe, mehr langsam (schleichend) als acut, und in einem nicht zu heftigen Grade entstanden, oder mehr die chronischen Folgen sind. Unter

[1] Waldinger, Ueber den Schwefel und seine Verbindungen u. s. w. S. 101.

entgegengesetzten Umständen, und namentlich wenn die Vergiftung erst frisch entstanden ist, wenn Arsenik oder ätzende Quecksilberpräparate noch im Verdauungskanal zugegen sind, und wenn heftige Entzündung der Eingeweide besteht, ist (nach Orfila's und Renault's Versuchen[1]) das Mittel nicht passend, weil sich gelber Schwefelarsenik (Operment) bilden kann und dieser durch das Kali auflöslich gemacht wird, so dass hiernach die giftige Wirkung möglicherweise noch stärker hervortreten würde.

§. 485.

Die Gabe ist für Pferde und Rindvieh 4,0—15,0, für Schafe und Schweine 0,6—2,4, für Hunde 0,06—0,48 in Zwischenzeiten von $^1/_2$ Stunde (z. B. bei Kolik und Aufblähung) bis 4 Stunden. — Die Anwendung geschieht in Pillen, in Latwergen oder in einer schwachen Auflösung (30—50 Centigrm. auf 30,0 Flüssigkeit). Dabei ist die Vorsicht zu beachten, dass man Pillen und Latwergen höchstens für einen Tag bereitet und in recht gut mit Wachspapier oder mit Blase zugebundenen Gefässen verwahrt, damit die Einwirkung der Luft und die Zersetzung der Schwefelleber durch dieselbe möglichst vermieden werde. Weil dies aber dennoch sehr leicht geschieht, ist eine vor der Anwendung frisch bereitete Auflösung die beste Form, wenn sonst die Anwendung einer Flüssigkeit passend ist.

Bei dem brandigen Entzündungsfieber hat man das Mittel in Verbindung mit Salpeter und selbst mit Kampher; — bei Kolik und Aufblähung mit Enzian, mit Kamillenblumen, mit *Natr.* oder *Kali sulphuricum*, bei Bräune mit den letzteren Mitteln oder auch bei grosser Reizbarkeit mit *Herb.* oder *Rad. Belladonnae*, und bei Vergiftungen mit einer schleimigen Flüssigkeit, gegeben.

§. 486.

Aeusserlich wird die Schwefelleber im concentrirten Zustande nicht angewendet. — Mehr oder weniger verdünnt hat man sie mit Nutzen gebraucht gegen Räude, Flechten, Mauke und veralteten Rheumatismus, in Auflösungen zum Waschen und Baden, — weniger zweckmässig auch zuweilen in Salben. Räudemilben und Läuse sterben von der Berührung mit einer concentrirten Auflösung des Mittels schnell, gegen Flechten des Rindviehes hat sich dieselbe Auflösung, 1 : 12, als höchst wirksam erwiesen, täglich 1—2mal mit einer Bürste eingerieben. Es erfolgt ziemlich starke Reizung, trockene Abschuppung und Heilung. Zu den Auflösungen nimmt man 8,0—15,0 des Mittels auf 1 Pfund kalten Wassers, — zur Salbe 4,0 auf 30,0—60,0 Fett oder grüne Seife. Die Anwendung geschieht täglich ein- bis zweimal durch 8—12 Tage. Das Mittel ist wohlfeil und sehr wirksam, es hat aber das Unangenehme, dass seine Anwendung durch den dabei entstehenden Geruch nach Schwefelwasserstoffgas für die Personen, die das Waschen und Einreiben besorgen, sehr widrig wird, — dass Stubenhunde dieses Geruchs wegen nach der Behandlung mit dem Mittel nicht im Zimmer bleiben können, und — dass Wolle und andere weisse Haare gewöhnlich für einige Zeit an den Applicationsstellen gelb oder grün gefärbt werden.

---

[1] Orfila, Toxicol. générale. Tome I. pag. 426. — Renault, sur les Contrepoisons de l'Arsénic. pag. 33. 35.

Anmerkung 1. Fast in allen Eigenschaften und in der Wirksamkeit mit dem *Kalium sulphuratum purum* übereinstimmend ist das nach der *Pharmacopoea Boruss.* in den Apotheken officinelle *Kalium sulphuratum pro balneo* (Schwefelleber zum Bade), welches aus nicht reinem kohlensauren Kali und aus nicht gereinigtem Schwefel bereitet wird, daher wohlfeiler ist. Zum thierärztlichen Gebrauch ist es für alle Fälle ganz geeignet. (30 Grm. 1 Sgr. 3 Pfg.)

2. Sehr ähnlich ist auch die Kalkschwefelleber *(Hepar sulphuris calcareum, Calcium sulphuratum, Calcaria sulphurata)*, bereitet durch Zusammenschmelzung gleicher Theile gebrannten Kalkes und Schwefels. Sie ist grauweiss oder gelblich-weiss, pulverig, alkalisch-schweflig schmeckend, im trocknen Zustande geruchlos, aber an der Luft oder angefeuchtet, und besonders mit Säuren, entwickelt sie Schwefelwasserstoffgas, und sie ist in 500 Theilen Wassers löslich. Ihre Wirkung stimmt ziemlich mit der der Kalischwefelleber überein, ist etwas milder als diese, sie zerstört aber doch, wenn sie mit nur wenig Wasser gemengt auf behaarte Theile reichlich aufgestrichen worden, besonders schnell (binnen 1 Stunde) die Haare, die aber in etwa 20 Tagen wieder wachsen. Das Mittel muss nach 1 Stunde wieder abgewaschen werden. Wird dasselbe für den Zweck angewendet, um die Haut für die Anwendung eines Senfbreies oder Vesicators blos kahl zu machen, so darf man nicht zu viel von der Schwefelleber darauf bringen, weil sonst die Haut zu spröde wird. — Die Talk-Schwefelleber oder Schwefel-Magnesia *(Magnesia sulphurata)* ist von ähnlicher Wirksamkeit, aber nicht gebräuchlich. — Das Schwefel-Ammonium oder die flüchtige Schwefelleber *(Ammonium sulphurato-hydrothionicum s. Hepar Sulphuris volatile)* ist ein sehr heftiges, gefährliches, und daher nicht zu empfehlendes Reizmittel.

ELFTE KLASSE.

Salze der Alkalien und Erden. *(Salia alcalina et terrea.)*

§. 487.

Wenn Säuren mit Alkalien, Alkaloiden oder Erden in Berührung kommen, so verbinden sie sich, vermöge ihrer chemischen Wahlverwandtschaft, mit denselben, und bilden hierdurch neue, eigenthümliche Substanzen, die man im Allgemeinen als alkalische oder erdige Salze bezeichnet. In früherer Zeit nannte man diese Salze (mit Ausnahme derer, welche Kohlensäure und welche Talg-, Oel- und Margarinsäure enthalten) auch Neutralsalze *(Salia neutra)*, und Mittelsalze *(Salia media)*, und im gewöhnlichen Sprachgebrauche sind diese Namen noch geltend[1]. Da aber die Säuren sich in einem mehrfachen Verhältnisse mit den kalischen und erdigen Grundlagen (Basen) zu Salzen verbinden, so bezeichnet man jetzt passender nur diejenigen als neutrale Salze, in denen die chemische Wechselwirkung der Bestandtheile sich gegenseitig vollkommen durchdrungen (gesättigt) hat, so dass in ihnen weder die chemischen Eigenschaften der Säure, noch die der Basis frei hervortreten, wogegen man diejenigen, in denen die Säure vorherrscht, saure Salze, oder Uebersalze — und die mit vorwaltenden Eigenschaften der Grundlage: basische Salze oder Untersalze nennt. Die meisten Salze sind nur einfache Verbindungen einer Basis mit einer Säure; einige bestehen aber aus 2 Basen und einer Säure (z. B. der Alaun), und

[1] Der letztere Name wurde zuweilen vorzüglich den Salzen beigelegt, die eine erdige oder auch eine metaillsche Basis besitzen.

einzelne sind selbst aus 2 Salzen von ebenso viel verschiedenen Basen und Säuren zusammengesetzt (z. B. der boraxsaure Weinstein). Die ersten heissen deshalb einfache Salze, die zweiten Doppelsalze, und die letzteren Zwillingssalze.

Die physikalischen Eigenschaften der verschiedenen alkalischen und erdigen Salze stimmen zwar in vieler Hinsicht überein, sie sind aber auch nach den Eigenthümlichkeiten der Bestandtheile und nach den angedeuteten Verschiedenheiten in der Zusammensetzung derselben etwas abweichend bei den einzelnen Salzen, so dass sich eine allgemein passende Characterisirung von ihnen nicht gut machen lässt.

§. 488.

Die Wirkungen dieser Salze im thierischen Organismus sind ebenfalls nach den angedeuteten Verschiedenheiten von einander abweichend, aber doch auch in vielen Punkten einander sehr ähnlich.

Auf die Haut, noch mehr auf wunde Stellen, wirken die Salze im Allgemeinen gelind reizend und die Resorption befördernd. Ausserdem verursachen die meisten Salze sowohl bei innerlicher wie bei äusserlicher Anwendung, wenn sie eben mit einer Flüssigkeit aufgelöst werden, an der Stelle der Einwirkung ein Gefühl von Kälte, indem sie bei dem Uebergehen in den flüssigen Zustand eine Quantität Wärme binden und dieselbe dem Körper entziehen.

Bei der innerlichen Anwendung verursachen alle Neutral- und Mittelsalze ebenfalls zunächst eine Reizung der Schleimhaut des Mauls, des Magens und des Darmkanals, in Folge deren die Absonderung des Speichels, des Schleims und der übrigen Verdauungssäfte reichlicher und die wurmförmige Bewegung des Darmkanals etwas schneller wird. Von kleinen und einzelnen Gaben ist diese Reizung nur gering, und sie geht ohne weitere sichtbare Folgen bald vorüber; grosse Gaben mancher Salze (besonders der einfachen schwefelsauren Kali-, Natron- und Magnesiasalze) bringen Laxiren oder sehr reichliches Uriniren hervor, und in übermässiger Gabe führen fast alle Salze eine heftige Reizung der Verdauungsschleimhaut, Auflockerung und Auflösung des Epitheliums herbei, und es können selbst Kolikschmerzen, Magen- und Darmentzündung, Blutextravasate, Brand und der Tod die Folgen davon sein. — Die laxirende Wirkung ist jedoch nicht allein von dem Grade der Reizung abhängig, welchen ein Salz örtlich in der Verdauungsschleimhaut erzeugt; denn man sieht, dass mehrere Salze, welche diese örtliche Reizung in sehr hohem Grade ausüben, z. B. das Kochsalz, nur eine höchst unbedeutende laxirende Wirkung veranlassen, wogegen die örtlich weit milder einwirkenden schwefelsauren Salze diese Wirkung ganz vorzüglich besitzen[1]. Mässige Gaben der Salze, oft wiederholt gereicht, bringen nach und nach eine tief eingreifende Umstimmung des ganzen Bildungsprocesses hervor, indem sie die Absonderung in den sämmtlichen Secretionsorganen quantitativ vermehren, die abgesonderten Flüssigkeiten aber dünner, mehr serös machen

[1] Man hat mehrere Theorien zur Erklärung darüber, wie die Wirkungen der Salze überhaupt, namentlich aber wie die abführende Wirkung zu Stande kommen; dieselben sind aber grösstentheils die eine durch die andere widerlegt, daher in praktischer Hinsicht ohne besondern Werth.

und somit gleichsam einen Verflüssigungsprocess im Körper künstlich erzeugen. Dies geschieht von ihnen auf mehrfache Weise, namentlich aber dadurch, dass 1) die Salze in das Blut und die übrigen Säfte übergehen und hier sich mit den Bestandtheilen derselben (vorzüglich mit dem Serum) verbinden, somit die gute Mischung und die plastische Bindung des Blutes stören, seine Vitalität und Wärme vermindern, und die Auflösung und Ausscheidung des Cruors und des Faserstoffes begünstigen[1]; — 2) dass das Blut durch den reichlicheren Gehalt an Salz mehr reizend auf die Secretionsorgane wirkt, so dass die Thätigkeit derselben sehr vermehrt wird, und dann in Folge der vermehrten Ausscheidungen, so wie in Folge der dünneren Beschaffenheit der Säfte auch die Resorption bedeutend gesteigert wird. Hierzu kommt noch 3) dass theils durch die fehlerhafte Mischung des Blutes und durch die vermehrten Ausleerungen, theils auch auf directe Weise, besonders von den Salzen der Potasche, der Bittererde und des Ammoniums die Reizbarkeit und Energie des Herzens u. s. w. sehr vermindert, also Schwäche und Erschlaffung erzeugt und hierdurch, wie immer bei Schwäche, der normale Anbildungsprocess gestört wird. Bei lange fortgesetzter Anwendung dieser Salze in etwas starken Gaben entwickelt sich daher oft ein wirklich cachectischer Zustand.

Die in das Blut übergeführten Salze werden hauptsächlich durch die Nieren wieder aus demselben abgeschieden, so dass man sie, obwohl bald mehr bald weniger verändert, wenigstens in ihren Basen in dem Urin wieder findet. Ein Theil wird durch den Darmkanal, ein kleiner Theil durch die Haut (mit dem Schweiss), bei milchenden Thieren auch durch die Euter wieder entleert, und bei den Ammoniumsalzen geschieht dies vielleicht auch zum Theil durch die Lungenausdünstung.

Ueber die Abweichungen dieser Wirkungen bei den einzelnen Salzen lässt sich im Allgemeinen nur Folgendes in Kürze andeuten: 1) Salze von gleichen Säuren zeigen in ihren Wirkungen die grösste Aehnlichkeit mit einander, und ebenso besteht zwischen den Salzen von denselben Basen eine Aehnlichkeit. 2) Hinsichtlich der verschiedenen Basen wirken die Ammoniaksalze am meisten reizend, die Natronsalze im Allgemeinen mehr reizend als die Salze der übrigen Alkalien und Erden; die Salze der Magnesia erscheinen als die mildesten, und die aus Kali bestehenden Salze wirken am meisten erschlaffend und die irritable Thätigkeit vermindernd; die Salze der Thonerde wirken zusammenziehend und ätzend. 3) Hinsichtlich der Säuren haben die Salze mit Salpetersäure und mit Salzsäure örtlich die stärkste Einwirkung; die schwefelsauren Salze wirken sämmtlich weit milder und zugleich am meisten laxirend; die mit Kohlensäure und mit vegetabilischen Säuren sind noch milder, und ihre Wirkung ist vorzugsweise auf die Vermehrung der Hautausdünstung und der Harnsecretion gerichtet. — 4) Die allgemeine Wirkung der basischen Salze zeigt eine grosse Aehnlichkeit mit der Wirkung der in ihnen vorwaltenden Grundlage, und ebenso verhält sie sich bei den sauren Salzen ähnlich der Wirkung ihrer Säuren; aber die Kraft der örtlichen, chemischen Einwirkung des einen wie des andern Bestandtheils ist sehr gemildert.

[1] Eigenthümlich ist es, dass mehrere Salze, namentlich diejenigen, in welchen Natron, Salzsäure, Salpetersäure oder Schwefelsäure enthalten ist, zugleich das Blut heller röthen.

Aus diesen Andeutungen ergiebt sich: dass die Wirksamkeit der Salze von den Bestandtheilen derselben abhängig ist; und wenngleich die letzteren in den neutralen Salzen nicht mehr frei vorhanden sind, so sind sie doch keineswegs vernichtet, sondern nur gegenseitig so aneinander gebunden, dass sie bei der Einwirkung der Verdauungssäfte und überhaupt thierischer Flüssigkeiten leicht wieder theilweise frei werden und zur Entwickelung ihrer Kräfte gelangen können.

§. 489.

Die therapeutische Anwendung ist bei den einzelnen Salzen, je nach ihrer specifischen Verschiedenheit und nach ihrer Wirkungsweise in grossen und in kleinen Gaben sehr verschieden. Im Allgemeinen dienen sie innerlich in kleinen Gaben als umstimmende, die Secretionen im Verdauungskanal, in der Schleimhaut der Respirationsorgane und in den Nieren befördernde, die Verdauung bessernde, Auswurf befördernde, Schleim, Stockungen und Verhärtungen auflösende, als säurewidrige, die zu dicke, plastische Beschaffenheit des Blutes beseitigende, selbst als krampfstillende u. a. Heilmittel; — in grossen Gaben werden die meisten Neutralsalze als kühlende Laxirmittel, als ableitende, reizmindernde, antiphlogistische Heilmittel sehr oft benutzt. — Die Indicationen für diese vielfältige Anwendung können nur bei den einzelnen Salzen angegeben werden.

Aeusserlich dienen mehrere Salze als auflösende, zertheilende, andere zuweilen auch als kühlende, selbst auch als zusammenziehende Mittel gegen Quetschungen, Extravasate, Entzündungen u. s. w.

A. Kohlensaure Salze.

1) Kohlensaures Kali, *Kali carbonicum.*

§. 490.

Die Kohlensäure verbindet sich mit dem Pflanzenlaugensalz in 2 verschiedenen Verhältnissen, und bildet mit demselben: a) ein basisches — und b) ein neutrales Salz.

a) Das basische kohlensaure Kali, oder das kohlensäuerliche Kali, unterkohlensaure Kali, milde Kali, Weinsteinsalz, luftsaure Pflanzenlaugensalz, Potasche (*Kali subcarbonicum, Kali mite, Sal Tartari, Alcali vegetabile aëratum, Cineres clavellati, Potassa, Carbonas Potassae, Carbonas kalicus e cineribus clavellatis* oder *e Tartaro* [letzteres bei dem gereinigten Salze]) — kommt im Handel vor, theils als gemeine, nicht gereinigte Potasche (*Kali carbonicum crudum*), welche ausser dem kohlensauren Kali noch eine Menge fremder Bestandtheile, z. B. schwefel- und salzsaures Kali, Thon und Kieselerde, Eisenoxyd und dgl. enthält, — in den Apotheken aber als gereinigte Potasche (*Kali carbonicu depuratum*), welche aus ungefähr $^3/_4$ Kali und $^1/_4$ Kohlensäure bestm (KaO,CO_2).

b) Das neutrale kohlensaure Kali, vollkommen gesättigte oder krystallisirte kohlensaure Kali (*Kali bicarbonicum purum, Kali carbonic. neutrum, Kali carb. perfecte saturatum s. aëratum, Kali carb. acidulum, Sal Tartari crystallisatum, Bicarbonas kalicus s. Potassae)*, gewöhnlich als saures kohlensaures Kali bezeichnet, — besteht fast aus gleichen Theilen Kali und Kohlensäure mit etwas (gegen $^1/_{10}$) Krystallisationswasser.

Die rohe Potasche wird gewonnen durch Auslaugen der Pflanzenasche und Abdampfen der Lauge bis zu einer trockenen, schwarzen Masse, welche stark geglüht (gebrannt, calcinirt) und zur gewöhnlichen, käuflichen Potasche gemacht wird. Diese reagirt alkalisch, besteht in Stücken von verschiedener Grösse, ist von weissem oder bläulichem Ansehen, geruchlos, hat einen scharfen laugenhaften Geschmack, wird an der Luft schnell feucht, zerfliesst, löst sich in Wasser sehr leicht, aber nicht vollständig auf, weil sie noch mehrere andere salzige u. s. w. unreine Bestandtheile enthält; in reinem Weingeist ist sie unlöslich, bei Einwirkung einer Säure braust sie auf, die Kohlensäure entweicht.

Die gereinigte Potasche ist ein trockenes, weisses, grobkörniges Pulver mit denselben Eigenschaften.

Das Kalibicarbonat krystallisirt in rhombischen Säulen oder Tafeln, ist geruchlos, schmeckt mild salzig, reagirt schwach alkalisch, löst sich in 4 Theilen kalten, in 2 Theilen heissen Wassers, äusserst wenig in reinem Weingeist, braust mit Säuren auf.

Die Wirkung dieser beiden Salze ist bei ihrer innerlichen Anwendung sehr ähnlich der Wirkung ihrer Bestandtheile, da die letzteren sich, durch den sauren Magensaft, sehr leicht von einander trennen und dann gleichsam für sich allein wirksam sind.

Das basische kohlensaure Kali, das gewöhnlich in der Thierheilkunst benutzte Präparat, nähert sich in seinen Wirkungen zum Theil denen des Aetzkali, besitzt aber eine weit mildere örtliche Einwirkung als dieses; es löst den geronnenen Faserstoff und das Eiweiss in kurzer Zeit bedeutend auf und macht mit diesen und anderen thierischen Flüssigkeiten keine Niederschläge; die Thätigkeit der aufsaugenden Gefässe erregt es in einem hohen Grade, besonders in der Haut, im Zellgewebe, in sehnigen und drüsigen Organen, und da es zugleich die serösen Absonderungen befördert und den geronnenen Eiweissstoff auflöst, so wirkt es sehr kräftig zertheilend überall wo Stockungen und Verhärtungen, asthenische, torpide Entzündungen, plastische Ausschwitzungen, Extravasate von gerinnbaren Stoffen, Unthätigkeit der Haut und Ulceration in derselben zugegen sind. — Nur bei ganz concentrirter Anwendung verursacht es örtlich eine bis zur Entzündung steigende Reizung und Ausschwitzung, aber sehr selten Aetzung.

Innerlich in mässigen Gaben und gehörig verdünnt angewendet, wirkt es (abgesehen von der örtlichen, gelind erregenden Einwirkung auf die Schleimhaut des Magens und Darmkanals) eigenthümlich deprimirend auf die krankhaft vermehrte und unregelmässige Sensibilität der Bauch- und Brusteingeweide, absorbirt die in den ersteren vorhandene Säure, vermindert die Gerinnbarkeit des Blutes, befördert die Absonderung des Urins sehr bedeutend, verursacht auch, dass derselbe viel wässeriger und weniger reich an Harnsäure wird, und scheint auch die absondernde Thätigkeit an der innern Fläche der Blase und des Uterus zu verstärken und umzustimmen. Es befördert auch die Resorption im ganzen Körper sehr bedeutend, wie es scheint, hauptsächlich mit Hilfe der vorausgegangenen Verflüssigung der gerinnbaren

Bestandtheile der Säfte. — Bei der innerlichen Anwendung sehr grosser Gaben im concentrirten Zustande kann das Mittel gefährliche Zufälle verursachen. Als Orfila (Toxicologie, I. Bd. S. 172) einem nüchternen Hunde 8 Grm. kohlensaures Kali eingegeben, zeigte das Thier sogleich lebhaften Schmerz und Unruhe; es erfolgte Erbrechen weisser, dicklicher, schleimiger Flüssigkeiten, welche mit Säuren aufbrausten, — gehinderte Respiration und in 25 Minuten der Tod. Bei der Section fand sich starke Röthe der Schleimhaut des Magens; die Gefässe desselben waren mit Blut injicirt, Gedärme und Lungen gesund. Eine so ausgezeichnet heftige und schnelle Wirkung sah ich niemals. Ich gab Hunden dieselbe Dosis des Mittels in 15,0 destill. Wassers gelöst, und bemerkte blos binnen 10—12 Minuten nach dem Eingeben etwas Schleimfluss aus dem Maule und mässig beschleunigtes Athmen; der übrige Zustand war und blieb durchaus normal. Aber dieselbe Menge als Pulver in Papier gewickelt einem Hunde eingegeben, verursachte nach Verlauf von 5 Minuten die von Orfila angeführten Symptome, jedoch nur durch 2 Stunden andauernd und worauf das Thier vollkommen wieder hergestellt wurde. — Pferden und Kühen gab ich das Mittel bis zu 45,0 in 180,0 destill. Wassers gelöst, ohne nachfolgende heftige Zufälle; aber von 60,0 und 90,0 entstand zuweilen, jedoch sehr bald vorübergehend, etwas beschwerlicheres Athmen, Unruhe und Kolik. Das Blut war heller geröthet, dünnflüssiger, ärmer an Faserstoff. — Rosenbaum hat von grossen Gaben bei tragenden Kühen Abortus erfolgen sehen (Magazin für Thierheilk. XII. S. 162), — eine Wirkung, die ich nach Einspritzungen kohlensaurer Salze in die Vagina gleichfalls eintreten sah.

Vier Gramme kohlensaures Kali mit 30,0 destillirten Wassers gelöst, Pferden in die Drosselvene gespritzt, brachten keine bemerkbare Wirkung hervor; 8 Grm. auf dieselbe Weise angewendet, verursachten sogleich beschwerliches Athmen, Schwindel, Convulsionen, heller geröthetes Blut; nach 2—3 Stunden hatten die Thiere sich wieder erholt. Bei Hunden traten nach der Injection von 0,6—1,25 in 15,0 Wassers gelöst dieselben Zufälle, und von 4 Grm. fast augenblicklich der Tod ein.

§. 491.

Aus dem Vorstehenden ergiebt sich: dass das basische und das säuerliche kohlensaure Kali in seinen Wirkungen den reinen Kalien sehr ähnlich, aber örtlich milder einwirkend ist und sich durch einen vermöge der Kohlensäure erzeugten, specifisch umstimmenden, oft beruhigenden, krampfstillenden Einfluss auf die Thätigkeit der Ganglienнerven auszeichnet. — Seine innerliche Anwendung kann daher zum Theil bei denselben Krankheiten geschehen, wo die Kalien überhaupt (§. 465) angezeigt sind; es verdient aber vor dem reinen Kali den Vorzug, weil es in grösseren Gaben und anhaltender gegeben werden kann, ohne Nachtheil zu erzeugen; aber ausserdem ist es nützlich bei einem gereizten nervösen Zustande der Baucheingeweide, z. B. bei anhaltendem, sehr anstrengendem Erbrechen (wenn ausser Säure im Magen, keine wesentlich materielle Ursache, auch keine Entzündung des Magens und dergl. vorhanden ist); ebenso bei Krampfkolik, Windkolik und krampfhafter Harnverhaltung. (Bei Krämpfen, die in anderen Ursachen begründet sind, oder die vom Gehirn und Rückenmark ausgehen, nutzt das kohlensaure Kali nichts, und ich habe namentlich bei dem Starrkrampf der Pferde nicht die mindeste Hilfe von ihm gesehen, ich mochte es nach der Stütz'schen Methode mit Opium [S. 325] oder auf andere Weise gebrauchen lassen.) — Gegen Vergiftungen mit Säuren, und gegen die Lecksucht, um die in dem Verdauungskanal vorhandenen Säuren zu neutralisiren, ebenso gegen das Aufblähen der wiederkäuenden Thiere und gegen Windkolik der Pferde, um die hier erzeugten Gase zu absorbiren, ist das kohlensäuerliche Kali empfohlen. Gegen fehlerhafte Milchabsonderung, wo die Milch sauer reagirt und zu schnell gerinnt, hat es sich bewährt. Jedoch verdient in den meisten Fällen von gastrischen Leiden das *Natrum carbonicum* den Vorzug. — Als ein sehr hilfreiches Mittel habe ich es (mit gebranntem Alaun) bei dem sogenannten rothen Wasser (Blutharnen) der Rinder und Schafe kennen gelernt, wenn dieses gefährliche Leiden durch das Weiden auf den mit geil gewachsenem Gras versehenen, feuchten Stellen, besonders in Gebüschen, entstanden war. — Vorzügliche Dienste leistet es auch gegen plastische Ausschwitzungen bei und nach Entzündungen, gegen Stockungen und Verhärtungen, die durch Anhäufung von Faserstoff oder Eiweissstoff, durch Extravasate u. s. w. entstanden sind. Lux hat in dieser Hinsicht das Mittel ganz mit Recht gegen die Lungenseuche des Rindviehes empfohlen [1], obgleich es nicht so allgemein hilfreich ist, wie er dasselbe rühmt. — Derselbe empfiehlt auch das *Kali c. acidul.* gegen die Finnen der Schweine (wo die Holzasche schon lange den Landleuten bekannt ist, wo aber, bei der bekannten Natur dieses Leidens, beide Mittel nichts leisten können). — Rychner hat es, neben entsprechenden anderen Heilmitteln, als daswirksamste Arzneimittel gegen die Dämpfigkeit (welche Art?) gelobt [2]. Lund [3] hat das Mittel zum Abtreiben der Nachgeburt mit Nutzen angewendet; es kann aber für diesen Zweck nicht in allen Fällen die verlangte Wirkung leisten, vielleicht nur da, wo die Nachgeburt durch Krämpfe, durch zu grosse Reizbarkeit und Mangel an Absonderung im Uterus zurückgeblieben ist. — Viborg [4] u. A. haben das kohlensaure Kali auch gegen Vergiftungen durch Arsenik, Aetzsublimat und andere scharfe Metallgifte empfohlen; es ist aber hierbei nach Gründen der Chemie nicht passend, und hat sich in der Erfahrung mehr schädlich als nützlich erwiesen.

§. 492.

Man giebt von dem gereinigten kohlensauren Kali Pferden 7,0—15,0, dem Rindvieh 12,0—30,0, Schafen und Schweinen 2,0—5,0, Hunden 0,3 bis 2,0 auf einmal, und wiederholt diese Gaben, nach der Heftigkeit der Krankheitszufälle, in Zwischenzeiten von ½ Stunde (z. B. bei heftigen krampfhaften Zufällen) bis 4 Stunden. Die Anwendung geschieht am besten in flüssiger Form, indem man das Mittel entweder blos in lauwarmem (nicht heissem) Wasser, oder in einer schleimigen, bittern oder aromatischen Flüssigkeit auflöst. Man nimmt dabei auf 0,3 kohlensaures Kali 12,0—15,0 Flüssigkeit. — Will man die Kohlensäure im Magen schnell aus dem Kali entwickeln, so schüttet man gleich nach dem Eingeben des letztern eine ent-

---

[1] Zooiasis, Bd. I. Heft 2. S. 15. — Wir hatten jedoch an der hiesigen Thierarzneischule das Mittel gegen diese Krankheit schon lange vorher im Gebrauch.

[2] Encyklopädie der gesammt. theor. prakt. Pferde- und Rindviehheilk. von Rychner und Im Thurn. Bd. 1. S. 651.

[3] Veterinär Selskab. Skrift. 1. Deel. pag. 436.

[4] Dess. Anleit. z. Erzieh. u. Benutzung des Schweins. S. 143.

sprechende Quantität (d. h. auf 1 Theil kohlensaures Kali 15—16 Theile) Essigs dem Thiere ein. — Gegen das oben erwähnte Blutharnen verordne ich gewöhnlich: Rp. *Kali carb. depurati* 250,0; *Alumin. usti* 60,0. MD. in Ollam, S. Einem Rinde 1 Esslöffel voll in $^1/_2$ Quart Wasser zu geben und dieses alle 2 Stunden zu wiederholen. Schafen den 3. Theil.

§. 493.

Aeusserlich benutzt man das kohlensaure Kali, und zwar mehrentheils die gemeine Potasche, a) in recht wenig Wasser (1 Theil auf 4 Theile) gelöst als reinigendes, austrocknendes Mittel zum täglich ein- bis zweimaligen Bestreichen solcher Geschwüre, welche üppige, lockere und schmutzige Granulation enthalten und viel jauchen; — oder b) in 12—20 Theilen Wassers gelöst, als auflösendes und zertheilendes Mittel zum Bestreichen, zu Umschlägen und Waschungen an Theilen, wo gerinnbare Ausschwitzungen, Extravasate, Stockungen, Verhärtungen, z. B. veraltete, dicke Hornhautflecke, Stollbeulen, Piephacken, Sehnenklapp, schleichende Entzündung und Ulceration an den Sehnen, Milchknoten und ähnliche pathologische Zustände bestehen, ebenso bei Flechten, Räude und oberflächlicher, mit Verdickung der Haut verbundener Mauke; und c) mit Fett, oder noch besser mit grüner Seife (1 Th. zu 4—8 Thln.) zur Salbe gemacht, theils als heilendes und reinigendes Mittel bei den eben bezeichneten Hautkrankheiten, theils als zertheilendes Mittel bei den unter b) angedeuteten krankhaften Zuständen. Bei den letzteren wird das kohlensaure Kali sehr zweckmässig auch in Verbindung mit der grauen Quecksilbersalbe, mit dem Ammoniak- und Kampherliniment als Einreibung täglich ein- bis zweimal angewendet. (Potasche wird vom Kaufmann entnommen, beste 1 Pfund $4^1/_2$ Sgr.)

§. 494.

Das neutrale kohlensaure Kali wirkt bei den verschiedenen Arten der Anwendung fast ganz wie das basische, ist aber örtlich noch milder und in der belebenden und beruhigenden Wirkung auf die Gangliennerven noch kräftiger als dieses, und verdient daher bei heftigen Krämpfen im Magen u. s. w. vor ihm den Vorzug; es ist jedoch auch theurer. — Innerlich kann es in denselben Gaben und auf dieselbe Weise wie das basische Salz angewendet werden; äusserlich wird es durch Potasche und Holzasche ersetzt. (Preis: 30 Grm. 2 Sgr. 10 Pfg.)

Anmerkung. Die Asche von Vegetabilien, Holzasche, namentlich die Asche von harten Holzarten, besitzt fast dieselben Bestandtheile wie die unreine Potasche, wirkt daher dem basisch-kohlensauren Kali sehr ähnlich, und kann auch wie dieses bei den bezeichneten Krankheiten innerlich und äusserlich gebraucht werden. Sie ist auch lange schon von Thierärzten und Landwirthen gegen Säure im Magen, gegen hieraus entstandene Diarrhöe, gegen die Lecksucht, das Aufblähen und Milchfehler, gegen die Bräune, das Erbrechen der Schweine und dergl., theils als Präservativ-, theils als Heilmittel mit Nutzen innerlich angewendet worden; ich selbst habe von der Asche bei einigen Pferden sehr gute Wirkung gegen Wind- und Krampfkolik, welche aus Unverdaulichkeit und zu vieler Säure entstanden war, gesehen. In einem Falle scheint sie auch bei einer dem Brande nahen Gebärmutterentzündung einer Kuh sehr nützlich gewesen zu sein (Archiv für Thierheilk. von einer Gesellsch. schweiz. Thierärzte; Bd. 1. S. 70). Die Wirkung ist schwächer als die der Potasche, etwa wie 1 zu 5. Die Gabe von guter, reiner Holzasche ist für die grossen Hausthiere eine starke Handvoll oder gegen $^1/_4$ Pfund, für Schafe und Schweine die Hälfte, für Hunde der vierte Theil; die Wiederholung wie bei dem kohlensauren Kali. Als Arzneimittel giebt man sie am besten aufgelöst im warmen Wasser (etwa mit zehn- bis zwölffacher Menge) und nach Erfordern mit bitteren oder aromatischen Mitteln versetzt. Als Präservativmittel giebt man sie in kleineren Quantitäten (z. B. für Schweine wöchentlich eine Handvoll) unter das Futter gemengt oder im Getränk. — Aeusserlich dient sie, theils in trockener Form zum Einstreuen, theils in Wasser gelöst (als Lauge) zu Fussbädern und Waschungen bei unreinen Wunden und Geschwüren, besonders an sehnigen Theilen (Sehnenklapp) und am Hufe, bei Rheumatismus, bei Hautjucken, Flechten und Räude. Bei letzterer ist jedoch die einfache Aschenlauge oft nicht wirksam genug, sondern muss durch andere Mittel, Kalk, Aetzsublimat, Tabacksabkochung und dergleichen verstärkt werden. Eine recht brauchbare Zusammensetzung der Art ist das sogenannte Herrmann'sche Mittel gegen die Schafräude. Zur Bereitung desselben nimmt man 4 Scheffel gute Holzasche und 1 Metze frischgebrannten Kalk, mengt beides in einem grossen Fasse zusammen, giesst so viel Wasser darauf, dass nach 24 Stunden 140 Quart Vorlauge abgezogen werden können, welche man bei Seite stellt; dann zieht man von derselben Asche und auf dieselbe Weise 280 Quart-Nachlauge ab, kocht letztere mit 100 Pfund geschnittenen Tabacksblättern bis zu einem Rückstande von 140 Quart, seiht die Flüssigkeit durch und mengt sie mit jener Vorlauge. In dieser, vor dem Gebrauch etwas erwärmten, Flüssigkeit werden die Schafe (mit der immer nöthigen Vorsicht, z. B. mit Schützung der Augen der Thiere, bei Schafböcken auch des Scrotums u. s. w., und mit Hilfe des Aufkratzens der Räudeborken u. s. w.) jeden dritten oder vierten Tag, im Ganzen vier- bis sechsmal gewaschen.

Die Torfasche enthält weniger Kali, mehr erdige Theile, kann die Holzasche nothdürftig ersetzen. Sie ist bei der Läusesucht der Kälber (neben kräftigem Futter und fleissigem Putzen) täglich zwischen die Haare gestreut, sehr nützlich befunden worden.

2) Kohlensaures Natrum, kohlensaure Soda, *Natrum s. Soda carbonica, Sal Sodae,* mineralisches Laugensalz, *Alcali minerale.*

§. 495.

Dieses Salz wird im rohen Zustande fabrikmässig aus der Asche verschiedener Meerstrandpflanzen, oder auch durch Zersetzung des Kochsalzes und des Natron-Salpeters gewonnen. Dasselbe besteht, wie das kohlensaure Kali, in zwei Sättigungsgraden des Natrum mit der Kohlensäure, nämlich a) als basisch-kohlensaures Natrum (*Natr. subcarbonicum, Natr. carbon. crystallisatum,* — im gereinigten Zustande: *Natr. carb. depuratum, Carbonas natricus c. Aqua depuratus*); und — b) als neutrales oder säuerliches kohlensaures Natrum, doppelkohlensaures Natrum (*Natr. bicarbonicum, Natr. carbonic. neutrum s. acidulum, s. perfecte saturatum, Bicarbonas natricus c. Aqua*).

Das basische Salz (NaO,CO_2+10HO) besteht aus 21 Natr., 15 Kohlensäure und 63 Wasser; es krystallisirt in farblosen rhombischen Säulen und Pyramiden, die an der Luft schnell zu einem weissen Pulver verwittern, wobei zuletzt durch Verdunsten des Krystallisationswassers die Hälfte des Gewichts des Salzes verloren geht; es ist geruchlos, hat einen kühlend laugenartigen Geschmack, ist in $1^1/_2$ Thln. kalten und $^1/_2$ Thl. heissen Wassers löslich, in Weingeist unlöslich.

Das säuerliche Salz ist vollkommen mit der Kohlensäure gesättigt (NaO,CO_2+HO,CO_2), ein sehr weisses, fast krystallinisches Pulver, auch oft in dichteren Stücken, von mildem, kaum alkalinischem Geschmack, ohne Geruch, löslich in 12 Theilen kalten Wassers, nicht in Weingeist, verliert durch Erhitzen bis 75° Cels. einen Theil seiner Säure, giebt, mit Säuren behandelt, 52 Procent Kohlensäure.

Beide Salze verhalten sich in ihrer Wirkung fast ganz gleich dem basischen und neutralen kohlensauren Kali, sind jedoch milder und werden deshalb auch in etwas grösseren Gaben gut ertragen[1]. Sie können für dieselben Zwecke, in denselben Gaben und auf die nämliche Weise wie das kohlensaure Kali angewendet werden. Das *Natr. bicarbon.* ist jetzt ein sehr viel gebräuchliches Mittel bei allerlei gastrischen Zuständen, namentlich bei Appetitlosigkeit aller Thiergattungen. Immelmann hat es auch bei Vergiftungen der Schweine durch Herings- oder Pökelfleischlake, wenn die Zufälle frisch eingetreten waren, mit Nutzen gebraucht, alle 2—3 Stunden 2—8 Grm. in Milch aufgelöst. Nach 24 Stunden leistet es nichts mehr. Als Zusatz zur Milch verhütet es das Sauerwerden derselben und ist besonders nützlich, wenn die den Kälbern und anderen jungen Thieren gegebene Milch Diarrhöe erzeugt[2]. (*Natr. carb. crud.* 30 Grm. 4 Pfg.; — *depurat.* 30 Grm. 1 Sgr.; — *acidul.* 30 Grm. 1 Sgr. 10 Pfg.)

3) Kohlensaures, kohlensäuerliches Ammonium oder Ammoniak, trockenes flüchtiges Alkali oder Laugensalz, *Ammoniacum s. Ammonium carbonicum s. subcarbonicum. Alcali volatile siccum, Carbonas ammonicus.*

§. 496.

Ein in Fabriken gewonnenes Salz in durchscheinenden, farblosen, festen Stücken; an der Luft verwittert es, zerfällt und dunstet kohlensaures Ammoniak aus. 8 Theile Wasser lösen 1 Theil. Es besteht in 100 Theilen aus 29 Theilen Ammoniak, 56 Theilen Kohlensäure und 15 Theilen Wasser.

Wenn man es mit Blut zusammenbringt, löst es, nach C. G. Mitscherlich (a. a. O.), die Blutkügelchen allmälig auf, so dass nur noch die Kerne in einer röthlichen Flüssigkeit schwimmen; das Epithelium des Magens wird aufgelockert, die Zellen trennen sich leicht, verschwinden aber viel später als nach Anwendung des *Ammon. caustic.* und die Menge des dabei gebildeten Schleims ist auch geringer als bei diesem. In ähnlicher Wirksamkeit erscheint es an dem Epithelium des Dünndarms, wo jedoch ein mehr dicker Schleim entsteht. Es ist für die Nerven ein durchdringendes Reitzmittel, welches mit den flüchtig erregenden Kräften des Aetzammoniaks noch die milderen der Kohlensäure vereinigt, und durch die letztere in seinen Wirkungen nicht allein sehr gemildert ist, sondern auch eine besondere Richtung auf die Gangliennerven erhält. — Zu grosse Gaben können jedoch gefährliche Zufälle erzeugen. Orfila (a. a. O.) sah einen Hund nach dem Eingeben von 10,0 gepulverten kohlensauren Ammoniaks in 12 Minuten sterben.

---

[1] Kr.-Th. Hartmann in Rybnik beobachtete, dass ein 2 Jahre altes Fohlen, welches aus Versehen ½ Pfund *Natr. carbon.* (welche Sättigung?) statt *Natr. sulphuric.* erhalten, dasselbe ohne wesentliche Störung der Gesundheit ertragen hat. Nur die Maulschleimhaut war stark angeätzt und hatte eine dunkelrothe Färbung, aber diese Zufälle gingen nach einigen Tagen vorüber (Vet.-Bericht d. Reg. zu Oppeln 1867/68).

[2] Das neutrale kohlensaure Natrum ist von D'Arcet als das beste Mittel zur Verhütung des Sauerwerdens der Milch befunden worden. 8 Grn. (0,48) sind für 2 Pfund Milch für diesen Zweck hinreichend. Das Mittel wird, fein pulverisirt, durch Umrühren mit der Milch gemengt; es ist der Gesundheit durchaus unschädlich und hat vor der sonst gebräuchlichen Potasche den Vorzug, dass es der Milch keinen Nebengeschmack ertheilt, wie letztere es thut.

Man fand die eine Hälfte der Magenschleimhaut stark entzündet (?), die andere Hälfte weiss und natürlich; das Herz ohne Bewegung, im linken Ventrikel mit flüssigem, schwarzem Blut erfüllt. — 4 Grm. bei Hunden, und 60,0 bei Pferden und Kühen habe ich aber mehrmals, ohne üble Folgen davon zu sehen, eingegeben. C. G. Mitscherlich sah ein Kaninchen von 2 Grm. des Mittels in 30,0 Wasser gelöst und in den Magen gespritzt sehr bald ermatten, so dass es nicht mehr stehen konnte, und nach 20 Minuten von Tetanus befallen wurde; die willkürlichen Bewegungen hörten fast ganz auf, die Empfindlichkeit verminderte sich in den Extremitäten sehr, der Puls war sehr schnell, das Athmen beschwerlich. 4 Stunden nach dem Eingeben wurde das Thier wieder munter, und eine Stunde später konnte es gehen und fressen; und am folgenden Morgen war es ganz hergestellt. Als es 2 Tage später dieselbe Gabe erhielt, traten die nämlichen Zufälle ein und das Thier starb nach $2^1/_4$ Stunde. — Ein anderes Kaninchen starb von 4,0 nach 25 Minuten unter heftigem Tetanus, und ein drittes nach derselben Menge, in eine Wunde gestreut, nach 42 Minuten. Bei den Sectionen fand sich der Magen und die Wunde wenig, die Schleimhaut des Dünndarms aber sehr geröthet und sein Epithelium aufgelöst, das Blut dünnflüssig, Blut und Urin nicht alkalisch reagirend.

Man hat das Mittel gegen krampfhafte und andere asthenisch-nervöse Krankheitszufälle, besonders wenn dieselben ihren Sitz in den Baucheingeweiden haben, oder mit Affectionen des Lungenmagennerven oder des grossen sympathischen Nerven verbunden sind, z. B. bei Appetitlosigkeit, Unverdaulichkeit, Krampf- und Windkolik, Lungenkrampf, Magenkoller, Epilepsie, und dergl. mit Nutzen gebraucht. Französische Thierärzte wollen es auch bei Cachexien, die aus dem Lymphgefässsystem hervorgegangen sind, namentlich beim Rotz und Wurm der Pferde mit gutem Erfolge angewendet haben, — was ich aber nach meinen Beobachtungen hierüber ganz bezweifeln muss.

Die Gabe ist für Pferde 8,0—15,0, für Rindvieh 8,0—30,0, für Schafe 1,0—2,5, für Hunde 0,3—1,2, in 1—3 Stunden wiederholt. Man giebt es mit schleimigen, bitteren und aromatischen Mitteln verbunden, am besten in flüssiger Form und kalt. Säuren darf man nicht mit ihm zusammen geben. (Preis: 30 Grm. 2 Sgr. 8 Pfg.).

4) Brenzlich-ölig-kohlensaures Ammoniak, Hirschhornsalz, brenzliches kohlensäuerliches Ammonium, *Ammoniacum s. Ammonium carbonicum pyro-oleosum, Sal volatile Cornu Cervi.*

§. 497.

Dieses Salz wurde früher durch trockene Destillation thierischer Theile gewonnen, jetzt wird es nach Vorschrift der Pharmacopöe bereitet durch allmäliges Zutröpfeln und Zusammenreiben von 1 Th. stinkendem Thieröl mit 32 Th. kohlensaurem Ammonium.

Die Wirkungen dieses eigenthümlichen, aus Ammoniak, Kohlensäure und brenzlichem Thieröl zusammengesetzten Mittels sind, ganz seinen Bestandtheilen entsprechend: flüchtige und durchdringende Erregung der Thätigkeit des ganzen Nervensystems und des Gefässsystems, so dass gleichzeitig die Sensibilität und die Irritabilität vermehrt und namentlich die Energie der

Gefässe verstärkt wird. Dabei ist es wichtig, dass die Schnelligkeit (und somit die Zahl) der Bewegungen des Herzens und der Arterien (bei gesunden Thieren) selbst durch sehr grosse Gaben des Mittels sich kaum bemerkbar, aber die Schnelligkeit der Athemzüge sehr vermehrt. — Ich gab dasselbe versuchsweise Pferden und Kühen zu 15,0—120,0 auf einmal, in 90,0—180,0 dest. Wassers gelöst, und sah stets die Schleimhaut im Maule und in der Nase und die Bindehaut der Augen gleich nach dem Eingeben dunkelroth, den Blick munterer, das Auge glänzender, das Innere des Maules, die Ohren, die Nase und Füsse und die ausgeathmete Luft wärmer werden; letztere roch auch stark nach empyreumatischem Oel. Die Zahl der Athemzüge war von 10 bis zu 20, selbst 25 vermehrt, der Puls voll und kräftig, aber ganz ruhig. Zuweilen (wenn das Mittel sehr concentrirt eingegeben ward) entstand auch starkes Geifern aus dem Maule, selbst oberflächliche Anätzung der Maulschleimhaut. Alle jene Erscheinungen dauern jedoch nur 1—2 Stunden. Später findet sich etwas vermehrte Hautausdünstung, wie auch reichlicheres Uriniren und vermehrte Absonderung an der Schleimhaut der Respirationsorgane. Der Koth geht besser verdaut, kleiner und derber geballt ab. Der Appetit wurde niemals vermindert. Einspritzungen von 2,0—4,0 Hirschhornsalz, gelöst in 60,0—120,0 destillirten Wassers, in die Drosselvene bei Pferden und Kühen, wirkten augenblicklich fast ganz auf dieselbe Weise, aber noch stärker erregend.

Oertlich wirkt das Hirschhornsalz, wenn es mit vielem Wasser (etwa 1 Th. mit 12 Th.) gelöst auf die Haut gebracht wird, reizend, die Auflösung und die Resorption vermehrend, daher bei torpiden Geschwülsten die Zertheilung befördernd, in sehr concentrirter Auflösung (z. B. mit gleichen Theilen Wassers) aber Entzündung erregend, selbst gelind ätzend.

§. 498.

Die allgemeine Wirkung des Mittels ist mit der des reinen und des kohlensauren Ammoniaks, vorzüglich aber mit der des stinkenden Thieröls sehr verwandt, und es findet daher, ganz wie dieses, seine innerliche Anwendung bei denjenigen Krankheiten, welche mit wahrer torpider Schwäche verbunden sind; z. B. bei nervösen, typhösen und bei rheumatischen Fiebern, bei der Staupe der Hunde, dem Koller der Pferde, bei Lähmungen und rein nervösen Krämpfen, bei dem Starrkrampf, bei Appetitlosigkeit und Unverdaulichkeit, bei veraltetem Katarrh und Rheumatismus u. s. w., wenn bei diesen Krankheiten die Thiere grosse Stumpfheit der Sinne, weichen, kleinen Puls, verminderte Wärme, schmierige, blasse Schleimhäute zeigen. — Tennecker (Handb. der prakt. Arzneimittellehre, 2. Bd. S. 204) hat selbst bei reinen Entzündungsfiebern, in der Lungen-, Nieren- und in Gehirnentzündung von dem Hirschhornsalz, nach gemachtem Aderlass angewendet, grosse Dienste gesehen, und erklärt dies aus der Wirkung des Mittels auf den Schweiss, durch dessen Unterdrückung die meisten dieser Leiden entstehen. Die Anwendung dieses Mittels bei reinen Entzündungskrankheiten kann aber leicht sehr gefährlich werden, und ist daher keinesweges so unbedenklich zu empfehlen; sie darf nur Statt finden entweder ganz im ersten Entstehen solcher Krankheiten, und dann nur nach vorher gemachtem Aderlass, — oder, wo die Krankheit einen zur Auflösung der Säfte, zum Brande führenden Verlauf zeigt, und wo das hinzugetretene Fieber den asthenischen Character annimmt.

§. 499.

Die Gabe ist für Pferde und Rindvieh 4,0—12,0, für Schafe und Schweine 1—4 Grm., für Hunde 0,2—1,2, in Zwischenzeiten von 2—3 Stunden wiederholt. Die Anwendung geschieht in Pillen, Latwergen oder in Auflösung; zu letzterer nimmt man auf 1 Theil des Salzes 24—32 Theile Wasser, oder ebenso viel einer schleimigen, bitteren, oder aromatischen Flüssigkeit.

§. 500.

Aeusserlich benutzt man das Hirschhornsalz als zertheilendes, auflösendes Mittel bei denselben krankhaften Zuständen, wo das kohlensaure Kali empfohlen ist (§. 493), welches es aber an Wirksamkeit übertrifft. Zuweilen wendet man es mit 10—12 Theilen Wasser oder Branntwein gelöst, zum Waschen an, mehrentheils dient es aber blos als Zusatz zu dem Kampherliniment, zur grauen Quecksilbersalbe, zum äussern Lebensbalsam und dergl., in dem Verhältniss von 1 Theil zu 6—8 Theilen. — Manche Thierärzte empfehlen es auch als Heilmittel gegen die Räude; hierzu ist es aber viel zu theuer und durch wohlfeilere Mittel zu ersetzen. Ueberhaupt ist der Preis des Hirschhornsalzes (der höher ist als der des Kamphers) zu beachten. (5 Grm. 1 Sgr. 2 Pfg.)

Anmerkung. Der Hirschhornspiritus *(Spiritus Cornu Cervi, Liquor Ammonii carbonici pyro-oleosi, Ammon. pyro-oleos. solut.)* ist eine Auflösung von 1 Theil Hirschhornsalz in 7 Theilen dest. Wasser. Es gilt daher von ihm hinsichtlich der Wirkung und Anwendung Alles, was über das Hirschhornsalz angegeben ist; er ist entbehrlich.

5) Kohlensaurer Kalk, *Calx carbonica.*

§. 501.

Der kohlensaure Kalk kommt im Thierreiche und im Mineralreiche vor. Der aus dem letztern stammende ist mehrentheils ohne Nebenbestandtheile, während der aus organischem Ursprunge bald mehr, bald weniger thierischen Leim enthält und wahrscheinlich auch noch übrigens bei den einzelnen Thieren, von denen er stammt, verändert ist. — In der Thierarzneikunde werden am gewöhnlichsten die weisse Kreide, *Creta alba* (o), zuweilen auch die weissgebrannten Knochen, die gebrannten (präparirten) Austerschalen *(Conchae praeparatae)* und die Eierschalen *(Testae ovorum)* (o) als Arzneimittel gegen Säure in den Verdauungseingeweiden und gegen hiervon entstandene Diarrhöe, Appetitlosigkeit, Unverdaulichkeit, Aufblähen, Kolik und gegen die Fäule der Schafe angewendet. Der kohlensaure Kalk ist in allen seinen Arten ein sehr mildes Arzneimittel, welches von der scharfen Wirkung des Aetzkalkes keine Spur besitzt. Er ist im Wasser grösstentheils unauflöslich, löslicher im Magensaft, so dass er doch etwas resorbirt werden kann; er kann daher fast nur durch Entwickelung seiner Kohlensäure im Magen und Darmkanal eine geringe allgemeine, und dem kohlensauren Kali ähnliche, aber viel mildere Wirkung erzeugen, aber am meisten wirkt er durch Absorption der vorhandenen Säuren. In zu grossen Gaben oder bei langer Fortsetzung des Gebrauchs belästigt er zuweilen die Eingeweide auf mechanische Weise, indem er sich in festen Massen anhäuft. Dieser Eigenschaften wegen wird der kohlensaure Kalk in manchen Fällen besser durch das Kalkwasser ersetzt; er verdient vor diesem nur da den Vorzug, wo entweder die Empfindlichkeit der Verdauungseingeweide sehr gross, oder wo durch irgend einen Umstand die Anwendung flüssiger Arzneien contraindicirt ist.

Die präparirten Austerschalen besitzen ausser dem kohlensauren Kalk noch ein Gewebe, das aus Chitin besteht, und vermöge seiner Unlöslichkeit mechanisch reizt; bei schon gereizten und entzündeten Schleimhäuten des Magens und Darmkanals sind sie daher contraindicirt.

Die Gabe von der fein pulverisirten Kreide und dergl. ist für Pferde und Rindvieh 15,0—60,0, für Schafe und Schweine 4,0—15,0, für Hunde 0,6—8,0, täglich drei- bis viermal. Die Anwendung kann in jeder Form, und am besten in Verbindung mit bitteren und aromatischen Mitteln, zuweilen auch, bei heftiger Diarrhöe, in Verbindung mit Rhabarber, Opium und arabischem Gummi geschehen. — Schwefelsäure und Weinsteinsäure, und ebenso die Salze dieser Säuren, dürfen nicht mit dem kohlensauren Kalk gegeben werden, weil sie mit ihm unauflösliche Substanzen bilden. (*Conchae praeparatae* 30 Gramm 1 Sgr.)

6) Kohlensaure oder kohlensäuerliche Bittererde oder Magnesie, *Magnesia hydrico-carbonica, Magnesia carbonica s. subcarbonica s. alba, Carbonas magnesicus cum Aqua et Hydrate magnesico.*

§. 502.

Die Magnesia ist eine basische Verbindung von Magnesiumoxyd, Kohlensäure und Wasser. Sie wird mehrentheils aus den natürlichen Bitterwässern und aus den Mutterlaugen des Kochsalzes durch chemische Processe gewonnen. Sie bildet eine sehr leichte, lockere, rein weisse Pulvermasse, ist geruchlos, schmeckt erdig, reagirt alkalisch, löst sich nur in 2500 Theilen kaltem und in 9000 Theilen kochendem Wasser auf.

In ihren Wirkungen verhält sich die kohlensaure Magnesia dem vorigen Mittel und zum grossen Theil auch der reinen Magnesie (§. 480) sehr ähnlich, ist aber milder als letztere, feiner zertheilbar und weniger die Eingeweide belästigend, als der kohlensaure Kalk, weil sie nicht so unauflösliche Verbindungen eingeht, wie dieser. Sie verdient daher bei den im vorigen §. genannten und bei ähnlichen Krankheiten als säurewidriges Mittel vor allen anderen den Vorzug, besonders bei jungen Thieren und bei grosser Schwäche und Reizbarkeit der Eingeweide. Da sie zugleich mehr als $^{2}/_{3}$ wohlfeiler ist als die gebrannte Magnesie, so kann sie auch bei grossen Thieren angewendet werden, ohne dass hierdurch eine zu kostspielige Kur entsteht. Die Gabe ist für ausgewachsene Pferde und Rinder 8,0—12,0, für Fohlen und Kälber und ebenso für Schafe und Schweine 1,0—4,0, für Hunde 0,5—2,0. Die Anwendung geschieht wie bei den vorhergehenden Mitteln. (Preis: 30 Grm. 2 Sgr. 4 Pfg.)

B. Schwefelsaure Salze.

7) Schwefelsaures Kali, Doppelsalz, vitriolisirter Weinstein, *Kali sulphuricum (crudum et depuratum), Sal de duobus, Arcanum duplicatum, Tartarus vitriolatus, Sulphas kalicus.*

§. 503.

Das Doppelsalz (KaO,SO^3) wird als Nebenproduct bei der Bereitung der Salpetersäure aus Kalisalpeter und Schwefelsäure erhalten, indem man den hierbei verbleibenden Rückstand, welcher überschüssige Schwefelsäure enthält, mit Potasche neutralisirt, mit Wasser verdünnt und umkrystallisirt, wobei sich 4—6seitige Säulen- oder Pyramidenkrystalle bilden, welche an der Luft nicht verwittern, weil das Salz kein Krystallisationswasser enthält. Dasselbe besteht nur aus Kali (47,2) und Schwefelsäure (40), hat einen etwas scharf salzig-bittern Geschmack, keinen Geruch, reagirt neutral, löst sich bei + 12° C. 1 Th. in 10 Th. Wasser, nicht im Weingeist auf.

Bei innerlicher Anwendung erzeugt es, in kleinen wie in grossen Gaben, eine nur sehr geringe Reizung des Verdauungskanals, namentlich der absondernden Gefässe, wodurch eine reichlichere und zugleich dünnflüssigere (mehr seröse) Absonderung der Magen- und Darmsäfte, und hierdurch von mässigen Gaben eine stärkere Auflösung und Verminderung des Schleimes in den Eingeweiden und leichterer Abgang der Darmexcremente, von grossen Gaben aber selbst Laxiren entsteht. Letzteres tritt bei Pferden und Rindern erst nach 20—24 Stunden ein, und der abgehende Koth erscheint bei den ersteren selten ganz flüssig, sondern nur weich, breiartig, mehr feucht und häufiger. Bei den übrigen Thieren, besonders beim Schweine und Hunde, tritt die Wirkung schneller ein und die Excremente werden wässerig. — Dass diese Wirkung mit einer örtlichen Reizung, mit etwas verstärktem Zufluss des Blutes zu dem Darmkanal und daher auch mit verhältnissmässiger Ableitung von anderen Organen verbunden sein muss, ist nach physiologischen Gründen anzunehmen; es ist aber dabei eigenthümlich, dass die Reizung nicht, wie bei den scharfen, harzigen, ätherisch-öligen u. a. Mitteln, mit Vermehrung der Irritabilität und mit Erhitzung, sondern entgegengesetzt mit Verminderung der natürlichen Wärme, der Pulse und mit Schwächung der Irritabilität in den Häuten und Gefässen des Verdauungskanals verbunden ist. Selbst von sehr grossen Gaben habe ich niemals bei einem Thiere eine Darmentzündung entstehen sehen.

Mit dieser Wirkung des Mittels auf die Verdauungseingeweide wesentlich übereinstimmend, ist auch seine weitere allgemeine Wirkung, besonders auf das Gefässsystem und auf das Blut. Es geht durch Resorption in letzteres über[1], vermindert die Gerinnbarkeit, macht es flüssiger und heller roth, vermindert die Irritabilität und die Zusammenziehungskraft der Gefässe, so dass bei der Anwendung in grossen Gaben oder durch längere Zeit fortgesetzt, der Herzschlag fühlbarer und der Puls weicher und etwas voller erscheint; die Temperatur der Haut, im Maule u. s. w. und die Haut- und

[1] Man hat Hunden eine entsprechend grosse Dosis Doppelsalz eingegeben, und ihnen das Duodenum unterbunden, aber die abführende Wirkung erfolgte doch.

Lungenausdünstung wird ebenfalls vermindert, aber die Urinsecretion vermehrt und der Urin selbst wird viel reicher an salzigen Bestandtheilen, so dass ganz wahrscheinlich ein grosser Theil des eingegebenen Salzes, obgleich etwas verändert, auf diesem Wege aus dem Körper wieder ausgeschieden wird.

In allen diesen Wirkungen ist das Doppelsalz sehr verwandt mit dem Glaubersalz und mit dem Bittersalz, grösstentheils auch mit dem Salpeter und mit dem Weinstein; es wirkt jedoch nach den Erfahrungen von Waldinger und Rysz örtlich milder als diese Salze, und zugleich soll es sie als Abführungsmittel an Wirksamkeit übertreffen; — das letztere ist aber, hinsichtlich des Glaubersalzes, mit meinen Beobachtungen nicht übereinstimmend. Dem Salpeter steht das Doppelsalz in der Eigenschaft, die Lebensthätigkeit im Blute und die Irritabilität zu vermindern, weit nach, es wirkt aber auch in grossen Gaben nicht so leicht wie dieser nachtheilig auf die Verdauungseingeweide. Auch kühlt es weniger als der Salpeter und als das Glaubersalz.

§. 504.

Zufolge der bezeichneten Wirkungen findet das Doppelsalz eine vielfache Anwendung bei allen solchen Krankheiten, welche *a)* in zu geringer Absonderung an der innern Fläche des Magens und Darmkanals, daher in zu grosser Trockenheit der daselbst befindlichen Nahrungsmittel, in Anhäufung derselben, oder in Anhäufung von zähem Schleim begründet sind, — und die sich durch Trockenheit oder schmuzigen, klebrigen Belag der Schleimhaut im Maule, durch Appetitlosigkeit, Unverdaulichkeit, sparsam abgehenden, klein geballten, harten oder mit einer zähen Schleimkruste überzogenen Koth (gewöhnlich als Magen- und Darmkatarrh bezeichnet) characterisiren, und die wohl auch in Folge jenes Zustandes mit gänzlicher Leibesverstopfung und mit Kolikschmerzen verbunden sein können; z. B. Unverdaulichkeit, zu geringe Fresslust, gastrisches Fieber, Ueberfütterungs- und Verstopfungskolik (auch des Rindviehes), Verschleimung ohne grosse Erschlaffung und dgl.; — *b)* auch bei solchen Krankheiten, welche in abnorm erhöhter Reizbarkeit, in Entzündung der verschiedenen Organe (mit Ausnahme des Magens und des Darms), in Orgasmus, in zu grosser Plasticität des Blutes oder in activen Congestionen zu edlen Organen beruhen und sich im Allgemeinen durch harten, vollen Puls, dunklere Röthung und Trockenheit der Schleimhäute, grosse Wärme der Haut, sparsame Koth- und Harnentleerung und durch schnelles, festes und gleichmässiges Gerinnen des bei einem Aderlass entleerten Blutes zu erkennen geben (daher z. B. bei Entzündung des Gehirns, der Augen, der Lungen, der Milz, der Leber, der Gebärmutter, der Hufe und dergl.); bei Entzündungsfiebern; bei dem acuten Rheumatismus; bei dem Dummkoller, wenn derselbe mit den angeführten Symptomen von Gefässreizung, oder mit Congestionen des Blutes gegen den Kopf verbunden ist; bei allen Milzbrandkrankheiten, besonders im ersten Entstehen derselben und vorzüglich, wenn die bezeichneten Symptome vorhanden sind. — *c)* Auch ist das Doppelsalz als urintreibendes und sogenanntes steintreibendes Mittel in solchen Fällen, wo in der Blase sich ein erdiger (sandiger) Bodensatz bildet, mit Nutzen angewendet worden. — *d)* Ausserdem ist es ein wirksames Gegengift bei frisch entstandenen Vergiftungen durch Blei.

Bei Entzündung des Magens, des Darmkanals, und noch mehr bei Entzündung der Nieren und der Harnblase, geben manche Thierärzte das Doppelsalz (und überhaupt Salze) nicht gern, weil die örtliche reizende Einwirkung nachtheilig sein soll; man muss deshalb das Mittel in Verbindung mit schleimigen oder mit fetten Stoffen geben.

Die Gegenanzeigen gegen den Gebrauch des Doppelsalzes, besonders gegen grosse Gaben desselben, sind: ein hoher Grad von Erschlaffung, Reizlosigkeit und Schwäche, sowohl im ganzen Körper, wie auch vorzüglich in den Verdauungsorganen, Durchfall in Folge oder in Verbindung mit grosser Schwäche, übermässige Harnsecretion, Zehrfieber, Blutmangel.

§. 505.

Die Grösse der Gaben und die Verbindung, in welcher das Doppelsalz angewendet wird, ist nach Verschiedenheit des Krankheitszustandes und des Heilzweckes sehr verschieden. — Bei den im vorigen §. unter *a)* bezeichneten Krankheiten giebt man es, um die absondernde Thätigkeit im Verdauungskanal gelind zu vermehren, den Schleim aufzulösen, den Appetit und die Verdauung zu bessern (als sogen. Digestivmittel), nur in kleinen mässigen Gaben; nämlich den grossen Hausthieren von 30,0—90,0, Schafen und Schweinen von 15,0—30,0, Hunden von 2,0—8,0, — täglich drei- bis viermal, — in Verbindung mit bitteren und gelind erregenden Mitteln, und am besten in Latwergen oder in Pillen. — Bei allen Koliken der Pferde soll man, nach Waldinger's Vorschrift[1], 90,0 Doppelsalz mit 30,0 Enzianwurzelpulver und mit warmem Wasser (1/2 Quart) auf einmal, und in Zwischenzeiten von 1/2 Stunde wiederholt, so lange eingeben, bis das kranke Thier etwas ruhiger wird, worauf diese Eingüsse nur alle Stunden wiederholt werden, bis Entleerung des Mistes und des Urins und gänzliche Beruhigung erfolgt. Dieses Verfahren ist allerdings bei den Koliken, die aus Ueberfütterung, oder von zu trockenem, oder schwer verdaulichem, kleisterigem Futter (z. B. Kleie) und aus Mangel an Absonderung im Verdauungskanal entstanden sind, sehr natürlich; allein es eignet sich weder für solche, die in heftiger Magen- oder Darmentzündung bestehen, noch für diejenigen, die in Reizlosigkeit und Erschlaffung, oder im blossen Krampf dieser Theile begründet, oder mit starker Aufblähung verbunden sind; denn bei ersteren darf das Salz nur mit vielem Schleim, oder mit Fett und fettem Oel verbunden, angewendet werden — und bei denen von letzter Art sind gewöhnlich die krampfstillenden und absorbirenden oder die stärker reizenden Mittel (z. B. Opium, Schwefelleber, Aloë, Terpenthinöl) weit wirksamer.

Gegen die im vorigen §. unter *b)* angedeuteten Krankheiten muss man das Doppelsalz in den vorhin bezeichneten grössten Gaben anwenden, sie sogar verdoppeln (so dass man z. B. für Pferde oder Rinder auf einmal 180,0—250,0 giebt und somit in 24 Stunden mit etwa 6—8 Gaben 1—2 Pfund verbraucht), wenn diese Krankheiten in einem hohen Grade bestehen. Schafen und Schweinen giebt man 120,0—180,0, Hunden 30,0—90,0, Katzen 8,0—30,0, Gänsen und Hühnern 2,0—8,0. Hayne warnt gegen grosse Gaben dieses Salzes bei edlen Pferden und sagt, dass arabische und englische Pferde durch dasselbe oft umgebracht werden, wenn nicht die ge-

[1] Waldinger, über die Nahrungs- und Heilmittel der Pferde. S. 199.

hörige Vorsicht in der Gabe befolgt wird; denn es hat Fälle gegeben, wo man bei entzündlich gastrischen Leiden von dem Doppelsalze eben solche gute Wirkungen wie in Koliken bei gemeinen schlaffen Thieren zu erwarten berechtigt sein konnte, und es ohne Modification in grossen Gaben reichte, wovon jedoch die Folgen gewöhnlich tödtlich, durch stellenweisen Brand in den Gedärmen veranlasst waren[1]. Ich will diesen Beobachtungen nicht widersprechen, muss aber bemerken: *a)* dass ich bei mehrfältigen absichtlichen Versuchen an gesunden englischen und anderen Pferden von edler Raçe durch die oben bezeichneten grossen Gaben niemals Magen- oder Darmentzündung oder gar Brand habe erzeugen können; dass aber — *b)* solche edle Pferde, wenn sie an gastrischen entzündlichen Krankheiten litten, oft schnell an dem hinzugetretenen Brande starben, obgleich gar kein Doppelsalz angewendet worden ist. Dennoch mag man Hayne's Warnung beachten und bei solchen Krankheiten edler Pferde das Mittel nur in kleinen Gaben und in einer grösseren Menge von einhüllenden Mitteln (in flüssiger Form, mehr als gewöhnlich verdünnt) reichen, oder es ganz weglassen. — Bei acuten ächt synochösen Entzündungen ist es nöthig, den Salpeter mit dem Doppelsalze zu verbinden; und bei Entzündungen des Verdauungskanals und der Harnorgane ist, wie bereits oben erwähnt, der Zusatz von schleimigen und anderen milden, einhüllenden Mitteln erforderlich. — Will man durch das Mittel bald eine laxirende Wirkung hervorrufen, so ist seine Anwendung in flüssiger Form am zweckmässigsten (wenn übrigens dieselbe durch andere Umstände nicht contraindicirt wird). Diese Wirkung wird sehr verstärkt, wenn man zu dem aufgelösten Salze verdünnte Schwefelsäure setzt, und zwar auf 30,0 Salz 2,0 von der letztern.

Gegen Eingeweidewürmer der Pferde empfahl Waldinger[2] als Abführungsmittel das Doppelsalz zu 4 Loth (60,0) in Verbindung mit 16 Loth (240,0) Leinöl und mit 1 Loth (15,0) Hirschhornöl. — Gegen die Ansammlung sandiger Massen in der Blase und gegen die hierdurch erzeugten Harnbeschwerden rühmt derselbe eine Composition aus 4 Loth (60,0) Doppelsalz, 2 Loth (30,0) Kamillenpulver, $^1/_2$ Loth Seife und $^1/_2$ Loth Terpenthinöl. (aa. 7,5)[3]. Die Wirksamkeit der letzteren Arznei kann ich bestätigen.

Essig, Salpeter- und Salzsäure, Kalkwasser, Kalk-, Baryt-, Quecksilber-, Blei- und Silbersalze soll man mit ihm nicht verbinden. (Preis: 30 Gramm 1 Sgr. 4 Pfg., bei Droguisten 1 Pfd. $4^1/_2$ Sgr.)

Anmerkung. Das saure schwefelsaure Kali *(Kali bisulphuricum)*, welches aus 1 Theil Kali und 2 Theilen Schwefelsäure besteht, wird als Arzneimittel für Thiere nicht benutzt, ist aber in neuerer Zeit zur Entwickelung der Chlordämpfe aus dem Chlorkalk empfohlen worden.

8) Schwefelsaures Natrum, schwefelsaure Soda, Glaubersalz, Glauber'sches Wundersalz,

Natrum sulphuricum, Sulphas Sodae, Sulphas natricus c. Aqua, Sal mirabile Glauberi (crudum et depuratum).

§. 506.

Das Glaubersalz (NaO,SO^3+10HO) wird im Grossen gewonnen bei der Bereitung der Salzsäure aus Kochsalz und Schwefelsäure, wo es als Rück-

[1] Darstell. der in der Thierheilkunde bewährten Heilmittel. Bd. 1. S. 309.
[2] Dessen Therapie, 2. Aufl. 2. Theil. S. 87 und 282. Formel Nr. 4.
[3] Ueber Nahrungs- und Heilmittel der Pferde. S. 512.

stand verbleibt, — ebenso bei Bereitung der Salpetersäure aus dem Natronsalpeter und Schwefelsäure, — und noch bei mehreren anderen technisch-chemischen Fabrikationen aus salzhaltigen Substanzen. Dasselbe besteht aus Natrum 1 Atom, Schwefelsäure 1 Atom und Krystallisationswasser 10 Atomen, bildet grosse, farblose, durchsichtige, schief rhombische oder unregelmässige sechsseitige gestreifte Säulen mit 2-, 4- und 6 flächiger Spitze, ist neutral, ohne Geruch, von kühlendem bitter-salzigem Geschmack; es verwittert an der Luft (besonders in der Wärme) und zerfällt zu einem weissen Pulver, wobei es sein Krystallisationswasser (und hierdurch die Hälfte seines Gewichts) verliert. Man unterscheidet daher *a)* krystallinisches (d. i. wasserhaltiges, *Natrum sulphuric. crystallisatum)* und *b)* zerfallenes oder trockenes Glaubersalz *(Natr. sulphuric. delapsum s. siccum).* Das letztere wirkt um fast die Hälfte stärker als das krystallisirte, — daher der Unterschied wohl zu beachten ist. Das Glaubersalz löst sich in 3 Theilen kalten und in weniger als gleichen Theilen kochenden Wassers leicht auf.

Die Wirkungen dieses Salzes kommen mit denen des Doppelsalzes sehr überein und weichen nur darin ab, dass sie, wie es scheint, wegen der reichlichen Wärmebindung, die bei der Anwendung, besonders von grossen Gaben des frisch aufgelösten oder des unvollständig gelösten krystallinischen Glaubersalzes im Magen entsteht, örtlich und allgemein mehr kühlend und antiphlogistisch sind, dass aber aus demselben Grunde das Mittel in grossen Gaben zuweilen Kolik verursacht oder den Appetit und die Verdauung für einige Zeit schwächt. Diese üble Nebenwirkung bemerkt man von dem trockenen Glaubersalz weniger, und dennoch wirkt dasselbe stärker abführend als das krystallinische; dagegen ist letzteres mehr urintreibend als jenes. Waldinger und Rysz behaupten, dass das Glaubersalz bei weitem nicht so wirksam sei wie das Doppelsalz, und Thierarzt Hoffmann führt (in der thierärztl. Ztg. 1844. Nr. 22.) 6 Beispiele an, in denen selbst ungewöhnlich grosse Gaben dieses Salzes beim Rindvieh als Laxirmittel sich ganz unwirksam zeigten. Bei einem 5 jährigen, mit Esparsette überfütterten Ochsen wurden in Dosen von 180,0 innerhalb 48 Stunden 10 Pfund — bei einem mit Klee überfütterten 3 jährigen Stier in denselben Gaben binnen 24 Stunden 8 Pfd., — bei einer 6 jährigen, in Folge des übermässigen Genusses von Rübenkraut in Kolik verfallenen Kuh, nach vorausgegangener Anwendung von 1 Pfd. Schweinefett und 1 Pfund Leinöl innerhalb 4 Tagen 11 Pfund, bei 2 mit erhitztem Klee überfütterten Rindern nach vorausgegangenem Pansenstiche in 36 Stunden in Gaben zu 90,0 an 7—8 Pfund Glaubersalz — bei einer an Indigestion leidenden Kälberkuh 3 Pfund Glaubersalz ohne die mindeste (?) Wirkung eingegeben. Ueberall war der Ausgang tödtlich. Diese Fälle beweisen nicht viel, da in ihnen auch andere Mittel sehr wahrscheinlich ohne Wirkung geblieben sein würden. — Ich sah ebenfalls von dem krystallisirten Salze oft nur eine sehr schwache, in den meisten Fällen aber die genügende Wirkung erfolgen; und das trockene Glaubersalz habe ich bei absichtlich hierüber angestellten vergleichenden Versuchen ebenso wirksam, und oft sogar noch kräftiger gefunden als das Doppelsalz.

§. 507.

Das Glaubersalz kann ganz bei denselben Krankheiten, bei denen das Doppelsalz nützlich ist (§. 504), als Heilmittel innerlich angewendet werden;

es verdient aber vor dem letzteren in den meisten Fällen, insbesondere bei den Anthrax- und ähnlichen Blutkrankheiten, z. B. bei dem sogen. brandigen Rothlauf der Schweine, den Vorzug; und bei Entzündungen mit zu grosser Wärmeentwickelung scheint es gegen diese und gegen das Fieber (vermöge der stark kühlenden Wirkung) mehr zu leisten. Ausserdem ist es das wohlfeilste Salz.

Die Gabe von dem krystallinischen Glaubersalz ist bei den verschiedenen Krankheiten wie von dem Doppelsalz (§. 505); — von dem trockenen aber kann sie um $^1/_3$ geringer sein. Die Anwendung von beiden geschieht ebenfalls auf dieselbe Weise und in denselben Verbindungen wie bei jenem Salze, und es ist nur zu bemerken, dass das krystallinische Glaubersalz sich weniger gut als das trockene zur Anwendung in Latwergen und noch weniger in Pillen eignet, weil es sehr weiche, schmierige Massen bildet. Man giebt es daher am besten mit Wasser aufgelöst in flüssiger Form, besonders wenn es als Laxirmittel wirken soll, — und in Fällen, wo keine Gefahr im Verzuge besteht, giebt man es auch im Getränk; ist man aber durch die vorhandenen Krankheitsverhältnisse, namentlich durch sehr beschwerliches Athmen oder durch heftige Unruhe der Thiere und dergl. genöthigt, das krystallinische Glaubersalz in Latwergen oder Pillen anzuwenden, so muss man ihm etwas mehr Bindemittel zusetzen als anderen Arzneien, z. B. zu 1 Pfund des blossen Salzes gegen 60 Grm. Mehl oder Altheewurzelpulver[1].

Das Glaubersalz ist auch wie das Kochsalz als ein Reizmittel zur Beförderung des Verdauungsprocesses bei den pflanzenfressenden Hausthieren mit Nutzen gebraucht worden. Für diesen Zweck giebt man von ihm wöchentlich an 2 Tagen, jedesmal früh und Abends den Pferden 45,0, den Rindern 60,0, den Schafen und Schweinen 15,0 auf das Futter, oder im Getränk.

§. 508.

Weil das krystallinische Glaubersalz bei seiner Auflösung viel Wärme bindet und einen hohen Grad von Kälte künstlich erzeugt, so wird es auch äusserlich bei solchen Entzündungen, die mit grosser Hitze begleitet sind, als ein kühlendes Mittel angewendet. Für diesen Zweck wird am besten das grob pulverisirte Glaubersalz zwischen Leinwand auf den kranken Theil gelegt, und dann seine Lösung durch fleissiges Anfeuchten der Leinwand mit kaltem Wasser bewirkt. Das Waschen der entzündeten Theile mit einer Auflösung des Salzes in Wasser ist weniger wirksam. — Das trockene Glaubersalz eignet sich zu dieser Anwendung nicht. Dieselbe ist wenig gebräuchlich und nicht so unbedingt nützlich, wie sie es zu sein scheint, weil die örtliche Einwirkung des Salzes auf die entzündeten Theile eine neue Reizung verursacht. (*Natr. sulphuric.* 30 Grm. 4 Pfg., 250 Grm. 2 Sgr., *Natr. sulphuric. siccum* 30 Grm. 1 Sgr. 8 Pfg., — in Drog.-Handl. à Centn. 60—90 Sgr.)

---

[1] In Latwergen aus zerfallenem Glaubersalz absorbirt dieses nach und nach den grössten Theil des zur Bereitung verwendeten Wassers, und in Folge hiervon werden die Latwergen nach kurzer Zeit oft steinhart. Latwergen aus diesem Salz müssen deshalb zuerst eine sehr weiche Consistenz bekommen.

9) Schwefelsaure Magnesia oder Bittererde, Englisches, Saidschützer oder Bittersalz, *Magnesia sulphurica, Sulphas Magnesiae s. Sulphas magnesicus cum Aqua, Sal anglicum, Sal Saidschuetzense, Sal amarum* (MgO,SO^3+7HO).

§. 509.

Dieses aus Bittererde (1 Atom), Schwefelsäure (1 Atom) und Wasser (7 Atomen) bestehende Salz wird im Grossen aus den natürlichen Bitterwässern (dem Epsomer, Egerer, Püllnaer, Saidschützer), aus den Mutterwässern der Salzsoolen u. s. w. durch Abdampfen gewonnen, krystallisirt in farblosen vierseitigen Säulen oder in kleinen nadelförmigen Prismen, ist neutral, ohne Geruch, aber von salzig bitterem Geschmack; an trockner Luft zerfällt es in ein weisses Pulver und verliert sein Krystallisationswasser; bei mittler Temperatur lösen 8 Th. Wassers 9 Th. des Salzes.

Das Bittersalz findet sich entweder als krystallisirtes (*Magnesia sulphurica depurata*) oder als trockenes, entwässertes (*M. s. sicca*). Letzteres ist theurer, nicht gebräuchlich.

In seiner Wirkung stimmt es mit dem Glaubersalze und mit dem Doppelsalze sehr überein, ist jedoch etwas weniger kühlend, weniger abführend und weniger urintreibend, aber auch weniger schwächend auf die Verdauungseingeweide als das erstere. — Es findet seine innere Anwendung bei denselben Krankheiten, bei denen das Doppelsalz und Glaubersalz empfohlen ist, muss aber den grossen Hausthieren in Gaben, die um $1/2$ grösser sind als von diesen Salzen, gereicht werden. (*Magn. sulph. depurat.* 30 Grm. 4 Pfg.)

10) Alaun, roher Alaun, schwefelsaures Thonkali, *Alumen, Alumen crudum, Sulphas aluminico-kalicus* (oder *ammoniacus cum*) *Aqua, Argilla-Kali sulphurica.*

§. 510.

Dieses Doppelsalz besteht gewöhnlich aus 1 Aequivalent schwefelsaurem Kali, 1 desgl. schwefelsaurer Thonerde und 24 Aequivalenten Krystallisationswassers; es kann aber auch statt des Kali schwefelsaures Ammoniak enthalten. Man gewinnt es durch das Brennen der Alaunerde, des Alaunschiefers, des Alaunsteins (*Alunit*), Auslaugen u. s. w. Es bildet regelmässige und unregelmässige octaëdrische oder würflige Krystalle, welche farb- und geruchlos, durchscheinend, im Bruch muschelig und von zuerst süsslichem, hintennach zusammenziehendem Geschmack sind; sie verwittern an der Luft etwas und erscheinen dann wie mit weissem Staub bedeckt. Der Kalialaun löst sich in 15—18 Theilen kalten oder $3/4$ Theilen siedenden Wassers; die Auflösung reagirt sauer. Im Weingeist ist er unlöslich. Durch Brennen in einem irdenen, nicht glasirten Topfe oder Schmelztiegel verliert der Alaun sein Krystallisationswasser, wird lockerer, schwammicht, und ist dann der sogen. gebrannte Alaun (*Alumen ustum s. Sulphas aluminico-kalicus ustus).*

a. Der rohe Alaun geht (nach Mitscherlich) bei innerlicher Anwendung zuerst mit dem Eiweissstoff und mit dem Käsestoff, welche im Magen und im Darmkanal vorhanden sind, Verbindungen ein, die durch die ebenfalls vorhandene Essig- und Chlorwasserstoffsäure wieder löslich sind und im aufgelösten Zustande auch absorbirt werden können. Seine Wirkungen sind, im Allgemeinen angedeutet, denen der verdünnten Schwefelsäure ähnlich, jedoch durch das Kali und die Thonerde etwas modificirt und gemildert und nach der Grösse der Gaben etwas verschieden. Wird er innerlich in mässigen Gaben und nicht zu kurzen Zwischenzeiten angewendet, so wirkt er zunächst auf die Schleimhaut des Verdauungskanals gelind erregend und zusammenziehend, vermehrt die Contractilität, beschränkt die krankhaft vermehrten Absonderungen und beseitigt daher auch dergleichen Darmausleerungen; ebenso wird auch, besonders bei länger fortgesetzter Anwendung, die Urin- und (bei milchenden Thieren) die Milchabsonderung vermindert. Dabei ändert sich auch die Qualität der abgesonderten Säfte, — wie man dies bei manchen Abnormitäten des Urins und der Milch (z. B. Blutharnen und Blutmelken), die sich durch den Alaun beseitigen lassen, zuweilen sehr deutlich sieht. Bemerkenswerth ist es jedoch, dass während und nach der Anwendung des Alauns an gesunden Kühen, bei meinen hierüber gemachten Versuchen, die Milch nicht früher säuerte als vorher. — Wird das Mittel anhaltend und in kurzen Zwischenzeiten wiederholt gegeben, so stört es den Appetit und die Verdauung, macht Hartleibigkeit, Abmagerung und Mattigkeit, und Bourgelat (*Matière médicale*) sagt, dass Pferde in Folge des Gebrauchs des Alauns schwindsüchtig geworden sind. — Zu grosse Gaben erzeugen Leibschmerzen, Durchfall, bei Schweinen und Hunden Erbrechen, und zuweilen selbst Magen- und Darmentzündung. — Bei den Sectionen findet man dann das Epithelium des Magens und des Dünndarms theilweise in eine weissliche schmierige Masse umgewandelt.

Aeusserlich wirkt er ebenfalls zusammenziehend und gelind reizend; er verdichtet die Weichgebilde theils durch Zusammenschrumpfung der Fasern, theils durch Gerinnung der Säfte und vermehrt daher den Tonus, vermindert krankhafte Schlaffheit und Ausdehnung, ebenso zu üppige, mit Erschlaffung verbundene Bildung, beschränkt zu reichliche Eiterung und stillt Blutungen.

§. 511.

Die innerliche Anwendung des Alauns ist da angezeigt, wo Erschlaffung und Reizlosigkeit besteht, und in Folge hiervon die Ab- und Aussonderungen in übermässiger Menge und in unregelmässiger Beschaffenheit Statt finden; daher namentlich bei dergleichen schleimigen und blutigen Durchfällen, bei Schleimfluss aus den Geschlechtsorganen, bei veralteter Harnruhr, bei dem asthenischen Blutharnen, bei Auflockerung der Schleimhaut in der Rachenhöhle, im Kehlkopfe und in den Bronchien, und bei anhaltendem Schleimausfluss aus diesen Theilen; ferner, bei der Lecksucht des Rindviehes im 1sten und 2ten Stadium; bei fehlerhafter Beschaffenheit der Milch, besonders bei der sogenannten blauen Milch, wenn dieselbe blau, wässerig, theilweise mit zähen Fäden durchzogen erscheint, wenig Rahm ausscheidet, aber einen fetten, schmierigen Bodensatz bildet. — Auch ist der Alaun als antiseptisches Mittel gegen faulige und andere asthenische Krankheiten, bei denen sich eine Neigung zur Zersetzung zeigt (z. B. Faulfieber, Typhus, Borstenfäule der Schweine), besonders wieder, wenn bei diesen Krankheiten colliquative Ausleerungen eintreten, empfohlen worden; man soll ihn hier anstatt der verdünnten Schwefelsäure anwenden, wenn man fürchtet, dass letztere von den Verdauungseingeweiden nicht vertragen werden sollte; allein er kann dieses Mittel bei solchen fauligen Krankheiten nicht völlig ersetzen, vorzüglich deshalb, weil er nicht so energisch auf das Blut selbst wirkt. Angeblich soll er auch die Gastruslarven im Magen der Pferde zum Abgehen veranlassen. — Bei Schweinen, Hunden und Katzen kann er als eins der kräftigsten Brechmittel in allen Fällen, wo künstliches Erbrechen nöthig ist, angewendet werden.

Aeusserlich findet der Alaun eine häufige Anwendung ebenfalls gegen krankhafte Zustände, die wesentlich in Auflockerung und Erschlaffung begründet, und nicht mit vermehrter Reizbarkeit verbunden sind, z. B. gegen Auflockerung der Bindehaut nach Augenentzündungen oder selbst bei chronischen, mit vieler Schleimabsonderung begleiteten, torpiden Augenentzündungen; gegen Flecke der Hornhaut, wenn letztere aufgelockert erscheint; gegen die stark jauchenden und sehr stinkenden, mit Auflockerung der Haut verbundenen Geschwüre im äusseren Gehörgange der Hunde; gegen die Auflockerung der Schleimhaut im Maule bei und nach dem Maulweh, ebenso bei und nach Bräune; bei Aphthen, Teigmaul und anderen Krankheiten des Mauls, wenn ein fauliger, brandiger Zustand dabei besteht, oder wenn Speichelfluss damit verbunden ist; — ferner, gegen hartnäckige ödematöse Anschwellungen, die blos durch örtliche Erschlaffung unterhalten werden; gegen dergleichen Geschwüre, besonders wenn sie zugleich reichlich absondern, oder wenn sie mit lockerer, leicht blutender, üppiger Granulation versehen sind, z. B. dergleichen Mauke und Strahlgeschwüre; ferner, gegen Gallen, gegen Gelenkwunden, Quetschungen, Ausdehnungen, Verrenkungen und Vorfälle, wenn keine Entzündung dabei besteht; gegen Blut- und Schleimflüsse aus der Maulhöhle, aus der Nasenhöhle, den Geschlechtstheilen u. s. w., auch gegen feuchten Brand und gegen Räude.

Der Alaun schadet dagegen innerlich und äusserlich überall, wo vermehrte Irritabilität und Sensibilität, verstärkte Zusammenziehung, Entzündung, Verdickung, Verhärtung besteht, oder wo gutartige kritische Ausleerungen Statt finden.

§. 512.

Man giebt Pferden und Rindern den Alaun innerlich von 8,0—15,0, Schafen und Schweinen von 2,0—4,0, Hunden 0,3—2,0, in Zwischenzeiten von 6—8 Stunden, am besten in Verbindung mit bitteren und aromatischen Mitteln, bei grosser Schwäche auch mit Kampher, bei heftiger Diarrhöe oder bei heftigem, schmerzhaftem Blutharnen und bei dergleichen Harnruhr auch mit schleimigen Mitteln und mit Opium oder mit Bilsenkraut. Die Anwendung kann in Pillen, Latwergen, oder in flüssiger Form geschehen; letztere scheint die Wirksamkeit am meisten zu begünstigen.

Die äusserliche Anwendung des Alauns geschieht entweder: *a*) als feines Pulver zum Einstreuen in Geschwüre, nach Erforderniss bald für sich allein, bald in Verbindung mit Kohle, mit Asche, mit bitteren und zusammenziehenden Pflanzenpulvern; oder mit Zucker zu gleichen Theilen zusammengemengt gegen Flecke und Verdunkelungen der Hornhaut; oder mit arabischem Gummi und Colophonium in gleichen Theilen zusammengerieben, als blutstillendes Mittel in Wunden. Blutungen aus grossen Gefässen stillt aber dieses Mittel nicht, und in Wunden, welche durch schnelle Vereinigung geheilt werden sollen, ist es nachtheilig, indem es die letztere chemisch und mechanisch stört; oder — *b*) als Auflösung in Wasser oder in Aufgüssen und Abkochungen von aromatischen und adstringirenden Pflanzen (was nicht richtig ist), zuweilen auch mit Zusatz von Weingeist, zum Waschen und Bähen der ödematösen, der gequetschten, ausgedehnten Theile, zum Verbinden der Geschwüre, zum Einspritzen in die Höhlen bei Blut- und Schleimfluss, desgleichen als Augenwasser oder als Maulwasser. Zum Augenwasser nimmt man 2,5—4,0 auf 250,0 Wasser oder desgl. eines aromatischen Infusum; zum Gebrauch an den Schleimhäuten 8,0—12,0, an anderen Theilen aber 15,0—30,0 auf 1 Pfund Flüssigkeit. — *c*) In Salbenform wird der Alaun nur zuweilen gegen Hornhautflecke (z. B. 1 Theil fein pulverisirten Alaun, 1 Theil Opium oder Kampher mit 18—24 Theilen Honig, Fett oder Eigelb abgerieben), oder bei Widerristschäden und ähnlichen Verletzungen, gegen welche er in dieser Form nur in Verbindung von 2—3 Theilen Eiweiss zu dem Zwecke angewendet wird, um eine festsitzende, austrocknende Decke schnell zu bilden.

Alkalien, alkalische Erden (daher auch Kalk), ebenso Salpeter, Salmiak, Kochsalz, Brechweinstein, Gerbsäure, essigsaures Bleioxyd und Quecksilbersalbe zersetzen den Alaun, und dürfen deshalb nicht mit ihm verbunden werden, wenn man seine Wirkungen vollständig erzeugen will.

§. 513

b. Der gebrannte Alaun ist gelind ätzend und zugleich stärker zusammenziehend als der rohe Alaun. Er dient fast allein zum äusserlichen Gebrauch als austrocknendes, zusammenziehendes und schwach ätzendes Mittel in Wunden und Geschwüren, in denen die Granulation schlaff, weich und üppig, und die Absonderung zu reichlich ist, doch hat man ihn auch innerlich, in Verbindung mit *Kali carbon.* gegen das Blutharnen gebraucht (siehe §. 491). Die Anwendung geschieht am besten als Einstreupulver, bald rein, bald in Verbindung mit anderen adstringirenden Mitteln, mit Kohle, Kampher und dgl. In Salbenform wird er seltener angewendet; Auflösungen sind unzweckmässig, weil er in denselben mehrentheils wieder zum rohen Alaun umgewandelt und demselben auch in der Wirksamkeit ähnlich wird.

Der Alaun bildet auch einen Bestandtheil des sogenannten Wund- oder Heilsteins und des Augensteins (siehe 12te Klasse bei dem Kupfer). (*Alum.* 30 Grm. 6 Pf., *pulv.* 30 Grm. 1 Sgr., *ustum.* 5 Grm. 8 Pf.)

II) Schwefelsaurer Kalk, Gyps, *Calcaria sulphurica, Calcium sulphuricum, Gypsum.* (o).

§. 514.

Der schwefelsaure Kalk findet sich in der Erde und in Gebirgen sehr häufig, theils krystallisirt als Gypsspath, theils als körnig-krystallinischer Gyps im Gypsstein, theils blätterig im Marienglas u. dgl. Er ist ein schweres Mineral, im Wasser sehr schwer, in Säuren etwas löslich; in mässiger Glühhitze verliert er sein Krystallisationswasser, wird hierdurch der gebrannte Gyps, mürb, lässt sich leicht pulverisiren, und giebt, mit Wasser zusammengerührt, einen Brei, der sehr schnell erhärtet[1].

Auf die äussere Haut applicirt bringt der Gyps im nassen wie im trocknen Zustande kaum bemerkbare Wirkungen hervor und seine Wirkung bei

---

[1] Wenn man bei Bereitung dieses Breies das Wasser zu dem Gyps bringt und schnell zusammenrührt, so bindet er besser, als wenn man den Gyps in das Wasser rührt.

innerlicher Anwendung ist noch wenig gekannt. Er wird von allen Thieren in grossen Gaben ertragen, scheint jedoch nach meinen Versuchen [1], zuerst eine gelind erregende und tonische Wirkung auf die Schleimhaut des Darmkanals, besonders im Dickdarm, auszuüben, — in sehr grossen Gaben auch eine vermehrte Absonderung in dieser Schleimhaut zu erregen. Diese letztere Wirkung ist zuweilen mit gelinden Kolikschmerzen begleitet. Im Magen- und Darmkanal wird durch die hier befindlichen Säfte ein Theil des Gypses zersetzt und in oxalsauren Kalk umgewandelt, und theilweise wird er zu den Nieren geführt, deren Thätigkeit er vermehrt, und dabei als kohlensaurer und harnsaurer Kalk mit dem Urin wieder ausgeschieden. Auf das Gefässsystem und auf das Blut scheint der Gyps als ein gelind tonisches Mittel zu wirken.

Man hat den Gyps, in Verbindung mit Kochsalz, als Verhütungs- und Heilmittel der Fäule der Schafe empfohlen und mehrfältig bewährt befunden [2]. Es ist jedoch noch nicht festgestellt, unter welchen besonderen Umständen er nützlich ist; er kann dieses, bei der bekannten Verschiedenheit der Krankheit, unmöglich in allen Fällen sein.

Man giebt das Mittel, und zwar 1 Theil pulverisirten Gyps mit 2 Theilen Kochsalz gemengt (für 300 Schafe 2,5 Kilogramme Gyps und 5 Kilogramme Salz), jeden zweiten oder dritten Tag wiederholt und je nach den mehr oder weniger erkennbaren Erscheinungen der Krankheit, durch 8—14 Tage, oder noch länger fortgesetzt und auch dann nach einiger Zeit wiederholt. Das Mittel kann mit etwas Hafer- oder Gerstenschrot gemengt, den Schafen als Lecke vorgesetzt werden. Am besten geschieht dies, nachdem dieselben vorher getränkt worden sind.

Aeusserlich dient der gepulverte gebrannte Gyps zur Anfertigung unbeweglicher Verbände bei Knochenbrüchen, Verrenkungen, nach der Tenotomie und dgl., indem man entweder einen mit Wasser frisch bereiteten Gypsbrei in angemessener Dicke um den verletzten Theil legt und mit einer passenden Hülle ihn festhält, oder indem man nasse Binden, die um den Theil gewickelt werden, Lage für Lage mit pulverisirtem Gyps gleichmässig bestreut.

C. Salzsaure oder Chlor-Salze.

12) Chlornatrium, salzsaures Natrum, Koch- oder Küchensalz, gemeines Salz, *Natrium chloratum, Natrum muriaticum, Murias Sodae, Chloretum Natrii, Sal culinare s. commune* (**Steinsalz**, *Sal gemmae*, **Meersalz, Quell- oder Soolsalz,** *Sal marinum, S. fontanum*). (o)

§. 515.

Das Kochsalz besteht aus Natrium 39,34 Procent und Chlor 60,66 Procent mit beigemengtem Wasser, oder nach der ältern Ansicht aus Natrum und Salzsäure; es findet sich in der Natur ausserordentlich häufig, theils im reinen krystallisirten Zustande, theils im Gemenge mit anderen Mineralien als Steinsalz, oder aufgelöst in Salzquellen und im Meerwasser, und wird dann durch Abdampfen (Sieden) als Siedsalz krystallinisch und mehr oder weniger

[1] Magaz. f. Thierheilk. von Gurlt und Hertwig. 20. Jahrg. 1854. S. 80—88.
[2] Ebendaselbst S. 76. Jahrg. 21. S. 118 u. a.

rein dargestellt, wonach es in weissen Körnern erscheint. Es hat keinen Geruch, schmeckt herb salzig, löst sich im Wasser leicht, im Weingeist schwer auf, und zieht aus der Luft Feuchtigkeit an sich. Es löst sich im kalten und warmen Wasser gleichmässig auf; 100 Theile Wasser können 37 Theile des Salzes lösen.

Dieses Salz wirkt örtlich auf die Haut, die Schleimhäute, auf Wunden und Geschwüre mässig stark reizend, erzeugt dunklere Röthung, im stärkeren Grade selbst Bläschen, etwas Ausschwitzung und Excoriationen; es befördert die Resorption, den Stoffwechsel, und wirkt örtlich erregend zertheilend, auf putride Theile desinficirend.

Innerlich in mässigen Gaben angewendet, wirkt es als ein kräftiges Reizmittel auf die sämmtlichen Verdauungseingeweide, vorzüglich aber auf die Schleimhaut des Mauls, des Magens und Darmkanals; es erzeugt zuerst einen angenehmen Salzgeschmack und eine lebhaftere Röthung der Schleimhaut im Maule, etwas vermehrte Absonderung eines mehr dünnen Speichels, später Trockenheit, Durst und vermehrten Appetit; auf dieselbe Weise wie im Maule werden auch im Magen und Darmkanal die zur Verdauung nöthigen Säfte dünnflüssiger, mehr serös und etwas reichlicher abgesondert, zugleich aber die Resorption, die Contraction, die Irritabilität und die Bewegung im Darmkanal verstärkt; denn der Koth geht nach kleinen, einzelnen Gaben in kleineren Ballen, aber sehr gut verdaut und dabei nicht seltener als sonst ab. Wie weit diese reizenden Wirkungen des Kochsalzes auf andere Organe, besonders auf die Leber, Milz, Bauchspeicheldrüse, die Respirationsorgane u. s. w. sich erstrecken, ist zwar nicht so genau nachzuweisen, aber wahrscheinlich sind sie in einem geringen Grade über den ganzen Körper verbreitet; denn das Salz gelangt durch die absorbirenden Gefässe in die Säfte, verursacht eine hellere Röthung des Blutes, vermehrte Urinabsonderung, und das Ueberflüssige wird dann zum Theil durch den Urin, bei Milchthieren durch die Milch, und nach Thilow's Versuchen [1] auch zum Theil durch den Schweiss wieder aus dem Körper ausgeschieden. — Bei Hunden bewirkt eine concentrirte Auflösung von einer mässigen Quantität Kochsalz nach einigen Minuten Erbrechen ohne weitere üble Zufälle. Wahrscheinlich beruht diese Wirkung auf der grossen Empfindlichkeit des Magens dieser Thiere gegen alles Fremdartige.

Das Kochsalz bildet von Natur einen Bestandtheil des Thierkörpers, namentlich des Blutes, und es scheint hieraus schon hervorzugehen, dass es für denselben nöthig sein muss; auch fühlen wirklich die meisten Thiere, vorzüglich die Wiederkäuer, sein Bedürfniss; sie lecken es sehr gern und befinden sich bei einem von Zeit zu Zeit wiederholten mässigen Genusse desselben nicht nur wohl, sondern sie werden auch dabei mehr beleibt, kräftiger und munterer, die Schleimhäute erscheinen lebhafter geröthet, die Haare glänzender, der Appetit, die Se- und Excretionen regelmässiger. Es giebt Gegenden, wo man den Thieren Salz reichen muss, um sie am Leben zu erhalten; z. B. nach Warden starben in den nördlichen Ländern Brasiliens die Hausthiere, wenn man ihnen nicht eine bestimmte Portion Salz oder Salzsand gab; und

[1] Ueber die Wirkung des Salpeters und Küchensalzes. Erfurt 1802. S. 19. — Bemerkenswerth scheint es, dass nach diesen und anderen Versuchen das Kochsalz die Erregbarkeit in den blossgelegten Nerven an frisch getödteten und an lebenden Thieren vermehrt, der Salpeter sie aber vermindert.

nach Roulin wurden in Columbien, wenn das Vieh nicht Salz in Pflanzen, im Wasser oder in Erden vorfand, die weiblichen Thiere weniger fruchtbar und die Heerde kam schnell herunter [1].

In übermässigen Gaben (z. B. bei Pferden von 2—3 Pfund, beim Rindvieh von 3—5 Pfund, bei Schafen und Schweinen von 150,0—180,0, bei Hunden von 30,0—60,0) verursacht jedoch das Kochsalz sehr bald grossen Durst, gänzlichen Verlust des Appetites, Angst, Unruhe, Schmerzen im Leibe, Würgen im Schlunde, zuweilen Schaum vor dem Maule; — bei Hunden, Schweinen und Katzen auch wirkliches Erbrechen, sehr schnellen, kleinen Puls, unsicheren, taumelnden Gang, Mattigkeit, Zittern, Drehen im Kreise, Durchfall, stieren Blick, Krämpfe, Kälte am ganzen Körper, Lähmung der hinteren Extremitäten und selbst den Tod. Letzterer erfolgt zuweilen in 16—24 Stunden, zuweilen erst nach mehreren Tagen. Bei Hunden sah ich die heftige Wirkung fast immer nur dann eintreten, wenn durch Zubinden des Schlundes das Wiederausbrechen des Salzes verhindert war. — Von etwas geringeren Quantitäten oder bei grosser Verdünnung durch Flüssigkeit, und ebenso bei allmäliger Gewöhnung an nach und nach vergrösserte Salzgaben entstehen nicht jene acuten Zufälle, sondern Verminderung des Appetites, reichliches Uriniren, zuweilen Drängen auf den Mastdarm, allmälige Abmagerung, Entkräftung und oft erst nach längerer Zeit der Tod.

In den Cadavern solcher Thiere findet sich: die Schleimhaut des Magens und Darmkanals (bei Wiederkäuern besonders an der Haube, am Laabmagen und an einem Theile des Krummdarms) stark entzündet, schwarzroth, verdickt, an einzelnen Stellen selbst angeätzt; bei langsamem Verlauf zuweilen auch plastische Exsudate. Das Epithelium ist aufgequollen, besonders die Cylinderzellen; Schleim war bei meinen Versuchen im ganzen Verdauungskanal wenig zu bemerken, Mitscherlich fand im untern Theile des Dickdarms den Koth mit Schleim bedeckt. Im Herzen ist die innere Fläche zuweilen mit dunkeln Flecken versehen, und zuweilen sind auch die Harnwerkzeuge geöffnet und der Urin röthlich oder blutig. Alle andere Organe erscheinen unverändert. Das Blut ist etwas dünner als gewöhnlich und nimmt an der Luft binnen kurzer Zeit eine sehr hellrothe Farbe an. — In manchen Fällen hat man selbst nach schnell erfolgtem Tode nur sehr geringe oder auch gar keine Spuren von örtlicher Einwirkung auf die Verdauungseingeweide gefunden [2].

§. 516.

Das Kochsalz wird für die Hausthiere sowohl als Arzneimittel, wie auch als diätetisches Mittel benutzt.

A. In ersterer Hinsicht ist dasselbe wegen seiner reizenden, den Vegetationsprocess belebenden Wirkungen nur gegen solche Krankheiten anzuwenden, bei denen wesentlich die vegetative Thätigkeit und die gute Mischung

---

[1] Möglin'sche Annal. Bd. 2. S. 29.

[2] Einige Fälle von Vergiftung durch Kochsalz an Kühen siehe: Archiv für Thierheilk. von einer Gesellsch. schweiz. Thierärzte. Bd. 3. S. 378 und 444 und Jahrg. 1841. S. 15. — Magaz. f. Thierheilk. von Gurlt und Hertwig. Bd. 20. S. 281. — Hering, Jahresbericht, 1854. S. 27. — Repert. Bd. 20. S. 184. Mittheil. a. der thierärztl. Praxis. Jahrg. 4. S. 156. Jahrg. 7. S. 187 u. a.

der Säfte leidet, hauptsächlich aber bei solchen Krankheiten, bei denen die Reizbarkeit und die Empfindlichkeit und gleichzeitig die serösen Secretionen in den Verdauungseingeweiden vermindert, oder ihrer Qualität nach krankhaft verändert sind, wo z. B. bei Appetitlosigkeit und Unverdaulichkeit die Schleimhaut im Maule bleich oder bläulich gefärbt, mit schmutzigem, zähem Schleim belegt, der Koth bald klein, bald gross geballt und mit zähem Schleim umhüllt abgeht; daher auch bei Ansammlung von zähem Schleim im Verdauungskanal oder in den Respirationsorganen, bei Würmern, bei Kolik aus Unverdaulichkeit, bei der Lecksucht des Rindviehes in den ersten Stadien, bei gastrischen Fiebern, bei Fehlern in der Assimilation und Reproduction, bei chronischer Druse, bei Fäule und Bleichsucht der Schafe, beim zu langsamen, unvollständigen Abhaaren und dgl. Bei gastrischen Zuständen der Hunde benutzt man es als Brechmittel.

Bei allen diesen Krankheiten sind mässig starke Gaben, nämlich: für Pferde von 30,0—90,0, für Rindvieh von 60,0—180,0, für Schafe von 8,0—15,0, für Schweine von 4,0—8,0, für Hunde von 1,0—2,5 (als Brechmittel 4,0—12,0 oder 1 bis 2 Theelöffel voll auf einmal), — täglich zwei- bis viermal hinreichend. Man giebt es in Verbindung mit bitteren und erregenden Mitteln, zuweilen auch in Verbindung mit Schwefel, Glanzruss und dgl., in jeder Form und selbst als Pulver auf das Futter gestreut oder als sogenannte Lecke. Bei Hunden als Brechmittel in der sechs- bis achtfachen Menge lauwarmen Wassers gelöst.

Auch dient das Kochsalz zu Clystiren, wenn man durch Reizung des Mastdarms entweder die Kothentleerungen befördern oder auch eine gelinde Ableitung von anderen Organen bewirken will. Man nimmt zu einem Clystir für die grossen Thiere gegen 30,0—60,0, für die kleinen 4,0—8,0, selbst bis 15,0.

Aeusserlich benutzt man es bei Verdunkelungen der Hornhaut (wo es jedoch durch Potasche, graue Merkurialsalbe und durch den rothen Präcipitat an Wirksamkeit übertroffen wird), bei Quetschungen, Satteldrücken, Blutunterlaufungen, Verrenkungen und Verstauchungen; bei Sehnenklapp, bei Verhärtungen und ödematösen Anschwellungen und dgl., wo man sonst den Salmiak anwendet; ebenso bei Bisswunden, welche durch der Wuth verdächtige Thiere entstanden sind; bei unreinen, schlaffen, fauligen und brandigen Wunden und Geschwüren, um sie in bessere Thätigkeit zu versetzen und sie zu desinficiren[1], bei dem Maulweh, bei Räude und Flechten, bei dem Hautjucken, besonders am Schweife und an den Mähnen.

Die Anwendung gegen diese verschiedenen krankhaften Zustände geschieht mehrentheils in Auflösungen (30,0—60,0 auf 1 Pfund Flüssigkeit), mit Wasser, Essig und Spiritus, oder mit Aufgüssen und Abkochungen von aromatischen oder zusammenziehenden Pflanzen, z. B. bei dem Maulweh als Zusatz zu einem Decoct von Salbei, oder bei Hautkrankheiten in Verbindung mit einer Abkochung von Tabak oder Nieswurz. — Bei Verdunkelungen der Hornhaut und bei Verhärtungen (Piephacken, Stollbeulen) benutzt man das Kochsalz zuweilen auch in Salben, z. B. bei ersteren 1 Theil mit 8—10 Theilen Honig oder Fett abgerieben, bei letzteren als Zusatz zu der Terpenthinseife. — Manche setzen es auch zu den Senfbreien, um deren Wirksamkeit zu vermehren.

---

[1]) Was in neuerer Zeit von Devander (Du chlorure de sodium dans le traitement des plaies. Liége 1865) bestätigt worden.

§. 517.

B. Ueber die Benutzung des Kochsalzes als diätetisches Mittel sind die Ansichten der Landwirthe u. A. sehr abweichend von einander. Manche halten es für nöthig, allen von Pflanzennahrung lebenden Thieren anhaltend und bei jeder Fütterung Salz zu geben; Andere finden dies nur für Rindvieh und Schafe, und auch für diese nur im Winter und bei Stallfütterung nöthig; noch Andere, z. B. Thaer[1] erkennen zwar an, dass den Schafen das Salz zuweilen nützlich sei, geben es ihnen aber nicht zu bestimmten Zeiten, sondern nur, wenn der Instinkt sie zum Salzlecken treibt; und Einige, z. B. Germershausen[2], halten es ganz für unnütz, den Schafen Salz zu geben. Für jede von diesen Ansichten sind Gründe und Erfahrungen vorhanden, deren ausführliche Angabe hier zu weitläufig sein würde; betrachtet man aber die vorhin (§. 515) angeführten Wirkungen mässiger Salzgaben, so erscheint es nicht zweifelhaft, *a*) dass der mässige Genuss desselben den pflanzenfressenden Thieren und besonders den Wiederkäuern, die ihre schlaffen Eingeweide mit grossen Futtermassen vollfüllen, jederzeit nützlich sein muss; *b*) dass dieses aber besonders der Fall ist, wenn ein schneller Futterwechsel, namentlich der Uebergang vom grünen zum trockenen Futter Statt findet, und ebenso, wenn man die Thiere nöthigt (für ökonomische Zwecke), mehr Futter auf einmal und so durch längere Zeit fortgesetzt zu verzehren, als zur Erhaltung des Körpers nöthig ist; *c*) dass aber der Salzgenuss nothwendig ist, wenn die Thiere mit trockenem, schwer verdaulichem, in den Eingeweiden eine kleisterige Masse bildendem, oder mit sehr erschlaffendem Futter, z. B. mit Oelkuchen, mit Körner- und Hülsenfrüchten gefüttert werden, besonders dann, wenn sie an diese Fütterung nicht gewöhnt sind, oder wenn das Futter wenig nahrhaft, überschwemmt, schimmelig u. s. w. verdorben ist. — Das Futter selbst wird zwar durch das Salz nicht verbessert, aber es wird bei der stärker aufgeregten Thätigkeit in den Verdauungs- und Assimilationsorganen besser verarbeitet, und wahrscheinlich nimmt auch der Chymus und der Chylus durch die Bestandtheile des Salzes eine solche Beschaffenheit an, dass hierdurch die Blutbildung besser vorbereitet wird. — Aus diesen Wirkungen ist es auch erklärlich, dass das Kochsalz gegen verschiedene Krankheiten, die aus gestörter Verdauung und Assimilation, so wie aus Stockungen in den Baucheingeweiden entstehen, z. B. Verstopfung des Lösers beim Rindvieh, Milzbrand, Fäule und dgl. — ein wirksames Präservativmittel sein kann.

Die Menge und die Art, in der man das Salz giebt, sind verschieden; am gewöhnlichsten ist es, ein Stück Steinsalz in die Krippe oder in die Raufe, oder auf den Erdboden zu legen, oder es an einem Stricke im Stalle aufzuhängen, so dass die Thiere nach Belieben daran lecken können; zweckmässiger scheint es jedoch, nach Art der Fütterung u. s. w. zu bestimmten Zeiten eine entsprechende Menge Salz, nämlich Pferden und Rindern etwa 3—6 Loth (45,0—90,0), Schafen 1/2—1 Loth (8,0—15,0) auf einmal und jeden zweiten bis dritten Tag wiederholt, — mit angefeuchteter Kleie, oder Hafer- oder Gerstenschrot, oder mit Kümmel, Wachholderbeeren und dgl. erregenden oder mit bitteren Mitteln gemengt, zum Lecken vorzusetzen. Auch kann man das Salz im Wasser auflösen und hiermit das Heu, besonders wenn dasselbe fehler-

[1]) Handb. für die feinwollige Schafzucht. Berlin 1811. S. 95.
[2]) Das Ganze der Schafzucht etc. 2 Theile. Leipzig 1789. 1790.

haft ist, besprengen. Manche Landwirthe halten es für gut, die Thiere nicht gleich nach dem Genuss des Salzes, sondern erst etwas später, saufen zu lassen, weil sonst die reizende Wirkung desselben zu sehr geschwächt wird, und Andere geben nach dem Salz gar kein Getränk. Dass das letztere Verfahren sogar sehr unzweckmässig ist, dafür spricht schon das Verlangen der Thiere, ihren künstlich erzeugten Durst zu befriedigen; ausserdem geht dies auch aus den Wirkungen des Salzes hervor [1].

Bei den von zu grossen Gaben des Kochsalzes entstandenen Vergiftungen (§. 515) dienen schleimige Flüssigkeiten, Milch und dgl. in recht grosser Menge gegeben, auch selbst Blutentziehungen.

Anmerkung. Die Pökelfleisch- und die Heringslake enthalten in etwa 74 Proc. Wasser eine grosse Menge Kochsalz (20—25 Proc.), erstere auch oft Salpeter, ausserdem etwas milchsaures Ammoniak, Osmazom, und in alter Heringslake zuweilen zwei flüchtige Basen, das Propylamin und Trimetylamin. Die Laken wirken dem Kochsalz sehr ähnlich, reizend, in etwas grossen Gaben giftig, tödtlich. Bei Reynal's Versuchen mit Heringslake starb ein Pferd von 4 Pfund, ein Schwein von 1 Pfund, ein Hund von circa 210,0 (wenn das Erbrechen gehindert war), und Geflügel von circa 24,0. Pökelfleischbrühe ist fast immer schwächer wirkend als Heringslake, und beide wirken viel stärker wenn sie alt als wenn sie frisch sind; denn in dem ersteren Zustande sind sie mehr concentrirt und haben nun auch gewöhnlich das Trimethylamin und Propylamin entwickelt, welchen Stoffen ein Theil der Wirkung zugeschrieben wird, — und wohl mit Recht, da (nach Charlier) diese Flüssigkeiten sich nicht giftig zeigten, wenn sie stark gekocht und hierdurch die genannten Stoffe zerstört waren. Bei Vergiftungen sind Aderlässe, schleimige Flüssigkeiten, säuerliches Getränk, kalte Umschläge auf den Kopf, ableitende Reizmittel nützlich. (Recueil de médec. vétér. 1855, p. 401, u. 1856. p. 552.)

13) Salzsaures Ammoniak oder Ammonium, Salmiak, *Ammoniacum hydrochloratum, Ammonium muriaticum, Sal ammoniacum, Chloretum Ammonii, Hydrochloras ammoniacus* **(roher und gereinigter).**

§. 518.

Der Salmiak (NH_4Cl) findet sich häufig als ein vulkanisches Erzeugniss in manchen Gegenden Italiens, Persiens, in Tibet, im Sande der Lybischen Wüste u. s. w., — auch im Urin (besonders im faulenden), aber meistens wird er in verschiedener Weise künstlich hergestellt, theils durch directe Verbindung des reinen Ammoniaks mit der Salzsäure, theils durch Zersetzung des kohlensauren Ammoniaks (welches aus verbrannten thierischen Substanzen, aus verbranntem Mist und dgl. im unreinen Zustande gewonnen worden), und dann durch weitere Processe (Krystallisiren, Sublimiren). Im Handel kommt der Salmiak in grossen Stücken von Kuchen- oder Zuckerhutform vor, oder auch als ein weisses Krystallmehl. Er bildet lange, nadelförmige, federartig gruppirte oder längliche octaëdrische oder tetraëdrische weisse Krystalle, welche an der Luft sich nicht verändern; er hat keinen Geruch, einen stechend salzigen Geschmack, besteht aus gleichen Mischungsgewichten Ammoniak und Salzsäure, löst sich in 3 Theilen kalten und in gleichen Theilen kochenden Wassers, aber nur wenig im Weingeist auf, und verursacht bei seiner Lösung eine sehr bedeutende Verminderung der Temperatur. Er löst kohlensauren

---

[1] Vergleiche auch: Kuers, Diätetik oder Gesundheitspflege des Pferdes etc. 1. Bd. Berlin 1839. S. 252 u. f.

und phosphorsauren Kalk, phosphorsaure Bittererde, dgl. Ammoniak, selbst schwefelsauren und flusssauren Kalk auf[1].

Auf die unverletzte Haut wirkt der Salmiak kaum bemerkbar, in concentrirter Auflösung gelind reizend.

Bei innerlicher Anwendung dieses Mittels in mässigen Gaben und durch nicht zu lange Zeit fortgesetzt, bemerkt man eine mit dunklerer Röthung verbundene Reizung und zugleich eine Umstimmung der Absonderung; es wird in den sämmtlichen Schleimhäuten (vorzüglich aber in der des Magens und des Darmkanals, der Luftröhre und Bronchien) der Schleim dünnflüssiger, weniger zähe und weniger gerinnbar, aber etwas reichlicher. Ebenso wird die Absonderung des Urins, und unter günstigen Umständen auch die Hautausdünstung vermehrt. Wahrscheinlich findet auch in den Lymphgefässen und in den aufsaugenden Blutadern eine vermehrte Thätigkeit Statt; denn man sieht, dass die Resorption krankhaft ergossener Flüssigkeiten überall im Körper befördert wird. Der Koth geht gut verdaut, weniger mit Schleim umhüllt als vorher, und etwas trockener ab; an der Respiration und an der Zahl und Beschaffenheit der Pulse findet sich (bei gesunden Thieren) keine Veränderung; aber der Faserstoff des Blutes wird mehr und mehr aufgelöst, und hierdurch die Gerinnbarkeit des letztern vermindert; im Magen und Dünndarm zeigt sich das Epithelium aufgelockert, erweicht, und zuletzt scheinen seine Zellen zu verschwinden. Aus diesem Befunde ist die Eigenthümlichkeit der ganzen Wirkung des Salmiaks richtig zu beurtheilen. Auch ergiebt sich aus ihm, dass der Salmiak wahrscheinlich in das Blut selbst übergeht[2].

Wird das Mittel durch längere Zeit in mässig starken Gaben (z. B. bei Hunden zu 2,0, bei Pferden zu 30,0, täglich drei- bis viermal) angewendet, so verlieren die Thiere nach und nach immer mehr den Appetit, die Munterkeit und die Kräfte; die Schleimhaut in der Nase und im Maule erscheint blass, mit vielem schmutzigen Schleime bedeckt; der Puls weich, klein, der Herzschlag stark pochend, das Blut von dünnerer Consistenz, langsam gerinnend und sehr reich an Serum. Zuletzt erfolgt bei Hunden mit 12 bis 16 Tagen der Tod, — wie ich dies in mehreren Versuchen gesehen, und wie es auch Arnold's Versuche[3] bestätigen. Die Pferde starben erst nach 26 bis 38 Tagen und nachdem Faulfieber hinzugetreten war. — Die Cadaver erstarren langsam und zeigen: im Magen viel unverdautes Futter, im Darmkanal am vordern Theil Futter mit viel zähem Schleim, am hintern Ende weichen Koth, ebenfalls mit viel Schleim umgeben; die Schleimhaut im Magen und Darmkanal aufgelockert, die Schleimdrüsen ebenfalls aufgelockert und sichtbar vergrössert; ebenso, aber weniger stark an der Schleimhaut der Respirationsorgane; das Herz und die grossen Gefässe schlaff, flüssiges,

[1] Diese Eigenschaften des Salmiaks können wahrscheinlich noch mit Vortheil für manche therapeutische Aufgaben benutzt werden, wie z. B. zur Auflösung mancher thierischen Concremente (Darmsteine und Harnsteine und dgl.), da diese neuerzeugten Massen oft grösstentheils aus einem oder aus einigen der genannten Salze bestehen und sich daher wie diese mehr oder weniger durch Salmiak auflösen.

[2] Blut mit Salmiak gemengt verändert sich durch allmälige Auflösung der Hülle der Blutkörperchen, so dass zuletzt nur der Kern derselben übrig bleibt.

[3] In der Zeitschrift für Physiologie von Tiedemann und Treviranus. 3. Bd. S. 127—147.

dunkles Blut enthaltend; die Muskeln schlaff und blass; — alle übrigen Organe normal.

Sehr grosse Gaben des Salmiaks können schnell den Tod verursachen, und zwar, wie es scheint, theils durch Ueberreizung, theils durch Darmentzündung. Orfila (Toxicol. Bd. 1. S. 180) brachte in den Magen eines starken Hundes 8,0 Salmiak in 60,0 Wasser gelöst, und unterband den Schlund, um das Erbrechen zu verhindern (was sonst nach etwas starken Gaben fast jedesmal erfolgt). Das Thier zeigte nach 3 Minuten starke Neigung zum Brechen; nach 8 Minuten Schmerz und Schwäche; nach 25 Minuten lief es wie wüthend umher, fiel aber bald unter klagendem Geheul um, worauf convulsivische Bewegungen, Tetanus, und nach einer Stunde der Tod folgten. Bei der Oeffnung des Cadavers fand man den Magen und Darmkanal, die Leber, die Milz und das Herz unverändert; die Lungen enthielten etwas schwarzes, flüssiges Blut; die äusseren Gefässe des Gehirns waren etwas injicirt. — 6,0 einem viel schwächern Hunde auf dieselbe Weise in den Magen gebracht verursachten dieselben Wirkungen; nur war in diesem Falle die Schleimhaut des Magens etwas entzündet. Kaninchen starben von 2,0 des Mittels nach etwa 10 Minuten unter Convulsionen und Tetanus, und zeigten bei der Section besonders heftige Entzündung der Schleimhaut des Magens und Darmkanals (Arnold a. a. O.). — Bei Pferden und Kühen sah ich von 90,0—180,0 Salmiak, die ich in einer Gabe (bald als Latwerge, bald mit Wasser aufgelöst) eingab, zwar im Verlaufe der ersten 4—6 Stunden nach dem Eingeben vermehrte Wärme am ganzen Körper, dunklere Röthung der Scheimhaut in der Nase und im Maule, etwas schnelleres Athmen mit stark in die Höhe gezogenen Bauchmuskeln, — dann sehr vermehrtes Uriniren, am folgenden Tage häufige Entleerungen von etwas weicherem Kothe, und ausserdem die Wirkungen von kleineren Gaben, aber durchaus keine weiteren üblen Folgen entstehen. Aber von 150,0 pro dosi und durch 5 Tage fortgesetzt, starb bei Delafond[1] ein Pferd.

Viborg (Samml. Bd. 4. S. 141) spritzte mehreren Pferden eine Lösung von 1 Drachme (4,0) Salmiak in 2 Unzen (60,0) Wasser, in die Drosselvene und bemerkte zuerst eine Erhöhung aller Functionen, als: munteres, feuriges Aussehen, vollen Puls, starken, heissen Athem, dunklere Röthung der Nasenschleimhaut, vermehrte Wärme der Haut und Abgang von Koth, — hierauf aber entgegengesetzt: Niederhängen des Kopfes, matte, halb zugemachte Augen, kleinen, geschwinden Puls, schnelleres Athmen und schwache Zuckungen der Muskeln. Nach 12—16 Stunden waren diese Zufälle verschwunden und die Pferde wieder munter. Hunde zeigten nach Einspritzungen von 1 Scrupel (1,25) Salmiak, aufgelöst in 2 Unzen (60,0) Wasser, sogleich heftige Convulsionen, Erbrechen, beschleunigtes Athmen, aussetzenden Puls, Mattigkeit und Unvermögen zu stehen. Diese Zufälle dauerten $^1/_2$—2 Stunden und gingen in völlige Gesundheit über. Eine Injection von $1^1/_2$ Drachme (6,0) Salmiak, der in $1^1/_2$ Unze (45,0) Wasser gelöst war, tödtete aber einen Hund sogleich unter heftigen Convulsionen.

Nach den Versuchen von Smith, Mitscherlich u. A. sollen $1^1/_2$ bis 2 Drachmen (6,0 - 8,0) dieses Salzes, äusserlich durch eine Wunde auf das Zellgewebe eines Hundes gebracht, nach $1^1/_2$ Stunde Schwäche und

---

[1] Delafond, Thérapeut. générale. T. II p. 43.

Erbrechen, nach 2 Stunden Unvermögen zu stehen, und nach 12 Stunden den Tod bewirken. Die Obduction ergab am Magen dieselben Erscheinungen wie bei innerlicher Anwendung des Mittels. Ich habe bei der Wiederholung dieser Versuche, selbst an schwachen Hunden, blos eine schmerzhafte, aber bald vorübergehende Reizung, und später etwas vermehrtes Uriniren entstehen sehen. Die Thiere blieben am Leben und ganz munter.

§. 519.

Aus diesen Angaben lässt sich entnehmen: dass die Hauptwirkung des Salmiaks bei seiner innerlichen Anwendung in einer zuerst mit Reizung verbundenen qualitativen Umstimmung des Vegetationsprocesses besteht, dass er vorzüglich die Thätigkeit der Schleimhäute verändert, die Schleimsecretion vermehrt, ebenso die Urinabsonderung, und dass er die Plasticität sowohl im Blute wie in den abgesonderten Säften vermindert. Die Darmausleerungen werden bei seinem mässigen Gebrauche nicht vermehrt und nur um ein Geringes feuchter; die Kräfte erscheinen wenig afficirt, aber die Resorption gewöhnlich etwas angeregt.

Diesen, auch an kranken Thieren beobachteten Wirkungen zufolge ist die Anwendung des Salmiaks daher im Allgemeinen gegen solche Krankheiten angezeigt: bei denen der wesentliche Zustand in einer Störung des Bildungsprocesses mit vermehrter Plasticität der Säfte besteht, und wobei vorzüglich die Verrichtung der Schleimhäute auf die Art mit leidet, dass ihr Product in der Beschaffenheit und in der Menge krankhaft erscheint. Das Mittel ist bei dem hier im Allgemeinen bezeichneten Krankheitszustande ebenso nützlich, wenn derselbe frisch entstanden oder chronisch, mit oder ohne Fieber, selbst mit oder ohne Entzündung besteht; doch ist es bei acuten, reinen (arteriellen) Entzündungen, und überall wo grosse Reizbarkeit, viel trockene Hitze und Trockenheit der Schleimhäute zugegen sind, nicht passend, weil es unter diesen Umständen zu reizend wirkt und alle Zufälle, namentlich aber das Fieber vermehrt.

Hiernach wird der Salmiak speciell angewendet: gegen Katarrh bei allen Thieren (Druse der Pferde, Schnupfen der Schafe, Staupe der Hunde), gegen katarrhalische Bräune, gegen dergleichen Lungenentzündung und gegen Lungenkatarrh, — gegen Rheumatismus, rheumatische Bräune, rheumatische Lungen- und Brustfellentzündung; gegen katarrhalische und rheumatische Fieber. Bei diesen Krankheiten muss, wenn der Puls voll und kräftig ist, der Anwendung des Salmiaks ein Aderlass, und der Gebrauch anderer entzündungswidriger Salze und besonders des Brechweinsteins vorausgehen. Man darf ihn überhaupt nicht zu früh geben, sondern erst nachdem der Puls weich und der Husten etwas lockerer geworden ist. Ebenso ist das Mittel bei gemischten Entzündungen und Fiebern, z. B. bei gastrischen und Schleimfiebern nützlich, besonders wenn diese Krankheiten einen torpiden Character besitzen, wenn sich schleimiger Auswurf aus den Respirationsorganen einfindet, oder wenn die Krankheit eine Neigung zeigt, sich durch eine Krisis mit vermehrter Urinsecretion oder mit vermehrter Hautausdünstung zu entscheiden. — Eine nützliche Anwendung findet der Salmiak auch gegen chronische Verschleimungen, welche nicht offenbar in zu grosser Erschlaffung allein, sondern zum Theil noch in einer schleichenden Reizung der

Schleimhäute beruhen, daher z. B. gegen chronische Druse, gegen dergleichen Husten mit Auswurf von zähem Schleim, gegen Unverdaulichkeit mit Anhäufung von Schleim oder Galle im Magen und Darmkanal, auch gegen Stockungen in den Drüsen, chronische Entzündungen und Verhärtungen der Leber u. a. Vegetationsorgane.

§. 520.

Die Gabe ist für Pferde 8,0—15,0, für Rinder 12,0—24,0, für Schafe und Schweine 2,0—4,0, für Hunde 0,3—1,25 Grm., täglich drei- bis viermal wiederholt. Die Anwendung kann in Pillen oder Latwergen, bei Wiederkäuern, Schweinen und Hunden aber auch recht zweckmässig in flüssiger Form geschehen. Fast immer giebt man den Salmiak in Verbindung mit anderen Mitteln, durch welche seine Wirksamkeit vermehrt wird, oder eine bestimmte Richtung erhält; so z. B. bei Entzündungskrankheiten in der ersten Zeit zuweilen mit Salpeter, mit Glaubersalz, später, wenn die Reizbarkeit gemindert ist, in Verbindung mit gelinden aromatischen Mitteln, bei grosser Schwäche selbst mit Kampher, — bei chronischen Verschleimungen mit bitteren, stärkeren aromatischen, selbst mit adstringirenden Mitteln, mit Terpenthinöl, Theer, Stinkasant, mit Spiessglanz und dergleichen. Bei Bauchwassersucht habe ich in mehreren Fällen, besonders bei Hunden, von dem Salmiak in Verbindung mit Digitalis eine ganz vortreffliche Wirkung gesehen.

§. 521.

Aeusserlich dient der Salmiak *a*) als ein erregend-zertheilendes und doch kühlendes Mittel gegen Entzündungen, die nicht ganz rein, sondern mit Extravasaten von Serum oder Blut, mit Ausdehnung und Erschütterung verbunden sind, daher gegen Quetschungen, Verstauchungen, Satteldrücken; auch gegen asthenische Augenentzündungen, Hornhautflecke, Verhärtungen, Milchknoten, Sehnenklapp und dergl.; und *b*) gegen Räude, Flechten und veraltete Mauke.

Bei den Entzündungen und Quetschungen wird er, wenn man hauptsächlich die kühlende Wirkung beabsichtigt, mit Salpeter, Essig und Wasser, z. B. als Schmucker'sche kühlende Umschläge: 1 Theil Salmiak (oder Kochsalz), 3 Theile Salpeter, 6 Theile Essig und 12—24 Theile Wasser; — oder ohne Salpeter als sogenanntes Oxykrat oder saure zertheilende Mischung (§. 458), zu Waschungen und Umschlägen, und im Uebrigen ganz so wie das Kochsalz (§. 516) benutzt, durch welches er auch mehrentheils zum äusserlichen Gebrauch wohlfeiler ersetzt werden kann. — Gegen die sub *b*) genannten Krankheiten wendet man ihn in concentrirten Auflösungen (30,0 zu 180,0 Wasser) oder in Verbindung mit Fett oder grüner Seife u. s. w. in Salbenform an.

Eisensalmiak s. bei Eisen.

(*Ammoniac. hydrochl. crud.* 30 Grm. 1 Sgr. 3 Pfg.; *gros. mod. pulv.* 30 Gramm 1 Sgr. 8 Pfg.)

D. Salpetersaure Salze.

14) *a)* Salpetersaures Kali, gewöhnlicher Kali-Salpeter,

Kali nitricum depuratum, *Nitrum*, *Nitras kalicus s. potassae*, *Sal petrae*.

b) Salpetersaures Natron, cubischer oder Würfelsalpeter, Chilisalpeter,

Natrum nitricum, *Nitr. cubicum s. chilense.*

§. 522.

a) Der Kali-Salpeter (KO,NO_5) ist ein neutrales Salz, aus 53,44 Salpetersäure und 46,56 Kali bestehend, krystallisirt im reinen Zustande in langen, gestreiften, weissen, 6seitigen Prismen, die sich an der Luft nicht verändern, sich in 6 bis 7 Theilen kalten und in gleichen Theilen siedenden Wassers, in verdünntem Weingeist nur wenig, im reinen Weingeist gar nicht auflösen. Bei der Auflösung bewirkt er eine bedeutende Verminderung der Temperatur; auf glühenden Kohlen verpufft der Salpeter; sein Geschmack ist kühlend-salzig, ein wenig bitter.

Der Kali-Salpeter erzeugt sich auf der Erde an Stellen, wo organische, stickstoffhaltige Substanzen an der Luft in Fäulniss übergehen; es entsteht da durch Mitwirkung des Stickstoffs und des Sauerstoffs der Atmosphäre zuerst Salpetersäure, die sich mit den vorhandenen oder zugesetzten Kalien (und Erden) zu Salpeter verbindet. Bei dem Verdunsten des Wassers tritt derselbe in kleinen Krystallen an die Oberfläche, von welcher er abgekehrt werden kann (Kehrsalpeter); dieser, und ebenso die salpeterhaltige Erde wird ausgelaugt, die Flüssigkeit wird abgedampft, zum Krystallisiren hingestellt und so der gewöhnliche Salpeter *(Kali nitricum crudum)* erhalten, in welchem sich noch fremde Bestandtheile befinden, von denen er durch nochmaliges Auflösen und Krystallisiren befreit *(Kali nitricum depuratum)* werden kann.

Bei innerlicher Anwendung zeigt der Salpeter in seinen Wirkungen auf den thierischen Organismus eine Aehnlichkeit mit dem Glaubersalz und mit dem Doppelsalz, er unterscheidet sich aber von diesen und von allen anderen Salzen dadurch, dass er stärker, als sie es thun, örtlich kühlt und die Fieberhitze mässigt, den Faserstoff und Kohlenstoff im Blute vermindert, es hierdurch flüssiger und heller macht, die Wärme, die Expansion und die Gerinnbarkeit desselben vermindert, ebenso die Irritabilität im ganzen Körper, vorzüglich aber im Herzen und in den Blutgefässen sehr herabstimmt, und dass er in etwas grossen Gaben den Magen mehr belästigt, den Appetit und die Verdauung stört. — Die Urinsecretion wird durch den Salpeter sehr vermehrt, besonders aber, wenn derselbe in mehreren, nach kurzen Zwischenzeiten wiederholten Gaben angewendet worden ist; der Urin selbst wird mehr dünn, wässerig, und macht einen stärkeren alkalischen Bodensatz, aber der Salpeter als solcher ist in ihm nicht zu finden, wohl aber mehr Kali. Er scheint also zersetzt zu werden, und jene Wirkungen auf das Blut sind wahrscheinlich zum Theil durch die chemische Zersetzung verursacht, indem sein Sauerstoff zur Bildung von Kohlensäure und Wasser die Elemente giebt (namentlich wo Aussonderungsstoffe krankhaft im Körper zurückgeblieben sind), dass in Folge hiervon die Lungen- und die Hautausdünstung freier wird und durch die reichlichere Decarbonisation eine hellere Röthung des

Blutes eintritt. — Auf die Schleimhaut des Verdauungskanals wirkt er in mässigen Gaben nach Art der übrigen genannten Salze, gelind erregend und die Absonderungen befördernd, wonach dann der Koth etwas weicher und feuchter abgeht; von grossen Gaben entstehen aber heftige Reizungen des Magens und Darmkanals, Leibschmerzen, Verminderung des Appetits, bei Hunden und Schweinen auch Erbrechen, starkes Laxiren, selbst mit Ausleerung von Blut, sehr reichliches Uriniren, Schwäche in den Muskeln, schneller, kleiner Puls, an den Schleimhäuten zuerst dunkelrothe, selbst livide, späterhin blasse Färbung, und zuweilen auch Convulsionen, Lähmung der Extremitäten und der Tod. Bei 2 Pferden, denen man in der Thierarzneischule zu Lyon jedem 240,0 Salpeter in 2 Pfund Wasser aufgelöst auf einmal eingegeben hatte, erfolgte nach allen Symptomen von heftiger Darmentzündung der Tod binnen 24 Stunden, und bei der Section fand man die Schleimhaut des Magens und Darmkanals durchaus entzündet[1]. Huzardpère sah dagegen von 500 Grm. Salpeter in 1500 Grm. Wasser gelöst keine tödtliche Wirkung. — Ich habe mehreren, sowohl kräftigen, wie auch schwächlichen Pferden 240,0—360,0, sogar 480,0 dieses Salzes in Latwergen, in Pillen und in concentrirter Auflösung auf einmal eingegeben, und davon zwar die vorhin genannten Zufälle, aber keine weiteren üblen Folgen bemerkt[2]. Hiermit stimmen auch die Resultate der von Cupiss und von Morton gemachten Experimente[3] überein. Youatt, Surginson[4] u. A. haben jedoch von kleineren Gaben jene üblen Zufälle und selbst den Tod erfolgen sehen, und hiernach in den Cadavern die Schleimhaut des Magens, theilweise auch die des Darmkanals dunkelroth, mit Extravasaten und an einzelnen Stellen auch mit Excoriationen behaftet gefunden. — Auch bei den Wiederkäuern treten von grossen Gaben solche heftige Wirkungen ein; $^1/_2$ Pfund (250,0) tödtet ein Rind, und 1 Unze (30,0) ein Schaf fast sicher. Die Wirkungen sind so wie oben angegeben, besonders aber constant die heftigen Leibschmerzen, bei denen die Thiere blöken, sich niederlegen, wälzen und dergleichen. Die Zufälle treten immer schnell ein, oft schon in $^1/_4$—$^1/_2$ Stunde nach dem Genuss des Salpeters, und mehrentheils erfolgt in etwa 10—12 Stunden der Tod, in einzelnen Fällen aber auch bald Genesung. Bei mehreren Kühen sah Mersiva (Magazin für Thierheilk, 10. Jahrg. 1. Heft S. 105) den Tod von dem Genuss von circa 180—200 Grm. Salpeters in Wasser aufgelöst, binnen 6 Stunden erfolgen. Nach Lafore[5] verursachen 120 Grm. dem Rindvieh keine üblen Zufälle. — Ueber die tödtlichen Gaben bei Schweinen fehlen sichere Beobachtungen. Bei Hunden, denen

[1] Compte rendu des travaux de l'Ecole vétérinaire de Lyon, année 1819.

[2] Auffallend und mit der Wirkung wiederholter kleiner Gaben im Widerspruch stehend ist es, dass ich nach der Anwendung dieser ausserordentlich grossen Gaben niemals durch das Thermometer eine Verminderung der Temperatur, weder im Blute noch im Maule, im After oder an der Haut der Thiere entdecken konnte; im Gegentheil hatte die Wärme in der ersten Stunde gegen 1 Gr. zugenommen, und bei einem Pferde war sogar ein allgemeiner Schweiss ausgebrochen. Das nach dem Eingeben zu verschiedenen Zeiten aus der Vene entleerte Blut erschien etwas röther als vor dem Versuch, gerann etwas langsamer, und trennte sich schärfer in Serum, in Cruor und Faserstoff; letzterer nahm an Menge zu und zeigte nach dem Erkalten eine grosse Zähigkeit und Festigkeit!

[3] Veterinarian 1837. p. 67 u. 198.

[4] Ebendaselbst 1836. p. 532 u. 1838. p. 85.

[5] Maladies particul. aux grands ruminants. p. 352.

ich nach dem Eingeben von 8,0, selbst nur von 4,0 Salpeter den Schlund unterbunden hatte, sah ich (wie Orfila, Toxicologie, Bd. 1. S. 174) sogleich Neigung zum Brechen und Angst, dann Schwäche, nach 20—40 Minuten Schwindel, Krämpfe, langsame Respiration, schwachen Herzschlag und nach 1—2 Stunden den Tod erfolgen. Im Cadaver fand sich: der Magen äusserlich blauroth; seine Schleimhaut dunkelroth, mit schwarzem Blut injicirt; die Muskelhaut sehr geröthet; der Dünndarm von derselben Beschaffenheit; die Nieren und die Schleimhaut der Harnblase etwas mehr geröthet; die Lunge gesund, mit hellrothem Blut mässig erfüllt; ebenso das Herz in seiner linken Hälfte; das Gehirn sehr blutreich. Wurde die Unterbindung des Schlundes nicht gemacht, so entstand blos Erbrechen, Mattigkeit und zuweilen Laxiren, jedoch bald vorübergehend. — Wird der Gebrauch des Salpeters durch einige Zeit fortgesetzt, und es entstehen jene acute Zufälle nicht, so beobachtet man hiernach sehr reichlichen Abgang eines wasserhellen Urins, Abmagerung und Entkräftung, selbst einen wirklich septischen Zustand, und zuletzt erfolgt der Tod.

Nach dem Einspritzen von 4,0—12,0 Salpeter (aufgelöst in 60,0 —90,0 Wasser) in die Drosselvene entstand bei mehreren Pferden sogleich geschwindes Athmen, kleiner, geschwinder Puls, Herabhängen des Kopfes, Mattigkeit; nach etwa 5 Minuten auch etwas vollerer und geschwinderer Puls, dabei eine Art von Schlummer und Gähnen; nach $^1/_2$ Stunde wurde der Puls langsamer, das Maul trocken, das Haar gesträubt, — Frostschauder; nach 2 Stunden Abnahme aller Zufälle, so dass nach 6 Stunden nur noch etwas kleiner und geschwinder Puls bestand; dabei aber Appetit zu Futter und Getränk wieder eingetreten war (Viborg, Samml. Bd. 4. S. 131, 132).

Aeusserlich wirkt der Salpeter, wenn er in Auflösungen angewendet wird, kühlend, und auf Wunden gelind reizend, wenigstens die Granulation etwas dunkler röthend; aber selbst von sehr reichlicher, concentrirter und fortgesetzter Anwendung sieht man weder Anätzung noch besondere allgemeine Zufälle entstehen. Orfila a. a. O. sagt dasselbe. — Dagegen entsteht sowohl bei der innerlichen Anwendung wie auch bei der Anwendung auf blossgelegte Nerven eine auffallende Verminderung der Nervenreizbarkeit [1].

Dieser Umstand scheint zur richtigen Erklärung über die Art, wie der Salpeter im Thierkörper seine schwächenden Wirkungen entwickelt, zu dienen; denn es lassen sich keineswegs alle Erscheinungen aus seiner kühlenden und das Blut verdünnenden Wirkung allein erklären.

§. 523.

Die allgemeine Anzeige zur Anwendung des Salpeters findet sich, den angedeuteten Wirkungen gemäss und der Erfahrung zufolge, bei Krankheiten, in denen die Energie des Herzens, der Arterien und der Muskeln vermehrt, zugleich die Reizbarkeit in diesen Theilen und im Nervensystem zu sehr aufgeregt, das Blut zu sehr gerinnbar oder auch zu reich an Kohlenstoff ist; daher den Erscheinungen nach, wo das Blut sehr dunkel, dickflüssig oder theerartig erscheint, wo der Puls hart, voll, der Herzschlag unfühlbar oder

---

[1] Thilow, über die Wirkung des Salpeters und Küchensalzes. Erfurt 1802. S. 13 u. f.

nur ganz schwach fühlbar, die Urinabsonderung vermindert, die Haut heiss und trocken, die Schleimhäute dunkelroth oder blauroth und mehr trocken als feucht sind. — Dagegen wird er nicht gut ertragen, wenn im Magen und Darmkanal, in den Nieren oder in der Blase eine krankhafte Reizbarkeit besteht, wenn die Verdauung sehr geschwächt, oder wenn die Kräfte im Allgemeinen sehr gesunken sind, und wo ein septischer Zustand eingetreten ist.

Demnach dient der Salpeter innerlich als das (nächst dem Aderlass) wirksamste antiphlogistische Mittel gegen Entzündungsfieber, gegen jede acute Entzündung (jedoch mit Ausschluss der Magen-, Darm- und Nierenentzündungen), selbst beim drohenden Brande; gegen acuten Rheumatismus und heftige rheumatische und katarrhalische Fieber, Influenza und dergl., wenn sie den Entzündungscharacter an sich tragen; gegen alle acute Anthraxkrankheiten mit demselben Character, daher auch gegen die Bräune und den sogenannten Hinterbrand der Schweine u. s. w.; gegen active Congestionen zu dem Kopfe oder den Lungen, als Diureticum gegen acute Wassersuchten, — und nach Waldinger auch gegen den Starrkrampf.

Auch als Präservativ gegen Anthraxkrankheiten im Allgemeinen, und besonders gegen die Anthraxbräune der Schweine giebt man ihn, sowohl für sich allein, wie auch in Verbindung mit anderen Mitteln.

Aeusserlich benutzt man den Salpeter *a*) als kühlendes und zertheilendes Mittel gegen heftige Entzündungen, ähnlich wie das Glaubersalz (siehe Essig, §. 458, und Salmiak, §. 521). Englische Thierärzte (King, im Veterinarian, 1838, März, und Morton, *Manual of Pharmacy*, p. 240) empfehlen eine concentrirte Auflösung (1 Theil zu 7 Theilen Wassers) als ein sehr kräftiges Reizmittel für Wunden, in welchen Gangrän entstanden ist. — *b*) Gegen Räude und Flechten ist er als Waschmittel (in Auflösungen mit Wasser oder Tabacksabkochung und dergleichen, 30,0 zu 300,0 Flüssigkeit) oder auch in Salben (15,0 zu 30,0 Fett oder Seife), täglich einmal anzuwenden, sehr wirksam [1].

§. 524.

Die Gabe ist, nach dem Grade der vorhandenen Krankheit u. s. w., für Pferde und Rindvieh 15,0—45,0, für Schweine 4,0—15,0, für Schafe 4,0 bis 8,0, für Hunde 0,3—1,25, — in Zwischenzeiten von 2—4 Stunden wiederholt, so lange bis die Schläge des Herzens fühlbar, und die Ab- und Aussonderungen reichlicher werden. Ist dies binnen 2 Tagen nicht der Fall, so muss der Gebrauch des Mittels für etwa einen Tag ausgesetzt werden. — Fast immer setzt man dem Salpeter bei den Entzündungskrankheiten, und wenn man die Kothausleerungen stärker befördern will, noch Glaubersalz, oder Doppelsalz, oder Weinstein, — bei katarrhalischen und rheumatischen Leiden den Brechweinstein, — bei brandigen Entzündungen, bei Typhus und Milzbrand, aber die Schwefelleber oder selbst den Kampher hinzu. In der Verbindung mit dem letztern hat der Salpeter auch bei Nierenentzündung, bei acutem Rheumatismus, und nach Waldinger auch beim Starrkrampf sehr gute Dienste geleistet; doch sind die pathologischen Zustände, bei denen

[1] Bei Menschen, welche sich mit Pferderäude inficirt hatten, sah ich von keinem andern Mittel so bald das lästige Jucken verschwinden und Heilung erfolgen, wie nach täglich zweimaligem Waschen mit einer Auflösung von einer Unze Nitrum in 12 Unzen Wasser.

diese Verbindung eigentlich passend ist, bis jetzt noch nicht genau bestimmt. — Die Anwendung geschieht in Pillen, besser in Latwergen, und wenn die Wirkung recht schnell erfolgen soll, auch in flüssiger Form. Man muss dabei den Salpeter in der hinreichenden Menge Wassers (d. i. wenigstens mit 7—8 Theilen desselben) vollkommen auflösen und, wenn man ihn in einer solchen concentrirten Lösung eingiebt, muss man ihn stets mit einem schleimigen Vehikel etwas reichlicher versetzen als andere Salze, um die reizende örtliche Einwirkung auf den Magen und Darmkanal möglichst zu mindern. Sehr häufig und ganz bequem giebt man das Mittel im Getränk, den grossen Thieren in 1 Eimer Wasser oder Kleientrank 30 Grm., den kleinen Thieren 2—4 Grm. in einem Teller Wasser oder Milch. — Er dient auch zur Bereitung der salpetersauren Räucherungen (§. 450).

b) Das *Natron nitricum* (NaO,NO_5) findet sich als ein Naturerzeugniss in der Erde an mehreren Orten, besonders massenhaft an der Grenze zwischen Chili und Peru, im unreinen Zustande, es kann aber leicht gereinigt werden. Ebenso ist es auch leicht aus Natron und Salpetersäure darzustellen. Es krystallisirt in durchscheinenden stumpfen Octaëdern, ist luftbeständig, löst sich in $1^1/_2$ Theilen kalten und in weniger als gleichen Theilen kochenden Wassers auf und verhält sich übrigens wie Kalisalpeter. In seinen Wirkungen stimmt dieses Salz im Wesentlichen mit den Wirkungen des Kalisalpeters überein, es ist aber weniger den Magen belästigend als der letztere und soll auch eine grössere antirheumatische Wirkung besitzen als dieser. Es wird deshalb und weil es billiger, jetzt häufig dem Kalisalpeter vorgezogen. Gabe und Anwendung ist wie bei diesem. Grosse Gaben wirken ganz so giftig, wie oben angegeben, ebenso auch von dem unreinen Chilisalpeter. (*Kali nitr. depurat.* 30 Grm. 1 Sgr.; *pulv.* 1 Sgr. 8 Pfg. — *Natr. nitric. depurat.* 30 Grm. 1 Sgr.; *pulv.* 1 Sgr. 6 Pfg.)

Anmerkung. Das Schiesspulver (*Pulvis pyrius s. Pulv. sclopetarius*), aus Salpeter (gegen 76 Theile), Kohle (15 Theile) und Schwefel (9 Theile) zusammengesetzt, wirkt der Hauptsache nach fast ganz wie der Salpeter und kann im Nothfalle statt desselben bei allen Krankheiten angewendet werden, wo dieser nützlich ist. Die Gabe muss aber um $^1/_3$ stärker sein als von dem Salpeter. Aeusserlich kann das Pulver zur Zerstörung des Contagiums in frischen Bisswunden von tollen Hunden u. s. w. dienen, indem man es in diese Wunden streut und anzündet; von Empirikern wird es zuweilen, mit Fett oder Oel zur Salbe gemacht, gegen Räude, Flechten, Maulgrind und dergleichen benutzt (z. B. Schiesspulver 60,0, Zinkvitriol 8,0, Schmalz 200,0). Gegen die Räude der Hunde hat sich folgende Zusammensetzung oft sehr wirksam gezeigt: Schiesspulver 15,0, Kochsalz 120,0, Kornbranntwein 240,0. Täglich dreimal hiermit die kranken Stellen reichlich zu befeuchten.

E. Essigsaure Salze.

15) Essigsaures Ammoniak oder Ammonium, Essig-Salmiak, Minderer's Geist, *Ammoniacum aceticum solutum, Ammonium aceticum, Sal ammoniacum acetatum, Spiritus s. Liquor Mindereri, Liquor ammonii acetici, Liquor acetatis ammoniaci.*

§. 525.

Dieses Salz ist zusammengesetzt aus Ammoniak, Essigsäure und Wasser, ist sehr schwer krystallisirbar und daher allgemein nur in flüssiger Form gebräuchlich. — Bei der innerlichen Anwendung in gehörig grossen Gaben

z. B. bei Pferden und Kühen in Gaben von 120,0—180,0, bei Hunden von 8,0—60,0) verursacht es etwas volleren Puls, etwas schnelleres Athmen mit vermehrter Lungenausdünstung, lebhaftere Röthung der Schleimhaut in der Nase, vermehrtes Uriniren und stärkere Hautausdünstung. Alle diese Wirkungen entstehen ohne heftige Aufregung, sehr mild, aber auch nur in einem geringen Grade. Eine tief eindringende Wirkung auf den Vegetationsprocess, oder eine besondere Richtung auf das Nervensystem konnte ich niemals recht deutlich erkennen.

Man hat den Minderergeist gegen katarrhalische und rheumatische Fieber, gegen Druse, gegen die Staupe der Hunde, gegen katarrhalische Bräune, acuten Rheumatismus, rheumatischen Starrkrampf, bei acuten Hautausschlägen (z. B. bei den Pocken) und bei acuten Wassersuchten in mehreren Fällen mit Nutzen angewendet, und er schien bei diesen Krankheiten besonders dann etwas zu leisten, wenn sie nur in einem mässigen Grade und ohne acute Entzündungszufälle bestanden, oder wenn die letzteren bereits beseitigt waren, und zur Zeit der eintretenden Krisis. — In den meisten Fällen ist jedoch das Mittel durch den Salmiak zu ersetzen, — was bei den grossen Hausthieren um so mehr zu beachten ist, weil es theuer ist und in grossen Gaben angewendet werden muss, wenn man eine Wirkung von ihm sehen will. Es wird daher jetzt nur selten, und mehrentheils nur für die kleineren Thiere benutzt.

Eine mittelmässige Gabe ist: für Pferde und Rinder 90,0, für Schafe und Schweine 30,0, für Hunde 2,0—8,0, täglich drei- bis viermal. Man giebt es mit Fliederblumen, mit stärkeren aromatischen oder mit bitteren Mitteln, auch mit Kampher verbunden, in Latwergen und in flüssiger Form. (30,0 1 Sgr.)

Anmerkung. Das essigsaure Kali oder die geblätterte Weinsteinerde *(Kali aceticum, Terra foliata tartari)* wirkt kühlend, die Absonderungen im Verdauungsapparat und in den Nieren sehr fördernd, daher sehr urintreibend, in sehr grossen Gaben auch gelind laxirend. Hin und wieder ist es gegen chronische Unverdaulichkeit, gegen Wassersucht und dergl. angewendet, im Ganzen aber sehr wenig benutzt, weil es ebenfalls zu theuer ist. Dasselbe gilt von dem essigsauren Natrum *(Natrum aceticum)*.

F. Weinsteinsaure Salze.

16) Saures wein- oder weinsteinsaures Kali. Weinstein, Weinsteinrahm, *Kali bitartaricum crudum, Kali tartaricum acidulum crudum, Cremor Tartari, Bitartras kalicus cum aqua crudus,* **— und gereinigtes zweifach weinsaures Kali** *(Kali bitart. depuratum).*

§. 526.

Der rohe Weinstein lagert sich beim Gähren des Weines als eine graugelbe, röthliche oder braune Kruste in den Fässern ab; er besteht aus $70^{1}/_{3}$ Proc. Weinsäure, 25,08 Kali und 4,75 Wasser, und enthält ausserdem noch weinsauren Kalk, färbende Stoffe und dergl. Er wird deshalb gereinigt, indem man zu seiner Auflösung Thon, Kohle etc. setzt und die klare Flüssigkeit wieder krystallisiren lässt. Der gereinigte Weinstein erscheint in vierseitigen kleinen, weissen Prismen oder als weisses Pulver, ist ohne Geruch, sauer schmeckend, ebenso reagirend, an der Luft beständig, im Wasser schwer auflöslich; er bedarf hierzu 95 Theile kalten oder 15 Theile kochenden Wassers, im Weingeist ist er unlöslich.

Das Mittel wirkt wegen seines überwiegenden Gehaltes an Weinsteinsäure einigermaassen ähnlich den verdünnten vegetabilischen Säuren (§. 440), aber durch das Kali zugleich mehr als diese auf den Absonderungsprocess in den Schleimhäuten und auf den Resorptionsprocess in den Venen, indem es beide, und besonders den letztern, thätiger macht, und vielleicht auch das Blut etwas verdünnt; es vermindert die Irritabilität und kühlt in einem mässigen Grade (weit weniger als der Salpeter), befördert die Urinsecretion ziemlich stark und bewirkt, dass der Koth etwas lockerer und weicher abgeht; wirkliches Laxiren entsteht nur nach sehr grossen, wiederholten Gaben, durch welche aber der Appetit und die Verdauung geschwächt werden. Deshalb und weil der gereinigte Weinstein theurer ist als die schwefelsauren Salze, benutzt man ihn als Laxirmittel nicht; dagegen kann er in mässigen Gaben mit Nutzen gebraucht werden gegen leichte Entzündungen und Entzündungsfieber, besonders wenn sie mit gastrischen Zuständen oder mit Störungen in der Bereitung und Ausscheidung der Galle complicirt sind, — ebenso gegen Stockungen in den Blutgefässen des Hinterleibes, — gegen den sogenannten Magenkoller, — gegen Anthrax, – gegen das Blutharnen und Blutmelken während des entzündlichen Zustandes, – gegen acute, noch mit leichten Entzündungssymptomen begleitete Gelbsuchten und Wassersuchten und dgl. Er ist wenig gebräuchlich, und meistens wird nur in Weinländern der rohe Weinstein, wo man denselben wohlfeiler haben kann, thierärztlich benutzt.

Man giebt ihn den Pferden auf einmal zu 30,0—60,0, dem Rindvieh zu 60,0—180,0, den Schafen zu 15,0–45,0, den Schweinen zu 30,0—90,0, den Hunden zu 2,0—15,0, — täglich drei- bis viermal. Bei grosser Hartleibigkeit setzt man ihm schwefelsaure Salze, bei mehr acuter Entzündung den Salpeter, – bei Wassersuchten die Digitalis, bei dem Milzbrande bittere Mittel und dergl. hinzu. Die Anwendung geschieht am besten in Latwergen und in Pillen, weniger zweckmässig in flüssiger Form, weil er sich schwer im Wasser auflöst; er erfordert daher eine grosse Menge Flüssigkeit und oft noch einen Zusatz von schleimigen Mitteln. — Stärkere Säuren, ebenso reine und kohlensaure Kalien dürfen wegen chemischer Zersetzung mit dem sauren Weinstein nicht zusammengesetzt werden, ausgenommen die letzteren da, wo man aus den kohlensauren Salzen die Kohlensäure im Magen vollständig frei machen will, um ihre Wirkung zu entwickeln. (30 Grm. *Kali bitart. crud.* 3 Sgr., *purum pulv.* 3 Sgr. 8 Pfg.)

Anmerkung 1. Das neutrale weinsteinsaure Kali, der tartarisirte oder auflösliche Weinstein (*Tartarus tartarisatus*, *Tartras kalicus*, *Tartras Potassae s. Lixiviae*, *Tartarus solubilis*), bereitet durch Sättigen der überschüssigen Säure des Weinsteins mittelst hinzugesetzten Kali, — ist ein sehr leicht auflösliches Neutralsalz, wirkt weniger kühlend, weniger harntreibend, aber mehr auflösend und die Absonderung im Darmkanal stärker befördernd als der Weinstein. Er kann bei ähnlichen Zuständen und in denselben Gaben wie der letztere als Heilmittel benutzt werden, ist aber noch weniger gebräuchlich, weil er noch theurer und durch andere Salze gut zu ersetzen ist. Er darf mit Säuren und mit sauren Salze nicht verbunden werden, weil er durch dieselben zersetzt wird. (Preis: 30 Grm. 4 Sgr., pulv. 5 Sgr.)

Anmerkung 2. Der natronhaltige Weinstein, weinsteinsaure Soda, Seignette-Salz (*Natro-kali tartaricum*, *Tartras kalico-natricus cum Aqua*, *Tartarus natronatus*, *Kali tartaricum natronatum*, *Tartras Potassae et Sodae*, *Sal de Seignette*, *Sal poly-*

chrestum Seignetti), bereitet durch Sättigung der überschüssigen Weinsäure des Weinsteins mittels Natrum, ist ein dreifaches, leicht auflösliches Salz, dessen Wirkung mit der des vorigen im Wesentlichen übereinstimmt, aber etwas milder ist. Von ihm gelten die in der vorigen Anmerkung gemachten Andeutungen. — Der boraxsaure Weinstein *(Tartarus boraxatus)* ist ihm in der Wirkung fast ganz gleich, und zum thierärztlichen Gebrauch völlig entbehrlich.

G. Boraxsaures Natron.

17) Zweifach boraxsaures Natron, Borax, *Natrum biboracicum*, *Natrum boracicum s. boricum c. Aqua* ($NaO, 2BO^3 + 10HO$).

§. 527.

Dieses aus 16,3 Natron, 36,6 Boraxsäure und 47,1 Krystallisationswasser bestehende Salz findet sich von der Natur gebildet im rohen Zustande (sogenannter Tinkal) an den Ufern mehrerer Seen in der Tartarei, China, Thibet u. s. w., und wird durch Umkrystallisiren gereinigt (raffinirt). Der meiste Borax wird kunstmässig hergestellt aus Natron und aus der Toskanischen Borsäure. Er bildet ziemlich grosse Prismen oder schiefe rhombische Säulen, ist farblos, ohne Geruch, mildsüsslich und etwas laugenhaft von Geschmack, löst sich in 12—15 Theilen kalten, in 2 Theilen kochenden Wassers, nicht im Weingeist, an der Luft verwittert er etwas und bedeckt sich mit einem weissen Pulver; er reagirt alkalisch; schleimige Flüssigkeiten verdickt er und macht sie starr.

Oertlich wirkt der Borax selbst im concentrirten Zustande nur sehr gelind reizend, etwas austrocknend; innerlich reizt er die Verdauungseingeweide sehr wenig, geht unverändert in den Harn über, wirkt gelind antiphlogistisch, vermindert die Herzaction, befördert die Resorption und erregt in mildem Grade die Thätigkeit der Harn- und Geschlechtsorgane. Borax wird als örtliches Heilmittel bei asthenischen Entzündungen der Schleimhaut im Maule, bei Aphthen, bei Auflockerung des Zahnfleisches, bei katarrhalischer Bräune, bei oberflächlichen Geschwüren an den Geschlechtstheilen, bei Flecken der Hornhaut und dergl. angewendet; — und innerlich dient derselbe als Diureticum bei acuter Brust- und Bauchwassersucht und bei eben solchen Oedemen, bei der Influenza, — und bei dem Zurückbleiben der Nachgeburt in Folge mangelhafter Wehen.

Die Gabe ist für Pferde 8,0—15,0, für Rindvieh 8,0—30,0, für Schafe, Ziegen und Schweine 2,0—4,0, für Hunde und Katzen 0,3—2,0, täglich zwei- bis dreimal. Die Anwendung geschieht in Latwergen, Pillen und Eingüssen, zuweilen mit Glaubersalz und anderen passenden Mitteln, oder auch einfach aufgelöst im Trinkwasser.

Aeusserlich gebraucht man das Mittel in Auflösungen mit 20—30 Theilen Wasser, oder Salbei-Infusum und dergl., zuweilen mit Zusatz von 2—3 Theilen Honig, als Maulwasser oder zum öfteren Befeuchten der leidenden Theile. (30 Grm. 1 Sgr. 6 Pfg.; pulv. 2 Sgr. 2 Pfg.)

H. Oel- und talgsaure Salze. Seifen.

8) a) **Kaliseife, weiche Seife, Schmierseife, grüne oder schwarze Seife,** *Sapo kalinus, Sapo viridis s. niger.* b) **Natron- oder Sodaseife, Talgseife, weisse Seife, gemeine Hausseife,** *Sapo sebaceus, S. albus, S. domesticus nostras.*

§. 528.

Die erste Seife besteht aus Kali in Verbindung mit Fett- oder Oelsäure, je nachdem zu ihrer Bereitung ein Fett (z. B. Fischthran, Schweineschmalz etc.), oder ein fettes Oel (z. B. Hanföl, Rüböl und dergl.) benutzt worden ist. Die zweite Art von Seife ist aus Natron, aus Talg- und Oelsäure zusammengesetzt. Beide enthalten auch Wasser, jedoch in verschiedener Menge. Sie lösen sich in reinem Wasser und im Weingeist fast ganz auf und können auch eine grössere Menge Fett, Oel, Harz und andere organische Substanzen in sich aufnehmen und damit eine im Wasser leicht zertheilbare Emulsion machen. Die Seifen werden durch alle Säuren und durch die meisten Salze, auch die Metallsalze (mit Ausnahme der einfachen und der basischen Kali- und Natronsalze) zerlegt, und sie können entgegengesetzt auch die Säuren binden und die Salze zersetzen.

Bei ihrer Einwirkung auf den Thierkörper vereinigen die Seifen grösstentheils die Wirkungen der Substanzen, aus denen sie gebildet sind, jedoch in der Art, dass das Kali oder Natron, da es durch die bei dem Process der Seifebildung entstandene Oel- und Talgsäure theils neutralisirt, theils eingehüllt ist, — nicht mehr ätzend, sondern blos reizend und auflösend wirkt, und dass dagegen das Fett oder Oel seine milde, einhüllende und erschlaffende Eigenschaft nur noch in einem beschränkten Grade äussern kann. — Beide Arten der Seife erscheinen in ihrer Wirkung auf den Thierkörper als fast ganz gleichartig, aber die grüne Seife ist örtlich viel mehr reizend als die weisse.

Bei der innerlichen Anwendung in mässigen Gaben verursacht die Seife bei allen Thieren eine etwas verstärkte Absonderung an der Schleimhaut des Verdauungskanals und in den Nieren, vielleicht auch in der Leber und in der Bauchspeicheldrüse. Der Koth wird etwas mehr feucht, aber nicht weich; die Urinabsonderung wird immer weit stärker vermehrt und zugleich ähnlich wie bei den Kalien verändert. Dabei ist jedoch (selbst nach grossen Gaben, z. B. nach 1 Pfund bei Pferden) keine Spur einer reizenden Wirkung auf die Irritabilität und Sensibilität, weder in den genannten noch in anderen Organen zu bemerken; der Appetit wird oft, besonders bei fortgesetzter Anwendung der Seife, etwas vermindert und die Verdauung geschwächt, — nämlich wie durch andere fettige Substanzen. Zuweilen leidet auch bei anhaltendem Gebrauche des Mittels in starken Gaben die ganze Ernährung des Körpers, und es entsteht Abmagerung, — wahrscheinlich theils durch Störung der Assimilation, theils durch zu sehr verstärkte Resorption. Bei trächtigen Thieren soll die Seife in gleicher Weise auch auf die Gebärmutter eine nachtheilige Wirkung äussern.

Auf die Haut gebracht bewirkt die weisse Seife, mit Wasser zum Brei gemacht, und ebenso die grüne Seife im unverdünnten Zustande eine ziemlich starke Reizung, und bei mehrstündiger Dauer der Einwirkung an Thieren mit etwas feiner Haut selbst eine, zwar nur oberflächliche, aber schmerzhafte Entzündung und Ausschwitzung; die Bildungsthätigkeit in der Haut wird umgestimmt und die Resorption wird nicht allein in der Haut, sondern auch in dem unter ihr liegenden Zellgewebe, in den Drüsen u. s. w. sehr bedeutend verstärkt. — Wird die Seife in Wasser aufgelöst auf die Haut gebracht, so entstehen dieselben Wirkungen, aber in einem schwächern Grade; zugleich wird durch das Seifenwasser die Haut gründlich gereinigt, indem es alle zähe, klebrige Unreinigkeiten, z. B. verdickte Hautschmiere, Blut, Eiter, fettige Salben und dergl. auflöst und abspült. — In Wunden und Geschwüren wirkt die Seife auf ganz gleiche Weise wie an der Haut, und in den Mastdarm gebracht verursacht sie Reizung und schneller erfolgende Kothausleerungen. — Nach dem Einspritzen einer Auflösung von 4 Grm. Seife mit 60,0 warmen Wassers in die Drosselvene eines Pferdes entstand sogleich etwas schnelleres Athmen, schnellerer, kleiner Puls und nach 1 Stunde sehr reichliches Uriniren; diese Erscheinungen dauerten über 5 Stunden fort und hatten keine weiteren Folgen.

§. 529.

Als Heilmittel wird die grüne Seife innerlich nur selten angewendet, und mehrentheils zieht man ihr die reinere weisse Seife vor, obgleich ein wichtiger Unterschied zwischen beiden nicht besteht. Chabert empfahl[1] die Seife im Wasser aufgelöst (Seifenwasser) gegen die Trommelsucht des Rindviehes; ebenso oder in Wein gelöst gegen die Fäule und Wassersucht der Schafe, und mit Hirschhornöl versetzt gegen die Egelkrankheit dieser Thiere; Waldinger[2] gebrauchte sie in Verbindung mit Terpenthinöl, Doppelsalz und Kamillenblumen bei Pferden gegen die Anhäufung eines Bodensatzes aus dem Urin in der Blase; ich gab sie, mit kleinen Gaben von Aloë, mit bitteren Mitteln und mit Terpenthinöl versetzt, mit Nutzen gegen chronische Leberentzündung und gegen öfters wiederkehrende Gelbsucht bei Pferden, Rindvieh, Schweinen und Hunden; auch fand ich sie mit einem Aufguss von Kümmelsamen innerlich gegeben und ebenso in die Gebärmutter gespritzt, sehr wirksam zur Beförderung der Nachgeburt, wenn dieselbe blos wegen Unthätigkeit der Gebärmutter zu lange in derselben zurückgeblieben war. — Dünnen Seifenbrei, oder concentrirtes Seifenwasser, hat man auch gegen Vergiftungen durch Säuren mit sehr gutem Erfolge angewendet; aber bei Vergiftungen durch Arsenik und Sublimat war der Nutzen dieses Gegengiftes sehr zweifelhaft. — Zu reizenden Clystiren, z. B. bei Verstopfung, bei Krämpfen und krankhaften Harnverhaltungen und dergl., ist Seifenwasser ein allgemein gebräuchliches und recht wirksames Mittel, welches man bald für sich allein, bald mit einem Aufguss von Kamillenblumen oder von Heusamen anwendet. Zuweilen wird die Seife auch als ein zweckmässiges Bindemittel der Aloë, des Fichtenharzes und des Terpenthins benutzt.

Die Gabe ist für Pferde und Rinder 30,0—60,0, für Schafe und Schweine 8,0—15,0, für Hunde 2,0—8,0, — bei chronischen Krankheiten täglich zwei- bis dreimal, aber bei der Trommelsucht und bei Vergiftungen jede Viertelstunde und jede halbe Stunde wiederholt. Zu einem Clystir ist

[1] Vollständiges Handbuch der Vieharzneikunst; aus dem Französischen. 1. Bd. S. 219. 223.

[2] Ueber die Nahrungs- und Heilmittel der Pferde. S. 212.

die Hälfte, selbst der dritte Theil der bezeichneten kleineren Gaben bei den verschiedenen Thieren hinreichend. — Man setzt nicht gern den innerlichen Gebrauch der Seife durch lange Zeit anhaltend fort, weil hierbei gewöhnlich eine Störung des Appetits und der Verdauung eintritt.

§. 530.

Aeusserlich dient die Seife: *a)* in Verbindung mit warmem Wasser als das beste Reinigungsmittel überall, wo von der Haut, von Wunden und Geschwüren Schmutz, vertrockneter Eiter, Fettigkeiten und dergl. zu entfernen sind; — *b)* als Heilmittel bei Flechten, Räude, Hautjucken, Haarausfall und Mauke, und — *c)* als ableitendes Reizmittel bei Rheumatismus, bei Verstauchung, Sehnenentzündung und dergl.; — *d)* als auflösendes, gelind reizendes Zertheilungsmittel gegen Geschwülste, Verdickungen und Verhärtungen, welche mit fortschleichender Entzündung und Ausschwitzung, selbst mit Ulceration verbunden sind, z. B. gegen Stollbeulen, Piephacken, Gallen, Sehnenklapp, Verhärtungen der Drüsen, asthenische Entzündungen des Euters, Milchknoten in demselben (sogenannter Einschuss), gegen Fisteln an den Sehnen, im Hufe, am Schweife nach dem Englisiren u. s. w.; — und zuweilen dient *e)* die grüne Seife auch als ein Mittel, um das Festballen des Schnees an der Sohle des Hufes zu verhüten, oder wenigstens es zu vermindern.

Bei den unter *b)* genannten Hautkrankheiten benutzt man in leichteren Fällen die grüne und ebenso die weisse Seife mit Wasser als einfaches Seifenwasser zum Waschen und Baden täglich ein- bis zweimal; in hartnäckigen oder veralteten Fällen setzt man sie zu einem Decoct von Taback oder Nieswurz, oder man wendet sie als Salbe, mit Terpenthinöl, mit Theer oder mit stinkendem Thieröl, oder mit Schwefel, mit pulverisirtem Taback, Nieswurz, und dergl. reizenden Mitteln, nach dem Grade der Empfindlichkeit der Theile und der Hartnäckigkeit des Uebels, im verschiedenen Verhältniss versetzt, täglich ein- bis zweimal an. — Bei den sub *c)* genannten Zuständen wird in der Regel die grüne Seife, bald allein, bald mit Spiritus, Terpenthinöl, Kampher und dergl. angewendet.

Auch bei den unter *d)* genannten örtlichen Krankheiten ist in leichteren Fällen das Seifenwasser zum Waschen, zum Bähen nnd zu Fussbädern, warm und recht fleissig angewendet, oft für sich allein im Stande, die Heilung zu bewirken; doch ist eine breiförmige Auflösung der weissen Seife, oder die grüne Seife in Substanz täglich ein- bis zweimal auf die Haut gestrichen oder eingerieben, viel wirksamer, und durch Zusatz von Potasche, grauer Quecksilbersalbe, von Kampher, Terpenthinöl (als T e r p e n t h i n s e i f e, S. 210), Salmiakgeist, Spiritus und dergl. kann ihre Wirksamkeit noch sehr verstärkt werden, z. B. in der Form des sogenannten Opodeldoc: Nimm: grüne Seife 4 Unzen, Kampher 1 Unze, rectificirten Weingeist 8 Unzen, Salmiakgeist 2 Unzen; löse die Seife und den Kampher in dem Weingeist, und menge den Salmiakgeist durch Umrühren hinzu. Die grüne Seife in solchen Verbindungen macht alle anderen, theureren sogenannten zertheilenden und Nervensalben ganz entbehrlich, und sie hat vor den fettigen Salben noch den Vorzug, dass sie sich leichter als diese wieder abwaschen lässt und das nöthige Reinigen sehr erleichtert.

Anmerkung 1. Die feineren und theureren Arten der Seife, wie z. B. die medicinische Seife *(Sapo medicatus)*, die venetianische und spanische Seife *(Sapo venetus, hispanicus)*, sind zu theuer und zum thierärztlichen Gebrauch entbehrlich.

Anmerkung 2. Der Seifengeist oder Seifenspiritus *(Spiritus saponis s. saponatus)* wird in den Apotheken durch Auflösung eines Theiles spanischer oder venetianischer Seife in 3 Theilen rectificirten Weingeistes und 1 Theile Wassers bereitet, kann aber weit wohlfeiler aus 1 Theil grüner Seife, 1/8 Potasche und 4 Th. verdünnten Weingeistes dargestellt werden. Er wirkt kräftig reizend und zertheilend und wird bei Quetschungen, Ausdehnungen und Schwäche einzelner Theile, bei Blutunterlaufungen, ödematösen Anschwellungen, Verstauchungen und dergl. zum Waschen und Einreiben mit Nutzen angewendet, jedoch nur, wenn keine Symptome von acuter Entzündung oder von schmerzhafter Reizung zugegen sind. Durch Zusatz von Terpenthinöl, Salmiakgeist und dergl. reizenden Mitteln kann seine Wirksamkeit noch mehr verstärkt werden.

(Ueber das Kampherliniment und das Ammoniumliniment, die auch als Seifen zu betrachten sind, siehe §. 251 f. und §. 470.)

ZWÖLFTE KLASSE.

Metallische Arzneimittel. *(Remedia metallica.)*

§. 531.

Metalle sind chemisch einfache Substanzen, welche einen eigenthümlichen Glanz (Metallglanz) besitzen, sich sehr gut poliren lassen und die Wärme und die Electricität vorzüglich gut leiten. Von ihren übrigen mannigfachen Eigenschaften (deren Aufzählung nicht hierher gehört) verdient in arzneilicher Beziehung nur bemerkt zu werden, dass die Metalle zu dem Sauerstoffe eine chemische Verwandtschaft (jedoch im verschiedenen Grade) besitzen, sich mit ihm in verschiedenen Verhältnissen verbinden, auch mit anderen brennbaren, nicht metallischen Stoffen (Schwefel, Kohle, Jod, Chlor), so wie unter sich selbst Verbindungen eingehen, und auf diese Weise verschiedenartige Präparate bilden, welche sich in folgende Abtheilungen bringen lassen:

1) Verbindungen der Metalle mit Sauerstoff. Der Sauerstoff verbindet sich mit den meisten Metallen in mehr als einem bestimmten Verhältniss, und verwandelt sie hierdurch zu glanzlosen, verschiedentlich gefärbten, bald pulverigen, bald festen Massen, welche man nach dem Verhältnisse, in dem sie jenen Stoff enthalten, auch verschieden bezeichnet, und zwar: *a)* als Oxydul oder unvollkommenes Oxyd *(Oxydulum, Metallum oxydulatum)*, wenn die Masse mit dem Sauerstoffe nur unvollständig, und — *b)* als Oxyd *(Oxydum, Metallum oxydatum)*, wenn sie mit ihm völlig gesättigt oder selbst übersättigt ist. Von den Oxyden giebt es daher noch verschiedene Abstufungen, die man Unteroxyd (Suboxyd), Ueberoxydul (Hyperoxydul) und Ueberoxyd (Hyperoxyd) nennt. Je mehr ein Metall vom Sauerstoff aufgenommen hat, um desto mehr nähert es sich in seinen Eigenschaften den Säuren, und einige werden auf der höchsten Oxydationsstufe sogar zu einer Säure umgewandelt. Die meisten Oxyde sind im Wasser unlöslich, und nur einige besitzen eine geringe Löslichkeit; dagegen lösen sich fast alle in

Säuren und auch im Magensafte auf und bilden dann Metallsalze im flüssigen Zustande.

2) Metallsalze. Sie entstehen aus der Verbindung eines oxydirten Metalles mit einer Säure oder mit Alkalien, und das Metall verhält sich daher, und nach dem verschiedenen Grade seiner Oxydation, entweder als Basis oder als Säure. Uebrigens ist die Zusammensetzung dieser Salze hinsichtlich der Verhältnisse ihrer Bestandtheile ebenso verschieden, wie bei den Salzen der Alkalien und Erden (§. 487) und es giebt daher auch einfache, doppelte u. s. w., basische, neutrale und saure Metallsalze.

3) Verbindungen der Metalle mit brennbaren Körpern, z. B. mit Kohlenstoff (Kohlenstoffmetalle), mit Phosphor (Phosphormetalle), mit Schwefel (Schwefelmetalle) u. s. w. Man benutzt von diesen Verbindungen nur einige Schwefelmetalle, von denen zu bemerken ist, dass sie durch verdünnte Säuren und daher auch durch den Magensaft, auf Kosten des Wassers oxydirt werden und dabei Hydrothionsäure entwickeln.

4) Verbindungen der Metalle unter sich, sogenannte Metalllegirungen. Sie sind hier von keinem Interesse, da man sie arzneilich nicht benutzt.

§. 532.

Die sämmtlichen Metalle in ihrem reinen (sogenannten regulinischen) Zustande wirken auf den Thierkörper nur durch ihre Masse, Schwere und Form, und sie bringen daher auch nur örtliche mechanische Einwirkungen hervor; wenn sie aber auf irgend eine Weise zu einem der im vorigen §. unter 1—3 bezeichneten Präparate umgewandelt sind, so wirken sie als sehr kräftige Arzneimittel, und mehrere auch, bei nicht recht vorsichtiger Anwendung, selbst als sehr heftige Gifte. Hiermit soll aber nicht gesagt sein, dass alle Metalle, welche im regulinischen Zustande in den Thierkörper und namentlich in den Verdauungskanal gebracht werden, durchaus unwirksam bleiben; denn sie können sich daselbst mit anderen Stoffen, besonders mit dem in den thierischen Säften vorhandenen Sauerstoff und Säuren verbinden, und hierdurch ebenso wirksam werden, als wenn diese Verbindung ausserhalb des Organismus Statt gefunden hätte. Man sieht diese im Körper erfolgende Oxydation und die Wirkungen hiervon am stärksten bei einigen sogenannten unedlen Metallen, vorzüglich bei dem Spiessglanze und dem Eisen, — dagegen kaum bemerkbar bei den sogenannten edlen Metallen Statt finden. — Auf dieselbe Weise (besonders durch den mit Salzsäure, Essig- und Milchsäure versehenen Magensaft) werden zuweilen auch (wie bereits im vorhergehenden §. bemerkt) die innerlich angewendeten Oxydule zu Oxyden und zu Salzen umgewandelt und hierdurch in ihrer Wirksamkeit bedeutend verändert.

Die Wirkung der Metallpräparate kann eine örtliche und eine allgemeine sein; jene erfolgt theils durch Reizung und Umstimmung der berührten Stellen, vorzüglich aber durch chemische Einwirkung auf dieselben, indem ein oder der andere Bestandtheil des Mittels sich mit der organischen Substanz verbindet. Es können hierbei sowohl innerlich wie äusserlich selbst Anätzungen und Zerstörungen und hierdurch consensuell oder auch durch gestörte Functionen mancherlei Erscheinungen eines allgemeinen Ergriffenseins entstehen. Die allgemeine Wirkung erfolgt aber ausserdem in specifischer Art durch den Uebergang der metallischen Substanzen in das Blut (durch Resorption).

Diese Wirkung der Metallpräparate wird nämlich, je nach ihrer chemischen Qualität, vermittelt: indem *a*) diejenigen Präparate, die im Wasser löslich sind, oder die mit den organischen Stoffen (mit Eiweiss, Speichelstoff, Schleim etc.) solche Verbindungen darstellen, welche im Wasser löslich sind, von jeder resorbirenden Fläche des Thierkörpers aufgenommen werden; — wogegen *b)* solche Metallpräparate, die an und für sich, oder nach ihren im Körper erfolgten Verbindungen mit organischen Stoffen nur in Essig- oder in Salzsäure löslich sind, auch nur an solchen Stellen resorbirt werden, wo eine freie Säure abgesondert wird; — und *c)* solche Metallpräparate, die an sich, oder nach ihrer Verbindung mit organischen Stoffen ganz oder grösstentheils in Wasser und in den sauren Säften des Körpers unlöslich sind, werden wenig oder gar nicht resorbirt, sondern nach innerlicher Anwendung mit den Darmexcrementen, nach äusserlicher Application aber mit dem Eiter und dgl. wieder entfernt. Die resorbirten Metallpräparate werden (bald mehr bald weniger verändert) grösstentheils durch die Nieren, zum kleineren Theil bei einigen Metallen auch durch die Lungen, die Haut und durch die Schleimhaut des Verdauungskanals wieder aus dem Körper entfernt.

Die angedeuteten Verschiedenheiten in dem Verhalten der metallischen Stoffe zum Thierkörper sind noch nicht bei allen diesen Substanzen gründlich erforscht.

§. 533.

Weder die örtliche noch die allgemeine Wirkung ist bei den verschiedenen metallischen Mitteln übereinstimmend, sondern jedes einzelne Metallpräparat wirkt, theils nach der Eigenthümlichkeit des ihm zum Grunde liegenden Metalles, theils nach der Verbindung desselben mit anderen Stoffen ganz eigenthümlich und von anderen verschieden; diejenigen, welche von einem und demselben Metalle abstammen, zeigen zwar in der Art ihrer Wirkungen und in der specifischen Richtung derselben auf bestimmte Organe eine wesentliche Verwandtschaft unter einander, aber im Grade der Wirksamkeit eine grosse Verschiedenheit. In letzterer Hinsicht erscheinen fast allgemein die Schwefelmetalle und die Oxydule als am mildesten, die Oxyde als weit kräftiger, und die Metallsäuren und die Metallsalze als am wirksamsten; doch giebt es auch hiervon Ausnahmen, wie z. B. bei dem Spiessglanze, wo das unvollkommene Oxyd stärker wirkt als das vollkommene.

§. 534.

Obgleich die Wirkungen der einzelnen Metalle (oder vielmehr ihrer Präparate) sehr abweichend von einander sind, so kommen sie doch darin mit einander überein, dass sie vorherrschend den Ernährungs- und Bildungsprocess verändern, und zwar sowohl örtlich an den Stellen ihrer Einwirkung, wie auch im ganzen Körper. Beides geschieht aber auf mehrfache und selbst auf ganz entgegengesetzte Weise. Hinsichtlich der örtlichen Wirkung bemerkt man namentlich *a)* von einigen (z. B. von dem Blei, Eisen, Kupfer, Zink), wenn sie in schwachen Auflösungen und in kleinen Gaben angewendet werden, eine stärkere Zusammenschrumpfung und Verdichtung der organischen Gebilde und Verminderung der Absonderungen; — *b)* dagegen von anderen (wie hauptsächlich von dem Quecksilber), bei gleicher Art der Anwendung eine Auflockerung der organischen Masse und Verstärkung der Resorption; —

c) einige (z. B. Zink, Silber, Quecksilber, Kupfer, Spiessglanz, Arsenik) wirken zugleich in gewissen Präparaten stark ätzend, während andere (wie z. B. Blei und Eisen) diese Wirkung nur zeigen, wenn sie concentrirt, in grossen Quantitäten und auf mit zarter Haut bedeckte oder auf von Haut entblösste Stellen einwirken. — Die allgemeine Wirkung (welche übrigens wie bei fast allen anderen Arzneimitteln von mehreren Punkten des Organismus ausgehen kann) äussert sich 1) bei einigen Metallen (bei dem Kupfer, Zink, Spiessglanz, Arsenik, Wismuth) zuerst und vorherrschend durch Affectionen des Nervensystems in dem Bereich der Reproductionsorgane, z. B. durch Ekel, Erbrechen, Vermehrung der Secretionen, durch schnelle Erregung von Schmerzen oder entgegengesetzt, durch Besänftigung schmerzhafter Zustände und dgl.; — 2) bei anderen (bei dem Eisen und Braunstein) erscheint sie als eine Vermehrung der arteriellen Thätigkeit und der Irritabilität, wobei hauptsächlich die Mischung des Blutes verändert und verbessert wird, und — 3) von anderen entstehen zuerst fast nur langsam fortschreitende Veränderungen in der Assimilation und Reproduction, welche bald (wie bei der örtlichen Einwirkung) als Auflockerung und Verflüssigung (z. B. bei dem Quecksilber, zum Theil auch bei dem Arsenik), bald als Verdichtung und Gerinnung der Materie (z. B. bei dem Blei) wahrzunehmen sind.

Es ergiebt sich hieraus *a)* dass die Erscheinungen bei den so sehr verschiedenartigen Wirkungen der Metalle sich nicht in einer gemeinschaftlichen Darstellung betrachten lassen, und — *b)* dass ebenso die einzelnen Metalle, ihren Eigenthümlichkeiten gemäss, bei mannigfachen und ganz verschiedenartigen pathologischen Zuständen als Heilmittel dienen können, dass aber die nähere Angabe hierüber nur bei den einzelnen Mitteln gemacht werden kann.

A. Arsenik oder Arsen, *Arsenicum.*

1) Arsenige oder arsenichte Säure, weisser Arsenik, weisses Arsenikoxyd (Giftmehl, Ratten- oder Mäusegift, Hüttenrauch), *Acidum arsenicosum, Arsenicum (oxydatum) album.*

§. 535.

Die arsenige Säure (AsO^3) kommt hin und wieder gediegen (im Erzgebirge), meist aber vererzt mit anderen Mineralien vor und wird aus denselben in den Arsenikhütten durch Rösten und Sublimiren gewonnen. Sie besteht aus 75,82 Arsenikmetall und 24,18 Sauerstoff, oder 2 Atomen Arsenik und 3 Atomen Sauerstoff; bildet gewöhnlich amorphe, im frischen Zustande weisse, fast durchsichtige Stücke, welche an der Luft allmälig matt, porzellanartig, halbdurchscheinend werden; gepulvert ist sie weiss, wie Mehl. Sie schmeckt herb, etwas metallisch, hintennach süsslich, ist ohne Geruch, aber auf glühenden Kohlen verbreitet sie einen knoblauchartigen Geruch und weisse Dämpfe. Sie wird hierbei zu Arsenik-Metall reducirt und dieses verflüchtigt, wobei es einen knoblauchartigen Geruch verbreitet. Das verdampfende Metall nimmt Sauerstoff aus der Luft auf und wird wieder arsenige Säure. Wird der Dampf in einer Glasröhre condensirt oder scheidet sich die Säure aus einer wässerigen ammoniakalischen Lösung aus, so krystallisirt sie in durchsichtigen sehr glänzenden Octaëdern. Die amorphe Säure löst sich in Wasser bei 8° C. in 55 Th., die krystallinische in etwa 33 Th., sehr langsam auf, in Salzsäure leichter; alkalische Flüssigkeiten bilden mit ihr Salze, welche nicht krystallisiren und leicht zersetzt werden. — Eiweiss, Milch, Blut, Zuckerwasser, Kalkwasser, Schwefelleber und schwefelwasserstoffhaltiges Wasser, besonders aber Eisenoxydhydrat (s. bei Eisen) und überhaupt Eisenpräparate zersetzen oder binden die arsenige Säure und können daher diese Stoffe als Gegengifte des Arseniks betrachtet werden.

Die Wirksamkeit dieses Mittels bei der Anwendung auf den lebenden Thierkörper erscheint aber örtlich und allgemein so mächtig in den Bildungs- und Ernährungsprocess eingreifend und die Lebensthätigkeit so eigenthümlich umstimmend, dass es dieselbe bei einem geringen Ueberschreiten der für ein Thier passenden Gabe, oder bei etwas langer Fortsetzung des Gebrauchs sehr leicht gänzlich vernichtet und hierdurch für alle Thiere zum gefährlichsten Gifte wird. Unter den Hausthieren ertragen es die Pferde noch verhältnissmässig am besten und längsten. Ich gab es 8 ausgewachsenen und munteren Pferden von verschiedenem Alter, von denen 3 mit Rotz, 3 mit Wurm und 2 mit veralteter Lahmheit behaftet waren, durch 30—40 Tage nach einander täglich einmal in Mehlpillen, zuerst mit 20 Gran (1,25) pro dosi anfangend und allmälig bis zu 1 Drachme steigend, bemerkte aber weder während des Gebrauchs, noch 2—3 Monate nach demselben, irgend einen gefahrdrohenden Zufall; die Thiere hatten fortwährend sehr guten Appetit und regelmässige Verdauung; der Puls wurde etwas kräftiger und härter, das Athmen blieb normal, die Schleimhaut in der Nase und im Munde unverändert; bei den rotzigen Pferden verminderte sich durch einige Zeit die Menge des Nasenausflusses und die Geschwulst der Drüsen, später (in der 3ten und 4ten Woche) wurde aber der Ausfluss wieder ebenso stark wie vorher; bei sämmtlichen Pferden wurde das Haar glätter und 5 wurden auch sichtbar mehr beleibt; in ihrer Bewegung und Munterkeit war keine Veränderung wahrzunehmen, und ebenso konnte ich nicht bemerken, dass die Thiere, als sie keinen Arsenik mehr erhielten, sehr abmagerten, — obgleich man dies gewöhnlich behauptet. — Gleiche Beobachtungen über die Wirkung von ähnlich grossen Gaben des Arseniks bei Pferden hat man auch an der Thierarzneischule zu Lyon[1] und in Kopenhagen[2] gemacht. Dagegen sah Gerlach schon von 25 Gran (1,55) Diarrhöe u. a. Wirkungen eintreten (Magaz. f. d. gesammte Thierheilk. Bd. 8. S. 14 u. f.), und der frühere Departements - Thierarzt Sticker in Cöln sah einzelne Pferde von 10 Gr. (0,6) des Mittels an Störung des Appetits und an Leibweh vorübergehend leiden. Viele Beobachtungen aber zeigen, dass die meisten Pferde selbst 2—3 Drachmen (8,0—12,0) in Pillenform auf einmal eingegeben, ohne gefährliche Folgen ertragen, obgleich zuweilen für 1 oder für 2 Tage Appetitlosigkeit, Traurigkeit und selbst etwas Fieber entsteht; werden aber solche Gaben durch mehrere Tage nach einander gereicht, so finden sich hierzu noch heftiger Durst, Kolikschmerzen, Verminderung der Temperatur, wässerige Geschwulst der Augenlider und der Füsse, Steifigkeit der letzteren, Zehrfieber und der Tod. — Gaben von $^1/_2$—1 Unze (15,0—30,0) erzeugen fast immer tödtliche Wirkungen. Diese beginnen damit, dass die Pferde unruhig werden, sich oft nach dem Leibe umsehen, mit den Füssen kratzen und hauen, sich niederlegen und wieder aufspringen;

[1] Gohier, Observations et Expérienc. faites à l'Ecole Impériale Vétér. de Lyon sur le Pain moisi et sur quelques Poisons minéraux et végétaux. Lyon 1807. S. 39.
[2] Veter. Selskab. Skrift. 1. Deel. S. 334.

sie verlieren den Appetit, zeigen aber grossen Durst, geifern aus dem Maule, bekommen einen kleinern, harten, schnellen Puls (80—100 in 1 Minute), kurzes, stöhnendes Athmen, Erweiterung der Pupille, stieren Blick und grosse Angst; darauf folgt Abstumpfung der Empfindlichkeit, grosse Mattigkeit, zuweilen auch Lähmung der Extremitäten, und dann unter Krämpfen der Tod. Letzterer tritt in seltenen Fällen vor 12 Stunden, mehrentheils aber erst nach 20—36 Stunden ein.

Bei den Wiederkäuern hat sich die Wirksamkeit des Arseniks im Allgemeinen sehr ähnlich derjenigen bei Pferden gezeigt; doch sind hierüber nur wenige sichere Beobachtungen über die Wirkung bestimmter Gaben dieses Mittels bekannt. Rinder ertrugen oft ebenso grosse und noch grössere Gaben wie die Pferde, $^1/_2$ Unze bis 1 Unze (15,0—30,0), ohne dass giftige Wirkungen eintraten, während in anderen Fällen von kaum 1 bis 2 Drachmen (4 bis 8 Grm.) Appetitlosigkeit, heftige Leibschmerzen, Traurigkeit, Mattigkeit, Diarrhöe, Verlust der Milch, kleiner, unterdrückter Puls u. s. w., und selbst der Tod erfolgten. — Schafe ertrugen oft unverhältnissmässig grosse Gaben (z. B. sollten sie nach den Mittheilungen des Gutsbesitzers Cambessido an das Institut français von 10 Grammen (à 16 Gran) bis zu 32 Grammen (in 24 Stunden gereicht) nicht gefährlich afficirt worden sein, während die hiernach von Gasparin u. A. angestellten Versuche ergaben: *a)* dass bei gesunden Schafen 5—10 Grammen, nüchtern eingegeben, die gewöhnlichen Vergiftungszufälle erzeugten; *b)* dass eine zweite Gabe von 10—20 Grammen, 24 Stunden nach jener ersten gegeben, den Tod herbeiführte, und *c)* dass die Cadaver die Erscheinungen der Arsenikvergiftung zeigten und das Gift im Blute, im Urin, etwas auch in den Lungen, der Leber und den Muskeln enthielten. Dagegen wollen Danger und Flandin aus Versuchen ersehen haben, dass 8 Grammen am ersten Tage, und ebenso viel am zweiten Tage einem Schafe gegeben, keine Vergiftung erzeugten (*Gazette méd. de Paris* 1843. Nr. 3)[1]. — In einzelnen Fällen hat man bei Kühen und Schafen eine Aetzung und durchdringende brandige Zerstörung der Häute an der untern Wand des Wanstes oder der Haube[2], hauptsächlich aber der Häute des Labmagens[3], Verwachsung dieser Theile mit der entsprechenden Stelle der Bauchwand und dann einen Durchbruch durch die letztere, bis zum Umfange einer Mannshand, mit Ausfluss von Futterstoffen aus dem Magen (also eine Magenfistel oder nach Haubner das perforirende Labmagengeschwür) entstehen sehen. Haubner hat dieses perforirende Geschwür an einem mittelst kleiner Gaben Arsenik künstlich in etwa 10 Wochen erzeugt. In allen Fällen dieser Art war die allgemeine Wirkung gering.

Bei Schweinen, Hunden und Katzen entsteht nach einer Gabe von $^1/_4$—1 Gran (0,02—0,06) Arsenik gewöhnlich etwas Uebelkeit, zuweilen auch Erbrechen, ohne gefährliche Folgen. Werden solche Gaben täglich zweimal

---

[1] Danger und Flandin liessen die durch grosse Gaben von Arsenik vergifteten Schafe von Hunden verzehren, was ohne Nachtheil für diese geschah und woraus man ersehen wollte, dass die ärztliche Behandlung der Schlachtthiere mit grossen Gaben dieses Mittels für den Fleischgenuss bei Menschen auch nicht schädlich sei. Dieser Punkt verlangt jedoch noch genauere Untersuchungen und grosse Vorsicht.

[2] Hesse, Magaz. f. Thierheilk. Bd. 24. S. 126.

[3] Haubner, Bericht über das Veterinärwesen im Königreich Sachsen, für 1860. S. 18, 121.

und durch 8—14 Tage fortgesetzt, so findet sich immer stärkere Verminderung des Appetites, Erbrechen, nach 6—10 Tagen Diarrhöe mit Ausleerung von schwärzlichen und blutigen Excrementen, grosse Mattigkeit, Abmagerung, schmerzhafter Husten, und nach 20—30 Tagen der Tod. — Von 3—10 Gran (0,18—0,6) des Mittels, mit etwas Wasser gemengt einem Hunde eingegeben, bemerkt man nach einigen Minuten Ekel, dann mehrmals wiederholtes Erbrechen, beschwerliches, kurzes Athmen, sehr vermehrte Pulse (bis über 120 in 1 Minute)[1], Liegen auf dem Bauche, Winseln, Angst, stieren Blick, Ausleerung von schwarzgefärbtem Darmkoth unter Zeichen von Schmerz, später grosse Abstumpfung des Gefühls, und zuletzt (bald nach 6—10 Stunden, bald nach 20—30 Stunden) folgt der Tod unter Convulsionen. Bei dem Federvieh von noch weit kleineren Gaben sehr ähnliche Wirkungen.

Wird Arsenik als Pulver auf die äussere, trockene Haut gebracht, so bewirkt er erst nach mehreren Stunden eine Reizung, eigenthümliche, theils exsudative Entzündung, oft mit Bläschenbildung, theils begrenzt brandige Absterbung, und nach 20 bis 30 Stunden einen trockenen Aetzschorf, der ziemlich fest sitzt. Ebenso, aber schneller und tiefer, ist die Wirkung, wenn man den Arsenik mit Fett oder fettem Oel (1 Theil zu 4—8 Theilen) zur Salbe, oder mit Wasser zum Brei gemacht auf die Haut bringt. Eine einfache Auflösung des Mittels in Wasser wirkt zwar auf die Haut und auf wunde Flächen reizend und den Bildungsprocess umstimmend, aber nicht ätzend. Bei allen diesen Formen der Anwendung wird es leicht absorbirt, und es entstehen daher bei sehr ausgebreiteter oder bei mehrmals wiederholter Anwendung auch häufig Symptome der vorhin bezeichneten allgemeinen Wirkung im verschiedenen Grade, selbst tödtliche Vergiftung.

Wird der Arsenik in Stückchen, oder in Pulverform, oder in concentrirter Lösung, oder mit Fett zur Salbe gemacht auf Wunden, unter die Haut ins gesunde Bindegewebe, oder auf die Schleimhäute in kleinen Quantitäten angewendet, so erzeugt er zuerst eine eigenthümliche Entzündung, die mit Ergiessung von vieler gelblichen, serösen Flüssigkeit im Umfange der Applicationsstelle verbunden ist; dann entsteht Absterbung der betroffenen Gebilde, und später im Umfange derselben Eiterung und dann die Ausstossung der abgestorbenen Theile. Grössere Quantitäten (die aber oft nicht so gross sind wie zur innerlichen Vergiftung) veranlassen ausser der örtlichen Entzündung fast immer heftige allgemeine Zufälle, wie bei innerlicher Anwendung, und selbst den Tod. Ein Pferd starb auf diese Weise in 50 Stunden von 1 Drachme (4,0) Arseniks, die ich ihm in 3 kleine, frische Wunden am Halse gebracht hatte. Bei den oben angeführten Versuchen von Danger und Flandin starb ein Schaf, nachdem ihm 30 Centigrammen (etwa 5 Gran) Arsenik in eine Wunde unter die Haut gebracht worden, am 5ten Tage. Hunde sah ich von 4—10 Gran (0,24—0,6), die in eine Hautwunde am Rücken gebracht waren, innerhalb 4 bis 24 Stunden sterben, und bei Orfila's Versuchen (Toxicologie) waren sogar 2 Gran (12 Centigr.), auf dieselbe Weise einem Hunde applicirt, tödtlich. Diese tödtliche Wirkung wird jedoch von der äusserlichen Anwendung des Arseniks durch frische

[1] Brodie fand immer die Zahl der Pulse vermindert. Siehe dessen Versuche über die Wirkungen der Gifte, in Reil's Archiv, 12. Bd. S. 231—233.

Wunden in gesunden Organen weit mehr vermittelt als von der Anwendung in alten callösen und scirrhösen Geschwüren und in krankhaft erzeugten Gebilden, die eine eigene Substanz oder eine feste Begrenzung besitzen; ich selbst habe dies an Krebsgeschwüren, an Stollbeulen, Brustbeulen, Balggeschwülsten verschiedener Art und dergl. bestätigt gefunden, und ebenso habe ich gesehen, dass, je heftiger und schneller die örtliche ätzend-zerstörende Wirkung eintritt, um so geringer gewöhnlich die allgemeine giftige Wirkung wird. Es lässt sich dieses daraus erklären, dass unter den bezeichneten Umständen sowohl durch die natürliche Begrenzung des abnormen Gebildes wie auch durch die abgestorbene Substanz in der Umgebung des Arseniks die Aufsaugung und der Uebergang desselben in das Blut gehindert ist.

§. 536.

Sowohl bei der innerlichen wie bei der äusserlichen Anwendung des Arseniks ist die Heftigkeit und Schnelligkeit der Wirkung nicht allein von der angewendeten Menge, sondern auch von der Form, von der leichteren oder schwereren Auflöslichkeit in den vorhandenen Säften oder anderen Flüssigkeiten, von der Fülle des Magens und Darmkanals und von der durch diese Umstände bedingten Aufsaugung abhängig. Die allgemeine Wirkung wird stets durch die letztere erzeugt; je grösser die Menge des in den Körper gebrachten Arseniks, und je vollständiger aufgelöst oder je feiner vertheilt derselbe ist, desto eher und stärker tritt die allgemeine Wirkung ein, daher von gleichen Gaben in flüssiger Form stets weit schneller und heftiger als von groben Pulvern oder von Pillen. Bei nüchternem, leerem Magen und Darm, daher bei Thieren, welche längere Zeit an Appetitlosigkeit gelitten, ist die örtliche Einwirkung auf die berührten Theile der Schleimhaut bedeutender als bei vollen Eingeweiden; und je mehr der Arsenik auf eine grosse Fläche der Verdauungsschleimhaut scharf reizend oder ätzend wirkt, um so heftiger wird, selbst auf consensuelle Weise verursacht, das Allgemeinleiden. Bei manchen Thieren scheint eine besondere Beschaffenheit der Magen- und Darmsäfte die Wirksamkeit zu begünstigen oder auch zu beschränken.

Die Aufsaugung und der Uebergang des Arseniks in das Blut erfolgt unter günstigen Umständen schnell, so dass man in manchen Fällen schon nach 8 Stunden ihn im Blut, im Urin u. s. w. nachweisen kann; in anderen Fällen geschieht die Aufsaugung langsamer. Mit dem Blute geht derselbe in alle anatomischen Gebilde und in alle Secretionsflüssigkeiten, also auch in die Muskeln und in die Milch [1]. Stirbt ein mit Arsenik behandeltes Thier nicht an Vergiftung, so wird nach und nach dieser Stoff wieder mit dem Urin, mit dem Koth u. s. w. ausgeschieden; doch lässt sich die Zeit nicht bestimmen, während welcher dies geschieht. In einzelnen Fällen zeigten sich bis zum Ende der dritten Woche noch Spuren vom Vorhandensein des Arsens im Körper.

---

[1] Fleisch und Milch von Thieren, welche grosse Gaben des Arseniks erhalten haben, können somit mehr oder weniger vergiftet sein und bei der Benutzung dieser Gegenstände als Nahrungsmittel ein medicinal-polizeiliches Interesse erhalten. Siehe: Orfila, Toxicologie. — Hertwig, über den Uebergang des Arseniks in den Thierkörper und über sein Verweilen in demselben. Magaz. f. Thierheilk. Bd. XXII. S. 461.

§. 537.

Die pathologischen Veränderungen in den durch Arsenik getödteten Thieren weichen in einzelnen Erscheinungen oft von einander ab, was, wie es scheint, besonders davon abhängt, ob der Tod schnell durch grosse Gaben, oder langsam durch kleine Gaben bewirkt worden ist. Im ersteren Falle finden sich gewöhnlich im Schlunde, im Magen und Darmkanal an verschiedenen Stellen Röthung, Entzündung, selbst Anätzungen und Brand; ebenso Extravasate von schwärzlichem Blut und von gelblichen serösen Flüssigkeiten, besonders zwischen den Häuten jener Organe, daher Auflockerung und Verdickung derselben; Ueberfüllung der Organe und Blutgefässe mit schwarzem Blute, zuweilen schwarze Flecke am Herzen und typhöse Röthung an ihm und an der inneren Fläche der grossen Pulsadern. — War der Tod mehr langsam bewirkt, so zeigen sich Geschwüre und Verdickungen an den Häuten des Magens und Darmkanals, besonders in den tieferen Stellen der unteren Wand; bei Wiederkäuern in einzelnen Fällen auch Verwachsung des Labmagens mit der Bauchwand und ein durch die letztere gehendes Geschwür in der Gegend des Schaufelknorpels (das perforirende Labmagengeschwür, S. 499), zuweilen auch Wasseransammlungen, fettige Degeneration der Muskeln (besonders im Herzfleisch), auch atrophische Entartung der Leber mit gänzlichem Schwinden des Fettes[1], und immer sehr dunkles Blut. — Alle diese Veränderungen an inneren Organen findet man auch nach der äusserlichen Anwendung des Arseniks, und fast immer ist hier nach einem acuten Verlauf die Entzündung des Magens und des Darmkanals weit mehr ausgebildet, als äusserlich an der Anwendungsstelle; sie ist auch stärker, als sie von derselben Quantität bei innerlicher Anwendung zu sein pflegt. Zuweilen ist auch die galvanische Reizbarkeit in den Muskeln erloschen, in den meisten Cadavern besteht sie aber noch fort.

§. 538.

Obgleich der Arsenik nach dem Vorstehenden und wie allgemein bekannt, eins der heftigsten Gifte ist, wenn er in zu grossen Gaben oder zu concentrirt u. s. w. unrichtig angewendet wird, — so kann derselbe doch auch bei richtigem Gebrauch ein ganz vortreffliches Heilmittel sein. Nach vielfältigen Beobachtungen übt er, innerlich in kleinen Gaben angewendet, in specifischer Weise eine hervorragende, tonisirende und umstimmende Wirkung auf die Gangliennerven und auf die von denselben abhängigen Organe aus, verändert und bessert die Mischung der Säfte und ebenso den ganzen Vegetationsprocess; und örtlich applicirt bewirkt er, je nach der Concentration, in sehr verdünntem Zustande specifische Erregung der Vegetation in der Haut, — im concentrirten Zustande aber Aetzung mit sehr begrenzter Absterbung der betreffenden Gebilde.

Hiernach findet der Arsenik seine innere Anwendung *a*) gegen solche Krankheiten, bei denen hauptsächlich die Energie des Vegetationsprocesses, wegen verminderter Thätigkeit der Gangliennerven,

---

[1] Es ist mir wahrscheinlich, dass in diesen Veränderungen der organischen Geweb die Verhinderung der Fäulniss in den, bereits längere Zeit in der Erde gelegenen Leichen von Menschen und Thieren, welche von Arsenikvergiftungen herrühren, begründet ist. Es war eine specifische Ernährungsstörung entstanden, welche zur Bildung von Adipocire führte.

geschwächt ist, und wo, den Erscheinungen nach, der Appetit und der Durst gering oder oft wechselnd, die Temperatur vermindert, die Haut trocken und welk, die Schleimhaut in der Nase und im Maule blass, der Puls weich und langsam ist, wo ohne andere Ursachen das Thier mager und schwach wird und bei der geringsten Anstrengung leicht schwitzt, und wo kein Schmerz in den Bauch- und Brusteingeweiden besteht. Also bei Schwäche und Torpor in den Verdauungsorganen, bei mangelhafter Säftebereitung, bei Cachexie nach solchen Zuständen, bei chronischen Wassersuchten, bei der Fäule der Schafe und dgl. In manchen Gegenden wird der weisse Arsenik (noch häufiger der Kobalt) von Pferdehändlern u. A. schon lange als ein Mittel, um magere Pferde schnell fett zu machen, empirisch benutzt, und von englischen Thierärzten ist er ebenfalls schon lange gegen gastrische und andere asthenische Zustände als eines der besten tonischen Mittel gekannt (J. White, Handb. der Pferdearzneikunde, 2. Th. S. 158). — *b)* Unter solchen Umständen kann er auch gegen Dyskrasien, namentlich gegen Rotz, Wurm, Krebs, Strahlkrebs, Warzen, veraltete Mauke, veraltete Räude und Flechten nützlich sein, — wie dies Beobachtungen bestätigen. Ich muss jedoch bemerken, dass er bei meinen Versuchen gegen Rotz und Wurm zwar Minderung der Zufälle, aber keine wirkliche Heilung bewirkte. — Gegen chronische Druse mit ödematöser Anschwellung verschiedener Theile, wie des Kopfes u. s. w., verbunden, besonders wenn sie bei oder nach schlechtem Futter oder in nassen Jahrgängen entstanden ist; — ebenso bei hartnäckigen oder oft wiederkehrenden ödematösen Anschwellungen der Füsse u. s. w. hat sich der Arsenik in kleinen Gaben oft sehr wirksam gezeigt. — *c)* In neuerer Zeit ist er auch gegen Dämpfigkeit empfohlen; aber gegen welche? — *d)* Steiger hat das Mittel auch gegen die Lungenseuche des Rindviehes mit gutem Erfolge angewendet (von 6 kranken Rindern wurden 4 Stück geheilt)[1]; es lässt sich jedoch hier nicht gut eine Erklärung über die Heilwirkung des Arseniks machen. — *e)* Departements-Thierarzt Hildebrand in Magdeburg sah von sehr kleinen Gaben weissen Arseniks bei der Blutseuche der Schafe vortreffliche Wirkung; — und *f)* ich gab ihn oft bei Kreuzlähmung nach der Staupe der Hunde, ebenfalls in sehr kleinen Gaben mit gutem Erfolge; ebenso bei der öfters vorgekommenen Federviehseuche, die in einer asthenischen Blutstasis in den Eingeweiden besteht.

§. 539.

Die Gabe muss immer mit Vorsicht nach der Grösse und Constitution des Thieres abgemessen, und im Anfange nur klein sein; für Pferde und Rindvieh von 5—15 Gran (0,3—1,0), — für Schafe $^1/_{16}$ bis 1 Gran (0,004—0,06), — für Schweine gegen $^1/_6$—$^1/_3$ Gran (0,01—0,02), — für Hunde und Katzen $^1/_{20}$—$^1/_{12}$ Gran (0,003—0,005), — Hühner $^1/_{30}$—$^1/_{20}$ Gran (0,002—0,003), — täglich ein- bis zweimal (Steiger gab bei Rindern nur jeden 8ten Tag die bezeichnete Gabe). — Wenn hiervon die beabsichtigte Wirkung nicht erfolgt, so kann diese Gabe nach und nach verstärkt und selbst verdoppelt werden. Ist es nöthig, das Mittel durch einige Zeit fortzusetzen, so muss man immer nach seinem zwei- bis dreitägigen Gebrauche durch 1—2

[1] Oekonom. Neuigkeiten von E. André, 1835. Nr. 45. S. 353—358. Es waren aber auch starke Haarseile mit *Ol. Terebinth.* und *Ol. Lauri* angewendet worden.

Tage eine Pause machen, dasselbe aber sogleich aussetzen, wenn grössere Appetitlosigkeit, Speichelfluss, oder Koliksymptome entstehen. — Die Anwendung geschieht in Auflösungen oder am besten in Pillen; aber auch bei Bereitung der letzteren muss der Arsenik vorher vollständig aufgelöst sein, ehe man ihn mit den übrigen Substanzen der Pillenmasse zusammenmengt, weil auf diese Weise die schnelle und gleichmässige allgemeine Wirkung befördert, dagegen die sonst leicht erfolgende zu starke örtliche Einwirkung des unaufgelösten Arseniks auf einzelne Stellen des Verdauungskanals verhütet wird. Es ist jedoch zu beachten (wie oben schon angedeutet), dass der Arsenik sich in blossem Wasser nur schwer und langsam auflöst, und zwar 1 Theil von ihm in 13 Theilen Wassers von der Siedhitze, oder in 22 Theilen von 48 Gr. R., oder in 50 Theilen von 14 Gr. R., und in 66 Theilen von 8 Gr. R. Um die Auflöslichkeit zu vermehren, pflegt man ihm eine gleiche Menge von kohlensaurem Kali zuzusetzen, wie dies z. B. in der bekannten Fowler'schen Arsenik-Solution (*Solutio arsenicalis s. Fowleri*) der Fall ist. Zur Bereitung derselben nach der Preuss. Pharmacopöe nimmt man: weissen pulverisirten Arsenik und kohlensaures Kali, von jedem 64 Gran (4,0), kocht beides mit 8 Unzen (240,0) destillirten Wassers bis zur vollständigen Auflösung des Arseniks; darauf setzt man der Auflösung nach dem Erkalten noch $^1/_2$ Unze (15,0) des zusammengesetzten Angelika-Spiritus und so viel destillirtes Wasser hinzu, dass das Ganze 12 Unzen (360,0) beträgt. In $1^1/_2$ Drachme oder 75—80 Tropfen (6 Grammen) dieser Auflösung ist 1 Gran (0,06) Arsenik enthalten, — wonach sich die Gabe leicht bestimmen lässt. Man giebt sie mit der 10—12fachen Menge von einer schleimigen oder bitteren, oder aromatischen Flüssigkeit, oder man verbindet sie mit ähnlichen Mitteln zu Pillen. — Mineralsäuren, Metallpräparate (namentlich Eisenoxydul) und Schwefel soll man mit dem Arsenik nicht verbinden, weil diese Substanzen seine Wirksamkeit beschränken; — und Salpeter darf man weder mit ihm verbinden noch unmittelbar nach ihm geben, weil dieses Salz seine Wirksamkeit sehr vermehrt, so dass leicht Vergiftungszufälle eintreten (Allg. pharmazeut. Zeitschr. von Dr. Artus, 1842. Heft 2).

§. 540.

Aeusserlich angewendet hat sich der weisse Arsenik gegen Krebs, gegen bösartige Warzen, gegen Wurmgeschwüre, gegen veraltete, hartnäckige Räude, Flechten und Ungeziefer (Läuse, Räudemilben, Holzböcke u. s. w.), ferner: bei Balggeschwülsten, vorzüglich bei verhärteten Stollbeulen und bei Brustbeulen, und ebenso gegen Ueberbeine, gegen andere Exostosen und gegen Gallen, als ein sehr kräftiges Heilmittel gezeigt.

a. Gegen den Krebs, und besonders, wenn derselbe von häutigen Gebilden ausgegangen ist, gilt der Arsenik bis jetzt als eins der wirksamsten Mittel. Man benutzt ihn hier am gewöhnlichsten in dem Frère Cosme'schen Pulver (*Pulvis arsenicalis Cosmi*), dessen Zusammensetzung nach verschiedenen, jedoch nicht sehr von einander abweichenden Vorschriften geschehen kann. Nach der gewöhnlichsten Vorschrift besteht es aus Zinnober 2 Drachmen (8,0), Asche von verbrannten alten Schuhsohlen 8 Gran (0,48), pulverisirtem Drachenblut 12 Gran (0,72), und pulverisirtem weissen Arsenik 40 Gran (2,5), auf das Genaueste zu einem Pulver zusammengemengt ($4^1/_2$ Gran [0,27] des Pulvers enthalten 1 Gran Arsenik); —

nach einer anderen Vorschrift wird es aus Zinnober 8 Grammen, Arsenik, Drachenblut, von jedem 12 Gran (0,72), Asche von verbrannten Schuhsohlen und Aetzkalk, von jedem 10 Gran (0,6) zusammengesetzt. In 1 Scrupel (1,25) des Pulvers sind gegen 5 Gran (30 Centigramme) Arsenik enthalten. — Dieses Pulver wird entweder in das Geschwür gestreut, oder mit etwas Wasser oder auch mit etwas fettem Oel zu einem Breie gemacht, mittelst eines Pinsels ganz dünn auf dasselbe gestrichen, hierauf aber mit Werg bedeckt. Die umliegenden gesunden Theile müssen, zum Schutze gegen die Einwirkung des Mittels, mit Fett oder mit einer einfachen Wachssalbe, oder noch besser mit Mehlkleister bestrichen, und die Thiere vom Belecken und Reiben der kranken Stellen abgehalten werden. Es entsteht bald eine Entzündung mit grosser, im Umfange gewöhnlich ödematöser Geschwulst, und auf der Geschwürsfläche eine harte, schwarze Borke, welche man völlig unberührt lässt, bis sie von selbst abfällt, — was sehr ungleich, bald mit 8 Tagen, bald auch erst mit 14 und 20 Tagen geschieht, je nachdem das Mittel oberflächlich oder tief eingewirkt hat. Erscheint nach dem Abgehen des Schorfes die Geschwürsfläche nicht ganz rein, so muss das Mittel wiederholt werden; doch ist dies selten nöthig. — In einigen Fällen habe ich von der Anwendung des weissen Arseniks für sich allein, oder von einer Verbindung desselben mit 2 Theilen Kohlenpulver dieselbe Wirkung wie von dem Cosme'schen Pulver gesehen. — Gegen den sogenannten Strahlkrebs oder die Feigwarzen des Hufes hat die K. K. österreich. Militär-Gestüts-Verwaltung ein Specificum, unter dem Namen: Krebs-Tinctur, erkauft, welches man bereitet: aus 4 Gran (0,24) weissem, fein zerriebenem Arsenik, 60 Gran (4,0) Aetzstein und 2 Unzen (60,0) destillirtem Wasser, zusammen in einem hermetisch verschliessbaren Glase aufgelöst und dann noch 60 Gran (4,0) fein pulverisirter Aloë hinzugethan. Man befeuchtet damit, nachdem das hohle Horn und die grösste Masse der üppigen Granulation mit dem Messer weggenommen ist, und ferner nach jedesmaliger Reinigung des Geschwürs, dasselbe täglich zwei- bis dreimal. Die Heilung erfolgt in 5—12 Monaten. Das Mittel wirkt im frisch bereiteten Zustande am kräftigsten.

Nach mehreren Beobachtungen geschieht zwar die Aufsaugung des Arseniks in Krebsgeschwüren sehr wenig und deshalb entstehen hierbei selten nachtheilige Folgen, besonders bei völlig ausgewachsenen Pferden und Rindern; dennoch ist es gut, eine grosse Geschwürsfläche nicht auf einmal ganz, sondern nur zum Theil mit Arsenikmitteln zu bedecken und dieselben erst dann auf den übrigen Theil zu bringen, wenn an der ersten Stelle die Entzündung vorüber ist. Diese Vorsicht muss besonders bei Thieren von kleinerer Art und bei allen jungen Thieren beobachtet werden.

b. Zur Zerstörung und Umwandlung der Wurmgeschwüre, der callösen Geschwüre bei veralteter Mauke und dgl. ist der weisse Arsenik und das Cosme'sche Pulver, auf die angegebene Weise angewendet, sehr wirksam. Vitet empfiehlt für diesen Zweck auch eine Salbe aus Arsenik und Aetzkalk zu gleichen Theilen, und Honig so viel als nöthig ist, bestehend. Der Apotheker Terrat hat ein Mittel, welches nach ihm „Topique Terrat“ genannt wird, als Specificum gegen den Wurm empfohlen. Es ist eine ätzende Salbe und besteht aus Aetz-Sublimat und Auripigment, von jedem 32 Theile, weissem Arsenik und Euphorbium, von jedem 16 Theile, und Lorbeeröl 132 Theile. Sie wird vor der Anwendung gut umgerührt und dünn aufgestrichen.

Ihre Wirkung ist viel heftiger als die des Cosme'schen Pulvers. Wohlfeiler, oft ebenso wirksam und weniger mit Gefahr verbunden als die Anwendung dieser Mittel ist jedoch das glühende Eisen.

c. Sehr hartnäckige, stark wuchernde Warzen werden durch die eben genannten Arsenikmittel, oder auch durch eine aus 1 Th. pulverisirtem Arsenik und 3—4 Theilen Fett oder Wachssalbe bestehende Salbe oft schnell und gründlich ausgerottet, wenn man zuerst die gröbste Masse der Warze wegschneidet, den Grund scarificirt und nach dem Ausbluten die Mittel auf ihn bringt. Die Anwendung der letzteren darf jedoch nur mit grosser Vorsicht geschehen, und besonders müssen empfindliche oder wichtige Organe, die in der Nähe sind, durch Bestreichen mit Schleim, mit Mehlbrei und dgl. geschützt, jene Mittel selbst aber nur in sehr dünnen Lagen aufgetragen werden, um ihr Abfliessen zu verhüten. Ich habe deshalb in mehreren Fällen, besonders bei Warzen an den Ohren, in der Nähe der Augen u. s. w. eine Art Paste aus *Pulv. Gum. mimos.* 2 Drachmen (4,0), *Aq. com. q. s. ad consistent. Liniment.* und *Pulv. Arsen. albi* $^1/_2$ Drachme (2,0), genau zusammengerieben, bestehend, dünn aufgestrichen, mit dem besten Erfolge angewendet. Das Mittel wird durch die Wärme des Körpers nicht flüssiger, sondern trocknet bald fest an den Theil an.

d. Bei veralteter Räude hat der Arsenik oft dann noch Heilung bewirkt, wenn alle übrige Mittel vergebens waren. Er kann hier in der Form des von Viborg (Samml. Bd. 5. S. 359 — und dess. Anleit. zur Erz. u. Benutz. des Schweins, S. 120, 122) empfohlenen Arsenikessigs, — oder in Form einer von Tessier (Ueber d. Schafzucht, S. 149) angegebenen Arsenik-Eisen-Auflösung, — oder auch in Form einer Arsenik-Kali-Auflösung angewendet werden. — Den Arsenikessig bereitet man aus: Essig 4 Pfd. (Handelsgewicht), Wasser 2 Pfd. und Arsenik 1 Unze (30,0), durch Kochen bis zur vollständigen Auflösung des letzteren; er enthält in ungefähr 86 Theilen 1 Th. Arsenik und wird leicht resorbirt. — Tessier's Badeflüssigkeit für räudige Schafe und andere Thiere wird bereitet, indem man 3 Theile Arsenik mit 20 Th. Eisenvitriol und 200 Th. Wasser[1] in einem Kessel zusammen bis auf $^2/_3$ einkochen lässt, dann aber ebenso viel Wasser als verdunstet ist wieder zugiesst und es dann noch einmal aufkochen lässt. Die Flüssigkeit würde 1 Th. Arsen auf 73 Th. des Gewichts enthalten; derselbe ist aber grösstentheils durch das Eisen gebunden und deshalb wenig wirksam. Hieraus lässt sich erklären, dass Tessier u. A. diese Flüssigkeit selbst bei jungen Lämmern und bei hochträchtigen Müttern als ganzes Bad ohne Schaden angewendet haben. Sie ist neben den beiden anderen Flüssigkeiten die mildeste und wird sehr wenig resorbirt. Delafond und Lasaigne haben die Vorschrift zu diesem Mittel dahin abgeändert, dass 2 Kilogramm (4 Pfd. Civ.-Gewicht) fein pulverisirter weisser Arsenik, 20 Kilogrm. (40 Pfd.) Eivenvitriol, 800 Grm. (circa 252 Unzen) rothes Eisenoxyd und 13 Unzen Enzianwurzel auf das vollständigste zusammengerieben und hiervon 11 Kilogrm. und 600 Grm. (reichlich 23 Pfd.) mit 100 Liter (200 Pfd.) Wasser durch 10 Minuten gekocht werden (*Matière médic. et Pharmacie vétér.* p. 407 und 631. — Magaz. XXII. S. 425). — Als Kali-Arsenik-

[1] Für 100 Schafe sollen nach dieser Vorschrift 3 Pfd. Arsenik, 20 Pfd. grüner Vitriol und 100 Pinnte oder 200 Pfd. Wasser genommen werden.

Auflösung kann man die oben angegebene Fowler'sche, oder die weit schwächere Auflösung nach Morton (*Veterinary Pharmacy*, S. 41) benutzen. Diese besteht aus: arseniger Säure und kohlensaurem Kali, von jedem 8 Unzen, Wasser 12 Gallonen oder 1920 Unzen, zusammen $^1/_2$ Stunde gekocht. Es ist demnach in 241 Gewichtstheilen der Flüssigkeit 1 Theil Arsenik. Die Anwendung der einen wie der andern Flüssigkeit geschieht, indem man sie mittelst eines Schwammes auf die vorher von den gröbsten Schorfen befreiten Räudegeschwüre täglich einmal bringt und daselbst eintrocknen lässt. Selten braucht man sie bei einem Thiere mehr als zweimal, und oft weicht die Räude schon nach der ersten Anwendung. Das Belecken der gewaschenen Thiere durch sich selbst und durch andere muss streng verhindert werden. Ist ein Thier über den ganzen Körper räudig und dabei sehr wund, so darf man nicht die ganze Oberfläche auf einmal, sondern nur einen Theil nach dem andern waschen, so dass man einige Tage braucht, ehe man über den ganzen Körper kommt. Tessier schreibt zwar vor (a. a. O.), die vorher geschorenen Schafe (denen dabei die Ohren und Augen mit den Händen der Gehülfen gut zugehalten werden müssen) in die oben bezeichnete Arsenikauflösung zweimal einzutauchen und sie mit Bürsten über den ganzen Leib tüchtig zu reiben; doch muss man auch hierbei die eben empfohlene Vorsicht beachten; denn es sind Fälle bekannt, in denen arsenikhaltige Waschmittel, wie sie bei der Räude über den ganzen Leib angewendet wurden, den Tod verursacht haben.

e. Hinsichtlich des Gebrauchs der Arsenikmittel gegen Läuse und gegen anderes Ungeziefer sind die genannten Flüssigkeiten sehr wirksam. Wiedemann lobt ganz besonders einen Arsenikessig, welcher mit dem von Viborg ziemlich übereinstimmt (Magaz. f. Thierheilk. Bd. XXII. S. 486). Man muss die Flüssigkeit mit einer Bürste auf die vorher von Schmutz befreite Haut bringen und unter Aufsicht eintrocknen lassen, übrigens dieselbe Vorsicht, wie oben angegeben, anwenden [1].

f. Gegen verschiedene echte und falsche Balggeschwülste, und vorzüglich gegen verhärtete, grosse Stollbeulen (sogenannte Stollschwämme), habe ich den Arsenik als ein Specificum, und selbst da von ganz vorzüglicher Wirksamkeit gefunden, wo durch lange Zeit alle andere Mittel fruchtlos waren. Die Anwendung geschieht hierbei so, dass man zuerst mit einem Messer einen Einstich horizontal bis in die Mitte der krankhaften Masse macht, und dann, nachdem die Blutung völlig gestillt und die Wunde gereinigt ist, 20—30 Gran (1,25—2,0) Arsenik in die letztere bis auf den Grund hineinbringt, und hierauf die Oeffnung äusserlich mit Werg verstopft. In etwa 20—24 Stunden wird die Geschwulst wärmer, etwas empfindlicher, und dann allmälig viel grösser; es entsteht mässige Eiterung, die Masse stirbt im Innern nach und nach ab, und nach 8—12 Tagen trennt sie sich zuerst im Umfange der gemachten Oeffnung (die sich bedeutend vergrössert) von der Haut und dann immer mehr von den übrigen gesunden Theilen, so dass sie theils von selbst abfällt, theils mit den Fingern, oder mit geringer Nachhülfe des Messers an der tiefsten Stelle, leicht weggenommen werden kann. Die ganze Heilung erfolgt in 4—5 Wochen gründlich, und fast immer können die

---

[1] Die Benutzung des Arseniks gegen Ungeziefer und gegen Räude geschieht hin und wieder in einem furchtbaren Maasse; z. B. nach einer Bekanntmachung des Ober-Präsidenten in Schleswig-Holstein vom 27. Juni 1867 dort jährlich zu circa 8800 Pfund.

Pferde während dieser Zeit zur Arbeit benutzt werden. — Gewöhnlich habe ich den Arsenik pulverisirt, zuweilen aber auch in einem ganzen Stückchen angewendet, und unter beiden Umständen die Wirkung fast in ganz gleicher Art und Stärke erfolgen sehen. Ist die Stollbeule durch die vorausgegangene Behandlung bereits geöffnet und in ein flaches oder hohles Geschwür mit dicken Callositäten umgewandelt, so ist es zweckmässig, den Arsenik in 2 oder 3 gemachte Einstiche oder Einschnitte zu bringen; und wenn die Höhle oder Fläche gross, aber die Masse nicht sehr dick ist, so bestreicht man sie am besten mit einer der unter *b*) und *c*) vorhin angegebenen Arseniksalben in einem Tage zwei- bis dreimal, nach Zwischenzeiten von 6—8 Stunden, und wartet dann die Wirkung ab, welche ähnlich wie bei der vorigen Anwendungsart eintritt. — Bei Balggeschwülsten, die nahe unter der Haut lagen, habe ich auf die letztere eine Salbe aus *Ung. Cantharid.* 1 Unze (30,0) und *Acid. arsenicos. pulv.* 1 Drachme (4,0) zwei- bis dreimal in Zwischenzeit von 2 Tagen, stets mit dem Erfolge angewendet, dass die Haut und die Beule abstarben und ausfielen. Auch hier müssen gleich vom Anfange an und während der nachfolgenden Eiterung, die zunächst gelegenen Theile gegen die Einwirkung des Arseniks geschützt werden.

g. Gegen Ueberbeine, Spath und andere Exostosen, auch gegen Gallen ist der Arsenik schon lange in verschiedenartig zusammengesetzten Salben (z. B. mit Cantharidensalbe und Euphorbium verbunden) im Gebrauch gewesen. In neuerer Zeit hat man für diesen Zweck eine einfache Salbe, welche aus *Acid. arsenicos. subtiliss. pulv.* 1 Scrupel (1,25) und *Axungia porc.* $^1/_2$ Unze (15,0) besteht, als sehr wirksam gebraucht. Es wird von derselben zuerst täglich einmal, späterhin aber, wenn hiernach Entzündung der Haut eingetreten ist, nur jeden dritten oder vierten Tag in die Haut auf dem Ueberbeine oder der Galle eingerieben, bis daselbst etwas Ausschwitzung entsteht, wo man dann das Mittel ganz weglässt. Es bildet sich nun ein trockener Schorf, mit welchem später auch die Haare abfallen. Dieselben wachsen nicht immer wieder. Wendet man aber die Salbe anhaltend, zu reichlich oder mehr concentrirt an, so entsteht tiefe Zerstörung und es bleiben stets haarlose Narben zurück. Ist die Heilung in etwa 4 Wochen nicht erfolgt, so darf dann erst das Verfahren wiederholt werden. (*Arsenic. alb. pulv.* 30,0 2 Sgr.)

Anmerkung 1. Der sogenannte Fliegenstein oder Scherbenkobalt *(Cobaltum)* ist gediegenes Arsenikmetall, welches sich an der Luft, in Wasser, Essig und in den Flüssigkeiten des Thierkörpers leicht oxydirt und dann ähnliche, aber schwächere Wirksamkeit erhält, wie der weisse Arsenik. Er wird zuweilen von den Pferdehändlern und anderen Personen den mageren Pferden, pulverisirt eine Messerspitze voll jeden zweiten Tag auf das Futter gegeben, in der Absicht, dieselben bei geringem Futter schnell in einen gut genährten Zustand zu bringen. Die Landleute in manchen Gegenden wenden ihn mit Wasser und Essig gekocht als Waschmittel gegen Räude und Ungeziefer bei allen Hausthieren an. Er ist entbehrlich und verlangt dieselbe Vorsicht wie der weisse Arsenik.

Anmerkung 2. Der rothe Schwefelarsenik, Realgar, ein Bisulphurat, aus 30 Theilen Schwefel und 70 Theilen Arsenik bestehend, ist sowohl Natur- wie auch Kunstproduct, bildet schön rubinrothe Krystalle, löst sich nicht im Wasser auf, — ist sehr selten angewendet, nur äusserlich gegen Warzen in Salben, 1 Theil zu 15 Thln. Fett.

Anmerkung 3. Der gelbe Schwefelarsenik, das Rauschgelb, Auripigment, Operment *(Auripigmentum, Arsenicum sulphuratum)*, ein Trisulphurat, von goldgelber Farbe, kommt sowohl von der Natur erzeugt wie auch als Fabrikat vor. Der natürliche Schwefelarsenik *(Arsenicum citrinum nativum)* besteht aus circa 58—61 Theilen

Arsenik und 39—42 Theilen Schwefel, und ist das mildeste Arsenikpräparat[1]. Von Manchen wird es sogar für völlig unschädlich gehalten, jedoch mit Unrecht, denn Versuche haben gezeigt, dass Hunde von 4—8 Grm. des Mittels nach 48 Stunden getödtet wurden (Orfila, Toxicologie, Bd. 1. S. 310). — Vitet (Unterricht, 3 Th. 1. Bd. S. 466) hat es angeblich mit einigem Erfolge zum Räuchern rotziger und wurmiger Pferde, und Kersting (Nachgelassene Manuscripte, S. 354) u. A. haben es als Zusatz zu scharfen und ätzenden Salben (z. B. 4—8 Grm. zu 30 Grm. der Spanischfliegensalbe) gegen veraltete Stollbeulen, Ueberbeine, Gallen, Piephacken und dergl. angewendet. Wagner empfahl zur sichern Heilung der Flussgallen eine schwächere Salbe, aus *Arsenic. sulphurat.* 2 Grm. zu 30 Grm. *Axung. porci.* Es soll von derselben nur etwas Weniges auf der erhabensten Stelle der Galle, nachdem die Haare daselbst abgeschoren worden sind, eingerieben werden, und dies den dritten und siebenten Tag wiederholt, bis Ausschwitzung entstanden ist, — sehr ähnlich wie vorhergehend unter *f)* angegeben ist (siehe Nebel und Vix, Zeitschr. Bd. 1. S. 18). Bei Pferden von Werth muss man mit dem Gebrauch dieser Arseniksalben sehr vorsichtig sein, weil sonst durch Corrodirung der Haut oft haarlose Stellen für immer zurückbleiben. — Das früher zur Heilung der Rotzkrankheit von manchen Thierärzten empfohlene Räuchern mit Operment muss wegen der damit verbundenen Gefahr für Menschen ganz verworfen werden[2]. (Arsenigsaures Strychnin, siehe Brechnuss, S. 346.)

B. Blei, *Plumbum, Saturnus.*

§. 541.

Das aus den Bleierzen durch metallurgische Bearbeitung gewonnene metallische Blei ist in den thierischen Säften sehr wenig auflöslich und daher auch nur sehr wenig wirksam, aber es verändert sich, je nach der Beschaffenheit der Flüssigkeiten und kann dadurch wirksamer werden. In Berührung mit reinem Wasser und bei Zutritt der Luft (aber unter Abschluss der Kohlensäure) bildet es Bleioxydulhydrat, das sich in geringer Menge im Wasser löst: bei Anwesenheit von Kohlensäure entsteht basisch kohlensaures Salz, welches unlöslich ist, und wenn Salze in dem Wasser vorhanden sind, so überzieht sich das Blei langsam mit einer weissen Schicht unlöslichen Salzes. — Mit Sauerstoff verbindet sich das Blei zu Suboxyd, Oxydul (Bleiglätte), Oxyduloxyd (Mennige), Oxyd und Superoxyd. Schwefel- und Salzsäure wirken auf das Blei äusserst wenig, Salpetersäure, besonders verdünnte und erwärmte, löst es als Bleioxydulsalz auf. Auch Essigsäure und Kohlensäure wandeln es in Salze um.

In diesen veränderten Zuständen auf den Thierkörper angewendet,

---

[1] Das künstlich bereitete Operment ist viel giftiger; es besteht aus 60,90 Theilen Arsenik und 39,10 Theilen Schwefel.

[2] Ausser der bereits empfohlenen Vorsicht bei der Anwendung des Arseniks ist noch Folgendes zu beachten: Wo Arsenik in irgend welcher Menge vorräthig gehalten oder aufbewahrt wird, muss er gut verpackt und verschlossen, mit seinem Namen und als Gift bezeichnet sein; ebenso sind arsenikhaltige Medicamente als giftig zu bezeichnen; — die Anwendung des Mittels im concentrirten Zustande oder in grösseren Mengen muss der Thierarzt immer selbst besorgen, oder in seiner Gegenwart besorgen lassen; was von dem Mittel nach dem Gebrauche übrig bleibt, muss man entweder sicher verwahren, oder tief in die Erde vergraben; Personen mit verletzten Händen lasse man bei der Anwendung solcher Mittel keine Hilfe leisten. — Als Rattengift soll der Arsenik nur in einer Mengung mit Kienruss oder mit Saftgrün verabfolgt werden (Circular-Rescript des Ministeriums der Medic.-Angelegenheiten v. 30. April 1839). — Bei Arsenikvergiftung ist Eisenoxydhydrat, oder *Ferrum sesquichloratum*, in dessen Ermangelung aber viel Eiweiss, Schleim, Milch oder Blut, oder ein Mehlbrei, bei Schweinen, Hunden und Katzen aber auf frischer That ein Brechmittel nützlich.

wirkt das Blei, durch die an den verschiedenen Stellen vorhandenen Feuchtigkeiten von saurer oder alkalischer u. a. Beschaffenheit unterstützt, zunächst örtlich zusammenziehend, die Empfindlichkeit vermindernd. Es wird fast an allen Körperstellen durch Absorption aufgenommen (nur nicht von der unverletzten Epidermis), und es wirkt nun, je nach seiner Menge, auch auf andere Organe adstringirend, die Erregbarkeit in den vegetativen Nerven zuerst etwas excitirend, dann aber dieselbe, so wie die Thätigkeit in den motorischen und sensiblen Nerven, und ebenso die Absonderungen vermindernd. In den höheren Graden der Wirkung entsteht eine bald acute, bald chronische Bleivergiftung, die sich durch heftige und andauernde, mit Kolikschmerzen verbundene Contraction im Darmkanal, Verkrümmung und Lähmung der Glieder u. s. w. äussert. Diese Zufälle sind jedoch etwas verschieden darnach: ob die Vergiftung langsam, durch kleine, oft wiederholte Gaben, oder mehr schnell durch grosse Gaben, durch innerliche oder äusserliche Einwirkung des Bleies geschehen ist; denn von grossen Gaben entstehen mehr heftige Reizung, selbst Entzündung und Contractionen an der Stelle der Einwirkung, oft auch Affection des Nervensystems, — dagegen von kleinen, lange wiederholten Quantitäten mehr allgemeine Zusammenschrumpfung aller Theile, besonders aber des Darmkanals (die sogenannte Bleikolik), Lähmung und Abmagerung bis zur Schwindsucht (*Tabes saturnina*), und öfters hat man bemerkt, dass weibliche Thiere für einige Zeit unfruchtbar geworden sind. — Es kann durch acute oder durch chronische Bleivergiftung auch der Tod bald schneller bald langsamer herbeigeführt werden. Durch örtliche Einwirkung der Bleioxyde und noch mehr der Bleisalze werden Schleimhäute, Zellgewebe und Fleischwärzchen verdichtet, im höheren Grade selbst schwielig, und die Absonderungen (auch die Eiterung) werden vermindert. — Alle Wirkungen dieses Metalles erfolgen verhältnissmässig am stärksten bei dem Rindvieh und bei Vögeln, weniger bei Schweinen, bei Pferden, Schafen und Ziegen. Die Ursache dieser Verschiedenheit ist nicht bekannt[1].

Die gebräuchlichen Bleimittel sind die essigsauren Bleisalze.

2) Das essigsaure Blei, *Plumbum aceticum.*

§. 542.

Das essigsaure Blei ist in zwei verschiedenen Präparaten gebräuchlich, nämlich:

a) In fester (krystallisirter) Form, als Bleizucker, essigsaures Bleioxyd, saures essigsaures Bleioxydul (*Plumbum aceticum depuratum, Saccharum Saturni, Acetas plumbicus cum Aqua, s. crystallisatus, Acetas Plumbi acidulus siccus*), aus $58^2/_3$ Procent Bleioxyd, 27 Procent Essigsäure und $14^1/_3$ Procent Wasser ($PbO,\bar{A}+3HO$). Es wird jetzt allgemein in besondern Fabriken im Grossen durch Auflösen der Bleiglätte (Bleioxyd) in Essig (ge-

[1] In Gegenden, wo Bleiwerke betrieben werden, entsteht häufig bei Thieren eine Bleivergiftung auf der Weide und durch das Wasser, indem sich Bleidämpfe auf die Pflanzen ablagern oder das Wasser Bleierz u. s. w. enthält. Siehe J. C. Fuchs, die schädlichen Einflüsse der Bleibergwerke auf die Gesundheit der Hausthiere, insbesondere des Rindviehes. Berlin 1842.

wöhnlich Holzessig), durch Abdampfen und Krystallisiren der mit Essig oder Essigdämpfen scharf sauer gemachten Flüssigkeit dargestellt, und dann durch Umkrystallisiren gereinigt. Das Salz bildet farblose glänzende, durchscheinende, gerade rhombische Säulen oder spiessige Krystalle, die an der Luft verwittern und sich mit kohlensaurem Bleioxyd bedecken. Der Bleizucker reagirt schwach sauer, schmeckt zuerst süss, hernach zusammenziehend metallisch, er löst sich in $1^3/_4$ Theilen kalten, $^1/_2$ Theil heissen Wassers und in 8 Theilen Weingeistes auf. Die Auflösung im Wasser ist gewöhnlich wegen etwas Kohlensäuregehalt desselben trübe oder schwach opalisirend. In warmer Luft verliert er sein Krystallisationswasser ganz und zerfällt. Schwefelsäure, schwefelsaure und kohlensaure Salze, reine und kohlensaure Alkalien, die Kohlensäure, Kalk, die Schwefellebern und die Gerbsäure zersetzen ihn. Mit Eiweiss geht er eine Verbindung ein, welche in Flüssigkeiten als ein weisser Niederschlag erscheint, der Blei und eine organische Substanz enthält und durch Zusatz einer kleinen Menge von Essig- oder Salzsäure wieder gelöst werden kann. Der Faserstoff verbindet sich, nach den Versuchen von Mitscherlich[1], wahrscheinlich gar nicht mit dem essigsauren Blei, sondern er schwillt in einer Auflösung desselben blos auf, verändert seine Farbe sehr wenig; Essig- und Salzsäure lösen den so veränderten Faserstoff ebenso wenig wie früher. — Schleim wird durch eine Bleizuckerauflösung weiss, undurchsichtig[2], in Wasser und in den genannten Säuren unlöslich.

b) In flüssiger Form, als Bleiessig, Bleiglätte- oder Silberglätteessig, basisches essigsaures Blei, *Plumbum hydrico-aceticum solutum, Liquor Plumbi hydrico-acetici, Acetas Plumbi liquidus, Acetum Plumbi s. saturninum, Liquor acetatis Plumbi basici s. Plumbi acetici basici s. subacetatis,* — durch Zusammenschütteln von 3 Theilen Bleizucker, 1 Theil ausgeglühtem Bleioxyd und 10 Theilen Wasser und dann Filtriren. Es enthält $86^2/_3$ Proc. Bleioxyd und $13^1/_3$ Procent Essigsäure, ist eine klare Flüssigkeit, welche mit völlig reinem destillirten Wasser in jedem Verhältnisse auch eine ganz klare Auflösung, mit Brunnenwasser aber eine weisse undurchsichtige Flüssigkeit giebt, indem sich, je nachdem das Wasser kohlensaure, salz- oder schwefelsaure Salze enthält, kohlensaures, salz- oder schwefelsaures Blei niederschlägt. Dasselbe geschieht auch, wenn dergleichen Salze, Schwefelsäure oder Gerbsäure zu dem Bleiessig oder zu seiner Auflösung gethan werden. Der Bleiessig schmeckt süsslich-zusammenziehend, reagirt schwach alkalisch, coagulirt Gummischleim, zieht Kohlensäure aus der Luft an sich und macht in Folge dessen einen Bodensatz von basisch-kohlensaurem Bleioxyd.

Der Bleizucker zeigt (nach Mitscherlich) am lebenden Körper zuerst seine vorhin erwähnten chemischen Eigenschaften, indem er, je nach der Art und der Menge der organischen Substanzen an den verschiedenen Applicationsstellen, bald lösliche, bald unlösliche Verbindungen macht. In diesem Umstande ist es (wie von den Metallen im Allgemeinen §. 532 angedeutet) begründet, dass das essigsaure Blei an verschiedenen Stellen bald nur örtlich

---

[1] Ueber die Wirkung des essigsauren Bleioxydes auf den thierischen Organismus. Im Archiv für Anatomie u. s. w. von Joh. Müller. Jahrg. 1836. S. 298 u. f.

[2] Hieraus lässt sich das Entstehen weisser, undurchsichtiger Narben und Flecken auf der durchsichtigen Hornhaut der Augen, welche man nach der Anwendung der Bleimittel so oft beobachtet, erklären, und zugleich ein Wink zur Vorsicht beim Gebrauch dieser Mittel gegen Augenverletzungen entnehmen.

einwirkt, bald auch resorbirt wird und Zufälle einer allgemeinen Wirkung erzeugt.

Innerlich angewendet, tritt das essigsaure Blei zuerst mit dem Schleim der Maulhöhle, des Magens u. s. w., so wie mit den übrigen abgesonderten Flüssigkeiten und mit den vorhandenen Nahrungsmitteln in Verbindung; wird es aber durch diese Substanzen nicht völlig gesättigt, so verbindet es sich mit der Schleimhaut selbst, und zuweilen wirkt es tiefer in dieselbe ein, so dass sie sogar angeätzt wird. Kleine Gaben dieses Mittels einmal, oder in grossen Zwischenzeiten angewendet, verursachen kaum bemerkbare Zufälle; aber bei öfterer Wiederholung in kurzen Zwischenzeiten können sie doch eine sehr eingreifende, und selbst tödtliche Wirkung herbeiführen. Mitscherlich sah bei Kaninchen von 8 Gran ($^1/_2$ Grm.) Bleizucker, in der fünffachen Menge destillirten Wassers gelöst, täglich einmal und zehn- bis zwölfmal wiederholt gegeben, zuerst nur etwas Durst, verminderten Appetit und seltenere Ausleerungen erfolgen; erst nach der sechsten, siebenten Gabe wurde das Thier matter, legte sich oft auf den Bauch, es traten zuweilen leichte Krämpfe, auch Zähneknirschen ein; Koth und Urin wurden wenig entleert; der Leib war nicht schmerzhaft; die Thiere wurden sehr matt, das Athmen immer langsamer, und zuletzt erfolgte der Tod in einem Anfalle von Opisthotonus.

Tritt der Tod nicht so schnell ein, so sieht man in den meisten Fällen erst Mattigkeit, Abmagerung, Steifigkeit der Gliedmaassen, verminderte Thätigkeit im Verdauungskanal, Verminderung der Secretionen, und zuletzt bei einem fast ganz gelähmten Zustande des Thieres das Absterben langsam erfolgen.

Wird essigsaures Blei innerlich in einzelnen zu grossen Gaben (z. B. bei Pferden mehr als 1 Pfund, bei Hunden mehr als 3—6 Drachmen (12,0 bis 24,0 auf einmal) gereicht, so entsteht Ekel, Kolik (bei Hunden auch Erbrechen), kleiner, harter, schneller Puls, Blässe der Schleimhäute, zuerst Vermehrung der Ab- und Aussonderungen, dann Verminderung der Resorption, und ebenso Verminderung der Secretionen, Schwäche, Steifigkeit der Glieder, zuweilen Lähmung verschiedener Theile, namentlich der Sehnerven, Unempfindlichkeit und oft der Tod. Letzterer erfolgte bei einem Hunde, dem $1^1/_2$ Unze (45,0) Bleizucker in 3 Unzen (90,0) Wasser aufgelöst eingegeben und dann der Schlund unterbunden worden, nach 9 Stunden, — bei einem andern von 14,0 ohne Schlundunterbindung erst nach 28 Stunden (Orfila, Toxicol. Bd. 1. S. 397). — Ein rotzkrankes Pferd, dem ich 1 Pfd. Bleizucker in 4 Pfd. Wasser gelöst eingegeben, zeigte die genannten Zufälle nur durch etwa 12 Stunden, war dann ganz munter und starb erst nach 7 Tagen am Rotz.

Bei Rindvieh sind dagegen die Wirkungen weit heftiger. Prinz[1] sah z. B. in folgendem Falle bei Kühen von verhältnissmässig viel kleineren Gaben sehr üble Zufälle und selbst den Tod erfolgen. Zehn Kühe von verschiedenem Alter hatten zusammen in 3 Tagen 1 Pfd. *Sacchar. saturni*, also jedes Rind täglich etwas über 1 Loth (15 Grm.), und in 3 Tagen $3^1/_2$ Loth (circa 53 Grm.) bekommen und hiernach Fieber, stieren Blick, Kälte der Ohren und der Gliedmaassen, Trockenheit und Hitze des Flotzmauls, kleinen,

---

[1] Magazin für Thierheilk. von Gurlt und Hertwig. Bd. 1. S. 281.

schnellen Puls, pochenden Herzschlag, beschleunigtes Athmen, Zusammenfallen des Bauches, Schleimfluss aus dem Maule und den Nasenlöchern, Verust des Appetits, Aufhören des Wiederkäuens, seltene Ausleerungen von kleinem, hartem, schwarzgefärbtem, mit Schleim überzogenem Mist, Drängen zur Kothentleerung, heftige Kolikzufälle und grosse Erschöpfung gezeigt. Bei einer Kuh war vorherrschend ein Gehirnleiden mit Raserei, und bei 4 Stücken, bei denen das Leiden des Verdauungskanals geringer war und wo der Tod nicht erfolgte, hatte sich ein eigenthümlicher, mit vielem Jucken verbundener Hautausschlag eingefunden. — Auch Departements-Thierarzt Mecke in Coblenz sah 9 Kühe sterben, von denen jede nur $7^3/_4$ Loth (circa 120 Grm.) Bleizucker in Wasser gelöst auf eine Gabe, und in zwei Tagen zwei solcher Gaben erhalten hatte. Eine Kuh starb schon am zweiten, die letzte am vierzehnten Tage. — Zwei Kühe starben sogar nach zusammen 7 Loth (circa 105 Grm.) Bleizucker, welche sie in zwei Gaben nach Zwischenzeit von 3 Tagen erhalten hatten[1].

Bei der Section der durch essigsaures Blei getödteten Thiere findet man, wenn der Tod nach kleinen Gaben erfolgte, die Schleimhaut des Magens und des Dünndarms mit einer Schicht dicken, zähen Schleims bedeckt, hin und wieder weissgrau gefärbt, und in eine trockene, zerreibliche Masse umgeändert; auch die Muskelhaut erscheint an manchen Stellen weiss. Nach grossen Gaben findet sich die Schleimhaut zuweilen von ähnlicher Beschaffenheit, in manchen Fällen aber sowohl sie, als auch andere Eingeweide mit rothen, entzündeten, oder mit Blut unterlaufenen Flecken versehen[2]. An den übrigen Organen sieht man mehrentheils nur Spuren von übermässiger Contraction und Trockenheit.

Aeusserlich tritt das essigsaure Blei ebenfalls in Verbindung mit den vorhandenen organischen Flüssigkeiten. Auf wunde Flächen gebracht, macht es einen weisslichen Ueberzug auf denselben. Uebrigens bewirkt es an den unmittelbar berührten Stellen vermehrte Zusammenziehung und Verdichtung der Weichgebilde, besonders der Gefässe, Verminderung der Irritabilität und Sensibilität, und ebenso Verminderung der Temperatur und der Absonderungen. In sehr hohem Grade der Wirkung werden letztere ganz unterdrückt, die Weichgebilde förmlich zusammengeschrumpft und ihre Masse oft sogar verhärtet, besonders wenn Extravasate von faserstoffhaltigen Säften zugegen sind; denn letztere gerinnen durch die Einwirkung des essigsauren Bleies sehr leicht. — Bei sehr reichlicher und anhaltender Anwendung desselben auf grossen wunden Flächen hat man zuweilen eine allgemeine Wirkung auf den ganzen Organismus, wie von dem innerlichen anhaltenden Gebrauche dieses Mittels entstehen sehen.

Von Injectionen einer halben Drachme (2,0) Bleizuckers mit 15 Grm. destillirten Wassers in die Drosselvene entstand bei mehreren starken Pferden innerhalb 2—4 Minuten schnelleres, beschwerlicheres Athmen, schnellerer Puls, Blässe der Schleimhaut im Maule, Wiehern, Schwäche der Gliedmaassen,

---

[1] Ritter, in den Annalen der Staatsarzneikunde von Schneider. 11. Jahrgang. 1. Heft. 1846. — Das Fleisch dieser beiden Kühe wurde von Menschen und von Hunden ohne Nachtheil genossen.

[2] Mitscherlich sah diese Wirkung nicht, ich ebenfalls niemals, aber Orfila u. A. geben sie an, und Prinz fand sie in den oben erwähnten Fällen an mehreren Rindern.

Schwindel, Niederstürzen, und mit 5—8 Minuten der Tod unter Convulsionen. — 10 Gran (0,6) auf diese Weise applicirt, bewirkten blos durch einige Stunden Schaudern der Haut, Mattigkeit und etwas vermehrte Pulse und Athemzüge. Bei Hunden erfolgte auf die Injection von 10 Gran (0,6) Bleizucker der Tod augenblicklich, ohne Zeichen von Schmerz oder Convulsionen; Injectionen von 1—5 Gran (0,06—0,3) bewirkten bei verschiedenen Hunden ähnliche Zufälle, wie von der lange fortgesetzten innerlichen Anwendung des Bleies und nach 3, 5—7 Tagen den Tod (Orfila a. a. O.).

Das essigsaure Blei zeigt, besonders bei der innerlichen Anwendung in geringen Gaben und äusserlich in seinen Wirkungen einige Aehnlichkeit mit denen der adstringirenden Pflanzenmittel; es ist aber von diesen sehr wesentlich darin abweichend, dass es nicht wie sie mit der Vermehrung der Contraction zugleich die Irritabilität steigert, sondern die letztere und ebenso die Sensibilität und die Vegetation herabstimmt und daher die Lebensthätigkeit in allen ihren Richtungen vermindert.

§. 543.

Innerlich wird das essigsaure Blei nur wenig angewendet, weil man seine nachtheiligen Wirkungen fürchtet. Letztere treten aber bei gehöriger Vorsicht nicht leicht ein. Angezeigt ist es im Allgemeinen bei denjenigen Krankheiten, bei welchen 1) entzündliche oder nervöse Reizung mit Gefässausdehnung oder mit Blutflüssen besteht, und 2) wo übermässige Ab- und Aussonderungen die Haupterscheinungen sind, der Zustand aber in Erschlaffung und Schwäche der Blutgefässe, und ebenso in Erschlaffung, Auflockerung und Schwäche der Schleimhaut im Verdauungskanal, in den Respirationsorganen oder in den Harnwerkzeugen begründet ist, und wenn diese Krankheiten mit erhöhter Reizbarkeit und Empfindlichkeit verbunden sind; es muss aber entgegengesetzt überall vermieden werden, wo Trockenheit der Fasern und der Schleimhäute, Verminderung der Wärme und der Absonderungen, grosse Reizlosigkeit und Neigung zu Verhärtungen besteht. — Ich habe es unter den vorher bezeichneten Umständen mit ausgezeichnetem Erfolge gegen Blutflüsse aus den Lungen und aus dem Uterus, gegen das Blutharnen bei allen Thieren, — gegen die Harnruhr (sogen. Lauterstall) bei Pferden und Rindvieh, — gegen schleichende Entzündung des Darmkanals, — gegen heftige und besonders gegen blutige, mit Zufällen von schleichender Darmentzündung begleitete Diarrhöe (auch wenn dieselbe durch zu grosse Gaben von Aloë, von schwarzer Nieswurz, von Croton und dergleichen scharfen Stoffen entstanden war), gegen asthenische, sehr schmerzhafte Lungenentzündungen, — gegen verjauchende Lungenknoten, — gegen hartnäckige Schleimflüsse aus den Respirationsorganen und aus den Geschlechtstheilen, und — gegen den zu heftigen oder zu oft eintretenden Geschlechtstrieb angewendet. Viborg empfahl es auch gegen die Finnen der Schweine (?). Auch gegen den Rotz ist das essigsaure Blei empfohlen; ich versuchte es hier stets ohne Nutzen.

§. 544.

Zum innerlichen Gebrauche dient der Bleizucker. Man giebt ihn den Pferden zu 2—12 Grm., dem Rindvieh $1^1/_4$—4 Grm., Schafen und Schweinen zu 30 Centigrm. bis 1 Grm., Hunden 6—36 Centigrm. auf einmal, und nach Zwischenzeiten von 3, 4, 8—12 Stunden wiederholt, je nach der Heftigkeit der Zufälle: z. B. bei heftiger Darmentzündung, wo man Pferden sogar in Zwischenzeiten von einer Stunde 4 Grm. pro dosi geben kann. Von manchen Thierärzten sind grössere Gaben empfohlen; ich muss hiergegen warnen und Vorsicht empfehlen. — Die Anwendung kann in Latwergen, Pillen oder in Auflösungen (mit 20—25 Theilen Flüssigkeit) oder sehr verdünnt selbst im gewöhnlichen Getränk geschehen. Man verbindet den Bleizucker bei den meisten der genannten Krankheiten zweckmässig mit bitteren Mitteln; und wenn bei der Harnruhr, bei dem Blutharnen und bei Ulceration der Lungen u. s. w. heftige Schmerzen bestehen, habe ich die Verbindung mit Bilsenkraut sehr hilfreich gefunden; bei dem rein atonischen Blutharnen und dergleichen Harnruhr war dagegen die Verbindung des Bleizuckers mit dem Kampher sehr wirksam, — und bei Diarrhöe, bei Lungenentzündungen und bei Bluthusten hat sich in vielen Fällen der Bleizucker mit Opium versetzt als nützlich bewährt. — Säuren, adstringirende Mittel, Alkalien, fast alle Neutral- und Metallsalze und die Seifen zersetzen den Bleizucker und dürfen daher nicht mit ihm verbunden werden, wenn man nicht etwa die Wirkung der neu entstehenden Verbindungen beabsichtigt, wie dies z. B. zuweilen der Fall ist bei dem Gebrauch des Bleizuckers in Verbindung mit Gerbstoff, namentlich mit einer Abkochung der Eichenrinde, in welcher das essigsaure Blei ein tonisches aber sehr wenig reizendes Präparat liefert.

Der Bleiessig wird zum innern Gebrauch fast gar nicht benutzt; seine Wirkung ist der des Bleizuckers sehr ähnlich und er kann daher wie dieser, aber in verdreifachter Dosis angewendet werden.

§. 545.

Aeusserlich ist das essigsaure Blei ein häufig gebrauchtes und sehr wirksames, reizmilderndes, entzündungswidriges, zusammenziehendes und austrocknendes Heilmittel, welches im Allgemeinen da seine Anzeigen findet: wo örtlich die Reizbarkeit, die Empfindlichkeit und die Wärmeentwickelung zu sehr vermehrt ist, wo dabei die Blutgefässe und die Fasern ausgedehnt und geschwächt, die Absonderungen zu reichlich sind, und wo ein wuchernder Bildungsprocess besteht. — Es dient daher:

a. bei schmerzhaften Entzündungen, welche durch mechanische Einwirkungen entstanden sind (z. B. bei Quetschungen und Quetschwunden, bei dem Durchliegen und Durchscheuern, bei Sattel- und Geschirrdrücken, Verbällungen, Verrenkungen und Knochenbrüchen). — Das Blei zeigt sich bei diesen Entzündungen um so wirksamer, je mehr sie einen oberflächlichen Sitz haben; es ist auch in der ersten Zeit, ehe sie den höchsten Grad erreichen, und dann wieder im Stadium der Abnahme am meisten nützlich[1]. — Dagegen ist das Mittel in der Regel schädlich: bei heftigen, hypersthenischen Entzündungen, bei schon eingetretener Eiterung oder bei deutlicher Neigung

[1] Manche Aerzte wollen die Wirkung des äusserlich angewendeten essigsauren Bleies bei diesen Zuständen in Abrede stellen, wenn die Haut mit unverletzter Epidermis versehen ist, — weil es dann wenig oder gar nicht in die Haut aufgenommen wird, — was jedoch gegen vielfache Erfahrung spricht.

dazu, — bei sogenannten metastatischen Entzündungen, bei asthenischen Entzündungen in Drüsen, und überall, wo aus Mangel an gehöriger arterieller Thätigkeit eine Neigung zu Verhärtungen besteht, und auch bei katarrhalischen, rheumatischen, typhösen und Anthraxentzündungen. Ebenso ist es fast immer schädlich bei Augenentzündungen, die mit Verdunkelungen oder mit Wunden und Geschwüren der Hornhaut verbunden sind; indem hier, meinen vielen Beobachtungen zufolge, bei dem Gebrauch der Bleimittel sehr oft die Verdunkelungen unauflöslich werden und die Wunden und Geschwüre weisse, undurchsichtige Narben zurücklassen (siehe Anmerkung S. 511).

b. Gegen Verbrennungen leistet das essigsaure Blei fast bei jedem Grade und in jeder Periode derselben gute Dienste, am meisten aber wenn die Entzündung in jauchende übergeht, und wenn die verbrannten Theile sich ablösen. Sind die Brandflächen sehr gross, so ist bei der Anwendung der Bleimittel, wegen der hier lebhafteren Resorption und hiernach eintretenden allgemeinen Wirkung, Bleikolik u. s. w. stets eine grosse Aufmerksamkeit auf das Befinden der Thiere nöthig.

c. Bei Geschwüren ist das essigsaure Blei ein vortreffliches Mittel, wenn sie lockere, schwammichte Granulation besitzen, viel jauchen, juckenden Schmerz erregen, übrigens aber im Grunde rein und zur Heilung geneigt sind. Unter entgegengesetzten Umständen, und da, wo die Geschwüre mit Callositäten verbunden, oder wo sie in Folge eines allgemeinen Krankheitszustandes (besonders als Krisis oder als Metastasis) entstanden, und wo sie veraltet, dem Körper zur Gewohnheit geworden sind, ist das Blei fast immer schädlich.

d. Bei Hautausschlägen ist das Blei wirksam, besonders wenn sie viel nässen und stark jucken, wie z. B. bei den sogenannten Hitzblattern und bei dem Schweif- und Mähnengrinde der Pferde und dergl.; — da es aber zu schnell die Absonderungen unterdrückt, so darf es immer nur mit Vorsicht gebraucht werden, namentlich bei kritisch und metastatisch entstandenen Ausschlägen, bei veralteter und sehr ausgebreiteter Räude und bei dergl. Flechten.

e. Bei starken und anhaltenden Schleimflüssen, bei zu starker Eiterung und bei anderen zu reichlichen Absonderungen ist das Blei ebenfalls von ausgezeichneter Wirksamkeit, verlangt aber auch bei der Anwendung die Berücksichtigung der Dauer des Uebels und der etwa vorhandenen, unter *c*) und *d*) angedeuteten pathologischen Verhältnisse.

§. 546.

Man benutzt zum äusserlichen Gebrauche sowohl den Bleiessig wie auch den Bleizucker auf mehrfache Weise, und zwar:

a. In Auflösungen mit Wasser (als sogenanntes **Bleiwasser**, *Aqua plumbi s. plumbica s. saturnina*); sie werden am besten mit destillirtem oder mit Flusswasser, und, nach dem Orte der Anwendung und dem Grade des Uebels, in verschiedener Concentration bereitet: z. B. bei Augenentzündungen aus 0,12—0,50 Bleiessig oder 0,06—0,12 Bleizucker mit 30,0 Wasser, — bei Schleimflüssen, bei Verbrennungen, Geschwüren, Hautausschlägen und dergleichen mit Verletzung der Haut verbundenen Krankheiten, aus $^1/_2$ bis 1 Grm. Bleiessig oder 0,12—0,25 Bleizucker auf 30,0 Wasser, — und zur Anwendung auf die unverletzte Oberhaut kann diese Auflösung von doppelter

Stärke sein. — Das in der Preuss. Pharmacopöe vorgeschriebene Bleiwasser besteht aus 1 Theil Bleiessig und 48 Theilen destillirtem Wasser. Wenn bei Entzündungen, Quetschungen u. s. w. Neigung zu einem torpiden Character oder zu Verhärtungen eintritt, so nimmt man statt des blossen Wassers weit besser ein Infusum von gelind aromatischen Pflanzen, z. B. von Flieder- oder von Kamillenblumen, oder man setzt dem einfachen Bleiwasser etwas Weingeist (auf 20—24 Theile 1—2 Theile) zu. Die letztere Zusammensetzung bildet das sogenannte „Goulard'sche Bleiwasser, *Aqua Goulardi s. vegeto-mineralis Goulardi*". — Bei chronischen, mit heftigem Schmerz und mit reichlicher Schleimabsonderung begleiteten Augenentzündungen hat sich die Verbindung des Bleiwassers mit Opiumtinctur (20—30 Tropfen der letztern auf 30,0 des ersten), so wie bei schmerzhaften acuten Augenentzündungen die Verbindung des essigsauren Bleies mit schleimigen Mitteln, besonders mit Quittenschleim sehr heilsam gezeigt (§. 89).

b. In Linimenten und Salben. In dieser Form wendet man gewöhnlich nur den Bleiessig an, und zwar bei schmerzhaften Entzündungen der Haut, oder wo letztere theilweise zerstört ist, wie bei Anätzungen, Verbrennungen, Sattel- und Geschirrdrücken und dergleichen. — Die einfachste Zusammensetzung besteht aus 1 Theil Bleiessig und 4—8 Theilen Fett oder eines fetten Oels, z. B. Baumöl, Mohn- oder Rüböl; mehr gebräuchlich ist aber das sogenannte Bleicerat oder die Bleisalbe (*Ceratum Saturni, Unguentum Plumbi s. saturninum*), die durch Zusammenschmelzen von weissem Wachs 8 Theilen, Schweineschmalz 28 Theilen und Hinzurühren von 3 Theilen Bleiessig bereitet wird. Es ist jedoch zu bemerken, dass alle Bleisalben, besonders wenn sie weisses Wachs enthalten, schnell ranzig und stinkend werden. Man setzt deshalb besser etwas reines Talg zu dem Fett. Die Salbe lässt sich dicker auf die leidenden Theile aufstreichen als eine blos mit Fett bereitete. Sie mindert Reizungen und Entzündungen. — Bei alten Geschwüren, die heftig schmerzen, viel jauchen und oft an den geheilten Stellen wieder aufbrechen, ohne dass Caries oder fremde Körper dies verursachen, hat sich eine Salbe aus 1 Theil Bleizucker mit 16 Theilen Grünspan-Sauerhonig, täglich einmal angewendet, in vielen Fällen sehr nützlich gezeigt. (*Plumbum acetic. crud.* 30 Grm. 1 Sgr., 1/2 Pfund 4 Sgr. 6 Pfg.; *Plumbum acetic. depurat.* 30 Grm. 2 Sgr.; *Aqua plumbi* 30 Grm. 3 Pfg.; *Ung. Plumbi* 30 Grm. 3 Sgr. 8 Pfg.)

Anmerkung 1. Das sogenannte Bleiextract (*Extractum saturni*) ist ein durch Abdampfen mehr dickflüssig und concentrirt gewordener Bleiessig, der in halb so starken Gaben wie der gewöhnliche Bleiessig benutzt werden kann, jetzt aber gewöhnlich durch den letztern ersetzt wird.

Anmerkung 2. Die Bleiglätte, Silberglätte, Goldglätte (*Oxydum plumbicum semifusum, Lithargyrum, Plumbum oxydatum subfuscum, Deutoxydum Plumbi*), aus fast 93 Theilen Blei und 7 Theilen Sauerstoff bestehend, in Säuren, aber nicht im Wasser auflöslich, wirkt ähnlich, aber schwächer, wie das essigsaure Blei[1]. Sie wird innerlich gar nicht, und äusserlich nur von wenigen Thierärzten als ein zusammenziehendes, austrocknendes Mittel bei Gallen, Quetschungen, Sehnenklapp, Ausdehnungen und dergleichen örtlichen Leiden benutzt. Die Anwendung geschieht am zweckmässigsten in

---

[1] Grognier sah von 24 Grm. bei einem Hunde alle Symptome der sogenannten Bleikolik, und nach einer stärkern Gabe den Tod erfolgen. Gohier, Mém. et observat. Tome I. p. 410.

Verbindung mit Fett oder mit Honig als Salbe, oder mit Essig zum dünnen Brei gemacht. Am meisten dient sie zur Bereitung des essigsauren Bleies, durch welches sie auch völlig zu ersetzen ist[1]. (30,0 1 Sgr. 8 Pfg.)

Anmerkung 3. Das Bleiweiss, kohlensaures Blei, kohlensaures Bleioxyd (*Cerussa, Plumbum carbonicum, Subcarbonas Plumbi, Oxydum Plumbi album*), aus circa 85 Theilen Bleioxyd und 15 Theilen Kohlensäure gebildet, wirkt ebenfalls dem essigsauren Blei ähnlich, aber schwächer, und dient nur äusserlich als austrocknendes Mittel bei Geschwüren, bei nässenden Excoriationen, bei Wunden, die im Vernarben begriffen sind, und zuweilen auch bei Verbrennungen, — wo jedoch der Bleiessig vorzüglicher ist. Man wendet es theils als Pulver zum Einstreuen (z. B. bei Geschwüren im äussern Gehörgange der Hunde), theils als Salbe an. In ersterer Form wird es mehrentheils mit dem Pulver von Kohle, Mehl, von Kamillenblumen, Eichenrinde und dergl. in einem dem Krankheitszustande entsprechenden Verhältnisse versetzt, und ebenso wird es in der Salbenform bald mit mehr, bald mit weniger Fett verbunden. Nach der Preuss. Pharmacopöe besteht die einfache Bleiweisssalbe (*Unguentum Cerussae s. Ung. album simplex*) jetzt aus 2 Theilen Schweineschmalz und 1 Theil fein zerriebenem Bleiweiss, durch Reiben zusammengemengt (früher aus 2 Theilen Bleiweiss, ebenso viel Schweinefett, und 1 Theil Hammeltalg), und wenn zu 1 Pfund dieser Salbe 15,0 Kampher gesetzt wird, so stellt sie die kampherhaltige Bleiweisssalbe (*Ung. Cerussae camphoratum s. Ung. alb. camphoratum*) (o) dar. Die letztere begünstigt weniger die Neigung zu Verhärtungen als die erstere. (*Cerussa* 30,0 2 Sgr.; *Ung. Cerussae* 30,0 2 Sgr. 4 Pfg.)

C. Braunstein, Mangan, *Manganium.*

3) Graubraunsteinerz, Braunsteinüberoxyd, *Manganum oxydatum s. hyperoxydatum nativum, Manganum hyperoxydatum, Oxydum Mangani nigrum, Oxydum Manganesiae nigrum nativum, Hyper s. Superoxydum manganicum.*

§. 547.

Das Manganmetall (Mn,344,68) kommt in der Natur meist im oxydirten Zustande vor, und zwar: als Manganoxydul, Manganoxyd, Mangansuperoxyd, Mangansäure und Uebermangansäure. Von diesen verschiedenen Verbindungsstufen des Mangan mit dem Sauerstoff ist der Braunstein, das Mangansuperoxyd (MnO_2) die häufigste. Dasselbe findet sich in mehrerlei Vererzungen, hauptsächlich aber in dem Polianit und in dem Pyrolusit. Der erstere krystallisirt in kurzen, rhombischen, oft vertical gestreiften Säulen, oder in derb stengeligem, oder blätterigem, oder in körnigem Gefüge; er ist hell stahlgrau, undurchsichtig und macht auf weissem Papier einen grauschwarzen Strich. — Der Pyrolusit (Glasseife, Weichmanganerz) ist dunkelstahlgrau bis eisenschwarz, in verschiedener Krystallform, macht einen schwarzen Strich. — Guter Braunstein soll wenigstens 60 Procent Manganhyperoxyd enthalten, — was durch chemische Prüfung leicht nachweisbar ist und der Zusammensetzung aus 36,64 Procent Sauerstoff und

[1] Die Bleiglätte dient auch zur Bereitung einer schwarzen Farbe, die zum Färben widriger Abzeichen sehr gut benutzt werden kann. Man nimmt hierzu fein pulverisirte Bleiglätte 1 Pfund, Aetzkalk 1/2 Pfund (pond. civ.), mengt beide Substanzen mit Wasser zum Brei und setzt diesem 4 Unzen Stärkemehl und 2 Unzen fein pulverisirte Holzkohle zu. Die Masse wird getrocknet und pulverisirt. Beim Gebrauche rührt man einen Theil des Pulvers mit Wasser zur Consistenz eines dünnen Liniments zusammen, und streicht dies reichlich auf und zwischen die Haare, nachdem dieselben vorher durch Waschen mit Kleienwasser von Fett möglichst befreit sind. Ueber die Stelle bindet man ein Tuch. Nach dem Trocknen (5—6 Stunden) wird die Masse wieder abgerieben.

63,36 Procent Mangan entspricht, welche locker mit einander verbunden sind, so dass ersterer bei der Einwirkung der Glühhitze und der stärkern Säuren zum Theil entweicht, und daher bei der Wirkung des Mittels gewiss von grosser Bedeutung ist. Ebenso bei der Chlorbildung aus Mangan und Salzsäure oder Kochsalz und Schwefelsäure. In Wasser und in Weingeist ist er unlöslich, bildet aber mit ersterem zwei Hydrate. In Säuren kann er sich auflösen, indem er die Hälfte seines Sauerstoffes abgiebt.

Der Braunstein wirkt innerlich und äusserlich im Allgemeinen als ein reizendes, umänderndes und zugleich stärkendes, tonisches Mittel, jedoch mit besonderer Richtung auf die Verdauungs- und Assimilationsorgane, auf die Lymphdrüsen, Lymphgefässe und die Haut. Durch seine innerliche Anwendung bei Thieren, die an Trägheit im Vegetationsprocesse leiden, wird der Appetit vermehrt, die Verdauung gebessert, der abgesetzte Koth fester und dunkler, die Schleimhaut im Maule und in der Nase, so wie die Bindehaut der Augen lebhafter geröthet, und die Se- und Excretionen gehen regelmässiger von statten. — In Geschwüren wird die abgesonderte Jauche der Qualität nach gebessert, der Quantität nach vermindert, die Granulation lebhafter und reiner, und die Vernarbung erfolgt schneller.

Das Braunsteinüberoxyd ist von Pessina und Rysz innerlich gegen bösartige Druse, gegen den durch Ansteckung entstandenen Rotz und gegen den Hautwurm mit dem besten Erfolge angewendet worden, und Rysz will auch bei einem Pferde die Anlage (?) zum Koller durch den länger fortgesetzten Gebrauch dieses Mittels gänzlich gehoben haben[1]. Bei veralteter Druse und bei dem Wurm sah ich ebenfalls gute Wirkung von ihm. — Die Gabe ist für Pferde 15,0—30,0, für Hunde 2,0—8,0, täglich zwei- bis dreimal, in Verbindung mit bitteren und aromatischen Mitteln. — Bei dem Rindvieh, den Schafen und Schweinen ist die Wirksamkeit und die passende Gabe vom Braunstein nocht nicht ermittelt.

Aeusserlich haben Grille, Morelot und Rysz (a. a. O.) das Braunsteinüberoxyd gegen die Räude der Pferde, der Schafe und Hunde mit gutem Erfolge angewendet, und der Letztere lobt es als das wirksamste Mittel gegen die trockene, sehr veraltete Mauke, gegen trockene Fussflechten bei allen Thieren, gegen das Teigmaul der Kälber und Lämmer und gegen den Maul- und Ohrengrind, der sich oft über den ganzen Kopf verbreitet, die Thiere am Fressen hindert, und beim Weidevieh nach anhaltendem Regen und nach nassen Herbst- und Winterweiden (?) entsteht.

Die Anwendung bei diesen Hautkrankheiten geschieht in Salben, welche man aus 2—3 Theilen recht fein pulverisirten Braunsteins mit 8 Theilen Schweinefett bereiten und auf die kranken Stellen täglich, oder jeden 2ten Tag einmal gelind einreiben lässt. — Bei grossen, schlaffen Geschwürflächen kann das Mittel auch als Pulver eingestreut werden.

Wegen seiner grossen Wohlfeilheit und seiner nicht geringen Wirksamkeit verdient der Braunstein in der Thierarzneikunde häufiger angewendet zu werden als bisher. Seine Benutzung zur Erzeugung des Chlors und der Chlorräucherungen ist S. 385 angegeben. — Die von ihm gebildeten Präparate, namentlich das schwefelsaure und das salz- (chlor-) saure

---

[1] Rysz, Arzneimittellehre. S. 38.

Braunsteinoxydul sind nicht gebräuchlich. (30 Grm. 1 Sgr., 250 Grm. 6 Sgr. in Apotheken.)

Anmerkung. In neuerer Zeit hat man das übermangansaure Kali (*Kali hypermanganicum — crudum* und *depuratum*, — dunkel oder schwarz purpurrothe, in 16 Theilen Wassers lösliche Krystalle) als eins der wirksamsten Desinfectionsmittel in Anwendung gebracht. Kleine Mengen desselben färben eine grosse Menge Wassers blauroth; 1 Theil in 5000 Theilen Wassers tödtet die in diesem befindlichen Infusorien binnen einer Minute, und fast ebenso schnell benimmt es unreinen, faulenden Substanzen, auch putriden Wunden und Geschwüren den stinkenden Geruch: es reinigt die torpiden eiternden, jauchenden Flächen und regt in ihnen den Heilprocess sehr an. Man benutzt es daher als Heilmittel bei dem Maul- und Klauenweh, bei Geschwüren mit putridem Character, bei Krebs, Strahlkrebs, geöffneten Anthraxbeulen und dergl., in Auflösungen von 1 Theil zu 20—100 Theilen reinen Wassers, womit die kranken Theile täglich ein- bis dreimal befeuchtet werden. Zum Desinficiren nimmt man 5—10 Theile zu 100 Theilen Wassers und bestreicht oder begiesst die Gegenstände damit. Die Wirkung beschränkt sich nur auf die Aussenfläche und erfolgt dadurch, dass das Mittel durch Berührung mit anderen Substanzen sehr schnell zersetzt wird, einen grossen Theil seines Sauerstoffes an dieselben abgiebt und sie oxydirt. Deshalb ist auch der Zusatz von anderen Mitteln zu der Auflösung ganz unpassend. — Das rohe Salz ist weniger wirksam und muss in doppelten Mengen angewendet werden.

(Preis in Droguerien: 1 Pfd. *Kali hypermang. purum* 42 Sgr. — *crudum* 9 Sgr.)

D. Chrom, *Chromium, Cr.*

4) Chromsäure und chromsaures Kali.

§. 548.

Das Chrommetall erzeugt mit dem Sauerstoff ausser 2 medicinisch nicht gebräuchlichen Oxyden auch eine Säure, und die letztere bildet mit dem Kali ein neutrales und ein saures Salz.

a. Die Chromsäure (*Acidum chromicum*, CrO_3) krystallisirt in sehr feinen carmoisin- oder scharlachrothen Nadeln, die an der Luft zerfliessen, sich in Wasser (auch in Weingeist) leicht auflösen, das Wasser dunkelbraun, die Haut gelb färben. Die Säure ist geruchlos, schmeckt scharf sauer, zersetzt und zerstört ähnlich wie die concentrirten Mineralsäuren viele organische und unorganische Substanzen und wird hierbei selbst zersetzt, indem dieselben ihr Sauerstoff entziehen und sie in Oxyd umwandeln. Die Chromsäure ist ein sehr heftiges Aetzmittel, welches ich mit gutem Erfolge gegen Krebs, Strahlkrebs, Beinfrass, Warzen und dergl. Zustände gebraucht habe. Sie erzeugt schnell einen trocknen Schorf, fast wie das Glüheisen, und in sehr verdünnter Auflösung trocknet sie feuchte Flächen schneller als jedes andere Mittel.

Als Aetzmittel benutzt man Auflösungen von 1 Theil Chromsäure auf 4—10 Theile Wasser, als austrocknendes Mittel 1 Th. zu 20—30 Th. Wasser.

b. Das neutrale oder einfach chromsaure Kali (*Kali chromicum neutr.*, KO,CrO_3) besteht in schönen citrongelben Prismen, ist ohne Geruch, schmeckt bitter, löst sich leicht in 2 Theilen Wasser, wirkt in concentrirter Lösung fast ebenso ätzend wie Chromsäure.

c. Das zweifach chroms. Kali (*Kali bichromicum*, $KO,2CrO_3$) hat vierseitige Prismen und Tafeln von tief gelbrother Farbe, ist in 10 Theilen Wasser löslich, übrigens wie b.

Beide Salze bewirken, innerlich concentrirt gegeben, Magen- und Darmentzündung, 15—30 Grm. führen bei Pferden gewöhnlich den Tod herbei, unter grosser Beschleunigung des Pulses, aber nicht vermehrtem Athmen. Sie stehen in der Heftigkeit ihrer Wirkung zwischen Arsenik und Aetzsublimat und werden innerlich nicht benutzt. Aeusserlich hat Schmid das einfache chromsaure Kali gegen Gallen, Ueberbeine, Schale, Sehnenfehler, Widerristschäden und dergl. empfohlen, in Salben: 1 Th. zu 8—16 Th. Fett oder Merkurialsalbe. In dem Verhältniss von 1 zu 8 wirkt die Salbe auf die Haut ätzend, so dass sie in dicken Schorfen abstirbt; 1 Th. zu 16—30 Th. Fett wirkt sie wie eine scharfe Cantharidensalbe, dieselbe ist wohlfeiler als die letztere und kann diese in vielen Fällen ersetzen. — Das *Kali bichromicum* kann ebenso angewendet werden, es wirkt aber etwas stärker[1].

E. Eisen, *Ferrum, Mars.*

§. 549.

Das Eisen vermittelt seine Wirkungen im Thierkörper auf dieselbe Weise, wie die Metalle überhaupt, indem es an den Stellen, mit denen es in Berührung kommt, mit den organischen Stoffen chemische Verbindungen eingeht, die bald mehr bald weniger löslich sind, und die hiernach auch mehr oder weniger die Resorption des Mittels begünstigen. Das metallische Eisen wird z. B. im Magen durch die freie Säure des Magensaftes in milchsaures Eisenoxydul umgeändert, und dieses verbindet sich weiter mit derselben Säure zu einem Oxydulsalze. Auch das eingegebene Eisenoxydul wird im Magen durch Verbindung mit der Milchsäure des Magensaftes zu einem milchsauren Eisenoxydulsalze, und dieses, sowie alle andere Eisenoxydulsalze werden im Magen und Darmkanal in Eisenoxydsalze umgeändert. Ebenso verbindet sich das Eisenoxyd im Magen mit der hier vorhandenen freien Milchsäure zu milchsaurem Eisenoxyd, und dieses geht, wie jedes andere Eisenoxydsalz, mit den proteïnhaltigen Bestandtheilen des Magensaftes Verbindungen ein, welche bei einem Ueberschuss von Säure sich wieder auflösen und sich dann zur Aufsaugung eignen. Ist die Quantität eines Eisensalzes grösser, als dass sich dasselbe mit dem Mageninhalt sättigen könnte, so verbindet es sich mit den Bestandtheilen der Häute des Magens und Darmkanals, und bewirkt dadurch Anätzung der Schleimhaut. Das so umgewandelte Eisen geht in das Blut (in welchem es ein natürlicher Bestandtheil ist) über, und wird aus demselben durch die Nieren zum Theil wieder ausgeschieden. Seine Wirkungen im Allgemeinen characterisiren sich dadurch, dass alle Eisenmittel in mässiger Gabe die Contraction an der Stelle der Einwirkung und im ganzen Körper vermehren, die Verdauung und die Assimilation bessern und die Blutmischung so umändern, dass das Blut eine mehr hervortretende plastische und arterielle Beschaffenheit erhält und die Temperatur des Körpers erhöht wird. Der im Magen und Darmkanal mit den Futterstoffen in Verbindung getretene Theil des angewendeten Eisens giebt diesen Stoffen und dem Koth, namentlich bei Pflanzenfressern, eine schwarze Farbe, welche wahrscheinlich durch Verbindung des Metalls mit

---

[1] Schmid, über die Anwendung des chroms. Kali. Repertor. d. Thierheilkunde von Hering. XIV. (1853) S. 285.
Journ. de méd. vétér. de Lyon 1852. p. 449, — 1854. p. 44, — 1865. p. 172.

Gallussäure entsteht und darauf hindeutet, dass auch auf diesem Wege ein Theil desselben wieder aus dem Körper entfernt wird.

Zu grosse Gaben der Eisenmittel und zu lange Fortsetzung derselben erzeugen örtlich im Magen und Darmkanal heftige Reizung bis zur Entzündung, starke Zusammenschrumpfung und Verdichtung der betroffenen Gebilde, Congestionen und zu grosse Plasticität der Säfte.

Diese ganz im Allgemeinen angedeuteten Wirkungen finden sich bei den sämmtlichen Eisenpräparaten, obwohl nicht in gleichem Grade. Es sind hier folgende fünf Abtheilungen zu unterscheiden[1]:

1. Metallisches Eisen, die Oxyde des Eisens und diejenigen Salze desselben, welche eine schwächere Säure enthalten, wirken vorzüglich durch Beförderung der Verdauung und Umänderung des Blutes; sie vermehren nur im geringen Grade die Contraction.

2. Die Eisensalze mit stärkeren Säuren, besonders das schwefelsaure und das anderthalb-chlorwasserstoffsaure Eisenoxydul, wirken am stärksten contrahirend.

3. Auflösungen der Eisensalze in alkoholischen oder ätherischen Flüssigkeiten (Eisentincturen) haben die Wirkung dieser Eisenpräparate, erregen aber zugleich flüchtig nach der Art des Alkohols und des Aethers.

4. Die Wirkung der Doppelsalze, welche aus einem Eisensalze und aus Salmiak oder weinsteinsaurem Kali bestehen, ist zusammengesetzt aus der Wirkung des Eisens und dieser Salze; — und

5. Die Verbindungen des Eisens mit Schwefel wirken wie Eisenoxyd, wie Schwefel- und Hydrothionsäure.

Von den ausserordentlich zahlreichen Eisenmitteln sind thierärztlich nur folgende bemerkenswerth.

5) Eisenfeile, pulverisirtes metallisches Eisen, *Limatura Martis praeparata, Ferrum purum limatum, Ferrum pulveratum, Alcohol Martis.* (o)

§. 550.

Das durch Feilen und Zerreiben in eisernen Mörsern möglichst fein zertheilte metallische Eisen, — ein grauschwarzes, schweres Pulver, geruch- und geschmacklos, in verdünnten Säuren löslich mit Entwickelung von Wasserstoff.

Das Eisen im metallischen Zustande besitzt keine bemerkbare Arzneikraft; es wird aber durch die Einwirkung der Luft, des Wassers, der Säuren und durch Hitze sehr leicht in verschiedenem Grade oxydirt, und dadurch zu einem sehr wirksamen Arzneimittel. Dies geschieht besonders auch bei der innerlichen Anwendung des gefeilten oder pulverisirten Eisens, da in den sauren Säften des Magens und Darmkanals, die Erfordernisse zur Oxydation reichlich vorhanden sind. Dass die letztere wirklich Statt findet, ergiebt sich ausser den weiteren Wirkungen, die das Mittel auf den ganzen Organismus äussert, zum Theil aus der schwarzen Färbung, welche der Koth annimmt, wenn die Eisenfeile durch einige Zeit innerlich angewendet worden ist; ob-

[1] Mitscherlich, Lehrbuch der Arzneimittellehre. 1. Bd. 2. Abth. S. 306, und Zeitung des Vereins für Heilkunde in Preussen. 1846. Nr. 21.

gleich diese Färbung nicht allein von der Oxydation des Eisens, sondern ebenso viel von der Verbindung desselben mit der in den Nahrungsmitteln im Darmkanal oft enthaltenen Gerbsäure abhängig ist; denn die Färbung entsteht bei den Pflanzenfressern stets viel eher und stärker als bei den Fleischfressern. Die Wirkungen von mässigen Gaben der Eisenfeile zeigen sich gewöhnlich erst nach längerem Gebrauche und geben sich (vorzüglich bei Thieren, die an Atonie leiden) durch lebhaftere Röthung der sichtbaren Schleimhäute (bei Schafen auch durch lebhaftere Röthung der Haut), durch höhere Temperatur des ganzen Körpers, durch munteren Blick, grössere Energie in allen Verrichtungen, besonders durch kräftigeren, volleren Puls, durch hellere Röthung und grössere Gerinnbarkeit des aus der Ader gelassenen Blutes [1], durch gut verdauten aber härteren und (wie bereits angegeben) schwarz gefärbten Darmkoth, und durch Verminderung oder gänzliche Beseitigung aller unregelmässigen, zu reichlichen Absonderungen zu erkennen. — Bei vollblütigen, sehr reizbaren, zu Entzündungen neigenden, oder mit Entzündungskrankheiten behafteten Thieren entstehen von dem Eisen leicht Congestionen, Verstopfung des Leibes, Verschlimmerung aller Krankheitszufälle, — und bei sehr geschwächten Verdauungseingeweiden zeigt sich grosse Belästigung in denselben.

§. 551.

Diesen Wirkungen zufolge ist das Eisen ein eigenthümlich tonisches und erregendes Mittel, durch welches die Contractilität und die Irritabilität, vorzüglich aber die arterielle Thätigkeit des Blutgefässsystems in der Energie der Bewegung vermehrt wird, und welches daher bei solchen Krankheitszuständen passend ist, die wesentlich in arterieller Atonie begründet sind, wo der Puls zu klein, weich, häufig aber regelmässig, die Schleimhäute und die Haut blass gefärbt, die Wärme, die Kraft der Muskeln gering, die Ab- und Aussonderungen wohl vorhanden, oft aber zu reichlich sind. — Unter diesen Umständen ist Eisen z. B. bei Dummkoller, wenn er nicht in zu hohem Grade besteht und wenn die Thiere noch gute Fresslust zeigen, — bei Verschleimung und bei veraltetem oder aus Schwäche und Erschlaffung immer wiederkehrendem Katarrh, — bei Scrophulosis, — bei und nach Wassersuchten, die aus Schwäche des Gefässsystems entstanden sind oder durch diese Ursache fortbestehen, — daher auch bei und nach der Bleichsucht (Fäule) der Wiederkäuer, — bei öfters wiederkehrenden wässerigen Anschwellungen der Füsse und unter dem Leibe, — bei grosser Schwäche nach überstandenen Krankheiten, oder bei Zuchthengsten und Zuchtböcken nach grosser Erschöpfung durch zu vieles Begatten, und bei anderen ähnlichen Krankheiten mit Nutzen zu gebrauchen.

Dagegen ist das Eisen und seine Präparate zu vermeiden bei Orgasmus, Congestion, Vollblütigkeit, sthenischer Entzündung, etc. (§. 550).

---

[1] Das Eisen findet sich im Blute fast aller Thiere und scheint ein nothwendiger Bestandtheil desselben zu sein. Bei seinem Gebrauch vermehrt sich die Menge der rothen Blutkörperchen und es scheint dadurch die reichlichere Aufnahme von Sauerstoff beim Athmen (die Oxydation) und hierdurch die Röthung des Blutes wesentlich gefördert zu werden; aber es ist nicht, wie man früher annahm, die alleinige und unmittelbare Ursache der rothen Farbe desselben.

§. 552.

Die Gabe von der Eisenfeile ist für Pferde und Rindvieh 8—15 Grm., für Schafe und Schweine 1—$1^1/_2$ Grm. und für Hunde 30 Centigrm. bis 2 Grm., täglich ein- bis zweimal. Die Anwendung geschieht in Latwergen und Pillen, in Verbindung mit bitteren und aromatischen Mitteln, mit ätherischem Oel, Kampher, mit Schwefel, Spiessglanz, Kochsalz, Glaubersalz (in kleinen Gaben), aber nicht mit Arsenik oder Quecksilberpräparaten, weil dieselben in ihrer Wirkung denen des Eisens ganz entgegenstehen. Durch die Verbindung mit adstringirenden Mitteln wird die Wirksamkeit des Eisens etwas gemindert, aber durch Kohle, kohlensauren Kalk und Magnesia wird sie fast ganz aufgehoben. (In Droguerien 1 Pfund $8^1/_2$ Sgr., in Apotheken 5,0 = 5 Pfg.)

Anmerkung. 1) Das Eisenoxydul, schwarze Eisenoxyd, oder der Eisenmohr (*Ferrum oxydulatum nigrum*, *Aethiops martialis*) (o) ist in seinen Wirkungen der Eisenfeile fast ganz gleich zu stellen. Es macht den grössten Theil des Hammerschlages aus, und letzterer kann daher, wenn er frei von fremdartigen Bestandtheilen und fein pulverisirt ist, ganz wie die Eisenfeile und wohlfeiler als diese benutzt werden. (Drogueriepreis 1 Pfd. 2 Sgr.) — 2) Das braune Eisenoxyd, Eisenoxydhydrat, kohlensaures Eisenoxyd, eröffnender Eisensafran (*Ferrum hydricum*, *Ferrum oxydatum fuscum*. *Oxydum ferricum cum Aqua*, *Ferrum carbonicum*, *Crocus Martis aperitivus*, *Oxydum ferroso-ferricum*). Es ist in den Apotheken auch in flüssiger Form vorhanden als *Ferrum hydricum in Aqua*, oder *Liquor Ferri oxydati hydrati*. In der Menschenheilkunde ist dieses Präparat viel benutzt. Es wirkt schwach adstringirend und übrigens im Wesentlichen wie das metallische Eisen. Berthold und Bunsen[1] haben es als das wirksamste Gegengift gegen Arsenik empfohlen, indem sie von der Idee ausgingen, dass sich das Mittel mit dem Gift im Magen zu arseniksaurem Eisenoxyd, welches im Wasser ganz unlöslich und somit auch unwirksam ist, verbindet. Die von Lassaigne, von Bouley, von Specz, von mir selbst u. A. angestellten Versuche haben diese Wirkung bestätigt, wenn das Mittel früh genug und in erforderlicher Menge angewendet wurde. Die Gabe muss zehn- bis zwanzigfach stärker sein als die Quantität des Arseniks. Das Mittel an sich ist auch in grossen Gaben nicht nachtheilig, und man kann Pferden und Rindern sehr gut 60—90 Grm., Hunden 6—30 Grm. auf einmal geben. Die Anwendung geschieht in recht warmem Wasser (12—15 Theile zu 1Theil des Mittels), und nach $^1/_2$ Stunde wiederholt. (Das trockene Präparat 5 Grm. 1 Sgr., das flüssige 30,0 4 Sgr.) — 3) Das essigsaure Eisenoxyd (*Ferr. acetic. solutum s. F. hydrico-aceticum in Aqua*, *Liquor ferri acetici*) ist nach Duflos (Buchner's Repertor. 1839) als Gegengift bei Arsenikvergiftungen dem *Ferr. hydricum* vorzuziehen, besonders wenn man nicht weiss, mit welchem Präparat die Vergiftung geschehen ist. Denn das *Ferrum hydricum* wirkt blos bei freier Arsen- oder bei arseniger Säure, aber nicht wenn die Fowler'sche Solution angewendet war. Man gebraucht das Präparat am besten in Form des Liquors, den man bereitet aus 1 Theil Eisenoxydhydrat mit 3 Theilen Essigsäure und 12—15 Theilen Wasser. Je mehr verdünnt angewendet, um desto besser wirkt das Mittel. (5 Grm. 10 Pfg.) — Das rothe Eisenoxyd (*Ferr. oxydat. rubrum s. Oxydum ferricum*); das äpfelsaure Eisenextract (*Extract. Ferri pomatum*); das phosphorsaure Eisenoxydul und Eisenoxyd (*Ferr. phosphoricum oxydatum et oxydulatum*); das blausaure Eisen, Eisencyanürcyanid, Berlinerblau (*Ferr. hydrocyanicum s. borussicum*) und das Jodeisen, Eisenjodür, hydriodsaures Eisenoxydul (*Ferr. iodatum s. hydroiodicum oxydulatum*) erscheinen in ihren Wirkungen ähnlich mild wie das reine Eisen, sind jedoch nicht genügend in der Thierheilkunde geprüft und bisher nur wenig gebraucht worden. Bei Versuchen können ähnliche Gaben wie von dem reinen Eisen benutzt werden. Von dem Jodeisen schreibt Morton für Pferde bei chronischem Nasenausfluss 4—8 Grm. vor. (4 Grm. 1 Sgr.) — 4) Das sogenannte Löschwasser, welches von Vielen für ein sehr wirksames, stärkendes und gelind zusammenziehendes Mittel gehalten, und innerlich gegen Durchfall, Harnruhr

[1] Eisenoxydhydrat, das Gegengift des weissen Arseniks. Von R. W. Bunsen und A. A. Berthold. 2. Aufl. Götting. 1837.

u. a. mit übermässiger Ab- und Aussonderung verbundene Krankheiten, äusserlich aber gegen Piephacken, Ausdehnung der Sehnen und dergl. Fehler empfohlen ist, soll ebenfalls Eisen im oxydulirten Zustande enthalten; nach unseren wiederholten und genauen Untersuchungen mit den besten Reagentien, fand sich jedoch in dem recht gut bereiteten Löschwasser nicht die geringste Spur von Eisen, und man muss daher die bei seinem Gebrauch wahrgenommenen Wirkungen dem blossen Wasser zuschreiben.

6) Schwefeleisen, Stahlschwefel, *Ferrum sulphuratum, Sulphur chalybeatum.* (o)

§. 553.

Verbindungen des Eisens mit dem Schwefel in verschiedenen Verhältnissen kommen in der Natur vor; das als Arzneimittel gebräuchliche Schwefeleisen (FeS) wird aber durch Zusammenschmelzen der beiden Mineralien gebildet, und enthält gegen 62,77 Theile Eisen und 37,23 Theile Schwefel.

Die Wirkungen dieses Mittels sind grösstentheils dieselben, welche von dem gefeilten Eisen (§. 550) entstehen, zum Theil aber stimmen sie auch mit denen des Schwefels überein. In wie weit das Schwefelwasserstoffgas (§. 482 Anmerk.), welches bei der innerlichen Anwendung des Stahlschwefels, durch die Einwirkung des sauren Magensaftes und anderer Feuchtigkeiten auf ihn, sich jederzeit entwickelt, Abweichungen von diesen Wirkungen bedingt, — ist noch nicht gehörig erforscht. — Von der Eisenfeile scheint sich der Stahlschwefel in der Wirksamkeit vorzüglich dadurch zu unterscheiden, dass er selbst bei grosser Schwäche der Verdauungseingeweide ziemlich gut ertragen wird, — dass seine Wirkungen schneller eintreten, und dass sie mehr auf die Verstärkung der Thätigkeit in den ab- und aussondernden Organen, und auch auf die der Lymphgefässe mehr gerichtet sind, als die der Eisenfeile.

Hieraus ergeben sich die Anzeigen zur Anwendung des Stahlschwefels, welche übrigens mit denen, die für die Eisenfeile aufgestellt worden sind, in der Hauptsache übereinstimmen. Der erstere ist jedoch, seinen eben angedeuteten Eigenthümlichkeiten zufolge, bei gastrischen Krankheiten mit grosser Schwäche und mit vieler Säure im Magen, bei veralteten Hautkrankheiten, bei dergleichen Druse, bei Wassersuchten und bei der Fäule zweckmässiger als die Eisenfeile. Pessina gab ihn mit Nutzen bei Faul- und Nervenfiebern, bei Durchfällen und bei Würmern, — Waldinger auch bei dem Hautwurm. Die Gabe ist für die grossen Thiere 1—2 Drachmen (4,0—8,0), für Schafe 1—2 Scrupel (1,25—2,5), für Hunde 2—12 Gran (0,12—0,72), täglich zweimal. Die Anwendung geschieht in Pillen oder Latwergen, mit bitteren oder aromatischen Mitteln, mit Terpenthinöl, auch mit Kampher versetzt; Säuren, saure Salze, adstringirende und Bleimittel vertragen sich mit ihm nicht. (Drogueriepreis: 1 Pfd. 4 Sgr.)

7) Schwefelsaures Eisenoxydul, Eisenvitriol, grüner Vitriol, Kupferwasser, *Ferrum sulphuricum oxydulatum s. crystallisatum, Sulphas oxyduli Ferri, Sulphas ferrosus cum Aqua, Vitriolum Martis s. V. viride*, FeO,SO_3+7HO.

§. 554.

Dieses Eisensalz wird im rohen Zustande *(Ferr. sulphuric. crud. s. venale)* im Grossen auf den Vitriolhütten oder auch in chemischen Fabriken gewonnen, und zwar in den ersteren aus dem gerösteten Schwefelkies durch langsam an der Luft und mit Hilfe von Feuchtigkeit fortschreitende Oxydulation des Eisens, Auslaugen und Krystallisiren; oder — in den Fabriken durch Auflösen von altem Brucheisen in Schwefelsäure, Abdampfen und Krystallisiren. Der aus dem Schwefelkies erhaltene Vitriol ist stets mit Kupfer- oder Zinkvitriol verunreinigt, deshalb zum innern medicinischen Gebrauch nicht geeignet, und die Pharmacopöe schreibt daher die Bereitung des reinen Eisenvitriols *(Ferr. sulphuric. purum)* aus reinem Eisen und Schwefelsäure vor. Der reine Eisenvitriol besteht aus 25 Theilen Eisen, 29 Theilen Schwefelsäure und 46 Theilen Wasser, bildet grünlich-blaue, durchscheinende, schief rhomboidische Krystalle, oder ein fast weisses, hell blau-grünliches Mehl; sein Geschmack ist zusammenziehend, tintenartig; bei mittlerer Temperatur löst er sich in $1^1/_2$—2 Theilen, bei Siedhitze in $^1/_2$ Gewichtstheil Wassers auf, in Weingeist nicht. Die frische Auflösung ist grünlich-blau, reagirt sauer, wird beim langen Stehen braun-gelb. Die Krystalle verwittern an der Luft allmälig zu einer weissen Masse, und wenn sie feucht sind, werden sie braun-gelb (schwefelsaures Eisenoxyduloxyd).

Auf lebende thierische Theile wirkt der Eisenvitriol örtlich, je nach deren Beschaffenheit und je nachdem er in Substanz oder in einer mehr oder weniger concentrirten Auflösung angewendet wird, in verschiedenem Grade. Aeusserlich auf die unverletzte Haut gebracht, ist er im trockenen Zustande fast unwirksam, in concentrirter Auflösung (1 zu 2—8 Theilen Wassers) bewirkt er starke Zusammenschrumpfung und oberflächliche Aetzung; mehr verdünnt ist er nur adstringirend, auf eiternde Stellen und Schleimhäute ebenso, und zugleich reizend und die Absonderung vermindernd, auf Blut und andere plastische Flüssigkeiten gerinnend, daher auch blutstillend. In Wunden erzeugt das Pulver oder die concentrirte Auflösung heftige Entzündung, daneben die eben angegebenen Wirkungen, und ausserdem wird ein Theil des Mittels absorbirt und wirkt nach der specifischen Qualität des Eisens auf den Organismus. Uebergrosse Gaben erzeugen auf diesem Wege auch Vergiftungen, wie z. B. bei den Versuchen von Smith und von Orfila, in welchen mehrere Hunde in der Zeit von 15—27 Stunden starben, nachdem die Symptome der heftigsten Entzündung bestanden hatten und wonach bei der Section sich am Magen u. s. w. die Merkmale der Entzündung finden.

Innerlich angewendet verursacht der Eisenvitriol (bei Pferden und Rindvieh) in Gaben von 8—30 Grm. keine sogleich bemerkbaren Veränderungen; bei fortgesetzter Anwendung des Mittels treten aber die in §. 550 bezeichneten Erscheinungen der Wirkung früher und stärker ein, als von allen übrigen Eisenmitteln; besonders erfolgt die Schwarzfärbung der Excremente und eine Beschränkung der Absonderungen sehr bald. — In grösseren Gaben soll das Mittel laxirend wirken; allein Flormann (in Viborg's Samml. Bd. 3. S. 182) sah bei einem zweijährigen Füllen nach dem Eingeben von 1 Unze (30,0) desselben blos schnelleren Puls und schnelleres Athmen, Schauder, Haarsträuben, Abneigung gegen Futter und Getränk, Mattigkeit, schwache Kolikzufälle und zweimaligen Abgang eines harten Mistes innerhalb 12 Stunden erfolgen. Nach 14 Stunden waren diese Wirkungen vorüber und das Thier frass mit Appetit. — Viborg (Veter. Selskab. Skrift. Bd. 1) gab einem 20jährigen Pferde 4 Unzen (120,0) Eisenvitriol in Wasser aufgelöst, ohne die geringsten Zufälle darnach zu bemerken. Diese Gabe wurde bei demselben Pferde nach 3 Tagen wiederholt, ebenfalls ohne dass besondere Zufälle darnach eintraten. Es wurde daher nach 6 Stunden getödtet, und man fand die Zottenhaut des Magens röther und dicker, den Darmkanal erweitert und an seiner ganzen inwendigen Fläche roth. — Von 6 Unzen (180,0) in Wasser gelöst, einem 18jährigen Pferde eingegeben, bemerkte man nach 10 Minuten sehr kleinen Puls, Erbrechen[1], Ausfluss einer grünen, schleimigen, mit Futter gemengten Feuchtigkeit aus den Nasenlöchern; das Thier stand mit hängendem Kopfe, schien sehr schwach zu sein, und sah sich von Zeit zu Zeit nach dem Leibe um. Nach 6 Stunden urinirte es häufig und entleerte Mist von unveränderter Beschaffenheit; es hustete trocken und heftig; Appetit zu Futter und Getränk war völlig verschwunden. — Am folgenden Tage bestanden fast ganz dieselben Zufälle; — am dritten, vierten und fünften minderten sie sich; Appetit stellte sich wieder ein; das Pferd mistete hart und schwarz; — am sechsten befand es sich in demselben Zustande wie vor dem Versuche. — Bei Hunden entsteht nach zu grossen Gaben (von mehr als $^1/_2$ Drachme = 2,0) des Eisenvitriols Erbrechen, und wenn dieses gehindert ist, auch zuweilen eine geringe Entzündung des Magens und Darmkanals. Orfila sah von 2 Drachmen (8 Grm.) dieses Mittels bei einem Hunde nach etwa 26 Stunden den Tod erfolgen (Toxicol., Bd. 1. S. 408).

Eine Auflösung von 23 Gran ($1^1/_2$ Grm.) Eisenvitriol in 96 Gran (6 Grm.) Wasser, einem alten matten Pferde in die Drosselvene gespritzt, verursachte nur eine ganz unbedeutende Vermehrung der Pulse (um 2 in jeder Minute). — Eine Auflösung von 72 Gran ($4^1/_2$ Grm.) Eisenvitriol in 288 Gran (circa 18,0) Wasser demselben Pferde in die Drosselvene injicirt, verursachte nach 15 Minuten sehr kleinen und um 4 Schläge vermehrten Puls. Das Thier wurde etwas träge, behielt aber seinen Appetit und athmete wie vorher; der Urin ging unverändert, der Mist klein geballt, hart und mit Schleim überzogen ab. So auch am folgenden Tage, wo sich jedoch Nachmittags das Pferd wie vor dem Versuche zeigte. — Bei einem andern Pferde trat die Wirkung von einer gleichen Injection auf ähnliche Weise ein, und zugleich Gähnen, öfteres Kopfschütteln, starkes Ziehen mit den Flanken, Abneigung gegen Futter und Getränk, und Stampfen mit den Füssen. Nach $^1/_2$ Stunde wurde das Pferd ruhig; nach $^3/_4$ Stunden wurde schwärzlicher, harter, mit Schleim überzogener Mist entleert, und nach 3 Stunden war die Wirkung wieder vorüber[2]. — Von $1^1/_2$ Drachme (6,0) des Mittels in 4 Unzen (120,0) destillirten Wassers gelöst und injicirt sah ich bei einem Pferde sogleich schnelleres Athmen, Taumeln und Niederstürzen erfolgen; aber auch dies Thier erholte sich binnen 4 Stunden gänzlich wieder.

Bei Hunden trat wenige Minuten nach der Einspritzung von 8—10 Gran ($^1/_2$—$^2/_3$ Grm.) Eisenvitriol Erbrechen und Aeusserung von heftigem Schmerz ein. Nach kurzer Zeit wurden die Thiere aber wieder gesund.

---

[1] Es ist wahrscheinlich, dass dieses Erbrechen nur durch das Eindringen der Flüssigkeit in den Kehlkopf entstanden war; ich bemerkte dasselbe bei solchen Versuchen niemals, und Gohier (Mém. et Observ. Tome I. p. 427), der den Eisenvitriol einem Pferde zu $9^1/_2$ Unze (285,0), einem Esel zu 6 Unzen (180,0), und einem dreimonatlichen Füllen zu 3 Unzen (90,0) gegeben, bemerkte es ebenfalls nicht; auch sah Gohier kein vermehrtes Uriniren, wohl aber eine heftige Darmentzündung entstehen, an welcher alle drei Thiere am folgenden Tage starben.

[2] Viborg, Erfahrungen über die innere Wirkung des Eisenvitriols bei unsern Hausthieren; in Teuffel's Mag. f. Thierheilk. Bd. 1. S. 170.

§. 555.

Die angeführten Versuche zeigen, dass der Eisenvitriol schneller und heftiger wirkt, als die Eisenfeile und als der Stahlschwefel, und dass er in der tonischen und in der reizenden Wirkung fast alle andere Eisenmittel übertrifft. Ausserdem scheint er gegen manche Krankheiten specifische Wirkungen zu besitzen, welche deshalb von Rademacher u. A. als „Eisenkrankheiten" und „Eisen-Dyskrasien" genannt worden sind.

Seine innerliche Anwendung findet der Eisenvitriol bei allen im §. 551 bezeichneten krankhaften Zuständen, besonders aber dann, wenn dieselben auf einem hohen Grade von torpider Atonie beruhen. Er hat sich in solchen Fällen gegen Auflösung des Blutes, gegen Schärfen, Faulfieber, Milzbrand, hartnäckigen Durchfall, gegen Blutharnen, Harnruhr, Eingeweidewürmer (besonders *Strongylus filaria* der Schafe), gegen langwierige, heftige Schleimflüsse und alle andere übermässige Ausleerungen, gegen öfters wiederkehrendes Aufblähen, bei allgemeiner Schwäche nach vorausgegangenen Krankheiten, und sowohl als Heilmittel, wie auch als Präservativmittel gegen die Fäule der Schafe, und nach König[1] und Turk[2] sowohl als Präservativ- wie auch als Heilmittel gegen die Lungenseuche sehr nützlich gezeigt. Sutte hat auch bei dem Dampf, und Seer in der ganz ersten Periode der Drehkrankheit der Schafe(?) guten Erfolg von ihm gesehen.

Aeusserlich kann der Eisenvitriol als zusammenziehendes, austrocknendes Mittel gegen Piephacken, Gallen und Ausdehnungen der Bänder nach Verrenkungen, — ebenso gegen stark nässende Hautausschläge, gegen zu starke Eiterung und lockere Granulation in Wunden und Geschwüren, namentlich gegen das Klauenweh der Schafe, Strahlkrebs und dergleichen, — gegen asthenische Augenentzündungen, gegen Schleimflüsse und dergleichen angewendet werden, jedoch auch hier nur dann, wenn Atonie den Grundcharacter dieser krankhaften Zustände bildet. Auch wird er als blutstillendes Mittel benutzt, für welchen Zweck er besonders bei parenchymatösen Blutungen mit Erfolg gebraucht werden kann.

§. 556.

Man giebt den Eisenvitriol innerlich Pferden und Rindvieh zu 8 bis 30 Grm., Schafen und Schweinen zu 0,3—1,25, und Hunden 0,06—0,36, täglich zwei- bis dreimal, mit Zusätzen von bitteren, aromatischen, flüchtigen und narkotischen Mitteln (besonders bei Durchfällen mit Opium), in Latwergen, Pillen und Auflösungen. — Verbindungen mit gerbstoffhaltigen Mitteln sind zwar in chemischer Hinsicht noch weniger passend als bei den übrigen Eisenpräparaten, sie sind aber doch recht milde wirksam, wie dies die Tinte beweist, die man als ein mässiges tonisches Hausmittel benutzen kann. — Dagegen muss man Zusätze von Alkalien, von Kalk, von Baryt, von Blei, Silber, Quecksilber und von Quecksilbersalzen vermeiden, weil bei diesen Mitteln in der Regel gegenseitige Zersetzungen erfolgen.

Bei der Lungenseuche des Rindviehes hat König Gaben von 2 bis

[1] Magaz. f. Thierheilk. 16. Jahrg. 1850. S. 284.

[2] Nouveau rapport sur le traitement de la pleuropneumonie contagieuse du gros bétail par le sulfate de fer, adressé à la société d'agriculture de Nancy par M. Amédée Turk. 1867.

4 Unzen (60—120 Grm.), bis Durchfall entstand, mit bestem Erfolge angewendet und als Prophylacticum 1 Unze (30,0) täglich einmal in Auflösung gegeben[1].

Zum äusserlichen Gebrauche benutzt man den Eisenvitriol meistens in Auflösungen, die man nach dem Grade der Schlaffheit in verschiedener Concentration, und nach dem Grade der Reizlosigkeit bald in blossem Wasser, bald in aromatischen Infusionen und mit Zusatz von Spiritus (Wein) und dergleichen macht. Zur Anwendung auf die Augen nimmt man 3—8 Gran (18—48 Centigrm.), für die Schleimhaut 6—10 Gran (36—60 Centigrm.), für die Haut und zur Blutstillung 10—30 Gran (60—180 Centigrm.) auf 30,0 Flüssigkeit. Die Anwendung geschieht als Waschung, Bähung, Einspritzung u. s. w. — Zuweilen wird das Mittel aber auch als Pulver, mit Kamillen, Kalmus, Kohle und dergleichen versetzt, zum Einstreuen bei Geschwüren benutzt. — Der frühere Hofthierarzt Seifert in Wien empfahl als Specificum gegen Strahlfäule der Pferde und gegen das Klauenweh der Schafe ein Gemenge von *Ferrum sulphuric.* 12 Unzen (360,0), *Ferrum muriatic. oxydul.* 8 Unzen (240,0), *Cupr. sulphuric.* 2 Unzen (60,0), *Alumen ustum* 24 Unzen (720,0), und *Camphor. ras.* 1/2 Unze (15,0). Alles fein pulverisirt und auf das Genaueste zusammengerieben, in einem gut verschlossenen Glase aufbewahrt (das Mittel ist den sogenannten Heilsteinen [§. 562 Anmerkung] ähnlich). Zum Gebrauch wird 1 Unze (30,0) in 1 Pfund Wasser aufgelöst, und mit der Flüssigkeit das Geschwür täglich zwei- bis dreimal befeuchtet oder mit angefeuchtetem Werg verbunden, nachdem vorher alles lose Horn mit dem Messer weggenommen ist. Das Mittel bewirkt ein schnelles Trockenwerden der Geschwüre.

Ausserdem hat sich der Eisenvitriol in gleicher Auflösung zur Desinfection bei Contagien und bei faulenden stinkenden Substanzen wenigstens als ein desodorisirendes Mittel sehr wirksam gezeigt.

(Preis: *Ferrum sulphuric. crud.* 30 Grm. 4 Pfg.; 1/2 Pfund 1 Sgr. 6 Pfg.; grob pulverisirt 30,0 8 Pfg.; 1/2 Pfund 3 Sgr. — in Droguerien 1 Centner 2 Thlr. 10 Sgr.)

8) Die Eisenchloridflüssigkeit, der anderthalbfache Chloreisen-Liquor, *Ferrum sesquichloratum solutum*, *Liquor Ferri sesquichlorati*, *Liquor Ferri muriatici oxydati*, *Liquor Chloreti ferrici*.

§. 557.

Dieses flüssige Salz wird pharmaceutisch bereitet, indem man reines Eisen (Eisendraht) in warmer Chlorwasserstoffsäure auflöst, die Auflösung filtrirt, sie mit der doppelten Menge destillirten Wassers verdünnt und hierauf Chlorgas so lange in sie leitet, bis das Eisenchlorür in Eisenchlorid vollständig verwandelt ist. Man erkennt dieses daran, dass eine Probe der Flüssigkeit eine Lösung von übermangansaurem Kali nicht mehr entfärbt. — Das Präparat ist eine saffrangelb-braune, klare, etwas dicklich-fliessende

[1] Bei der Lungenseuche muss das Mittel stets im Grossen aus Fabriken oder Droguerie-Handlungen gekauft werden, weil es lange und viel gebraucht wird. In einem Falle sind z. B. für 83 Stück Rindvieh binnen 3 Monaten 5 Centner verwendet worden.

Feuchtigkeit von stark adstringirendem Geschmack, schwach nach Chlor riechend, sauer reagirend. Sie hat zu den gerinnbaren Bestandtheilen der thierischen Substanzen eine grosse chemische Verwandtschaft und bildet mit denselben meist unlösliche Verbindungen, coagulirt daher das Blut und wirkt theils hierdurch, theils durch Zusammenschrumpfung der Gefässe und anderer Theile blutstillend. Im concentrirten Zustande wirkt es auch stark ätzend (weit mehr als der Eisenvitriol, aber weniger als die concentrirten Säuren); im verdünnten Zustande äussert es, je nach dem Grade der Verdünnung, nur adstringirende und reizende Wirkungen, vergleichungsweise auch stärker als der Eisenvitriol und als das Tannin. Man hält es daher für das stärkste Adstringens, und in Beziehung auf Blutungen für das wirksamste Stypticum. Ausserdem führt es bei innerlicher Anwendung die specifischen Wirkungen der Eisenmittel herbei.

Die Eisenchloridflüssigkeit ist innerlich bisher sehr wenig angewendet worden. Ich habe sie bei Typhus, bei Anthrax, bei dem asthenischen Blutharnen, bei atonischen Blutungen aus der Gebärmutter nach dem Gebären (in Fällen wo Mutterkorn nichts leistete), und bei allgemeiner Schwäche nach überstandenen Krankheiten, mit ganz entschiedenem Nutzen angewendet. Das Mittel ist bei Menschen auch gegen Lungenblutungen empfohlen worden, ich halte es aber hierbei für sehr bedenklich wegen seiner tonischen und reizenden Wirkungen auf das Herz und die Arterien.

Die Gabe ist für Pferde und Rinder 2—4 Grm., für Schafe, Ziegen und Schweine $^1/_2$ bis 1 Grm., für Hunde 6 bis 24 Centigrm., täglich 2 bis 3 mal, stets mit der 100- 150fachen Menge Flüssigkeit verdünnt oder durch andere Mittel vertheilt in Latwergen oder in Pillen. Die Flüssigkeit kann Wasser oder Schleim sein (bei Reizzustand), oder ein bitteres Decoct.

Aeusserlich wendet man das Mittel entweder unverdünnt an zum Aufstreichen auf Warzen, Polypen, Strahlkrebs und dergleichen Wucherungen, oder verdünnt mit 10—20 Theilen Wassers bei unreinen, schlaffen Geschwüren mit üppiger Granulation, oder mit 30—50 Theilen Wassers bei Blutungen. Bei den letzteren muss das Mittel in einem Tampon so viel wie möglich an die verletzte Gefässstelle selbst gebracht und nöthigenfalls mehrmals wiederholt werden.

(Preis: 30 Grm. 2 Sgr. 4 Pfg.)

Anmerkung 1. Dem *Ferrum sesquichloratum solutum* höchst ähnlich ist das krystallisirte Eisenchlorid (*Ferrum sesquichloratum crystallisatum, Ferrum muriaticum oxydatum*), welches ebenfalls durch Auflösen des Eisens in Salzsäure, und dann Uebersättigen der Auflösung mit Salz- und Salpetersäure u. s. w. in gelben, strahligen Krystallmassen gewonnen wird. Die Krystalle lösen sich in Wasser, Weingeist und Aether leicht auf, sie sind hygroscopisch, an der Luft zerfliessend und sie reagiren sauer; ihr Geschmack ist sehr herb zusammenziehend. Das krystallisirte Salz und seine concentrirten Lösungen (1 zu 2—10 Theilen Wasser) wirken ätzend; von den dünneren Lösungen gilt Alles wie von dem *Liquor ferri sesquichlorati.*

Anmerkung 2. Das salzsaure Eisenoxydul, Eisenchlorür, Eisenhyperchlorür (*Ferrum muriaticum oxydulatum, Murias Ferri cum aqua, Chloretum Ferri*) wirkt ähnlich dem Eisenvitriol, von ihm ist die Auflösung officinell als *Ferr. chlorat. solut.* Entbehrlich. Der Eisensalmiak, das salzsaure Eisenoxyd-Ammoniak (*Ammonium muriaticum ferratum s. martiatum*); — das eisenoxydhaltige weinsteinsaure Kali, der Eisenweinstein (*Kali tartaricum ferratum, Tartarus martiatus*) und — die fast ganz gleichartigen Eisenweinsteinkugeln oder Stahlkugeln (*Globuli martiales, s. martiati, s. Glob. Tartari ferrati, Ferrokali tartaricum*) sind sämmtlich in ihren Wirkungen bei den verschiedenen Hausthieren noch nicht genügend erkannt.

Sie wirken schwächer adstringirend als der Eisenvitriol, im Allgemeinen aber diesem Mittel ähnlich, durch welches sie auch mehrentheils in der thierärztlichen Praxis ersetzt werden. Krause gab die Stahlkugeln bei einem Pferde gegen Würmer mit sehr gutem Erfolg (Magazin für Thierheilkunde von Gurlt und Hertwig. 1839. S. 208), und ich habe dieses sehr milde Mittel gegen *Strongylus contortus* der Schafe sehr wirksam befunden.

F. Kupfer, *Cuprum, Venus.*

§. 558.

Das Kupfer im metallischen Zustande wirkt auf den Thierkörper wenig ein, weil es sich, wegen seiner geringen Verwandtschaft zum Sauerstoff, nur langsam und unvollständig durch die thierischen Säfte so verändert, dass es auflöslich wird; doch geschieht dies zuweilen, wenn die Säfte viel freie Säure enthalten. — Die mit verschiedenen Säuren gebildeten Kupferpräparate characterisiren sich etwas weniger übereinstimmend als die Blei- und Eisenmittel, und es lässt sich im Allgemeinen von ihnen nur sagen: a) dass sie adstringiren, aber nicht so wie das Eisen zugleich den Tonus und die Arteriellität erhöhen; b) dass sie den Verdauungs- und Ernährungsprocess umstimmen, theils durch örtliche Einwirkung, theils durch Umstimmung der Gangliennerven, zu denen sie eine specifische Beziehung haben, und — c) dass sie, concentrirt und in zu grossen Gaben, als ätzende und als lähmende Gifte wirken. Morton giebt an (*A Manual of Pharmacy etc.* p. 144), dass die Thiere, welche das in der Nachbarschaft von Kupferschmelzhütten wachsende Gras fressen, mancherlei üblen Zufällen unterworfen sind, wie namentlich: dem grauen Staar, Anschwellungen der Gelenke, Verlust des Appetits, Eingenommenheit des Kopfes, Abmagerung u. s. w. Man schreibt diese Zufälle den Wirkungen des Kupferrauchs (welcher zuweilen arsenikhaltig, vielleicht auch bleihaltig ist) zu.

9) Schwefelsaures Kupferoxyd, blauer, cyprischer oder Kupfervitriol, *Cuprum oxydatum sulphuricum, Vitriolum coeruleum, Vitr. cyprium, V. de Cypro, V. veneris, Sulphas cupricus cum Aqua purus* (CuO,SO_3+5HO).

§. 559.

Der käufliche Kupfervitriol (*Cuprum sulphuricum venale s. crudum,* blauer Galitzenstein) wird sowohl aus dem sogenannten Cementwasser, welches sich in den Erzgruben da ansammelt, wo Kupferkiese der Einwirkung der atmosphärischen Luft ausgesetzt sind, durch Eindampfen des Wassers und Krystallisiren erhalten, wie auch ebenso durch Auslaugen der gerösteten Kupfererze, Kupferkiese und des künstlich erzeugten Schwefelkupfers. Reinen Kupfervitriol (*Cuprum sulphuricum purum*) erhält man durch Krystallisiren einer Auflösung des reinen Kupfers (Kupferhammerschlag oder Kupferfeilspäne) in verdünnter Schwefelsäure; und ziemlich reichlich wird er bei verschiedenen chemischen Processen als ein Nebenproduct gewonnen.

Er bildet lasurblaue durchscheinende rhomboidale Krystalle, die an der Luft allmälig verwittern, sich in 2 Theilen heissen oder in 4 Theilen kalten Wassers, aber nicht in Weingeist auflösen: gepulvert erscheint er blauweiss.

Sein Geschmack ist widrig metallisch. Die Zusammensetzung ist aus 32 Theilen Kupfer, ebenso viel Schwefelsäure und 36 Theilen Wasser. Mit Eiweiss bildet er, wenn dasselbe überflüssig vorhanden ist, eine auflösliche Verbindung; ist aber nur eine geringe Menge Eiweiss vorhanden, so bildet er eine im Wasser unlösliche Verbindung, welche jedoch durch Essig- oder Salzsäure, so wie auch durch etwas Aetzammoniak, Kali und Natron wieder löslich werden kann. Mit dem Speichelstoff, dem Käsestoff (der Milch), dem Osmazom, dem Verdauungsstoff, dem Schleim, geht er theils lösliche Verbindungen, theils zugleich unlösliche Verbindungen ein; mit dem reinen Faserstoff verbindet er sich aber gar nicht (Mitscherlich, in Müller's Archiv, 1837. S. 91. u. f.).

Seine Wirkungen sind, nach dem Orte der Anwendung, wie auch nach der Gabe und nach der Concentration, in welcher er angewendet wird, etwas verschieden. In Pulver oder als recht concentrirte Auflösung auf offene Wunden und Geschwüre, oder auf irgend einen Theil der Schleimhaut gebracht, verursacht er starke Reizung, active Entzündung und oberflächliche Aetzung, unter und neben der geätzten Stelle aber Zusammenschrumpfung und Verdichtung der Weichgebilde; ein Theil von ihm wird dabei absorbirt, gelangt in die Säfte und verursacht, wenn die Applicationsstelle gross und die Anwendung reichlich oder anhaltend war, zuweilen Entzündung des Magens und Darmkanals, Appetitlosigkeit, Ekel, Erbrechen, Fieber, Mattigkeit, Diarrhöe und bei kleineren Thieren selbst in kurzer Zeit den Tod. Hunde starben auf diese Weise von 10 Gran (60 Centigrm.) in 5—8 Tagen, von 30 Gran (fast 2 Grm.) in 3 Tagen, und von 30,0 in 25 Stunden (Gerlach, Handbuch der gerichtlichen Thierheilkunde, S. 888). — Bei Pferden und Rindern sind so gefährliche Wirkungen nicht bekannt. Nach Moiroud[1] leidet aber gewöhnlich auch die Urinabsonderung. — Die ätzende Wirkung des Kupfervitriols ist grösser als die des Grünspans, aber schwächer als die des Höllensteins, der Spiessglanzbutter, des Aetzkalis u. s. w.; auch ist sie mehrentheils nur oberflächlich. — Bei der Anwendung auf die unverletzte Haut zeigt der blaue Vitriol jene Wirkungen nur in einem geringen Grade; — und in Auflösungen mit der 30—50fachen Menge Wassers wirkt er überall nur stark zusammenziehend, gelind reizend, vorzüglich aber die Secretionen beschränkend, daher in Wunden und Geschwüren austrocknend; hier vorhandene thierische Säfte bringt er zum Gerinnen, und er bildet mit ihnen eine mässig feste, blaue Kruste.

Innerlich in mässigen Gaben und in verdünnter Auflösung angewendet, wirkt er bei allen Thieren zunächst örtlich auf die innere Oberfläche des Magens und des Darmkanals, indem er sich mit dem daselbst vorhandenen Schleim, so wie mit dem übrigen Inhalt dieser Theile chemisch verbindet und so mit der Schleimhaut selbst in Berührung tritt; er reizt und zieht die Gewebe stärker zusammen, beschleunigt die peristaltische Bewegung, vermindert aber die Absonderung im Darmkanal etwas. Wahrscheinlich wird auch die Thätigkeit der übrigen Verdauungs- und Assimilationsorgane, und namentlich der Lymphgefässe umgestimmt und vermehrt. Fast allgemein behauptet man auch, dass das Mittel (und ebenso jedes andere Kupferpräparat) eine specifische Wirkung auf das Nervensystem äussere; und bei Schweinen,

[1] Recueil de méd. vétérin. 1829. Oct.

Hunden, Katzen und Federvieh äussert sich diese Wirkung durch bald entstehendes heftiges Erbrechen, aber bei gesunden Pferden und Wiederkäuern konnte ich nach verschiedenen, selbst grossen Gaben und bei fortgesetzter Anwendung hiervon nichts entdecken, wohl aber bei solchen, welche an chronischer Entzündung und Auflockerung der Respirationsschleimhaut, Husten oder Schleimfluss, oder auch an Krämpfen litten. — Zu grosse Gaben (bei Pferden und Rindern mehr als 45 Grm., bei Schafen und Schweinen mehr als 4 Grm., bei Hunden mehr als 2 Grm.) verursachen (ausser dem Erbrechen der Hunde) Verminderung des Appetits, gestörte Verdauung, zuweilen auch Diarrhöe, Entzündung im Magen und Darmkanal, und mehrentheils den Tod. Tritt bei Schweinen und Hunden das Erbrechen recht bald ein, so erholen sich die Thiere zuweilen nach so grossen Gaben noch; erfolgt es aber spät oder ist es gänzlich gehindert, so können auch $^1/_2$—$^3/_4$ Grm. schon tödtlich sein. — Auch bei innerlicher Anwendung des Mittels wird ein bald grösserer, bald kleinerer Theil desselben resorbirt, je nach den mit den organischen Substanzen entstehenden Verbindungen, und es werden hierdurch die bemerkten allgemeinen Wirkungen hauptsächlich bedingt.

Ausserordentlich heftig und giftig wirkt der Kupfervitriol, wenn er in die Venen injicirt wird; 20 Gran (1,25) in 8 Grm. Wasser gelöst, tödteten Pferde, und $^1/_2$—2 Gran (0,03—0,12) jeden Hund unter heftigen Krämpfen binnen wenigen Minuten. Es werden hierbei die Blutkörperchen in ihrer Grösse, Form und Beschaffenheit verändert.

§. 560.

Die innerliche Anwendung des Kupfervitriols ist empfohlen: gegen Dummkoller, Schwindel und Krämpfe, gegen typhöse Darmentzündung (nach Gerlach, Magazin für Thierheilk. Bd. XII. S. 418); gegen Kolik mit erhöhter Reizbarkeit des Darmkanals und schlechter Verdauung, gegen hartnäckige Diarrhöe, Blutharnen bei Pferden und Rindvieh, chronische Entzündung und Verdickung der Respirationsschleimhaut, Blennorrhöen, bösartige Druse, Rotz und Wurm bei Pferden, bei dem typhösen Rothlauf der Schweine. — Bei demjenigen Blutharnen, welches in sehr weit gediehener torpider Atonie begründet war und wo das Eisen zu geringe Wirksamkeit zeigte, war sein Nutzen auffallend sichtbar. Ebenso bei der chronischen Druse, welche wesentlich auf Erschlaffung der Respirationsschleimhaut, mit andauernder, sehr reichlicher Schleimabsonderung beruht. Gegen den Rotz hat Sewel den Kupfervitriol als das wirksamste Mittel gerühmt, nachdem derselbe von anderen englischen Thierärzten jedoch schon früher versucht worden war (J. White, Handbuch der Pferdearzneik. Bd. 2. S. 474; Versmann, über die Rotz- und Wurmkrankheit des Pferdes, Hannover 1843); ich habe bei einer grossen Zahl mit diesem Mittel behandelter rotziger Pferde jedoch nur sehr wenige retten können.

Für Schweine, Hunde und Katzen kann der Kupfervitriol als ein sehr wirksames Brechmittel benutzt werden, in allen Fällen, wo ein solches Mittel überhaupt angezeigt ist.

§. 561.

Die Gabe ist für Pferde 2—15 Grm., für Kühe 2—8 Grm., für Schafe und Ziegen 60 Centigrm. bis $1^1/_4$ Grm., täglich einmal bis dreimal, — für

Schweine als Brechmittel 60 Centigrm. bis $1^1/_4$ Grm., aber für andere Zwecke 12 bis 30 Centigrm.; für Hunde als Brechmittel 12 bis 60 Centigrm., für andere Zwecke 3—12 Centigrm. — Die Anwendung als Brechmittel geschieht in einer Auflösung mit der 30fachen Menge Wassers, für andere Zwecke aber in Pillen und Latwergen, oder am besten namentlich bei der typhösen Darmentzündung in einer schleimigen Flüssigkeit, z. B. in Leinsamenabkochung, und je nach dem Krankheitszustande mit bitteren, aromatischen und anderen Mitteln verbunden. Immer zuerst in etwas warmem Wasser gelöst. Versmann gab den Vitriol mit Aloë (Rp. *Cupr. sulphuric.* 6 Drachmen [24,0], *Aloës socotrin.* 2 Drachmen [8,0], *Sapon. virid. q. s. ad. pilul.*); Stephan gab ihn mit Calomel (*Cupr. sulphuric.* 6 Drachmen [24,0], *Hydrarg. mur. mit.* 1 Drachme [4,0], *Pulv. rad. Althaeae* 3 Unzen [90,0], *Aq. c. q. s. ad electuar.* In 1 Tage auf 2—3 Gaben zu verbrauchen). In frischen Fällen von Rotz und Wurm soll ein 14tägiger Gebrauch oft genügen. Man thut stets gut, mit kleinen Gaben anzufangen, nach einigen Tagen einmal auszusetzen und bei den kleineren Thieren den innerlichen Gebrauch des Mittels möglichst zu beschränken, ausgenommen als Brechmittel.

§. 562.

Aeusserlich benutzt man den Kupfervitriol:

a) In concentrirtem Zustande, als ätzendes, reinigendes und austrocknendes Mittel bei Warzen und Feigwarzen, bei Wunden und Geschwüren, in denen üppige und schlaffe Granulation und zu reichliche Jaucheabsonderung Statt findet, besonders bei dergleichen Genickfisteln, Widerristschäden, Knorpelfisteln, Strahlfäule und Strahlkrebs, und bei dem bösartigen Klauenweh der Schafe. Gegen letztere Krankheit ist er in England schon sehr lange bekannt[1], und gegen das Klauenweh der Merinos rühmen ihn Thaer[2], Giesker[3] u. A. als das vorzüglichste Mittel; aber Pictet[4] u. A. haben ihn hierbei ohne Erfolg gebraucht. Bei der grossen Verbreitung dieses Uebels habe ich oft Gelegenheit gehabt, den blauen Vitriol dabei zu versuchen. Er trocknete jederzeit die Klauengeschwüre sehr schnell aus, machte eine trockene harte Kruste auf ihnen, beförderte die Wiederbildung der hornigen Theile, und oft auch die gründliche Heilung in kurzer Zeit. Bei einzelnen Thieren war aber durch jene schnell entstandene Kruste das Geschwür nur oberflächlich und scheinbar geheilt, und es brach bald früher, bald später wieder auf, besonders wenn man die Entfernung der Kruste und das Abschneiden alles hohlen Horns nicht recht fleissig bewirkt hatte. Diese manuelle Behandlung, und vorzüglich die gründliche Anwendung des Messers, ist bei dem Gebrauche des blauen Vitriols wesentlich nöthig.

Die Anwendung des Mittels geschieht bei den bezeichneten Zuständen mehrentheils als Pulver, welches man für sich allein, oder nach Erfordern des Zustandes mit anderen passenden Mitteln einstreut; bei dem Klauenweh ist aber die Anwendung in einer concentrirten Auflösung (1 Theil Vitriol in 4

---

[1] W. Ellis, von der engl. Schafzucht; — in Schreber's Sammlung verschiedener Schriften, welche in die ökonom., poliz. und cameral. Wissenschaften einschlagen. 14. Thl. S. 275 u. f.

[2] Möglin'sche Annalen. Bd. 8. S. 262.

[3] Ueber die bösartige Klauenseuche der Schafe. Braunschweig 1822.

[4] Annal. de l'agricult. franç. Tome 28. p. 200.

bis 6 Theilen Wasser oder Essig) vorzüglicher, weil sie besser in alle Vertiefungen der Klauengeschwüre, besonders in den Klauenspalt eindringt. — Manche haben eine Abkochung von blauem Vitriol, Eisenvitriol und Alaun à 3 Theile, Grünspan 2 Theile und Essig 9 Theile als das wirksamste Mittel zum Verbinden der Klauengeschwüre gefunden, — und Stoerig empfiehlt für diesen Zweck eine Salbe aus Theer 2 Theile, Terpenthinöl und Salzsäure von jedem 1 Theil und fein pulverisirtem blauen Vitriol 4 Theile zusammengesetzt[1]. Die Anwendung dieser Salbe findet jeden zweiten, dritten Tag einmal mit einem Pinsel Statt.

b) Bei verhärteten, speckartigen Stollbeulen wird der Kupfervitriol ebenfalls im concentrirten Zustande benutzt, indem man entweder ein Stückchen (etwa $1^1/_2$—3 Grm.), oder ebenso viel Pulver von ihm in einen, bis in die Mitte der Geschwulst gemachten Einstich bringt. Die hierauf erfolgende Wirkung besteht in allmäliger Absterbung der krankhaften Masse, sehr ähnlich wie bei derselben Anwendungsart des Arseniks (S. 507). Daher gelten die bei dem letztern in dieser Beziehung gemachten Angaben auch hier fast ganz; doch habe ich bei flachen, callösen Geschwüren am Ellbogen, die von den Stollbeulen zurückgeblieben sind, durch den Vitriol niemals eine so baldige und gründliche Absterbung der verhärteten Theile erfolgen sehen, wie durch den Arsenik.

c) Er dient als das gewöhnlichste Aetzmittel, welches auf die Castrirkluppen gebracht wird, um das Absterben des Samenstranges an der Applicationsstelle schneller als durch die blossen Kluppen zu bewirken. Diese Wirkung erfolgt jedoch gewöhnlich nur sehr wenig, da der Vitriol in den meisten Fällen durch andere ihm zugesetzte Mittel chemisch verändert und unlöslich gemacht wird. — Die Art der Anwendung auf die Kluppen ist verschieden; gewöhnlich wird er (1 Thl.) zu einem Teige aus Mehl oder Stärkemehl (2 Thl.) und Wasser gemengt; oder mit gleichen Theilen Eiweiss und etwas Mehl, oder mit gleichen Theilen Wasser und pulverisirtem arabischen Gummi zusammengerührt, von manchen Castrirern auch in einem Teige aus *Cupr. sulphuric. part. IV, Cerussae, Boli rubr., Farin. secal. ana part. I,* und *Aquae c. q. s.* auf die Kluppen oder in deren Rinne gestrichen. In dieser Mischung verliert der Vitriol seine Wirkung fast gänzlich.

d) Bei parenchymatösen Blutungen ist er eins der wirksamsten Mittel und wird theils in schwachen Auflösungen (20—50 Centigrm. auf 30 Grm. Wasser), theils in Pulverform, mit klebenden und absorbirenden Substanzen verbunden (z. B. 1 Theil Kupfervitriol, 2 Theile Kohle, ebenso viel Colophonium und arabisches Gummi) angewendet. Er schadet aber bei einfachen Wunden, weil er zu sehr reizt und die plastischen Secretionen durch einige Zeit zurückhält.

e) Gegen Räude, namentlich der Pferde und Schafe, wird er in Abkochungen von Taback, von Nieswurz und dgl. (30,0 zu 3 Pfd. Flüssigkeit) als Waschmittel, zuweilen auch in Salben mit Fett, Oel oder Seife (1 Theil zu 8 Theilen) benutzt.

f) In verdünnter Auflösung (1 Theil zu 30—40 Theilen Wasser) wirkt er als austrocknendes und heilendes Mittel bei solchen Wunden und Ge-

[1] Für 300—350 Schafe sollen 6 Pfund Theer, 3 Pfund Terpenthinöl und ebenso viel Salzsäure und 12 Pfund Kupfervitriol für einmal hinreichend sein.

schwüren, die der Vernarbung nahe sind, aber noch viel eitern, eine schlechte, d. h. schlaffe, schwammige, faulartig riechende Granulation zeigen und leicht bluten, besonders aber, wenn fibröse Theile mitleiden, z. B. bei Verwundungen des Nackenbandes, der Sehnen u. s. w.; — ebenso bei veralteter Mauke. Man nimmt hier etwa 30—60 Centigrm. auf 30,0 Wasser.

g) In ganz schwacher Auflösung (3—12 Centigrm. auf 30,0 destillirtes Wasser, Flieder- oder Kamillen-Infusum und dergleichen) ist der blaue Vitriol ein vortreffliches Mittel bei Augenentzündungen, die mit reichlichem Ausfluss von dickem, eiterartigem Schleim und mit Auflockerung der Bindehaut und der Hornhaut verbunden sind. Bei grosser Atonie kann man einem solchen Augenwasser noch etwas Weingeist oder Opiumtinctur zusetzen. Ebenso benutzt man es auch gegen chronische Schleimabsonderung. (Preis: *Cuprum sulphuric. crudum s. venale* 30 Grm. 1 Sgr., grob pulv. 1 Sgr. 8 Pfg., 1/2 Pfd. 7 Sgr. 6 Pfg.; *Cupr. sulphuric. purum* 30 Grm. 1 Sgr. 10 Pfg.)

Anmerkung. Es kommen hier noch in Betracht: 1) Der Kupfersalmiak oder schwefelsaures Ammoniakkupfer (*Ammonium cuprico-sulphuricum, Sulphas cupricus ammoniacalis, Cuprum ammoniacale s. Cuprum sulphurico-ammoniatum*). Er ist in 1 1/2 Theil Wasser löslich, in Weingeist unlöslich und wird durch mehr Wasser zersetzt. Er gilt für eins der kräftigsten Mittel wider chronische Krämpfe und Epilepsie, ist aber in der Thierheilkunst bis jetzt wenig benutzt worden. Gabe: für Pferde 2—4 Grm., für Hunde 20—60 Centigrm. in beliebiger Form. (4 Grm. 2 Sgr. 8 Pfg.) — 2) Der Kupferalaun, göttliche Stein, Augenstein (*Cuprum aluminatum, Lapis divinus s. Lapis ophthalmicus*). Er wird durch Zusammenschmelzen von pulverisirtem Kupfervitriol, Salpeter und Alaun, à 16 Thle., denen man beim Erkalten noch 1 Thl. zerriebenen Kampher zusetzt, bereitet. Er löst sich in Wasser vollkommen auf. Im concentrirten Zustande wirkt er auf offene Wunden und Geschwüre gelind ätzend, dabei etwas mehr reizend als der blaue Vitriol, und zugleich etwas adstringirend; in Auflösungen zeigt er nur die letztere Wirkung. Man benutzt ihn hauptsächlich gegen asthenische, torpide Augenentzündungen mit Auflockerung der Bindehaut und mit zu reichlicher Schleimsecretion, gegen Blennorrhöen und dergleichen, 2—25 Centigrm. in 30,0 Wasser oder aromatischem Infusum, und zuweilen mit etwas Weingeist oder Opiumtinctur versetzt. (5 Grm. 8 Pfg.) — 3) Ein ähnliches Präparat ist der sogenannte Heilstein oder Geschwulststein, Wundstein (*Lapis medicamentosus s. vulnerarius*), zu dessen Bereitung es verschiedene Vorschriften giebt, die aber einander sehr ähnlich sind; z. B. nach Kersting (Nachgelassene Manuscripte über die Pferdearzneiwissenschaft, S. 312), am einfachsten aus pulverisirtem blauen Vitriol und Alaun von jedem 1/2 Pfund, Salmiak 1/4 Pfund, welche Ingredienzien in einem glasirten Topfe über Feuer zusammengeschmolzen und dann mit 15 Grm. pulverisirtem Kampher versetzt werden; — oder, mehr complicirt, aus rohem Alaun und Grünspan von jedem 1 Theil, Eisenvitriol 3 Theile, Kupfervitriol 6 Theile und Salmiak 1/2 Theil; — oder nach Hesselbach aus Alaun 16 Theile, Eisenvitriol 8 Theile, Kupfervitriol 4 Theile, Grünspan 1 Theil, Salmiak 1/2 Theil; — oder nach Krumm (Ratzeburg, Zoopharmakologie, Bd. 1. S. 209) aus blauem Vitriol, weissem Vitriol, gemeinem Alaun, Galmeistein, rothem Bolus, Bleiweiss, von jedem 1 Pfund, Essig 6 Pfd. durch Zusammenkochen und Abdunsten bis zur Trockenheit, bereitet. — Die Wirkung dieser ehemals berühmten Präparate ist sehr ähnlich der des Kupfervitriols, aber etwas mehr reizend und umstimmend, im concentrirten Zustande gelind ätzend. Ihre Anwendung findet bei asthenischen Entzündungen, bei Quetschungen, bei Widerristschäden, bei Mauke- und andern Geschwüren, wo Erschlaffung, Ausdehnung, üppige, weiche Granulation, zu reichliche Secretion, aber wenig Schmerz zugegen ist, Statt; sie ist aber unzweckmässig, wenn active Entzündung, oder wenn Ergiessung von Blut und anderen gerinnbaren Flüssigkeiten besteht. Die Application geschieht zuweilen als Pulver (bei offenen Geschwüren), mehrentheils aber als Auflösung (1 Theil auf 15—40 Theile Wasser oder aromatisches Infusum). Gegen asthenische, torpide, katarrhalische Augenentzündungen sind diese Präparate sehr wirksam und werden 6—12 Centigrm. zu 30 Grm. Wasser oder ebenso viel aromatischem Infusum angewendet. — 4) Das Blauwasser (*Aqua coerulea*), das aus Kalkwasser 180 Grm., destillirtem Wasser 4 Pfund, Salmiak 8 Grm., und Kupferfeilspänen 4 Grm., durch zwölfstündiges Stehen zusammen, bereitet wird. Ein sehr wirksames und wohlfeiles Mittel, dessen Eigenschaften schärfer reizend sind als die des Heilsteins, und dessen Anwendung mit der des letztern ziemlich übereinstimmt, aber bei unreiner Granulation und grosser Reizlosigkeit den Vorzug verdient. — 5) Die Villate'sche Flüssigkeit, *Liqueur de Villate.* Sie wird bereitet aus pulverisirtem Kupfervitriol und Zinkvitriol, von jedem 64 Grm., Bleiextract 125 Grm., Weinessig 1 Liter (2 Pfund). Die Vitriole werden in dem Essig aufgelöst und dann das Bleiextract unter schnellem Umrühren hinzugethan. In der Mischung wandelt der Essig das Bleiextract in neutrales essigsaures Blei um, welches die Vitriole zersetzen; es bildet sich schwefelsaures Blei, das als unlöslich niederfällt und es bleibt in der Flüssigkeit nur noch schwefelsaures und essigsaures Kupfer und Zink. Das Mittel wird bei atonischen Geschwüren angewendet, in Fisteln eingespritzt (besonders in Hufknorpelfisteln, gegen welche es sich sehr oft bewährt hat). Die Einspritzungen müssen täglich wiederholt werden, bis dabei Blutungen in den Fisteln entstehen. Das Glas muss vorher geschüttelt, und die Spritze muss nachher sogleich ausgewaschen werden.

10) Essigsaures Kupferoxyd, Grünspan, *Cuprum oxydatum acetatum, Aerugo, Aes virde, Viride aeris.*

§. 563.

Das essigsaure Kupfer wird aus Kupferplatten, welche man der Einwirkung von Essigdämpfen oder der Essigsäure in gährenden Weintrestern aussetzt, gewonnen. Es kommt theils als basisches Salz, als gewöhnlicher Grünspan, theils als neutrales Salz, krystallisirter oder destillirter Grünspan *(Aerugo crystallisata s. destillata, Acetas cupricus cum Aqua)* vor. Das erstere Präparat besteht aus 43 Procent Kupferoxyd, $29^1/_5$ Procent Essigsäure und $27^4/_5$ Procent Wasser, das andere aber aus 39 Proc. Kupferoxyd, $51^1/_2$ Procent Essigsäure und $9^1/_2$ Procent Wasser. Der gemeine Grünspan ist im Wasser nur zum Theil auflöslich, und es entstehen dabei verschiedene Verbindungsstufen zwischen Kupferoxyd und Essigsäure; durch Hinzutritt einer Säure löst er sich aber leicht auf, daher auch im Magen durch den Magensaft; Gallerte und Fleischbrühe bilden im Wasser auflösliche, Eiweiss und Schleim bilden im Wasser theilweise lösliche, in Essig- und Salzsäure ganz lösliche Verbindungen. — Der destillirte Grünspan löst sich in 14 Theilen kalten, in 5 Theilen kochenden Wassers und in 14 Theilen kochenden Weingeistes vollständig auf, und mit den thierischen Säften geht er Verbindungen ein, die in denselben mehrentheils löslich sind. Die Wirkungen beider Substanzen sind einander fast ganz gleich, aber vom destillirten Grünspan etwas stärker als von dem gewöhnlichen; die Art der Wirkung ist ähnlich der des blauen Vitriols; der Grünspan wirkt jedoch mehr zusammenziehend und weniger scharf als der Vitriol. — Ein Pferd zeigte von 30 Grm. des gewöhnlichen Grünspans in den ersten 2 Stunden keine Wirkung, dann aber Unruhe, Angst, Schlagen mit den Füssen, vermehrten Puls (7 in jeder Minute mehr), stärkeres Flankenziehen und andere Symptome von Kolik. — Als dieselben ganz vorüber waren, gab man dem Thiere 60 Grm. von dieser Substanz; es traten darauf nach $^1/_4$ Stunde die vorigen Zufälle wieder ein; die Pulse waren klein und schwach, erreichten in den ersten 2 Stunden die Zahl von 75, minderten sich dann aber auf 45, und nach 8 Stunden bis auf 30 pr. Minute. Das Thier frass in gewohnter Art und schien nicht sterben zu wollen; aber am sechsten Tage traten plötzlich grosse Schwäche und Convulsionen ein, denen der Tod bald folgte [1]. — Hunde und Katzen bekamen

[1] Dupuy, Journ. pratiq. de Méd. vétér 1830, p. 369.

nach dem Eingeben von 60—90 Centigrm. des Mittels heftiges, oft wiederholtes Erbrechen mit Ausleerung bläulicher oder blutiger Stoffe, Störung der Respiration, Unempfindlichkeit, Convulsionen und Starrkrampf, und starben in Zeit von $1^1/_4$ Stunde, bisweilen aber, selbst wenn grössere Gaben gereicht worden, erst nach einigen 20 Stunden[1]. Bei der Section findet sich Magen- und Darmentzündung in sehr verschiedenem Grade, und zuweilen fehlt sie im Dünndarm gänzlich[2]. — In die Venen injicirt, bewirkte der Grünspan schon in sehr kleinen Gaben (z. B. bei Pferden zu 1 Grm., bei Hunden zu 12 Centigrm. in 30 Grm. Wasser gelöst) binnen wenigen Minuten heftige Krämpfe, Erbrechen (bei Hunden), Störung der Respiration und zuweilen nach 20 bis 30 Minuten den Tod. — Selbst nach der Injection von nur 3 Centigrm. traten bei einem Hunde diese Zufälle und am fünften Tage Lähmung und der Tod ein. — Es ist daher merkwürdig, dass nach Orfila das essigsaure Kupfer in Wunden, selbst in ziemlich starken Gaben (8 Grm. bei Hunden), blos örtliche Entzündung, aber keine allgemeinen Zufälle verursachen soll[3], was jedoch nicht für alle Fälle richtig ist, da bei dieser Anwendung in anderen Fällen Hunde in 2—5 Tagen gestorben sind.

§. 564.

Innerlich ist der Grünspan bei chronischen Schleimflüssen, von englischen Thierärzten gegen den Rotz und Wurm, täglich zu 15,0 und durch längere Zeit fortgesetzt, gegeben worden, jedoch ohne günstigen Erfolg[4]. — Viborg[5] empfahl ihn (neben dem Spiessglanz und Bleizucker) als das wirksamste Mittel gegen die Finnen der Schweine, an jedem dritten Tage zu 4 Grm., und so durch 2—3 Wochen zu geben, dabei aber in den Zwischentagen Senf und Kochsalz auf das Futter zu streuen. Bei der bekannten Natur der Finnenkrankheit ist kaum von irgend einem Mittel Heilung zu erwarten; will man aber die Viborg'sche Cur versuchen, so rathe ich, mit nur $^1/_2$—1 Grm. des Grünspans anzufangen, die Wirkung zu beobachten, und allmälig die Gabe zu verstärken. Die Anwendung geschieht bei Pferden und Wiederkäuern am besten in Auflösungen und mit schleimigen Mitteln versetzt, — bei den Schweinen ebenfalls in Auflösungen, welche man unter das Futter mengt.

Bei den übrigen Thieren ist die innerliche Anwendung des Grünspans, der damit verbundenen Gefahr wegen, nicht gebräuchlich.

Aeusserlich wird der Grünspan bei schlaffen, unreinen, mit üppiger Granulation und mit zu reichlicher Jaucheabsonderung versehenen Wunden und Geschwüren aller Art benutzt, da er hierbei, der Erfahrung zufolge, die bildende Thätigkeit verbessert, die Granulation consolidirt und die Secretionen vermindert. Die Anwendung geschieht entweder: *a*) als Pulver, rein oder

---

[1] Orfila, Toxicologie, deutsch von Seemann. Bd. 1. S 358.

[2] Aehnliche giftige Wirkungen treten zuweilen ein, wenn Nahrungsmittel, besonders im warmen Zustande in kupfernen Gefässen einige Zeit stehen geblieben und nach dem Erkalten genossen sind. Es hat sich dann meistens essigsaures, zuweilen auch milchsaures, kohlensaures, kleesaures u. a. Kupferoxyd gebildet, welche ähnliche Wirkungen erzeugen.

[3] Orfila, Toxicologie générale. Tome I. p. 515.

[4] J. White, Handbuch der Pferdearzneik. Bd. 2. S. 250.

[5] Anleitung zur Erziehung und Benutzung des Schweins. S. 103.

mit anderen austrocknenden, erregenden und dergleichen Mitteln gemengt. Für sich allein wirkt er in dieser Form selbst gelind ätzend und erzeugt sehr leicht harte Krusten, die täglich entfernt werden müssen. — *b*) In Salben, und zwar am gewöhnlichsten in der Form des sogenannten Grünspan-Sauerhonigs oder der ägyptischen Salbe *(Linimentum Aeruginis, Oxymel s. Unguent. Aeruginis, Unguent. aegyptiacum)*, welche nach verschiedenen Vorschriften bereitet wird, z. B. nach der Preussischen Pharmacopöe, indem man pulverisirten Grünspan 1 Theil mit 8 Theilen Essig bis auf $^1/_3$ einkocht, dann 8 Theile Honig zusetzt und hierauf das Ganze bis zur Honigsdicke abdunstet. Diese Salbe besitzt die oben bezeichnete Wirkung in einem milden Grade, ätzt nicht, erschlafft aber auch nicht so sehr, wie es die meisten fetten Salben thun; sie muss aber bei der Aufbewahrung in grossen Gefässen öfters umgerührt werden, weil sich der Grünspan leicht ausscheidet und auf den Boden setzt. Bei dem bösartigen Klauenweh der Merinos fand Hübner ihre Wirkung zu oberflächlich; er empfiehlt dagegen ein Liniment aus: Grünspan 15,0 und Leinöl 60,0 durch vollkommenes Zusammenreiben in einem Mörser bereitet, als das wirksamste Mittel[1]. Dasselbe soll mit einem Pinsel täglich mehrere Male (!) auf die Geschwüre gestrichen werden (was aber in ganzen Heerden schwer durchzuführen ist); in 2—3 Tagen zeigt sich Austrocknung und beginnende Heilung, und die Thiere können dabei ohne Verband gehen. Eine andere sehr ähnliche Salbe aus Grünspan 1 Theil, Schweineschmalz 4 Theile und Honig, so viel als nöthig ist, um dem Ganzen die Beschaffenheit einer dünnen Salbe zu geben, hat Rodier gegen Mauke, nach Beseitigung der vielleicht vorhandenen grossen Empfindlichkeit, empfohlen. — *c*) In Auflösungen. Diese werden in Wasser, Essig, Franzwein oder Kalkwasser, und nach dem Grade der Erschlaffung u. s. w. in verschiedener Concentration gemacht, z. B. bei mässiger Atonie der Geschwüre aus 12—24 Centigrm., bei grosser Atonie aus 36—60 Centigrm. Grünspan in 30,0 von jenen Flüssigkeiten. Die schwächeren Auflösungen sind selbst bei torpiden, oder mit starker Schleimsecretion und mit Auflockerung der Bindehaut verbundenen Augenentzündungen mit Nutzen angewendet worden. — Eine mehr zusammengesetzte Auflösung ist auch das bekannte grüne Wasser *(Aqua viridis)*, welches aus Grünspan und Alaun, von jedem 8 Grm., Honig 15,0, und Franzwein 360,0 durch blosses Zusammenschütteln bereitet wird, und in seinen Wirkungen etwas mehr zusammenziehend, aber weniger stark reizend ist, als eine einfache Auflösung des Grünspans von gleicher Concentration. (*Cuprum acetic.* 5 Grm. 10 Pfg.)

Anmerkung. Das Jodkupfer *(Cuprum Diniodidum)* (o) ist von englischen Thierärzten, namentlich von Morton *(On the Diniodide of Copper etc.* Lond. 1839) als ein sehr kräftiges, tonisches, umstimmendes und die Absorption anregendes Mittel; besonders gegen Wurm, gegen chronische Oedeme der Schenkel und gegen solche Krankheiten, die eine Neigung zum Uebergehen in Rotz zeigen, gerühmt worden. Man giebt es den Pferden in Gaben von 2—8 Grm. täglich, in Verbindung mit Gentian, aromatischen Mitteln, kleinen Gaben von Canthariden und dergl. Grössere Gaben als die bezeichneten verursachen schlechten Appetit und Hartleibigkeit. Nachdem das Mittel einige Tage gebraucht worden, setzt man es wieder einmal aus.

Gegen Kupfervergiftungen haben sich schleimige Mittel, Auflösung von Zucker und Kalkwasser nützlich gezeigt.

---

[1] Siehe Busch, teutsche Zeitschr. f. Thierheilk. 1. Bd. 2. St. S. 114.

G. Quecksilber, *Hydrargyrum s. Mercurius vivus.*

§. 565.

Das Quecksilber kommt in der Natur theils gediegen, theils geschwefelt als natürlicher Zinnober vor und ist in diesem mit verschiedenen fremden Substanzen verunreinigt, von denen es durch Waschen mit Schwefelsäure und Abspülen mit kaltem Wasser befreit wird. Es ist ein zinnweisses, bei gewöhnlicher Temperatur flüssiges Metall, ohne Geruch und ohne Geschmack, bei gewöhnlicher Wärme verdunstet es unsichtbar, bei + 360° C. bildet es einen farblosen Dampf, bei — 40° C. wird es fest und krystallisirt in Octaëdern. Durch Schütteln mit Luft und durch Zusammenreiben mit pulverigen Stoffen lässt es sich zu einem grauen Pulver (*Aethiops*) zertheilen, und ebenso mengt es sich durch Reiben mit Fettigkeiten und ätherischen Oelen zu einer grauen Masse, in welcher das Quecksilber fein vertheilt (getödtet) ist. — Dasselbe erleidet vom Wasser, vom Weingeist und von fast allen Säuren (ausgenommen Salpetersäure) bei gewöhnlicher Temperatur keine chemische Umwandlung, und es wirkt auf den Thierkörper nur mechanisch durch seine Schwere [1]. Wenn Quecksilber verdampft, so kann es durch Einwirkung der Dämpfe auf die Haut, noch mehr aber auf die Schleimhäute und die Lungen in den Körper übergehen, chemisch umgeändert werden und dann seine specifischen Wirkungen erzeugen. Ebenso wird es in den Körper aufgenommen [2], wenn es in Verbindung mit Sauerstoff als Oxydul oder als Oxyd, oder in Verbindung mit Säuren, mit Chlor oder mit Jod, mit Blaustoff oder mit Schwefel als Salz u. s. w. auf denselben einwirkt. Es entstehen hierbei zunächst, wie bei den übrigen Metallen, an den betreffenden Stellen mit den thierischen Säften und mit der organischen Substanz überhaupt chemische Verbindungen, und hierdurch Veränderungen des angewendeten Quecksilberpräparats; dieselben sind aber bisher sehr wenig untersucht worden. Nach den Ansichten mancher Autoren wirken alle Quecksilberpräparate nur nachdem sie durch die chlorhaltigen Säfte des Körpers in Sublimat umgewandelt sind oder als Sublimat selbst; doch ist dies für alle Fälle nicht nachzuweisen. Die örtliche Wirkung ist von den Oxydulen, so wie von den im Wasser unlöslichen Salzen und von den Präparaten, welche durch Verbindung des Quecksilbers mit Jod [3], mit Blaustoff und mit Schwefel gebildet werden, eine sehr geringe Reizung mit Auflockerung der Substanz und mit vermehrter Resorptionsthätigkeit. Dagegen bewirken die Quecksilberoxyde, die in Wasser auflöslichen

---

[1] Durch diese Einwirkung wollte man in früherer Zeit hartnäckige Verstopfungen des Darmkanals heben; heut zu Tage sieht jeder Thierarzt wohl das Unzweckmässige einer solchen Anwendung des Mittels ein, und dasselbe wird daher jetzt nicht mehr benutzt.

[2] Thierarzt Ungefrohn hat in der teutschen Zeitschrift für Thierheilkunde VII. S. 72 u. f. zu beweisen gesucht, dass das Quecksilber auf keine Art und Weise ins Blut, oder überhaupt in die Säftemasse des Körpers aufgenommen wird, und hat hierzu einige Versuche erzählt, welche Hausmann in Hannover unternommen hat. Diese Versuche beweisen aber nur, dass man die Verbindungen nicht kennt, in denen das Quecksilber im Blute besteht. Denn dass es in ihm vorhanden ist, ist vielfältig nachgewiesen; z. B. von Schubarth (Horn, Archiv, 1824), von Oesterlein (im Archiv von Roser und Wunderlich, II. Heft 4. und Haeser's Repert. 1844. Febr. S. 94) u. A.

[3] Dies gilt von der Verbindung mit Jod allein, aber nicht wenn Quecksilber mit Jod und Sauerstoff, als Oxyd besteht.

Salze, und diejenigen Präparate, welche mit Chlorwasserstoffsäure oder mit Essigsäure auflösliche Verbindungen eingehen, örtlich eine starke Reizung, im concentrirten Zustande selbst Entzündung und sehr starke Aetzung.

Das Quecksilber scheint durch alle Secretionsorgane wieder aus dem Körper entfernt zu werden, denn es ist im Speichel, im Urin, in der Milch[1] u. s. w. oft gefunden, zuweilen aber auch nicht aufgefunden worden. — Die allgemeine und specifische Wirkung der Quecksilbermittel erscheint der des Eisens fast ganz entgegengesetzt. Sie besteht in der Herabstimmung des plastischen Bildungsprocesses und äussert sich durch verminderte Plasticität des Blutes, vermehrte Se- und Excretionen, besonders in den Schleimhäuten, verstärkte Resorption, sehr verminderte Anbildung, in Erschlaffung und Auflockerung aller drüsigen und häutigen Gebilde, besonders der Schleimhäute und der Speicheldrüsen; im höhern Grade der Wirkung, bei unvorsichtigem Gebrauch des Merkurs, entsteht Speichelfluss, profuse Diarrhöe, Auflockerung des Zahnfleisches, Geschwüre an demselben, stinkender Athem, Abmagerung und Entkräftung, zuweilen auch Fieber. Diese Wirkungen erfolgen bei Wiederkäuern und Vögeln am schnellsten und stärksten, selbst der Tod, etwas minder bei Pferden. Auch zeigen sie sich von den einzelnen Präparaten und von verschiedenen Gaben derselben etwas verschieden.

Nach diesen Andeutungen ergiebt sich, dass die Quecksilbermittel im Allgemeinen da indicirt sind, wo man die Aufgabe hat, den krankhaft erhöhten Vegetationsprocess zu beschränken.

Das metallische Quecksilber wird jetzt nicht mehr medicinisch angewendet; von seinen vielen Präparaten sind zum thierärztlichen Gebrauch folgende die wichtigsten.

1) Graue Quecksilbersalbe, graue Merkurialsalbe, Neapelsalbe, *Unguentum Hydrargyri cinereum, Ung. mercuriale s. neapolitanum.*

§. 566.

Diese Salbe wird auf mehrfache Weise und in verschiedener Concentration bereitet, z. B. nach der Preussischen Pharmacopöe, indem man 6 Thle. gereinigtes metallisches Quecksilber, 1 Theil alte graue Salbe, mit 4 Theilen Hammeltalg zusammenreibt, bis das Quecksilber völlig getödtet ist, und dann noch 8 Theile Schweineschmalz dazu mischt[2]. Das Quecksilber ist in ihr, wenn sie frisch bereitet ist, nur höchst fein zertheilt enthalten, es verwandelt sich aber zum Theil in Oxydul, wenn sie alt wird. — Von ihrer Anwendung entsteht zuerst blos an der Applicationsstelle eine, in der Regel sehr geringe Reizung[3], Vermehrung der Thätigkeit der resorbirenden Gefässe und Lymph-

[1] Die Milch von einer Kuh, welche letztere mit Merkur behandelt worden war, hat bei einer Frau und drei Kindern den Speichelfluss erzeugt. Dr. Vervet entdeckte in dieser Milch das Quecksilber. Annal. d'hygiène publ. 1848. p. 453.

[2] Um die Tödtung des Merkurs leichter zu bewirken, setzt man nach einigen Vorschriften etwas Citronöl, oder Terpenthinöl und dergl. hinzu, was aber in Betreff der Wirkung unzweckmässig ist.

[3] Zuweilen wird zwar die Reizbarkeit an dem Orte der Anwendung etwas vermehrt ja es entsteht wohl selbst eine oberflächliche Entzündung. Diese Wirkung ist aber entweder dadurch bedingt, dass die Salbe ranzig geworden ist, und dann allerdings wie jedes andere ranzige Fett wirkt (§. 120), oder, dass man ihr (wie vorstehend gesagt) Terpenthin, Terpenthinöl und dergl. reizende Substanzen zugesetzt hat.

drüsen, daher verstärkte Resorption und grössere Verflüssigung der organischen Substanz, zugleich aber Auflockerung der organischen Cohäsion; wird jedoch die Anwendung lange fortgesetzt oder ist sie zu reichlich auf einer grossen Fläche, so entwickelt sich auch eine allgemeine Wirkung, die sich durch Verstärkung der Secretionen in verschiedenen Organen (besonders in den Nieren, in den Speicheldrüsen, in der Leber und in der Schleimhaut des Mauls und des übrigen Verdauungskanals), durch Geifern, zuweilen Diarrhöe, Störung des Vegetationsprocesses, Abmagerung, grosse Schwäche, pochenden Herzschlag und Entwickelung einer eigenthümlichen Cachexie (Merkurial-Cachexie) mit fauliger Zersetzung zu erkennen giebt. Zuweilen erfolgt dann auch der Tod, bald schnell, bald langsam. Eigenthümlich ist auch die allgemeine Wirkung an secernirenden Flächen zu erkennen. Wenn man z. B. einem Pferde, welches an eiternden Wunden oder Geschwüren leidet, täglich gegen 60 Grm. dieser Salbe einreibt, ohne die eiternde Fläche zu berühren, so macht sich doch auch an der letztern nach 2—6 Tagen (je nach der Constitution der Thiere) die Wirkung des Merkurs bemerkbar. Die Fleischwärzchen nehmen eine bleigraue, zuweilen ins Schwarze übergehende Farbe an; der abgesonderte Eiter wird an Quantität sehr vermindert, mehr dünnflüssig, und verbreitet einen Gestank, welcher dem bei Speichelfisteln ähnlich ist. Nachdem die Merkurialvergiftung vollständig erfolgt ist, hört die Eiterabsonderung ganz auf und findet sich in guter Beschaffenheit erst lange nach dem Aussetzen des Mittels wieder ein. Bei mehreren Pferden fand sich auch, wenn eine Sättigung des Körpers mit Merkur eingetreten zu sein schien, ein stinkender Geruch der ausgeathmeten Luft, der sich ebenfalls wieder in einiger Zeit nach dem Weglassen des Mittels verlor (*Extrait du compte rendu des travaux de l'école r. vétér. d'Alfort pendant l'année* 1839—1840; im *Rec. vétér.* 1840. p. 542).

Jene örtlichen Wirkungen finden ohne Unterschied der Thiere, jedoch am stärksten an solchen Gebilden Statt, welche eine dünne Oberhaut haben, reich an Gefässen und an Zellgewebe sind, wie z. B. Drüsen und Häute; die allgemeinen Wirkungen entstehen nicht bei allen Thieren gleichmässig schnell und stark, sondern am stärksten und schnellsten bei Vögeln, Kaninchen und Katzen, etwas langsamer bei Hunden, Schafen, Ziegen und Rindvieh, noch langsamer bei Schweinen, und am langsamsten bei Pferden. Ich sah bei Kanarienvögeln, Sperlingen und dergleichen kleinen Vögeln nach dem Aufstreichen von $^1/_2$ Scrupel dieser Salbe, — bei mehreren Hunden, Katzen, Schafen, Ziegen und Rindern nach mehrtägiger (zuweilen sogar nach einer einzigen, etwas reichlichen) Einreibung grosse Mattigkeit, Traurigkeit, Verlust des Appetits, Erbrechen, Gestank aus dem Maule, Diarrhöe, und zuweilen auch Fieber, Auflockerung und Missfarbigkeit des Zahnfleisches, Speichelfluss[1], auch Athembeschwerde und in einzelnen Fällen Hautausschlag mit Ablösung der Epidermis und Ausfallen der Haare, grosse Abmagerung und den Tod erfolgen. Letzterer trat gewöhnlich nach 6—8 Tagen, zuweilen aber schon nach 3—5 Tagen ein. Aber einzelne Stücke (namentlich

[1] Manche Thierärzte bezweifeln das Entstehen des Speichelflusses durch die Wirkung des Merkurs, aber ganz mit Unrecht, — obgleich diese Wirkung bei den Thieren seltener, langsamer und niemals so deutlich wie bei dem Menschen eintritt; denn da die Thiere nicht ausspucken können, so suchen sie den abgesonderten Speichel beständig hinabzuschlucken, und lassen daher nur einen kleinen Theil aus dem Maule ausfliessen.

Rindvieh) verfallen unter den angegebenen Symptomen allmälig in Abzehrung und kränkeln durch 2—3 Monate (Archiv für Thierheilkunde von der Gesellschaft schweiz. Thierärzte. Neue Folge. 5. Band. Zürich 1844. S. 316 u. 321, Beobachtungen von Zähndler und von Hübscher, 6. Bd. S. 17 v. Gattiker). Die ganze Wirkung war stets viel heftiger, wenn die Thiere sich an den Applicationsstellen belecken konnten. — Ein Pferd bekam bei fortgesetzter Einreibung der Salbe nach und nach alle diese Zufälle; am sechzehnten Tage trat Speichelfluss, und am neunundzwanzigsten Tage der Tod ein, nachdem 6 Pfund und 240 Grm. einer sehr concentrirten Merkurialsalbe verbraucht waren (Schubarth in Horn's Archiv 1824). In der Thierarzneischule zu Alfort starb ein Pferd erst nach einem Monat, nachdem täglich 120 Grm. eingerieben worden waren (*Recueil de méd. vétér.* 1840. p. 544). — Bei Kühen und Ziegen habe ich zuweilen auch nach etwas reichlicher, durch 3—4 Tage fortgesetzter Anwendung der Salbe gegen Ungeziefer in mehreren Fällen Krämpfe und auch Abortus erfolgen sehen, ohne dass eine andere Ursache hierzu zu entdecken war. Die Menge der eingeriebenen Salbe betrug hier bei ersteren Thieren nur 60,0, bei den Ziegen 30 Grm.

Diese Wirkungen der grauen Merkurialsalbe können nur aus einer specifischen Beziehung des Quecksilbers zu den Organen der Vegetation, namentlich zu den Lymphgefässen und Lymphdrüsen, und durch seinen Uebergang in die Säfte des Organismus bedingt sein.

§. 567.

Man wendet diese Salbe an:

1) Gegen örtliche Entzündungen unter der Haut, bei denen sie der Erfahrung zufolge als ein ausgezeichnetes Zertheilungsmittel wirkt, wenn die Krankheit keinen hypersthenischen oder arteriellen, sondern einen sogenannten vegetativen, exsudativen oder plastischen Character besitzt, und wenn Ergiessungen von plastischen Stoffen, oder selbst schon beginnende Verdickung und Verhärtung der Gebilde mit der Entzündung verbunden sind; — daher namentlich bei rheumatischen Entzündungen, bei der sogenannten Mondblindheit, bei Quetschungen, bei Entzündung der Lymphdrüsen, der Hoden, der Euter, der Knochen, Sehnen, Bänder und dergleichen drüsigen und fibrösen Organen; ebenso bei den sogenannten schleichenden und chronischen Entzündungen, z. B. bei nicht ganz frisch entstandenen Stollbeulen, Sehnenklapp, Ueberbeinen, Aderfisteln u. s. w. Die Salbe nutzt gegen solche Entzündungskrankheiten am meisten dann, wenn der Sitz derselben nicht zu tief unter der Haut ist, oder wenn mit der Haut das Zellgewebe leidet, wie z. B. bei der Mauke, namentlich der gutartigen, wenn sie sehr schmerzhaft ist. Dagegen scheint das Mittel nichts zu nutzen bei denjenigen asthenischen Entzündungen, welche mit Verjauchung verbunden sind, — bei sogenannten fauligen Entzündungen und bei schon eingetretenem kalten Brande; aber bei Geschwüren, deren Ränder callös sind, kann es zur Auflösung der letzteren mit gutem Erfolge angewendet werden.

2) Gegen Ausschwitzungen, Verdickungen und Verhärtungen jeder Art, wenn sie auch eben nicht mit Entzündung verbunden sind, wie z. B. bei Flecken und Verdunkelungen der durchsichtigen Hornhaut, bei Verhärtungen

der Euter, der Lymphdrüsen im Kehlgange, bei Wurmbeulen, Ueberbeinen, Spath, Schaale, Sehnenklapp und dergleichen.

3) Bei zu reichlich eiternden Wunden und Geschwüren, wo die profuse Secretion nicht durch örtliche Reizungen bedingt, sondern nur allein in einem abnormen Bildungsprocess begründet ist, ferner bei Flechten und Räude. Die graue Salbe ist bei diesen krankhaften Zuständen ein sehr wirksames Mittel, besonders dann, wenn dieselben mit heftigem Jucken verbunden, und nicht auf eine grosse Fläche ausgebreitet sind. Ist das letztere der Fall, namentlich bei grossen Thieren, so ist die graue Salbe zu theuer, und dann auch mehrentheils durch andere Mittel zu ersetzen. Gegen die sogenannte Speckräude der Hunde ist sie jedoch nach meinen vielfältigen Beobachtungen ein wahres Specificum, dessen Wirksamkeit von keinem anderen Mittel erreicht wird; sie verlangt aber hier, und überhaupt bei den kleineren Hausthieren, die grösste Vorsicht in der Anwendung, und zwar bei allen kleinen Thieren mehr als bei grossen, damit die im vorigen Paragraph angedeuteten allgemeinen Wirkungen verhütet werden. Bei der Schafräude, wo die Salbe auch empfohlen ist, verbieten sowohl diese allgemeinen Wirkungen, wie auch der hohe Preis des Mittels dessen Anwendung; auch ist dabei die Besudelung der Wolle sehr unangenehm.

4) Gegen Starrkrampf. Die Einreibung der Salbe in die Gegend der Kaumuskeln, am Halse und Rücken, scheint in mehreren Fällen, und zwar sowohl bei dem idiopathischen, wie bei dem traumatischen Tetanus gute Dienste geleistet zu haben; — in vielen anderen Fällen sah ich aber hiervon gar keinen Nutzen.

5) Gegen Ungeziefer aller Art wird die Quecksilbersalbe mit Recht als ein Specificum betrachtet; doch verlangt die Anwendung auch für diesen Zweck bei den Wiederkäuern und den kleinen Thieren viele Vorsicht.

§. 568.

Die Salbe wird einfach angewendet, wenn bei Entzündungen die Sensibilität und die Wärme erhöht, oder wenn sie wenigstens bei den Ausschwitzungen und Verhärtungen nicht zu sehr vermindert sind; bei grossem Erethismus verbindet man sie aber mit narkotischen Extracten. Auch bei Flechten und gegen Ungeziefer ist die einfache Salbe hinreichend. Je mehr aber bei Entzündungen, Verhärtungen u. s. w. Torpidität besteht, um desto nöthiger ist es, dem Grade der letzteren entsprechende Auflösungs- und Reizmittel, z. B. Rindsgalle, Kampherliniment, Ammoniakliniment, grüne Seife, Potasche, Jod, Kampher, Terpenthinöl, Salmiak und dergleichen in einem passenden Verhältnisse mit der Salbe zu verbinden. Bei Verhärtungen, Ueberbeinen, Spath und dergleichen hat sich auch eine nicht officinelle Salbe, welche neben dem Quecksilber reizende Stoffe enthält, sehr wirksam gezeigt. Man bereitet dieselbe aus: *Hydrarg. viv.* 15 Grm.; *Ol. Lauri unguin.* 24 Grm.; *Ol. Terebinthin.* 30 Grm.; *Pulv. Cantharid.* 6 Grm., durch Zusammenreiben, und wendet sie, je nach der Empfindlichkeit der Haut, täglich oder jeden zweiten Tag einmal an. — Bei dem Starrkrampf fand ich eine Mischung aus gleichen Theilen der Salbe und des Kampherliniments am zweckmässigsten. — Die Anwendung geschieht bei den grossen Thieren gegen Entzündungen, Verhärtungen und beim Starrkrampf täglich zwei- bis dreimal, gegen Hautkrankheiten und Ungeziefer aber nur an jedem zweiten oder dritten Tage. Bei kleineren Thieren darf die Anwendung immer nur nach längeren Zwischenzeiten und sparsam, niemals über einen grossen Theil des Körpers, sondern nur auf kleineren Stellen oder in einzelnen Strichen geschehen. Man übersteigt nicht gern bei Pferden die Quantität von 60 Grm., bei dem Rindvieh von 30 Grm. und bei Hunden von 8 Grm. pro Tag, wenn man die Einreibungen durch mehrere Tage machen will. Auch muss man die Thiere durch Maulkörbe u. s. w. am Ablecken der Salbe hindern[1]. Sehr oft habe ich gegen Ungeziefer die Salbe blos auf einen Streif (ein Band) von Leinwand u. s. w. gestrichen und auf den Körper gebunden als vollkommen hinreichend und ganz ohne gefährliche Nebenwirkungen befunden. — Bei Entzündungen darf übrigens die Salbe nur gelind, aber an verhärteten Theilen muss sie kräftig eingerieben werden[2]. (30 Grm. 5 Sgr.)

12) Rothes Quecksilberoxyd, rother Quecksilberpräcipitat, *Hydrargyrum oxydatum rubrum, Hydrargyrum praecipitatum rubrum, Oxydum hydrargyricum, Mercurius praecipitatus ruber* **(oft auch blos „rother Präcipitat,** *Praecipitatus ruber*" **genannt).**

§. 569.

Das vollkommene Quecksilberoxyd (HgO) kann dargestellt werden durch lange fortgesetztes gelindes Kochen des Quecksilbers in einer langhalsigen Phiole mit recht enger Oeffnung, gewöhnlich aber gewinnt man es durch Auflösen des Quecksilbers in kochender Salpetersäure, Abdampfen bis zur Trockenheit, Mischung des Rückstandes mit metallischem Quecksilber und Glühen der Masse bis sich nicht mehr rothe Dämpfe bilden. Das Präparat erscheint in kleinen hell- oder dunkel-ziegelrothen Krystallen, in denen oft noch etwas salpetersaures Quecksilber enthalten ist, und weshalb sie zerrieben und mit verdünnter Aetzkalilauge gewaschen (lävigirt) werden. Das lävigirte officinelle Oxyd ist ein sehr feines gelbrothes Pulver ohne Geruch und von schwach metallischem, ekelhaftem Geschmack; es besteht aus circa $92^1/_2$ Theil Quecksilber und $7^1/_2$ Theil Sauerstoff, ist im Wasser und Weingeist unlöslich, bewirkt als trockenes Pulver auf der unverletzten Haut mässige Reizung, zuweilen auch Entzündung, in Wunden und Geschwüren aber sehr heftige Reizung, Entzündung, zuerst Minderung der Eitersecretion und der Granulation, oberflächliche Aetzung und Schorfbildung, dann aber (nach 30—40 Stunden) die Absonderung eines gutartigen, recht consistenten Eiters. Durch diese schnell eintretende Umstimmung des Eiterungsprocesses zeichnet sich die Wirkung des rothen Präcipitats vor der Wirkung fast aller anderen Aetzmittel (ausgenommen des Höllensteins) aus, da bei ihnen die gute Eiterung und das Ablösen des Schorfes immer viel später erfolgt. — In der ätzenden Kraft ist der Präcipitat dem Höllenstein ziemlich gleich, steht aber dem Aetzkali, der Spiessglanzbutter, dem Chlorzink, Sublimat, Arsenik,

[1] Sind dennoch bei einem Thiere die im vorigen Paragraph bezeichneten allgemeinen Zufälle entstanden, so müssen sie durch Eisenpräparate, Schwefel, verdünnte Mineralsäuren, adstringirende und bitter-aromatische Mittel wieder beseitigt werden.

[2] Das Einreiben kann mit der blossen Hand, ohne Schaden Dessen, der es thut, unternommen werden. Dennoch ist es zweckmässig, dass Personen, die eine zarte Haut haben, bei dem Einreiben dieser Salbe sich die Hand mit einem Stück Leder oder mit Blase bekleiden.

Kupfervitriol und den concentrirten Säuren weit nach. — Mit Fett oder Honig zur Salbe gemacht wirkt er verhältnissmässig nach der Concentration derselben mehr oder weniger stark reizend, die Resorption, die Zertheilung atonischer, torpider Entzündungen und (an eiternden Flächen) die Eiterung befördernd. — Innerlich angewendet, verursacht er schon in ganz mässigen Gaben (bei Hunden zu 12—24 Centigrm., bei Pferden zu $^1/_2$ bis ganze Grm.) heftige Leibschmerzen (bei Hunden auch Erbrechen), in etwas starken Gaben (bei Pferden 4—8 Grm.), besonders bei wiederholter Anwendung, aber Magen- und Darmentzündung und den Tod.

§. 570.

Die innerliche Anwendung des rothen Präcipitats ist wegen der damit verbundenen Gefahr bei keinem Thiere gebräuchlich, obwohl das Mittel gegen Rotz und Wurm versucht worden ist. Aeusserlich benutzt man aber denselben:

1) Als Aetzmittel, um Wucherungen, Callositäten oder Ansteckungsstoffe in Wunden und Geschwüren zu zerstören, z. B. in Bisswunden von tollen Hunden, oder bei Feigwarzen, Strahlkrebs, Wurmgeschwüren und dergleichen, oder um die Exfoliation in Knochen-, Knorpelgeschwüren und Fisteln zu befördern. Der Präcipitat wird hier am besten in reinem Zustande, fein pulverisirt, etwas reichlich eingestreut, und nach dem Abgehen des entstandenen Schorfes so oft als nöthig ist wiederholt. Bei Fisteln kann man ihn auch in Form von sogenannten Bougies anwenden, die man bereitet, indem man einen Bindfaden in Gummischleim tränkt, dann mit fein pulverisirtem Präcipitat gleichmässig bestreut, hiernach trocknet und zum Gebrauch aufbewahrt.

2) Als kräftiges Digestivmittel bei torpiden Wunden und Geschwüren, in denen geringe Empfindlichkeit, blasse, schlaffe, schwammige, oder entgegengesetzt, speckartige, harte Granulation und die Absonderung einer dünnen Jauche besteht, — wie dies zuweilen bei veralteten Kronentritten, bei dergleichen Strahlgeschwüren, bei bösartiger und veralteter Mauke, bei Knochengeschwüren u. s. w. der Fall ist. Die Anwendung des Präcipitats hierbei geschieht entweder: a) rein für sich, als feines Pulver — wenn nämlich die Reizlosigkeit sehr gross, die Absonderung mässig ist; — oder b) mit Kohle, Kamillen, Kalmus und dergleichen absorbirenden Mitteln versetzt, ebenfalls als Pulver, — wenn die Reizlosigkeit etwas geringer, die Jaucheabsonderung aber sehr reichlich ist, und — c) als Salbe, in Verbindung mit 4—8 Theilen Fett, Butter, Wachssalbe oder Königssalbe, bei verschiedenen Graden der Torpidität, wenn die Granulation hart und die Absonderung gering ist.

3) Als erregendes Zertheilungsmittel gegen torpide, chronische Augenentzündungen und deren pathologische Folgen, z. B. gegen Verdickungen und Verhärtungen der Augenlider, besonders der Meibom'schen Drüsen, gegen zu reichliche Schleimsecretion aus den letzteren, Verdunkelungen der Hornhaut, Ausschwitzungen im Innern des Auges und dergleichen. Der rothe Präcipitat ist gegen diese Zustände von ausgezeichneter Wirksamkeit, wenn sie wirklich den torpiden Character haben; er ist aber unpassend und schädlich, so lange sie noch mit Trockenheit, mit vermehrter Wärme und mit vielem Schmerz begleitet sind. — Die Anwendung geschieht in Salben,

die bald einfach (z. B. aus $^1/_2$—2 Grm. aufs feinste pulverisirtem Präcipitat und 30 Grm. Fett, ungesalzener Butter oder einfacher Wachssalbe, nach der Preussischen Pharmacopöe aus 1 Thl. rothem Quecksilberoxyd und 49 Thln. Schweinefett, recht exact zusammengemischt, besteht), — bald mit verschiedenen Zusätzen, z. B. von Zinkoxyd, von Kampher oder Opium (von dem ersteren 1—2 Grm., von den letzteren beiden $^1/_2$—1 Grm. auf 30 Grm. der Salbe) bereitet, und täglich ein- bis zweimal in der Grösse einer Erbse zwischen und auf die Augenlider gestrichen werden. — Wenn die rothe Präcipitatsalbe lange aufbewahrt wird, verliert sie an ihrer Wirksamkeit und wird milder, indem der Präcipitat durch das Fett zum Theil desoxydirt wird.

(Preis: das Oxyd: 5 Grm. 1 Sgr. 3 Pfg.)

13) Mildes salzsaures Quecksilber, versüsstes Quecksilber, Calomel, Einfach Chlorquecksilber, mildes Quecksilberchlorür, *Hydrargyrum chloratum mite, Hydrargyrum muriaticum mite, Mercurius dulcis, Calomelas, Chloretum Hydrargyri,* Hg_2Cl.

§. 571.

Dieses Quecksilbersalz wird gewöhnlich auf dem sogenannten trockenen Wege, durch Sublimation eines exacten Gemenges von 4 Theilen Aetzsublimat mit 3 Theilen lebend. Quecksilber erzeugt, — oft aber auch auf nassem Wege durch allmäliges Zusammenmengen einer Auflösung von reinem salpetersauren Quecksilberoxydul in 8 Theilen destillirten heissen Wassers und einer Auflösung von gereinigtem Kochsalz in 32 Theilen heissen destillirten Wassers. Durch doppelte Wahlverwandtschaft bildet sich Calomel, welches als unlöslich niederfällt. Bei der Bereitung auf trockenem Wege entstehen gelblich-weisse krystallinische Stücke, welche beim Zerreiben ein blass-gelbes Pulver geben, vom Sonnenlicht aber schwarz werden; das auf nassem Wege bereitete Calomel bildet ein rein weisses amorphes Pulver. Beide Präparate sollen ausgewaschen werden; beide sind ohne Geruch und ohne Geschmack und bestehen gleichartig in 100 Theilen aus 85 Theilen Quecksilber und 15 Theilen Chlor. Calomel ist im Wasser (selbst im kochenden) und im Weingeist unlöslich, obgleich es durch anhaltendes Kochen langsam in metallisches Quecksilber und in sich auflösenden Sublimat zersetzt wird. Durch reine und kohlensaure Alkalien, Seife, Schwefelpräparate, Blei, Eisen, Kupfer und freie Säuren zersetzt es sich auch.

Wegen der Unlöslichkeit verursacht es, wenn es für sich allein auf die trockene, unverletzte Haut gebracht wird, keine wahrnehmbaren Wirkungen; wird es aber mit Fett, Oel oder Honig zur Salbe gemacht, eingerieben, so geht es in die Säfte über und wirkt dann ganz ähnlich, aber weit milder als die graue Merkurialsalbe (§. 566). — Innerlich angewendet, erzeugt es die im §. 565 u. 566 angegebenen wesentlichen Wirkungen der Merkurialmittel sehr vollständig, dieselben sind aber hinsichtlich ihres Grades und ihrer Richtung ziemlich bestimmt von der Grösse der Gaben und von der Wiederholung derselben abhängig. Eine einzelne kleine Gabe (z. B. für Pferde 2—3 Grm., für Rindvieh 1—$1^1/_4$ Grm., für Schafe 24—36 Centigrm., für Schweine 36 bis 60 Centigrm. und für Hunde 6—24 Centigrm.) bringt in der Regel keine sichtbaren Veränderungen im Befinden der Thiere hervor; werden aber solche Gaben in Zwischenzeiten von 3—4 Stunden und durch einige Tage nach einander einem gesunden Thiere gereicht, so erscheint zuerst der Koth etwas trockener, dann aber grünlich gefärbt, mehr feucht und locker; der Urin geht etwas reichlicher ab, der Speichel wird mehr zähe und ebenfalls reichlicher abgesondert; der Herzschlag wird fühlbarer, der Puls weicher, die Schleimhaut der Nase und des Mauls blässer, der Appetit oft gemindert; bei lange fortgesetzter Anwendung werden die Thiere sehr matt, und zuweilen findet sich auch Diarrhöe, seltner Speichelfluss plötzlich hinzu. Von einer grösseren Gabe (z. B. bei Pferden zu 12,0—18,0, bei Rindern zu 4,0—8,0, bei Schweinen und Schafen zu $^1/_2$—1 Grm., und bei Hunden zu 18—60 Centigrm.) entsteht fast immer in etwa 24—36 Stunden (bei Hunden oft früher, bei Schafen zuweilen erst am dritten Tage) Laxiren. Dieses erfolgt wie bei den übrigen Laxirmitteln nach der Constitution der Thiere, nach Art der Fütterung u. s. w. im verschiedenen Grade, so dass oft der Koth nur sehr locker, oder breiartig, oft aber auch ganz dünn, selbst wässerig, und bei Pferden, Rindern und Schafen (auch wenn sie kein Grünfutter fressen) eigenthümlich graugrün, bei Hunden aber dunkler gefärbt, abgeht. Als Ursache dieser Färbung wird eine reichlichere Gallenabsonderung, oder auch die Umbildung eines Theils des Calomels in Quecksilbersulphür, vermittelst Einwirkung des Schwefelwasserstoffgases im Darmkanal angenommen; doch ist beides nicht sicher erwiesen. In einzelnen, aber seltenen Fällen, entsteht dabei eine geringe Kolik. — Werden in einem Tage 2—4 solcher Gaben, und vielleicht durch 2 oder mehrere Tage nach einander gegeben, so tritt gewöhnlich das Laxiren plötzlich mit grosser Heftigkeit ein; die Excremente gehen sehr häufig ganz flüssig, zuweilen mit Blut gemengt und sehr stinkend, durch 3 bis 6 Tage ab; die Thiere werden sehr matt, mager, verlieren den Appetit und zeigen die vorhin und im §. 566 angegebenen Symptome der zu heftigen Quecksilberwirkung im hohen Grade. Zuweilen ist der künstlich erregte Durchfall selbst durch die kräftigsten Arzneien nicht zu stillen, und die Thiere gehen durch ihn an Erschöpfung und Faulfieber zu Grunde. Diese übermässige Wirkung entsteht am ehesten und stärksten bei den Wiederkäuern, besonders bei den Schafen (was in der weichen, schlaffen Organisation derselben begründet zu sein scheint); weniger leicht erfolgt sie bei Pferden, und am wenigsten bei Hunden und Schweinen. Es tritt aber bei den letzteren beiden Thiergattungen nicht selten Erbrechen ein, wodurch das Calomel zum Theil wieder entleert wird, ehe es vollständig zur Wirkung gelangt. — Auf die Beschaffenheit und Mischung der Säfte wirkt das Calomel sehr stark umändernd, und namentlich sieht man, dass die Gerinnbarkeit und die Menge des Faserstoffs im Blute oft schon nach einer einzigen etwas starken Gabe, bestimmt aber durch die fortgesetzte Anwendung des Mittels bedeutend vermindert wird. Die heftigen Wirkungen scheinen in manchen Fällen von einer durch die gastrischen Säfte, namentlich die sauren, bewirkten Umänderung des Calomels in Sublimat bedingt zu sein; doch sind hierzu gewiss besondere Umstände erforderlich, da man sonst die heftigen Erscheinungen häufiger beobachten müsste (Orfila, im *Journal de Chimie et de Toxicologie*, 1842, Juli).

Bei der Section der durch zu reichliche Anwendung des Calomels getödteten Thiere findet man in der Regel an Pferden und Hunden den Magen und ganzen Darmkanal schlaff, zusammengefallen, den letzteren ohne tiefe Querfalten, die Blutgefässe äusserlich und innerlich sehr wenig mit Blut erfüllt, daher die Färbung dieser Organe blass oder grau, den Darm mehrentheils ganz leer, zuweilen wie ausgewaschen; entgegengesetzt ist aber auch zuweilen die Schleimhaut blauroth gefärbt, entzündet, aufgelockert, stellenweise ohne Epithelium, mit Blutextravasaten, oder mit Excoriationen, deren Ränder oft weisslich gefärbt erscheinen, versehen, und zuweilen Infiltrationen zwischen Schleim- und Muskelhaut. Bei Thieren mit einer Gallenblase ist dieselbe voll Galle, die Leber und alle übrigen Organe weich und mürb. An Wiederkäuern fand sich im Wesentlichen derselbe Zustand; zugleich aber zeigten sich fast immer im vierten Magen, zuweilen auch am Zwölffingerdarme und Mastdarme stärker geröthete Stellen von verschiedener Grösse, die mehrentheils als Extravasate, zuweilen aber auch als Entzündung erschienen.

§. 572.

Das Calomel erscheint hiernach bei vorsichtiger Anwendung in der örtlichen Wirkung mehrentheils als ein mildes, in der allgemeinen Wirkung aber als ein sehr kräftiges Mittel, welches aber zuweilen in den Verdauungseingeweiden auch scharf reizende, corrodirende Eigenschaften annimmt. Dennoch verdient es zur innerlichen Anwendung den Vorzug vor fast allen anderen Quecksilberpräparaten, und es findet der Erfahrung zufolge seine allgemeine Indication gegen alle solche pathologische Zustände, welche wesentlich in einem zu sehr erhöhten Vegetationsprocesse mit vermehrter Plasticität des Blutes und der übrigen Säfte, — oder in gerinnbaren Ausschwitzungen, oder in Stockungen und Verhärtungen in den Gefässen und drüsigen Organen, — bestehen[1].

Man benutzt es daher:

1) Gegen Entzündungskrankheiten, und zwar vorzüglich gegen solche, die *a.* einen sogenannten vegetativen, plastischen oder lymphatischen Character besitzen, wo keine vorherrschende active Aufregung der Arterien- und Herzthätigkeit, sondern mehr Neigung zu plastischen und serösen Ausschwitzungen und zu Verhärtungen besteht, oder wo an den absondernden Flächen die secernirten Flüssigkeiten zähe und sehr gerinnbar werden; — daher namentlich bei rheumatischen und katarrhalischen Entzündungen, bei dem acuten Rheumatismus und dergl.

b. Gegen solche, die mit gastrischen oder nervösen Complicationen innig verbunden sind, wie z. B. die sogenannten galligen, die erethischen, die typhösen und die Anthrax-Entzündungen; und

c. Gegen chronische, sogenannte schleichende Entzündungen.

Bei wahren hypersthenischen Entzündungen, besonders in sehr gefässreichen Organen, ist das Calomel nicht passend; wenn aber, nachdem die arterielle active Aufregung durch Blutentziehungen und Salpeter beseitigt ist, die übrigen Entzündungszufälle noch fortbestehen, so kann das Calomel auch bei ursprünglich ganz hypersthenischen Entzündungen eine sehr nützliche Anwendung finden.

---

[1] Die Wirkung gegen diese Zustände scheint, wenigstens von grösseren Gaben, und wenn Purgiren erfolgt, zum Theil von der Ausscheidung vieler Galle und vieler Darmsäfte, zum Theil aber auch von der örtlichen Reizung der Darmschleimhaut und von seiner specifischen Wirkung als Merkurialmittel abhängig zu sein.

Es ist zwar auch bei Entzündungsfiebern mit dem besten Erfolge angewendet worden, zeigt aber seine heilsamen Wirkungen am meisten bei den Entzündungen einzelner Gebilde, vorzüglich der serösen und fibrösen Häute und der drüsigen Organe, und es hat sich bei Entzündungen des Gehirns, der Gehirnhäute (daher auch bei dem rasenden Koller), bei Augenentzündungen mit heftiger Ausschwitzung in den Augenkammern (daher bei der sogenannten Mondblindheit), bei Bräune, bei Rippenfell- und Lungenentzündungen, bei Leberentzündung, Bauchfellentzündung, Darmentzündung, bei eingeklemmten Brüchen, bei Entzündungen der Hoden, des Euters, der Venen, der Beinhaut u. s. w. in unzähligen Fällen bewährt. — Bei der typhösen Lungen- und Leberentzündung (Influenza) habe ich das Calomel, wenn es zur rechten Zeit und mit der nöthigen Vorsicht angewendet wurde, als das vorzüglichste innerliche Heilmittel kennen gelernt. — Dagegen hat es in der sogenannten Lungenseuche des Rindviehes, meinen Beobachtungen zufolge (bei wenigstens 200 Rindern), sich bei weitem nicht so heilsam gezeigt, wie Dr. Muhrbeck dies gesehen, und wie man es bei der eigenthümlichen Richtung des Mittels gegen die abnorme Plasticität erwarten könnte.

Auch bei der Rinderpest, gegen welche (als eine typhöse Entzündung) es von Einigen mit scheinbar gutem Erfolge versucht worden ist, hat es sich nicht bewährt.

2) Gegen solche Leberleiden, bei denen die Leber sich in einem Zustande von Reizung befindet, und in Folge dessen die Gallensecretion reichlicher als die freie Excretion derselben Statt findet, so dass die biliösen Stoffe resorbirt werden und sich im Blute anhäufen, wodurch fehlerhafte Verdauung, Gelbsucht, gastrisch-biliöse Fieber u. s. w. entstehen. — Das Calomel ist auch bei solchen Leberkrankheiten nützlich, wo die Leber selbst an Vergrösserung, an Verhärtungen, Stockungen u. s. w. leidet.

3) Gegen die Erzeugung und Ansammlung von zähem Schleim im Darmkanal, gegen Stockungen in demselben und gegen Hartleibigkeit aus zu geringer Absonderung, so wie gegen die aus diesen Zuständen hervorgehenden verschiedenen Krankheitsformen, z. B. Verstopfungskolik, Congestionen zum Kopfe, sogenannten Magenkoller und dergl.

4) Gegen Eingeweidewürmer im Darmkanale ist das Calomel ein sehr kräftiges Mittel, indem es theils durch eine specifische Kraft des Quecksilbers gegen das Leben dieser Schmarotzerthiere, theils aber auch als ausführendes Mittel wirkt. Ob es gegen diejenigen Würmer, die ausserhalb des Darmkanals ihren Sitz haben, z. B. gegen die Leberegel, gegen die Finnen, die Blasenwürmer im Gehirn der Schafe und dergleichen etwas leistet, — ist noch nicht durch die Erfahrung bewiesen. Ich habe es gegen die Drehkrankheit der Schafe in jedem Stadium derselben vergebens angewendet.

5) Gegen Koliken, welche unter den vorgenannten (1—4) Umständen auftreten, und zwar immer um so mehr, je mehr die Zufälle auf eine entzündliche Reizung der Gedärme oder der Leber deuten.

6) Gegen Verhärtungen, hauptsächlich in drüsigen Organen. Das Calomel hat hier oft noch Auflösung oder wenigstens Minderung bewirkt, besonders wenn die Verhärtungen noch nicht zu sehr alt, oder wenn sie das Product von Entzündungen waren.

7) Gegen Wassersuchten und örtliche seröse Ergiessungen, z. B. in den Hirnhöhlen bei dem Dummkoller der Pferde. Das Calomel ist durch seine,

die Resorption so kräftig befördernde Wirkung bei diesen Krankheiten ein vorzügliches Heilmittel, wenn sie durch Entzündungen, durch Unterdrückung der normalen oder gewohnten Absonderungen, oder durch Verstopfungen in der Leber, Milz, in den Gekrösdrüsen u. s. w. entstanden, und nicht mit einem hohen Grade von Atonie oder mit Cachexie verbunden sind. — Ist aber letzteres der Fall, so ist das Mittel schädlich.

8) Gegen dyskrasische Krankheiten, besonders solche, die mit einem abnormen Zustande der Lymphdrüsen, der Lymphgefässe wesentlich verbunden sind, wie Rotz und Wurm der Pferde, veraltete Flechten, bösartige Mauke mit schmerzhafter Geschwulst und dergleichen. Ich habe von dem Calomel bei diesen Krankheiten, mit Ausnahme des Rotzes, sehr oft die besten Erfolge gesehen; bei dem Rotz bewirkte es aber niemals Besserung, sondern häufig Verschlimmerung und schnellen Uebergang in faulige Cachexie. Bei dem Wurm war die Wirkung in einigen Fällen ebenso ungünstig, in mehreren anderen aber recht günstig, — ohne dass ein bedeutender symptomatischer oder gradueller Unterschied zwischen diesen Fällen bestand.

9) Auch gegen einige Nervenkrankheiten, namentlich gegen Starrkrampf und gegen die in der neuern Zeit häufiger als sonst vorgekommene Füllenlähmung ist es als Heilmittel, und gegen die Wuthkrankheit als ein prophylaktisches Mittel in mehreren Fällen mit anscheinend (!) gutem Erfolge angewendet worden.

Aeusserlich wird das Calomel zuweilen gegen schmerzhafte Flechten, hauptsächlich aber gegen Augenentzündungen, die mit Ausschwitzung von Blut oder plastischer Lymphe im Innern des Auges oder an der durchsichtigen Hornhaut verbunden sind, besonders gegen die sogenannte Mondblindheit und deren Folgen, angewendet, und ich kann es hierbei als ein höchst wirksames Mittel rühmen.

Allgemeine Gegenanzeigen gegen die innerliche Anwendung des Calomels sind: ein hoher Grad von torpider Asthenie, von Cachexie, Blutmangel, Wässerigkeit des Blutes, Neigung zu fauliger Auflösung der Säfte, sehr schwächender Durchfall.

§. 573.

Die Gabe ist für Pferde 20 Gran bis höchstens 2 Drachmen ($1^1/_4$ bis 8 Grm.), für Rinder 20 Gran bis $1^1/_2$ Drachme ($1^1/_4$—6 Grm.), für Schafe und Ziegen 4,8—12 Gran (25—70 Centigrm.), für Schweine $^1/_2$ Scrupel bis 1 Drachme (60 Centigrm. bis 4 Grm.), für Hunde 3 Gran bis 1 Scrupel (18 Centigrm. bis $1^1/_4$ Grm.). Die grösseren und mittleren von diesen Gaben finden ihre Anwendung da, wo man Laxiren erregen will, um entweder den Darmkanal selbst von Schleim, Galle, Würmern oder verhärteten Kothballen zu entleeren, oder um eine Ableitung von heftig entzündeten Organen zu bewirken. Man giebt sie für den ersteren Zweck täglich nur ein- bis zweimal, in Zwischenzeiten von 8—12 Stunden, — bei heftigen Entzündungen aber täglich drei- bis viermal, in Zwischenzeiten von etwa 3—6 Stunden, — so lange, bis entweder der Krankheitscharacter geändert ist, oder bis ein kluckerndes Geräusch in den Gedärmen (Poltern im Leibe), oder auch selbst schon weicheres Misten eintritt. Letzteres verbietet in jedem Falle den Fortgebrauch des Mittels, weil sonst der im §. 571 bezeichnete Durchfall mit seinen üblen Folgen sehr leicht entsteht. Dies gilt besonders bei den Wiederkäuern, und hauptsächlich bei Schafen, bei denen man daher mit dem Calomel höchst vorsichtig sein muss, und namentlich *a*) die mittleren Gaben nur nach den bezeichneten grössten Zwischenzeiten wiederholen, — und *b*) die Anwendung niemals länger als durch $1^1/_2$ bis 2 Tage fortsetzen darf[1]. Die Vorsicht gebietet, dass man bei Thieren, denen Calomel gereicht worden ist, öfters am Leibe horcht, um das oben erwähnte Geräusch zeitig in demselben wahrnehmen zu können. In den vorgeschriebenen kleineren Gaben wird das Calomel täglich zwei- bis dreimal angewendet: bei chronischen Krankheiten und wo der Zweck ist, Verhärtungen und Stockungen aufzulösen, die Secretionen in den drüsigen Organen, die Thätigkeit der Lymphgefässe und die Resorption zu befördern, oder eine bessere Beschaffenheit der Dyskrasien zu bewirken.

Man giebt das Calomel für sich allein, d. h. blos mit einem schicklichen Vehikel, z. B. mit schleimigen Mitteln oder mit Süssholzwurzel versetzt, wenn bei Entzündungen der vegetative und lymphatische Character rein besteht; ist aber die Irritabilität dabei gleichzeitig stark aufgeregt, so verbindet man es mit Glaubersalz oder Doppelsalz, selten mit Salpeter; — dagegen bei geringer Energie der Blutgefässe, bei typhösen Entzündungen und bei Schwäche der Verdauungseingeweide ist die Verbindung mit bitteren und aromatischen Mitteln, — bei hohen Graden des Uebels selbst mit Kampher und Terpenthinöl in kleinen Gaben nützlich. Wenn das Fieber bei Entzündungen einen hohen Grad erreicht, wenn Ausschwitzungen entstehen, und ebenso bei wirklichen Wassersuchten hat sich die Verbindung mit Digitalis, oder Taback, oder Bilsenkraut, sehr wirksam gezeigt. — Bei gastrischen Zuständen giebt man das Calomel mit bitteren oder aromatischen Mitteln, oder wenn man dabei Laxiren erzeugen will, am besten mit der Aloë; ebenso, oder auch in Verbindung mit Ofenruss, mit stinkendem Thieröl und dergleichen giebt man es gegen Würmer, — mit bitteren, aromatischen Mitteln, mit Schierling, Ofenruss und dergleichen bei Dyskrasien. Mit Salmiak und anderen salzsauren Salzen versetzt man Calomel nicht gern, weil sich hierbei nach Mialhe, Orfila u. A. das Calomel leichter als sonst in Aetzsublimat umwandeln soll[2], — was jedoch nach unsern Versuchen nur unter besondern Umständen zu erfolgen scheint, namentlich in sehr grosser Wärme und wenn man den Salmiak in unverhältnissmässiger Menge (etwa 20 Theile zu 1 Theil Calomel) mengt.

Die schicklichste Form zur innern Anwendung des Calomels ist, seiner Unlöslichkeit wegen, die Pillen- und Latwergenform; doch habe ich es auch zuweilen in einer dicklichen schleimigen Flüssigkeit (die aber bei dem Eingeben gut umgeschüttelt werden muss) gegeben und hierauf eine schnellere Wirkung als nach der Anwendung in Pillen erfolgen sehen.

Aeusserlich, bei den oben bezeichneten Augenkrankheiten, wurde es ehemals als Pulver in die Augen geblasen; am besten benutzt man es aber in Form eines dünnen Liniments, welches, je nach dem Grade des Uebels, aus 4 Grm. Calomel und 8—15 Grm. frischen Baumöls (oder Mohnöls und

[1] Es ist unbegreiflich, wie französische Thierärzte (z. B. Vatel, Élémens, Tome II. part. 2. pag. 732, und Moiroud, Mat. méd. pag. 385) das Calomel für Rinder in der Gabe von $1^1/_2$ bis 2 Unzen vorschreiben können, ohne die hieraus entstehende Gefahr anzudeuten.

[2] Journal de Chimie etc. a. a. O.

dergleichen) durch Zusammenreiben bereitet, und täglich zwei- bis dreimal mit einem Federbart reichlich auf die Hornhaut gestrichen wird. Bei grosser Empfindlichkeit des Auges und besonders bei der periodischen Augenentzündung ist der Zusatz von $^1/_2$—1 Grm. Belladonnaextract, oder bei geringerer Empfindlichkeit der Zusatz von ebenso viel fein pulverisirtem Opium sehr nützlich. — Gegen Flechten wird es entweder als Salbe (1 Theil Calomel mit 4—6 Theilen Fett oder Butter zusammengerieben) oder in einer (zwar nicht chemisch richtigen, aber wegen ihrer milden Wirkung oft sehr passenden) Mischung mit Kalkwasser (auf 10—12 Theile des letzteren 1 Theil Calomel) zum Waschen und Verbinden, als sogenanntes schwarzes oder mildes phagedänisches Wasser (*Aqua phagadaenica nigra s. mitis*) benutzt. (5 Grm. 1 Sgr. 2 Pfg.)

14) **Aetzendes salzsaures Quecksilber, ätzender Quecksilbersublimat, Aetzsublimat, Doppelt-Chlorquecksilber, Quecksilberchlorid,** *Hydrargyrum bichloratum, s. H. perchloratum, s. H. muriaticum corrosivum, Mercurius sublimatus corrosivus, Bichloretum Hydrargyri.*

§. 574.

Das ätzende Quecksilberchlorid (HgCl) wird meistens in chemischen Fabriken nach verschiedenen Vorschriften, z. B. aus einem Gemenge von gleichen Theilen schwefelsaurem Quecksilberoxyd und Kochsalz durch Sublimation, — oder durch Kochen von Calomel in Salzsäure, — oder durch Auflösen von Quecksilberoxyd in Salzsäure, Abdampfen und Krystallisiren u. s. w. gewonnen. Es besteht aus 1 Atom Quecksilber und 2 Atomen Chlor, oder in 100 Theilen aus 74,09 Quecksilber und 25,91 Chlor; es ist also in der Art seiner Bestandtheile übereinstimmend mit dem Calomel, es unterscheidet sich aber von diesem dadurch, dass es die doppelte Menge Chlor enthält. Der Sublimat erscheint in weissen, durchscheinenden, krystallinischen, lockern Salzmassen, welche, wenn er durch schnelle Sublimation bereitet ist, aus Rectangular-Octaëdern, — aber nach der Bereitung auf nassem Wege aus vierseitigen rhombischen Prismen bestehen und zerrieben ein völlig weisses Pulver geben. Er löst sich in 16 Theilen kalten und in 3 Theilen kochenden Wassers, in $2^1/_2$ Theilen kalten und $1^1/_2$ Theil kochenden Weingeistes, so wie in 3 Theilen Aethers vollständig auf. Die wässerige Auflösung reagirt sauer; sie wird durch Sonnenlicht zersetzt, Calomel fällt nieder und freie Salzsäure bleibt in der Flüssigkeit. Der Sublimat wird auch durch ätzende Alkalien, durch Kalk- und Barytwasser und durch Magnesia, durch organische Substanzen, namentlich durch Eiweiss, Gummi, Zucker, braunen Syrup (nicht so durch weissen), Extracte, Opium, Mehl, Kleber, Leim, Osmazom, Oele, Fette, Harze u. s. w. zersetzt, indem diese Substanzen sich in verschiedenen Verhältnissen mit dem Chlor des Sublimats verbinden und das Quecksilber mehr oder weniger zu Chlorür (Calomel) reduciren. Diese Zersetzungen erfolgen von manchen Substanzen sogleich vollständig, von anderen erst nach und nach.

Im lebenden Thierkörper verhält sich der Sublimat ebenso; überall verbindet er sich mit der organischen Substanz schnell und macht an wunden Stellen und an den Schleimhäuten zuerst einen weisslichen Ueberzug, der aus Calomel und chemisch veränderter organischer Substanz besteht, und dann bewirkt er Zusammenschrumpfung der Theile; wirkt er aber im concentrirten Zustande ein, so macht er sogleich Anätzung, wobei die betroffene Substanz weissgrau, mürb und weich wird, dann aber ebenfalls zusammenschrumpft und zu einem schwärzlichen Schorf vertrocknet. Ein Theil des Mittels wird resorbirt und bringt in den Säften u. s. w. ähnliche Wirkungen hervor wie die übrigen Merkurialmittel. Demnach ist der Unterschied in der örtlichen Wirksamkeit zwischen dem Calomel und dem Sublimat sehr gross; denn der letztere erzeugt an allen organischen Gebilden, auf welche er im concentrirten Zustande einwirkt, Entzündung, Aetzung und Zerstörung, hierdurch die heftigsten Zufälle und sehr leicht den Tod. Diese Wirkungen scheinen bei innerlicher Anwendung heftiger an fleischfressenden Thieren als an pflanzenfressenden Thieren zu sein, — was wahrscheinlich durch die bei beiden Arten verschiedene Beschaffenheit der Nahrungsstoffe und der Säfte im Darmkanal bedingt wird. Hunde starben von 24—36 Centigrm. des Mittels, nachdem sie sehr heftiges, blutiges Erbrechen, blutige Diarrhöe und zuletzt Lähmung gezeigt hatten, in 7, 12—30 Stunden. — Pferde zeigten nach der durch 6—8 Tage täglich einmal wiederholten Anwendung einer aus 20—30 Gran (circa $1^1/_4$—2 Grm.) Sublimat und 90 Grm. Altheewurzelpulver bestehenden Pille keine sichtbare Veränderung in ihrem Befinden, und mehrere Pferde ertrugen durch 8 Tage anhaltend täglich 2 solche Gaben, ohne dass eine sichtbare Wirkung erfolgte. Bei anderen minderte sich aber, wenn sie in steigender Gabe täglich $1^1/_4$—4 Grm. Sublimat in einer Mehlpille erhielten, nach 4—6 Tagen der Appetit, und bei noch längerem Fortgebrauch trat mit etwa 8—10 Tagen fast immer sehr vermehrtes Uriniren ein. Diese Zufälle minderten und verloren sich bald wieder, wenn man das Mittel durch 1—3 Tage aussetzte, und sie entstanden zuweilen erst nach 3 bis 4 Wochen, wenn man dasselbe gleich vom Anfange an nur jeden zweiten Tag in der Gabe von $1^1/_4$—2 Grm. angewendet hatte. Wurde aber der Sublimat den Pferden täglich, von $1^1/_4$ bis zu 8 Grm. steigend, durch 12 bis 16 Tage (im Ganzen zu 40—60 Grammen) gegeben, so erfolgte ausser der Appetitlosigkeit und dem starken Uriniren auch heftiger, zuletzt blutiger Durchfall, grosse Schwäche, Fieber mit fauligem Character und der Tod. Zuweilen waren in der letzten Zeit auch Symptome von Darmentzündung, Schmerzen und Krämpfe zugegen. Eine einzelne Gabe von 4 Grm. verursachte blos Vermehrung der Pulse um 4—6 in 1 Minute, Kolikschmerzen und stärkere Röthung der Schleimhaut. Nach 2—4 Stunden waren diese Zufälle wieder vorüber. Aber von 15 Grm. Sublimat in 3 Pfund Wasser gelöst, entstand sogleich heftiger Kolikschmerz, Recken, starkes Speicheln und in 12 Stunden der Tod (Rysz, Arzneimittellehre, S. 147). Percivall stieg bei einem Pferde von 10 Gran (60 Centigrm.) des Mittels allmälig bis zur Gabe von 5 Drachmen (20 Gramme), wonach es während 4 Tagen schlechter frass und Fieber zeigte. Als er hierauf 6 Drachmen (24 Grm.) gab (so dass im Ganzen 4 Unzen und 12 Gran [$120^3/_4$ Grm.] verbraucht waren), trat Darmentzündung ein, an welcher das Thier starb. Er hatte das Mittel im Trinkwasser gereicht, zu dessen Genuss das Thier durch Durst gezwungen wurde. — Wenn der Sublimat in flüssiger Form eingegeben wurde, oder wenn bei dem Eingeben in Pillen diese nicht sogleich ganz verschluckt, sondern im Maule behalten und gekaut wurden, so entstand jedesmal, selbst nach kleinen Gaben, heftige Reizung, Entzündung und Anätzung der Zunge und anderer Theile im Maule, starkes Speicheln und Verminderung des Futtergenusses. Auf andere Weise und als Erscheinung der allgemeinen Wirkung sah ich vom Sublimat bei Pferden niemals Speichelfluss entstehen. — Aehnlich, jedoch etwas stärker, ist die Wirksamkeit des Mittels beim Rindvieh. 18 Gran (ca. $1^1/_{10}$ Grm.) Sublimat in 2 Unzen (60 Grm.) Mehlteig gehüllt, einer Kuh eingegeben, erregte blos vorübergehend etwas vermehrte Wärme (Gilbert, *Annal. de l'agric. fr.* Tome 3. p. 343). — Ich sah bei einer ganz gesunden Kuh nach dem Eingeben von 4 Grm. Sublimat in 6 Unzen destillirten Wassers gelöst, Husten, öfteres Rülpsen, etwas Geifern aus dem Maule und Verminderung des Appetits entstehen; aber das Wiederkäuen schien ungestört fortzubestehen, und am folgenden Tage waren auch die übrigen Zufälle wieder vorüber. Nach 5 Tagen erhielt diese Kuh bei vollkommenem Wohlsein 8 Grm. des Mittels in 1 Pfund destillirtem Wasser, worauf sogleich wieder Geifern und Rülpsen eintrat, das Fressen und Wiederkäuen aber erst am folgenden Tage nachliess, wo zugleich sehr kleiner, vermehrter Puls, schnelleres, etwas beschwerliches Athmen und weicheres Misten entstand. In den nächsten Tagen verschwand die Fresslust gänzlich, der Koth war sehr dünn, stinkend und blutig, das Athmen noch beschwerlich, das Fieber vermehrt, die Mattigkeit gross, das Thier lag viel, magerte sichtbar ab, und starb am 14ten Tage. — Schafe ertrugen 12 Gran (72 Centigrm.) und selbst 24 Gran ($1^1/_2$ Grm.) Sublimat in einer Mehlpille, ohne dass die geringste Wirkung entstand (Gilbert a. a. O. p. 345, 347); aber von 4 Grm. starb bei meinen Versuchen ein Schaf in weniger als 12 Stunden.

Durch Einspritzungen in die Halsvene entstand bei mehreren Pferden von 3—6 Gran (18—36 Centigrm.) Sublimat, in 3—6 Drachmen (12 bis 24 Grm.) destillirten Wassers gelöst, blos eine geringe Vermehrung der Pulse um 4 Schläge in der Minute und durch etwa 15 Minuten andauernd; andere Zufälle waren selbst dann nicht zu bemerken, als die Pferde durch solche täglich wiederholte Einspritzungen nach und nach 4 Grm. Sublimat in die Blutmasse erhalten hatten. Es entstanden aber fast immer Aderfisteln (Viborg, *Veterin. Selsk. Skrift. 2r. Deel.* S. 375). — Bei einem Hunde verursachten 5 Gran (30 Centigrm.) Sublimat, in 45 Grm. Wassers gelöst und in die Drosselvene injicirt, sogleich Kurzathmigkeit, grossen Schmerz, Abgang von Urin, und in wenigen Stunden den Tod; — und ein anderer starb unter denselben Zufällen nach der Injection von nur $^3/_4$ Gran (4 Centigrm.) Sublimat in $5^1/_2$ Stunde (Gaspard in Orfila's Toxicol. Bd. 1. S. 228).

In Wunden und Geschwüren wirkt der Sublimat, obgleich er durch die organischen Flüssigkeiten bald mehr bald weniger zersetzt wird, in verdünnter Auflösung (1—3 Gran [6—18 Centigrm.] auf 1 Unze [30 Grm.] Wasser) angewendet, reizend, die Lebensthätigkeit der absondernden und der aufsaugenden Organe steigernd und qualitativ umstimmend; mehr concentrirt (4—10 Gran [24—60 Centigrm.] auf 30 Grm. Wasser), verursacht er Entzündung, und in ganz concentrirter Auflösung (z. B. 4 Grm. auf 15 Grm. Wasser), noch mehr aber im reinen Zustande wirkt er ätzend und zerstörend. Er geht dabei durch Absorption in die Blutmasse über und verursacht, wenn die concentrirte Anwendung etwas reichlich geschieht, Entzündung des Magens, des Darmkanals, des Bauchfells und des Herzens, und dadurch den Tod. Mehrere Hunde starben nach 1—5 Tagen, als ihnen 3—6 Gran (18 bis 36 Centigrm.) Sublimat in Wunden auf das Zellgewebe des Schenkels oder des Rückens gebracht worden. — Aehnlich wie auf wunde Stellen, aber weit schwächer, wirkt der Sublimat auch auf die unverletzte Haut, und namentlich findet nur eine geringe Absorption durch dieselbe Statt.

Bei der Section der durch Sublimat getödteten Thiere findet man, derselbe mag auf die eine oder auf die andere Weise zu reichlich in den Körper gebracht worden sein, hauptsächlich die Schleimhaut des Magens und Darmkanals, das Herz, die Lungen, zuweilen auch die Nieren entzündet, mit rothen oder schwarzen Flecken versehen, die genannte Schleimhaut auch zuweilen zerstört. Am stärksten sind die Wirkungen in den oben angedeuteten verschiedenen Graden an den von dem Sublimat unmittelbar berührten Theilen.

Aus Allem ergiebt sich: dass der Sublimat zwar der Art nach im Wesentlichen wie die übrigen Quecksilbermittel wirkt, aber mehr als andere die Urinsecretion befördert, dass er sie alle an Aetzkraft übertrifft, und hierdurch sehr leicht tödtliche (giftige) Wirkungen erzeugt, und dass er weit weniger als das Calomel sichtbar die Plasticität im Organismus mindert.

§. 575.

Für die innerliche Anwendung dieses heftigen Mittels gegen Krankheiten der Hausthiere giebt es bis jetzt eigentlich keine sichern Indicationen, sondern man hat dasselbe mehrentheils nur empirisch gegen Rotz, Wurm, bösartige Druse, hartnäckigen Rheumatismus, veraltete Räude, dergleichen Flechten und Mauke, gegen heftige Ruhr, namentlich der Lämmer, und gegen den Koller der Pferde versucht. Bei dem letzteren hat es nach Kersting's Beobachtung (Nachgelassene Manuscripte, S. 213) oft gute Dienste geleistet, und ich habe es ebenfalls in mehreren Fällen mit Nutzen angewendet, wo das Uebel veraltet und mit einem krankhaften Zustande der Leber verbunden war. Bei dem Wurm und bei veralteten Hautkrankheiten hat sich der Sublimat häufig als sehr nützlich gezeigt, und ist besonders von Hurel und Hübner empfohlen; doch darf ein cachectischer fieberhafter Zustand nicht zugegen sein. Die Heilung des Rotzes hat er aber in keinem vollständig entwickelten Falle herbeigeführt, selbst nicht bei der durch ein ganzes Jahr fortgesetzten Anwendung (Viborg a. a. O.); dagegen hat er (wie Quecksilbermittel überhaupt) sehr oft eine sichtbare Verschlimmerung des Uebels bewirkt.

Man giebt den Sublimat innerlich den Pferden und Rindern von 6, 10 bis höchstens 20 Gran (36—60 Centigrm., höchstens $1^1/_4$ Grm.), — Schweinen 1—3 Gran (6—18 Centigrm.), Schafen und Hunden $^1/_4$—1 Gran ($1^1/_2$ bis 6 Centigrm.), täglich ein- bis höchstens zweimal, am besten in Pillen oder in Auflösung. Die letztere muss so verdünnt sein, dass sie nicht ätzen kann, d. i. 1 Theil auf 400—500 Theile Flüssigkeit, oder circa 1 Gran Sublimat in 1 Unze (6 Centigrm. in 30 Grm.). Das Auflösen kann zweckmässig zuerst mit etwa 30—50 Theilen Weingeist geschehen. — Bei der Bereitung der Pillen und Latwergen muss der Sublimat erst mit der nöthigen Menge Wassers aufgelöst und dann die Auflösung mit den übrigen Substanzen recht vollständig gemengt werden. Diese letzteren sind am besten rein schleimige, bittere oder gelind aromatische und narkotische Mittel; als die zweckmässigsten Vehikel betrachtet man Altheeschleim und *Succus Liquiritiae;* dagegen sind Mehl, Eiweiss und Alkalien unpassende Zusätze (S. 553).

Der Gebrauch dieses Mittels ist fast immer für längere Zeit nöthig; dabei ist es jedoch zweckmässig, etwa jeden vierten Tag einmal das Mittel wieder auszusetzen, und ausserdem muss das kranke Thier gegen Erkältung geschützt und mit leicht verdaulichem Futter versehen werden. — Entstehen Speichelfluss, Verlust des Appetits, Kolikzufälle, Diarrhöe oder Fieber, so muss das Mittel sogleich ausgesetzt werden. Homöopathisch gab Hildebrandt das Mittel gegen die Ruhr der Schafe, 30 Tropfen von der vierten Potenz, also $^{1}/_{200.000}$ Gran.

§. 576.

Aeusserlich wird der Sublimat angewendet:

1) Als Aetzmittel bei bösartigen Warzen, bei dem Strahlkrebs und bei cariösen Geschwüren des Hufknorpels (bei den sogenannten Knorpelfisteln), bei dem sogenannten Nageltritt, wenn die Hufbeinsbeugesehne und deren Scheide, oder selbst das Strahlbein und das Hufgelenk mit verletzt ist, und wenn nach gehöriger Erweiterung der Wunde nach zweckmässiger Behandlung dieselbe sich nicht schliesst, sondern zu einer Fistel umwandelt; — dann auch zum Bestreichen der Castrirkluppen. Die Anwendung als Aetzmittel geschieht entweder in Substanz (in Stückchen), oder als Pulver, oder in Form einer concentrirten Auflösung in destillirtem Wasser oder *Spirit. vin. rectificatus* (4—8 Grm. auf 30 Grm. des letzteren), — oder in einer consistenten, salbenartigen Mengung (eine sogenannte Paste) aus: Sublimat 8 Grm., pulverisirtem arabischen Gummi und Wasser, von jedem $1^{1}/_{4}$ Grm. — Bei Warzen ist derselbe (wie der Arsenik) nur in hartnäckigen Fällen, wo man die krankhafte Bildungsthätigkeit vom Grunde aus zerstören und umstimmen will, hierzu geeignet. Ebenso wirkt er bei dem Strahlkrebs und bei Knorpelfisteln nicht blos zerstörend, sondern auch eigenthümlich umstimmend. Die Anwendung geschieht täglich ein- bis zweimal, durch etwa 2 Tage, bis ein Schorf entstanden ist. — Bei Knorpelfisteln soll nach Girard (*Recueil vétér.* Tome II. p. 185 etc.) am zweckmässigsten ein kegelförmig geschnittenes Sublimatstückchen, 5—6 Linien lang und an der Basis 3—4 Linien breit, bis auf den Grund der vorher gehörig erweiterten Fisteln gebracht werden und mit dem darüber gelegten Verbande durch 5—6 Tage unberührt liegen bleiben: es bildet sich ein schwärzlicher Schorf, der sich langsam (nach 14 Tagen) abstösst, und worauf bei ganz einfacher Behandlung (von Zeit zu Zeit ein Fussbad) die Heilung in 30—40 Tagen vollständig erfolgt. Ich sah in mehreren Fällen denselben Erfolg, in anderen aber die Heilung erst sehr spät eintreten. Jetzt wende ich das Mittel gewöhnlich in Form eines sogenannten Bougies an (das ist ein Fadenstückchen von Strohhalmsdicke, nach der Tiefe der Fistel 1—2 Zoll lang, vorher mit Altheeschleim befeuchtet, dann in Sublimatpulver gerollt und getrocknet), — oder blos in die vorher etwas erweiterte Knorpelfistel ein Stückchen von einem wollenen Faden, welcher in concentrirter Sublimatauflösung getränkt und wieder getrocknet ist. — Bei den oben bezeichneten Nageltritten hat Professor Rey in Lyon den Sublimat ganz auf dieselbe Weise wie Girard bei der Knorpelfistel angewendet. Der Aetzschorf sass gewöhnlich 4 Wochen, hinterliess nach dem Abfallen eine reine Wunde und die Heilung erfolgte in 6—8 Wochen nach der Application des Mittels. Die üblen Zufälle, welche bei diesen Verletzungen fast immer bestehen (Appetitverlust, heftiges Reizfieber, grosse Schmerzen und Lahmheit und dergl.) verloren sich gewöhnlich in 8 Tagen; geschieht

dies nicht, so ist es ein Zeichen, dass der Sublimat nicht alles Entartete des Sehnengewebes zerstört hat, und dass die Heilung durch ihn kaum erfolgen werde (*Recueil de méd. vétér.* Vol. XX. p. 128, und *Journ. de méd. vétér. de Lyon,* Tome 2. p. 113). Zum Bestreichen der Castrirkluppen wird der Sublimat (1 Theil) in einem Teige aus Stärkemehl (2 Theile) und Wasser q. s. benutzt. Er leistet nicht mehr als der Kupfervitriol, verursacht aber oft bösartige Entzündung, Eiterung und Verhärtung des Samenstranges; ich empfehle ihn daher für diesen Zweck nicht. Ebenso auch nicht die zur Unterbindung des Samenstranges empfohlenen Sublimatbänder. (Magaz. f. Thierheilk. 34. Jahrg. S. 474.)

2) Als Heilmittel der Gelenkwunden, besonders bei zu reichlichem Ausfluss der Synovia, welche er zum festen Gerinnen bringt und hierdurch den weitern Ausfluss sehr vermindert. Der pulverisirte Sublimat kann hierbei auf ein Stückchen Leinwand in der Grösse der Wunde und 1 Linie dick aufgestreut, genau auf die Wundöffnung gelegt und mit einem guten Klebe-Pflaster fest bedeckt werden.

3) Als umstimmendes und Heilmittel bei veralteten Fisteln und Geschwüren, in denen zu geringe Thätigkeit, wenig Empfindlichkeit und sehr stinkende Jaucheabsonderung besteht, namentlich bei dergleichen Genickfisteln, Widerristfisteln, Knorpelfisteln, bei Wurmgeschwüren, bei veralteter Mauke und Klauenweh. Man wendet hier den Sublimat in Auflösungen von 5—10 Gran auf 1 Unze (30—60 Centigrm. auf 30 Grm.) Wasser zum Verbinden und zum Einspritzen, täglich oder jeden zweiten Tag einmal an. — Ist die Empfindlichkeit nicht vermindert, so verdient die Verbindung des Sublimats mit Kalkwasser (6—18 Centigrm. auf 30 Grm. des letzteren, nach der Preussischen Pharmacopöe 9 Centigrm. auf 30 Grm.) als sogenanntes gelbes phagedänisches Wasser, *Aqua phagedaenica lutea,* den Vorzug vor der einfachen Sublimatauflösung. — Bei mehr torpidem Character der Geschwüre macht man die Auflösung mehr concentrirt (1 Theil zu 20 bis 30 Theilen Wasser), oder man setzt ihr den 30sten bis 20sten Theil Chlorwasserstoffsäure zu. — Eine mehr complicirte Salbe für solche Geschwüre ist das von dem Apotheker Terrat empfohlene Mittel, das sogenannte Torpique Terrat (siehe S. 505).

4) Bei hartnäckigen Hautkrankheiten, wie Räude, veralteter Mauke, Flechten und dergleichen. Der Sublimat übertrifft bei diesen Hautkrankheiten fast alle andere Mittel an Wirksamkeit, indem er schnell austrocknet, die Räudemilben tödtet, somit den Ansteckungsstoff vernichtet und die Heilung der Haut anregt. Er wird hier gewöhnlich als Auflösung in Wasser, in Tabacksdecoct und dergleichen Mitteln, sehr zweckmässig auch in Weingeist, besonders bei alter Pferderäude (36—72 Centigrm. auf 1 Pfund Flüssigkeit) benutzt, wobei oft nach und nach für ein Pferd eine Quantität von 30 bis 45 Grm. verbraucht wird. Auch wird er zuweilen hierzu, obgleich nicht chemisch richtig, mit Zusätzen von Kali (Aschenlauge), Kalkwasser (als phagedänisches Wasser), Salmiak und dergleichen angewendet, wie z. B. in folgender Mischung, die sich in mehreren Fällen bei veralteter Schafräude sehr heilsam gezeigt hat: Man zieht von 10 Scheffeln Asche mit dem nöthigen Wasser 300 Quart Vorlauge und 600 Quart Nachlauge, kocht letztere mit $1^1/_4$ Centner ordinärem Taback bis auf 300 Quart ein, mengt diese Abkochung mit der Vorlauge, und löst dann in der ganzen Flüssigkeit 120

bis 150 Grm. Sublimat, ebenso viel Salmiak und 10 Pfund (Civ.-Gewicht) Potasche[1]. Hiermit betupft oder wäscht man lauwarm die räudigen Stellen gründlich, nachdem sie durch Seifenwasser und mit einem passenden Instrumente (z. B. mit einer Striegel, scharfen Bürste, mit einem stumpfen Messer und dergleichen) von Schmutz und Schorfen gründlich befreit worden. Das Waschen wird nach Zwischenzeiten von 6—8 Tagen zwei- auch dreimal wiederholt. — Sehr wirksam bei Räude der Pferde und Rinder ist folgendes Liniment: *Pulv. Cantharid.* 30,0 wird mit 3 Pfd. heissen Leinöls übergossen und durch 24 Stunden zusammen digerirt, dann filtrirt und hiernach dem Oel 2,0 Aetz-Sublimat zugesetzt und tüchtig zusammengeschüttelt. Diese Mischung trägt man mittelst einer Bürste auf alle räudige Stellen auf und bindet hiernach das Thier so an, dass es sich an denselben nicht belecken und nicht reiben kann. Kräftige Pferde können auf einmal über und über bestrichen werden; schwache bestreicht man nur an einer Körperseite oder stellenweise, und nach 4—5 Tagen die übrigen Theile.

5) Bei torpiden Geschwülsten, z. B. bei Brustbeulen, Stollbeulen, Piephacken, Hasenhacken, Spath, Ueberbeinen, Gallen und dergleichen, benutzt man den Sublimat auf die S. 201 angegebene Weise, in Verbindung mit 8, 12—16 Theilen Terpenthin, besser mit Collodium, oder als Salbe mit 3 bis 6 Thl. Fett, um Reizung, Ausschwitzung und Zertheilung zu bewirken.

6) Gegen dieselben pathologischen Localleiden, und ebenso gegen rheumatische Lahmheiten, chronische Gelenkentzündungen, gegen Exsudate, Verdickungen der Gewebe und dergleichen ist eine Auflösung von 1 Theil Sublimat in 6—16 Theilen Weingeist, je nach der Dicke und nach der Empfindlichkeit der Haut, als Einreibung angewendet, ein sehr wirksames und wohlfeiles Heilmittel. Die Einreibung muss bis zum völligen Trockenwerden der Haut fortgesetzt werden und ist, je nach dem Grade der eintretenden Wirkung, am zweiten oder auch am dritten Tage zu wiederholen. Die Haare fallen hiernach zum Theil aus, wachsen aber wieder. Eine öftere oder reichlichere Anwendung bewirkt Aetzung.

7) Bei Augenentzündungen, bei Flecken und Verdunkelungen der Hornhaut ist der Sublimat unter ähnlichen Umständen, wo der rothe Präcipitat passend sein würde (§. 570), wo aber die Salbenform nicht zweckmässig erscheint, ein vorzügliches Zertheilungsmittel. Man nimmt $^1/_4$—1 Gran ($1^1/_2$ bis 6 Centigrm.) Sublimat auf 1 Unze Flieder- oder Kamillen-Infusum, setzt, wenn es nöthig ist, noch 10—15 Tropfen Opiumtinctur hinzu, und lässt das Augenwasser täglich vier- bis sechsmal lauwarm anwenden.

8) Gegen Läuse, Holzböcke und dergleichen Ungeziefer ist der Sublimat als Waschmittel (wie sub 4) angewendet, von ausgezeichneter Wirksam-

---

[1] Das Ganze ist für 300 Schafe berechnet, so dass auf das Stück 8 Gran ($^1/_2$ Grm.), und auf das Quart Flüssigkeit nur $^1/_4$ Grm. von dem Sublimat kommen; derselbe besteht jedoch in ihr nicht mehr als solcher, sondern er ist, wie auch der Salmiak u. s. w., zersetzt, und die Flüssigkeit enthält: gelbes Quecksilberoxydhydrat, basisches kohlensaures Ammoniak, salzsaures Kali und kohlensaures Kali (letzteres 9 Pfund und über 9 Unzen). Ihre Wirkungen sind daher sehr mild und ganz ohne Gefahr, sowohl für die Thiere selbst, wie auch für die Menschen, die das Waschen ausführen (denn nach v. Wedekind's Erfahrung können Menschen ganze Bäder von 150—180 Maass Wasser und 2 Drachmen bis 1 Unze [8,0—30,0] Sublimat ohne Nachtheil gebrauchen). — Die Leute sollen jedoch keine offenen Verletzungen an den Händen haben.

keit[1]; — oder auch nach Bodu (Magaz. XVII, S. 347) folgende Salbe: *Rp. Hydrarg. muriatic. corros., Ammon. muriatic. pulv. ana* 1 Drachme; *solve in Aquae parum et admisce exacte Adipis suilli* 3 Unzen. *Sign.*: Täglich einmal die am meisten mit Ungeziefer besetzten Stellen (und die durch Belecken mit der Zunge am wenigsten erreichbaren) damit einzureiben. Diese Salbe enthält das leicht lösliche Alembroth-Salz, und ist sehr wirksam.

(Preis: 5 Grm. Sublimat 1 Sgr.)

Ausser den genannten Quecksilbermitteln verdienen noch folgende, wenig gebräuchliche Präparate einer kurzen Erwähnung:

a) Schwarzes Schwefelquecksilber, mineralischer Mohr *(Hydrargyrum sulphuratum nigrum, Aethiops mineralis)*; ein blosses Gemenge von gleichen Theilen Quecksilber und Schwefel, durch sehr vollständiges Zusammenreiben beider mit etwas Wasser bereitet, ist von sehr milder Wirksamkeit, die vorzüglich auf Erregung des Lymphgefässsystems und der Hautausdünstung gerichtet, bei lange fortgesetzter Anwendung aber sehr schwächend ist. Es wird bei veralteter Druse, Flechten und dergleichen Krankheiten den Pferden und Rindern zu 8—16 Grm., den Schweinen zu $1^1/_2$ bis 4 Grm., — Hunden $^1/_2$—2 Grm., täglich zweimal, in Pillen und Latwergen gegeben. — Mit 6—8 Theilen Fett oder grüner Seife zur Salbe gemacht, ist es gegen Räude und Flechten sehr wirksam. (5 Grm. 1 Sgr. 2 Pfg.)

b) Rothes Schwefelquecksilber, Zinnober *(Bisulphuretum Hydrargyri, Hydrargyrum sulphuratum rubrum, Cinnabaris)*. Der natürliche Zinnober enthält 86,2 Quecksilber und 13,8 Schwefel, er kann aber auch künstlich erzeugt werden durch Sublimiren eines Gemenges aus 6 Theilen Quecksilber und 1 Theil pulverisirtem Schwefel. Nach Waldinger's Ansicht (Abhandlung über den Schwefel und seine Verbindungen u. s. w. S. 97) soll die Wirkung der des rohen Spiessglanzes ähnlich sein. Er wird innerlich wie das vorige Mittel angewendet, ist aber durch den viel wohlfeileren Spiessglanz zu ersetzen. Tausch empfahl, dass man ihn bei der Lungenwürmerseuche der Lämmer auf einem erhitzten Eisenblech verdampfen und die Thiere diese Dämpfe einathmen lassen soll; Lowak sah hiervon keinen Nutzen. Derselbe bemerkt auch ganz richtig, dass man diese Dämpfe viel wohlfeiler aus einem blossen Gemenge von Schwefel und rohem Quecksilber bereiten könne (Mag. f. Thierheilk. v. Gurlt und Hertwig, Bd. 3. S. 373, Bd. 4. S. 473). Aeusserlich dient es nur als ein Bestandtheil des Cosme'schen Pulvers (S. 504). (5 Grm. 10 Pfg.)

c) Schwefelspiessglanz-Quecksilber, Spiessglanz-Mohr *(Hydrargyrum et Stibium sulphurata, Hydrargyrum stibiato-sulphuratum, Aethiops antimonialis)*. Dieses Präparat wird nach verschiedenen Pharmacopöen bald durch Zusammenreiben von Schwefelspiessglanz mit metallischem Quecksilber *(Pharmac. Bavar., Rossica, universal. etc.)*, bald noch mit Zusatz von

---

[1] Bei der Anwendung des Sublimats im concentrirten Zustande ist immer dieselbe Vorsicht nöthig, welche bei scharfen und giftigen Substanzen überhaupt beobachtet werden muss (z. B. bei Canthariden S. 266, besonders aber bei dem Arsenik S. 505 und dgl.). — In medicinal-polizeilicher Hinsicht muss der Sublimat nächst dem Arsenik für das stärkste unter den mineralischen Giften betrachtet werden, und es gelten daher bei seiner Aufbewahrung u. s. w. alle Vorsichtsmaassregeln, welche bei dem Arsenik (S. 519 in der Anmerkung) angedeutet sind.

Schwefel zu diesen beiden Substanzen (*Pharmac. Borussica, Hannov., Saxonica*) bereitet. Im ersteren Falle ist es blos ein Gemenge von Schwefelantimon und getödtetem metallischen Quecksilber, — im anderen aber ein Gemenge von Schwefelantimon, Schwefelquecksilber und überflüssigem Schwefel. Beide Präparate müssen etwas verschieden von einander wirken, was noch nicht genügend untersucht ist. Im Allgemeinen ist aber die Wirkung sehr ähnlich der des vorigen Präparats, was ebenso von der Gabe und dem Gebrauch gilt. (5 Grm. 10 Pfg.)

d) Schwarzes Quecksilberoxydul, Hahnemann's auflösliches Quecksilber (*Hydrargyrum oxydulatum nigrum* [unrichtigerweise], *Mercurius solubilis Hahnemanni, Nitras ammonicus cum Oxydo hydrargyroso*), aus Quecksilberoxydul und salpetersaurem Ammoniak bestehend. Nach Waldinger (über Nahrungs- und Heilmittel der Pferde, S. 301) soll es sehr auf den Darmkanal wirken und bei Pferden schon zu 5—10 Gran weicheres Misten erregen, sehr schwächen und bei fortgesetzter Anwendung den fauligen Zustand herbeiführen; ich sah diese Wirkung nur nach Gaben von 8 bis 15 Grm. erfolgen, und Rysz bemerkte entgegengesetzt nach der Anwendung des Mittels zu ½—8 Grm. durch 8—14 Tage guten Appetit, Abgang von trockenem, gut verdautem Koth und zuweilen Speichelfluss. Der Gebrauch soll überall nützlich sein, wo das versüsste Quecksilber angezeigt ist. Man giebt das Mittel Pferden und Rindern von 2—8 Grm., Schweinen von ⅓ bis 1 Grm., Hunden von 24—60 Centigrm. täglich zweimal in Pillen, Latwergen, oder in schleimigen Flüssigkeiten. Veraltet. (1 Scrupel 2 Sgr. 2 Pf.)

e) Salzsaures Ammoniakquecksilber, weisser Präcipitat (*Hydrargyrum amidad-bichloratum, Hydrargyrum ammoniato-muriaticum, Hydrochloras ammoniacus cum Oxydo hydrargyrico, Mercurius praecipitatus albus*). Dasselbe wird bereitet, indem man eine Auflösung von 2 Theilen Aetzsublimat in 32 Theilen destillirten warmen Wassers nach dem Erkalten und Filtriren mit 3 Theilen Aetzammonflüssigkeit mischt, nun nochmals filtrirt, den Niederschlag auf dem Filter mit destillirtem Wasser rein auswäscht und trocknet. Hiernach bildet es ganz weisse, dichte, in Wasser und Weingeist unlösliche Stücke, die sich leicht pulverisiren lassen. Es besteht aus Quecksilberoxyd und Salmiak, ist milder als Sublimat und rother Präcipitat, aber stärker reizend als das Calomel, wird nur äusserlich bei chronischem Augenliderschleimfluss, bei Flecken und Verdunkelungen der Hornhaut (6 bis 60 Centigrm. zu 4 Grm. Fett), bei Flechten und veralteter Mauke als Salbe (1 Theil mit 8 Theilen Fett) täglich ein- bis zweimal angewendet. Gegen die sogenannte Fetträude der Hunde ist er ein wahres Specificum; ich lasse hier von ihm 1 Theil mit 6—8 Theilen grauer Salbe gemengt, jeden dritten Tag einmal einreiben. Sehr oft heilt das Uebel nach zweimaliger Anwendung des Mittels. (5 Grm. 1 Sgr.)

f) Einfach-Jodquecksilber, gelbes Jodquecksilber, Quecksilberjodür (*Hydrargyrum jodatum flavum, Hydrarg. subjodatum, Mercurius jodatus flavus, Jodetum hydrargyrosum*, Hg_2J), bereitet durch Zusammenreiben von reinem Quecksilber (8 Theile) mit Jod (5 Theile) unter Besprengung mit einigen Tropfen Weingeist. Es stellt ein dunkel grüngelbes, geruch und geschmackloses Pulver dar, welches im kalten Wasser und in kaltem Weingeist unlöslich ist.

g) Doppelt-Jodquecksilber, rothes Jodquecksilber, Deutojodür des Quecksilbers, Quecksilberjodid (*Hydrargyrum bijodatum rubrum, Mercurius jodatus ruber, Bijodetum Hydrargyri, Hydrargyrum perjodatum, Jodetum hydrargyricum*, HgJ). Es wird bereitet durch Fällen einer Sublimatlösung (von 4 Theilen in 72 Theilen destillirten Wassers) durch eine Lösung von 5 Theilen Jodkalium in 16 Theilen destillirten Wassers, dann Filtriren und Trocknen des auf dem Filtrum aufgefangenen Quecksilberjodids. Es ist ein schweres, lebhaft scharlachrothes Pulver, geruch- und geschmacklos, auflöslich in Alkohol, Aether, in Jodkalilösung, in fetten Oelen, aber nicht in Wasser.

Beide Präparate wirken specifisch reizend, auflösend, resorbirend, und sie gehören hiernach zu den allerkräftigsten zertheilenden Mitteln. Das letztere wirkt jedoch bedeutend schärfer als das erstere, fast dem Sublimat ähnlich. Sie sind innerlich noch fast gar nicht geprüft, äusserlich aber zuerst von den englischen Thierärzten (namentlich zuerst von Hugh Ferguson, Wills und Lord, s. *Veterinarian*, XII. p. 802, XV. p. 137, und *Abstract of the Proceeding etc.* 1840. p. 217) gegen Gallen, Piephacken, Sehnenverhärtungen, chronische Drüsengeschwülste, Aderfisteln, Knochenauftreibungen, Ueberbeine, Schale, Spath, Hasenhacken und dergleichen Uebel angewendet. Ich kann den grossen Nutzen dieser Mittel hierbei aus eigener Erfahrung bestätigen, und muss nur bedauern, dass der hohe Preis derselben sehr oft ihre fortgesetzte Anwendung hindert. Letztere geschieht von beiden Mitteln in Salben, die man, je nach dem Grade der Empfindlichkeit, der Härte und der Hartnäckigkeit des krankhaften Zustandes in verschiedener Stärke von 1 Thl. zu 8—12 Theilen Fett (oder Merkurialsalbe) bereitet und täglich ein- oder zweimal mässig einreibt. Die Salbe von dem einfachen Jodquecksilber macht nur eine geringe Irritation der Haut, und kann deshalb immer mehrere Tage fortgesetzt werden; dagegen die von dem Doppel-Jodquecksilber, namentlich in der stärkern Zusammensetzung, sehr starke Reizung, Entzündung, Ausschwitzung, Bläschen, Schorfbildung, selbst Ausfallen der Haare erzeugt, und deshalb gewöhnlich nur ein- bis zweimal hinter einander und dann erst wieder nach dem Aufhören dieser Wirkungen angewendet werden kann. Die Haare wachsen immer schnell wieder [1].

(Der Preis ist von beiden Mitteln à 1 Grm. 10 Pfg.)

II. Silber, *Argentum.*

15) Geschmolzenes salpetersaures Silberoxyd, Höllenstein, *Argentum nitricum fusum, Nitras argenticus fusus, Lapis infernalis* (AgO,NO_5).

§. 577.

Dieses Salz wird bereitet durch Auflösen von 3 Theilen reinem, gekörnten Feinsilber in einem Kolben in 8 Theilen concentrirter gereinigter Salpetersäure, dann durch Abdampfen, Auswaschen mit destillirtem Wasser, nochmals allmäliges Abdampfen bis zur Trockenheit, Schmelzen der trockenen Masse in einem Porcellangefäss, wonach dieselbe in röhrenartige Formen gegossen und hierdurch zu cylindrischen Stäbchen gemacht wird. Das Prä-

[1] Bei Vergiftungen mit Quecksilberpräparaten sind empfohlen: Seifenwasser, Kalkwasser, mildes salzsaures Zinn, Magnesia, adstringirende Mittel, schleimige Mittel, Eiweiss, Gallerte und dergl.

parat besteht aus 68 Procent Silberoxyd und 32 Procent Salpetersäure; es soll weiss oder nur schwach ins Graue spielend, im Bruch strahlig aussehen, und sich leicht in gleichen Theilen kalten Wassers und in der vierfachen Menge kochenden Alkohols auflösen. Das Mittel ist sehr leicht zersetzbar, selbst schon durch das Sonnenlicht, und ebenso durch fast alle organische Substanzen, indem die in ihnen befindlichen Chlorverbindungen schnell mit dem Silber unlösliches Chlorsilber (Hornsilber) bilden. Ausserdem geht das salpetersaure Silber mit den proteïnhaltigen Flüssigkeiten Verbindungen ein, gelangt so in das Blut und bewirkt dadurch in diesem eine geringere Affinität für den Sauerstoff, — wie dies die lange Dauer der dunklen Farbe des mit dem Mittel gemengten Blutes an der freien Luft beweist.

Für sich allein oder in concentrirter Auflösung (1 Theil auf 5—10 Theile destillirten Wassers) auf den Thierkörper gebracht, wirkt es als ein Aetzmittel, und zwar ganz eigenthümlich so, dass es die Organisation sehr schnell zerstört und dabei heftigen Schmerz, jedoch nur für kurze Zeit, erregt, dass es seine Aetzkraft immer nur oberflächlich und genau auf die Stelle der Anwendung beschränkt, daher auch nur dünne und begrenzte Schorfe bildet, und dass es ebenso nur eine oberflächliche und in der Umgebung der geätzten Stelle beschränkte Entzündung verursacht. Diese Entzündung hat stets einen sthenischen Character und führt einen gutartigen Eiterungs- und Granulationsprocess herbei. Die ätzende Wirkung erfolgt in einem heftigen Grade nur dann, wenn der Höllenstein in Stückchen oder als Pulver auf feuchte, wunde Stellen kommt, beim blossen Berühren oder Bestreichen derselben ist sie nur sehr schwach, und das Mittel muss daher vor der Anwendung etwas befeuchtet werden; an reichlich secernirenden Stellen ist die ätzende Wirkung ebenfalls nur schwach, weil das Mittel durch die grosse Menge der abgesonderten Flüssigkeit zu sehr verdünnt und zu schnell zersetzt wird. Eine weitere Eigenthümlichkeit ist es, dass die mit Höllenstein geätzten Theile an der Oberfläche zuerst weiss, dann rothgrau oder rothbraun und zuletzt schwarz werden. Sowohl diese weisse Farbe wie auch die auf die Oberfläche beschränkte Aetzung entstehen durch die Verbindung des Silbers mit dem in der thierischen Materie befindlichen Chlor zu sogenanntem Hornsilber, die dunkle Färbung dagegen durch die allmälige Zersetzung des letzteren vermöge des Sonnenlichts. — In verdünnten Auflösungen angewendet, bewirkt der Höllenstein, nach dem Grade der stärkeren oder schwächeren Verdünnung, bald blosse Reizung in verschiedenen Graden, bald die vorhin bezeichnete Entzündung, jedoch ohne Aetzung. Auf der Haut (und ebenso an den Haaren) entsteht durch solche Auflösungen, je nach dem Grade der Concentration auch verhältnissmässig eine rothe oder schwarze Färbung. Geschieht die Anwendung einer ganz schwachen Lösung auf Wunden oder Geschwüre, so nimmt die Oberfläche eine röthere Farbe an, die Granulation wird fester, und, wenn sie träge war, auch lebhafter; der Eiter wird consistent, die Empfindlichkeit vermehrt. Vielleicht durch die Einwirkung der frei gewordenen Salpetersäure? — Ein Uebergang des Höllensteins in die Säfte ist bei der örtlichen Anwendung desselben nicht nachzuweisen, bei innerlicher Anwendung findet er aber, wahrscheinlich in Form von Albuminatverbindungen, statt, wie dies ausser Anderem daraus hervorgeht, dass bei Menschen mit weisser Haut nach lange fortgesetztem Gebrauch des Mittels die Haut (auch die Sclerotica) an allen Stellen, wo das Licht einwirkt, eine blaugraue Färbung annimmt. Bei Thieren ist diese Beobachtung noch nicht gemacht worden.

Innerlich in kleinen Gaben und gehörig verdünnt eingegeben, wirkt der Höllenstein gelind reizend und eigenthümlich tonisirend auf die Schleimhaut des Magens und des Darmkanals, vermehrt die Zusammenziehung desselben, besonders in den Kreisfasern, und er vermindert die Secretionen. Im concentrirten Zustande und in starken Gaben eingegeben, verursacht dies Mittel Anätzung, Entzündung und Auflockerung der Schleimhaut des Magens, dabei heftige Schmerzen, Erbrechen, grosse Schwäche, beschwerliches Athmen und den Tod. Letzterer trat bei einzelnen kleinen Hunden schon nach einer Gabe von 12—20 Gran ($^3/_4$—$1^1/_4$ Grm.) ein, andere aber ertrugen 4 Tage nach einander täglich 4 Grm., ohne dass tödtliche Zufälle oder Magenentzündung entstanden. Schafe ertrugen 4 Grm., und Kaninchen 50—60 Centigrm. ohne irgend dauernden Nachtheil (siehe Dr. Krahmer: das Silber als Arzneimittel betrachtet. Halle 1845).

Einspritzungen in die Halsvene, bei Hunden von $^1/_2$—$^3/_4$ Gran (3 bis $4^1/_2$ Centigrm.) des Mittels und 8 Grm. Wassers gemacht, führten schnell Erstickungszufälle, Convulsionen, und nach 6 Stunden den Tod herbei. Von 12 Centigrm. starben die Thiere unter denselben Zufällen schon nach 6 Minuten (Orfila).

§. 578.

Das salpetersaure Silberoxyd hat als innerliches Arzneimittel eine Anwendung gefunden, gegen solche Diarrhöen, welche mit Erschlaffung, Schwäche, typhöser Entzündung der Magen- und Darmschleimhaut verbunden sind, wie auch gegen Kolik, welche auf dem letzteren Zustande beruht (Gerlach, im Magazin für Thierheilkunde, XII. S. 418). Das Mittel wirkt hierbei ausgezeichnet schnell und sicher, und ist gewöhnlich in 2—3 Gaben täglich, nach Zwischenzeiten von 3—6 Stunden angewendet, genügend. Man giebt es in (destillirtem) Wasser gelöst, 1 zu 60—90 Theilen, den Pferden und Rindern zu 8—15 Gran (0,5—1,0), Schafen, Ziegen und Schweinen zu 2—5 Gran (12—30 Centigrm.) in 60,0 Wasser, Hunden $^1/_4$—1 Gran (2 bis 6 Centigrm.) in 2—8 Grm. Wasser, ohne Zusätze von anderen Mitteln. So auch zu Klystiren.

Gegen epileptische Krämpfe bei Hunden ist das Mittel in denselben Dosen gegeben, in mehreren Fällen recht nützlich gewesen.

Aeusserlich benutzt man den Höllenstein ziemlich häufig, und zwar: 1) Nach Bernard als specifisches Mittel gegen die periodische Augenentzündung der Pferde, so wie gegen katarrhalische, asthenische Augenentzündungen und Blennorrhöen; — 2) als umstimmendes Mittel bei Verbrennungen; — 3) um oberflächliche Afterproductionen und schlaffe, üppige Granulation in einem genau begrenzten Umfange zu zerstören; — 4) um an schlecht eiternden Flächen, an Wund- und Geschwürrändern einen normalen Bildungsprocess zu erregen; und 5) um in getrennten Weichgebilden schnell eine adhäsive Entzündung und, wenngleich nicht die Verwachsung, doch wenigstens die Verschliessung offener Stellen durch einen schnell gebildeten Schorf zu bewirken, z. B. bei Wunden der Kapselbänder und der Sehnenscheiden, bei Speichelfisteln und bei Harnröhrenfisteln. — Die genannte dritte und vierte Indication findet sich vorzüglich bei unreinen, schlecht eiternden oder jauchenden, mit zu wenig Thätigkeit versehenen Wunden und Geschwüren, und der Höllenstein ist daher bei ihnen ein fast allgemein passendes und ganz vortreffliches Heilmittel, besonders aber, wenn sie mit callösen Rändern, mit schwammiger Granulation versehen sind, — oder wenn die Granulation sehr langsam wächst, die Geschwürfläche glatt, hart und wenig empfindlich ist, — oder wenn zwar die Granulation bis zur Höhe der Geschwürränder hervorgewachsen ist, die Vernarbung aber nicht erfolgen will. Bei unreinen Geschwüren der Hornhaut, bei Augenfellen, bei dicken, dunklen Narben und bei eben solchen Flecken der Hornhaut ist der Höllenstein das fast allein brauchbare Aetzmittel, weil er sich leicht und mit Genauigkeit auf einen kleinen Punkt appliciren lässt, weil auch seine Wirkung sich nur auf diesen Punkt beschränkt, und weil sie auch nicht in die Tiefe dringt. — Bei Knorpelfisteln sah ich von seiner Anwendung, wenn die äusseren Theile des Hufes durch das Messer entfernt waren, öfter und schneller die Heilung erfolgen als nach der des Sublimats.

Zum Zerstören grosser Aftergebilde oder dicker Callositäten, und ebenso zum Aetzen der Wunden, die durch den Biss von tollen Hunden entstanden sind, ist der Höllenstein wegen seiner oberflächlichen Wirkung nicht zweckmässig.

Man wendet ihn, den verschiedenen Zwecken entsprechend, sowohl im concentrirten wie auch im verdünnten Zustande an. Ersteres geschieht entweder *a*) in fester Form, indem man mit einem Stückchen Höllenstein den zu ätzenden Theil betupft, und zwar leise und schnell, wenn nur eine oberflächliche, — aber anhaltender und stärker, wenn eine tiefer eindringende Aetzung entstehen soll; oder *b*) in concentrirten Auflösungen (1 Theil mit 12—20 Theilen Wassers oder gereinigten Glycerins), die man mit einem Pinsel oder mit einer Feder auf die kranken Theile mehrmals nacheinander dünn aufstreicht oder in die Fistelgänge einspritzt, bis die beabsichtigte Wirkung entstanden ist. — Zu den verdünnten Auflösungen nimmt man, nach dem stärkeren oder geringeren Grade der Unthätigkeit u. s. w., 1 Theil Höllenstein auf 40—100 Theile destillirten Wassers, und befeuchtet oder verbindet damit die Geschwüre täglich ein- bis zweimal. Zusätze von anderen Mitteln sind bei dem Höllenstein kaum nöthig und auch wenig zweckmässig, da derselbe sehr leicht, namentlich durch Stoffe, in denen Salzsäure enthalten ist, zersetzt und unwirksam gemacht wird. — Gegen die periodische Augenentzündung ist eine Salbe aus 8 Gran (0,5) *Argent. nitric.* auf $^1/_2$ Unze (15,0) Fett mehrfältig als nützlich gerühmt. Bei katarrhalisch asthenischen Augenleiden dient eine Auflösung von 5—10 Gran (30—60 Centigrm.) in 30,0 Wasser; — bei Verbrennungen ein Liniment von 1 Theil fein pulverisirtem Höllenstein und 8 Theilen Baumöl.

Stark jauchende Flächen muss man vor der Anwendung dieses Mittels reinigen und trocknen, entgegengesetzt müssen die zu trockenen Stellen, und ebenso der auf sie in Substanz applicirte Höllenstein vorher etwas befeuchtet werden. — Zur Anwendung auf sehr begrenzte Punkte an den Augen benutzt man am besten ein Stückchen Höllenstein, welches an einem Ende durch Beschaben wie eine Bleifeder zugespitzt ist, und nach geschehener Aetzung streicht man einige Tropfen Milch, Schleim oder Oel zwischen die Augenlider. (1 Grm. 2 Sgr. 8 Pfg.)

I. Spiessglanz, *Antimonium s. Stibium*, Sb.

§. 579.

Das Spiessglanz ist ein sehr häufig vorkommendes Metall; es findet sich hin und wieder gediegen, meistens aber mit anderen Metallen (Nickel, Blei, Silber, Arsenik) und mit Schwefel und Schwefelmetallen als sogenanntes Grauspiessglanzerz, seltener als Oxyd und als spiessglanzige Säure, und wird aus diesen verschiedenen Erzen, besonders aus dem Schwefelspiessglanz durch Aussaigerung und weitere Processe gewonnen. — Es macht mit dem Sauerstoff drei (nach Berzelius vier) Oxydationsstufen: ein Antimonoxyd, eine antimonige Säure und eine Antimonsäure, welche sämmtlich mit anderen Säuren und mit Alkalien verschiedene einfache und Doppelsalze bilden helfen. Mit anderen Metallen und mit dem Schwefel verbindet es sich in verschiedenen Verhältnissen.

Das Spiessglanzmetall (welches für sich nicht angewendet wird) entwickelt, wenn es mit Säuren in Verbindung tritt, daher im Thierkörper auch mit den sauren Säften desselben, schnellere und mehr sichtbare Wirkungen als jedes andere Metall; und diese Wirkungen erscheinen von den verschiedenen Spiessglanzpräparaten, bei innerlicher Anwendung entsprechender Gaben, in der Art eigenthümlich: 1) dass durch sie eine vermehrte Absonderung seröser Flüssigkeiten überall, namentlich aber in der Schleimhaut des Verdauungskanals, in den Respirationsorganen, in den Nieren und in der Haut erregt wird; 2) dass ebenso auch die Resorption überall vermehrt und somit der Stoffwechsel im Körper beschleunigt wird; 3) dass diese Erregung nicht wie bei den ätherisch-öligen Mitteln mit einer Vermehrung der Energie, sondern mit einer Schwächung derselben verbunden ist; 4) dass bei der durch eine längere Zeit fortgesetzten Anwendung dieser Mittel eine Veränderung der Plasticität des Blutes, Störung des ganzen Vegetationsprocesses, und zuletzt ein cachectischer Zustand entsteht; und 5) dass bei Thieren, die sich erbrechen können, von mässigen Gaben dieser Mittel fast immer Erbrechen entsteht. — Ausserdem kommen die localen Einwirkungen noch in Betrachtung.

Sowohl in diesen allgemeinen wie auch in den örtlichen Wirkungen zeigen die verschiedenen Spiessglanzpräparate unter einander eine grosse Verschiedenheit. Am mildesten wirken die einfachen Verbindungen mit Schwefel, stärker als diese sind die mit vegetabilischen Säuren gebildeten Salze (Brechweinstein), und am stärksten örtlich eingreifend die mit Mineralsäuren gebildeten Salze (Spiessglanzbutter). Die letzteren bewirken überall eine tief eindringende chemische Zerstörung, während die ersteren Salze nur bei sehr concentrirter und durch längere Zeit andauernder Einwirkung örtlich eine heftige Reizung, Entzündung, Bläschen und zuletzt auch Zerstörung erzeugen. Die Schwefelverbindungen des Spiessglanzes bleiben dagegen auf der Haut, im Zellgewebe und auf frischen Wundflächen selbst nach mehrtägiger Einwirkung ohne Spuren einer örtlichen oder allgemeinen Wirkung; die letztere wird bei ihnen nur von der Schleimhaut des Verdauungskanals vermittelt, während die örtliche auch hier, und selbst von grossen Gaben nur sehr gering ist. — Welche Verbindungen die Spiessglanzpräparate mit den organischen Substanzen eingehen, wie sie hierbei verändert, wo und wie sie aus dem Körper wieder ausgeschieden werden? — ist fast ganz unbekannt. Die Beobachtung lehrt hierüber nur so viel, dass die Schwefelspiessglanzmittel im Thierkörper stets Hydrothionsäure entwickeln, welche zum Theil durch Rülpsen und Blähungen, zum Theil auch durch das Athmen wieder entfernt wird.

Den oben angedeuteten Wirkungen und der Erfahrung zufolge sind die Spiessglanzmittel im Allgemeinen da indicirt: wo der Vegetationsprocess wegen mangelhafter Ab- und Aussonderungen gestört ist, — wo bei bestehender entzündlicher Reizbarkeit seröse Flüssigkeiten im Zellgewebe oder in Höhlen angehäuft sind, — wo bei demselben Character Krämpfe, Rheumatismen, Stockungen in Drüsen u. s. w. bestehen, oder wo der Schleim in zu zäher Beschaffenheit abgesondert und hierdurch seine Ausleerung gehindert oder erschwert ist. — Man benutzt hiernach diese Mittel gegen viele und verschiedenartige Krankheiten, bald als Laxantia, Emetica, Diuretica, Diaphoretica und als Expectorantia, bald als umstimmende und entzündungswidrige Mittel, äusserlich als ableitende und als Aetzmittel.

16) Schwefelspiessglanz, rohes Spiessglanz (Grauspiessglanzerz), antimoniges Sulfid, *Stibium sulphuratum nigrum, Stibium sulphuratum crudum, Antimonium crudum, Sulphuretum Stibii nativum s. venale nigrum*, SbS_3.

§. 580.

Das Schwefelspiessglanz kommt am häufigsten in dem Grauspiessglanzerz vor und wird aus diesem durch leichtes Schmelzen entweder in flach gewölbten Flammenöfen oder in irdenen Krügen, deren Boden mit Oeffnungen versehen sind, welche über Tiegeln in heisser Asche stehen, gewonnen. Das leicht schmelzende Spiessglanz fliesst ab, die unreine, erdige u. s. w. Schlacke bleibt zurück. Nach dem Erkalten erscheint das Schwefelspiessglanz in Form von dicken Kuchen, oder pyramidenähnlich, je nach der Form der Untersetzgefässe; es hat eine dunkelgraue Farbe, metallischen Glanz, strahliges Gefüge, zeigt vier- und sechsseitige Krystallsäulen, ist spröde, lässt sich leicht pulvern, das Pulver erscheint schwarz, die Finger russig färbend, oft mit einzelnen feinen Metallpünktchen gemengt; es ist geruchlos, schmeckt beim längeren Halten im Munde etwas nach Schwefelwasserstoff, löst sich in Wasser nicht auf, besteht in 100 Theilen aus 74 Theilen Spiessglanzmetall und 26 Theilen Schwefel. Das im Handel vorkommende Schwefelspiessglanz ist selten rein, sondern es enthält noch andere metallische Stoffe, am gewöhnlichsten etwas Arsenik (bis zu $^1/_{60}$), wodurch die Wirksamkeit des Mittels etwas modificirt wird[1]. Dieselbe ist (einigermaassen ähnlich wie bei den Quecksilberpräparaten) hauptsächlich auf den Vegetationsprocess gerichtet und äussert sich

[1] Die Pharmacopöen verordnen daher, um ein gleichförmiges und reines Präparat zu schaffen, dass das Schwefelspiessglanz durch Zusammenschmelzen aus Spiessglanzmetall und Schwefel bereitet werden soll. Zum thierarzneilichen Gebrauche ist jedoch, der Wohlfeilheit wegen, das natürliche Schwefelspiessglanz zu benutzen, um so mehr, da bei seiner Anwendung, selbst in sehr grossen Gaben, kein Nachtheil von jenen fremdartigen Beimischungen bemerkt worden ist. — In den Apotheken wird auch das gewöhnliche Schwefelspiessglanz, nachdem es pulverisirt ist, mit Wasser abgerieben und heisst dann *Stib. sulphurat. nigr. laevigatum.* Auch entbehrlich.

bei Pferden durch Erregung des Appetits, durch Besserung der Verdauung und Assimilation, durch Dünnerwerden des zu zähen Schleims, durch lebhaftere Resorption (besonders im Darmkanal), durch gedeihliche Ernährung, Glattwerden der Haare, und durch stärkere Haut- und Lungenausdünstung. Die Hautausdünstung wird zwar durch das Mittel niemals bis zum Schweiss verstärkt, sie giebt sich aber, vorzüglich bei Pferden, durch vermehrte Ansammlung von Hautschlacke deutlich zu erkennen. — Diese Wirkungen sind sehr mild, selbst von grossen Gaben (z. B. bei Pferden von 12 bis 24 Unzen), und sie erfolgen mehrentheils nur bei anhaltendem Gebrauche des Mittels deutlich bemerkbar; das Blutgefässsystem wird dabei nicht aufgeregt, und vom Nervensystem scheinen nur die Ganglienнerven und besonders der grosse sympathische und der Lungenmagennerv afficirt zu werden. Am meisten wird die Thätigkeit der Lymphgefässe und der Lymphdrüsen angeregt und vermehrt, wie man dies bei krankhaften Zuständen dieser Theile deutlich bemerken kann.

Nach Viborg's u. a. Versuchen[1] wirkt das Schwefelspiessglanz bei den Wiederkäuern verhältnissmässig schwächer als bei Pferden, Schweinen und Hunden. Bei den letzteren beiden entsteht von grossen Gaben (von $^1/_2$ Unze und darüber) zuweilen Erbrechen, sehr oft bleibt aber dasselbe aus. Ueberhaupt zeigen sich die Wirkungen dieses Mittels sehr ungleich; wahrscheinlich aus dem Grunde, weil das Spiessglanz, welches wie die übrigen Metalle nur in Verbindung mit Sauerstoff oder mit Säuren wirksam ist, durch die im Verdauungskanal vorhandenen Stoffe, unter Mitwirkung der Wärme bald mehr bald weniger vollständig oxydulirt wird, je nachdem die Umstände hierzu günstig sind. So viel ist wenigstens sicher, dass, wenn die Thiere viel trockenes Futter und wenig Getränk geniessen, die Wirkungen weit geringer sind, als unter entgegengesetzten Umständen, und dass sie am stärksten erfolgen, wenn die Thiere säuerliches Getränk erhalten oder an Säure in den Verdauungseingeweiden leiden. — Der in dem Mittel enthaltene Schwefel wird im Verdauungskanal ebenso verändert und trägt nach seiner Art zur Wirkung bei (§. 412). — Von dem Spiessglanzmetall wird jedoch, besonders wenn das Mittel in sehr grossen Gaben oder anhaltend angewendet wird, stets nur ein kleiner Theil auf die bezeichnete Weise verändert und in die Säfte des Körpers aufgenommen; der grösste Theil geht mit dem Koth wieder ab und erscheint dann mehr metallisch glänzend, weniger abrussend und ärmer an Schwefel. — Zuweilen hat man auch einen grossen Theil des Mittels in dieser Weise verändert im Blinddarm und Grimmdarm angesammelt gefunden.

§. 581.

Das Schwefelspiessglanz wird als Heilmittel nur innerlich und nach §. 579 gegen solche Krankheiten angewendet, bei denen der Vegetationsprocess überhaupt, besonders aber die regelmässige Thätigkeit und die normale Beschaffenheit der Lymphgefässe, der Lymphdrüsen und der Schleimhäute leidet. Am meisten benutzt man es daher bei den verschiedenen Arten und Formen von Druse, Strengel, chronischem Katarrh, bei veralteten Schleim-

[1] Ueber die Wirkung der Spiessglanzmittel bei den Hausthieren, in den Veter. Selskab. Skrift. 1r. Deel, — und deutsch in: Teuffel's Magazin für Thierheilkunde Bd. 1. S. 310.

flüssen aus den Respirationsorganen und aus den Geschlechtstheilen, bei scrophulösen und herpetischen Leiden, bei veralteten Hautkrankheiten, bei dergleichen Mauke, beim mangelhaften Abhaaren, bei zu geringem, wechselndem Appetit, bei Eingeweidewürmern, nach Viborg gegen die Finnen, beim Rotz und Wurm der Pferde und dergleichen. Es ist auch bei dem chronischen Rheumatismus, bei der sogenannten Lähme der Lämmer, und bei fehlerhafter Beschaffenheit der Milch, wenn sie z. B. sich nicht buttern lässt, mit gutem Erfolge gebraucht worden[1].

Die Gabe ist für Pferde 15,0—30,0, für Rinder 30,0—60,0, für Schafe 15,0—30,0, für Schweine 8,0 bis 30,0, für Hunde $^1/_2$—8 Grm., täglich zwei- bis dreimal. Bei grünem Futter kann man kleinere Gaben reichen, als bei trockenem. Zur Anwendung muss das Spiessglanz möglichst fein pulverisirt sein. Man giebt es in Pillen und Latwergen, sehr oft auch in Pulverform, mit süssen, bitteren und aromatischen Mitteln, mit Ofenruss, Terpenthinöl, Kampher und dergleichen Mitteln versetzt. — Säuren, saure Salze, säuerliches Futter und Getränk muss man, wie bei dem Gebrauch aller Spiessglanzmittel, vermeiden, weil sonst bei Schweinen und Hunden leicht Erbrechen, bei Pferden aber zuweilen Kolik entsteht. (Preis: 30 Grm. rohes Spiessglanz 6 Pf., in Droguerien 1 Pfd. 11 Sgr.; — *laevigatum* 30 Grm. 2 Sgr. 2 Pfg.)

17) **Rothes Schwefelspiessglanz, rothes Schwefelantimon, Mineralkermes,** *Stibium sulphuratum rubrum, Sulphur stibiatum rubrum, Kermes minerale, Sulphuretum Stibii rubrum.*

18) **Pomeranzenfarbenes Spiessglanzschwefel, Goldschwefel,** *Stibium sulphuratum aurantiacum, Sulphur stibiatum aurantiacum, Sulphur Antimonii auratum, Subbisulphuretum Stibii.*

§. 582.

Diese beiden Spiessglanzpräparate sind in der Art ihrer Bestandtheile sowohl einander selbst, wie auch dem rohen Schwefelspiessglanze ähnlich.

Das rothe Schwefelspiessglanz ($SbS_3 + HO$), wird nach mehrerlei Vorschriften, gewöhnlich aber bereitet durch Kochen einer Auflösung von 24 Theilen kohlensaurem Natron in der 10fachen Menge Wassers und 1 Theil schwarzem Schwefelspiessglanz, dann Durchseihen und Trocknen der auf dem Filtrum gebliebenen Masse. Es ist ein braunrothes, feines, weich anzufühlendes Pulver ohne Geruch, im Munde etwas nach Schwefelwasserstoffsäure schmeckend. Es ist ein Gemenge von amorphem Schwefelantimon und Antimonoxyd; nach früherer Ansicht enthält es 67 Procent Spiessglanz und 33 Procent Schwefel.

Der Goldschwefel (SbS_5) kann durch Auflösen von Schwefelantimon in einer kaustischen Lauge und nachheriges Präcipitiren durch verdünnte Schwefelsäure, Filtriren und Trocknen, — aber auch auf andere Weise gewonnen werden. Es ist ein höchst feines, pomeranzenfarbiges, geruch- und geschmackloses Pulver, und enthält nach älteren chemischen Analysen 62 Procent Spiessglanz und 38 Procent Schwefel.

Beide Präparate sind in Wasser unlöslich, sie zersetzen sich aber durch dasselbe bei Einwirkung der Luft und Wärme, noch mehr bei Einwirkung von

[1] In manchen Gegenden wird das Schwefelspiessglanz auch zur Beförderung der Mast bei gesunden Schweinen und Rindern angewendet.

Säuren, und sie entwickeln dabei Schwefelwasserstoffgas. In dem letzteren (siehe die Anmerkung S. 445) sowie auch darin, dass beide Präparate als sehr feine Pulver bestehen, liegt ein Grund ihrer besondern Wirksamkeit.

Wie in der Zusammensetzung, so sind diese Mittel auch in ihren Wirkungen auf den Organismus einander ähnlich. In mässigen Gaben verursacht weder der Goldschwefel noch der Kermes bei einem Thiere grosse Veränderungen. Von dem Kermes sah Viborg (a. a. O.) bei Pferden selbst nach 1—2 Unzen (30—60 Grm.) in einer Mehlpille gegeben, nur vermehrten Appetit und härteres Misten[1], — bei einer Kuh nach dem Eingeben von 1 Unze (30 Grm.) mit Wasser, blos etwas vermehrten Abgang von Koth und Urin, — bei einem $2^1/_2$ jährigen Widder, 16—18 Stunden nach dem Eingeben von 15—30 Grm. des Kermes, Abgang eines breiartigen, hellgelben Mistes und eines helleren, reichlichen Urins. Bei einer kleinen Ziege trat ganz dieselbe Wirkung nach 8 Grm. Kermes, mit Wasser gegeben, ein; aber bei einem 1jährigen Eber erregte diese Gabe gar keine Zufälle; ebenso waren 2—8 Gran (12—50 Centigrm.) bei jungen Hunden ohne Wirkung, und erst 20 Gran ($1^1/_4$ Grm.) verursachten nach $1^3/_4$ Stunden Erbrechen und Verminderung des Appetits. — Der Goldschwefel verhält sich bei gesunden Thieren in seiner Wirkung ganz auf dieselbe Weise, und ich sah selbst nach der ungemein grossen Gabe von 90 Grm. bei Pferden und Kühen nur den Koth heller gefärbt und lockerer, den Urin aber mehr gelblich gefärbt und reichlicher abgehen.

Nach mehrmals wiederholter Anwendung erzeugen aber beide Mittel, besonders bei kranken Thieren, dieselben Wirkungen, welche von dem schwarzen Schwefelspiessglanz bei dessen anhaltendem Gebrauche zu entstehen pflegen (§. 580), — jedoch mit dem Unterschiede, dass sie von dem Goldschwefel und Kermes schneller eintreten, weit mehr auf Beförderung aller Absonderungen gerichtet, aber bei lange fortgesetzter Anwendung auch die Energie der Verdauungseingeweide mehr schwächend sind, als die Wirkungen des schwarzen Spiessglanzes.

§. 583.

Kermes und Goldschwefel wurden ehemals in der Thierarzneikunde (besonders in der Rossarzneikunde) sehr viel benutzt, und zwar gegen Krankheiten, die durch Unterdrückung der Haut- und Lungenausdünstung entstanden und die in einer katarrhalischen oder rheumatischen Affection der häutigen Gebilde, besonders aber der Schleimhaut der Respirationsorgane, der sehnigen Häute, oder in einem Leiden der Lymphgefässe begründet sind; — daher fast allgemein gegen Druse, Bräune, Lungenentzündungen, die verschiedenen Arten des Hustens, Rheumatismen, Schleimdruse, Räude, Flechten, Rotz, Wurm und dergleichen. Jetzt werden aber beide Mittel im Ganzen nur selten angewendet, theils weil sie sehr theuer sind, theils auch weil sie keine so ausgezeichnete Wirksamkeit besitzen, wie man ehemals ihnen zuschrieb, und weil man sie in den meisten Fällen durch wohlfeilere und eben-

[1] Ein anderes Pferd, dem Viborg 1 Unze (30,0) Kermes mit Wasser eingegeben, bekam Lungenentzündung und starb am 13. Tage. — Viborg schliesst daraus: dass das Mittel in flüssiger Form sehr heftig wirke; allein aus der Beschreibung des Versuchs ergiebt sich als wahrscheinlich, dass bei dem Eingeben ein Theil der Flüssigkeit in die Luftröhre gelangt ist und hierdurch jene Wirkung auf die Lunge hervorgebracht hat.

so wirksame Mittel (schwarzes Schwefelspiessglanz, Brechweinstein) ersetzen kann. Am meisten nützlich sind sie noch, der Erfahrung zufolge, bei Lungenentzündungen im Stadium der Abnahme, wenn der Husten beginnt locker zu werden, aber der Auswurf nicht leicht und frei stattfindet; — unter denselben Umständen auch bei katarrhalischer Bräune und bei katarrhalischem Husten. Den Goldschwefel (jedoch in Verbindung mit Fenchel- und Dillsamen) hat Walch als sehr wirksam gegen das Nachlassen der Milch empfohlen, wenn dasselbe bei gesunden Kühen und bei hinreichendem und gutem Futter entsteht, und somit nur in einem Missverhältnisse der Secretion begründet ist.

Die Gabe ist von beiden Substanzen gleichmässig für Pferde und Rinder 4—12 Grm., für Schafe und Schweine 1—4 Grm., für Hunde 10—50 Centigrm., täglich 3 bis 4 mal; und die Anwendung geschieht in Pillen und Latwergen, mit Süssholzwurzel, Fenchel, Dill, Bilsenkraut, Digitalis, Opium, Salmiak, Kampher und dergleichen, dem jedesmaligen Krankheitszustande entsprechenden Mitteln versetzt. Saure Salze, Alkalien und Säuren passen aber hierzu nicht, weil sie sich mit dem Kermes wie mit dem Goldschwefel gegenseitig zersetzen. (*Stib. sulphur. rubrum* 1 Grm. 1 Sgr. — *Stib. sulphurat. aurantiacum* 5 Grm. 10 Pf.)

19) Spiessglanzweinstein, Brechweinstein, weinsaures Antimonoxyd-Kali, *Stibio-Kali tartaricum, Tartarus stibiatus s. antimonialis, Tartarus emeticus, Tart. kalicostibiatus, Kali stibioso-tartaricum.*

§. 584.

Der Brechweinstein ($KaO\bar{T} + SbO_3,\bar{T} + 2HO$), ein Doppelsalz, welches man nach Vorschrift d. Pharm. Boruss. erhält, wenn man 4 Th. Antimonoxyd und 5 Theile Weinstein in einem porcellanenen Gefässe mit 48 Theilen destillirtem Wasser übergossen und während 1 Stunde gekocht, dabei das verdunstende Wasser nach und nach wieder ersetzt hat, dann die Flüssigkeit bis auf 64 Theile eindampft, filtrirt und krystallisiren lässt. Die Krystalle werden abgewaschen und getrocknet; sie sind rhomb. Octaëder oder Tetraëder, zuerst wasserhell, nach einiger Zeit trübe werdend, zerrieben ein weisses, etwas krystallkörniges Pulver gebend; der Geschmack ist süsslich, hintennach ekelhaft metallisch; es ist eine Verbindung von 1 Aeq. weinsaurem Kali mit 1 Aeq. basisch weinsaurem Antimonoxyd nebst 2 Aeq. Wasser, löst sich in 15 Theilen kalten und 2 Theilen kochenden destillirten Wassers vollkommen auf, und wird durch Alkalien, kohlensauren Kalk, Mineralsäuren, Hydrothionsäure und adstringirende Pflanzenstoffe zersetzt. Bei der Anwendung auf den Thierkörper bewirkt der Brechweinstein im concentrirten Zustande an allen Weichgebilden heftige Reizung, Entzündung, Ausschwitzung, Anätzung, und in der Haut und Schleimhaut eine sogenannte Follicular-Schwärung mit kleinen pockenähnlichen Geschwüren. Im Magen und Darmkanal werden diese Wirkungen noch verstärkt, indem der Brechweinstein durch die chlorigen Verdauungssäfte mehr oder weniger in Spiessglanzbutter umgewandelt wird. — In seinen allgemeinen Wirkungen übertrifft dieses Salz alle übrigen Spiessglanzpräparate an Schnelligkeit, Stärke[1] und Ausbreitung. — Bei gesunden Pferden sieht man nach einer einzelnen Gabe von 4—8

[1] Mit Ausnahme der Aetzkraft, welche in der Spiessglanzbutter am stärksten ist.

Grm., sie mag in flüssiger oder in anderer Form innerlich beigebracht sein, gewöhnlich nur etwas vermehrtes Uriniren in den nächsten 12—20 Stunden erfolgen. Werden aber eben solche Gaben in Zwischenzeiten von 3—4 Stunden und durch einen ganzen Tag oder länger wiederholt, so entsteht Verminderung in der Energie und Zahl der Pulse, stärker pochender Herzschlag, Verminderung der Zahl der Athemzüge, vermehrte Absonderung an den Schleimhäuten, Mattigkeit; die Plasticität des Blutes mindert sich, der Koth geht weicher (zuweilen ganz dünn) und häufiger, der Urin ebenfalls reichlicher ab, — und bei zu lange fortgesetzter Anwendung tritt ein typhöser, mit sehr grosser Schwäche verbundener Zustand ein, an dem die Thiere zu Grunde gehen können. — Von 15 Grm. in einer Pille mit Mehl oder Altheewurzelpulver auf einmal gegeben, entsteht mässig vermehrte Absonderung an den Schleimhäuten, für kurze Zeit auch etwas schnellerer Puls, vermehrter Durst, Poltern im Leibe, oft wiederholtes krampfhaftes Aufheben und Strecken der Hinterbeine; der Appetit ist mehrentheils gemindert, zuweilen aber auch ungestört; nach 16—24 Stunden endet die Wirkung mit etwas reichlicher Ausleerung von mehr lockerem Koth und hellerem Urin. — Dieselbe Quantität Brechweinstein mit 3 Pfund Wasser einem Pferde eingegeben, verursachte in der ersten Stunde sehr schnellen Puls, erhöhte Temperatur des Körpers, Kolikschmerzen, krampfhaftes Aufheben der Hinterbeine, zuweilen Zittern, Verminderung des Appetits. Gewöhnlich tritt nach einigen Stunden eine Verminderung im Grade dieser Zufälle ein, aber an den folgenden Tagen sind sie wieder verstärkt, und mehrentheils enden sie mit dem Tode, der nach 6—8 Tagen durch typhöse Lungenentzündung und durch Darmentzündung zu erfolgen pflegt. — 30 Grm. des Mittels in einer Pille oder in Latwergenform gegeben, wirkten zwar etwas heftiger und anhaltender, als 15 Grm. doch aber nicht tödtlich; wogegen von einer solchen Gabe in flüssiger Form der Tod unter den beschriebenen Zufällen und unter heftigen Krämpfen und kaltem Schweisse schon nach etwa 8 Stunden, — von 60 Grm. in flüssiger Form gegeben aber selbst nach $2^1/_2$ Stunden erfolgte. (Viborg, a. a. O. S. 346 u. f.) — 90 Grm., die ich einem kräftigen, aber unheilbar dämpfigen Pferde in Latwergenform gab, verursachten ausser jenen Zufällen auch eine Verminderung der Athemzüge von 40 auf 17 pr. Minute, Entzündung der Maulschleimhaut, gelbe Blasen und später offene, angeätzte Stellen an derselben, zuletzt völlige Lähmung des Hintertheils, und am vierten Tage den Tod. — In der Thierarzneischule zu Alfort gab man 2 Pferden, deren Respirationsorgane vorher als ganz gesund ermittelt waren, bei leerem Magen auf einmal 120 Grm. (4 Unzen) Brechweinstein, und so auch am folgenden Tage. Sie starben am dritten Tage, und zeigten bei der Section eine heftige Entzündung der Lungen und in der ganzen Schleimhaut des Dickdarms blatterähnliche Erhöhungen. Bei anderen Pferden gab man während 8 Tagen in immer steigender Gabe die enorme Quantität von 1500 Grammen (50 Unzen), worauf der Tod erfolgte. Im Darmkanal fand man die angegebene pathologische Veränderung, und die Lungen mit schwarzem Blut infiltrirt, ähnlich wie bei dem Milzbrande. Bei mehreren Versuchen ergab sich: dass junge Pferde, die nur mit mehlhaltigem Futter genährt wurden, schon von 60 Grm. in eine tödtliche Darmentzündung verfielen, während sie, wenn sie mit Hafer und Heu gefüttert wurden, das Doppelte ertrugen. Die in den letzteren Nahrungsmitteln enthaltene Gallussäure, welche den Brechweinstein zersetzt, bedingt diesen Unterschied (*Recueil de méd. vétér.* 1840, pag. 544).

Auf die Wiederkäuer wirkt der Brechweinstein schwächer, als auf Pferde. Gesunde Kühe zeigten bei meinen, wie bei Viborg's Versuchen, nach dem Eingeben von 2 Drachmen bis 1 Unze (8—30 Grm.) dieses Mittels gewöhnlich keine auffallende Veränderung in irgend einer Verrichtung des Körpers; in einzelnen Fällen sah ich nur nach 15—30 Grm. stärkere Schleimsecretion und vermehrtes Uriniren erfolgen; und bei einer Kuh blieben selbst 128 Grm., welche innerhalb 4 Tagen in getheilten Gaben gereicht wurden, ohne deutliche Wirkung. Dagegen sah Rüffert einen Stier von 1 Unze (30,0) des Mittels in Leinsamenschleim gegeben, Leibschmerzen bekommen und plötzlich sterben. Gilbert (*Annal. de l'agricult. franç.* Tome 3. p. 343) sah bei einer Kuh nach 40 Grm., in Auflösung gegeben, keine Wirkung. Die Form, in welcher das Mittel angewendet wird, macht hier keinen so grossen Unterschied im Grade der Wirkung, wie bei den Pferden. — Bei Schafen scheint dies jedoch der Fall zu sein; denn bei Daubenton's Versuchen an diesen Thieren (*Mém. de la Soc. royale de Médec. an.* 1780 und 81. p. 256, — deutsch in: Auserles. Beitr. z. Thierarzneikunde, Bd. 1. S. 193) blieben 4—36 Gran (24 Centigrm. bis $2^1/_3$ Grm.), in einem Bissen gegeben, ohne Wirkung, — während bei einem andern Schafe schon von 2 Grm., in Auflösung angewendet, Auftreibung des Leibes, Zähneknirschen und ein, durch 2 Tage dauernder, Durchfall entstand. Viborg (a. a. O.) gab einem jährigen Schafe 1 Drachme (4 Grm.), — Gilbert selbst 12 Grm. in flüssiger Form, und 16 Grm. in einer Mehlpille, ohne dass eine wahrnehmbare Wirkung erfolgte; aber 24 Grm. in letzterer Form gegeben, tödteten ein Schaf; $1^1/_4$ Grm. wurden dagegen in fester und in flüssiger Form von mehreren Schafen ertragen, ohne dass gefährliche Zufälle eintraten[1].

Auch bei Schweinen wirkt der Brechweinstein nicht so stark, wie man gewöhnlich glaubt. Zuweilen sah ich bei ihnen von einer halben bis $1^1/_4$ Grm. in Auflösung gegeben, Ekel, Geifern aus dem Maule, Mattigkeit und Erbrechen entstehen; niemals trat letzteres von weniger als von 60 Centigrm. ein, und oft blieb es selbst nach $1^1/_4$ Grm. aus. Viborg sah ebenfalls von 20 Gran ($1^1/_4$ Grm.) bei einem jährigen Schweine blos den Puls etwas geschwinder werden, übrigens aber die Munterkeit und die gewöhnliche Fresslust fortbestehen. Als dasselbe hierauf 1 Drachme (4 Grm.) bekam, zeigte es die nämlichen Zufälle, und zugleich heftigeres Flankenschlagen, doch ohne weitere Folgen. — Bei einem 9 Monate alten Ferkel war $^1/_2$ Drachme (2 Grm.), in Auflösung gegeben, ganz ohne Erfolg; aber 1 Drachme (4 Grm.), in 24 Unzen (720 Grm.) Wassers gelöst, verursachte bei einem 9monatigen Eber Erbrechen, welches 15 Minuten nach dem Eingeben entstand und durch $1^1/_4$ Stunden fortdauerte, worauf scheinbare Munterkeit, dann aber wieder Stöhnen, Appetitlosigkeit und Mattigkeit folgten. Am dritten Tage zeigte sich jedoch das Thier wieder völlig gesund. — Von 8 Grm. Brechweinstein, die in 1 Pfund Wassers gelöst, einem 9 Monate alten Eber gegeben wurden, entstanden nach $1^1/_2$ Stunden fünfmaliges Erbrechen, Appetitlosigkeit, Betäubung, dann nach mehreren Stunden Durst, nach geschehenem Saufen er-

[1] Siehe auch Versuche über die Wirkung des Brechweinsteins bei Schafvieh; von Dr. Spinola, in Nebel und Vix' Zeitschr. f. d. gesammte Thierheilk. Bd. 3. S. 41.

neutes Erbrechen, am folgenden Tage nach anscheinender Besserung Krämpfe und bald darauf der Tod.

Bei Hunden und Katzen entsteht, nach Verhältniss ihrer Grösse, von 2—8 Gran (12—50 Centigrm.) Brechweinstein, Ekel und ziemlich leicht und sicher auch Erbrechen, ohne dass andere Zufälle, als die mit dem Erbrechen gewöhnlich verbunden sind, erfolgen. Selbst Gaben von 4 Grm. und darüber, sind von Hunden gut ertragen worden, wenn das Erbrechen bald und ungehindert Statt fand; denn durch dasselbe wurde das Uebermaass des Mittels wieder aus dem Magen entfernt, ehe es seine vollständige Wirkung entwickeln konnte. War aber das Erbrechen durch Unterbindung des Schlundes oder durch ähnliche Ursachen gehindert, so starben die Thiere schon nach 4—8 Gran (24—50 Centigrm.) innerhalb 2—3 Stunden (Orfila, Toxicol. Bd. 1. S. 336).

Hühner und andere Vögel erbrechen sich nach 6—18 Centigrm. des Mittels recht leicht.

In die Blutadern gespritzt, verursacht der Brechweinstein bei Pferden in der Gabe von 60 Centigrm. bis 4 Grm., und in der 15—20 fachen Menge warmen Wassers gelöst, sogleich schnellere, kurze Respiration, harten, sehr kleinen und vermehrten Puls, erhöhte Temperatur, Gähnen, Kollern im Leibe, Kothentleerung, die sich gewöhnlich in einigen Minuten mehrmals wiederholt, und zuweilen auch Abgang von hellem Urin. Der Appetit wird wenig oder gar nicht gestört. Im höhern Grade der Wirkung wird der Puls fast unfühlbar und über 120 Schläge in der Minute vermehrt, das Athmen röchelnd, krampfhaft, der Koth dünnflüssig; es entsteht Schweiss, Thränenfluss, Speicheln, beständiges Lecken mit der Zunge an den Lippen, Kauen, Recken, Unruhe, Kratzen mit den Füssen, Umsehen nach dem Leibe, Zittern, krampfhaftes Zucken in den Muskeln der Schulter, des Halses und der Schenkel. Die letzteren Zufälle sind mehrentheils die Folge grosser Gaben, entstehen aber nicht immer gleichmässig und vollständig nach denselben. Ueberhaupt ist die Wirkung im Grade und in der Dauer sehr ungleich; die letztere erstreckt sich von 15 Minuten bis auf einige Stunden. Von weniger als 60 Centigrm. sah ich nur äusserst selten eine erkennbare Wirkung erfolgen; aber die Injection von 8 Grm. Brechweinstein, in 120 Grm. Wassers gelöst, führte stets sehr heftige Zufälle, Krämpfe, Schwindel, Lähmung, und den Tod nach $1^1/_2$—3 Stunden herbei. Die nach mässigen Gaben fast nie ausbleibende Wirkung auf den Darmkanal bemerkte ich nach so grossen, tödtlichen Gaben nicht. — Bei Kühen sind Injectionen von denselben Gaben, wie bei Pferden, auch mit denselben Wirkungen begleitet; zuweilen entsteht aber auch sehr starkes, dem Erbrechen ähnliches Rülpsen, mit Auswurf von Schleim und etwas Futterstoffen. — Ein junger Ziegenbock erschien einige Minuten nach der Injection von 24 Centigrm. in 30 Grm. destillirten Wassers aufgelösten Brechweinsteins ganz matt, der muntere Blick verschwand, der Puls wurde klein und geschwind, das Athmen angestrengt, der Bauch gespannt und innerhalb der ersten Stunde wurde fünfmal Mist entleert, welcher zuletzt weich und zusammenhängend abging. Nach 4 Stunden waren alle Zufälle vorüber (Viborg). — Bei Schafen entstand nach dem Einspritzen von 30—36 Centigrm. dieselbe Wirkung, aber im heftigern Grade und bis zum folgenden Tage dauernd. — Bei Hunden trat von 6—12 Centigrm. erst nach $^1/_2$ Stunde Ekel und leichtes Erbrechen, ohne weitere Folgen, ein;

24 Centigrm. bewirkten Mattigkeit, mehrmals wiederholtes Erbrechen, beschwerliches Athmen, unregelmässigen, aussetzenden, schnellen Puls, Zittern, Convulsionen und zuweilen nach 16—24 Stunden den Tod. Letzterer trat nach dem Einspritzen von 36—50 Centigrm. schon binnen 1 Stunde, und von 75—110 Centigrm. schon nach $^1/_2$ Stunde ein. Hatte man aber nach Magendie's Vorgange beide Nerven des achten Paares durchschnitten, um die specifische Wirkung des Brechweinsteins auf diese Nerven zu untersuchen, so starben die Thiere nach der Injection von 75—110 Centigrm. erst in 4 Stunden.

In Wunden gebracht wirkt der Brechweinstein bei kleinen Thieren ebenfalls sehr heftig. Von 10—30 Centigrm. auf diese Weise applicirt, starben Hunde und Katzen nach einigen Stunden.

§. 585.

Bei kranken Thieren zeigt sich, selbst nach kleinen Gaben, die Wirksamkeit des Brechweinsteins deutlicher und vielseitiger, als bei gesunden, und sie äussert sich in den einzelnen Fällen theils durch vermehrte Hautausdünstung (bei Pferden und Rindern oft durch Schweiss), durch stärkere Lungenausdünstung, vermehrte Absonderung des Schleims, daher durch leichteren Auswurf und lockeren Husten, durch verstärkte Ab- und Aussonderung der Galle, reichliche Urinsecretion und lebhafte Resorption ergossener wässeriger Flüssigkeiten; durch lebhaftere peristaltische Bewegung des Magens und Darmkanals (Wiederkauen, Laxiren); — theils durch Minderung der übermässigen Contractilität und der krankhaft aufgeregten Irritabilität in den Muskeln und Blutgefässen, daher Minderung der Pulse in ihrer Zahl und Härte, und Herabstimmung der abnorm erhöhten innern Temperatur; — durch Umstimmung der krankhaften Reizbarkeit, besonders in den Organen der Brust- und Bauchhöhle, daher durch Beseitigung krampfhafter Zustände; — theils auch bei Schweinen, Hunden, Katzen und Vögeln, durch Erbrechen und Ausleerung unverdaulicher und anderer schädlicher Stoffe aus dem Magen u. s. w.

Als Heilmittel wird der Brechweinstein innerlich und äusserlich sehr viel benutzt, und zwar:

A. Innerlich:

1) Als Emeticum bei denjenigen Thieren, welche sich erbrechen können, bei verschluckten unverdaulichen Substanzen und bei vegetabilischen Giften, — bei nervöser Appetitlosigkeit, bei übermässiger Schleimanhäufung in den Luftwegen und im Magen, also bei dem lästigen Schleimhusten, bei der Staupe der Hunde, — oder um eine Erschütterung zu erzeugen, bei Rheumatismus und rheumatischen Lähmungen und dergl.

2) Gegen acute rheumatische und katarrhalische Krankheiten überhaupt, vorzüglich aber, wenn dieselben erst frisch entstanden und mit dem Entzündungscharacter versehen sind; daher gegen katarrhalische und rheumatische Entzündungen und Fieber bei allen Thieren, gegen acuten Strengel der Pferde, gegen katarrhalische Bräune und Bronchitis, gegen katarrhalische und rheumatische Augenentzündung, gegen die Staupe der Hunde, im ersten Stadium, gegen katarrhalische und rheumatische Lungen- und Brustfellentzündungen, gegen dergleichen Entzündungen des Bauchfells, der Leber, der Harnblase, gegen rheumatische Kolik und dergleichen Harnverhaltung,

gegen Rheumatismus der Gliedmaassen (Rehe), gegen rheumatische Eutorentzündung (wie sie besonders bei Kühen oft als sogenannter Einschuss vorkommt), gegen die rheumatische acute Schenkelgeschwulst der innern Fläche der Hinterschenkel bei Pferden (auch Einschuss genannt), selbst gegen rheumatische Lähmungen, z. B. gegen die sogenannte Lähme der Füllen und der Lämmer und dergleichen. — Bei diesen Krankheiten, die sämmtlich durch Störung der Ab- und Aussonderungen, hauptsächlich durch Unterdrückung der Haut- und Lungenausdünstung entstehen, und die in den Schleimhäuten, in den fibrösen und serösen Häuten ihren vorherrschenden Sitz haben, — ist der Brechweinstein unter den vorhin bemerkten Umständen ein fast allgemein passendes, und mehrentheils sogar das vorzüglichste Heilmittel, durch welches eine gute Krisis und binnen kurzer Zeit die Heilung herbeigeführt wird. Bei den genannten Entzündungen, selbst wenn sie einen hohen Grad erreicht haben, kann die etwas reichliche Anwendung dieses Mittels sehr häufig den Aderlass und die äusserlich ableitenden Reizmittel entbehrlich machen. Dies ist jedoch nicht der Fall bei solchen Entzündungen, deren Character rein sthenisch (synochös) und deren Sitz tief im Parenchym der Organe ist; denn hier zeigt sich in der Regel die Anwendung des Salpeters weit zweckmässiger, als die des Brechweinsteins, und bei einem hohen Grade dieser Entzündungen ist der Aderlass weder durch das eine, noch durch das andere Mittel vollkommen zu ersetzen. Ebenso steht der Brechweinstein dem Calomel bei solchen Entzündungen sehr nach, bei denen der Uebergang in plastische Ausschwitzungen oder Verhärtungen Statt findet. — Gegen die Bräune der Schweine wird der Brechweinstein nicht nur als Heilmittel, sondern auch als prophylaktisches Mittel in grossen Gaben benutzt.

3) Gegen verschiedene gastrische Krankheiten, besonders aber, wenn dieselben durch Störungen der Absonderungen entstanden sind, und wenn sie durch Appetitlosigkeit, gelblich-schmutzige Farbe und Trockenheit der Maulschleimhaut, oder Ansammlung von zähem Schleim im Maule, widrigen Geruch aus demselben, Neigung zum Erbrechen (bei Thieren die sich erbrechen können), Unthätigkeit der Verdauungseingeweide (bei Wiederkäuern träges oder gänzlich unterdrücktes Wiederkäuen, sehr langsame Wanstbewegung, seltene Darmentleerung) und Abgang von trockenem, schlecht verdautem Koth sich äussern. Ob solche Krankheiten mit oder ohne Fieber bestehen, ist nicht wesentlich. Man giebt daher den Brechweinstein bei gastrischem Fieber, bei Ueberfüllung des Magens, bei Verschleimung desselben, bei chronischer Unverdaulichkeit, bei Verstopfung im Löser, bei Würmern (besonders bei Spulwürmern) im Darmkanale, bei der sogenannten blauen Milch, bei der Lecksucht und dergl.

4) Gegen Nervenkrankheiten, — vorzüglich gegen solche, die nicht rein nervös, sondern mit gastrischen oder mit katarrhalischen und rheumatischen Zufällen complicirt sind; daher besonders gegen die Influenza der Pferde, gegen den Dummkoller, wenn er als sogenannter Magenkoller bei Pferden entsteht, die zu reichlich nahrhaftes Futter und wenig Bewegung erhalten, die einen dicken Leib, gelblich gefärbte Schleimhaut des Mauls u. s. w. (wie vorher sub 3) zeigen; ebenso gegen rasenden Koller, wenn derselbe nach Geburten und nach plötzlichem Aufhören des Säugens entstanden ist. Das Mittel wirkt hierbei sowohl durch Umstimmung der Empfindlichkeit, wie auch durch Beseitigung des gastrischen, galligen Zustandes, und durch die stärkere

Resorption des Wassers im Gehirn sehr heilsam, darf aber bei grosser Schwäche nur vorsichtig und mit Unterbrechung gegeben werden. Ebenso ist der Brechweinstein gegen den rheumatischen Starrkrampf, gegen nervöse Dämpfigkeit und (wie bereits sub 1 bemerkt) gegen die Lähme der Füllen und Lämmer, wie auch gegen krampfhafte Harnverhaltungen, und bei Hunden und Schweinen gegen Convulsionen, die durch Ueberfüllung des Magens entstanden sind, häufig mit Nutzen angewendet worden. — Das Mittel ist auch hilfreich bei schweren Geburten, wenn dieselben entweder *a*) durch zu grosse Reizbarkeit des Muttermundes und der Vagina verzögert sind, oder *b*) wenn zu heftige, zu anhaltende, krampfhafte Wehen gleichsam übereilt Statt finden, ehe der Muttermund sich hinreichend erweitern konnte.

5) Gegen den Anthrax bei dem Rindvieh ist er in dem hin und wieder berühmt gewordenen Mühlenhof'schen Mittel gebraucht. Dasselbe besteht aus *Tart. stibiat.* 1—1$^1/_2$ Drachmen (4—6 Grm.), *Ol. terebinth.* 2 Scrupel bis 1 Drachme (2$^1/_2$—4 Grm.), *Decoct. Semin. Lini* 36 Unzen (3 Pfund) pro dosi. Man giebt am ersten Tage 6—8 solcher Gaben, bis die Krankheitszeichen verschwunden sind, dann am folgenden Tage nur noch 3—4 Gaben. Bei sehr heftigem Auftreten der Krankheit ist dabei ein Aderlass, kaltes Begiessen, das Einreiben reizender Mittel und die Application kalter Clystire nöthig.

6) Gegen scrophulöse und überhaupt chronische Drüsenleiden, gegen Flechten, Hautjucken und gegen das Wollfressen der Schafe ist er in kleinen Gaben in Verbindung mit bitteren, aromatischen Mitteln und mit *Stib. sulph. nigr.* empfohlen.

7) Gegen Wassersuchten und wässerige Ansammlungen. Der Brechweinstein ist hier ein sehr kräftiges Heilmittel, indem er die Urinsecretion und hierdurch die Resorption der ergossenen Flüssigkeiten sehr befördert. Ich sah diese Wirkung fast immer ausserordentlich schnell erfolgen.

8) Gegen Vergiftungen durch narkotische Pflanzen, und gegen andere verschluckte, unverdauliche Substanzen, bei Verschleimung und dergl. als ein wirksames Ausleerungsmittel, — jedoch nur bei Thieren, die sich erbrechen können.

Bei Magen- und Darmentzündungen ist die innerliche Anwendung dieses Mittels überall schädlich.

B. Die Injection des Brechweinsteins ist gegen acuten und chronischen Rheumatismus, gegen Unverdaulichkeit bei Pferden und Rindern, besonders bei letzteren nach dem Genuss von zu reichlichem Körnerfutter, und gegen den Dummkoller der Pferde, wenn Leberaffectionen damit verbunden waren, oft sehr nützlich gewesen; bei dem Starrkrampf hat sie dagegen fast niemals die Heilung befördert, oft aber geschadet. — Bei Entzündung der Eingeweide und bei Blutandrang zum Kopfe darf sie nicht angewendet werden.

C. Aeusserlich wird der Brechweinstein 1) zuweilen in schwacher Auflösung zur Beförderung der Resorption bei Verdunkelung und Flecken der Hornhaut, — oder 2) in Salbenform als ableitendes Reizmittel, bei Entzündungen des Gehirns und seiner Häute, des Brustfells, der Lunge (besonders bei der Lungenseuche), bei Entzündung der Beinhaut und der Gelenke (z. B. bei Spatt), bei Epilepsie und anderen heftigen Krämpfen benutzt, wenn man die Canthariden und andere, die Irritabilität aufregende Reizmittel vermeiden will. In allen übrigen Fällen ist er für diesen Gebrauch zu theuer; wie denn überhaupt seine Anwendung bei den grossen Thieren, und wenn er aus den Apotheken verordnet wird, zu kostspielig ist. Ausserdem ist zu beachten, dass von concentrirten Salben oft die Haarwurzeln zerstört werden.

§. 586.

Die Gabe vom Brechweinstein ist als Brechmittel, je nach der Grösse der Thiere, für Schweine $^1/_2$—1 Grm., für Hunde 12—36 Centigrm., für Katzen und Federvieh 6—18 Centigrm. — Man kann den Brechweinstein als Pulver für sich allein, mit der 4—5fachen Menge Zucker, oder besser, mit einer vollen Gabe Ipecacuanha gemengt (§. 334), oder mit einem Theelöffel voll Syrup oder Honig zur Latwerge gemacht, oder in der 15—25fachen Menge destillirten Wassers gelöst, eingeben. Zum Selbstgenuss in Milch hinzustellen, eignet er sich nicht gut, weil er hierbei theilweise zersetzt wird.

Bei den katarrhalischen und rheumatischen Leiden, bei gastrischen Zuständen, bei Nervenkrankheiten und Wassersuchten, und überall, wo man blos gelind die Ab- und Aussonderungen befördern oder die Resorption bethätigen will, giebt man das Mittel den Pferden zu 1—4 Grm., — Rindern zu 4—8 Grm., — Schafen 12—36 Centigrm., — Schweinen 12—16 Centigrm., — Hunden 3—12 Centigrm., täglich zwei- bis dreimal. — Bei heftigen Entzündungen müssen diese Gaben für Pferde, Rinder und Hunde verdoppelt, für Schafe und Schweine aber verdreifacht, und täglich drei- bis viermal gereicht werden. Tritt Laxiren ein, so ist es jederzeit nöthig, das Mittel auszusetzen.

Die beste Form für die innerliche Anwendung ist die Auflösung in Wasser, wenn die Thiere Flüssigkeiten leicht schlucken können, so dass man sie ihnen ohne Gefahr des Eindringens in die Luftröhre eingeben kann, oder wenn die Thiere viel Durst besitzen und nach und nach eine gewisse grössere Menge Getränk aufnehmen. In dem letzteren Falle kann man den Brechweinstein in das Trinkgefäss, jedoch den grossen Thieren höchstens 10 bis 12 Grm. in 1 Pferdeeimer voll Wasser, geben; grössere Quantitäten ertheilen dem Wasser einen, den meisten Thieren sehr widrigen Geschmack und verekeln ihnen den Genuss. Manche Pferde trinken die Auflösung nicht, selbst wenn nur 2—4 Grm. des Mittels in 1 Eimer Wasser enthalten sind. Bei Koliken, und wenn man bei gastrischen Krankheiten der Wiederkäuer hauptsächlich auf die Magen und den Darm wirken will, wird zum Eingeben ebenfalls die Auflösung am besten gebraucht, und zwar zum Eingeben immer 1 Th. Brechweinstein auf 80—100 Th. Flüssigkeit. — Wo die flüssige Form nicht passend ist, oder wo man in bestimmten Zeiten die Gaben regelmässig in den Körper bringen will, da giebt man das Mittel in Latwergen oder Pillen. Für diesen Zweck setzt man am besten den Brechweinstein vollständig aufgelöst zu den übrigen Mitteln, weil hierdurch die Anätzungen im Maule vermindert werden, die sonst leicht erfolgen, wenn das Mittel ungelöst in der Arznei besteht. Alle Auflösungen werden am besten mit destillirtem Wasser, oder doch mit Flusswasser oder Regenwasser gemacht, weil Quellwasser oft zu viel kohlensaure und andere Salze enthält und hierdurch den sehr empfindlichen Brechweinstein theilweise zersetzt. — Man verbindet das Mittel bei Entzündungen und bei der Influenza gewöhnlich mit Salpeter, mit Althee oder Süssholz, und wo Hartleibigkeit besteht, mit Glaubersalz, bei plastischen Entzündungen auch mit Calomel; — bei gastrischen, katarrhalischen und nervösen Zuständen mit bitteren und aromatischen Mitteln, mit Kampher, Terpenthinöl, stinkendem Thieröl und dergleichen, — bei Wassersuchten, nach Verhältniss des Characters, mit Digitalis, Taback, Wachholderbeeren u. s. w.; doch niemals mit adstringirenden Mitteln und besonders nicht mit China, weil diese Mittel den Brechweinstein zersetzen und unwirksam machen [1].

Zur Injection in die Venen nimmt man für Pferde und Rinder 30 Centigrm. bis $1^1/_4$ Grm., für Schafe und Schweine 18—30 Centigrm., und für Hunde 3—12 Centigrm. in einer einfachen Auflösung von 1 Theil Brechweinstein in 15—24 Theilen destillirten Wassers.

Aeusserlich benutzt man bei den Augenflecken eine Auflösung von 1 Theil Brechweinstein in 40—50 Theilen destillirten Wassers oder eines aromatischen Aufgusses. Als ableitendes Mittel dient die Brechweinsteinsalbe, Autenrieth'sche Salbe *(Ung. Tart. stibiati s. Ung. Stibio-Kali tartarici)*, die gewöhnlich (auch so nach der Preussischen Pharmacopöe) aus 1 Theil Brechweinstein und 4 Theilen Schweineschmalz bereitet ist, aber zum thierärztlichen Gebrauche etwas stärker sein kann. Auch hier ist es zweckmässig, den *Tart. stib.* erst mit ein wenig Wasser abzureiben und dann mit dem Fett zu mengen. Walch empfiehlt gegen die Lungenseuche des Rindviehes als besonders wirksam folgende zusammengesetzte Brechweinsteinsalbe: Man nimmt Brechweinstein 3 Theile, frisch gepulverte Canthariden und Euphorbium, von jedem 1 Theil, Basilicumsalbe 8 Theile, und so viel Terpenthinöl, als zur Bereitung einer dickflüssigen Salbe nöthig ist. Sie wird an jeder Seite der Brust auf einer ungefähr 4 Quadratzoll grossen Stelle, von welcher vorher die Haare abgeschoren sind, eingerieben. (Brechweinstein 5 Grm. 1 Sgr., — Brechweinsteinsalbe 30 Grm. 3 Sgr. 6 Pfg.)

Anmerkung. Die salzsaure Spiessglanzauflösuug, Antimon- oder Spiessglanzbutter, Antimonchlorürlösung oder das Chlorspiessglanz (*Stibium chloratum liquidum, Liquor Stibii chlorati s. muriatici, Liq. Chloreti stibici, Murias Stibii oxydati, Chloruretum Stibii, Butyrum Antimonii*) ist eine concentrirte Lösung des Antimonchlorürs in Chlorwasserstoffsäure, von etwas dickflüssiger Consistenz und gelblichem Ansehen. Sie ist eins der stärksten Aetzmittel, indem sie die organischen Gebilde durch chemische Zersetzung sehr schnell und ohne grossen Schmerz zerstört, sie dringt tiefer ein als der Höllenstein, macht weisse, festere Schorfe als dieser, hinterlässt aber nach dem Abgehen des Schorfes keine so gute Eiterfläche wie der letztere. Man benutzt sie zur Zerstörung von Ansteckungsstoffen und Giften in Wunden und Geschwüren, z. B. des Wuth-Contagiums, des Schlangengiftes, — ebenso zur Zerstörung von Polypen, von Warzen, von Callositäten (besonders in Fisteln), von sehr üppiger Granulation, z. B. bei dem Strahlkrebs und dergl. Auch gegen das bösartige Klauenweh ist sie von Rysz u. A. empfohlen, darf aber nur bei äusserster Hartnäckigkeit des Uebels, und nur sehr vorsichtig angewendet werden, wenn man damit nicht mehr schaden als nutzen will. Die Application geschieht überall am besten mit einem kleinen Pinsel von Werg, und immer recht sparsam auf Einmal; die Anwendungsstelle muss vorher ganz rein und trocken gemacht sein, und die zunächst liegenden Theile müssen nöthigenfalls durch Bestreichen mit Fett oder Oel geschützt werden. Ueberhaupt gilt die Vorsicht, wie bei Anwendung der concentrirten Säuren (§. 444). (1 Unze 4 Sgr.)

---

[1] Man hat deshalb die China als das beste Gegengift bei heftigen Zufällen nach zu grossen Gaben des Brechweinsteins empfohlen; auf 2 Gran des letzteren soll man 1 Drachme China in Decoct oder in Pulver geben. Chinin leistet hiergegen nichts.

K. Zink, *Zincum.*

20) Schwefelsaures Zinkoxyd, Zinkvitriol, weisser Vitriol, weisser Kupferrauch, weisser Gallitzenstein, *Zincum (oxydatum) sulphuricum, Vitriolum Zinci s. album, Sulphas zincicus cum aqua,* ZnO,SO^3+7HO.

§. 587.

Dieses Zinksalz wird im rohen Zustande durch Rösten der Zinkerze, nachheriges Oxydiren derselben an der Luft mit Hilfe von Feuchtigkeit, dann Auslaugen, Abdampfen und Krystallisiren gewonnen, hierauf aber in seinem eigenen Krystallwasser geschmolzen. Nach dem Erkalten stellt es den rohen oder käuflichen Zinkvitriol (*Zinc. sulph. crudum s. venale*) dar, — eine weisse, dem Zucker ähnliche Masse, welche neben dem schwefelsauren Zink stets etwas Eisenvitriol, Kupfervitriol, oft auch Blei und Talkerde enthält und hiervon oft ein bläuliches oder grünliches Ansehen besitzt. Durch Kochen dieses Salzes mit Zusatz von metallischem Zink in Wasser u. s. w. können die fremdartigen Bestandtheile ausgeschieden und dann durch Krystallisiren der Vitriol rein dargestellt werden. Die Pharmacopöe verlangt die Bereitung von ganz reinem Vitriol aus weissem Zinkoxyd und verdünnter Schwefelsäure; zum thierärztlichen Gebrauch ist jedoch der käufliche Vitriol genügend. Derselbe bildet weisse oder weissliche gerade rhombische Prismen oder Nadeln, welche an der Luft oberflächlich verwittern; er hat einen scharfen, metallischen, ekelhaften Geschmack, besteht aus circa 32 Procent Zinkoxyd, ebenso viel Schwefelsäure und 36 Procent Wasser, und löst sich in $2^1/_3$ Thln. kalten und in weniger als gleichen Theilen kochenden Wassers, nicht in Weingeist auf.

Innerlich angewendet, verursacht der Zinkvitriol bei Thieren, die sich erbrechen können, schon in kleinen Gaben schnell und kräftig Erbrechen, — in grossen Gaben aber ebenfalls Erbrechen und bei allen Thieren Kolik, Laxiren, Athembeschwerden, grosse Schwäche, Kälte der Ohren, der Füsse u. s. w., Betäubung und Lähmung, zuweilen auch Zufälle von Entzündung des Magens und der Därme. — Durch seine Injection in die Blutadern entsteht bei Hunden von 3—6 Gran Erbrechen, Betäubung, Lähmung, und nach grossen Gaben auch der Tod, bald plötzlich, bald mehr langsam. — In schwachen Auflösungen auf Wunden, Geschwüre und auf die Haut angewendet, wirkt das Mittel sehr zusammenziehend (etwas weniger als das essigsaure Blei), gelind erregend, die Resorption befördernd, und an absondernden Flächen sehr stark austrocknend. Ebenso, aber verhältnissmässig noch stärker, ist auch die örtliche Wirkung des pulverisirten Zinkvitriols in Wunden und Geschwüren. — Die reichliche Application des pulverisirten Zinkvitriols (4—8 Grm. auf Einmal) auf Wunden im Zellgewebe, war bei Hunden mit Unempfindlichkeit, mit Lähmung der Gliedmaassen und nach 5—6 Tagen mit dem Tode begleitet. Das Mittel wird bei dieser Anwendung resorbirt und veranlasst hierdurch fast immer zugleich Entzündung und sogar Anätzung des Magens.

Innerlich wird der Zinkvitriol nur zuweilen als ein sehr sicheres und kräftiges Brechmittel benutzt, besonders bei Vergiftungen durch narkotische Stoffe. Die Gabe ist für Schweine $^1/_2$—1 Grm., für Hunde 12—30 Centigrm., und die Anwendung geschieht in Auflösung mit etwa 100 Theilen lauwarmen Wassers. Chiovitta will auch bei Pferden gegen die üblen Zufälle von zu grossen Gaben der Belladonna den Zinkvitriol in Gaben von $1^1/_4$—4 Grm., mit Kleie und Wasser gemengt, mit sehr gutem Erfolge angewendet haben (Froriep's Notizen. 1836. Nr. 1022).

Aeusserlich dient das Mittel bei asthenischen Augenentzündungen, die mit Schlaffheit und Auflockerung der Conjunctiva und mit reichlichem Schleimfluss verbunden sind, bei dergleichen Flecken und Narben auf der durchsichtigen Hornhaut; bei Erschlaffung der Schleimhaut in der Nase oder an den Genitalien; bei noch weichen, oder bei frisch ausgetretenen Gallen; bei schlaffer, üppiger Granulation in Geschwüren und Wunden, besonders am Hufe, z. B. bei eiternden Steingallen, bei Strahlfäule, selbst bei Strahlkrebs; bei gutartiger Mauke; bei dem gutartigen und bösartigen Klauenweh; bei alter, sehr nässender Räude und dergl.

Man benutzt es bei den bezeichneten Augenkrankheiten sowohl in Auflösungen (1 Theil auf 100—150 Theile Wassers oder aromatischer Flüssigkeit), wie auch in Salben (mit 10—20 Theilen Fett oder Honig), — und zuweilen auch in Pulverform, mit Zucker und dgl. — Für die übrigen Krankheitszustände sind mehr concentrirte Auflösungen von 1 Theil Zinkvitriol in 8—16 Theilen Flüssigkeit, — oder für eiternde Flächen mit sehr schlaffer Granulation, auch eine Mengung mit Bleiwasser oder selbst der Zinkvitriol in Pulverform am zweckmässigsten zu benutzen. (30 Grm. 1 Sgr. 4 Pfg.)

Anmerkung 1. Das essigsaure Zink (*Zinc. aceticum*) (o), bisher in der Thierarzneikunde wenig angewendet, wirkt in mässiger Gabe zusammenschrumpfend, tonisch, die Absonderungen vermindernd, — in grossen Gaben Erbrechen erregend und laxirend. Marcus und Steinhoff haben es mit sehr gutem Erfolge gegen chronische, mit Erschlaffung des Darmkanals verbundene Diarrhöe bei Pferden und Rindvieh, und ebenso gegen die Ruhr der Schafe angewendet. Gabe: für erstere 2,0 ($^1/_2$ Drachme), für letztere 1,25 (1 Scrupel), täglich viermal, in schleimiger Flüssigkeit. (Bericht über die 2. Versammlung des Vereins Mecklenb. Thierärzte. Schwerin, 1847.) (Preis 5 Grm. 10 Pfg.)

Anmerkung 2. Das Chlorzink, salzsaure Zink, die Zinkbutter (*Zincum chloratum, Chloras s. Murias Zinci, Zinc. muriaticum, Butyrum Zinci*). Es ist ein weissliches Pulver, sauer riechend, an der Luft leicht zerfliessend, in Wasser und in Weingeist sehr leicht löslich; zerflossen oder mit wenig Wasser gelöst macht es eine consistente klare Flüssigkeit. In beiden Formen ist es das stärkste und am tiefsten eingreifende Aetzmittel und nur als solches benutzt, bei Krebs, Markschwamm, Schwielen, Caries und dergleichen. Die Anwendung kann als Pulver mittelst Aufstreuen geschehen, am besten 2 Theile Chlorzink mit 3 Theilen pulverisirtem Gyps (weil ersteres für sich allein leicht zerfliesst); — oder in Auflösung, 16—60 Centigrm. in 15—45 Grm. destillirten Wassers, die Geschwüre täglich ein- bis zweimal damit zu bestreichen, bis ein Schorf entstanden ist; — oder in Salben 1 Theil zu 4—8 Theilen Schmalz, ebenso lange applicirt. Das Ablösen der Schorfe kann man mit Breiumschlägen oder Bestreichen mit Fett befördern. (5 Grm. 10 Pfg.)

REGISTER.

LEIPZIG,
DRUCK VON GIESECKE & DEVRIENT.

Leipzig, Druck von Giesecke & Devrient.

Kolibri 360 GmbH
Ferdinand-Jühlke-Straße 7
99095 Erfurt, Deutschland
produktsicherheit@kolibri360.de